金匱要略輯義解説

〔上〕

多紀 元簡　原著

金子 幸夫　解説

たにぐち書店

自序

　《金匱要略輯義》は、江戸時代中期の考証学派の泰斗、多紀元簡によって著わされた《金匱要略》に関する解説書である。多紀元簡は多紀元惠の長男として宝暦5年（西暦1755年）に生まれ、字は廉夫、幼名は金松、長じては安清と称し、通称は安長、桂山または櫟窓と号した。元簡の三男、元胤の跋によれば、本書は文化7年（西暦1810年）の11月には文字が今にも版木に刻されようとしていたが、元簡が暴かな疾患で急逝した（12月2日）ために、本書の出版を元簡自身が直接見ることができなかったのは、さぞかし残念であっただろう、とある。大塚敬節氏は、《金匱要略講話》の中で、「金匱玉函要略輯義または金匱要略輯義と題するもので、多紀元簡の著、六巻十冊で、中国の文献を引用して、日本人の説はほとんど採用していない。独断の説が少なく、穏健である」と述べられている。著者が《金匱要略》を学ぶ上で主として参考としてきた中医学の解説書は李克光主編の《金匱要略》（人民衛生出版社、1989年）と《金匱要略譯釋》（上海科学技術出版社、1993年）であるが、これらの参考書を読むと、引用されている歴代医家の説が《金匱要略輯義》のそれとかなりの部分で同じである。即ち、現代の中医学における主要な参考書は《金匱要略輯義》を底本としているのであり、このことからして最も独断の説が少なくて穏健であり、また、江戸時代中期における我が国の最高水準にあった《金匱要略》の内容を理解するためには、多紀元簡著の《金匱要略輯義》を精読することが必要になる。

　本書《金匱要略輯義解説》のテキストは、名著出版から刊行された近代漢方医学全集成（43、44）を採用し、判読し難い文字については上海中医学院出版社から刊行された陳存仁編校の《皇漢医学叢書・七・金匱要略輯義》によって判読した。本書は、【原文】、【本文】、【語釈】、【通釈】、【解説】からなる。【原文】は、東洋学術出版社から刊行された日本漢方協会学術部編の《傷寒雑病論『傷寒論』『金匱要略』（増訂版）》の原文を主として記載し、著者の《金匱要略解説》、《金匱臓腑弁証解説》、《金匱要略大成》と同様の条文番号を附記した。【本文】は、《金匱要略輯義》の内容を漢文の書き下し文で記載した。本文は、原文の訓読、元簡が引用した諸家の説の訓読、処方、および処方に対する諸家の説の訓読等からなる。【語釈】は、主として難解な

- 1 -

語句を解説し、また、《金匱要略輯義》の内容を補充する意味で、李克光主編の《金匱要略譯釋》、陳紀藩主編の《金匱要略》、呂志杰編著の《金匱雑病論治全書》、王廷富著の《金匱要略指難》等の説を中心に随時引用した。また、処方解説に関しては、著者が先に上梓した《傷寒論輯義解説》と同様に、聶恵民編著の《経方方論薈要》を引用した。このように中医学の参考書の内容を本書の中で語釈として採用したのは、元簡の《金匱要略輯義》の内容が現代の中医学における《金匱要略》の解説書の内容と遜色がないほど高水準の解説書であることを明らかにするためであり、また、本書を一読すれば数種類の中医学の解説書を同時に読破することになり、これによって《金匱要略》の全容を読者に正しく理解していただくためでもある。【通釈】は、漢文の書き下し文からなる本文の現代語訳である。【解説】は、《金匱要略輯義》に引用された諸家の説を現代語で要約して記載した。即ち、元簡は、条文が提示する内容を【解説】の中に要約したように理解したはずである。ただ、元簡が引用した諸家の説が現代の中医学の観点から見て充分でない場合は、解説の中で不十分な点を指摘し、諸家の説の要約は中止した。このようにすることにより、《金匱要略輯義》の内容は、どの条文で優れているのか、あるいはどの条文で問題があるのかが一目で明らかになったと思われる。

　著者は先に多紀元簡著の《傷寒論輯義》に注釈と解説を行って《傷寒論輯義解説》として上梓し、今《傷寒論輯義》の姉妹編である《金匱要略輯義》に対しても同様の注釈と解説を行い、ここに《金匱要略輯義解説》が完成した。我が国で《傷寒論》と同時に《金匱要略》を研究されている方は、是非とも本書《金匱要略輯義解説》に目を通され、張仲景の深奥な漢方医学を細部に渡って学んでいただきたい。そうすれば、我が国の《金匱要略》に関する新たな研究の第一歩が必ず本書の読者の中から始まるであろう。

　本書の出版に関しては、たにぐち書店の谷口直良氏を始め、同書店の方々には多大のご尽力を頂き、ここに深甚の謝意を表する次第である。

平成17年5月吉日

金子幸夫

目次

金匱玉函要略綜概 ……………………………………………………… 1

金匱玉函要略方論序 …………………………………………………… 11

金匱要略序 ……………………………………………………………… 17

巻一 ……………………………………………………………………… 27
臓腑経絡先後病脈証第一 ……………………………………………… 27
痙湿暍病脈証第二 ……………………………………………………… 79
百合狐惑陰陽毒病証治第三 ………………………………………… 165
瘧病脈証并治第四 …………………………………………………… 207
中風歴節病脈証并治第五 …………………………………………… 235

巻二 …………………………………………………………………… 293
血痺虚労病脈証并治第六 …………………………………………… 293
肺痿肺癰咳嗽上気病脈証治第七 …………………………………… 371
奔豚気病脈証治第八 ………………………………………………… 429
胸痺心痛短気病脈証治第九 ………………………………………… 447
腹満寒疝宿食病脈証治第十 ………………………………………… 477

巻三 …………………………………………………………………… 545
五臓風寒積聚病脈証并治第十一 …………………………………… 545
痰飲咳嗽病脈証并治第十二 ………………………………………… 587
消渇小便利淋病脈証并治第十三 …………………………………… 677
水気病脈証并治第十四 ……………………………………………… 707

巻四 …………………………………………………………………… 801
黄疸病脈証并治第十五 ……………………………………………… 801
驚悸吐衄下血胸満瘀血脈証治第十六 ……………………………… 861

- 1 -

嘔吐下利病証治第十七 ……………………………897

瘡癰腸癰浸淫病脈証并治第十八 ……………………987

跌蹶手指臂腫転筋陰狐疝蛔虫病脈証治第十九 ……………1013

巻五 …………………………………………………1031

　婦人妊娠病脈証并治第二十 …………………………1031

　婦人産後病脈証治第二十一 …………………………1073

　婦人雑病脈証并治第二十二 …………………………1109

巻六 …………………………………………………1173

　雑療方第二十三 ……………………………………1173

　禽獣魚虫禁忌并治第二十四 …………………………1221

　果実菜穀禁忌并治第二十五 …………………………1305

跋 ……………………………………………………1385

参考文献 ……………………………………………1389

処方索引 ……………………………………………1393

- 2 -

金匱玉函要略綜概

【本文】　案ずるに、張仲景の自序に曰く、「《傷寒雑病論》合わせて十六巻を作る」と。而るに梁の《七録》は張仲景《辨傷寒》十巻、《新唐芸文志》は《傷寒卒病論》十巻と。此れ、乃ち今に伝うる所の《傷寒論》は、所謂十六巻の中の十巻にして、其の六巻は即ち今の《金匱要略》の其の遺佚する者なり（元の鄧珍序の中も亦嘗て之を論ず）。《千金方》を攷うるに、「江南の諸師は、仲景の要方を秘して伝えず」と。隋の巣元方、《病源論》を作る。其の傷寒門中に傷寒の論文有りて仲景の名を著わさず。蓋し、《小品》に引く所に據りて収載するか。然れども其の婦人三十六疾に於いては則ち云う、「仲景の義は最も玄深にして愚浅の能く解するに非ず」と。巣氏、豈特に目を《雑病論》に寓して未だ《傷寒論》に及ばざるや。孫思邈は、晩年仲景の原本を獲、《翼方》の第九巻、第十巻の中に収むるも、他の門は並びに仲景を引く者無し。孫氏は、豈特に《傷寒論》を研するを得てして未だ《雑病論》を見るに及ばざるや。後の天寶中、王燾の《外台秘要》を撰するに至り、此の書の方薬を載して「張仲景《傷寒論》に出づ」と云う。乃ち、其れ旧目を易えざる者なり。原書は或は僅かに台閣の中に存して王氏は特に之を窺うを得るや（詳らかに傷寒綜概中に見わる）。意者、仲景の書は晋自り隋・唐を経て或は顕らかに、或は晦く、或は離れ、或は合し、其の伝一ならざること此くの如し。蓋し、唐の時は《傷寒雑病論》を合して改めて《金匱玉函》と名づけて以て之を伝うる者有り（今の《玉函経》も亦是れ唐末の人の号する所に係る。即ち、是れ《傷寒論》の異本にして其の総例の如きは、則ち晋及び六朝の経方の中に於いて而ち湊まり合して撰する所にして、疑うらくは道家なる者の流れより出づるなり）。後人、因りて其の要を刪り略し、約して三巻と為し、更に名づけて《金匱玉函要略》と曰うか。爾らずんば、則ち其の《要略》と名づくる所以の義は、竟に暁る可からず。況や林億の序に「傷寒の文は、節略多し」と云うをや。乃ち、傷寒の全本有るが故に其の節略多きを知る。雑病に至りては、則ち他本の攷うる可きもの無しと雖も、傷寒を以て之を例うれば、則ち其の旧文を節略するは復た知る可きなり。林の序に又云う、「旧に依りて名づけて《金匱方論》と曰う」と。徐鎔は、因りて「王洙、館の中に得る所を名づけて《金匱玉函要略方論》と曰うは、五代の時の改名に係るのみ」と謂う。然れども《周礼・疾医

— 1 —

職》の賈公彦の疏に「張仲景の《金匱》に「神農は、能く百薬を嘗む」と云う」は、則ち炎帝なる者なり。今の《要略》は此の文無し。豈其れ刪り略する所に係るや。此れを以て、唐の時は已に《金匱》の目有り、必ず五代の時の改名に非ざるを知るなり。而して隋、及び旧新の《唐志》の中に仲景の《金匱玉函》無し。其の目の縁る所を究むれば、《晋書・葛洪伝》に云う、「洪の《金匱薬方》百巻を著わすは、《肘後方》、及び《抱朴子》に據る」と。自ら「撰する所の百巻は、名づけて《玉函方》と曰う」と云えば、則ち二者は必ず是れ一書なり（葛洪、又《玉函煎方》五巻を著わすは、《隋志》に見わる）。是れに由りて之を観れば、《金匱玉函》は、原是れ葛洪の書を命づくる所なり。即ち、唐人の仲景を尊宗する者、遂に取りて之が標題と為し、珍秘して出ださざるの故を以て、著録は其の目を失うか（林億の《金匱玉函経疏》に云う、「仲景に《金匱》の録有るに縁るが故に、《金匱玉函》を以て名づけ、寶にして藏するの義を取るなり」と。案ずるに、仲景の《金匱》は、他書に其の目無し。唯だ宋本、及び兪稿本、趙開美本は、林の序の後に一小序有りて「仲景の《金匱》の録云々」と云うは、僅かに此に出づ。予毎に之を疑う。然れども宋本は已に之を載せば、則ち此れ必ず唐末に《要略》を作る者の撰する所なり。其の文は、《肘後方》の序、及び《抱朴子》に原づく。其の旨趣を味わうに、汎濫して不経なるも亦道流の筆のみ）。《漢志》に堪輿の《金匱》十四巻有り。《高紀》に如淳云う、「《金匱》は、猶金縢のごときなり」と。師古曰く、「金を以て匱と為すは、保ち慎むの義なり」と。《王子年拾遺記》に、周の霊王の時、浮提の国の神のごとく通じ書を善くするの二人を献じ、老子を佐けて《道徳経》を撰し、写すに玉牒を以てし、編むに金縄を以てし、貯うるに玉函を以てすと。《神仙伝》に、衛叔郷、太華山に入り、其の子の度世に謂いて曰く、「汝帰れば、当に吾が斎室の西北隅の大柱の下の玉函を取るべし。函の中に神素書有り。取りて方を按じて合して之を服すれば、一年にして能く雲に乗りて行くべし」と。《淮南・要略訓》に、高誘註して曰く、「鴻烈二十篇は、略して其の要を数え、其の指す所を明らかにし、其の微妙を序し、其の大体を論ずるなり」と。名を命づくるの義は、豈其れ此に出づるや。皇甫謐云う、「仲景は妙を定方に垂る」と（《晋書本伝》）。陶弘景云う、「惟だ仲景の一部のみ、最も衆方の祖と為る。又悉く《本草》に依る。但だ其れ診脈を善くし、気候を明らかにし、意を以て之を消息するのみ」と（《本草序例》に出づ）。二氏は仲景より距つこと未だ遠からず、其の言此くの如し。然して《要略》中

金匱玉函要略綜概

の方論は、儘に縄墨に合せざる者有り。故に今人或は「其の論、仲景の旧に非ず」と云い、或は「某方は、仲景の真に非ず」と云い、意を肆に刪り改め、以て古に復すと為すは（程林の輩も亦已に之を論ず）、此れ誤りなり。巣氏《病源》に《小品》を引きて云う、「華佗の精微は、方類単省なり。而るに仲景の《経》に侯氏黒散、紫石英方有り。皆数種相い出入し節度あり」と。陳延之は晋初の人を以て、其の言も亦是くの如し。此の他に篇末の宋人の附方、《千金》、《外台》の中に至りて、仲景を引く者頗る多し。豈今の疑いを致す者は、尽く仲景の本論の原方に非ざるを知るや。此れ、宜しく存して議せざるべし（近代の清の姚際恒は《古今偽書考》を著わして云う、「《金匱玉函経》は、又《金匱要略》と名づく。漢の張仲景撰、晋の王叔和の集と称す」と。案ずるに、此れ仲景の撰に非ず。乃ち、後人の偽託する者にして、蓋し概論なり）。《史》、《志》を歴覧するに、《傷寒論》、《玉函経》、及び《要略》の外に、仲景の書目は猶数部を載す。《黄素方》二十五巻、《傷寒身験方》一巻、《評病要方》二巻の以上は《七録》に出で、《療婦人方》二巻は《隋志》に出づ（陳自明の《婦人良方》に云う、「男子と婦人の傷寒は、仲景の治法は別に異議無し。此れ、民間に見われ、婦人の傷寒の方書有り。仲景の撰する所にして王叔和之が序を為ると称す。法を以て之を考うるに、間々取る可きこと有り。疑うらくは、古方に非ず。特に聖人の名を仮りて以て其の説を天下に信にするなり」と）。《張仲景方》十五巻（《太平御覧》に張仲景方序論を引き、仲景、及び張伯祖、衛沈の事を載す）は、《隋志》、及び新旧の《唐志》に見わる。《脈経》の五藏営衛論、五藏論、療黄経口歯論各一巻は、《宋志》に出づ。凡そ十部、五十巻は、今一の存すること無く、実に惜しむ可し。寛政甲寅の春正月晦、日光山中の永観精舎に書く。丹波元簡廉夫譔す。

【語釈】　〇綜概：綜は、すべる。すべあつめる。概は、あらまし。概略。〇遺佚：うしなう。なくなる。　〇玄深：玄は、奥深い道理。玄奥。深は、深淵。深奥。　〇愚浅：愚は、おろか。浅は、学問や知識が乏しい。あさはか。　〇目：眼目。主眼。　〇寓：寄せる。　〇研：とぐ。きわめる。研審（充分に調べる）。　〇天寶：西暦742年〜西暦755年。　〇撰：つくる。撰述（著述）。　〇台閣：①うてな（ものみやぐら）とたかどの。②尚書省（行政の中央最高官庁）。ここでは、書庫の意。　〇窺う：うかがう。のぞき見る。こっそり見る。　〇号：なづける。いう。　〇約：要約。　〇節略：あらまし。概要。ほどよく減らす。省略。　〇目：題目。　〇《抱朴子》：書名。八巻。晋

－ 3 －

の葛洪の著。　　○尊宗：尊と宗は、いずれも「たっとぶ」の意。　　○標題：表紙にしるした書物の題目。　　○珍秘：珍は、めずらしい。貴重な。大切にする。秘は、隠す。　　○著録：帳簿などに記録する。　　○旨趣：学説などの内容。○汎濫：知識があふれるほどあること。　　○不経：正しい道にそむいている。正常でない。　　○道流：道は、道家。流は、流派。　　○金縢：金の帯封をしたはこ。大事な物を入れた厳重なはこ。縢は、たばねる。とじる。　　○匱：ひつ。はこ。大きなはこ。　　○神のごとく通じ書を善くす：神通善書の訓読。神通は、腕前。本領。善書は、書をよくする。字がうまい。　　○献ず：たてまつる。ささげる。　　○玉牒：玉は、玉石。牒は、ふだ。　　○玉函：玉で飾ったはこ。○齋：ものいみする。　　○素書：手紙。　　○鴻烈：《淮南子》の別名。後漢の高誘の注釈書、《淮南鴻烈解》をいう。　　○序：述べる。順序を追って申し述べる。　　○縄墨：のり。規則。　　○精微：精密。精細。　　○単省：単は、単純。省は、すくない。　　○節度：規則。きまり。　　○偽託：偽は、いつわる。にせ。託は、かこつける。まかせる。　　○《史》、《志》：《史》は、歴史。史官の残した記録。《志》は、書き記したもの。地志。　　○歴覧：いちいち見る。ひとつひとつ見物してまわる。　　○寛政甲寅：西暦1794年。　　○晦：陰暦で月の最終日。　　○譔：撰に同じ。述作する。つくる。著述する。

【通釈】　案じるに、張仲景の自序では、「《傷寒雑病論》合わせて十六巻を作った」と言う。ところが、梁の《七録》では張仲景《辨傷寒》十巻、《新唐芸文志》では《傷寒卒病論》十巻とある。このように、今に伝わる所の《傷寒論》は、いわゆる十六巻の中の十巻であり、その六巻が今の《金匱要略》で失われた部分である（元の鄧珍の序の中でもまたかつてこれを論じた）。《千金方》を考えると、「江南の諸々の師は、仲景の要方を秘蔵して他人に伝えない」とある。隋の巣元方は、《諸病源候論》を作った。その中の傷寒門の中には傷寒に関する論文はあるが、仲景の名を著わしていない。思うに、《小品》に引用する所によって収載したものであろうか。しかし、その中の婦人三十六疾においては、「仲景の義は最も深奥であり、愚かで浅はかなものではよく理解することができない」と言う。巣氏は、実際はただ主眼を《雑病論》だけに注ぎ、いまだ《傷寒論》にまで及ばなかったのであろうか。孫思邈は、晩年になって仲景の原本を獲得し、《千金翼方》の第九巻と第十巻の中に収めたが、他の門では並びに仲景を引用する所がない。孫氏は、実際はただ《傷寒論》だけを調べることができたが、いまだ《雑病論》を見なかったのであろうか。そ

- 4 -

の後の天寶年間に王燾が《外台秘要》を著述するようになり、この書物の処方
や薬を記載し、「張仲景の《傷寒論》に出ている」と述べた。即ち、それは元
々の項目を変えていないものである。原書はあるいは僅かに書庫の中にあった
が、王氏はただこれをこっそり見ることができただけであろうか（詳細は、傷
寒綜概の中に見われている）。思うに、仲景の書は晋より隋・唐を経て、あるい
は世に現われ、あるいは世から消え去り、あるいは《傷寒論》と《雑病論》と
が離ればなれになり、あるいは一つに合わさり、それが伝わるのは一つでない
ことはこのようであった。思うに、唐の時代に《傷寒雑病論》を合わせ、改訂
して《金匱玉函経》と名づけてこれを伝えるものがあった（今の《玉函経》も
また唐代末の人が名づけた所に係わる。即ち、これは《傷寒論》の異本であり、
その概要のようなものは、晋、および六朝の経方の中で集め合わさって撰集さ
れたものであり、恐らくは道家の流れより出ている）。後人は、これによって
その要点を削って省略し、要約して三巻とし、更にこれを名づけて《金匱玉函
要略》と言ったのであろうか。そうでなければ、それを《要略》と名づけた理
由は、遂に悟ることができない。ましてや林億の序に「傷寒の文章は、節略が
多い」と言うのはなおさらである。即ち、傷寒の完全な本があるので、それに
節略の多いことが解るのである。雑病に至っては、他の本では考えることので
きるものはないが、傷寒を例にすれば、それが旧文を節略したのもまた知るこ
とができる。林氏の序では、また「旧本によってこれを《金匱方論》と名づけ
た」と言う。徐鎔は、これによって「王洙が翰林院の中で見つけたものを《金
匱玉函要略方論》名づけたのは、五代の時代の改名に係わるに過ぎない」と言
う。しかし、《周礼・疾医職》の賈公彦の疏に「張仲景の《金匱》では、「神
農は、よく百薬を嘗めた」と言う」とあるのは、炎帝のことである。今の《要
略》にはこの文はない。実際、それは削って省略した所に係わるのであろうか。
これからすれば、唐の時代には既に《金匱》の題目があったのであり、必ず五
代の時代に改名したのではないことが解る。そして隋、および旧新の《唐志》
の中では、仲景の《金匱玉函経》はない。その題目が由来する所を究めると、
《晋書・葛洪伝》では、「葛洪が《金匱薬方》百巻を著わしたのは、《肘後
方》、および《抱朴子》による」と言う。自ら「撰集した所の百巻は、名づけ
て《玉函方》と言う」と言えば、二つは必ず一つの書物である（葛洪がまた
《玉函煎方》五巻を著わしたのは、《隋志》に見われている）。これによって
これを観ると、《金匱玉函経》は、元々は葛洪の書物を名づけたものである。

－ 5 －

即ち、唐人の中で仲景を尊ぶものが遂にこれを取って書物の題名とし、大切にし秘蔵して世の中に出さなかったので、記録からその題目が失われたのであろうか（林億の《金匱玉函経疏》では、「仲景には《金匱》の著書があるので、《金匱玉函》をもってこれを名づけ、宝のように大事に秘蔵する義を取った」と言う。案じるに、仲景の《金匱》は、他の書物にはその題目がない。ただ、宋本、および兪稿本、趙開美本では、林億の序の後に一つの小さな序があり、「仲景の《金匱》の記録云々」と言うのは、僅かにここに出ている。私は、常にこれを疑っている。しかし、宋本は既にこれを記載しているので、これは必ず唐代の末に《要略》を作ったものが撰集したものである。その文は、《肘後方》の序、および《抱朴子》に基づいている。その内容を玩味すると、汎濫して正常でないのもまた道家の流れの筆に過ぎない）。《漢志》には、堪輿の《金匱》十四巻がある。《高紀》では、如淳は、「《金匱》は、丁度金の帯封をつけた箱のようなものである」と言う。顔師古は、「金をもって箱とするのは、これを保存して慎む義である」と言う。《王子年拾遺記》では、周の霊王の時代に、浮提国の中でよく本領を発揮し書がうまい二人を奉り、老子を助けて《道徳経》を撰集し、これを写すのに玉石の札を用い、これを編集するのに金の縄を用い、これを貯蔵するのに玉函を用いたとある。《神仙伝》では、衛叔郷は太華山に入り、その子の度世に向かって、「お前が家に帰ったら、私がものいみする部屋の西北の隅の大きな柱の下の玉函を取ってみなさい。函の中には神妙な書き付けがある。これを取り、処方を調べてこれを合わせて服用すると、一年でよく雲に乗って行くことができる」と言ったとある。《淮南子・要略訓》では、高誘が注釈し、「鴻烈の二十篇は、省略してその要点を数えたものであり、それが指す所を明らかにし、それが微妙な点を述べ、その大略を論じている」と言う。書名を名づけた義は、実際はここに出たのであろうか。皇甫謐は、「仲景は、妙味を一定の処方に垂れた」と言う（《晋書本伝》）。陶弘景は、「ただ、仲景の一部だけが最も衆方の祖となった。また、悉く《本草》によっている。ただ、それは脈診をよくし、気候を明らかにし、意をもってこれを窺うだけである」と言う（《本草序例》に出ている）。二氏は仲景の時代からそれ程遠くなく、その言葉はこのようなものである。そして《要略》の中の方論には、間々規則に合致しない場合がある。そこで、今の人はあるいは「その論述は、仲景の元の論述ではない」と言い、あるいは「その処方は、仲景の真の処方ではない」と言い、恣に削って改め、これによって古に戻すと

金匱玉函要略綜概

するが（程林のような人もまた既にこれを論じている）、これは誤りである。巣氏の《諸病源候論》では、《小品》を引用し、「華佗は精細ではあるが、処方の類は単純で少ない。ところが、仲景の《経》では、侯氏黒散、紫石英方がある。皆、数種の品が相互に出入し、節度がある」と言う。陳延之は晋代の初めの人であり、その言葉もまたこのようなものである。この他に篇末の宋代の人の附方、《千金方》、《外台秘要》の中に至っては、仲景を引用するものが頗る多い。実際今疑いがあるものは、尽く仲景の本論の原方でないことをどうして解るのであろうか。これは、温存して議論しないでおくべきである（近代になって清代の姚際恒は《古今偽書考》を著わし、「《金匱玉函経》は、また《金匱要略》と名づける。漢の張仲景が著述し、晋の王叔和が収集したと称されている」と言う。案じるに、これは仲景の著述ではない。即ち、後人が偽ってかこつけたものであり、思うに概論である）。史官の残した記録や地志などを遍く見ると、《傷寒論》、《玉函経》、および《要略》の外に、仲景の書物の項目はなお数部が記載されている。《黄素方》二十五巻、《傷寒身験方》一巻、《評病要方》二巻などは《七録》に出ており、《療婦人方》二巻は《隋志》に出ている（陳自明の《婦人良方》では、「男子と婦人の傷寒は、仲景の治療法は別に異議がない。民間に見われ、婦人の傷寒に対する処方の書物がある。仲景が著述した所であり、王叔和が序文を作ったと言われている。道理をもってこれを考えると、間々取るべきものがある。恐らくは、古方ではない。ただ、聖人の名を仮りてその説を天下に知らせるだけである」と言う）。《張仲景方》十五巻（《太平御覧》では、張仲景序論を引用し、仲景、および張伯祖、衛沈の事を記載する）は、《隋志》、および新旧の《唐志》に見われている。《脈経》の中の五藏営衛論、五藏論、療黄経口歯論各一巻は、《宋志》に出ている。およそ十部、五十巻は、今一つも存在せす、実に惜しむべきである。寛政六年（甲寅、西暦1794年）の一月三十一日、日光の山中の永観精舎にて記載する。丹波元簡廉夫がこれを著述した。

【本文】　余、嚮者《傷寒論輯義》を撰して又《金匱方論》の義を輯む。文化丙寅の九月十日に属草し、呵凍し汗を揮いて未だ一期に竟らず、今年八月六日に至りて訖う。綜概の一篇の如きは、乃ち十余年前に著わす所にして今略改竄を加えて以て巻首に掲ぐ。校する所の諸本は、宋本と曰い（《雑療》以下を載せず）、徐鎔本と曰い（医統、正脈中に収む）、兪稿本と曰い、趙開美本と

- 7 -

日うなり。註家を採輯するに、徐なる者は、彬なり（《論註》）。程なる者は、林なり（《直解》）。沈なる者は、明宗なり（《編註》）。魏なる者は、荔彤なり（《本義》）。尤なる者は、怡なり（《心典》）。鑑なる者は、《医宗金鑑》なり（程云う、「明初に趙以徳の註有り。嗣後、胡引年の註有るも、方論訛舛多し。此れ、二家に問うも、並びに伝うること無し」と）。其の体例、一に《傷寒輯義》の如し。因りて別に序、及び凡例を作らず。唯だ考據未だ確かならず、舛漏猶多きを恐る。敢えて之が大方を示さず、聊か以て児輩に授くと云う。櫟蔭の拙者、元簡識す。

男（元胤、元堅）対読す。

【語釈】　○文化丙寅　西暦1806年。　○属草：文章を草稿を作る。　○呵凍：こごえた手に息を吹きかけて温める。寒中に詩文を書くこと。　○揮う：ふるう。まきちらす。はらいさる。　○一期：ある期間をいくつかに分けた一区切り。　○訖う：おわる。おえる。　○略：あらまし。　○改竄：文字や語句などを改める。　○嗣後：そののち。こののち。　○訛舛：舛訛に同じ。あやまる。あやまり。　○体例：体裁。　○考據：研究してよりどころを示す。証拠を出して調べる。考証に同じ。　○大方：大きな法則。大法に同じ。　○児輩：こどもら。　○櫟蔭：多紀元簡は、晩年櫟窓と号した。櫟は、くぬぎ。役に立たない木。蔭は、木陰。　○拙者：自分を謙遜していう言葉。わたくしめ。　○元胤：多紀元簡の三男。元簡の跡は、元胤が嗣いだ。　○元堅：多紀元簡の五男。　○対読：対は、こたえる、ならぶ。対読は、元簡が子供達に授けた《金匱要略輯義》を「これに答えて、ともに読んだ」の意。

【通釈】　私は、先に《傷寒論輯義》を著述し、また《金匱要略方論》の義に関する文献を編集した。文化三年（丙寅、西暦1806年）の九月十日に草稿を作り、凍えた手に息を吹きかけては温め、あるいは汗を払いのけては著述を進め、いまだ一区切りがついていなかったが、今年の八月六日になって漸く脱稿した。綜概の一篇のようなものは、十数年前に著わしたものであったが、今ほぼ文字や語句などを書き改めて巻首に掲げた。校正した所の諸本は、宋本であり（《雑療方》以下を記載していない）、徐鎔本であり（医統本、正脈本の中に収録している）、兪稿本であり、趙開美本である。採集した注釈家の中では、徐は、彬である（《論註》）。程は、林である（《直解》）。沈は、明宗である（《編註》）。魏は、荔彤である（《本義》）。尤は、怡である（《心典》）。鑑は、《医宗金鑑》である（程氏は、「明代の初めに趙以徳の注釈が

あった。その後、胡引年の注釈があったが、方論は誤りが多い。これは、二人の注釈家に質問した内容であるが、並びに伝わっていない」と言う）。その体裁は、一に《傷寒論輯義》のようなものである。これによって別に序、および凡例を作らなかった。ただ、考証がいまだ確かでなく、誤りや遺漏がなお多いことを恐れる。あえて大きな法則を示さず、聊 か子供達に授けるだけである。櫟 の木陰にいる私、元簡がこれを記載する。

　　　　　三男と五男（元胤、元堅）がならびにこれを読む。

金匱玉函要略方論序

【本文】　張仲景、《傷寒雑病論》合わせて十六巻を為る。今の世、但だ《傷寒論》十巻を伝うるも、《雑病》は未だ其の書を見ず。或は諸家の方中に於いて其の一二を載す。翰林学士の王洙、館閣に在るの日、蠹簡中に於いて仲景《金匱玉函要略方》三巻を得たり。上は則ち傷寒を辨じ、中は則ち雑病を論じ、下は則ち其の方を載せ、并びに婦人を療す。乃ち、録して之を士流に伝うるも、才かに数家のみ。嘗て対方証対の者を以て、之を人に施すに、其の効神の若し。然れども或は証有りて方無く、或は方有りて証無く、疾を救い病を治するに、其れ未だ備わらざること有り。国家、儒臣に詔して医書を校正す。臣奇、先ず《傷寒論》を校正し、次いで《金匱玉函経》を校定し、今又此の書を校成す。仍ち、逐方を以て証候の下に次し、倉卒の際、検用に便ならしむるなり。又諸家に散在するの方を採りて逐篇の末に附し、以て其の法を広む。其の傷寒の文節略多きを以ての故に、雑病自り以下を断ち、飲食禁忌に終わる、凡そ二十五篇、重複を除き、合わせて二百六十二方（程云う、「仲景は、只二百二十九方。余は倶に附方なり」と）、勒して上中下の三巻を成し、旧に依りて名づけて《金匱方論》と曰う。臣奇、嘗て《魏志・華佗伝》を読むに、云う、「書一巻を出だして曰く、此の書は以て人を活かす可しと」と。毎に華佗の凡そ病を療する所を観るに、多く奇怪を尚び、聖人の経に合わず。臣奇謂うに、人を活かす者は、必ず仲景の書なり。大なるかな炎農の聖法、我が盛旦に属す。恭しく惟んみるに、主上、大統を丕承し、元元を撫育し、方書を頒行し、疾苦を拯済し、和気をして盈溢せしめ、而して万物尽く和せざること莫し。太子右賛善大夫臣高保衡、尚書都官員下郎臣孫奇、司封郎中充秘閣校理臣林億等伝上す。

【語釈】　○館閣：やかた。　○蠹簡：虫の食った本。　○士流：士は、役人。官吏の総称。男。学徳のある者。流は、ともがら。たぐい。　○対方証対：処方に対かって証が対える。処方が病証に適切に対応する。　○倉卒：にわかなさま。　○検用：検は、しらべる。用は、もちいる。　○勒：録に同じ。　○炎農：炎帝に同じ。神農氏の称。　○聖法：聖人または天子の定めたきまり。

　○盛旦：盛は、全盛。隆盛。旦は、あした。夜明け。　○主上：天子。君主。　○大統：国家統一の大事業。　○丕承：りっぱに受け継ぐ。　○元元：庶民。

- 11 -

万民。　○撫育：いつくしみ育てる。　○頒行：頒は、法令などを行きわたらせる。行は、刊行。　○拯済：拯は、すくう。済は、たすける。　○和気：和らいだ気持ち。

【通釈】　張仲景は、《傷寒雑病論》を合計で十六巻作った。ところが、今の世の中では、ただ《傷寒論》十巻が伝わっているだけであり、《雑病》に関する部分はいまだその書物が見われていない。あるいは諸家の医書の中にその一二を記載しているに過ぎない。翰林の学士王洙は、翰林院に勤めていたある日、虫の食った竹簡の中に張仲景の著わした《金匱玉函要略方》三巻を発見した。この書物の上巻は傷寒論を、中巻は雑病をそれぞれ論述し、下巻はその処方を記載し、同時に婦人の疾患が治療されていた。そこで、これを記録してその内容を学者に伝えたが、それも僅かに数人であった。彼らはかつて処方と病証が一致する患者に対してこの処方を投与したが、その効果は神のように素晴らしいものであった。ところが、その中にはある場合は病証があっても処方がなく、ある場合は処方があっても病証がなく、疾病を救い病を治療するには、いまだ完全ではなかった。この度、国家は、儒家の家臣に詔を下して医書を校正させた。そこで、臣奇等は、先ず《傷寒論》を校正し、次いで《金匱玉函経》を校正し、今またこの書物を校正した。即ち、個々の処方をそれぞれの証候の下に移し、緊急の際に検索して使用するのに便利なようにした。また、諸家の書物の中に散在している処方を各篇の末に附し、これによってその治療法を広めた。この書物の中では、傷寒に関する文章は節略が多いのでこれを省き、雑病より以下を選び、飲食禁忌までのおよそ二十五篇をまとめ、重複を除くと、合わせて二百六十二方になり（程氏は、「仲景の処方は、ただ二百二十九方である。その他は、ともに附方である」と言う）、これを編纂して上中下の三巻とし、元の書名によって《金匱方論》と名づけた。臣奇は、かつて《魏志・華佗伝》を読んだが、そこでは「書物一巻を取り出し、この医書は人を活かすことができる」と述べられている。常に華佗がおよそ病を治療する所を観ると、華佗は奇妙な処方や怪しげな方法を好んで用いているので、聖人の経典とは合致していない。臣奇が思うには、人を活かすものは、必ず仲景の書物である。誠に偉大なことではないか、神農氏の神聖な法則は、現在の御代に伝わっている。慎んで思うに、今の天子は国家の統一の事業を受け継がれ、人民を慈しんで育て、医書を刊行して病人を救済し、人々の和気あいあいとした気持ちが満ち溢れ、この世の全てが尽く調和されないものはなにもない。太子右賛善大夫臣高保衡、

- 12 -

尚書都官員下郎臣孫奇、司封郎中充秘閣校理臣林億らがここに奉る。

【本文】　案ずるに、《魏志・華佗伝》に云う、「佗は死に臨みて一巻の書を出だし、獄吏に与えて曰く、「此れ、以て人を活かす可し」と。吏、法を畏れて受けず。佗も亦強いず。火を索めて之を焼く」と。此れ、佗の書の伝うること無きは、明らかなり。而して張藏の《活人書・序》に云う、「華佗は、張の長沙の《傷寒論》を指して人を活かすの書と為す」と。《襄陽府志伝》に云う、「仲景、《傷寒論》十巻を著わし、世に行わる。華佗、読みて喜びて曰く、「此れ、真に人を活かすの書なり」と」と。而して丁徳用は《難経》を註して則ち云う、「《難経》は、歴代之を一人に伝う。魏の華佗に至りて、乃ち其の文を獄下に燼す。此れ、則ち《難経》は燼余の文と為す」と。此れ、皆実は其の事無し。佗を藉りて其の書を神にするに過ぎざるのみ。

【語釈】　○吏：役人。　○燼：もえのこり。のこり。　○燼余：燃え残り。

【通釈】　案じるに、《魏志・華佗伝》では、「華佗は死に臨んで一巻の書物を取り出し、監獄の役人に与えて「これは、人を活かすことができる」と言った。役人は、法律を犯すことを畏れて受けなかった。また、華佗も無理に進めなかった。そこで、火を求めてこれを焼いた」と言う。このように、華佗の書物が伝わらないのは、明らかである。張藏の《活人書・序》では、「華佗は、長沙の張仲景の《傷寒論》を指し、人を活かす書物であるとした」と言う。《襄陽府志伝》では、「仲景は《傷寒論》十巻を著わし、世に広まった。華佗は、これを読んで喜び、「これは、真に人を活かす書物である」と言った」と言う。丁徳用は《難経》を注釈し、「《難経》は、歴代に渡ってこれを一人に伝えた。魏の華佗に至って、その文章を監獄で火にくべた。このように、《難経》は燃え残りの文章である」と言う。このようではあるが、いずれも実はその事はない。華佗を借りてその書物を神のように素晴らしいものにするに過ぎない。

【本文】　仲景の《金匱》の録、岐黄の《素》、《難》の方は、近んど将に千巻ならんとす。其の混雑煩重するは、求むること有れども得難きを患う。故に華裔九州の内に周流し、奇異を収合し、遺逸を捃拾し、諸経の筋髄を揀選し、以て方論一編と為す。其の諸々の暴病を救療し、其の次第を知らしむ。凡そ此の薬石なる者は、是れ諸僊の造る所なり。之を服すれば、将来固より夭横無し。

或は治療早からず、或は師の誤りを被るも、幸いなるに具に詳らかにす（此の一篇、宋本、兪本、趙本は並びに林億等の序の後ろに載す）。

【語釈】　○華裔：華は、中国。裔は、すそ。　○周流：広くゆきわたらせる。　○奇異：一般のものと異なっている。不思議。　○遺逸：失う。　○捃拾：拾い取る。　○揀選：揀と選は、いずれも「えらぶ」の意。　○僊：仙人。　○夭横：夭は、若死。横は、横死（天命をまっとうしない死に方）。

【通釈】　張仲景の《金匱要略》に記載された岐伯と黄帝の《素問》、あるいは《難経》の処方は、殆ど千巻になろうとしている。それは繁雑さを極め、求める所があっても、探し求めることは困難である。そこで、中国から遠く離れた所や中国本土の中を遍歴し、優れた処方を採集して収め、失われていた処方を拾い集め、種々の医書の真髄を選択し、これによって一篇の方論を作った。その書物は急病を救い、病因の因果関係を明らかにした。およそ薬物や薬石は、多くの仙人が造ったものである。これを服用すると、将来に渡って固より若死することがない。あるいは治療が手遅れになり、あるいは医者が診断を誤っても、幸いなことにこの書物の中には治療法が詳細に記載されている（この一篇は、宋本、兪本、趙本では、いずれも林億らの序の後ろに記載されている）。

【本文】　案ずるに、葛氏の《肘後方》の序に云う、「仲景の元化劉戴秘要の《金匱》は、秩の黄《素》の方に縁りて、近んど将に千巻にならんとす。其れ混雑煩重し、求むること有れども得難きを患う。華夏九州の中を周流し、奇異を収合し、遺佚を捃拾し、選びて之を集め、種類殊分、緩急易簡をして凡そ百巻と為らしむ。名づけて《玉函》と曰う。然れども力有るに非ざれば、尽く写すこと能わず云々」と（亦《抱朴子》に見わる）。茲に載す所は、此れと頗る同じ。但だ首尾異なるのみ。徐本に之を刪るは、是と為す。

【語釈】　○元化：造化の偉大なはたらき。　○劉戴：劉は、つらねる。戴は、いただく。有り難く受ける。　○秘要：秘は、かくす。ひめる。要は、重要。　○秩：書物。　○華夏：中国人が自国をほこっていう言葉。文化の開けた大きな国の意。　○殊分：殊は、異なる。分は、区分。　○易簡：手軽。簡易。

【通釈】　案じるに、葛氏の《肘後方》の序では、「仲景が偉大な創造主から受け継がれた秘伝の重要な医書の《金匱要略》は、書物である黄帝の《素問》の処方によって、殆ど千巻にもなろうとしている。それは繁雑さを極め、求めようとするところがあっても、それを探し求めることは困難である。そこで、

- 14 -

金匱玉函要略方論序

中国全土の中を遍歴し、有効な処方や秘方を収録し、失われていた処方を採用し、選んでこれを集め、種類に分けて分類し、緩急や簡易さを区別すると、およそ百巻になる。そこで、これを《玉函経》と名づける。しかし、力があるものでなければ、尽くこれを写して理解することはできない云々」と言う（また、《抱朴子》に見われている）。ここに記載された所は、これと頗る同じである。ただ、首尾が異なるだけである。徐本にこれを削るのは、正しい。

金匱要略序

金匱要略序（趙本に出づ）

【本文】　聖人医道を設けて、以て夭枉を済い、天下万世の人をして天年を尽さしめ、博く施し衆を済うは、仁加う可からざるなり。其の後、聖に継ぎ学を開き、極めて精妙に造り、時に著われ、後に名ある者は、和、緩、扁、倉の外に、亦多く見ず。信に斯の道は明らかにし難きなり。漢の長沙の太守張仲景は、穎特の資を以て、徑ちに闊奥に造る。是に於いて群書を採撮し、《傷寒卒病論方》合わせて十六巻を作り、以て後学を淑くす。遵いて之を用うれば、困みより甦り廃れより起き、応効は神迹の若くならざる莫し。其の功は天下に在り、猶水火穀粟のごとく然り。是れ其の書は、有る可くして無くんばある可からざる者なり。惜しいかな、後の伝うる者は、止十巻を得、而して六巻は則ち之を亡くせり。宋の翰林学士王洙、偶々《雑病方》三巻を蠹簡の中に得、名づけて《金匱方論》と曰うは、即ち其の書なり。豊城の剣は、終に埋没せざるは、何ぞ其れ幸いなるや。林億等旨を奉りて校正し、並びに世に板行す。今の伝うる者は、復た三巻を失えり。豈世に和氏無くして至宝妄りに荆石に倫するに非ずや。僕幼くして医書を嗜み、旁く群隠を索む。乃ち、盱の丘氏に獲、遂に前の十巻と表裏相い資るを得。之を学ぶ者は動もすれば掣肘することを免かる。嗚呼、張茂先に嘗て言う、神物は終に当に合わさること有るべしと。是の書や、安くんぞ待つ所有りて今に合顕せざるを知らんや。故に敢て秘せず、特に諸梓に勒して四方と之を共にす。是れに由りて張氏の学は遺さず、軒岐の道は昭らかに著われ、林林総総として、寿域に同じく躋らん。豈之を小補と曰わんや。後至元庚辰、樵川の玉佩鄧珍敬いて序す。

【語釈】　○夭枉：若死。　○精妙：精妙に同じ。優れていること。　○穎特：特に優れている。　○闊奥：学問などの奥深いところ。　○群書：多くの書物。　○採撮：拾い集める。　○淑くす：善いとする。　○迹：跡。　○旨を奉る：おおせを承ける。　○板行：板木に字をほり印刷して世に広める。　○荆：いばら。　○倫：ならべる。　○群：多くの。　○掣肘：人の臂を引く。じゃまをして人の行動を妨げる。　○梓：版木。　○勒：彫る。　○林林：群がるさま。　○総総：多いさま。　○寿域：長寿の境地。　○後至元庚辰：後至元六年、西暦1340年。

【通釈】　聖人は医学を創設し、これによって若くして死亡していく人々を

- 17 -

救い、万世に渡って天下の人々に天寿を全うさせ、医学の恩恵を広く施して民衆を救ったが、これ以上の慈しみを加えることはできないであろう。その後、聖人の教えを受け継いで医学の道を開き、極めて素晴らしい境地に達し、当時としては著名であり、しかも後世に名を挙げた医者は、和、緩、扁鵲、倉公の外には、また多くは見われていない。信に医学の道は明らかにし難いものである。漢の長沙の太守であった張仲景は、卓越した天性の資質によって直ちに医学の深奥な部分に至った。ここにおいて多くの書物を拾い集め、《傷寒卒病論方》合わせて十六巻を作り、後に医学を学ぶ者に恩恵を与えた。これに従って治療をすると、苦しみを伴う病状より回復し、重症の者も立ち上がり、その効果は神による治療の足跡のようでないことがない。その功績は遍く天下に及び、丁度水や火、穀や粟のように貴重なもののようである。このように、その書物は、必ず手元にあるべきであり、なくてはならないものである。惜しいことに、後世に伝わったのは、ただ十巻だけであり、その六巻はこれを失った。宋の翰林学士の王洙は、偶々《雑病方》三巻を虫の食った竹簡の中に発見し、名づけて《金匱方論》と言ったのが、その書物である。豊城の剣は決して埋没しないとの例えがあるように、この書物が世に現われたのは、なんと幸いなことであろうか。林億らは天子の詔を承けて校正し、同時に世間に出版した。今に伝わる書物は、また三巻を失っている。実際この世には和氏の宝玉を知るものもなく、このような至宝も結局は妄りにいばらや石くれの中に捨てられていったのではないだろうか。私は若い頃より医書を嗜み、医書の中に隠されている多くの奥義を探してきた。やっとのことで肝の丘氏から遺巻を獲得し、遂に前の十巻と前後が合わさった。これを学習する者は、動もすれば医書がないために今まで妨げられてきたことから完全に解放されるようになった。嗚呼、張茂が以前、「神のように重要なものは、終には合わさるはずである」と言った通りである。この書物は、時期がくれば、今のように合わさって明らかにならないとどうして言えようか。そこで、あえて秘蔵することはせず、特に書物を出版して天下の人々とこれを共有する。これによって張仲景の学問は遺すところがなく、黄帝と岐伯の医学の道は明らかに著われたのであり、多くの人々と長寿の域まで登りたいと思う。どうしてこれが「僅かな補いだ」と言えようか。後至元六年（西暦1340年）、樵川の玉佩鄧珍が慎んで序文を記載する。

【本文】　大明応天の徐鎔、謹んで按ずるに、《文献通考》二百二十二巻中、

金匱要略序

《金匱玉函》八巻の条下に晁氏曰く、「漢の張仲景撰、晋の王叔和集。答えと問いとを設け、雑病の形証、脈理、参じうるに療治するの方を以てす。仁宗の朝に王洙、館中に得。之を用うれば、甚だ効あり。合わせて二百六十二方」と（案ずるに、宋の晁公武、《群斎読書志》を撰し、趙希弁は《附志》を作る。此れ、乃ち《附志》の載す所に係る。陳振孫の《書録解題》に三巻に作るは是れなり）。此れに據り、并びに前の林序に、「旧に依りて名づけて《金匱方論》と曰う」と云えば、則ち王洙の館中に得る所の名づけて《金匱玉函要略方》は、五代の時の改名に係るのみ。《通考》に只《金匱玉函経》と云う所以なり。是れ《金匱玉函経》は、元の時は已に無し。夫れ《金匱玉函経》八巻は、東漢の張仲景の祖めの書名なり。《金匱方論》三巻、《傷寒論》十巻は、西晋の王叔和の撰集撰次の後に俗に伝うるの書名に似たり（案ずるに、元明の際は、《玉函経》八巻は、晦くして伝わらず。徐は目を寓するに及ばず。故に此の説有るも、従う可からず）。《金匱玉函要略方》の若きは、五代より宋に及び、相い沿うの書名なり。今単に《金匱要略》と名づけて其の玉函の二字を去れば、愈々遠くして愈々其の真を失う。又晋の皇甫謐の《甲乙》に據れば、云う、「仲景は伊尹の《湯液》を論じ広む。之を用うれば、験多し。王叔和、仲景の選論を選次し、甚だ精し。事を指して施用す」と。即ち、今の俗に分かるる所の《傷寒論》、《金匱要略》是れなり。孫真人の《千金》に云う、「江南の諸師は、仲景の傷寒の方法を秘して伝えず」と。是れ叔和選論し、思邈も亦未だ嘗て研せざるなり。惟だ文潞公の《薬準》に云う、「仲景は、群方の祖と為る」と。朱奉議の《活人書》に云う、「古人は傷寒を治するに法有り、雑病を治するに方有り」と。葛稚川は《肘後》を作り、孫真人は《千金》を作り、陶隠居は《集験》を作り、玄晏先生は《甲乙》を作る。其の傷寒の治法を論ずる者は、長沙の太守一人のみ。華佗は張の長沙の《傷寒論》を指し、活人書と為す。昔人も又《金匱玉函》を以て之を名づく。其の世に重きこと此くの如し。然れども其の言雅に経絡に精しきに非ざれば、暁り会すること能わず。孫思邈の若きは、則ち未だ仲景の用心を詳らかにすること能わざる者なり。是れ宋の時に纔かに《傷寒論》、《金匱要略》に分かちて二書と為すなり。成聊攝の《明理論》に云う、「古自りの諸方は、歳を歴て浸遠し、考え評す可きこと難し。惟だ仲景の方は、最も衆方の祖と為る。是を以て仲景は伊尹の法に本づき、伊尹は神農の経に本づくは、医帙の中に特に枢要と為す。今を参じえて古に法り、毫末をも越えざるは、大聖の作る所なり」と。劉河間の《原病式》に

- 19 -

云う、「黄帝自りの後、二千五百有余年にして仲景の方論一十六巻有り、後の学ぶ者をして依據す可きこと有らしむ。文も亦玄奥にして以て今の学ぶ者尚難しと為すを致す。故に今人の習う所は、皆近代の方論のみ。但だ其の末を究めて其の本を求めず。唯だ近世の朱奉議のみ多く其の意を得、終に以て仲景の論に本づきて諸書の説を兼ね、《活人書》を作る。其の言は直、其の類は弁、後の学ぶ者をして尋ね検べ施し行うと為し易し。故に今の用うる者は多し」と。河間の十六巻の言に據れば、此の時、仲景の書は尚未だ《傷寒》、《雑病》を分かちて二門と為さざるなり。或は《金匱玉函経》八巻は、坊間に分かれて十六巻と作すは、亦未だ知る可からず（案ずるに、河間は仲景の自序に就きて之を言うのみ。金の時、必ず十六巻を為す者無し）。故に東垣の《内外傷辨惑論》に曰く、「易張先生云う、「仲景の薬は、万世の法と為し、群方の祖とし、雑病を治するに神の若し。後の医者、《内経》の法を宗ぶも、仲景の心を学びて以て師と為す可し」と」と。王海蔵の《此事難知》に云う、「余、医書を読むこと幾ど十載。仰ぎ慕う所の者は、仲景の一書を尤と為す。然れども之を読みて未だ其の趣に洞達し易からず、一師を得て之を指すを欲するも、偏く国中能く知る者無し。故に《医塁元戎》に「《湯液》を折中し、万世不易の法は、当に仲景を以て祖と為すべし」と云い、又「《金匱玉函要略》、《傷寒論》は、皆張仲景、神農を祖とし、伊尹に法り、箕子を体として作るなり。唐宋以来、孫思邈、葛稚川、朱奉議、王朝奉の輩の如く、其の余の名医は多しと雖も、皆仲景の書より出でず。又《湯液本草》は、孫、葛、朱、王の外に於いて、王叔和、范汪、胡洽、銭仲陽、成無己、陳無擇を添えて、「其の議論方に定まり、増減変易、千状万態、一毫も仲景より出でざる者有らず。潔古張元素、其の子張壁、東垣李明之、皆張仲景の湯液を祖とす。惜しいかな、世に能く知る者有ること莫し」と云い、又「仲景、《湯液》を広めて大法と為す。晋・宋以来、名医と号する者は、皆此に出づ」と云う」と。又按ずるに、丹溪の《局方発揮》に、「或るひと問いて曰く、「仲景、傷寒を治するは、一百十三方なり、雑病を治するは、《金匱要略》の二十有三門とは、何ぞや」と。答えて曰く、「仲景の諸方は、実は万世の医門の規矩準縄なり。後の方円平直を為らんと欲する者は、必ず是に於いて則を取る」と。曰く、「《要略》の方は、果たして用うるに足るや」と。曰く、「天地の気化は窮まり無く、人身の病も亦変化窮まり無し。仲景の書は、道を載す者なり。医の良き者は、例を引いて類を推せば、無窮の応用と謂う可し。借りて略加減修合せしむれば、終には矩度を

踰越し難し」と。又、「円機活法は、《内経》具に挙ぐ。経の意と合する者は、仲景の書なり。仲景、病に因りて以て方を制し、《局方》は薬を製して以て病を俟つ」と曰う。数家の説に據れば、是れ元末、及び我が国朝の始め、医家は方に《傷寒》と《雑病》とを分かちて二家と為すなり。只聊攝は七十八歳にして《明理論》を撰成し、八十歳の時に《傷寒論》を注完し、未だ《金匱》の論に注するに暇あらざるは、俗医、分かちて二門と為し、今時の衆口一辞、仲景能く傷寒を治すとるも、雑証を療すること能わずと誚むる所以なり。 冤かな。余素《金匱方論》は《傷寒論》と睽離し孤する所にして、《注解傷寒論》、又《明理論》に及びては、乖り散じて群を失すること、已に五百年に近きを慨く。因りて諸を新安の師古、呉君に謀り、校し寿くして一梓し、済睽を成して会遇を得。 庶 わくば医を業とする者は、此れを得て彼を失い、各自門を専らにして粗陋を為すを致さざるを。又 冀 わくば華剣復た合し、昌 鏡再び円やかに、天之を合すと作すをと爾云う。萬暦 戊 戌、孟夏吉日、匿迹市隠逸人、謹んで識す。

【語釈】 ○大明：明朝の美称。 ○応天：応天府の略か。行政地区の名。明代では、今の南京市。 ○療治：治療に同じ。 ○目を寓す：寓目に同じ。目をつける。注目する。 ○施用す：行い用いる。 ○研：研審（十分に調べる）。 ○用心：心を働かせる。心をつかう。気をつける。 ○纔か：やっと。 ○成聊攝：成無己。 ○浸遠：浸は、しだいに。ますます。遠は、時間が長い。 ○医帙：医は、医学。帙は、書物。 ○枢要：たいせつな所。かなめ。 ○毫末：毛の先。きわめて細かくわずかなたとえ。 ○大聖：このうえなく知徳のすぐれた人。最高の聖人。 ○依據：たよる。もとづく。根拠。 ○玄奥：はかりがたく奥深いこと。 ○直：素直。 ○弁：区別する。 ○坊間：世間。 ○易張：易水の潔古老人張元素。 ○載：歳に同じ。 ○尤：とりわけ。はなはだしい。 ○趣：考え。 ○洞達：洞は、深い。達は、到達。 ○折中：種々の意見・学説を調節してその中間を取る。 ○箕子：殷の紂王の一族。紂王をいさめたが、聞き入れられず、狂人のまねをして身を保った。箕子は「洪範」を教えた。 ○変易：かわる。かえる。 ○規矩準縄：行為や事物の標準・法則。手本。 ○矩度：きまり。法則。 ○踰越：乗り越える。 ○円機活法：円は、なめらか。まろやか。機は、はたらき。作用。活は、勢いがよい。法は、方法。 ○国朝：当代の朝廷。 ○注完：注は、注釈。完は、完了。 ○衆口：多くの人の意見。多くの人の評判。 ○誚む：責める。 ○睽

離：そむき別れる。別れ去る。　○校し寿しくして一たび梓す：校は、校正。寿は、久しい。梓は、版木を彫る。また、それで印刷する。　○済暌：済は、救う。暌は、そむく。「済暌を成す」は、「離れないようにする」の意。　○会遇：めぐりあう。であう。　○粗陋：粗は、あらい。粗雑。陋は、いやしい。陋劣（心が狭くてきたない）。おそまつ。　○昌：うつくしい。　○萬暦戊戌：萬暦26年（西暦1598年）。　○孟夏：陰暦四月。　○匿迹市隠逸人：迹を匿(かく)し市に隠れ人に逸(そ)れる。「身分を隠して市中に身を潜める人」の意。

【通釈】　明の応天府の徐鎔が謹んで按じるに、《文献通考》二百二十二巻の中の《金匱玉函経》八巻の条文の下で晁氏は、「漢の張仲景が記述し、晋の王叔和が集めた。問いと答えを設け、雑病の形証、脈の道理に参じて治療の処方を加えた。仁宗の御代に王洙が翰林院の中でこれを発見した。これを使用すると、甚だ効果がある。合わせて二百六十二方である」と言う（案じるに、宋の晁公武は《群斎読書志》を記述し、趙希弁は《附志》を作った。これは、《附志》に記載する所に係わる。陳振孫の《書録解題》で三巻に作るのがこれである）。これにより、並びに前の林億などの序に「旧によって《金匱方論》と名づけた」と言えば、王洙が翰林院の中で発見して名づけた《金匱玉函要略方》は、五代の時の改名に係わるに過ぎない。これが、《通考》でただ《金匱玉函経》と言う理由である。この《金匱玉函経》は、元の時代は既に失われていた。そもそも《金匱玉函経》八巻は、東漢の張仲景を祖とする書名である。《金匱方論》三巻、《傷寒論》十巻は、西晋の王叔和が撰集し直した後に世俗に伝わった書名に似ている（案じるに、元と明の時代は、《玉函経》八巻は、隠れて伝わっていない。徐氏は、注目することはできない。そこで、この説はあるが、従うべきでない）。《金匱玉函要略方》のようなものは、五代より宋に及んで、次々と伝わってきた書名である。今単に《金匱要略》と名づけてその「玉函」の二字を除く場合は、愈々真実から遠のき、愈々その真実さを失う。また、晋の皇甫謐の《甲乙経》によれば、「仲景は、伊尹の《湯液(いん)》を論じてこれを広めた。これを使用すると、有効なことが多い。王叔和は仲景の著述を編集し直し、甚だ詳細である。臨床に施して用いる」と言う。即ち、今の世俗で分かれている所の《傷寒論》と《金匱要略》がこれである。孫真人の《千金方》では、「江南の諸々の師は、仲景の傷寒に関する治療法を秘密にして他人に伝えない」と言う。これは王叔和が編集し直したものであり、孫思邈はまたいまだかつて十分に調べていない。ただ、文潞公の《薬準》では、「仲景は、

群方の祖である」と言う。朱奉議の《活人書》では、「古人は傷寒を治療する場合に法があり、雑病を治療するのに方がある」と言う。葛稚川は《肘後》を作り、孫真人は《千金方》を作り、陶隠居は《集験》を作り、玄晏先生は《甲乙経》を作った。ただ、傷寒の治療法を論述したのは、長沙の太守一人だけである。華佗は長沙の張仲景の《傷寒論》を指し、人を活かす書であるとした。昔の人もまた《金匱玉函経》をもってこれを名づけた。それが世間で重視されるのは、このようなものである。しかし、その言葉は常に経絡に精しくなければ、理解することができない。孫思邈のようなものは、いまだ仲景が心を働かせた点を詳らかにすることができない者である。これは、宋の時代に漸く《傷寒論》と《金匱要略》に分かれて二つの書物となった。成聊攝の《傷寒明理論》では、「古よりの諸々の処方は、歳を歴て益々時間が遠のいているので、考えて評論することは困難である。ただ、仲景の処方は、最も衆方の祖である。ここをもって仲景が伊尹の方法に基づき、伊尹が神農の経典に基づくのは、医書の中では特に重要である。今を参照にしながら古に法り、少しもこれを越えることがないのは、大聖人が作る所である」と言う。劉河間の《原病式》では、「黄帝より後、二千五百年余りが経過して仲景の方論十六巻があり、後の学ぶ者に頼るべき書物があるようにした。文章もまた非常に奥深いので、今これを学ぶ者はなお困難である。そこで、今の人が習う所は、皆近代の方論だけである。ただ、その末を究めてその本を求めない。ただ、近世では朱奉議だけが多くその趣旨を獲得し、最終的に仲景の論述に基づいて諸々の医書の説を兼ね合わせ、《活人書》を作った。その言葉は素直であり、その分類はよく区別され、後に学ぶ者は尋ねて検べ、これを施して行うのが容易になった。そこで、今これを用いる者は、非常に多い」と言う。河間の十六巻の言葉によれば、この時代では、仲景の書物はなおいまだ《傷寒》と《雑病》とを区別して二門となっていない。あるいは《金匱玉函経》八巻が世間で分かれて十六巻となったのは、またいまだ知ることができない（案じるに、河間は仲景の自序についてこれを言うだけである。金の時代は、必ず十六巻にしたものはない）。そこで、東垣の《内外傷辨惑論》では、「易張先生は、「仲景の薬は万世の法であり、群方の祖であり、雑病を治療すると神のように有効である。後の医者は《内経》の方法を宗ぶが、仲景の心を学んでこれを師とすべきである」と言う」と言う。王海藏の《此事難知》では、「私は、医書を殆ど十年間読んできた。仰ぎ慕うものは、仲景の書物が中心である。しかし、これを読んでも、いまだその考え

に深く到達することは容易でなく、一人の師を得てこれを指摘して欲しいが、国中に渡ってみても、よく知る者がない。そこで、《医塁元戎》では「《湯液》を折中して万世不易の方法とするのは、仲景をもって祖とすべきである」と言い、また「《金匱玉函要略》や《傷寒論》では、皆張仲景が神農を祖とし、伊尹に法り、箕子を体として作った。唐宋以来、孫思邈、葛稚川、朱奉議、王朝奉のような医者や、その他の名医は多いが、皆仲景の書物より優れていない。また、《湯液本草》では、孫氏、葛氏、朱氏、王氏の外では、王叔和、范汪、胡洽、銭仲陽、成無己、陳無擇を添え、「その議論はまさによく定まり、増減し変化させ、千万の状態になれば、僅かではあっても仲景より出ないものがない。潔古張元素や、その子の張壁、東垣李明之などは、皆張仲景の湯液を祖とする。惜しいことに、世間ではこれをよく知る者がない」と言い、また「仲景は、《湯液》を広めて大法とした。晋・宋より以来、名医と称される者は、皆ここに出る」と言う」と言う。また、按じるに、丹溪の《局方発揮》では、「ある人が質問し、「仲景が傷寒を治療するのは、百十三方であり、雑病を治療するのは、《金匱要略》の二十三門であると言うのは、どういうことであろうか」と言った。これに答え、「仲景の諸々の処方は、実は万世の医学の規矩準縄である。後に四角、円、平面、直線を作ろうとする者は、必ずここにおいて法則を取る」と言った。ある人が、また「《金匱要略》の処方は、果たして充分に使用できるであろうか」と言った。これに答え、「天地の気化は窮まりがなく、人身の病もまた変化は窮まりがない。仲景の医書は、道を記載する者である。医学を良くする者は、例を引いて類推すれば、無窮に応用することができよう。これを借りて幾らか加減し修正して合わせると、最終的に法則を乗り越えることは困難である」と言った。また、「円やかに働き生き生きとした方法は、《内経》の中に具に挙げられている。経の意と合致するものは、仲景の書物である。仲景は病によって処方を創製するが、《局方》では薬を創製して病を待つ」と言う。数家の説によれば、元代の末で、および我が王朝の始めに、医家はまさに《傷寒論》と《雑病》とを区分して二家とした。ただ、成聊攝は七十八歳で《傷寒明理論》を著述し、八十歳の時に《注解傷寒論》を注釈し、いまだ《金匱要略》の論述に注釈する暇がなかったのも、世俗の医者が区分して二門とし、今の時代に多くの人が常に言う言葉であるが、仲景はよく傷寒を治療するが雑病を治療することができないと責める理由である。これは、真にぬれぎぬである。私は、元々《金匱方論》は《傷寒論》と別れて孤立した

金匱要略序

書物であり、《注解傷寒論》や《傷寒明理論》の時代に及んでは、ばらばらに
なって離れてしまい、既に五百年近くが経過していたことを深く嘆いた。これ
によってこれを新安の呉師古君に相談し、校正し久しい時間を経てからひとた
び上梓し、離れないようにして巡り合わせたのである。私は、医学を職業とす
る者は、一方を得るが他方を失い、各自が専門になって粗末な医療をしないよ
うに希望する。また、華やかな剣が再び合わさり、美しい鏡が再び円やかにな
り、天がこれを合わせることを希望するだけである。萬暦二十六年（戊戊、
西暦1598年）四月吉日、匿迹市隠逸人が謹んでこれを記載する。

臓腑経絡先後病脈証第一

金匱玉函要略方論輯義巻一（原文は、一に徐鎔本に依る）

東都　丹波元簡廉夫　著

臓腑経絡先後病脈証第一

論十三首　脈証三条

【原文】　問曰、上工治未病、何也。師曰、夫治未病者、見肝之病、知肝伝脾、当先実脾。四季脾王不受邪、即勿補之。中工不暁相伝、見肝之病、不解実脾、惟治肝也。夫肝之病、補用酸、助用焦苦、益用甘味之薬調之。酸入肝、焦苦入心、甘入脾。脾能傷腎、腎気微弱、則水不行。水不行、則心火気盛、則傷肺。肺被傷、則金気不行。金気不行、則肝気盛、則肝自愈。此治肝補脾之要妙也。肝虚則用此法、実則不在用之。《経》曰、虚虚実実、補不足、損有余、是其義也。余藏準此。(1)

【本文】　問いて曰く、上工は未病を治すと、何ぞやと。師曰く、夫れ未病を治す者は肝の病を見て、肝脾に伝うるを知りて、当に先ず脾を実すべし。四季脾王じて邪を受けざれば、即ち之を補う勿かれ。中工は相い伝うるを暁らず、肝の病を見て、脾を実するを解せず、惟だ肝を治するなり。夫れ肝の病は、補うに酸を用い、助くるに焦苦を用い、益すに甘味の薬を用いて之を調う。酸は肝に入り、焦苦は心に入り、甘は脾に入る。脾は能く腎を傷り、腎気微弱なれば、則ち水行らず。水行らず、則ち心火の気盛んなれば、則ち肺を傷る。肺傷るれば、則ち金気行らず。金気行らず、則ち肝気盛んなれば、則ち肝自ら愈ゆ。此れ肝を治するに脾を補うの要妙なり。肝虚すれば則ち此の法を用い、実すれば則之を用うるに在らず。《経》に曰く、虚を虚し実を実し、不足を補い、有余を損すとは、是れ其の義なり。余藏は此れに準ずと（趙本に、「心火の気盛んなり」の下に更に「心火の気盛んなれば」の四字有り、「肝気盛んに」の下に「故に脾を実す」の三字有るは、是なり）。

【語釈】　〇未病を治す：古代に言う所の未病を治すとは、主に疾病を予防することを指す。ここで言う所の未病を治すとは、先ずいまだ病んでいない臓腑を治療し、これによって病邪の伝変を防止することを指す。　〇脾を実す：「脾臓を調え補う」の意。　〇四季脾王ず：脾は土に属し、土は四季に旺盛になる。　〇肝の病は、補うに酸を用い、助くるに焦苦を用い、益すに甘味の薬

－ 27 －

を用う：李克光の説「肝が虚した病を治療するのに酸甘焦苦を用いる方法は、既に後世の医家がよく用いる所である。例えば肝陰を補うには白芍、山茱萸、五味子、酸棗仁などの品を用い、心血を養うには丹参、生地黄、当帰を用い、脾気を益すには炙甘草、大棗、白朮などを用いる。臨床では、証を調べた後に肝が虚した病変を改善するのかどうかをみると、確かに良好な治療効果がある。酸棗仁、当帰、地黄などを炒めた後に薬に入れると、本条の焦苦の意に符合する」《金匱要略譯釋》。　○焦苦：焦は、炒め焦がして炮制し、性は温熱を承けて心に入り、心気を盛んにして肝の用を助ける。苦は、苦寒薬を代表し、心火を泄してその肝の体を養う。　○腎気微弱：腎気とは、腎の邪気を指す。「腎の陰寒の水気が脾土の制約を受け、亢ぶって害を生じない」の意。　○要妙：精微なさま。うるわしいさま。

【通釈】　ある人が質問し、「上工は未病を治すと言うのは、どのような意味であろうか」と質問した。師はこれに答え、「そもそも未病を治療すると言うのは、例えば肝の病を治療する場合は、肝の病は脾に伝わることを知り、最初に脾を補う治療法を行うべきであると言うことである。四季の末の十八日間は脾が旺盛になって邪気を受けないので、この期間中は脾を補う必要はない。中工は病が伝変することが解らず、肝の病を見て脾を補う道理が解らず、ただ肝の病だけを治療する。そもそも肝が虚した病では、酸味の薬物を用いて補い、焦苦の薬物を用いて補助し、甘味の薬物を用いてこれを助けて調和する。酸味は肝に入り、焦苦の味は心に入り、甘味は脾に入る。脾土の機能が旺盛になると、よく腎水を損傷し、腎気が剋されて邪気が微弱になると、腎水が行らなくなる。腎水が行らなくなり、これによって心火の気が盛んになると、肺金を損傷する。肺金が損傷されると、金気が行らなくなる。金気が行らなくなり、これによって肝気が盛んになると、肝の虚した病は自然に治癒する。これが、肝の病を治療する場合に脾を補う絶妙な点である。肝が虚している場合はこの方法を用い、肝が実している場合はこの方法を用いてはならない。《経》に「虚証に瀉法を用いると虚証を増強し、実証に補法を用いると実証を増強するので、虚証には補法を使用し、実証には瀉法を使用すべきである」とあるのは、このことを言う。その他の臓腑の病では、これに準じて類推すべきである」と言った（趙本に「心火の気が盛んになる」の下に更に「心火の気が盛んになると」の四字があり、「肝気が盛んになる」の下に「そこで、脾を実する」の三字があるのは、正しい）。

- 28 -

臓腑経絡先後病脈証第一

【本文】　［程］　未病を治す者は、未だ病まざるの藏府を治すを謂う。未だ病まざるの人を治するに非ざるなり。愚謂うに、肝を見て脾を補うは則ち可なり。脾を補えば則ち腎を傷ると謂うが若きは、腎傷る可きや。脾盛んなれば則ち肺を傷るとは、肺傷る可きや。然らば則ち肝の病は愈ゆと雖も、又当に此の法に準じて以て肺を治し腎を治すれば、五藏は寧き日無かるべし。「傷」の字は、当に「制」の字に作して看るべし。之を制すれば、則ち五藏和平して諸病作らず。

　　［尤］　按ずるに、《素問》に云う、「邪気の身に客するや、勝を以て相い加う」と。肝は木に応じて脾土に勝つ。是れを以て肝の病は当に脾に伝うるを知るなり。脾を実する者は、助くるに気をして王んならしめ、邪を受けざらしむ。所謂「未病を治す」なり。設し知らずして徒に其の肝を治すれば、則ち肝の病未だ已えざるも、脾の病復た起く。豈上工の事ならんや。肝の病は、補うに酸を用うる者は、肝不足すれば則ち之を益すに其の本味を以てするなり。《内経》の辛を以て之を補うの説とは、同じならず。然して肝は陰臓を以てして生気を含む。辛を以て補う者は、其の用を助くる所以なり。補うに酸を用うる者は、其の体を益す所以なり。言異なると雖も、理は各々当たるなり。助くるに焦苦を用うる者は、《千金》の所謂「心王ずれば、則ち気は肝に感ず」なり。益すに甘味の薬を用いて之を調うる者は、越人の所謂「其の肝を損する者は、其の中を緩む」なり。「酸肝に入る」より以下の十五句は、疑うらくは仲景の原文に非ず。後人謬り添うるの註脚に類し、書を編む者誤りて之を収むるなり。蓋し、仲景、肝を治するに脾を補うの要は、脾実するに在れば而ち肝邪を受けずに在り。脾を補いて以て腎を傷り、火を縦いままにして以て金を刑するの謂いに非ず。果たして爾らば、則ち是れ全き所の者少なくして傷らるる者反って多きなり。且つ脾は補を得れば而ち肺は将に自ら旺んならんとし、腎傷を受くれば必ず虚は其の子に及ぶ。何ぞ金を制して木を強くすること之有らんや。細かに語意を按ずれば、「肝の病を見て」より以下の九句は、是れ上工は未病を治すに答うるの辞なり。「補うに酸を用う」よりの三句は、乃ち別に肝虚の正治の法を出だす。下文を観れば、「肝虚すれば則ち此の法を用い、実すれば則ち之を用うるに在らず」と云うは、以て見る可し。蓋し、臓腑は惟だ虚する者は之を受けて実する者は受けず。臓の邪は惟だ実すれば則ち能く伝えて虚すれば則ち伝えず。故に肝実を治する者は、先ず脾土を実し、以て滋蔓の禍を杜ぐ。肝虚を治する者は、直ちに本宮を補い、以て外侮の端を防ぐ。此れ、

－ 29 －

仲景虚実並びに挙ぐるの要旨なり。後人、肝の病は中を緩むの理を察せず、謬まりて甘は先ず脾に入るの語を執り、終に酸と焦苦を略して独り甘味に於いて曲げて其の説を窮め、以て是れ即ち肝を治するに脾を補うの要妙と為す。昔賢云う、「詖辞は、其の蔽う所を知る」は、此れの謂いなるか。

　　[鑑]　　中工は虚実を暁らず、虚する者之を瀉すは、是れ虚を虚すと為し、実する者之を補うは、是れ実を実すと為す。其の義に非ざるなり。上工は、其の虚実を知り、其の不足を補い、其の有余を損すとは、是れ其の義なり。

【語釈】　○寧：安らかな。穏やかな。　○《素問》：出典は、《素問・藏気法時論》。全句は、「およそ邪気が人身に侵襲する場合は、強いものが弱いものを凌ぐ」の意。　○滋蔓：草がしげりはびこる。権勢などがいよいよ強大になる。　○端：端緒。いとぐち。　○詖辞：かたよって正しくない言葉。

【通釈】　　[程]　　未病を治すとは、いまだ病んでいない臓腑を治療することを言う。いまだ病んでいない人を治療するのではない。私が思うには、肝の病を見て脾を補うのは、よい。脾を補うと腎を傷ると言うようなものは、腎は傷ってもよいのだろうか。脾が盛んになると肺を傷ると言うのは、肺は傷ってもよいのだろうか。そうであれば、肝の病は治癒するが、またこの方法に準じて肺を治療し腎を治療すると、五臓は安らかな日がないはずである。「傷」の字は、「制」の字に作って看るべきである。これを制すると、五臓は平和になり、諸病は起こらなくなる。

　　[尤]　　按じるに、《素問》では、「邪気が身体に侵入する場合は、強いものが弱いものを凌ぐ」と言う。肝は木に応じ、脾土に勝つ。ここをもって肝の病は脾に伝わるはずであることが解る。脾を実する場合は、気を助けて盛んにするので、邪を感受させなくする。いわゆる「未病を治す」ことである。もしこれが解らず、徒にその肝を治療する場合は、肝の病はいまだ治癒しないが、脾の病がまた発生する。これはどうして上工がする事であろうか。肝の病は、これを補うのに酸味を用いるのは、肝が不足する場合はこれを益すのにその本味を用いるからである。《内経》の辛味をもってこれを補う説とは、同じでない。そして肝は陰臓であって生気を含んでいる。辛味をもって補うのは、その作用を助ける理由である。補うのに酸味を用いるのは、その体を益す理由である。言葉は異なるが、道理は各々が適切である。助けるのに焦苦を用いるのは、《千金》のいわゆる「心が旺盛になる場合は、気は肝に感じる」である。益すのに甘味の薬を用いてこれを調えるのは、越人のいわゆる「その肝を損傷する

場合は、その中を緩める」ことである。「酸が肝に入る」より以下の十五句は、恐らくは仲景の原文ではない。後人が誤って添えた脚注の類であり、書物を編集する者が誤ってこれを収めたのである。思うに、仲景が肝を治療するのに脾を補う要点は、脾が実すると肝邪を受けないことにある。脾を補って腎を傷り、火を恣にして金を刑することを言うのではない。果たしてそうであれば、完全な所のものは少なく、傷られるものは反って多くなる。かつ脾が補を得ると肺は今にも自ら旺んになろうとし、腎が損傷を受けると必ず虚はその子である肝に及ぶ。どうして金を制して木を強くすることがあろうか。詳細に語意を按じると、「肝の病を見て」より以下の九句は、上工が未病を治す場合に答える辞である。「補うのに酸を用いる」よりの三句は、別に肝虚証を正しく治療する方法を提出する。下文を観ると、「肝が虚す場合はこの方法を用い、実する場合はこれを用いない」と言うのは、見るべきである。思うに、臓腑はただ虚す場合は邪を受け、実する場合は邪を受けない。臓邪はただ実する場合はよく伝え、虚す場合は伝えない。そこで、肝実証を治療する場合は、先ず脾土を実し、これによって盛大になる災いを杜絶する。肝虚証を治療する場合は、直ちに本宮を補い、これによって外から侮る端緒を予防する。これが、仲景が虚証と実証を並びに挙げる要旨である。後人は、肝の病は中焦を緩める道理を察知せず、誤って甘味は先ず脾に入るという言葉を取り、遂に酸と焦苦の味を省略してただ甘味だけに曲げてその説を窮め、これによってこれが肝を治療する場合に脾を補う要点であるとする。昔の賢人が「偏って正しくない言葉は、その人の心が覆われていることが解る」と言うのは、このことを言うのであろうか。

　　［鑑］　中工は虚実が解らず、虚す場合にこれを瀉すのは、虚を虚すことであり、実する場合にこれを補うのは、実を実することである。これは、その義ではない。上工は、その虚実が解り、その不足を補い、その有余を損するのが、その義である。

【本文】　案ずるに、《七十七難》に曰く、「《経》に言う、上工は未病を治し、中工は已病を治する者は、何の謂いぞやと。然り。所謂「未病を治す」者は、肝の病を見れば、則ち肝当に之を伝えて脾に与うべきを知る。故に先ず其の脾気を実し、肝の邪を受くるを得せしむること無かれ。故に曰く、「未病を治す云々」と。《八十一難》に曰く、「《経》に言う、実を実し、虚を虚し、不足を損して有余を益すこと無かれ」と。並びに本条の義なり。「腎を傷る」は、《三因》は本経を引きて「腎を制す」に作る。程の註は、蓋し此に本づく。肝

－ 31 －

虚は、《三因》に虚肝に作る。今尤の註に據り、十五句を以て註脚と為せば、則ち文義相い接し、旨趣明晰にして必ずしも虚肝に作らざるなり。

【語釈】　○旨趣：学説などの内容。意味。　○明晰：明らか。

【通釈】　案じるに、《難経・七十七難》では、「《経》では次のように言う。上工は未病を治療し、中工は已病を治療すると言うのは、どのようなことを言うのであろうか。これに答えて言う。いわゆる「未病を治す」とは、肝の病を見ると、肝は邪を伝えて脾に与えるはずであることが解る。そこで、先ずその脾気を実し、肝の邪を受けさせてはならない。そこで、「未病を治す云々」と言う」と言う。《難経・八十一難》では、「《経》では次のように言う。実を実し、虚を虚し、不足を損し、有余を益してはならない」と言う。並びに本条の義である。「腎を傷る」は、《三因》では本経を引いて「腎を制する」に作る。程氏の注釈は、思うにここに基づいている。肝虚は、《三因》では虚肝に作る。今尤氏の注釈によって十五句を脚注とすると、文義が相互に接続し、内容は明らかになるので、必ずしも虚肝に作らないでもよい。

【解説】　本条文は、五行の相生・相剋・相侮の理論に基づいて臓腑の病の伝変規律と未病の治療法、肝虚証の治療法、および病の治療原則について論述している。

　上工が「未病を治す」と言うのは、上工はいまだ病んでいない臓腑を治療することを言う。例えば肝が病む場合は、病は木剋土で脾に伝わるので、上工は先ず脾土を実して病の伝変を予防する。もし四季の末の十八日間は、脾土が旺盛になり、肝邪を受けることがないので、脾を実する必要はない。中工は肝の病が脾に伝わる道理が解らないので、脾を実することがなく、ただ肝を治療するだけである。

　肝虚証を治療する場合は、酸味の品を用いて肝の不足を補う。助けるに焦苦の品を用い、心を旺盛にさせて母である肝を助ける。更に甘味の品を用いて脾土を調え、中焦を緩める。これが、肝虚証を治療する要点である。一方、肝実証を治療する場合は、先ず脾土を実し、これによって肝の病が脾に伝わるのを予防すべきであり、肝虚証に用いる補法を採用すべきでない。

　「酸は肝に入り」より以下の十五句は、後人が誤って付けた脚注である。例えば脾を補うと腎を傷るのであれば、脾を補ったために五臓は反って損傷される。あるいは脾を補う場合は、母が子を生じるので、肺は今にも盛んになろうとし、また、腎が損傷を受ける場合は、腎は肝の母、肝は腎の子であるので、

- 32 -

臓腑経絡先後病脈証第一

腎の損傷が肝に及ぶはずである。

　中工は虚実が解らず、虚証に瀉法を用い、実証に補法を用いるのは、正しい治療法ではない。一方、上工は虚実が解っているので、不足を補い、有余を損する治療法を用いる。これが、《難経・八十一難》に言う「実を実し、虚を虚し、不足を損して有余を益すこと無かれ」の義である。その他の臓腑の病は、以上の論述に基づいて類推する。

【原文】　夫人禀五常、因風気而生長。風気雖能生万物、亦能害万物。如水能浮舟、亦能覆舟。若五蔵元真通暢、人即安和。客気邪風、中人多死。千般疢難、不越三条。一者、経絡受邪、入蔵府為内所因也。二者、四肢九竅、血脈相伝、壅塞不通、為外皮膚所中也。三者、房室金刃、虫獣所傷。以此詳之、病由都尽。若人能養慎、不令邪風干忤経絡、適中経絡、未流伝蔵府、即医治之。四肢才覚重滞、即導引吐納、針灸膏摩、勿令九竅閉塞。更能無犯王法、禽獣災傷、房室勿令竭乏。服食節其冷、熱、苦、酸、辛、甘、不遺形体有衰、病則無由入其腠理。腠者、是三焦通会元真之処、為血気所注。理者、是皮膚蔵府之文理也。(2)

【本文】　夫れ人は五常を禀け、風気に因りて生長す。風気は能く万物を生ずと雖も、亦能く万物を害す。水は能く舟を浮かべ、亦能く舟を覆（つがえ）すが如し。若し五蔵の元真通暢すれば、人即ち安和す。客気邪風、人に中れば死すること多し。千般の疢（ちん）難、三条を越えず。一なる者は、経絡邪を受け、蔵府に入るは、内に因る所と為すなり。二なる者は、四肢、九竅、血脈相い伝え、壅塞して通ぜざれば、外は皮膚の中る所と為すなり。三なる者は、房室、金刃、虫獣の傷る所なり。此れを以て之を詳らかにすれば、病由都て尽く。若し人能く養慎すれば、邪風をして経絡を干忤（じん）せしめず、適（たまた）ま経絡に中るも、未だ蔵府に流伝せざれば、即ち之を医治せよ。四肢才（わず）かに重滞を覚ゆれば、即ち導引、吐納、針灸、膏摩し、九竅をして閉塞せしむること勿れ。更に能く王法を犯すこと無く、禽獣災傷、房室にて竭乏せしむること勿れ。服食は其の冷、熱、苦、酸、辛、甘を節し、形体衰うること有るを遺（のこ）さざれば、病則ち其の腠理に入るに由し無し。腠なる者は、是れ三焦の元真を通会する処、血気の注ぐ所と為す。理なる者は、是れ皮膚蔵府の文理なり（「禀」は、徐彬本、沈本、《金鑑》は「秉」に作る。「才」は、趙本は「纔」に作る）。

【語釈】　〇人は五常を禀く：禀は、受ける。五常は、五行の運行する常道。

- 33 -

○風気：これは自然界の気候を指し、風寒暑湿燥火などの六気を包括する。

　○元真：元真は、生とともに到来する真気であり、生命の活力を指し、生命力、病に抵抗する力、および免疫力を包括して言う。　○客気邪風：人に病を引き起こす正常でない気候を指す。　○疢難：疾病。　○干忤：侵襲。侵犯。

　○導引：古代に筋骨を動かして呼吸を調節する養生の方法。　○服食：衣服と飲食。

【通釈】　そもそも人は五行の運行を受け、自然界の気候の変化によって生長している。自然界の気候はよく万物を生じるが、またよく万物に害を及ぼす。これは、例えば水はよく舟を浮かべるが、またよく舟を転覆させるようなものである。もし人体の五臓の元気が充満して通暢する場合は、人は健康である。これに反して邪気や邪風が人体に侵入する場合は、死亡することが多い。あらゆる種類の疾病を引き起こす原因は、次の三条を越えることはない。第一は、経絡が邪を受け、その後に邪が深く臓腑に侵入する場合は、病が体内に発生する内因である。第二は、邪気が四肢、九竅、血脈などの間に限局して伝わり、気血が塞がって通じなくなる場合は、外邪が皮膚に侵入して発症する外因である。第三は、房事の不摂生、刀剣類、あるいは虫獣などで病が発症する不内外因である。これらの原因を詳細に帰納すると、病の原因は全てがここに包括される。もし人が内は正気を養い外は邪気を避けて慎む場合は、外邪は経絡を犯すことができず、あるいは邪気は偶々経絡に侵入するが、いまだ臓腑に伝わっていない場合は、直ちにこれを治療すべきである。四肢が僅かに重だるく感じる場合は、導引、呼吸の調整、針灸、膏薬を用いた按摩などを用いて治療し、九竅を閉塞させないようにすべきである。更によく国家の法令に触れないように注意して刑罰を免れ、禽獣や災害から身を守り、あるいは房室による疲労困憊をしないようにすべきである。衣服に注意し、飲食は冷、熱、苦、酸、辛、甘などの寒熱や五味に注意し、正気を体内に守って身体を衰えないようにすれば、病は人体の腠理に入ることがない。腠は皮膚の毛竅であり、人体の元気が三焦を通過する道路であり、気血が注ぐ所である。理は、人体の皮膚と臓腑の中間の紋理である（「腠」の字は、徐彬本、沈本、《医宗金鑑》では「秉」の字に作る。「才」の字は、趙本では「纔」の字に作る）。

【本文】　［沈］　此の条は、是れ書中の大旨、通部の綱領なり。前人誤りて次の章に編す。茲に首めに冠し、以て頭緒を正し、紛紜するを致さざらしむなり。五常なる者は、五行なり。夫れ人は五常を秉るとは、即ち天地の五行・陰

- 34 -

臓腑経絡先後病脈証第一

陽の常気を秉るなり。気は、即ち風なり。然れども風は、即ち東方の甲乙生発
の気にして四時六気の首めと為す。天気化生して万物を長養するは、必ず八風
の動盪するの機に随いて発す。発すれば、則ち寒暑燥湿火、相い随いて時に応
じて化す。人は、此の気に感じて成る。「風気に因りて生長す」と謂うも、然
れども風に邪正有り。正風なる者は、即ち温和の風、万物を生育するなり。邪
風なる者は、乃ち飄颻の風、万物を粛殺す。故に風気を以て能く万物を生
ずと雖も、亦能く万物を害するは、水は能く舟を浮かべるも、亦能く舟を覆す
の譬えの如し。「五藏の元真通暢すれば、即ち安和す」なる者は、人の内気虚
せざれば、則ち邪を受けて病を為さざるを謂うなり。若し天気寒ゆるの時にし
て反って熱し、熱する時にして反って寒きは、客気邪風と為し、人に中れば死
ぬこと多し。乃ち、衝きて方に来る者は人を傷るの風なり。凡そ人身の病は、
表裏陰陽、内因、外因、不内外因の三因より出でず。故に曰く、「千般の疢難
は、三条を越えず」と。一なる者は、経絡邪を受けて臓腑に入り、内に因る所
と為す。即ち、大邪表に中り、風寒を感冒し、経に伝えて裏に入る。乃ち、経
絡邪を受くるの病なり。二なる者は、邪四肢、九竅従り血脈に入り、肌肉、筋
骨壅塞して通ぜず。即ち、拘攣、癰瘓、風痹の類にして外は皮膚に中る所と為
す。是れ軀殻、井栄兪合募原、邪を受けて病を為すなり。三なる者は、六淫に
従わずして房室、虫獣の傷る所に因り、不内外因と為す。即ち、自ら労傷の病
を作すなり。《霊枢》に曰く、「虚邪は独り人を傷ること能わず、必ず身形の
虚に因り、而る後に之に客す」と。故に三焦の気、気血津液を統領し、臓腑、
腠理に充溢するを得れば、則ち邪は入ること能わず。所謂「病其の腠理に入る
に由無し」なり。然れども三焦の気は、軀殻、臓腑に充溢す。肌肉、皮膚、相
合し罅隙するの路を腠と為す。故に三焦は、元真を通会するの処と為し、血気
の注ぐ所と為す。而して精津血液は灌漑滋滲し、臓腑、筋骨、肌肉、皮膚に出
入する竅を理と為す。故に皮膚、臓腑の文理と為す。総じて皆三焦の気に頼り
て臓腑に充溢し、津液之を実すれば則ち腠理は密にして邪を受けて病を為さざ
るなり。

　　[尤]　　按ずるに、陳無擇の《三因方》は、六淫の邪気の触るる所を以て外
因と為し、五藏の情志の感ずる所を内因と為し、飲食、房室、跌撲、金刃の傷
る所を不内外因と為す。蓋し、仲景の論は、客気邪風を以て主と為す。故に内
傷外感に従いて内外と為さずして経絡藏府を以て内外と為す。無擇は、天人表
裏を合して論を立つ。故に病の外従り来る者を以て外因と為し、内従り生ずる

者を内因と為し、其の邪気、情志に従わず生ずる所の者を不内外因と為す。亦最も明晰なり。仲景と並びに伝うと雖も、可なり。

　　［程］　　腠理は、一に䐃理に作る。三焦は、気を出だして以て肌肉を温め、元真の湊まり会する所、血気の灌ぎ滲む所なり。理なる者は、粗理有り、小理有り、密理有り、分理有り、肉理有り。此れ、皮膚の理なり。府の環廻周畳し、藏の厚薄結直するは、此れ藏府の理なり。

【語釈】　○編：くみあわせる。順序をつけて並べる。　○頭緒：物事の糸口。　○紛紜：乱れるさま。　○動盪：動と盪は、ともにうごく。　○飄飄：飄は、つむじかぜ。飆は、さっと吹くの意。　○粛殺：秋の気候がきびしくて草木をからすこと。　○衝く：つきあげる。衝風は、暴風に同じ。　○一なる者、…経絡邪を受くるの病なり：第一は、経絡が邪を感受するが、邪は臓腑の虚に乗じて内に入って病を発生することを言う。そこで、第一条の重点は、邪が臓腑に伝わることにある。沈明宗の論述は内因に及んでいないので、理解が十分ではない。陳紀藩の説「病邪が既に臓腑の内に入るとは、正気が不足した人は、外邪が経絡より内に伝わることである。いずれも五臓の元真の気が内を守ることができず、臓腑の正気が先ず虚し、容易に外邪を招き入れて内に入る。そこで、「内に因る所」と言う」陳紀藩主編《金匱要略》。　○拘攣：筋肉が引き攣り、痙攣する病証。　○癱瘓：中風。半身不随。　○労傷：内傷の病証。多くは、七情の内傷、起居の不節制、疲労が脾気を傷ることによる。　○《霊枢》：出典は、《霊枢・百病始生篇》。　○統領：統べ治める。　○罅隙：すきま。欠けたすきま。　○跌撲：跌は、つまづく。足を踏み外す。たおれる。撲は、うつ。　○環廻周畳：環は、めぐる。環周は、まわる。廻は、めぐる。まわる。周は、めぐる。畳は、かさなる。全句は、「ぐるぐると回って重なる」の意。　○結直：結は、むすぶ。直は、あたる。

【通釈】　　［沈］　　この条は、本書の中の大旨であり、部を通じての綱領である。前人は、誤って第二章に編集した。ここでは最初に置いて糸口を訂正し、乱れないようにする。五常は、五行である。「そもそも人は五常を乗る」とは、天地の五行・陰陽の通常の気を乗ることである。気は、風である。しかし、風は、東方の甲乙の生発する気であり、四時の六気の始めである。天気が化生して万物を長養する場合は、必ず八風の動く機転に随って発生する。発生する場合は、寒・暑・燥・湿・火の六気が相互に随って四時に相応して変化する。人は、この気に感じて形成される。「風気によって生長する」と言うが、しかし

風には邪風と正風とがある。正風は、温和の風であり、万物を生育する。邪風は、さっと吹くつむじ風であり、万物を粛殺する。そこで、風気はよく万物を生じるが、またよく万物を害するのは、水はよく舟を浮かべるが、またよく舟を覆す例のようなものである。「五臓の元気が充満して通じる場合は、人は健康である」とは、人の内の気が虚していない場合は、邪を受けて病を発生することがないことを言う。もし天気が寒える時期に反って熱く、あるいは熱い時に反って寒える場合は、客気や邪風となり、人に中ると死亡することが多い。即ち、衝きあげてまさに到来するのは、人を傷る風である。およそ人身の病は、表裏と陰陽においては内因、外因、不内外因の三種類の原因より出ることはない。そこで、「あらゆる疾病は、三条を越えることがない」と言う。第一は、経絡が邪を受け、邪が臓腑に入り、内が原因となる。即ち、大邪が表に中り、風寒の邪を感受し、経に伝わって裏に入る。即ち、（当初は）経絡が邪を受ける病である。第二は、邪が四肢や九竅より血脈に入り、肌肉や筋骨が塞がって通じなくなる。即ち、引き攣れ、中風、風痹の類であり、邪は外は皮膚に中る所となる。これは、軀殻や井・滎・兪・合・募・原が邪を受けて病を生じる。第三は、六淫の邪に従わず、房室、虫獣の傷る所が原因であり、不内外因である。即ち、自ら労傷の病を発生する。《霊枢》では、「虚邪は独り人を傷ることができず、必ず身体に虚している部位があって、その後にこれに侵入する」と言う。そこで、三焦の気が気血津液を統摂し、臓腑、腠理に充盈する場合は、邪は侵入することができなくなる。これが、いわゆる「病はその腠理に入る理由がない」のことである。しかし、三焦の気は、軀殻や臓腑に充盈している。肌肉や皮膚が相互に合わさって生じた隙間の通路が、腠である。そこで、三焦は、元気が通じて会する所であり、気血が注ぐ所である。そして精、津液、血液が灌漑して滋潤し、臓腑、筋骨、肌肉、皮膚に出入する竅が、理である。そこで、（理は）皮膚と臓腑の紋理である。総じて皆三焦の気に頼って臓腑に充盈し、津液がこれを充実させる場合は、腠理は緻密になり、邪を受けて病を生じることはない。

　　［尤］　按じるに、陳無擇の《三因方》では、六淫の邪気が触れる所を外因とし、五臓の情志が感じる所を内因とし、飲食、房室、つまづいて生じた打撲、刀剣類による損傷などを不内外因とする。思うに、仲景の論述は、客気や邪風をもって主とする。そこで、内傷と外感によって内外とせず、経絡と臓腑をもって内外とする。陳無擇は、天と人、表と裏を合わせて論を立てる。そこで、

病の外より到来するものを外因とし、内より発生するものを内因とし、邪気や情志によらずに発生するものを不内外因とした。また、内容は最も明らかである。仲景と並びに伝えられているが、よいことである。

　［程］　腠理は、一つには「䐃理」に作る。三焦は、気を出して肌肉を温め、元気が集まって会する所であり、気血が注いで滲む所である。理には、粗い理があり、小さな理があり、緻密な理があり、分理があり、肉理がある。これは、皮膚の理である。六腑がぐるぐると回って重なり、五臓が厚く、あるいは薄く、直ちに結ぶのは、臓腑の理である。

【本文】　案ずるに、文子曰く、「人なる者は、天地の心、五行の端なり。是を以て天地五行の気を稟けて生ず」と。荀子曰く、「水は舟を載す所以にして、亦舟を覆す所以なり」と。疢は、疹に同じ。疾なり。陶弘景の《肘後百一方》に内疾、外発、他犯の三者を以て分かちて上中下の三巻と為すは、蓋し此の条に本づくも、義少しく異なる。無擇は則ち陶氏に依るは、本条の旨と同じならざる所以なり。忤は、逆なり。戻るなり。《一切経音義》に云う、「凡そ人自ら摩で、自ら捏して手足を伸縮し、労を除き煩を去るは、名づけて導引と為す。若し別人身体を握り搦め、或は摩で、或は捏さしむは、即ち按摩と名づくるなり」と。《荘子・刻意》に曰く、「吹呴呼吸し、故きを吐き新しきを納れ、熊経鳥申するは、寿を為すのみ」と。《道書》に、「口、濁気を吐くを、故きを吐くと曰う。鼻、清気を納るを、新しきを納ると曰う」と。此れ、所謂「内丹外丹」なり。膏摩は、即ち摩膏の謂いなり。《玉函経・総例》に云う、「湯散丸薬、針灸膏摩は、一に其の法の如し」と。《金鑑》に以て按摩と為すは、誤りなり。

【語釈】　○疢：病に同じ。　○摩でる：なでる。さする。　○捏す：おす。おさえる。おしつける。　○搦め：からめる。にぎる。さする。　○吹呴：息を吹いたり吸ったりする。息を吸ったり吹きかけて、冷やしたり温めたりする。

　○熊経鳥申：熊のように経り、鳥のように身を申ばす。導引の体操の一種。

　○摩膏：膏薬を用いて貼ったり塗布したりし、あるいは体表の一定の部位を摩擦する外治の方法を指す。

【通釈】　案じるに、文子は「人は、天地の心であり、五行の端緒である。ここをもって天地の五行の気を受けて生じる」と言い、荀子は「水は舟を載せるものであり、また舟を覆すものである」と言う。疢は、疹に同じであり、疾病である。陶弘景の《肘後百一方》では、内疾、外発、他犯の三つをもって区分

して上中下の三巻とするのは、思うにこの条に基づいているが、義は僅かに異なる。陳無擇が陶氏に頼っているのは、本条の主旨と同じでない理由である。忤は、逆であり、戻ることである。《一切経音義》では、「およそ人が自ら撫で、自ら押しつけて手足を伸縮させ、疲労を除き心煩を去るのは、名づけて導引とする。もし別人が身体を握って搦め、あるいは撫で、あるいは押しつけるのは、按摩と名づける」と言う。《荘子・刻意》では、「息を吸い、あるいは吹きかけ、古い気を吐いて新しい気を取り入れ、熊のようにぶら下がり、あるいは鳥のように身を伸ばすのは、長生きをしようとしているだけである」と言う。《道書》では、「口が濁った気を吐くのを「古い気を吐く」と言う。鼻が清らかな気を入れるのを「新しい気を納れる」と言う」とある。これは、いわゆる「内丹外丹」である。膏摩は、摩膏のことを言う。《玉函経・総例》では、「湯液、散剤、丸薬や、針、灸、膏摩などは、一にその方法のようなものである」と言う。《医宗金鑑》で按摩とするのは、誤りである。

【解説】　本条文は、人と自然界の気候との関係、邪気の侵入経路と病を発生する病因、病の予防法と早期治療の必要性、および腠理の意義について論述している。

　五常は、五行を指して言う。「夫れ人は五常を乗る」は、人は自然界を運行する五行の正常の気を受けていることを言う。風気は、東方から生発する気であり、六気の始めである。即ち、自然界を五行が運行し、六気がこれに従って推移すると、人は風・寒・暑・燥・湿・火からなる六気の生成化育を受けて生長する。風は、六気を代表する。そこで、人は風気によって成長する。ただ、風には邪風と正風とがある。正風は、温和な風であり、万物を生育する。一方、邪風は、さっと吹くつむじ風であり、万物を粛殺する。風気はよく万物を生じるが、またよく万物を害するのは、水はよく舟を浮かべるが、またよく舟を覆すようなものである。

　体内の正気が虚していない場合は、五臓の元気が充満して通じているので、邪気を受けて病を発生することがなく、人は健康である。もし六気の推移が異常になり、客気や邪風が人に中る場合は、人は死亡することが多い。「疢難」の「疢」は疹と同じであり、疾病を言う。あらゆる種類の疾病は、内因、外因、不内外因の三種類から出ることがない。第一は、発病当初は経絡が邪を受け、邪は次いで臓腑に入る内因である。内因は、例えば風寒の邪が経絡に侵入し、邪が次いで経から裏に入る場合である。第二は、邪が四肢や九竅より血脈に入

り、肌肉や筋骨が塞がって通じなくなる外因である。外因は、例えば引き攣れ、中風、風痺などで邪が外は皮膚に中る場合である。第三は、六淫の邪とは関係がなく、房室、金刃、虫獣などが損傷する不内外因である。不内外因は、例えば自然に労傷の病を発生する場合である。

　もし人が養生をしてその身を慎むことがない場合は、邪気はその虚に乗じて人体に侵入する。邪が偶々経絡に侵入するが、まだ臓腑に伝わっていない場合は、直ちにこれを治療すべきである。四肢が僅かに重だるくなる場合は、導引、吐納、針灸、膏摩などの治療法を用いて九竅を閉塞させないようにすべきである。導引は、人が自分で身体を撫で、自分で身体を押しつけて手足を伸縮させ、疲労を除き心煩を去る方法を言う。吐納は、口から濁った気を吐き、鼻から清らかな気を取り入れることを言い、いわゆる「内丹外丹」のことを指す。膏摩は、膏薬を塗布して按摩することを言う。更に刑法を犯さないようにし、禽獣による損傷を避け、あるいは房室で精液を欠乏しないようにすべきである。衣服や飲食は寒熱や五味を適切にし、形体を衰えないようにすると、気血津液が臓腑や腠理に充盈するので、邪気は腠理から侵入することがない。

　腠は、三焦の元気が通じて会する所であり、気血が注ぐ所であり、肌肉や皮膚の隙間の通路である。理は、皮膚や臓腑の紋理であり、気血津液が灌漑して滋潤し、臓腑、筋骨、肌肉、皮膚に出入する竅である。もし三焦の気が臓腑に充盈し、津液がこれを充実させる場合は、腠理は緻密になるので、人は邪を受けて発症することがない。

【原文】　問曰、病人有気色見於面部、願聞其説。師曰、鼻頭色青、腹中痛。苦冷者死。鼻頭色微黒者、有水気。色黄者、胸上有寒。色白者、亡血也。設微赤非時者死。其目正円者痙。不治。又色青為痛、色黒為労、色赤為風、色黄者便難、色鮮明者有留飲。（3）

【本文】　問いて曰く、病人気色を面部に見わすこと有り、願わくば其の説を聞かんと。師曰く、鼻頭の色青きは、腹中痛む。冷に苦しむ者は死す。（原註に、一に云う、腹中冷え、痛みに苦しむ者は死すと）鼻頭の色微しく黒き者は、水気有り。色黄の者は、胸上に寒有り。色白の者は、亡血なり。設し微しく赤きこと非時の者は死す。其の目正円の者は痙なり。治せず。又色青きは痛と為し、色黒きは労と為し、色赤きは風と為し、色黄の者は便難く、色鮮明の者は留飲有りと。

【語釈】　○非時：現在の季節ではないことを指す。時は、元々は春夏秋冬のことを言う。

【通釈】　ある人が質問し、「病人の顔面を見ると、色調が変化することがあるが、これにはどのような規律があるのかをお聞かせ頂きたい」と言った。師はこれに答え、「鼻の頭の色が青くなる場合は、腹中が痛む。もし冷えで苦しむ場合は、死亡する。（原註では、一つには、「腹中が冷え、痛みに苦しむ場合は、死亡する」と言う）鼻の頭の色が微かに黒い場合は、水気がある。顔面の色調が黄色になる場合は、胸上に寒飲がある。顔面の色調が白色になる場合は、亡血である。もし顔面の色調が微かに赤色になり、その季節に相応しない場合は、虚陽が浮越じた死証である。もし両目を丸くして直視する場合は、痙病である。これは、不治の病である。また、顔面の色調が青くなる場合は痛証であり、黒くなる場合は労証であり、赤くなる場合は風証であり、黄になる場合は便秘であり、色調が鮮明になる場合は留飲がある」と言った。

【本文】　［徐］　此の段は、乃ち医家の望法なり。

　［鑑］　色なる者は、青、赤、黄、白、黒なり。気なる者は、五色の光華なり。

　［程］　《内経》に曰く、「精明五色なる者は、気の華なり」と。故に五色の微眹は、目を以て察す可し。鼻なる者は、明堂なり。明堂、潤沢にして以て清らかなれば、則ち病無し。

　［尤］　鼻頭は、脾の部なり。青は、肝の色なり。腹中痛む者は、土は木賊を受くればなり。冷ゆれば、則ち陽亡われて寒水、邪を助く。故に死す。腎なる者は、水を主る。黒は、水の色なり。脾負けて腎気之に勝つ。故に水気有り。色黄の者は、面黄ばむなり。其の病は、脾に在り。脾病めば、則ち飲を生ず。故に胸上に寒有り。寒は、寒飲なり。色白は、亦面白なり。亡血なる者は、色に華かならず。故に白なり。血亡わるれば、則ち陽は更に越ゆ可からず。設し微しく赤くして火令の時に非ざれば、其れ虚陽上に泛くと為すこと疑い無し。故に死す。目正円の者は、陰の絶なり。痙は、風強ばるの病と為し、陰絶え陽強し。故に治せず。痛めば則ち血凝泣して流れず。故に色青なり。労すれば、則ち腎を傷る。故に色黒し。《経》に云う、「腎虚す者は、面漆柴の如きなり」と。風は、陽邪と為す。故に色赤し。脾病めば、則ち運らず。故に便難し。色鮮明なる者は、留飲有りは、《経》に云う、「水病、人の目下に臥蚕有り、面目鮮沢なり」と。

〔徐〕　　目は、五蔵の精華の聚まる所と為し、神気の生ずる所なり。正円な
れば、則ち目瞋りて転ぜずして痙に至る。是れ陰絶す。産婦痙多きも亦亡陰なり
り。今の正円なるは、陰絶すること疑い無し。故に「治せず」と曰う。
【語釈】　○光華：かがやき。　　○《内経》：出典は、《素問・脈要精微論》。
全句は、「顔面に見われる五色の様子は、いずれも内臓の精気によって発現され
た光沢である」の意。　　○胗：①くちひび。②はれもの。③かさ。ここでは、
「腫れる」の意。　　○潤沢：うるおう。　　○凝泣：凝は、凝りかたまる。泣は、
渋る。　　○《経》に云う、「腎虚す者は、面漆柴の如きなり」と：出典は、
《霊枢・経脈》。漆は、黒色。柴は、木柴。漆柴は、なびがはえて腐った黒色
の木材。全句は、「顔面が黒くて光沢がない」の意。　　○《経》に云う、「水
病、人の目下に臥蚕有り、面目鮮沢なり」と：出典は、《金匱要略・水気病脈
証并治第十四》の第11条を参照。　　○精華：すぐれて美しいもの。　　○瞋る：
いかる。怒って目をむく。　　○亡陰なり：《金匱要略輯義》では「主陰也」に
作るが、《金匱要略論註》に従って「亡陰也」に改める。
【通釈】　　〔徐〕　　この段落は、医者の望診の方法である。
　　　〔鑑〕　　色は、青、赤、黄、白、黒である。気は、五色の輝きである。
　　　〔程〕　　《内経》では、「顔面に見われる五色の様子は、内臓の精気によっ
て発現された光沢である」と言う。そこで、五色が微かに腫れる場合は、目で
察知することができる。鼻は、明堂である。明堂が潤って清らかである場合は、
病がない。
　　　〔尤〕　　鼻の頭は、脾の部位である。青は、肝の色である。腹中が痛むのは、
土が木の賊を受けるからである。冷える場合は、陽が亡われ、寒水が邪を助け
る。そこで、死亡する。腎は、水を主る。黒は、水の色である。脾が負けて腎
気がこれに勝つ。そこで、水気がある。色が黄であるのは、顔面が黄色になる
ことである。その病は、脾にある。脾が病む場合は、飲を生じる。そこで、胸
上に寒がある。寒は、寒飲である。色が白であるのは、また顔面が白色になる
ことである。亡血する場合は、色は華かでない。そこで、白色になる。血が亡
われる場合は、陽は更に越えるはずがない。もし微かに赤色になり、火令の時
でない場合は、虚陽が上に浮いているのは疑いがない。そこで、死亡する。目
が正円になる場合は、陰が途絶えている。痙病は風が強ばる病であり、陰が途
絶え陽が強くなる。そこで、治療はできない。痛む場合は、血が凝滞して渋り、
流れなくなる。そこで、色は青くなる。労働する場合は、腎を傷る。そこで、

－ 42 －

色は黒くなる。《経》では、「腎が虚す場合は、顔面の色調は黒くて光沢がなくなる」と言う。風は、陽邪である。そこで、色は赤くなる。脾が病む場合は、水穀は運らなくなる。そこで、大便は困難になる。色が鮮明である場合に留飲があるのは、《経》では「水病に罹患すると、人の目の下では蚕が臥せたように腫れ、顔面や目が鮮やかで沢(うるわ)しくなる」と言う。

　　［徐］　　目は、五臓の精華が集まる所であり、神気が生じる所である。目が正円である場合は、目は怒って回転せず、痙病になる。これは、陰が途絶えている。産婦に痙病が多いのもまた亡陰である。今の正円になる場合は、陰が途絶えているのは疑いがない。そこで、「治療はできない」と言う。

【本文】　　案ずるに、《霊・五色篇》に曰く、「青黒を痛と為し、黄赤を熱と為す」と。余は、当に参考にすべし。

【語釈】　　○青黒を痛と為す：青黒は、風寒の色である。そこで、痛を主る。

　　○黄赤を熱と為す：《金匱要略輯義》では「風と為す」に作るが、南京中医学院中医系編著の《黄帝内経霊枢譯釋》に従って「熱と為す」に改める。

【通釈】　　案じるに、《霊枢・五色篇》では、「青黒色は痛みを主り、黄赤色は熱を主る」と言う。その他は、参考にすべきである。

【解説】　　本条文は、鼻頭と顔面の色調と病との関係、および病の予後について論述している。

　　本条文は、望診の方法を論述する。「気色を面部に見わす」は、病に罹患する場合は、青、赤、黄、白、黒などの五色の輝きが顔面に見われることを言う。鼻頭は、脾の部位である。鼻頭に肝の青色が見われる場合は、肝木が脾土を剋しているので、腹中に疼痛が出現する。もし身体が冷える場合は、陽気が亡われ、寒水が邪を助けるので、死亡する。

　　腎は水を主り、水の色は黒である。鼻頭に腎の黒色が微かに見われる場合は、腎気が脾に勝つので、水液が体内に停滞している。

　　「色黄の者」は、顔面の色調が黄色になることを言う。顔面の色調が黄色になる場合は、脾が病み、寒飲が生じて胸上にある。

　　顔面の色調が白色になる場合は、血を亡い、色は華かでない。

　　もし顔面の色調が微かに赤色になり、心に属する夏季以外の季節に出現する場合は、虚陽が上に浮いているので、死亡する。

　　もし両目が丸くなって直視する場合は、陰が途絶えた痙病である。痙病は風が強張る病であり、陰が途絶え、陽が強くなるので、治療はできない。

疼痛が出現する場合は、血が凝滞して渋り流れなくなるので、顔面の色調は青くなる。

労働する場合は、腎が傷られるので、顔面の色調は黒くなる。

風邪に罹患する場合は、風は陽邪であるので、顔面の色調は赤くなる。

脾が病む場合は、水穀が運らなくなるので、大便は困難になる。

留飲がある場合は、顔面の色調は鮮明になる。

【原文】　師曰、病人語声寂然、喜驚呼者、骨節間病。語声暗暗然不徹者、心膈間病。語声啾啾然細而長者、頭中病。(4)

【本文】　師曰く、病人語声寂然として、喜しば驚呼する者は、骨節の間病む。語声暗暗然として徹せざる者は、心膈の間病む。語声啾啾然として細くして長き者は、頭中病むと（原註に、一に痛に作る）。

【語釈】　〇寂然：寂は、《廣雅・釈詁四》では、「静かである」とある。寂然は、安静にして声がないことを言う。　〇暗暗然：暗は、黙ることであり、啞のことである。言葉が低く微かであり、清らかに徹らないことを言う。　〇啾啾然：啾は、《説文・口部》では、「小児の声である」とある。言葉が細く砕けて悠長になることを言う。

【通釈】　師が言われた。病人は安静で声がないが、時に驚いて叫ぶ場合は、骨節の間に疼痛を発生する病である。もし病人の音声が低く微かであり、澄み切って通らなくなる場合は、心膈の間の病である。もし病人の音声が細くなって砕け、長くなる場合は、頭の中が痛む病である（原註では、一つには「痛」の字に作る）。

【本文】　［徐］　此の段は、乃ち医家の聞法なり。「語声寂寂然として喜しば驚呼する者は、骨節の間病む」は、謂うに、静かに嘿するは陰に属して厥陰の肝木は志に在りては驚と為し、声に在りては呼と為す。今寂寂として喜しば驚呼すれば、厥陰に属して深く骨節の間に入るを知る。「語声暗暗然として徹せざる者は、心膈の間病む」は、謂うに、声は五藏の分有りと雖も、皆肺金に振るえ響く。故に亮として啞せず。今暗暗然として徹せざるは、是れ胸中の大気転ぜず、金気を壅塞す。故に空谷の音の如くなること能わざるは、病胸中膈間に在るを知る所以なり。《経》に謂う、「中盛んにして藏満ち、気勝りて恐に傷らるる者、声は室中従り言うが如きは、是れ中気の湿なり」は、其れ即ち此れか。「語声啾啾然として細くして長き者は、頭中病む」は、謂うに、頭

臓腑経絡先後病脈証第一

中に病有れば、則ち唯だ音気の上を攻むるを恐る。故に其の語声を抑え小さく
して引きて長く細を発するのみ。

　　　［魏］　　此れも亦約其の一二を挙げて以て之を該ね、人に引伸して類に触る
の義を示すなり。

【語釈】　　○骨節の間病む：徐忠可の説では、骨節の間に疼痛が出現している
との明確な指摘がない。呂志杰の説「骨節の間が病むのは、関節に疼痛が出現
するような病証を指す。痛みが関節にあり、動かすのが不利であり、動かすと
痛みを生じるので、病人は常に喜んで安静にする。ただ、偶々ひとたび動かす
と、その痛みは甚だしくなる。そこで、また突然驚いて叫ぶ」《金匱雑病論治
全書》。　　○嘿：黙に同じ。だまる。しずか。　　○亮：あきらか。声がよく通
る。　　○瘖：おし。　　○空谷：広々とした谷間。　　○《経》：出典は、《素問
・脈要精微論》。全句は、「腹中が甚だ盛んになり、臓気が脹満し、気が勝っ
て喘が出現し、よく恐れに傷られ、話し声が部屋の中より響くように、重濁し
て清らかでない場合は、中気が権限を失い、湿邪が病を生じている」の意。
○引伸：引き伸す。応用する。

【通釈】　　［徐］　　この段落は、医者の聞診の方法である。「静かにして言葉
はないが、屢々驚いて叫ぶ場合は、骨節の間に疼痛を発生する病である」は、
思うに、静かに黙っているのは陰に属し、厥陰の肝木は志にあっては驚であり、
声にあっては呼である。今静かにしているが、屢々驚いて叫ぶ場合は、病は厥
陰に属し、病が深く骨節の間に入っていることが解る。「音声が低く微かであ
り、澄み切って通らなくなる場合は、心膈の間の病である」は、思うに、声は
五臓の区分があるが、皆肺金に震動して響く。そこで、よく通って瘖にならな
い。今低く微かであり、澄み切って通らない場合は、胸中の大気が転じなくな
って金気を塞ぐ。そこで、広々とした谷間にこだまが響くようにならないのは、
病が胸中や膈間にあることが解る理由である。《経》に「腹中が盛んになり、
臓気が脹満し、気が勝って喘が出現し、よく恐れに傷られ、話し声が部屋の中
より響くように、重濁して清らかでない場合は、中気が権限を失い、湿邪が病
を発生している」と言うのは、このことを言うのであろうか。「病人の音声が
細くなって砕け、長くなる場合は、頭の中が痛む病である」は、思うに、頭の
中に病がある場合は、ただ音声が上を攻めることを恐れる。そこで、音声を抑
えて小さくし、声を引き伸して長く細く発声するだけである。

　　　［魏］　　これもまたほぼその一二を挙げてこれを兼ね、人にこの例を引き伸

－ 45 －

して類に触れる義を示している。

【本文】　《医燈続焔》に云う、「言を欲するも復た寂しく、忽ち又驚呼する
は、深く骨節に入るの病に非ざれば、此くの如くならざるなり。況や骨節中は
大筋に属し、筋は肝の合と為し、骨は乃ち胆の主、驚呼も亦肝胆より出づるが
故のみをや。暗暗は、低く渺かなるの声なり。聴くに明徹ならざれば、必ず心
膈の間に阻碍する所有り。啾啾は、細長の声なり。頭中に湿有り、其の清陽を
混ず。故に声を発すること此くの如きなり」と。

　案ずるに、《金鑑》に云う、「「頭」の字は、当に是れ「腹」の字なるべし。
語声啾啾然として細くして長き者は、喞喞囔囔として小さくして悠長なり。
敢えて気をして急促に中に動かしめず。故に腹中の病なるを知る」と。腹中に
病有りて気急促に中に動く者有れば、此の説未だ得と為さず。

【語釈】　○明徹：あきらか。　○喞喞：小さな声。ひそかな声。　○囔：さ
さやく。言葉がはっきりしない。　○悠長：ながい。久しい。

【通釈】　《医燈続焔》では、「喋りたくなるが、また静かになり、忽ちまた
驚いて叫ぶのは、深く骨節に入る病でなければ、このようにはならない。まし
てや骨節の中は大筋に属し、筋は肝の合であり、骨は胆の主であり、驚呼もま
た肝胆より出るからであって、なおさらである。暗暗は、低く微かな声である。
聴いても明らかでない場合は、必ず心膈の間に阻碍する所がある。啾啾は、細
長い声である。頭の中に湿があり、その清陽を混濁させる。そこで、発声はこ
のようになる」と言う。

　案じるに、《医宗金鑑》では、「「頭」の字は、「腹」の字のはずである。
音声が細く砕けて長くなるのは、ひそひそとささやいて小さく長くなることで
ある。敢えて気を急激に早く中に動かさないようにする。そこで、腹中の病で
あることが解る」と言う。腹中に病があり、気が急激に早く中に動く場合があ
るので、この説はいまだ適切でない。

【解説】　本条文は、病人の音声と病との関係について論述している。

　本条文は、医者の聞診の方法を論述する。病人が静かにして言葉がないのは、
陰に属している。厥陰の肝木は、志は驚であり、声は呼である。屡々驚いて叫
ぶ場合は、病が厥陰にあり、深く骨節の間に侵入している。

　声には五臓の区分があるが、いずれも肺金に震動して響く。病人の音声が低
く微かであり、澄み切って通らなくなる場合は、胸中の大気が巡らずに肺金を
塞いでいる。即ち、病は胸中や膈間にある。

頭の中に病があると、音声が上を攻めて頭痛を増強することを恐れる。そこで、音声を抑えて小さくし、声を長く細くして発声する。

【原文】　師曰、息揺肩者、心中堅。息引胸中上気者咳。息張口短気者、肺痿唾沫。(5)

【本文】　師曰く、息するに肩を揺する者は、心中堅し。息するに胸中に引きて上気する者は、咳す。息するに口を張り短気する者は、肺痿唾沫すと。

【語釈】　○肩を揺する：肩を持ち上げることを言う。　○心中堅し：心中は、ここでは胸中を指す。心中堅しは、胸中が堅く脹満することを言う。

【通釈】　師が言われた。病人が呼吸をする時に両肩を揺すって持ち上げる場合は、胸中が堅く脹満している。病人が呼吸をする時に肺気が上逆する場合は、咳嗽である。病人が呼吸をする時に口を大きく張って息切れがする場合は、肺痿の病であり、咳嗽を伴って涎沫を吐出する。

【本文】　［魏］　又気息に就きて之を示す。息するに肩を揺するは、息して肩動くなり。心中堅しは、邪気心中に堅く痞え、其の正気の升降を格み阻めばなり。故に息して肩揺するなり。而して邪実し正虚するは、猶当に意を加うべきなり。息するに胸中に引きて上気する者は、咳す。咳すれば、則ち気乱れて逆す。故に息するに胸中に引き、其の気逆上す。此れ、咳家の息にして虚実の邪も又当に別に諦審を為すべし。息するに口を張り短気する者は、肺藏の津枯れ気耗るの験す可き者なり。故に肺痿為るを知る。而して兼ねて唾沫の外証有ること徴信す可し。蓋し、必ず津枯れ気耗り、而る後に口乾き沫粘り、反って多唾を欲し、唾も又津無くして但だ沫なり。此れ、肺病の洞然たる者なり。

　［鑑］　肩を揺するは、肩を擡げるを謂うなり。心中堅しは、胸中壅がり満つるを謂うなり。呼吸するに胸中の気を引きて上逆すれば、喉中に癢を為す。気を梗ぐ者は、咳病なり。呼吸するに口を張り続くこと能わず、自ら喘に似るも、肩を擡げざる者は、短気の病なり。咳する時に唾すは、痰嗽なり。若し咳して涎沫を唾して已まざるは、咳病に非ず、乃ち肺痿なり。

【語釈】　○諦審：諦と審は、ともに「詳らかにする」の意。　○徴信：徴と信は、ともに「明らかにする」の意。　○洞然：はっきりしたさま。　○擡げる：もちあげる。　○唾：つばをはく。

【通釈】　［魏］　また、呼吸についてこれを提示する。呼吸をする時に肩を揺するのは、呼吸をして肩が動くことである。心中が堅くなるのは、邪気が心

中に堅く痞え、その正気の昇降を格んで阻むからである。そこで、呼吸をする時に肩を揺する。そして邪気が実し、正気が虚しているのは、なお注意すべきである。呼吸をする時に胸中に引いて気が上逆する場合は、咳である。咳をする場合は、気が乱れて逆上する。そこで、呼吸をする時に胸中に引き、その気は逆上する。これは、咳家の呼吸であり、虚実の邪もまた別に明らかにすべきである。呼吸をする時に口を張って息切れがする場合は、肺臓の津液が枯れ、気が消耗していることを明らかにすべきである。そこで、肺痿であることが解る。そして兼ねて唾沫の外証があることを明らかにすべきである。思うに、必ず津液が枯れ、気が消耗し、その後に口が乾き、沫が粘り、反って多く唾を吐きたくなるが、唾もまた津液がなく、ただ泡沫だけである。これは、肺病がはっきりしているものである。

　　［鑑］　　肩を揺するのは、肩を持ち上げることを言う。心中が堅いのは、胸中が塞がって膜満することを言う。呼吸をする時に胸中の気を引いて上逆すると、喉中に癢みが生じる。気を塞ぐ場合は、咳をする病である。呼吸をする時に口を張るが、呼吸を続けることができず、自ら喘に似るが、肩を持ち上げない場合は、息切れの病である。咳をする時に唾をはくのは、痰嗽である。もし咳をして涎沫を吐き、止まらなくなるのは、咳をする病ではなく、肺痿の病である。

【解説】　　本条文は、呼吸の形態と病との関係について論述している。

　「肩を揺する」は、肩を持ち上げることを言う。「心中堅し」は、胸中が塞がって膜満することを言う。邪気が胸中に塞がって堅く痞え、正気の昇降を拒んで阻むと、呼吸をする時に肩を持ち上げる。

　呼吸をする時に気が乱れて上逆する場合は、咳が出現する。

　肺の津液が枯れ、肺気が消耗する場合は、呼吸をする時に口を大きく張って息切れがする。本証は、口が乾き、泡沫が粘り、唾を吐きたくなるが、唾には津液がないなどの証候を兼ねた肺痿の病である。

【原文】　　師曰、吸而微数、其病在中焦。実也、当下之即愈。虚者不治。在上焦者、其吸促。在下焦者、其吸遠。此皆難治。呼吸動揺振振者、不治。(6)
【本文】　　師曰く、吸して微数、其の病中焦に在り。実なれば、当に之を下せば即ち愈ゆべし。虚する者は、治せず。上焦に在る者は、其の吸促し。下焦に在る者は、其の吸遠し。此れ皆治し難し。呼吸動揺し振振の者は、治せず。

- 48 -

臓腑経絡先後病脈証第一

【語釈】　○吸促：吸気は浅く、短く、急迫し、胸肺部に止まることを言う。
　○吸遠し：吸気が深くて長く、腹部に達することを言う。　○上焦に在る者
は、其の吸促し。下焦に在る者は、其の吸遠し。此れ皆治し難し：陳紀藩の説
「気は腎に根ざして肺に蔵される。病が「上焦にある場合」は、肺が虚して気
を主ることができず、吸入した気は下は腎に達することができず、ただ肺の上
にあって行き来し、気が入るに従って直ちに出る。そこで、吸気は浅く短くな
り、肺気が今にも途絶えようとする兆しであるので、治療が困難である。もし
病が「下焦にある場合」は、腎気が大いに虚し、吸入した気を得てこれを補っ
て救おうとする。腎不納気によって吸入した気は摂納し難くなる。そこで、吸
気は深く長くなって困難になり、また難治に属している。臨床では、人参、蛤
蚧、胡桃などの納気して元に帰る品を選んで用いるべきである」陳紀藩主編
《金匱要略》。　○動揺し振振の者：病人の呼吸が急迫して促くなる時に身体
が動揺して不安になる症状が出現することを指す。

【通釈】　師が言われた。病人の吸気が微かに早くなる場合は、その病は中焦
にある。もし濁邪が内を塞いだ実証である場合は、これを攻下すると、病は治
癒するはずである。もし元気が内に守られなくなった虚証である場合は、治療
ができない。病が上焦の心肺にある場合は、吸気は短く促くなる。病が下焦の
肝腎にある場合は、吸気は深く長くなる。この種の呼吸困難は、いずれも治療
が困難である。もし呼吸が困難になり、同時に全身が振るえて動揺する場合は、
元気が虚しているので、不治の病である。

【本文】　［尤］　息は、呼吸を兼ねて言う。吸は、則ち専ら入気を言うなり。
中焦実すれば、則ち気の入る者、下行するを得ず。故に吸して微数なり。数は、
猶促のごときなり。之を下せば、則ち実去り気通じて愈ゆ。若し実に係わらず
して虚に係われば、則ち無根失守の気と為し、頃くして将に自ら散ぜんとす。
故に「治せず」と曰う。或るひと、「中焦実して元気虚する者は、既に攻下を
受くるを任せず。而も又自ら和すること能わず。故に治せず」と云うも亦通ず。
其の実上焦に在る者、気入るを得ずして輒ち還れば、則ち吸促し。促は、猶短
のごときなり。実下焦に在る者は、気帰らんと欲す。而れども驟かに及ばざれ
ば、則ち吸遠し。遠は、猶長のごときなり。上下の二病は、並びに藏気に関わ
り、中焦の実の下に従いて去る可き者の若きに非ず。故に「治し難し」と曰う。

　　［魏］　呼吸の間に至りて、周身の筋脈動揺し振振然とするは、是れ陽已に
脱して気已に散ず。又何を以て治を為すや。故に「治せず」と言うなり。右共

- 49 -

に気息に就きて以て人の生死を決す。人の生死は気に原づけば、此れに就きて之を決するは、誠に一定にして舛くこと無き者なり。

【通釈】　［尤］　息は、呼吸を兼ねて言う。吸は、専ら気を入れることを言う。中焦が実する場合は、気の入るものは下行することができない。そこで、吸気は微かに数になる。数は、丁度「促くなる」のようなものである。これを攻下する場合は、実証が去り、気が通じて治癒する。もし実証と関係がなく、虚証と関係がある場合は、根がなく守りを失った気であり、暫くして今にも自然に散じようとする。そこで、「治療ができない」と言う。ある人が「中焦が実するが、元気が虚す場合は、既に攻下法を受けることに堪えられない。しかもまた自然に調和することもできない。そこで、治療ができない」と言うのもまた通じる。実証が上焦にあり、気は入ることができず、直ちに還る場合は、吸気は促くなる。促は、丁度「短かくなる」のようなものである。実証が下焦にある場合は、気は帰ろうとする。しかし、遽かに及ばない場合は、吸気は遠くなる。遠は、丁度「長くなる」のようなものである。上焦と下焦の二つの病は、いずれも臓気に関わり、中焦の実証で下法に従って除くことができるようなものではない。そこで、「治療は困難である」と言う。

　　　［魏］　呼吸をする間に全身の筋脈が動揺し、ぶるぶると振るえる場合は、陽が既に脱出し、気が既に発散している。また、どのようにして治療すればよいのであろうか。そこで、「治療ができない」と言う。右の内容は、呼吸によって人の生死を決定する。人の生死は気に基づいているので、これによって生死を決定するのは、誠に一定であって背くことのないものである。

【本文】　案ずるに、《金鑑》に云う、「「吸促し」の「促」の字は、当に是れ「遠」の字なるべし。「吸遠し」の「遠」の字は、当に是れ「促」の字なるべし。方めて病の義に合す。必ず伝写の訛りなり」と。此の説、義に於いて相い畔く。従う可からず。

【通釈】　案じるに、《医宗金鑑》では、「「吸気は促くなる」の「促」の字は、「遠」の字のはずである。「吸気は遠くなる」の「遠」の字は、「促」の字のはずである。そうすれば、始めて病の義に合致する。必ず伝写の誤りである」と言う。この説は、義において相互に背いているので、従うべきでない。

【解説】　本条文は、呼吸の形態の違いによる病位、病の虚実、および病の予後との関係について論述している。

　吸は、専ら吸気を指して言う。病が中焦にあって実証を呈する場合は、吸気

－ 50 －

が下行できなくなるので、吸気は微かに数になる。数は、促のようなものである。本証を攻下すると、実証が去り、吸気が通じるので、病は治癒する。もし本証が虚証に係わる場合は、気は根がなく守りを失っているので、暫くして自然に散じようとする。そこで、治療はできなくなる。

　実証が上焦にある場合は、吸気は入ることができず、直ちに還るので、吸気は促になる。促は、短のようなものである。あるいは実証が下焦にある場合は、吸気は帰ろうとするが、遽かには及ばないので、吸気は遠くなる。遠は、長のようなものである。以上の二証は、いずれも肺あるいは腎の臓気の失調に関わるので、治療は困難になる。

　もし呼吸をする時に全身の筋脈が動揺して振動する場合は、陽は既に脱出し、気は既に発散しているので、治療は困難になる。

【原文】　師日、寸口脈動者、因其王時而動。仮令肝王色青、四時各随其色。肝色青而反色白、非其時色脈。皆当病。(7)

【本文】　師日く、寸口の脈動ずる者は、其の王時に因りて動ず。仮令えば肝王し色青く、四時各々其の色に随う。肝の色は青くして反って色白きは、其の時の色脈に非ず。皆当に病むべしと。

【語釈】　○王時：陳紀藩の説「一年の四季の中では、五臓が主る所の当令の時があることを言う。正常の状況下では、当令の時の色と脈は相応する。例えば春は肝の主る時であり、色は青であり、脈は弦である。夏は心の主る時であり、色は赤であり、脈は洪である。秋は肺の主る時であり、色は白であり、脈は浮である。冬は腎の主る時であり、色は黒であり、脈は沈である。四季の末の十八日は脾の主る時であり、色は黄であり、脈は緩である。下文の「其の時の色脈に非ず」は、それが旺盛になる時の色脈ではないことである」陳紀藩主編《金匱要略》

【通釈】　師が言われた。寸口部に現われる脈象は、各々の季節に特徴的な脈になる。例えば肝が旺盛になる春季では、色調は微かに青く、脈は微かな弦になるはずであり、四季の色調と脈象は季節の推移に従って変化する。例えば肝が主る春季では、色調は微かに青くなるはずであるが、反って肺の主る秋季の色調である白になり、脈は弦ではなく、秋の浮になる場合は、季節と色調と脈象が一致しない。これらは、いずれも病が発生した証候である。

【本文】　［鑑］　寸口なる者は、統べて左右の三部の脈を言うなり。脈の動

ずるは、四時に法り、五藏に命じらる。然れども必ず其の王時に因りて動ずれば、則ち平脈と為すなり。仮令えば肝は春に旺んに、其の時に随いて色は当に青なるべく、脈は当に弦なるべし。此れ、病まざるの色脈なり。若し色反って白く、脈反って浮なるは、此れ其の時に非ず。乃ち、病の色脈なり。四時は、此れに準ず。

　　［徐］　鼓して力有るを謂いて動と為す。

【通釈】　［鑑］　寸口は、左右の三部の脈を統一して言う。脈の拍動は、四時に法り、五臓に命じられる。しかし、それが旺盛になる時によって拍動する場合は、平脈である。例えば肝は春に旺盛になり、その時に随って色は青になるはずであり、脈は弦になるはずである。これは、病んでいない色脈である。もし色が反って白くなり、脈が反って浮になる場合は、その時の色脈ではない。即ち、病の色脈である。その他の季節は、これに従って類推すべきである。

　　［徐］　鼓動して有力であるのを動と言う。

【解説】　本条文は、季節の推移と色脈を合参して診断する方法について論述している。

　「寸口の脈」は、左右の寸関尺の三部の脈を包括して言う。寸口部の脈は、四時が推移するに従って五臓に特徴的な脈になる。例えば肝は春季に旺盛になるので、その季節の脈は弦になるはずであり、色沢は青になるはずであり、これが病んでいない色脈である。もし春季に色沢が秋に特徴的な白になり、脈が反って秋に特徴的な浮になる場合は、春季の色脈ではなく、病んでいる色脈である。

【原文】　問曰、有未至而至、有至而不至、有至而不去、有至而太過、何謂也。師曰、冬至之後、甲子夜半少陽起。少陽之時陽始生、天得温和。以未得甲子、天因温和、此為未至而至也。以得甲子而天未温和、為至而不至也。以得甲子而天大寒不解、此為至而不去也。以得甲子而天温如盛夏五六月時、此為至而太過也。(8)

【本文】　問いて曰く、未だ至らずして至ること有り、至りて至らざること有り、至りて去らざること有り、至りて太過なること有りとは、何の謂ぞやと。師曰く、冬至の後、甲子の夜半に少陽起く。少陽の時陽始めて生じ、天温和を得。未だ甲子を得ざるに、天温和なるに因るを以て、此れを未だ至らずして至ると為すなり。甲子を得てして天未だ温和ならざるを以て、至りて至らずと為

- 52 -

すなり。甲子を得てして天の大寒解せざるを以て、此れを至りて去らずと為すなり。甲子を得てして天温かなること盛夏の五六月の時の如きを以て、此れを至りて太過と為すべしと。

【語釈】　○問いて曰く：呂志杰の説「本条は、「風気は能く万物を生ずと雖も、亦能く万物を害す」の臨床的意義を更に進んで明確に述べている。一年の四季では、春は温かく、夏は熱く、秋は涼しく、冬は寒いのは、正常の気候である。もしその時ではなく、その気があれば、無論太過あるいは不及ではあっても、正常とは異なった気候である。正常とは異なった気候は、往々にして人体に疾病を発生させる。例えば四時の流行性感冒などの伝染病や各種の慢性病の急性発作は、いずれも気候が正常ではないことと密接に相関する。人は天地の間に生まれて自然界と息息と相関するので、疾病を予防する必要があり、内は正気を養い、外は邪気を避ける必要がある。一旦発病すれば、治療をする時は時を審らかにして原因を求め、弁証論治をする必要がある」《金匱雑病論治全書》。　○未だ至らずして至る：前の至るは、時令（季節）を指す。後の至るは、気候を言う。　○少陽：古代に用いられてきた季節の名称を指し、少陽より始まり、厥陰に終わる。《難経・七難》では、「冬至の後、甲子を得て少陽王ず。復た甲子を得て陽明王ず。復た甲子を得て太陽王ず。復た甲子を得て太陰王ず。復た甲子を得て少陰王ず。復た甲子を得て厥陰王ず。王ずること各々六十日、六六三百六十日、以て一歳を成す。此れ、三陽三陰の王ずる時日の大要なり」とある。

【通釈】　ある人が質問し、「暦の上の季節はまだ到来していないが、暦の気候は既に到来していることがあり、暦の上の季節は既に到来しているが、暦の気候はまだ到来していないことがあり、季節は既に到来しているが、寒気はまだ去っていないことがあり、気候は既に到来して太過になっていることがあると言うのは、どのようなことを言うのであろうか」と言った。師はこれに答え、「冬至の節気の後、六十日目の夜半になると、少陽が支配する季節になる。少陽の季節では、陽気が始めて生じ、気候は温和になる。まだ冬至後の六十日目になっていないが、気候が反って温和になる場合は、これを「暦の上では季節はいまだ到来していないが、暦の気候は既に到来している」と言う。既に冬至後の六十日目になっているが、気候が温和でない場合は、これを「暦の上では季節は既に到来しているが、暦の気候はまだ到来していない」と言う。既に冬至の後の六十日目になっているが、冬の寒気がまだ去っていない場合は、これ

を「季節は既に到来しているが、寒気はまだ去らず、季節は不及になっている」と言う。既に冬至の後の六十日目になっているが、気候は熱く盛夏の五六月と同様になる場合は、これを「気候は既に到来して太過になっている」と言う」と言った。

【本文】　　［尤］　　上の至るは時の至るを謂い、下の至るは気の至るを謂う。蓋し、時には常数有りて移らざるも、気には定刻無くして或は遷（うつ）るなり。冬至の後の甲子は、冬至の後の六十日を謂うなり。蓋し、古え暦を造る者は、十一月の甲子の朔の夜半の冬至を以て、暦元と為す。此れに依りて之を推せば、則ち冬至の後の六十日は、当に復た甲子を得べし。而れども気盈ち朔虚し、毎歳遞（たが）いに遷る。是に於いて至日は必ずしも皆甲子に値（あ）わず。当に冬至の後の六十日の花甲の一周の正しく雨水の候に当たるを以て正と為すべし。雨水なる者は、氷雪解散して雨水と為す。天気温和なるの始めなり。「少陽起く」と云う者は、陽方（はじ）めて起こりて地より出づ。陽始めて生ずる者は、陽始めて盛んにして物を生ず。冬至の一陽初めて生ずるの謂いに非ざるなり。竊かに嘗て之を論ずるに、夏至は一陰生じ、而る後に小暑、大暑有り。冬至は一陽生じ、而る後に小寒、大寒有り。陰生じて反って熱し、陽生じて反って寒ゆるに非ざるなり。天地の道は否極まらざれば、則ち泰ならず。陰陽の気は剥極まらざれば、則ち復ならず。夏至は六陰地上に尽き、而る後に一陰地下に生ず。是れ陰生ずるの時は、正しく陽極まるの時なり。冬至は六陽地上に尽き、而る後に一陽地下に生ず。是れ陽生ずるの時は、正しく陰極まるの時なり。陽極まれば而ち大いに熱し、陰極まれば而ち大いに寒ゆるは、自然の道なり。則ち、所謂「陽始めて生じ、天温和を得」る者は、冬至に陽生ずると同じく論ずるを得ずは、審らかなり。至りて未だ甲子を得ずして天の大寒解せず、或は盛夏の五六月の時の如きは、則ち気の盈有り、縮有り、候の或は後、或は先と為す。而して人、気交の中に在る者にして、往々にして之に因りて病む。惟だ至人のみ能く時と消息して忤（さから）うこと無きのみ。

【語釈】　○朔：始め。月の一日。　　○遞に：「つぎつぎと」の意。　　○至日：冬至と夏至の日。ここでは、冬至。　　○花甲：華甲に同じ。人が満六十歳になり、生まれた歳の干支を迎えること。　　○雨水：二十四気の一つ。立春の後。陽暦二月十九日または二十日。　　○至人：充分に道を修めた人。

【通釈】　　［尤］　　上の「至る」は時（季節）が到来することを言い、下の「至る」は気（気候）が到来することを言う。思うに、時には常数があって移

－ 54 －

らないが、気には定刻がなく、あるいは移り変わる。冬至の後の甲子は、冬至の後の六十日目を言う。思うに、古代に暦を造った者は、十一月の甲子の第一日目の夜半の冬至をもって暦の始めとした。これによってこれを類推すると、冬至の後の六十日目はまた甲子を得るはずである。ところが、気候は早くなって満ち溢れ、月の第一日目は早くなって虚して行き、年毎につぎつぎと移り変わる。ここにおいて実際の冬至は必ずしも皆甲子にはならなくなる。冬至の後で六十日目を数えた一周目で正しく雨水の気候に当たる日をもって正しいとすべきである。雨水は、氷雪が解けて散じ、雨水となる時であり、天気が温和になる始めである。「少陽が起きる」と言うのは、陽が始めて起こり地面より出ることである。陽が始めて生じる場合は、陽が始めて盛んになって物を生じる。冬至の一陽が初めて生じることを言うのではない。竊かにかつてこれを論じたが、夏至は一陰が生じ、その後に小暑や大暑がある。冬至は一陽が生じ、その後に小寒や大寒がある。陰が生じると反って熱し、陽が生じると反って寒えるのではない。天地の道は否卦が極まらない場合は、泰卦ではない。陰陽の気は剥卦が極まらない場合は、復卦ではない。夏至は六陰が地上に尽き、その後に一陰が地下に生じる。このように、陰が生じる時は、正しく陽が極まる時である。冬至は六陽が地上に尽き、その後に一陽が地下に生じる。このように、陽が生じる時は、正しく陰が極まる時である。陽が極まると大いに熱し、陰が極まると大いに寒えるのは、自然の道である。即ち、いわゆる「陽が始めて生じ、天が温和になる」は、冬至に陽が生じるのと同じく論じることができないのは、審らかである。まだ甲子を得ていないが、天の大寒が解されず、あるいは盛夏の五六月の時のようなものは、気候は満ちたり縮んだりすることがあり、気候はあるいは遅れ、あるいは先にくることがあることである。そして人は気交の中にあるので、往々にしてこれによって病を発生する。ただ、至人だけはよく時と消息して逆らうことがないだけである。

【本文】　案ずるに、冬至の日に甲子を得、少陽王ず云々は、本《七難》に見わる。而して《易通卦験》に演して之を論じ、文繁なれば録せず。

【語釈】　○演：演繹。意味を押し広めて述べる。

【通釈】　案じるに、冬至の日に甲子を得、少陽が盛んになる云々は、元々は《難経・七難》に見われている。そして《易通卦験》では演繹してこれを論じているが、文章は繁雑であるので、記録しない。

【解説】　本条文は、気候の太過・不及と発病との関係について論述している。

「未だ至らずして至る」の上の「至る」は、時、即ち季節が到来することを言い、下の「至る」は、気、即ち気候が到来することを言う。四時の季節は年によって変動することはないが、気候は年によって変動する。冬至の後、六十日が経過した夜半に雨水節の第一日目が始まる。雨水は氷雪が始めて解けて雨水になる時であり、この時に「少陽の時」が始まり、天の気候が温和になり始める。そこで、その年の気候が太過であるのか、あるいは不及であるのかについてを少陽の時に出現する気候によって判断する。

　いまだ冬至の後の六十日が経過していないが、気候が温和になる場合は、暦の上の季節はいまだ到来していないが、暦の気候は既に到来している。

　既に冬至の後の六十日が経過しているが、気候がいまだ温和になっていない場合は、暦の上の季節は既に到来しているが、暦の気候はいまだ到来していない。

　既に冬至の後の六十日が経過しているが、大寒の気候がいまだ解されていない場合は、暦の上の季節は既に到来しているが、暦の気候はいまだ去っていない。

　既に冬至の後の六十日が経過し、気候は盛夏の五六月のように温かくなる場合は、暦の上の季節は既に到来し、暦の気候は太過になっている。

　以上のように、人は自然界の気候の変化の中にいるので、気候の変化が病を発生する素因となることに注目すべきである。

【原文】　師曰、病人脈浮者在前、其病在表。浮者在後、其病在裏。腰痛、背強不能行、必短気而極也。(9)

【本文】　師曰く、病人脈浮の者前に在るは、其の病表に在り。浮の者後ろに在るは、其の病裏に在り。腰痛み、背強ばりて行くこと能わず、必ず短気して極まるなりと。

【語釈】　〇極まる：《方言》では、「極は、疲れることである」とある。疲労倦怠し力が乏しくなる。これは《素問・六節藏象論》の「肝なる者は、罷極の本」の「罷極」の意と同じであり、息切れが甚だしくなり、危篤の状態に瀕することを指す。

【通釈】　師が言われた。病人の浮脈が寸部にある場合は、その病は表にある。浮脈が尺部にある場合は、その病は裏にある。腰が痛み、背が強張って歩行が困難になり、必ず息切れがして疲労困憊する。

- 56 -

臓腑経絡先後病脈証第一

【本文】　　［徐］　前後を以て浮脈の陰陽を分かちて表裏を定む。此れ、仲景剏りて論ずるなり。

　　［沈］　此れ、関脈前後を以て表裏に分かちて内傷と外感を辨ずるなり。前なる者は、関前の寸口の脈なり。寸口は、陽に属して表を主る。而して浮の者前に在るは、邪表に在り。即ち、風は前に中るの外感なり。後ろの者は、関後の尺脈なり。尺脈は、陰に属して裏を主る。而して浮の者後ろに在るは、病裏に在りと為す。即ち、内は精血を傷るの病なり。両尺は腎を主り、其の脈は脊を貫く。陰虚し陽盛んなれば、則ち脈浮を見わす。精血虚して邪を受け、痺れ著きて行らず、脊に上りて貫くこと能わざれば、腰痛み背強ばりて行くこと能わず。精虚し気を摂めて源に帰ること能わざれば、気は反って上逆す。故に短気して急なり。

【語釈】　○剏：創に同じ。造る。

【通釈】　　［徐］　前後をもって浮脈の陰陽を区分し表裏を定める。これは、仲景が造って論述している。

　　［沈］　これは、関脈の前後をもって表裏に区分し、内傷と外感を弁別している。前は、関部の前の寸口の脈である。寸口は、陽に属して表を主る。そして浮脈が前にある場合は、邪は表にある。即ち、風が前（の表）に中る外感である。後ろは、関部の後ろの尺脈である。尺脈は、陰に属して裏を主る。そして浮脈が後ろにある場合は、病は裏にある。即ち、内は精血を傷る病である。両側の尺部の脈は腎を主り、その脈は脊柱を貫く。陰が虚し陽が盛んになる場合は、脈は浮が見われる。精血が虚して邪を受け、痺れ着いて行らなくなり、脊柱に上って貫くことができなくなると、腰が痛み、背が強張り、歩行ができなくなる。精が虚し、気を摂めて源に帰ることができなくなると、気は反って上逆する。そこで、息切れがして急迫する。

【本文】　案ずるに、《十四難》に、「前大後ろ小なるは、即ち頭痛み目眩す。前小後ろ大なるは、即ち胸満し短気す」と。張世賢註して「前なる者は寸を謂い、後ろなる者は尺を謂う」と云うは、正しく本条の義と合す。楊雄の《方言》に、「極は、疲るるなり」と。沈は急に訓ずるは、未だ何に據るかを知らず。

【通釈】　案じるに、《難経・十四難》では、「前が大、後ろが小である場合は、頭が痛み目が眩む。前が小、後ろが大である場合は、胸満し息切れがする」とある。張世賢が注釈し「前は寸を言い、後ろは尺を言う」と言うのは、

－ 57 －

正しく本条の義と合致する。楊雄の《方言》では、「極は、疲れることである」とある。沈氏が「急」の字の意に読むのは、いまだ何によるのかが解らない。

【解説】　本条文は、浮脈が出現する寸口部の部位と病との関係について論述している。

前は、関部の前の寸部の脈を指す。寸部の脈は、陽に属して表を主る。浮脈が寸部にある場合は、邪は表にある。即ち、風が表に中った外感である。

後ろは、関部の後ろの尺脈を指す。尺部の脈は、陰に属して裏を主る。浮脈が尺部にある場合は、病は裏にある。即ち、内は精血を傷った病である。両側の尺部の脈は腎を主り、その脈は背骨を貫く。腎陰が虚し、陽気が盛んになると、尺部の脈は浮になる。精血が虚して邪を受け、痺れ着き、背骨に上って貫くことができなくなると、腰が痛み、背が強張り、歩行ができなくなる。腎精が虚し、納気ができなくなると、気が上逆するので、息切れがして危険な状態になる。

【原文】　問曰、《経》云、厥陽独行何謂也。師曰、此為有陽無陰。故称厥陽。(10)

【本文】　問いて曰く、《経》に云う、厥陽独行とは、何の謂いぞやと。師曰く、此れ陽有りて陰無しと為す。故に厥陽と称すと。

【語釈】　〇厥陽：厥は、注釈家の多くは「尽きる」、「逆する」、あるいは「極まる」の字として解釈する。厥陽は、陽気の偏盛が極まり、孤陽が上逆することである。李克光の説「人体の陰陽は、相互に資生し、相互に消長し、相対的に平衡し協調した状態にある。これが正常の生理現象である。もし生理上の平衡と協調が失われると、病理上の協調がない状態になる。「厥陽独行」は、陽気が偏勝し、陽が陰に涵されなくなる結果である。陽気が偏勝し、孤陽が上逆し、昇があって降がない。そこで、その病機を「陽有りて陰無し」とする」《金匱要略譯釋》。呂志杰の説「臨床上見われる所の陰虚陽亢、肝風内動、甚だしい場合は中風になるなどは、「厥陽独行」の病機に属している」《金匱雑病論治全書》。陳紀藩の説「本条の臨床表現は、諸々の高齢者の肝腎陰虚、孤陽独亢、産後の陰虚陽越による発汗、温病の後期で熱が下焦に入る陰虚動風などの証のようなものは、その病理が均しく厥陽に属している」陳紀藩主編《金匱要略》。王廷富の説「本条の病証は、陽気が偏盛し、陽が陰に涵されること

がなく、肝陽が上亢する証に属している。これらの証候は、臨床上、また軽重の区別がある。軽い場合は、常に頭が昏み、頭が痛み、顔面が紅潮し、不眠になるなどの証がある。重い場合に例えば突然精神の刺激を受け、あるいは熱い食事を摂取する際は、気が陽に長じるので、突然昏倒し、人事不省になり、これに従って顔面神経麻痺、片麻痺などの証を引き起こすはずである。これは、血と気が併さって上に走り、水が木を涵さなくなり、肝陽が暴かに亢ぶる中風の悪い証候である」《金匱要略指難》

【通釈】　ある人が質問し、「《経》に厥陽独行と言うのは、どのような意味であろうか」と言った。師はこれに答え、「これは、陽気が極に偏盛し、陰液が極度に不足して陽気と協調できなくなり、陽気が亢ぶって逆乱する。この種の状態を厥陽独行と称する」と言った。

【本文】　［程］　厥陽は、即ち陽厥なり。其の人、秋冬に用うる所を奪わるを以て、陽有りて陰無し。《内経》に謂う、「腎気日に衰え、陽気独り勝る。故に手足は之が為に熱す」と。此れ、厥陽独行の義なり。

【語釈】　〇陽厥：病名。突然過度の刺激を受けたために怒り発狂すること。《素問・病能論》では、「陽気なる者は、暴折に因りて決し難し。故に善く怒るなり。病名づけて陽厥と曰う」とある。全句は、「陽気が突然精神の挫折を受け、欝滞して伸びなくなり、もし内は心の苦悶が一時期解し難くなると、気が欝滞して火と化して上逆するので、容易に怒りやすくなる。そこで、これを陽厥と名づける」の意。陳紀藩の説「これは、七情が欝結して怒り、気が厥して上逆する狂証を指すようである」陳紀藩主編《金匱要略》。　〇腎気日に衰え、陽気独り勝る。故に手足は之が為に熱す：出典は、《素問・厥論》。全句は、「（酒の性は慓悍で刺激性があるので）、腎の精気は必ずその損傷を受けて日毎に虚衰し、陰が虚し陽が勝ち、陽気が独り内に旺盛になる状態を形成する。そこで、手足は発熱する」の意。

【通釈】　［程］　厥陽は、陽厥である。その人は、秋季と冬季に用いる所を奪られるので、陽があって陰がない。《内経》では、「腎気が日毎に衰え、陽気が独り勝る。そこで、手足はこのために発熱する」と言う。これが、厥陽独行の義である。

【本文】　案ずるに、「《経》に云う」は、今《内経》、《難経》に攷うる所無し。

【通釈】　案じるに、「《経》に言う」は、今《内経》、《難経》では考えら

れる所がない。

【解説】　本条文は、厥陽独行が出現する病機について論述している。

　　《金匱要略輯義》が引用する程林の説では、厥陽は《素問・病能論》にいう陽厥であるとする。ただ、陽厥は肝火上炎を呈する狂証に類似する。また、程林が引用する《素問・厥論》の条文は陰虚発熱の義であり、本条文の厥陽独行とは異なる。そこで、ここでは、解説しない。なお、詳細は、《金匱要略解説》、《金匱臓腑弁証解説》、《金匱要略大成》を参照のこと。

【原文】　問曰、寸脈沈大而滑、沈則為実、滑則為気。実気相搏、血気入藏即死、入府即愈。此為卒厥、何謂也。師曰、唇口青、身冷、為入藏、即死。如身和、汗自出、為入府、即愈。(11)

【本文】　問いて曰く、寸脈沈大にして滑、沈は則ち実と為し、滑は則ち気と為す。実気相い搏ち、血気藏に入れば即ち死し、府に入れば即ち愈ゆ。此れを卒厥と為すとは、何の謂いぞやと。師曰く、唇口青く、身冷ゆるは、藏に入ると為し、即ち死す。如し身和し、汗自ら出づるは、府に入ると為し、即ち愈ゆと。

【語釈】　○寸脈：呂志杰の説「寸脈は、両手の寸部の脈を指す。本条に述べる所の「卒厥」は、現代医学のいわゆる「急性脳血管障害」であり、特にこれは「高血圧による脳出血」である。血圧が遽かに上昇する時は、気血が上に充盈されるので、「寸脈沈大にして滑」になる」《金匱雑病論治全書》。　○沈大にして滑：陳紀藩の説「沈脈は陰に属し、陰は血を主る。滑脈は陽に属し、陽は気を主る。大脈は陽に属し、邪が盛んであることを主る。邪が血にある場合は、血が実する。邪が気にある場合は、気が実する。そこで、血が実する場合は脈は沈になり、気が実する場合は脈は滑になり、邪が盛んになる場合は脈は大になる。左の寸は心を候い血を主り、右の寸は肺を候い気を主る。本証は、気血がともに併さる。そこで、脈は寸口に応じる」陳紀藩主編《金匱要略》。

　　○実気：実は血が実することであり、気は気が実することである。血が実し、気が実するのは、邪気が気血に実することを言い、正常の気血の充実のことではない。　○卒厥：卒は、突然の意。卒厥は、突然昏倒する病証。　○身和す：身体が温和になる。

【通釈】　ある人が質問し、「寸部の脈が沈大で滑である。沈は血が実していることを表わし、滑は気が実していることを表わしている。実した血と実した

- 60 -

気が打ち合って合わさり、血気となって臓に入る場合は予後は不良であり、腑
に入る場合は病は治療し易くなる。これを卒厥と言うのは、どのような道理か
らであろうか」と言った。師はこれに答え、「卒厥が発生した後に口唇が青く
なり、病人の身体が冷たくなるのは、病が臓に入るからであり、予後は不良で
ある。もし病人の身体が温和になり、汗が自然に出るのは、病が腑に入るから
であり、治療は容易である」と言った。

【本文】　　〔尤〕　　実は血実するを謂い、気は気実するを謂う。実気相い搏つ
者は、血と気と并さりて倶に実するなり。五藏なる者は、藏して寫さず。血気
之に入り、卒かに還ることを得ず、神去り機息めば、則ち唇青く身冷えて死す。
六府なる者は、伝えて藏せず。血気之に入り、乍ち満ち乍ち寫し、気還り血行
れば、則ち身和し、汗出でて愈ゆ。《経》に「血と気と并さりて上に走れば、
大厥を為す。厥すれば則ち暴かに死し、気復た反れば則ち生き、反らざれば則
ち死す」と云う是れなり（案ずるに、《素・調経論》に出づ）。

　　〔沈〕　　邪気藏に入れば、神明昏憒し、卒倒して知らず。之を卒厥と謂う。

【語釈】　○機：働き。作用。　○血と気と并さりて上に走れば云々：全句は、
「もし厥と気が経脈に集まって上逆する場合は、「大厥」の病を発生する。そ
の症状は、突然意識が昏んで死亡する。もし血気がまたよく返り、下降する場
合は、また生き返ることができ、もしまた返らない場合は、今にも死亡する」
の意。　○神明：人の心。精神。　○昏憒：昏は、くらむ。憒は、みだれる。

【通釈】　　〔尤〕　　実は血が実することを言い、気は気が実することを言う。
「実と気が打ち合う」は、血と気が并さってともに実することである。五臓は、
ものを藏して瀉すことがない。血気がこれに入り、直ちに還ることができず、
神が去って心の働きが止む場合は、唇は青くなり、身体は冷えて死亡する。六
腑は、ものを伝えて藏することがない。血気がこれに入り、忽ち充満し、忽ち
瀉し、気が還り、血が行る場合は、身体は調和し、汗が出て、病が治癒する。
《経》に「血と気が并さって上に走ると、大厥を発生する。病が発生する場合
は暴かに死亡し、気がまた反る場合は生き、気が反らない場合は死亡する」と
言うのがこれである（案じるに、《素問・調経論》に出ている）。

　　〔沈〕　　邪気が臓に入ると、精神は昏んで乱れ、卒倒して意識がなくなる。
これを卒厥と言う。

【本文】　案ずるに、寸脈は三部を通じて言う。血気は、程本に「厥気」に作
る。《金鑑》に云う、「寸脈沈大にして滑、沈は則ち実と為し、滑は則ち気と

為す。実気相い搏つ」の十八字は、文理順わず、衍文なり。「血気」の「血」の字は、当に是れ「厥」の字なるべし。始めて卒厥と相い合す。必ず伝写の訛りなり」と。並びに理有り。然れども尤の註に據れば、相い乖らず。姑く之に従う。

【語釈】　〇寸脈は三部を通じて言う：多紀元簡は寸脈を広義の寸口の脈とするが、正しい解釈ではない。

【通釈】　案じるに、寸脈は三部を通じて言う。血気は、程本では「厥気」に作る。《医宗金鑑》では、「寸脈は、沈大で滑である。脈が沈であるのは実であり、脈が滑であるのは気である。実と気とが打ち合う」の十八字は、文章の筋道が順わないので、衍文である。「血気」の「血」の字は、「厥」の字であるはずである。そうすれば、始めて卒厥と合致する。必ず伝写の誤りである」と言う。並びに道理がある。しかし、尤氏の注釈によれば、いずれも悖らない。暫くはこれに従って解釈する。

【解説】　本条文は、卒厥の脈象、病機、および病の予後について論述している。

多紀元簡は、「寸脈」を寸関尺の三部を通じての脈象とする。また、《金匱要略輯義》が引用する尤怡の説は充分に脈象を解析していないことが欠点である。寸脈は、寸口の脈ではない。あるいは卒厥の病機は気血が実して上逆することに関わるので、寸部の脈象を通じて卒厥の病態を解析する態度が必要である。なお、詳細は、《金匱要略解説》、《金匱臓腑弁証解説》、《金匱要略大成》を参照のこと。

寸部の脈は、沈大で滑である。脈が沈である場合は、血が実している。また、脈が滑である場合は、気が実している。五臓は、ものを藏して瀉すことがない。気血が実して五臓に入り、直ちに還ることができず、精神の働きが止むと、卒厥が発生し、精神は昏んで乱れ、卒倒して意識がなくなり、唇は青くなり、身体は冷え、死亡する。六腑は、ものを伝えて藏することがない。気血が実して六腑に入り、忽ち充満するが、忽ち瀉し、次いで気が還り、血が行ると、身体は調和し、汗が出て、病は治癒する。

【原文】　問曰、脈脱入藏即死、入府即愈、何謂也。師曰、非為一病、百病皆然。譬如浸淫瘡、従口起流向四肢者、可治。従四肢流来入口者、不可治。病在外者、可治。入裏者、即死。(12)

臓腑経絡先後病脈証第一

【本文】　問いて曰く、脈脱して藏に入れば即ち死し、府に入れば即ち愈ゆとは、何の謂ぞやと。師曰く、一病為るに非ず、百病皆然り。譬えば浸淫瘡の如く、口従り起り流れ四肢に向う者は、治す可し。四肢従り流れ来りて口に入る者は、治す可からず。病外に在る者は、治す可し。裏に入る者は、即ち死すと。

【語釈】　○脈脱：一時的に脈象が潜伏して見われなくなる病証を指す。多くは邪気が阻遏し、脈中の気血が一時期不通になって引き起こされる。呂志杰の説「本条と上条の意は、病が臓にある場合は病状が重く、病が腑にある場合は病状が軽く、病が外より内に伝わる場合は治療がし難く、内より外に達する場合は治療が容易であることを説明することにある。これは、正しく《素問・陽明脈解篇》に言う所の「厥逆して臓に連なれば則ち死し、経に連なれば則ち生く」、《難経・五十四難》に並びに言う「臓病は治し難く、腑病は治し易し」のようなものである。以上より、疾病の予後の判断に対して「一病為るに非ず。百病は皆然り」とする」《金匱雑病論治全書》。　○浸淫瘡：皮膚病の一種で、よく局部より全身に波及する。現代の皮膚病では、「膿疱瘡」がこれに近い。詳細は、《金匱要略・瘡癰腸癰浸淫病脈証并治第十八》を参照。

【通釈】　ある人が質問し、「脈が一時的に潜伏して現われず、邪気が臓に入ると死亡し、腑に入ると治癒するのは、どのような道理からであろうか」と言った。師はこれに答え、「このことは一種類の病で見られるのではなく、あらゆる種類の病はいずれもそのようになる。例えば浸淫瘡に罹患し、瘡が口より始まり、その後に四肢に向って流れる場合は、病の勢いは内より外に向かうので、治療が可能である。これに反して瘡が四肢より始まり、その後に口に向かって蔓延する場合は、病の勢いは外より内に向かうので、治療は困難になる。病が外の表にある場合は治療は可能になるが、病が裏深くに侵入する場合は死証になる」と言った。

【本文】　［尤］　脈脱なる者は、邪気乍ち加わり、正気遏められ、経隧通ぜず、脈絶すること脱するに似るも、真の脱に非ざるなり。蓋し、暴厥の属なり。《経》に、「趺陽の脈出でず、脾上下せざれば、身冷え膚鞕し」と曰い、又「少陰の脈至らず、腎気微かに、精血少なく、尸厥と為す」と曰うは、即ち脈脱の謂いなり。厥病、臓に入る者は深くして出で難く、気竭きて復せざる者は則ち死す。腑に入る者は浅くして通じ易く、気行り汗出づれば即ち愈ゆ。浸淫瘡は、瘡の浸淫已まず、《外台》の所謂「広きに転じて汁有り、周身に流れ遍る者」なり。口従り流れて四肢に向かう者は、病内自りして外に之く。故に治

- 63 -

す可し。四肢従り流れ来りて口に入る者は、病外自りして裏に之く。故に治す可からず。李瑋西云う、「病外に在り」よりの二句は、概ね諸病を指して言う。即ち、上文の「百病は皆然り」の意なり。「裏に入る者は、死す」は、痺気腹に入る、脚気心を衝くの類の如し」と。

　　［鑑］　趙良曰く、「脱なる者は、去るなり。経脈は、乃ち藏府の隧道、邪気の逼る所なり。故に絶気其の脈を脱去して内に入る」と。

【語釈】　〇趺陽の脈出でず、脾上下せざれば云々：出典は、《傷寒論・平脈篇》の第73条。　〇少陰の脈至らず、腎気微かに云々：出典は、《傷寒論・平脈篇》の第74条。　〇隧道：トンネルなど地中に掘った道。　〇絶気：経気の誤り。《金匱玉函経二註》の注では、「元々は「絶」に作る。形が近いための誤りである。《衍義》によって改める」とある。

【通釈】　［尤］　脈脱は、邪気が忽ち加わり、正気が留められ、経隧が通じなくなり、脈が途絶えて脱するようになるが、真の脱ではない。思うに、暴厥の類である。《経》では、「趺陽の脈が現われず、脾胃の機能が失調して清濁が昇降できなくなる場合は、身体は冷え、皮膚は硬くなる」と言い、また「少陰の脈が触れなくなり、腎気が微かになり、精血が少なくなると、尸厥になる」と言うのは、脈脱のことを言う。厥病で、病が臓に入る場合は深くなって出難くなり、気が竭きて回復しない場合は死亡する。病が腑に入る場合は浅くて通じ易くなり、気が行り、汗が出る場合は治癒する。浸淫瘡は、瘡が浸淫して止まらなくなる病であり、《外台》のいわゆる「広範囲に転じて汁があり、周身に流れれてめぐる場合」である。口より流れて四肢に向かう場合は、病は内より外に行く。そこで、治療は可能である。四肢より流れてきて口に入る場合は、病は外より裏に行く。そこで、治療ができない。李瑋西は、「病が外にある」からの二句は、概ね諸々の病を指して言う。即ち、上文の「百病は皆そのようになる」の意である。「裏に入る場合は、死亡する」は、痺気が腹に入り、脚気が心を衝く類のようなものである」と言う。

　　［鑑］　趙良は、「脱は、去ることである。経脈は、臓腑の隧道であり、邪気が迫る所である。そこで、経気はその脈を脱して内に入る」と言う。

【解説】　本条文は、脈脱と浸淫瘡を例に挙げて病の予後を推測する一般的な規律について論述している。

　　脈脱は、第11条にいう卒厥の別の病型である。即ち、邪気が忽ち加わり、正気が留められると、経隧が通じなくなるので、脈は途絶えて脱するようになる。

- 64 -

卒厥に罹患し、邪気が臓に入る場合は、深く入って出難くなり、気が竭きて回復しなくなるので、死亡する。一方、邪気が腑に入る場合は、浅く入って通じ易く、気が行って汗が出るので、病は治癒する。

「邪気が臓に入る場合は死亡し、邪気が腑に入る場合は治癒する」という規律は、あらゆる病でそのようになる。浸淫瘡は、湿熱の邪によって瘡が広範囲に生じる病証である。例えば浸淫瘡に罹患し、瘡が口より四肢に向かって流れる場合は、病は内より外に行くので、治療は可能である。一方、瘡が四肢より口に向かって流れる場合は、病は外より裏に行くので、死亡する。

【原文】　問曰、陽病十八、何謂也。師曰、頭痛、項、腰、脊、臂、脚掣痛。陰病十八、何謂也。師曰、咳、上気、喘、噦、咽、腸鳴、脹満、心痛、拘急。五藏病各有十八、合為九十病。人又有六微、微有十八病、合為一百八病。五労、七傷、六極、婦人三十六病、不在其中。清邪居上、濁邪居下。大邪中表、小邪中裏。馨飪之邪、従口入者、宿食也。五邪中人、各有法度。風中於前、寒中於暮。湿傷於下、霧傷於上。風令脈浮、寒令脈急。霧傷皮腠、湿流関節、食傷脾胃。極寒傷経、極熱傷絡。(13)

【本文】　問いて曰く、陽病十八とは、何の謂いぞやと。師曰く、頭痛み、項、腰、脊、臂、脚掣痛すと。陰病十八とは、何の謂ぞやと。師曰く、咳、上気、喘、噦、咽、腸鳴、脹満、心痛、拘急す。五藏に病各々十八有り、合わせて九十病と為す。人に又六微有り、微に十八病有り、合わせて一百八病と為す。五労、七傷、六極、婦人三十六病は、其の中に在らず。清邪は上に居し、濁邪は下に居す。大邪は表に中り、小邪は裏に中る。馨飪の邪、口従り入る者は、宿食なり。五邪の人に中るは、各々法度有り。風は前に中り、寒は暮に中る。湿は下を傷り、霧は上を傷る。風は脈をして浮ならしめ、寒は脈をして急ならしむ。霧は皮腠を傷り、湿は関節に流れ、食は脾胃を傷る。極寒は経を傷り、極熱は絡を傷ると（馨飪は、趙本に「䬸飪」に作るは、是なり。徐は「䬸飩」に作り、沈は「馨飪」に作るは、非なり）。

【語釈】　〇問いて曰く、陽病十八とは云々：ここでは、《金匱要略輯義》に引用された諸説を合わせても、解釈されていない語句があるので、統一した通釈を作ることができない。そこで、以下では、何任主編の《金匱要略語釈》に従って通釈する。なお、本通釈は、《金匱要略解説》、《金匱要略大成》と同じである。陳紀藩の説「疾病に対する分類に関しては、仲景は《傷寒論》の中

では外感熱病をもって六経を按じて証を分け、本条は雑病に対して二種類の分類方法を提出する。第一は、臓腑経絡の病位からの区分である。臓腑は裏にあって陰に属し、経絡は表にあって陽に属している。そこで、総合すると、陰病と陽病の二つの大きな分類に分けることができる。この基礎の上にあって経絡もまた「経を傷る」と「絡を傷る」の区分がある。臓腑もまた「五臓の病」と「六微（腑）の病」の区別がある。「十八病」、「九十病」に至っては、上述した分類の前提の下にあって、経絡の病変もまた三陰、三陽の区分に従い、臓腑の病も気にあり、血にあり、あるいは気血を兼ねた病の分類に従う。臓腑経絡の病理変化は、各種の疾病の病変の基礎であり、弁証論治の根本となる根拠である。これにより、疾病に対して臓腑経絡の部位の分類方法を按じるのは、科学的であり、客観的な実際と符合する。第二は、違った性質の病邪が病を引き起こす特徴からの区分である。無論、六淫の外感、あるいは情志、労倦、飲食などの違った致病素因は各々に一定の性質を備えており、それが病を引き起こすのは一定の特徴がある。本条は、「五邪の人に中るは、各々法度有り」を提出する。例えば風は陽邪であり、その性は軽揚であり、最も容易に人体の高位と肌表を侵犯する。《内経》では、「風なる者は、善く行りて数しば変ず」と言う。病む場合は、脈は多くが浮の象を見わす。湿は陰邪であり、その性は重濁で粘滞であり、最も容易に人体の下部を侵犯し、脾胃に影響し、関節に流注し、病む場合は連綿として治癒し難いなどである。条の中には更に具体的に五労、七傷、六極などに論述が及んでいるが、均しく病邪が病を引き起こす特徴より進行して分類している。これを総合すると、上で配列した所の二種類の分類方法は、前は病位に着眼し、後ろは病因に注目し、疎略で簡潔ではあるが、後世の疾病に対する分類の先駆けを開拓しただけではなく、臨床を指導することに対しても深遠な意義がある」陳紀藩主編《金匱要略》。　　○檗飥：穀飥に同じ。飥は、もち。　　○檗飥：穀飥に同じ。飥は、煮る。

【通釈】　ある人が質問し、「陽病には十八があると言うのは、どのような病を包括しているのであろうか」と言った。師はこれに答え、「頭が痛み、項、腰、脊、臂、脚が引き攣れて痛むなどの六種類の病は体表にあり、しかも営病、衛病、営衛を兼ねた病の三種類の区別があるので、陽病は六を三倍して合計で十八種類になる」と言った。また、ある人が質問し、「陰病には十八があると言うのは、どのような病を包括しているのであろうか」と言った。師はこれに答え、「咳嗽、上気、喘、噦、噎、腸鳴、胸腹部の脹満、心胸部の疼痛、拘急

などの九種類の病は内臓にあり、しかも虚実の区別があるので、陰病は九を二倍して合計で十八種類になる。五臓のいずれかが六淫の邪を感受すると一臓で六種類の病があり、しかも一臓の病には気分、血分、気分と血分を兼ねた病の三種類の区別があるので、一臓の病は六を三倍して合計で十八種類になり、五臓の病は十八を五倍して合計で九十種類になる。人にはまた六腑があり、六腑のいずれかが病に罹患するのは五臓の場合と同じであるので、一腑の病は六を三倍して合計で十八種類になり、六腑の病は十八を六倍して合計で百八種類になる。五労、七傷、六極、婦人三十六病は、いずれもこの中には包括されない。各種の病邪が人体に侵入する場合は、夫々に違った特徴がある。霧露の邪は、上より下降するので、人体の上部に侵入する。水湿の邪は、重く濁り下に赴くので、人体の下部に侵入する。風邪は、人体の肌表に侵入する。寒邪は、人体の裏に侵入する。飲食の邪が口より入る場合は、宿食の病を発生する。風、寒、湿、霧露、飲食の五邪が人体に侵入する場合は、夫々に一定の規律がある。風邪は、午前に人体に侵襲する。寒邪は、午後に人体に侵襲する。湿邪は、人体の下部を傷る。霧露の邪は、人体の上部を傷る。風邪が人体の表に侵入する場合は、風は昇発し開泄するので、脈は浮になる。寒邪が人体に侵入する場合は、寒は収引するので、脈は緊になる。霧露の邪は、人体の皮膚や腠理を傷る。湿邪は、関節に流れる。飲食の邪は、脾胃を傷る。寒が極まる場合は、裏にあり陰に属する経を傷る。熱が極まる場合は、表にあり陽に属する絡を傷る」と言った（「槃飥」の字を趙本で「槃飪」に作るのは、正しい。徐氏が「槃飩」の字に作り、沈氏が「槃飥」の字に作るのは、誤りである）。

【本文】　　［程］　　陽病は、表に属して経絡に在り。故に一は頭痛、二は項、三は腰、四は脊、五は臂、六は脚掣痛なり。此の病は、三陽に在り。三六は一十八病なり。陰病は、裏に属して藏府に在り。故に一は咳、二は上気して喘す、三は噦、四は咽、五は腸鳴、脹満、六は心痛、拘急す。此の病は、三陰に在り。三六は一十八病、合わせて九十病なり。

　　［沈］　　六微なる者は、小邪裏に中り、邪六腑を襲う。

　　［鑑］　　此の章に十八と曰い、九十と曰う等の文は、乃ち古の医書の文にして今攷うる可からず、以て強いて釈し難し。五労、七傷等の説も亦詳らかに《千金》に在り。故に復た註せざるなり。頭痛、項、腰、脊、臂、脚掣痛は、病皆外に在り。故に陽病と為すなり。咳、上気して喘す、噦、咽、腸鳴、脹満、心痛、拘急は、病皆内に在り。故に陰病と為すなり。清邪は上に居すとは、霧

の邪は天に本づくを謂うなり。濁邪は下に居すとは、湿邪は地に本づくを謂う
なり。六淫は、天の邪なり。故に大邪と名づく。六淫は、外を傷る。故に表に
中ると曰うなり。七情は、人の邪なり。故に小邪と名づく。七情は、内を傷る。
故に裏に中ると曰うなり。䅽飪なる者は、飲食なり。飲食の邪は、口従りして
入る。食傷は夜を隔てて化せず。故に名づけて宿食と曰うなり。五邪は、風寒
湿霧飲食を謂うなり。夫れ五邪の人に中るや、各々類を以てして従わざること
莫し。前なる者は、早きなり。風は早きに中り、陽の類に従うなり。寒は暮に
中り、陰の類に従うなり。霧の邪は清らかにして軽し。故に皮膚を傷る。湿邪
は濁りて重し。故に関節に流る。飲食は節を失するが故に脾胃を傷るなり。

　　［尤］　　経脈は陰にして寒に傷られ、絡脈は陽にして熱に傷らる。合して之
を言えば、陽邪は上に親しみ、陰邪は下に親しみ、熱気は陽に帰し、寒気は陰
に帰すの理に非ざること無し。

【語釈】　○小邪：沈明宗は、《沈註金匱要略》に「もし微邪が感じて井榮兪
合募原の間に入り、延びて臓腑に入る場合は、小邪が裏に中るのであり、内は
咳、上気して喘になる、嗌、咽、腸鳴、䐜満、心痛、拘急などの臓腑が病を受
ける。即ち、四時の雑病である」と述べ、小邪は「微かな邪が臓腑に中る」と
定義する。

【通釈】　　［程］　　陽病は、表に属して経絡にある。そこで、第一は頭痛、第
二は項、第三は腰、第四は脊、第五は臂、第六は脚の掣痛である。この病は、
三陽にある。三陽の三に六種類の掣痛の六を乗じると十八種類の病になる。陰
病は、裏に属して臓腑にある。そこで、第一は咳、第二は上気して喘が出現す
る、第三は嗌、第四は咽、第五は腸鳴して䐜満する、第六は心が痛んで拘急す
る。この病は、三陰にある。三陰の三に六種類の臓腑の病の六を乗じると十八
種類の病になり、五臓の病は十八に五を乗じて九十種類の病になる。

　　［沈］　　六微は、小邪が裏に中り、邪が六腑を襲うことである。

　　［鑑］　　この章で十八と言い、九十と言うなどの文章は古の医書の文章であ
り、今は考えることができず、無理に解釈するのも困難である。五労、七傷な
どの説は、また詳らかに《千金》にある。そこで、また注釈しない。頭痛、項、
腰、脊、臂、脚の掣痛などは、病が皆外にある。そこで、陽病とする。咳、上
気して喘が出現する、嗌、咽、腸鳴、䐜満、心痛、拘急などは、病が皆内にあ
る。そこで、陰病とする。「清邪が上にいる」とは、霧の邪が天に本づくこと
を言う。「濁邪が下にいる」とは、湿邪が地に本づくことを言う。六淫は、天

- 68 -

の邪である。そこで、大邪と名づける。六淫は、外を傷る。そこで、「表に中る」と言う。七情は、人の邪である。そこで、小邪と名づける。七情は、内を傷る。そこで、「裏に中る」と言う。糓飪は、飲食である。飲食の邪は、口より入る。食傷は、夜を隔てて運化されなくなる。そこで、名づけて宿食と言う。五邪は、風・寒・湿・霧・飲食を言う。そもそも五邪が人に中る場合は、各々類をもってこれに従わないことがない。前は、午前中である。風は午前中に中り、陽の類に従う。寒は午後に中り、陰の類に従う。霧の邪は清らかで軽い。そこで、皮膚を傷る。湿邪は濁って重い。そこで、関節に流れる。飲食は不節制になるので、脾胃を傷る。

　　［尤］　経脈は陰に属して寒に傷られ、絡脈は陽に属して熱に傷られる。合わせてこれを言うと、陽邪は上に親しみ、陰邪は下に親しみ、熱気は陽に帰り、寒気は陰に帰る道理でないことがない。

【本文】　案ずるに、十八病、九十病は《金鑑》に釈せざるを是と為す。六微も亦未だ何の義なるかを詳らかにせず。程云う、「《千金》を見るに、未だ考うる所有らず」と。咽は、沈は以て咽痛と為すは、恐らくは非なり。《廣殞》に、「咽は、一結の切。音は噎、硬咽（こうえつ）なり」と。蓋し、咽中の硬塞の謂いなり。糓は、趙本の釈音に、糓は音穀、即ち穀なりと。案ずるに、古文の異搆にして詳らかに方氏の《通雅》に見わる。飪は、熟食なり。《金鑑》に改めて醆（けい）に作り、且つ極寒を以て飲食の寒熱と為さんと欲するは、並びに従う可からず。唐大烈の《呉医彙講》に、馨飪（けい）を以て之を解するも亦非なり。

　尤云う、「大邪は、漫風、大と雖も力散ず。故に表に中る。小邪は、戸牖の（こゆう）隙風（げき）、小と雖も、気は鋭し。故に裏に中る」と。程云う、「風寒は即ち大邪なり。故に表従り入る。穀飪は、即ち小邪なり。故に口従り入る。即ち、後食脾胃を傷るなり」と。二説も亦通ず。

【語釈】　〇硬咽：ここでは、「咽が塞がる」の意。　〇搆：構に同じ。別字の意。　〇醆：酒を出す。　〇馨：かおり。芳しい。　〇漫：みなぎる。一面に広がる。　〇戸牖：戸とまど。　〇隙：すき。すきま。

【通釈】　案じるに、十八病、九十病は《医宗金鑑》で解釈しないのが正しい。六微もまたどのような義であるのかが詳らかでない。程氏は、「《千金》を見ても、いまだ考えられる所がない」と言う。咽は、沈氏が咽痛とするのは、恐らくは誤りである。《廣殞》では、「咽は、一結の切である。音は噎で、咽が塞がることである」とある。思うに、咽の中が塞がることを言う。糓は、趙本

－ 69 －

の音を解釈する所では、槃は音が穀であり、穀物のことであるとある。案じるに、古文の異った構えであり、詳らかに方氏の《通雅》に見われている。飪は、食物を熟することである。《医宗金鑑》に改めて「槃」の字に作り、かつ「極寒」を「飲食の寒熱」としようとするのは、並びに従うべきでない。唐大烈の《呉医彙講》で、馨飪をもってこれを解釈するのもまた誤りである。

尤氏は、「大邪は、一面に広がった風であり、大ではあるが、力は散じている。そこで、表に中る。小邪は、戸や窓から吹き付ける隙間風であり、小ではあるが、気は鋭い。そこで、裏に中る」と言う。程氏は、「風寒は、大邪である。そこで、表より入る。穀飪は、小邪である。そこで、口より入る。即ち、後の食物が脾胃を傷る」と言う。二つの説もまた通じる。

【解説】　本条文は、疾病の分類と邪気が人体を損傷する規律について論述している。

本条文に記載された語句については、多数の説があるので、統一した解釈をすることができない。ここでは、《金匱要略輯義》が引用する説に従って本条文の内容を概説する。

陽病には、十八種類がある。陽病は表に属し、経絡にある。即ち、第一は頭痛、第二は項、第三は腰、第四は脊、第五は臂、第六は脚の掣痛からなる六種類の病がある。陽病は三陽にあるので、三陽の三に六種類の疼痛の六を乗じると、十八種類の病になる。

陰病には、十八種類の病がある。陰病は裏に属し、臓腑にある。即ち、第一は咳、第二は上気して喘が出現する、第三は噦、第四は咽、第五は腸鳴して脹満する、第六は心が痛んで拘急するなどからなる六種類の病がある。咽は、噎と同じであり、咽が塞がることを言う。陰病は三陰にあるので、三陰の三に六種類の病の六を乗じると、十八種類の病になる。五臓の病は、陰病の十八に五臓の五を乗じると、合わせて九十種類になる。六微は、小邪が裏に中り、邪が六腑を襲うことを言う。六腑の病には十八種類があるので、五臓六腑の病は合わせて百八種類の病になる。

この章で「十八」と言い、「九十」と言うのは、古の医書の文章であり、今では考えることができないので、無理に解釈することはできない。五労、七傷、六極、婦人の三十六病は、上記の病の数には含まれない。また、五労、七傷などの説は、既に《千金方》に記載されているので、ここでは注釈しない。

清邪は、霧の邪であり、天に本づくので、人体の上部に侵入する。濁邪は、

湿邪であり、地に本づくので、人体の下部に侵入する。大邪は、六淫の邪であり、天の邪であり、外を傷るので、人体の表に侵入する。小邪は、七情であり、人の邪であり、内を傷るので、人体の裏を損傷する。槃飪の邪は、飲食の邪であり、口より入り、夜を隔てて運化されなくなるので、宿食と名づけられる。

　五邪は、風、寒、湿、霧、飲食からなる五種類の邪を言う。これら五邪が人に中る場合は、各々が類に従って人体に侵入する。前は、午前中である。風は、陽の類に属する午前中に人体に侵入する。暮は、午後である。寒は、陰の類に属する午後に人体に侵入する。湿邪は、濁って重いので、下は関節に侵入する。霧の邪は、清らかで軽いので、上は皮膚に侵入する。飲食の邪は、不節制になると、脾胃を損傷する。寒は陰に属する経絡を損傷し、熱は陽に属する絡脈を損傷する。

【原文】　問曰、病有急当救裏、救表者、何謂也。師曰、病、医下之、続得下利、清穀不止、身体疼痛者、急当救裏。後身体疼痛、清便自調者、急当救表也。（14）

【本文】　問いて曰く、病に急ぎて当に裏を救い、表を救うべき者有りとは、何の謂ぞやと。師曰く、病、医之を下し、続いて下利を得、清穀止まず、身体疼痛する者は、急ぎて当に裏を救うべし。後身体疼痛し、清便自ら調う者は、急ぎて当に表を救うべきなりと。

【語釈】　〇問いて曰く云々：呂志杰の説「本条と《傷寒論》の第91条の文字は、幾らか相同する。ただ、かれは「傷寒」であり、表邪を誤下した場合の具体的な治療法であるので、処方を配列し、「裏を救うには、四逆湯に宜し。表を救うには、桂枝湯に宜し」と言う。これは、およそ病が急迫している場合は先ず治療する治則を論述する。そこで、いまだ処方を提出していない」《金匱雑病論治全書》。王廷富の説「本条の重点は、表裏同病の治則にある。一般的に言って、表裏同病は先ず表を治療し、その後に裏を治療すべきである。「表解し裏自ら和す」であり、正気が虚していない治法である。もし表裏がともに実している場合は、表裏双解法を採用すべきである。もし正気が虚し外感に罹患する場合は、扶正祛邪の方法を採用する。そして本条の表裏同病は、表はいまだ解されておらず、中焦の陽気は大いに虚し、裏証は甚だ急迫している。そこで、先ず裏を温め、その後に表を治療すべきである。先ず裏を温めるのは、また邪を外に拒み、内に伝わらないようにする意がある」《金匱要略指難》。

○下利清穀：大便が青くて稀薄になり、水穀が完全に運化されないことを言う。

【通釈】　ある人が質問し、「病には急いで裏を救わなければならない場合と、表を救わなければならない場合があるが、どのようにして区別するのであろうか」と言った。師はこれに答え、「例えば太陽病に罹患し、医者が誤って下法を用い、病人は下痢を発生し、清穀が止まらなくなり、身体に表証を表わす疼痛が持続する場合は、急いで先ず裏を救うべきである。その後、身体に疼痛があるが、大小便が正常になる場合は、急いで表を救うべきである」と言った。

【本文】　［沈］　此れ、病は表裏に分かち、治には先後有るなり。問うに、急ぎて当に裏を救い、表を救うべき者は、乃ち病表に在りて医反って之を下し、無過を誅伐し、脾胃の気を傷るを致す。所以に下利清穀止まず。然して身疼み表証未だ解せずと雖も、当に誤下の逆を救うを急と為すべし。表邪を姑く慮りて以て内傷れ下に脱するを致す可からず。必ず元陽回復し、清便自ら調うの後を俟ちて急ぎて当に表を救うべし。然れども表は当に急ぎて救うべしとは、何ぞや。蓋し、内陽初めて復して未だ充たず、外邪陥入し、又結胸痞満に変ずるを恐るるのみ（詳らかに《傷寒論輯義・太陽中篇》に見わる）。

【語釈】　○無過：過は、咎。罪。災い。無過は、「病がない」の意。

【通釈】　［沈］　これは、病は表裏に区分し、治療には先後があることである。ある人が質問し、急いで裏を救い、また表を救うべきであると言うのは、病は表にあるが、医者が反ってこれを攻下し、病がない所を誅伐し、脾胃の気を損傷したことである。そこで、清穀を下痢して止まらなくなる。そして身体は疼み、表証はいまだ解されていないが、誤下の逆を救うことを急務とすべきである。表邪を姑く苦慮し、内が傷れて下に脱するようなことを引き起こすべきでない。必ず元陽が回復し、清便が自然に調った後を待ち、急いで表を救うべきである。しかし、表は急いで救うべきと言うのは、どういうことであろうか。思うに、内の陽気は初めて回復したが、いまだ充満していないので、外邪が陥入し、また結胸証や痞満証に変化することを恐れるだけである（詳らかに《傷寒論輯義・太陽中篇》に見われている）。

【解説】　本条文は、表裏同病の治療原則について論述している。

　表裏同病では、表証と裏証の緩急の違いによって治療に先後がある。例えば太陽病に罹患したが、医者が誤って下法を用いて攻下すると、脾胃の気が損傷されるので、清穀を下痢して止まらなくなる。本証は、身体が疼み、表証はな

お解されていないが、裏証が急迫しているので、急いで誤下の逆証を救うべきである。**裏証を治療し、真陽が回復すると、清便は自然に調和する。その後、なお身体に疼痛が持続する場合は、表邪が陥入して結胸証や痞証に移行するのを予防する必要があるので、次いで急いで表証を救うべきである。**

【原文】　夫病痼疾、加以卒病、当先治其卒病、後乃治其痼疾也。(15)
【本文】　夫れ病痼疾に、加うるに卒病を以てするは、当に先ず其の卒病を治し、後乃ち其の痼疾を治すべきなり。
【語釈】　○夫れ病痼疾に云々：呂志杰の説「以上の両条を互いに参照すると、第14条は表裏同病で、裏証が比較的急迫しているので、治療は先ず扶正し、その後に祛邪する。第15条は新旧同病で、新病が比較的急迫しているので、治療は先ず祛邪し、その後に扶正する。両条は、いずれも「急なる者は、先ず治す」を原則としていることを知るべきである。これは、「急なれば則ち其の標を治し、緩なれば則ち其の本を治す」の法則に比較して更に明確で切実さが加わっている」《金匱雑病論治全書》。　○痼疾：旧病、久病を指す。　○卒病：新病、急病を指す。
【通釈】　そもそも難治性の慢性疾患に新たに急性疾患が加わった場合は、最初に急性疾患を治療し、その後に慢性疾患を治療すべきである。
【本文】　［鑑］　趙良曰く、「痼疾は、病已に沈痼にして且夕に効を取る可き者に非ず。卒病は、卒然として来る新感の病を謂う。効を且夕に取る可き者なり。其の入る所未だ深からざるに乗じて急ぎて其の邪を去り、便ち稽留して患いを為さざるなり。且つ痼疾の人は、正気素虚し、邪尤も伝え易し。設し多く瞻顧し両邪をして相合せしむるを致せば、患いを為すこと浅からず。故に仲景此に立言して後学の者をして先後する所を知らしむるなり」と。
【語釈】　○沈痼：長患い。　○且夕：極めて短い時間。　○卒然：にわかに。　○瞻顧：瞻前顧後の略。物事をするのにためらいがちである。
【通釈】　［鑑］　趙良は、「旧病は、病が既に長患いであり、極めて短い時間に治療効果を取ることができるものではない。新病は、遽かに到来し新たに感受する病を言う。治療効果を極めて短い時間に取ることができるものである。それが入る所はいまだ深くないのに乗じ、急いでその邪を除き、邪が稽留して患いを生じないようにする。かつ旧病の人は、正気が元々虚しているので、邪が最も伝わり易い。もし多くためらって両つの邪を相互に合わせる場合は、

患いを生じるのは浅くない。そこで、仲景はここにこれを述べ、後学の者に治療の先後する所を知らせる」と言う。

【解説】　本条文は、新旧同病の治療原則について論述している。

　痼疾は旧病を言い、卒病は新病を言う。旧病は、長患いの病であり、正気が元々虚しているので、邪は最も伝わり易く、極めて短時間に治療効果を挙げることはできない。一方、新病は、遽かに到来し、新たに感受した病であり、極めて短時間に治療効果を挙げることができる。今、旧病に新病が加わった場合は、新病が入っている所はいまだ深くないので、急いで先ず新病の邪を除き、邪が稽留して患いを生じないようにする。即ち、新旧同病の場合は、先ず新病を治療し、新病の消失を待って次いで旧病を治療する。

【原文】　師曰、五藏病各有得者愈。五藏病各有所悪、各随其所不喜者為病。病者素不応食、而反暴思之、必発熱也。(16)

【本文】　師曰く、五藏の病に各々得ること有る者は愈ゆ。五藏の病に各々悪む所有るは、各々其の喜まざる所の者に随って病と為る。病者素より食に応ぜざるに、反って之を暴思すれば、必ず発熱するなりと。

【語釈】　〇五藏の病：この所は六腑の病も包括し、一切の疾病を指して言う。

　〇得る所：病人に適合する飲食、居所（精神、情志、薬物の性味、時令、気候などの方面を包括する）などの素因を指す。　〇悪む所：病人が嫌う飲食、居所を指す。

【通釈】　師が言われた。五臓の病状に適した飲食、気味、居所などは、病をよく治癒させる。五臓の病状に適さない飲食、気味、居所などは、往々にしてこの種の適さない素因の影響によって病状を悪化させる。病人が平素より摂取しない食物を突然食べたいと思う場合は、食後に必ず発熱する。

【本文】　［程］　《内経》に曰く、「肝の色は青、宜しく甘を食うべし。心の色は赤、宜しく酸を食うべし。肺の色は白、宜しく苦を食うべし。脾の色は黄、宜しく鹹を食うべし。腎の色は黒、宜しく辛を食うべし」と。此れ、五藏は飲食を得てして愈ゆる者なり。「肝の病は丙丁に愈え、甲乙に起き、心の病は戊己に愈え、丙丁に起き、脾の病は庚辛に愈え、戊己に起き、肺の病は壬癸に愈え、庚辛に起き、腎の病は甲乙に愈え、壬癸に起く」と。此れ、五藏は自ら其の位を得てして愈ゆる者なり。「五藏の悪む所、心は熱を悪み、肺は寒を悪み、肝は風を悪み、脾は湿を悪み、腎は燥を悪む」と。各々其の悪

- 74 -

臓腑経絡先後病脈証第一

みて喜まざる所の者に随いて病を為すなり。若し病人素食せざるに、暴かに之を食すれば、則ち食は陰に入るも、気を陽に長ずれば、必ず発熱するなり。「暴かに之を思う」を婁全然は「暴かに之を食す」に作るは、是と為す。

【語釈】　○肝の色は青云々：出典は、《素問・藏気法時論》。「肝の色は青、宜しく甘を食うべし」は、「肝が病むと、顔面の色調は青色になり、肝は拘急を嫌うので、甘味い品を摂取して拘急を緩める」の意。　○肝の病は丙丁に愈え云々：出典は、同じく《素問・藏気法時論》。「肝の病は丙丁に愈ゆ」は、「肝の病は、一月の中では、木が畏れ金に属する庚辛を剋し火に属する丙丁の日に治癒する」の意。　○起く：「始めてよく好転する」の意。「肝の病は、甲乙に起く」は、「肝の病は、木に属する甲乙の日になると、木が旺んになるので、回復に向かう」の意。　○五藏の悪む所：出典は、《素問・宣明五気》。

○食は陰に入るも、気を陽に長ずれば、必ず発熱す：程林のこの説は、発熱の機序を正しく述べていない。李克光の説「いまだ病んでいない前に食べたくなかった食物を病後に反って突然食べたいと思うのは、臓気が邪気に改変されるからであり、食べた後によく病気を助長して発熱を引き起こすことができる」《金匱要略譯釋》

【通釈】　［程］　《内経》では、「肝の色は青であり、甘味の品を摂取すべきである。心の色は赤であり、酸味の品を摂取すべきである。肺の色は白であり、苦味の品を摂取すべきである。脾の色は黄であり、鹹味の品を摂取すべきである。腎の色は黒であり、辛味の品を摂取すべきである」と言う。これは、五臓が適切な飲食物を得て、病が治癒する場合である。同じく《内経》では、「肝の病は丙丁（ひのえひのと）の日に治癒し、甲乙（きのえ）の日に好転し、心の病は戊己（つちのえ）の日に治癒し、丙丁の日に好転し、脾の病は庚辛（かのえ）の日に治癒し、戊己の日に好転し、肺の病は壬癸（みずのえ）の日に治癒し、庚辛の日に好転し、腎の病は甲乙の日に治癒し、壬癸の日に好転する」と言う。これは、五臓が自らその位を得て、病が治癒する場合である。また、《内経》では、「五臓が悪む所では、心は熱を悪み、肺は寒を悪み、肝は風を悪み、脾は湿を悪み、腎は燥を悪む」と言う。各々はそれが悪み、喜まない所のものに随って病を生じる。もし病人は元々食べないが、暴かにこれを食べる場合は、食物は陰に入るが、気を陽に生長させるので、必ず発熱する。「暴かにこれを思う」を婁全然が「暴かにこれを食べる」に作るは、正しい。

【本文】　案ずるに、「病者素より食に応ぜず」以下は、必ず是れ別の条なり。

- 75 -

沈、尤の輩は、上に接して義を為す。未だ強いて解するより免れず。《差後労復病篇》に曰く、「病人脈已に解すれども日暮に微煩するは、病新たに差ゆるに人強いて穀を与え、脾胃の気尚弱く、穀を消すこと能わざるを以ての故に微煩せしむ。穀を損らせば、則ち愈ゆ（《傷寒論》第398条）」と。正しく此の条と相い発す。

【通釈】　案じるに、「病人が平素より摂取しない食物」以下は、必ず別の条文である。沈氏や尤氏は、上の文に接続させて義を解釈する。いまだ無理に解釈することから免れていない。《傷寒論・差後労復病篇》では、「病人の脈は既に解されたが、日暮に微かな煩躁が出現する場合は、病は新たに治癒したが、人が無理に穀物を与え、脾胃の気がなお弱く、穀物を消化できないので、微かな煩躁を生じている。穀物の量を減らす場合は、病は治癒する（《傷寒論》第398条）」と言う。正しくこの条と相互に同じ意を述べている。

【解説】　本条文は、病の予後と飲食、気味との関係について論述している。

　五臓は、適切な飲食物を摂取し、あるいは適切な日に遭遇すると、病は治癒し、あるいは好転する。一方、五臓は各々に悪む所があり、各々に喜まない所のものに随うと、病が発生する。

　病人は平素より食べたくない食物があるが、病に罹患した後、突然食べたくなる場合は、食物は陰に入るが、気は陽に生長するので、必ず発熱する。

【原文】　夫諸病在藏欲攻之、当随其所得而攻之。如渇者与猪苓湯。余皆倣此。(17)

【本文】　夫れ諸病藏に在りて之を攻めんと欲すれば、当に其の得る所に随って之を攻むべし。如し渇する者は、猪苓湯を与う。余は皆此れに倣え。

【語釈】　○夫れ諸病藏に在り云々：呂志杰の説「内傷の雑病の病機は、正気が虚した証、邪気が実した証、虚実挟雑証の三大分類に外ならず、これが弁証の大綱である。虚している場合はこれを補益し、実している場合はこれを攻めて除き、虚実挟雑証では攻補兼施するのがよく、これが治療を論じる大法である。本条の大意は、諸々の病が臓にあり邪が実しているのが主な場合を論述する。邪が実した性質、害を生じた部位などを弁別し、適切な方薬を用いてこれを攻めて除くべきである」《金匱雑病論治全書》。　○藏：ここでは、広く裏にあることを指す。　○攻む：「治」の字にして解釈する。「治療する」の意。

　○得る：頼る、よりどころとする。

臓腑経絡先後病脈証第一

【通釈】　およそ各種の治療で裏にある病邪を治療しようとする場合は、病邪と有形の邪が合わさった点を考慮してこれを治療すべきである。例えばもし水が裏に停滞して口渇が出現する場合は、猪苓湯を与える。その他の病証は、いずれもこの種の方法に基づいて治療すべきである。

【本文】　［尤］　無形の邪、入りて藏に結ぶは、必ず據る所有り。水、血、痰、食は、皆邪の藪なり。如し渇する者は、水と熱と得てして熱結びて水に在り。故に猪苓湯を与えて其の水を利すれば、而ち熱も亦除かる。若し食有る者は、食は熱と得てして熱結びて食に在れば、則ち承気湯に宜し。其の食を下せば、而ち熱も亦去る。若し得る所無くんば、則ち無形の邪なり。豈攻法の能く去る所ならんや。猪苓湯方は、後の消渇の証中に見わる。

　［鑑］　「若し渇する者」の下に当に「小便不利」の四字有るべし。必ず伝写の遺れなり。藏なる者は、裏なり。

【通釈】　［尤］　無形の邪が入って臓に結ぶ場合は、必ず依る所がある。水、血、痰、食物は、皆邪の藪である。もし口が渇く場合は、水と熱が結合し、熱が結んで水の中にある。そこで、猪苓湯を与えてその水を通利する場合は、熱もまた除かれる。もし宿食がある場合は、宿食と熱が結合し、熱が結んで宿食の中にあるので、承気湯を用いるのがよい。その宿食を下すと、熱もまた去る。もし結合する所がない場合は、無形の邪である。どうして攻法がよく除去する所であろうか。猪苓湯の処方は、後の消渇の証の中に見われている。

　［鑑］　「もし口が渇く場合」の下に「小便が不利になる」の四字があるはずである。必ず伝写する場合の忘れである。臓は、裏のことである。

【解説】　本条文は、猪苓湯を例に挙げて雑病の治療原則について論述している。

　種々の病が裏の臓にあり、これを治療する場合は、無形の邪が水、血、痰、宿食などと互結する所に従ってこれを治療すべきである。例えば口が渇き、小便が不利になる場合は、邪熱が水と互結しているので、猪苓湯を与えてその水を通利すべきであり、そうすれば邪熱は除かれる。あるいは宿食がある場合は、邪熱が宿食と互結するので、承気湯を用いて宿食を攻下すべきである。もし邪の互結する所がない場合は、無形の邪であるので、攻法がよく治療できる所ではない。

－ 77 －

痙湿暍病脈証第二
論一首　脈証十二条　方十一首
【原文】　太陽病、発熱無汗、反悪寒者、名曰剛痙。(1)
【本文】　太陽病、発熱汗無く、反って悪寒する者は、名づけて剛痙と曰う（原註に、一に「痙」に作る。余は同じと。〇沈、柯、魏は並びに痙に作るは、是なり。《玉函》、《千金翼》は、「反って」の上に「而して」の字有り）。
【語釈】　〇太陽病：王廷富の説「既に太陽病と言えば、頭痛、発熱、無汗などの証があることを包括する」《金匱要略指難》。李克光の説「太陽は人身の表を主り、外邪が人体に侵襲する場合は、太陽が最初にその衝に当たる。外邪が痙を引き起こすのは、必然的に太陽の表を離れることがない」《金匱要略譯釋》。　〇反って：《甲乙経・巻七》では、「反って」の字がない。古本は、「反って」を「及び」に作る。　〇剛痙：剛痙は病名であり、痙病で太陽傷寒証の表が実した症状があることを指す。
【通釈】　太陽病に罹患し、発熱するが、汗はなく、反って悪寒がする場合は、剛痙と名づける（原註では、一つには「痙」の字に作る。その他は同じであるとある。〇沈氏、柯氏、魏氏が並びに「痙」の字に作るのは、正しい。《玉函》、《千金翼》では、「反って」の字の上に「而して」の字がある）。
【本文】　［徐］　此の条と下の条とは、即ち《傷寒論》にて寒は営を傷り、風は衛を傷るを辨ずるの法なり。取りて以て痙病の剛柔の別と為し、文を省くなり。蓋し、痙は即ち痙、強直の謂いなり。痙病は必ず背項強直等の的証有り。故に痙と曰う。即ち、文を省きて言わず。但だ痙病を治するに、剛柔の辨は最も喫緊と為す。特に首めに汗無く、反って悪寒すを拈りて剛と為し、汗有り、悪寒せずを柔と為し、以て弁証の要領を示すのみ。
　　［程］　痙病なる者は、太陽病、汗を発すること太だ多く、営血已に亡われ、風寒中り易しを以ての故に筋脈勁急し、剛柔の二痙を作すなり。寒邪内は営に入り肌膚に欝すれば、則ち発熱す。其の血脈を凝らせば、則ち汗無し。汗無しは表実と為し、応に悪寒すべからず。今反って悪寒する者は、寒邪厳厲にして衛従り営に入り、衛も亦之に因りて闔じず。故に反って悪寒するなり。其れ痙するが故に名づけて剛と曰う。
【語釈】　〇喫緊：差し迫る。差し迫って大切。　〇拈る：ひねる。つまむ。つまみとる。　〇勁急：勁は、強い。急は、拘急。　〇厳厲：厳は、きびしい。厲は、はげしい。きびしい。　〇衛も亦之に因りて闔じず：ここでの程林の解

- 79 -

説は、誤りである。衛が閉じなくなる場合は、悪寒がするのではなく、汗が出る。陳紀藩の説「痙病は、元々は筋絡にあり、膚表にはないので、悪寒はしないはずである。ただ、外は寒邪を受け、皮毛を閉ざすので、悪寒がする」陳紀藩主編《金匱要略》

【通釈】　［徐］　この条文と下の条文は、《傷寒論》で寒が営を傷り、風が衛を傷るのを弁別する方法である。これを取って痙病の剛柔の区別とし、文を省略する。思うに、痓は痙であり、強直することを言う。痙病は必ず背部や項部が強直するなどの明らかな証がある。そこで、痙と言う。即ち、文章を省略して（強直の症状を）言わない。ただ、痙病を治療する場合は、剛柔の弁別は最も差し迫って大切である。特に始めに汗がなく、反って悪寒がする症状を取り上げて剛とし、汗があり、悪寒がしない症状を取り上げて柔とし、これによって弁証の要領を示すだけである。

　　［程］　痙病は、太陽病で、発汗が甚だ多くなり、営血が既に亡われ、風寒の邪が中り易くなるので、筋脈が強く拘急し、剛柔の二つの痙病を発生する。寒邪が内は営に入り、肌膚に欝滞する場合は、発熱する。その血脈を凝滞させる場合は、汗がない。汗がないのは表実証であり、悪寒がしないはずである。今反って悪寒がする場合は、寒邪が厳しく、衛より営に入り、衛もまたこれによって閉じなくなる。そこで、反って悪寒がする。それが痙であるので、剛と名づける。

【本文】　案ずるに、成無己曰く、「痓は、当に痙に作るべし。伝写の誤りなり。痓は、悪むなり。強ばるに非ざるなり」と。今攷るに、「痓は、悪むなり」は、張揖の《廣雅》に見わる。而して《説文》に「痙は、強急なり」と。成の説は、是と為す。《聖済総録》に云う、「痓は、又之を痙と謂う者なり。痙と痓とは、一類なり。古人は特に強直を以て之を名づく」と。郭白雲云う、「痙は是れ病名、痙は是れ病証なり」と。楊氏の《直指方》、李氏の《永類鈐方》に遂に痙痓門を立つるは、皆考えざるのみ。《金鑑》に云う、「「反って悪寒す」の「反って」の字は、衍文なり。痙病の条を玩べば、自ら当に悪寒すべしを知るなり」と。今《甲乙経》を攷るに、本条文を引きて「反って」の字無くんば、則ち《金鑑》の説は據る所有るを知るなり。然れども銭氏の《溯源集》に云う、「発熱し汗無くんば、本応に悪寒すべし。而るに「反って悪寒す」と曰う者は、当に悪むべからざるの詞なり。然れども而ち非なり。時に頭熱し面赤く、目脈皆赤の見証は、熱甚だしに似るを以てして仍お身熱し足寒え、

- 80 -

頭項強急して悪寒するが故に「反って」と曰うなり。「反って」なる者は、之を甚だしくするの詞なり」と。此の解に依れば、則ち「反って」の字は必ずしも刪らずして義自ら通ず。龐安時は「反って悪寒せず」に作るも亦従う可からず。

【通釈】　案じるに、成無己は、「痓は、痙に作るべきである。伝写の誤りである。痓は、悪むことである。強張ることではない」と言う。今これを考えると、「痓は、悪むことである」は、張揖の《廣雅》に見われている。そして《説文》には、「痙は、強張り拘急することである」とある。成氏の説は、正しい。《聖済総録》では、「痓は、またこれを痙と言うものである。痙と痓は、一類である。古人は特に強直をもってこれを名づける」と言う。郭白雲は、「痓は病名であり、痙は病証である」と言う。楊氏の《直指方》や李氏の《永類鈴方》で遂に痙痓門を立てるのは、皆考えないからである。《医宗金鑑》では、「「反って悪寒がする」の「反って」の字は、衍文である。痓病の条文を玩味すると、自ら悪寒がするはずであることが解る」と言う。今《甲乙経》を考えると、本条文を引用して「反って」の字がないので、《医宗金鑑》の説は根拠があることが解る。しかし、銭氏の《溯源集》では、「発熱し汗がなければ、元々は悪寒がするはずである。ところが、「反って悪寒がする」と言うのは、悪寒がしないはずの詞である。しかし、そうではない。時に頭が熱し、顔面が赤くなり、目の血脈が皆赤くなるなどの見証は、熱が甚だしい状態に似ているが、なお身体が熱し、足が寒え、頭部や項部が強張って拘急し悪寒がするので、「反って」と言う。「反って」は、これを甚だしくする詞である」と言う。この解釈によれば、「反って」の字は必ずしも削らなくても義は自然に通じる。龐安時が「反って悪寒がしない」に作るのもまた従うべきでない。

【解説】　本条文は、剛痙に見られる症状の大綱について論述している。

痓は悪むことを言い、痙は強張って拘急することを言う。そこで、「痓」の字は、「痙」の字に作るべきである。即ち、痙病は、強直する病であることを言う。太陽病に罹患し、風寒の邪が中り、営血が亡われ、筋脈が強く拘急すると、痙病が発生する。痙病には、剛痙と柔痙の二種類の病証がある。寒邪が内は営に入り、肌膚に鬱滞すると、発熱する。邪が血脈を凝滞させると、汗が出なくなる。寒邪の侵襲が激しく、衛より営に入り、衛が閉じなくなると、反って悪寒がする。即ち、太陽病に罹患し、背部や項部が強直し、発熱し、汗がなく、反って悪寒がしない場合は、剛痙と名づける。

- 81 -

【原文】　太陽病、発熱汗出、而不悪寒、名曰柔痓。(2)

【本文】　太陽病、発熱、汗出でて悪寒せざるは、名づけて柔痓と曰う。

【語釈】　○柔痓：痓病は、太陽中風証で表が虚した症状があることを指す。

【通釈】　太陽病に罹患し、発熱し、汗が出て、悪寒がない場合は、柔痓と名づける。

【本文】　［程］　風、衛を傷れば、則ち発熱す。其の腠理を開けば、則ち汗出づ。汗出づれば、当に悪寒すべし。今悪寒せざる者は、以うに、風は陽邪と為し、木の性は曲直和奀、汗出づと雖も、亦悪寒せず。其れ痓するが故に名づけて柔と曰う。

【語釈】　○曲直：曲がったことと、真っ直ぐなこと。正邪。善悪。　○和奀：和は、なごやか。奀は、よわい。軟らかい。

【通釈】　［程］　風が衛を傷る場合は、発熱する。風がその腠理を開く場合は、汗が出る。汗が出る場合は、悪寒がするはずである。今悪寒がしないのは、思うに、風は陽邪であり、木の性は善悪が和やかで軟らかく、汗は出るが、また悪寒がしない。それが痓病であるので、柔と名づける。

【本文】　案ずるに、程の剛柔の解は、誤りなり。徐は、則ち柔軟の義と為す。痓病は、強急を以て名を得。豈柔軟なる者有らんや。其の説は、尤も非なり。《金鑑》に云う、「太陽病、発熱し、汗無く、悪寒するは、実邪と為す。名づけて剛痓と曰う者は、強ばりて力有ればなり。発熱し、汗出で、悪寒せざるは、虚邪と為す。名づけて柔痓と曰う者は、強ばりて力無ければなり」と。此の註、是に近し。然れども有力、無力を以て剛柔に分かつ者は、未だ得と為さず。蓋し、剛柔は乃ち陰陽の義なり。陰陽は、乃ち虚実の謂いなり。表実するが故に称するに剛を以てし、表虚するが故に称するに柔を以てす。《神巧万全方》に云う、「太陽病、発熱し、悪寒せず、汗無きは、陽痓と為す。発熱し、悪寒せず、汗出づるは、陰痓と為す」と。又《活人書》に云う、「剛痓は陽痓に属し、柔痓は陰痓に属す」と。《活人続集解惑論》に云う、「面を合わせて臥すは、陰痓と為す。目を仰ぐ者は、陽痓と為す」と。其の義は、見る可きのみ。

【通釈】　案じるに、程氏の剛柔の解釈は、誤りである。徐氏は、柔軟の義とする。痓病は、強張り拘急する症状で名づけられる。どうして柔軟な場合があろうか。その説は、最も誤りである。《医宗金鑑》では、「太陽病に罹患し、発熱し、汗がなく、悪寒がする場合は、実邪である。名づけて剛痓と言うのは、

強張って有力であるからである。発熱し、汗が出て、悪寒がしない場合は、虚邪である。名づけて柔痙と言うのは、強張って無力であるからである」と言う。この注釈は、正しいようである。しかし、有力と無力で剛と柔に区別するのは、いまだ穏当ではない。思うに、剛柔は陰陽の義である。陰陽は、虚実のことを言う。表が実しているので剛痙と称し、表が虚しているので柔痙と称する。《神巧万全方》では、「太陽病に罹患し、発熱し、悪寒がなく、汗がない場合は、陽痙である。発熱し、悪寒がなく、汗が出る場合は、陰痙である」と言う。また、《活人書》では、「剛痙は陽痙に属し、柔痙は陰痙に属している」と言う。《活人続集解惑論》では、「顔面を合わせて臥せるのは、陰痙である。目を仰ぐのは、陽痙である」と言う。その義は、見るべきである。

【解説】　本条文は、柔痙に見られる症状の大綱について論述している。

　太陽病に罹患し、風が衛を傷ると、発熱する。風が腠理を開くと、汗が出る。風は陽邪であるので、風邪が太陽に侵入すると、悪寒がしない。即ち、太陽病に罹患し、筋脈が拘急し、発熱し、汗が出て、悪寒がしない場合は、柔痙と名づける。

【原文】　太陽病、発熱、脈沈而細者、名曰痙。為難治。(3)

【本文】　太陽病、発熱、脈沈にして細の者は、名づけて痙と曰う。治し難しと為す（《傷寒論》、《玉函経》、《脈経》は、並びに「治し難しと為す」の三字無し）。

【語釈】　○脈沈にして細：李克光の説「もし反って沈細の脈象が出現する場合は、陰液が内に欠け、正気が既に傷られていることを表明する。邪が実し、正気が虚し、攻補がともに困難であるのが、比較的治療が困難な理由である」《金匱要略譯釈》。陳紀藩の説「一般的に言えば、太陽病で発熱する場合は、中風あるいは傷寒を論じることなく、脈象は浮になるはずである。もしこれが痙病である場合は、その主脈は緊で弦になるはずである。津血が不足し、風寒の邪を感受し、邪が太陽経を犯しているので、発熱し、あるいは項背部の強直などの症状があり、並びに沈細の脈象が出現する。沈は病が裏にあることを主り、細は血が少ないことを主る。痙病の主脈は緊で弦であるが、既に津液が不足しているので、脈は沈細が見われ、津が欠乏するだけではなく、血もまた欠乏している」陳紀藩主編《金匱要略》。　○治し難しと為す：呂志杰の説「按じるに、陸淵雷のいわゆる「悪性脳脊髄膜炎」は、流行性脳脊髄膜炎の暴発型

を指す。この病は、脳膜炎双球菌が引き起こす化膿性脳膜炎である。病を引き起こす菌は、鼻や咽の部分から血に侵入して循環し、菌血症を形成し、最後は脳膜、および脊髄膜に限局し、化膿性脳脊髄膜炎の病変を形成する。主な臨床症状は、頭痛、嘔吐、瘀点、および頸項部の強直などの脳膜を刺激する症状である」《金匱雑病論治全書》

【通釈】　太陽病に罹患し、発熱し、脈が沈で細である場合は、痙病と名づける。この種の痙病は、治療が困難である（《傷寒論》、《玉函経》、《脈経》では、いずれも「治療が困難である」の三字がない）。

【本文】　〔徐〕　古人は、強直を以て痙と為す。外証は、傷寒と相似す。但だ其の脈沈細にして項背反張し、強く硬くなること癇を発するの状の如きを異なると為すのみ。前の二条の如きは、無汗と有汗を以て剛柔に分かちて辨と為し、此れは復た脈沈細を以て辨と為す。

【通釈】　〔徐〕　古人は、強直の症状をもって痙病とする。外証は、傷寒と類似する。ただ、その脈は沈細であり、項背部は反張し、癲癇を発生する症状のように強く硬くなるのが異なるだけである。前の二条のようなものは、無汗と有汗をもって剛柔に分けて弁別し、これはまた脈沈細をもって弁別する。

【本文】　《溯源集》に云う、「邪太陽に在り、中風の脈の若きは、則ち当に浮緩なるべし。傷寒の脈は、則ち当に浮緊なるべし。此れ、則ち同じく是れ太陽発熱の表症なるも、其の脈と中風、傷寒と特に異なる。反って沈細を見わす者は、邪独り太陽の表に在らざるに因るなり。則ち、表裏皆風寒の邪気有り、皮膚筋骨、臓腑経絡の間に浸淫し、中風、傷寒の邪の先表後裏し、次を以て伝変するの比す可きに非ず。乃ち、邪の甚だしくして病の至る者は、乃ち治し難きの危うく悪しきの証なり。《金匱》の此の条の下に「治し難しと為す」の三字有る所以なり」と。

【通釈】　《溯源集》では、「邪が太陽にあり、中風の脈のようなものは、浮緩になるはずである。傷寒の脈は、浮緊になるはずである。これは、同じく太陽病で発熱する表症であるが、その脈は中風や傷寒の脈と特に異なる。反って沈細が見われるのは、邪が独り太陽の表にあるのではないからである。即ち、表裏はいずれも風寒の邪気があり、皮膚、筋骨、臓腑、経絡の間に浸淫し、中風や傷寒の邪が先ず表に、その後に裏に、次第に伝変する場合と比較できるものではない。即ち、邪が甚だしくなって病がここに至る場合は、治療が困難になる険悪な証である。これが、《金匱要略》では、この条文の下に「治療が困

痙湿暍病脈証第二

難である」の三字がある理由である」と言う。

【解説】　本条文は、痙病の脈象と病の予後について論述している。

《金匱要略輯義》が引用する徐忠可、および銭天来の説では、「脈沈にして細」の脈象が発生する病機と「治し難しと為す」の理由が明確ではない。

太陽病に罹患し、項部や背部が反張し、強直の症状が出現する場合は、痙病である。一般に太陽傷寒証に罹患する場合は脈は浮緊になり、太陽中風証に罹患する場合は脈は浮緩になる。一方、風寒の邪が表裏に侵入し、皮膚、筋骨、臓腑、経絡の間に浸淫すると、脈は沈細になる。邪が甚だしくなり、病がここに至る場合は、治療は困難になる。

【原文】　太陽病、発汗太多、因致痙。(4)

【本文】　太陽病、汗を発すること太だ多ければ、因りて痙を致す。

【語釈】　〇太陽病云々：陳紀藩の説「「太陽病」の三字は、次の三つの意味を含んでいる。第一は、発病の原因は外感によって引き起こされることを説明する。第二は、外感の表証が存在する。第三は、本証の治療に対しては、表より解すべきである。ただ、《傷寒論》の発汗を禁止する治則に基づき、血が少ない場合と津が欠ける場合は発汗すべきでない。《傷寒論》では、「脈浮緊の者は、法当に身疼痛すべし。宜しく汗を以て之を解すべし。仮令えば尺中遅の者は、汗を発す可からず。何を以てか然るを知る。営気足らず、血少なきを以ての故なり（50）」と言い、また「咽喉乾燥する者は、汗を発す可からず（83）」と言う。「汗を発すること太だ多ければ」の句は、二種類の意義がある。第一は、大量の辛温発散薬を用いて大いに汗を出させると、止まらなくなる。第二は、既に発汗を経ているが、また更に発汗する。例えば《傷寒論》に言う所の「汗家、重ねて汗を発すれば、必ず恍惚として心乱れ、小便已りて陰疼む。禹余粮丸を与う（88）」のようなものである。汗は津液が変化する所であるので、もし汗の出るのが過多になると、津血が損傷され、筋脈が濡養されなくなり、拘急あるいは強直の痙病を形成する」陳紀藩主編《金匱要略》

【通釈】　太陽病に罹患し、発汗過多を引き起こす場合は、これが原因で痙病を発症する。

【本文】　［鑑］　太陽病は、当に汗を発すべし。若し汗を発すること太過なれば、腠理大いに開き、表気固まらず、邪気虚に乗じて入り、因りて痙を成す者は、乃ち内虚して召し入る所なり。宜しく桂枝加附子湯を以て之を主り、表

- 85 -

を固め経を温むべきなり。此れに由りて之を推せば、凡そ病汗出づること過多、新産、金瘡、破傷、出血過多にして変じて此の証を生ずる者は、皆其の類なり。

【語釈】　○邪気虚に乗じて入り、因りて痙を成す：《医宗金鑑》の解釈では、邪気が虚に乗じて侵入することが痙病の成因とするが、津液が不足し、筋脈が濡養されなくなるとの理解に不足している。李克光の説「汗は津液によって化生されるので、発汗が過多になると、必然的に津液を消耗する。津液が損傷され、筋脈が濡養されずに攣急すると、痙病を形成する」《傷寒論譯釋》。　○桂枝加附子湯を以て之を主る：《傷寒論》の第20条では、「太陽病、汗を発し、遂に漏れて止まず、其の人悪風、小便難、四肢微急して以て屈伸し難き者は、桂枝加附子湯之を主る」とある。

【通釈】　〔鑑〕　太陽病は、汗法を用いて発汗すべきである。もし発汗が太過になる場合は、腠理が大いに開き、表気が固まらず、邪気が虚に乗じて入り、これによって痙病を形成する場合は、内が虚して邪気を召し入れる所である。桂枝加附子湯を用いてこれを主治し、表を固め経を温めるべきである。これによってこれを推すと、およそ病に罹患して発汗が過多になり、新たに出産し、金瘡を被り、破傷風に罹患し、あるいは出血が過多になり、変化してこの証を生じる場合は、いずれもこの類である。

【本文】　《溯源集》に云う、「《生気通天論》に云う、「陽気なる者は、精しければ則ち神を養い、柔らかければ則ち筋を養う」と。陽気衰微すれば、其の筋骨を嘘くこと能わず。故に筋脈勁急して痙を成す。所以に《太陽篇》に云う、「太陽病、汗を発し、遂に漏れて止まず、四肢拘急して以て屈伸し難き者は、桂枝加附子湯之を主る」と。痙の見症は、又焉れより甚だしと雖も、亦理の相似する者なり」と。

《張氏医通》に云う、「真武湯」と。

【語釈】　○陽気なる者は、精しければ云々：全句は、「陽の効能は、精微を生じると神を養うことができ、柔和な気は筋を養うことができる」の意。
○嘘く：吹く。

【通釈】　《溯源集》では、「《素問・生気通天論》では、「陽気は、精微を生じると神を養うことができ、柔和な気は筋を養うことができる」と言う。陽気が衰微すると、その筋骨に息を吹きかけることができなくなる。そこで、筋脈は強く拘急して痙病を形成する。そこで、《傷寒論・太陽篇》では、「太陽病に罹患し、発汗し、遂に汗が漏れて止まらなくなり、四肢が拘急して屈伸し

難くなる場合は、桂枝加附子湯がこれを主治する」と言う。痙病の見症は、ま
たこれより甚だしいが、また道理が類似する場合である」と言う。

　　《張氏医通》では、「真武湯を用いる」と言う。

【解説】　　本条文は、発汗過多と痙病の成因との関係について論述している。

　　太陽病は汗法を用いて発汗すべきであるが、発汗が太過になると、腠理が大
いに開き、表気が固まらず、邪気が虚に乗じて中に入るので、これによって痙
病が発生する。

【原文】　　夫風病下之則痙、復発汗必拘急。(5)

【本文】　　夫れ風病は、之を下せば則ち痙し、復た汗を発すれば必ず拘急す。

【語釈】　　〇風病：一つには、「太陽の中風」と認識する（魏荔彤、陳念祖な
ど）。もう一つには、「風温」と認識する（曹穎甫）。　　〇拘急：四肢の筋脈
が拘攣して強張り急迫することを指す。

【通釈】　　そもそも風邪を感受した病人を攻下すると痙病が発症し、また発汗
すると筋脈は必ず拘急する。

【本文】　　［程］　風は、衛を傷る。若し之を下せば、其の陰血を虚し、風は
其の虚に乗じて営血の中に陥り、血は筋を栄せず、因りて痙を作す。四肢は、
諸陽の本と為す。復た汗を発し、以て其の陽を虚すれば、必ず四肢をして拘急
せしむ。

【語釈】　　〇其の陽を虚すれば、必ず四肢をして拘急せしむ：程林のこの説は、
《素問・生気通天論》の「陽気なる者は、精しければ則ち神を養い、柔らかけ
れば則ち筋を養う」に基づいている。王廷富の説「もし更に誤汗が加わる場合
は、陽津と陰液が更に傷られ、津液が重ねて亡われるので、筋脈の拘急は益々
甚だしくなる」《金匱要略指難》

【通釈】　　［程］　風は、衛を傷る。もしこれを下す場合は、その陰血を虚し、
風がその虚に乗じて営血の中に陥り、血が筋を栄養しなくなるので、これによ
って痙を発生する。四肢は、諸陽の本である。また、発汗し、これによってそ
の陽を虚す場合は、必ず四肢を拘急させる。

【本文】　　《張氏医通》に云う、「附子湯」と。

【通釈】　　《張氏医通》では、「附子湯を用いる」と言う。

【解説】　　本条文は、風病と下法あるいは汗法の禁忌について論述している。

　　風が衛を傷り、太陽中風証に罹患するが、これを攻下すると、陰血を虚し、

- 87 -

血が筋を栄養しなくなるので、痙病が発生する。あるいは発汗して陽気を虚すと、四肢は拘急する。

【原文】　瘡家雖身疼痛、不可発汗。汗出則痙。(6)
【本文】　瘡家は身疼痛すと雖も、汗を発す可からず。汗出づれば則ち痙す。
【語釈】　○瘡家：元々瘡瘍、あるいは金刃による創傷を患っている患者を指す。王廷富の説「以上の三条で掌握すべき点は、二つがある。第一は、誤治で痙病を形成する場合と剛柔の二つの痙病との区別である。以上は、主として誤汗や誤下で痙病を引き起こす場合は、病因は同じでないが、それが津液を消耗するのは同じであることを説明する。その中で瘡家を誤汗して痙病を引き起こす場合は、病勢が最も重い。即ち、「血を奪う者は、汗無し」の戒めを犯すのであり、この類が誤治で痙病を形成する場合は、元々津液や精血が傷られていて引き起こされるのである。即ち、剛柔の二つの痙病の範囲にはない。剛柔の二つの痙病は、太陽の傷寒あるいは中風の見証を兼ね、皆痙病の本証ではないので、学ぶ者は決して混同してはならない。第二は、誤治で痙病を形成する場合の救逆法である。誤治で痙病を引き起こす場合は、津液と陰精が傷られ、肝風内動が引き起こされているので、救治の方法は生津養液を主とし、佐けるに柔肝熄風をもってし、あるいは育陰潜陽を主とし、佐けるに解痙熄風して筋脈を柔潤することに他ならない。これを総合すると、それが傷られている所を視て、病理変化に基づいて損傷を回復し逆を救うのである」《金匱要略指難》
【通釈】　瘡瘍を長期に患っている病人は、身体に疼痛が出現する場合ではあっても、妄りに発汗すべきでない。もし誤汗する場合は、痙病が発症する。
【本文】　［鑑］瘡家の初起は、毒熱未だ成らず、法当に汗散すべし。已に潰を経ての後は、血気は傷を被れば、身痛の表証有りと雖も、亦汗を発す可からず。恐らく汗出づれば、血液愈々竭き、筋は養う所を失い、因りて痙を成す。或は邪風之に乗ずるも亦痙せしむるなり。
　　［徐］産後は多く痙を致す。陰虚し液脱するの故なり。産後に汗下を誤りて致すも或は亦之有り。故に仲景、另（べつ）に方を出ださず、人に消息するを聴（ゆる）す。
【語釈】　○聴す：ゆるす。聞き入れる。
【通釈】　［鑑］瘡家の初期では、毒熱はいまだ形成されていないので、道理からすると汗法を用いて発散すべきである。既に潰瘍を形成した後は、気血が損傷されているので、身痛などの表証はあっても、また発汗すべきでない。

痙湿暍病脈証第二

恐らくは汗が出ると、血液が愈々竭き、筋は養う所を失うので、これによって
痙病を形成する。あるいは邪風がこれに乗じる場合もまた痙病を発生させる。
　　［徐］　　産後は、多く痙病が引き起こされる。陰が虚し液が脱出するからで
ある。産後に汗法や下法を誤って施す場合もあるいはまたこれがある。そこで、
仲景は別に処方を提出せず、人に消息することを許している。
【本文】　　《張氏医通》に云う、「芍薬甘草附子湯」と。
　　《巣源・金瘡中風痙候》に云う、「夫れ金瘡痙なる者は、此れ血脈虚竭し、
飲食未だ復せざるに由り、未だ月日に満たざるに、営衛傷穿し、風気五藏に入
るを得、寒を受くれば、則ち痙す。其の状、口急し背直く、頭を揺すり、馬鳴
し、腰は反折を為し、須臾に大いに発し、息は絶するが如く、汗出づるは雨の
如く、時に救うに及ばざる者は、死す。凡そ金瘡、卒かに汗無き者は、中風な
り。辺りに自ら黄汁を出だす者は、中水なり。並びに痙を作さんと欲す。急ぎ
て之を治せ」と。又《腕折中風痙候》に云う、「夫れ腕折れ、皮肉を傷り、瘡
を作る者は、慎みて風に当たり、及び自ら扇ぐ可からず。若し風は瘡の内に入
り、諸々の経絡を犯せば、痙を致す所なり。痙なる者は、脊背強直し、口噤し
て言うこと能わざるなり」と。案ずるに、此れ後世の所謂「破傷風」なり。其
の中水なる者は、之を破傷湿と謂う（《三因方》に見わる）。《巣源》は又
「産後中風痙候」有り（《婦人産後病》に附して載す）。
【語釈】　〇傷穿：傷は、やぶれる。穿は、穴があく。やぶれる。　〇馬鳴：
「馬がいななくように叫び声をあげる」と解釈する。
【通釈】　　《張氏医通》では、「芍薬甘草附子湯を用いる」と言う。
　　《諸病源候論・金瘡中風痙候》では、「そもそも金瘡痙は、血脈が虚竭し、
飲食がいまだ回復していないことにより、いまだ充分な月日が経っていないの
に、営衛が損傷され、風気が五臓に入り、寒を受ける場合は、痙が発生する。
その病状は、口は拘急し、背は硬直し、頭を揺すり、馬がいななくように叫び、
腰は反折し、僅かの間に大いに発し、息は途絶えるようになり、汗は雨のよう
に出て、時に救うことができない場合は、死亡する。およそ金瘡で、遽かに汗
がなくなる場合は、中風である。瘡の周辺に自然に黄汁を出す場合は、中水で
ある。いずれも痙を発生しようとしている。急いでこれを治療すべきである」
と言う。また、《腕折中風痙候》では、「そもそも腕が折れ、皮肉を傷り、瘡
を生じる場合は、慎んで風に当たったり、および自ら扇いではならない。もし
風が瘡の内に入り、諸々の経絡を犯す場合は、痙を引き起こす。痙は、脊柱や

- 89 -

背部が強直し、口噤して言葉を喋ることができなくなる」と言う。案じるに、これは後世のいわゆる「破傷風」である。その中の中水は、これを破傷湿と言う（《三因方》に見われている）。《諸病源候論》では、また「産後中風痙候」がある（《婦人産後病》に附して記載している）。

【解説】　本条文は、表証を呈する瘡家と発汗禁忌について論述している。

瘡瘍を患い、既に潰瘍が形成されると、気血が損傷されているので、身痛などの表証はあっても、汗法を用いて発汗すべきでない。もし誤って汗法を使用する場合は、血液が愈々竭き、筋脈が養われなくなるので、汗が出ると痙病が発生する。

【原文】　病者、身熱足寒、頸項強急、悪寒、時頭熱、面赤目赤、独頭動揺、卒口噤、背反張者、痙病也。若発其汗者、寒湿相得、其表益虚、即悪寒甚。発其汗已、其脈如蛇。(7)

【本文】　病者、身熱し足寒え、頸項強急して悪寒し、時に頭熱し、面赤く目赤く、独り頭動揺し、卒かに口噤し、背反張する者は、痙病なり。（若し其の汗を発する者は、寒湿相い得て、其の表益々虚し、即ち悪寒甚だし）其の汗を発し已り、其の脈蛇の如し（原註は、一に云う、「其の脈洽す」と。○《傷寒論》は、「目の脈赤く、独り頭面揺すり」に作り、「若し其の汗を発す」以下の二十五字無く、「痙病なり」は「痙を為すなり」に作る。《玉函》、《脈経》は、「其の汗を発す」以下の十七字無し。《脈経》は、「痙病、其の汗を発し已り、其の脈洽洽として蛇の如し」に作る。「相い得」は、程、徐は「相い搏つ」に作る。「洽洽」は、趙本は「滄滄」に作る）。

【語釈】　○病者、身熱し足寒え云々：李克光の説「第一の部分は、主に外感した風寒の邪が裏に入り化熱して痙病を引き起こした証候を論述している」《金匱要略譯釋》。　○若し其の汗を発する者は、寒湿相い得て、其の表益々虚し、即ち悪寒甚だし：この十七字は、湿病の条文がここに錯簡している。李克光の説「本条の諸々の証は、全ては邪熱が化燥して津液が虧損し、これによって筋脈の攣急を引き起こしている。発汗する場合は、愈々その津液を竭くし、元々先の緊弦の脈は一変して屈曲して蛇行する性状になり、病勢が危険で重篤な真臓脈を出現している。本篇の痙病は湿との関係が大ではなく、徒に《素問・至真要大論》の「諸痙項強は、皆湿に属す」の説があるのをもって注釈家は常に多くが強引にこじつけるのであり、実際は病状の多くが湿とは関係がなく、

提出された処方や治則を視ると、少しも意を湿に向けていないので、これでは非常に明確なことがあろうか」李克光主編《金匱要略》。　○其の汗を発し已り、其の脈蛇の如し：曹家達の説「「其の汗を発し、其の脈蛇の如し」は、肝の真臓脈が現われている」《金匱発微》。　○洽：泥水。泥のさま。　○滄滄：寒い。

【通釈】　病人の身体は発熱するが足は寒え、頭項が強く拘急し、悪寒がし、時に頭部が熱くなり、顔面や目が紅潮し、ただ頭部だけが動揺し、突然開口が不能になり、背部が強直して反張する場合は、痙病である。（もし本証に誤って汗法を使用する場合は　外の寒邪と汗の湿邪が合わさり、衛気が益々虚弱になるので、悪寒は更に甚だしくなる）誤汗した後の脈象は、蛇行して下に潜伏し、ねじれ曲がる（原註では、一つには、「その脈はどろどろとしている」と言う。○《傷寒論》では、「目の脈が赤くなり、独り頭や顔面が揺れ」に作り、「もしその汗を発する」以下の二十五字がなく、「痙病である」は「痙を生じる」に作る。《玉函》、《脈経》では、「その汗を発する」より以下の十七字がない。《脈経》では、「痙病は、その汗を発し終わると、その脈はどろどろとして蛇のようになる」に作る。「相い得る」は、程氏と徐氏は「相い搏つ」に作る。「洽洽」の字は、趙本では「滄滄」の字に作る）。

【本文】　［鑑］　諸家は、剛柔の二痙を以て列して首条と為す。今此れを以て第一条と為す者は、蓋し剛柔の辨は倶に此の条従り分かれ出づれば、痙病の最も備わる者は宜しく諸れを首に冠すべし。

　　　［程］　身熱し、頭熱するは、邪太陽に在ればなり。面赤く目赤きは（足陽明の正は目系に繋がる）、邪陽明に在ればなり。頸は陽明に属し、項は太陽に属す。邪二経に在れば、則ち頸項強急し悪寒するなり。陽明の脈は、口を挟む。故に卒かに口噤す。太陽の脈は、背を循りて頭を上る。故に頭独り揺れ、背反張するなり。此れ、其の人必ず汗下亡血の後、正気已に虚して邪気但だ上に勝り、其の足則ち寒ゆ。此れ、痙病の証具に見わるなり。

　　　［鑑］　李挺曰く、「手三陽の筋は、結びて頷と頬に入る。足陽明の筋は、上は口を挟む。風寒虚に乗じて其の筋に入れば、則ち攣る。故に牙関急して口噤す」と。

　　　［尤］　寒湿相い得る者は、汗液の湿と外寒の気と相い得て解せず。而して表気は汗を以てして益々虚し、寒気は湿を得てして転じて増せば、則ち悪寒甚だしきなり。

- 91 -

［沈］　　其の脈堅く勁く、動くこと猶蛇の如きは、乃ち搄紐奔迫の状を譬う。

【語釈】　〇搄紐奔迫：搄は、刺す。ささえる。紐は、ひも。奔は、はしる。疾走する。迫は、せまる。全句は、「紐を突き刺し、疾走して迫る」と理解する。

【通釈】　　［鑑］　　諸家は、剛柔の二つの痙病を第一条に配列する。今この条を第一条とするのは、思うに剛柔の弁別はともにこの条文より分かれて出たのであり、痙病の症状が最も備わるものはこれを最初に冠するべきである。

　　［程］　　身体が熱し、頭が熱するのは、邪が太陽にあるからである。顔面や目が赤くなるのは（足陽明の正脈は、目系に繋がる）、邪が陽明にあるからである。頸部は陽明に属し、項部は太陽に属している。邪が二経にある場合は、頸項部は強く拘急して悪寒がする。陽明の脈は、口を挟む。そこで、遽かに口噤が出現する。太陽の脈は、背を循って頭を上る。そこで、頭だけが揺れ、背部は反張する。その人は、必ず汗法や下法を施し、あるいは血を亡った後、正気が既に虚し、邪気がただ上に勝っているので、その足は寒える。これは、痙病の証がつぶさに見われている。

　　［鑑］　　李彣は、「手の三陽の筋は、結んで頷と頬に入る。足陽明の筋は、上は口を挟む。風寒が虚に乗じてその筋に入る場合は、引き攣る。そこで、牙関緊閉して口噤が出現する」と言う。

　　［尤］　　「寒湿を相互に得る」は、汗液の湿と外寒の気とが相互に得られて解されないことである。そして表気は汗法によって益々虚し、寒気は湿を得て転じて増す場合は、悪寒は甚だしくなる。

　　［沈］　　その脈が堅く勁くなり、拍動が丁度蛇のようになるのは、紐を突き刺し、疾走して迫るような性状のようになるのを譬える。

【本文】　　《溯源集》に云う、「上文は、脈有りて証無し。此の条は、証有りて脈無し。合して之を観れば、痙病の脈証備われり。身熱なる者は、風寒表に在ればなり。足寒ゆる者は、陰邪下に在ればなり。頸項強急し、背反張する者は、太陽の経脈四に行き、巓自り項を下り、背脊を夾みて両旁を行る。寒邪は、経に在り。諸寒は収引し、其の性は勁急す。邪発すれば、則ち筋脈抽掣す。故に頸項強急し、背角弓の反張するが如し。所謂「筋の生ずる所の病」なり。悪寒する者は、寒邪表に在れば、則ち当に悪寒すべく、下焦に在りて陽気虚衰すれば、亦当に悪むべき所なり。時に頭熱し面赤く目脈赤き者は、頭は諸陽の

－ 92 －

会と為し、陽邪独り上に盛んなるは、足の下に寒ゆる所以なり。時なる者は、時に或は熱上に炎えて作止に時有るなり。頭面は、諸陽の聚まる所と為す。乃ち、元首なり。動揺するに宜しからず。風火上に扇動するに因るが故に独り頭面動揺し、卒然として口噤して言わざるなり」と。

案ずるに、《金鑑》に云う、「「若し其の汗を発す」よりの六句は、上文と義属せず。後の「解せんと欲すと為す。脈故の如くなるも、反って伏弦の者は、痙す（8）」の句と文義相い属す。宜しく彼に分かつべし」と。然れども今此の六句を攷うれば、其の意は明晰ならず。疑うらくは是れ他の篇の錯簡ならん。《傷寒論》も亦之無し。宜しく刪るべし。

【語釈】　〇抽掣：抽は、引き攣る。抽搐。掣は、ひく。ひっぱる。　〇角弓：つので作った弓。

【通釈】　《溯源集》では、「上文は、脈があって証がない。この条は、証があって脈がない。合わせてこれを観ると、痙病の脈証が備わっている。身熱は、風寒が表にあるからである。足が寒えるのは、陰邪が下にあるからである。頭項部が強く拘急し、背部が反張するのは、太陽の経脈は四方に行り、巓より項を下り、背部や脊柱を挟んで両傍を行り、寒邪は経にあり、諸々の寒は収引し、その性は勁く拘急するので、邪が発する場合は、筋脈は引き攣る。そこで、頭項部は強く拘急し、背部は角でできた弓が反張するようになる。いわゆる「筋が生じる所の病」である。悪寒がするのは、寒邪が表にある場合は、悪寒がするはずであり、下焦にあって陽気が虚衰する場合もまた悪寒がするはずである。時に頭が熱し、顔面が赤く、目の脈が赤くなる場合は、頭は諸陽の会であり、陽邪が独り上に盛んになるのは、足が下に寒える理由である。時とは、時にあるいは熱が上に炎えて発作や休止に時があることである。頭と顔面は、諸陽が集まる所である。即ち、元首である。動揺するのは好ましくない。風火が上に扇動するので、独り頭や顔面が動揺し、突然口噤して喋らなくなる」と言う。

案じるに、《医宗金鑑》では、「「もしその汗を発する」よりの六句は、上文と義が所属しない。後の「解されようとする。脈が元のようであるが、反って伏弦である場合は、痙病になる（8）」の句と文義が相互に所属する。彼の条文に分けるべきである」と言う。しかし、今この六句を考えると、その意は明確ではない。恐らくこれは他の篇の錯簡であろう。《傷寒論》もまたこれがない。削るべきである。

【解説】　本条文は、痙病の主証について論述している。

《金匱要略輯義》が引用する諸々の解釈では、外邪が侵入して化熱する点が引用されていない。また、「其の脈蛇の如し」の病機が解釈されていない。

痙病に罹患し、邪が太陽にあると、身体が熱し、時に頭が熱する。邪が陽明に伝わると、顔面や目が赤くなる。邪が太陽と陽明の二経にあると、頸項部は強く拘急して悪寒がする。太陽の脈は背を循って頭を上るので、邪が太陽にあると、頭だけが動揺し、背部は反張する。陽明の脈は口を挟むので、邪が陽明にあると、遽かに口噤する。邪が身体の上部に勝ると、病人の足は寒える。

「若し其の汗を発する者」より「即ち悪寒甚だし」までの十七字は、錯簡であるので、ここでは解釈しない。

もし痙病を誤汗する場合は、（筋脈が更に濡養されなくなるので、）脈は堅くて強くなり、拍動は蛇行するようになる。

【原文】　暴腹脹大者、為欲解。脈如故、反伏弦者痙。(8)
【本文】　暴かに腹脹大する者は、解せんと欲すと為す。脈故の如く、反って伏弦の者は痙す（沈本は、「脈」の上に「其の」の字有り。「伏」は、《玉函》、《脈経》は「復た」に作る）。
【語釈】　○暴かに腹脹大する者は、解せんと欲すと為す：陳紀藩の説「痙は全身の筋脈が拘急し、初期は背部が強直し、変化して反張し、その腹部の筋脈もまた痙攣するので、痙病の腹部は往々にして陥凹して舟のような性状になる。今一たび陥凹に変化したが、脹満して大きくなるのは、項や背の反張の症状が緩解する所があることを知るべきである。これは、痙病が緩解する徴候である」陳紀藩主編《金匱要略》。　○脈故の如く、反って伏弦の者は痙す：李克光の説「「脈故の如し」は、痙病の主脈を指す。即ち、下文の「之を按ずれば緊なること弦の如し」の象である。もし腹部が脹満して大きくなるが、ただその脈がなお緊弦であり、かつ沈より転じて伏になる場合は、筋脈が拘急する勢いはいまだ解されていないことを表明する。即ち、邪気がいまだ衰えず、津の損傷がいまだ回復していない象である。そこで、痙病はなおまた起こる可能性がある」《金匱要略譯釋》
【通釈】　痙病に罹患した病人の腹部が突然脹満して大きくなる場合は、痙病は解されようとしている。脈象は依然として不変であるが、反って伏弦脈になる場合は、痙病は好転しない（沈本では、「脈」の字の上に「その」の字がある。「伏」の字は、《玉函》、《脈経》では「復た」の字に作る）。

痙湿暍病脈証第二

【本文】　［程］　暴かに腹脹大するは、解せんと欲すと為すは、理に於いて順ならず。脈伏弦は、即ち後条（9）の伏堅の意なり。

　　［鑑］　暴かに腹脹大の者の句は、衍文なり。当に之を刪るべし。

【通釈】　［程］　「突然腹部が脹満して大きくなる場合は、病は解されようとしている」は、道理において順でない。脈が潜伏して弦であるのは、後の条文（9）の「潜伏して堅い」の意である。

　　［鑑］　「突然腹部が脹満して大きくなる場合」の句は、衍文である。これを刪るべきである。

【解説】　本条文は、痙病の二種類の転機について論述している。

　　「暴かに腹脹大する者は、解せんと欲すと為す」は、程林や《医宗金鑑》の説に従って衍文であるとするが、現在では合理的な解釈がなされているので、衍文とすべきでない。また、「脈故の如く、反って伏弦の者」は、脈象を「脈故の如し」と「反って伏弦」の二種類に分けて理解すべきである。詳細は、《金匱要略解説》、《金匱臓腑弁証解説》、《金匱要略大成》を参照のこと。

【原文】　夫痙脈、按之緊如弦、直上下行。(9)

【本文】　夫れ痙の脈は、之を按ずれば緊なること弦の如く、直上下行す（原註に、「一に「築築として弦」に作る」と。《脈経》に云う、「痙家は、其の脈伏堅、直ちに上下す」と。○案ずるに、《脈経》に云う、「十二の字は、旧本、大書は原文と同じ」と。今趙本に依りて細註と為す。《玉函》、《脈経》は、「築築として弦」に作る）。

【語釈】　○如し：「而して」に読む。「如し」と「而して」の二字は、古人は往々にして互いに用いる。　○上下行：「上」は脈の寸部を指し、「下」は脈の尺部を指す。上下行は、自然に寸部より尺部に至ることを言う。

【通釈】　そもそも痙病の脈は、これを按じると寸部から尺部に至るまでいずれも緊弦である（原註では、「一つには、「脈の到来が弦で強く有力である」に作る」とある。《脈経》では、「痙家では、その脈は潜伏して堅く、寸部から尺部にかけて弦で有力である」と言う。○案じるに、《脈経》では、「十二の字は、旧本、大書では原文と同じである」と言う。今趙本によって細註とする。《玉函》、《脈経》では、「脈の到来が弦で強く有力である」に作る）。

【本文】　［尤］　緊なること弦の如しは、即ち堅直の象なり。李氏曰く、「上下行なる者は、寸より尺に至りて皆緊直の脈を見わすなり」と。

- 95 -

［鑑］　　痙の病為る、其の状勁急強直なり。故に其の脈も亦勁急強直、之を按ずれば緊なるは、勁急の象なり。弦の如しは、直行の象なり。

【通釈】　　［尤］　　緊が弦のようであるのは、堅くて真っ直ぐな象である。李氏は、「上下行は、寸部より尺部に至って皆緊で真っ直ぐな脈を見わすことである」と言う。

　　［鑑］　　痙の病と言うものは、その性状は強く拘急し強張って硬直する。そこで、その脈もまた強く拘急し強張って硬直し、これを按じて緊であるのは、強く拘急する象である。弦のようであるのは、直行する象である。

【本文】　　案ずるに、緊は散ならざるなり。弦は、緩ならざるなり。「如し」の字は、当に読みて「而して」と為すべし。《玉函》、《脈経》は、証す可し。

【通釈】　　案じるに、緊は散ではないことである。弦は、緩ではないことである。「如し」の字は、読んで「而して」とすべきである。《玉函》、《脈経》の「而して」の字は、証拠とすべきである。

【解説】　　本条文は、痙病の主脈について論述している。

　　「之を按ずれば緊なること弦の如し」の「如し」の字は、《玉函》や《脈経》に従って「而して」の字として読むべきである。即ち、脈を按じると「緊にして弦」の意である。「上下行」は、寸部より尺部に至るまで脈はいずれも緊で真っ直ぐな脈であることを言う。痙病は強く拘急し強張って硬直する病であるので、脈もまた強く拘急し強張って強直し、寸部から尺部にかけて「緊にして弦」の脈が出現する。

【原文】　　痙病有灸瘡、難治。（10）

【本文】　　痙病に灸瘡有るは、治し難し。

【語釈】　　○灸瘡：火の灸をすえた後に潰瘍を生じて瘡を形成することを指す。

　　○治し難し：王廷富の説「本条の重点は、二つがある。第一は、痙病は灸をすえるのは好ましくない。痙病は多くが熱邪の患いに属しているので、艾灸は更に陰液を消耗し、陰液が損傷されて熱邪が増し、痙病を増悪させるはずである。第二は、灸瘡で痙病を引き起こす場合の救逆法である。破傷風に属する場合は、その風毒が傷る所を弁別すべきである。もし風毒がその陰を傷る場合は、甘寒養陰を主とし、佐けるに解毒祛風する。風毒がその血を傷る場合は、養血を主とし、佐けるに解毒祛風する。風毒がその気を傷る場合は、益気を主とし、佐けるに解毒祛風すれば、なお救うことが可能になる」《金匱要略指難》

【通釈】　痙病に灸瘡がある場合は、治療は困難である。

【本文】　〔徐〕　痙を治するは、終に表を清するを以て主と為す。灸瘡有る者は、経穴洞達し、火熱内に盛んに、陰気素虧く。即ち、後の括蔞桂枝湯、葛根湯も熱を達せざるを嫌う。大承気湯は、更に陰を傷るを慮る。故に「治し難し」と曰う。

　　〔尤〕　灸瘡有る者は、膿血久しく潰え、穴兪閉じず。妻全善云う、「即ち、破傷風の意なり」と。蓋し、陰傷れて風熱に勝てず、陽傷れて攻伐に任せず。故に「治し難し」と曰う。

【語釈】　○洞達：洞は、深い。達は、到達。　○潰：ついえる。くずれる。敗れる。

【通釈】　〔徐〕　痙病の治療は、最終的に表を清することを主とする。灸瘡がある場合は、（邪が）経穴に深く到達し、火熱が内に盛んになり、陰気が元々虧けている。即ち、後の括蔞桂枝湯、葛根湯などでは熱を外に到達できないことを嫌う。大承気湯は、更に陰を傷ることを苦慮する。そこで、「治療は困難である」と言う。

　　〔尤〕　灸瘡がある場合は、膿血が久しく潰え、穴兪が閉じなくなる。妻全善は、「即ち、破傷風の意である」と言う。思うに、陰が傷れて風熱に勝てなくなり、陽が傷れて攻伐に堪えられなくなる。そこで、「治療は困難である」と言う。

【本文】　《玉函経》は、括蔞桂枝湯の後に一条を出だして云う、「脊強ばる者は、五痙の総名なり。其の証、卒かに口噤し、背反張して瘈瘲す。諸薬も已えず。身柱の大椎、陶道に灸す可し」と。案ずるに、此れに依れば、則ち痙病は必ずしも灸を禁ぜざるなり。

【語釈】　○陶道：督脈の経穴。背部の第1・第2胸椎棘突起間にある。

【通釈】　《玉函経》では、括蔞桂枝湯の後に一条を提出し、「脊柱が強張るのは、五痙の統べてに見られる名である。その証は、突然口噤し、背部が反張して引き攣る。諸薬も治癒させることができない。脊柱にある大椎や陶道などの経穴に灸をすべきである」と言う。案じるに、これによれば、痙病は必ずしも灸を禁止していない。

【解説】　本条文は、灸瘡を伴う痙病の予後について論述している。

　　灸をすえて瘡を生じる場合は、膿血が久しく放出され、経穴が閉じなくなる。陰液が傷れると、風熱に勝てなくなり、陽気が傷れると、攻伐に堪えられなく

なる。本証は、邪が経穴の深部に到達し、火熱が内で盛んになり、陰気が虧損した状態にある。栝蔞桂枝湯や葛根湯では熱を外に達することができない恐れがあり、大承気湯では更に陰液を傷る恐れがある。そこで、治療は困難になる。

【原文】　太陽病、其証備、身体強几几然、脈反沈遅、此為痙。栝蔞桂枝湯主之。(11)

【本文】　太陽病、其の証備わり、身体強ばること几几然、脈反って沈遅なるは、此れを痙と為す。栝蔞桂枝湯之を主る（《玉函》は、「反って」の字無し）。

【語釈】　〇太陽病、其の証備わる：陳紀藩の説「「太陽病、其の証備わる」は、病人が外邪を感受し、太陽病の証候を備えることを指す。即ち、太陽中風表虚証の症状、例えば頭項強痛、発熱、悪風、汗出づなどを具備していることである」陳紀藩主編《金匱要略》。　〇几几然：几几は、元々は羽の短い小鳥が頸を伸ばして飛ぼうとするが、また飛ぶことができない性状を指す。几几然は、雛鳥が飛ぼうとする性状を象り、病人の項や背が強張って拘急し、俯いたり仰向いたり転側したりすることができない様子を形容する。　〇脈反って沈遅：脈が遅であるのは内に寒があるのではなく、津液が不足した脈象である。

【通釈】　病人は太陽病の症状を備え、同時に身体が強張って俯いたり仰向いたりできず、脈が反って沈遅になる場合は、痙病である。この場合は、栝蔞桂枝湯がこれを主治する（《玉函》では、「反って」の字がない）。

【本文】　[尤]　太陽の証備わる者は、趙氏は「太陽の脈は、足自り上行し、背を循りて頭項に至る。此れ、其の過ぐる所の部にして之が状を為す者は、皆是れ其の証是れなり」と謂う。几几は、背強ばり頸に連なるの貌なり。沈は、本痙の脈なり。遅は、内寒に非ず。乃ち、津液少なくして営衛の行利せざればなり。傷寒、項背強ばること几几、汗出で悪風する者、脈必ず浮数なるは、邪風表に盛んと為す。此の証、身体強ばること几几然、脈反って沈遅の者は、風外に淫れて津内に傷ると為す。故に桂枝を用うるは則ち同じにして一つは葛根を加えて以て其の散を助け、一つは栝樓根を加えて兼ねて其の内を滋すは則ち同じならざるなり。

　　[沈]　此れ、柔痙の方を出だすなり。汗有りの柔痙と言わずと雖も、此れ桂枝湯を用いて営衛を和して太陽衛分の邪を解し、栝蔞は能く胸膈の熱を清すれば、汗有り風衛を傷るの大法より出ぜざること意を以て会す可し。

- 98 -

痙湿暍病脈証第二

　　[程]　　兀兀は、俯仰自如ならずの貌なり（案ずるに、《説文》は「兀」の字に鈎挑無し。鈎挑有る者は、乃ち几案の「几」の字なり。兀は、乃ち鳥の短羽は、小鳥の毛羽未だ盛んならざるの形を象る。飛ぶに兀兀なり。故に「鳧」の字は「兀」に従う。蓋し、其の頸項強急するの意を形容す。○簡案ずるに、《明理論》に「兀は、音殊。兀は、頸を引くの貌なり。兀は、短羽の鳥なり。短羽の鳥は、飛騰すること能わず。動けば、則ち先ず其の頸を伸引するのみ。項背強ばる者は、動きは亦之の如し。几案の几の若くにして偃屈するに非ざるなり」と。程註の此に本づくを是と為す。《本事方》に几足の義と為し、《三因方》に「兀兀」に作り、《証治準縄》に《詩・豳風》の「赤舄几几」を引きて解を為すは、並びに従う可からず）。

【語釈】　○俯仰：俛仰に同じ。うつむくことと、あおむくこと。　○自如：もとのまま。　○鈎挑：鈎は、かぎ。挑は、はねる。字の最後が下から上に向かってはねること。　○几案：つくえ。　○飛騰：飛び上がる。　○偃屈：偃は、うつぶせになる。屈は、まげる。　○兀兀：動かないさま。　○赤舄：礼服の沓。　○几几：沓の飾りの美しいさま。

【通釈】　[尤]　　太陽の証が備わるのは、趙氏は「太陽の脈は、足より上行し、背を循って頭や項に至る。これは、それが通過する所の部位であり、この症状を生じるのは、いずれもこれがその証である」と言う。兀兀は、背が強張り頸に連なる貌である。沈は、元々痙病の脈である。遅は、内が寒えるのではない。即ち、津液が少なくなり、営衛の運行が通利しなくなるからである。傷寒に罹患し、項や背が兀兀として強張り、汗が出て悪風がする場合に脈が必ず浮数になるのは、邪風が表に盛んになるからである。この証で、身体が強張って兀兀然となり、脈が反って沈遅になるのは、風が外に淫れ、津が内に傷られるからである。そこで、桂枝湯を用いるのは同じであるが、一つには葛根を加えてその発散を助け、一つには栝蔞根を加えて兼ねてその内を滋養するのは同じでない。

　　[沈]　　これは、柔痙の処方を提出している。汗がある柔痙とは言わないが、これは桂枝湯を用いて営衛を調和して太陽の衛分の邪を解し、栝蔞根はよく胸膈の熱を清するので、汗があり風が衛を傷る大法より出ていないことを意をもって理解すべきである。

　　[程]　　兀兀は、俯いたり仰向いたりすることが元のようにできない貌である（案じるに、《説文》では「兀」の字に鈎の挑ねがない。鈎の挑ねがあるの

は、机の「几」の字である。几は、短い羽の鳥で、小鳥の羽毛がいまだ盛んで
ない形を象る。飛ぶのが几几である。そこで、「𩨀」の字は「几」に従う。思
うに、その頸や項が強張り拘急する意を形容している。○元簡が案じるに、
《傷寒明理論》では、「几は、音が殊である。几は、頸を引く貌である。几は、
短かい羽の鳥である。短かい羽の鳥は、飛び上がることができない。動く場合
は、先ずその頸を伸ばしたり引いたりするだけである。項背が強張るのは、動
きはまたこのようである。机の几のように俯せに曲がるのではない」とある。
程氏の注釈がここに基づいているのが正しい。《本事方》で几足の義とし、
《三因方》で「兀兀として動かない」に作り、《証治準縄》で《詩経・豳風》
の「赤い舄が几几として美しい」を引用して解釈するのは、並びに従うべきで
ない）。

【本文】　栝蔞桂枝湯方
　栝蔞根（二両。○程、沈は、「三両」に作る」）　桂枝（三両）　芍薬（三
両）　甘草（二両。○徐、沈は、「炙る」の字有り）　生姜（三両。○徐、沈
は、「切る」の字有り）　大棗（十二枚。○徐、沈は、「擘く」の字有り）
　右六味、水九升を以て、煮て三升を取り、分かち温め三服し、微汗を取る。
汗出でざれば、食頃に熱粥を啜りて発す。

【語釈】　○栝蔞桂枝湯：聶恵民の説「本証は、太陽病で兼ねて津液が不足し、
筋が濡養されなくなるので、筋脈が拘急する痙病である。そこで、清熱生津、
解肌柔脈の栝蔞桂枝湯でこれを治療すべきである。栝蔞は甘寒で清熱生津、散
結導滞し、内は経絡に走って舒筋柔脈する。《本経》では、「栝蔞根は消渇、
身熱、煩満、大熱するを治す」と言う。《薬品化義》では、「栝蔞仁は、体は
潤でよく燥を去り、性は滑でよく竅を通利する」と言う。桂枝湯は、調和営衛、
解肌祛邪、疏風解表し、風邪が去る場合は経気は流通し、筋脈が舒びて緩む場
合は痙は止まり病は治癒する。そこで、喩昌は、「即ち、表法を変化させて和
法とする」と言う。更に粥を啜って胃気を助け、陰陽を調和させ、正気を回復
させる。本方は、外感で津が枯れ血が燥いて筋脈の拘急を引き起こす場合を治
療する主要な方剤である」《経方方論薈要》。　○栝蔞根：栝楼根、天花粉に
同じ。清熱瀉火薬。味は甘、微苦、酸、微寒。本品は、甘酸で生津し、止渇潤
燥し、苦寒で清肺し、兼ねて消腫排膿できる。

【通釈】　栝蔞桂枝湯方
　栝蔞根（二両。○程本と沈本は、「三両」に作る」）　桂枝（三両）　芍薬

（三両）　　甘草（二両。○徐本と沈本は、「あぶる」の字がある）　　生姜（三両。○徐本と沈本は、「切る」の字がある）　　大棗（十二枚。○徐本と沈本は、「きざむ」の字がある）

　右の六味に水九升を用い、煮て三升を取り、三回に分けて温めて服用し、微かに発汗させる。汗が出ない場合は、暫くしてから熱い粥を啜って発汗させる。

【本文】　案ずるに、《神農本経》に云う、「括蔞根は、消渇、身熱、煩満、大熱を治す」と。

　《三因》の括蔞桂枝湯は、柔痓、身体強ばること兀兀然、脈反って沈遅、自汗するを治す（即ち、本方）。

　又桂枝括蔞根湯は、傷風、汗下解せず、経絡に欝し、気に随いて湧泄し、衄は清血を出だし、或は清気道閉じ、流れて胃管に入り、清血を吐出し、寒に遇えば之を泣らせ、色必ず瘀黒なる者を治す。

　本方に於いて川芎等分を加う。

【通釈】　案じるに、《神農本草経》では、「栝蔞根は、消渇し、身体が発熱し、煩満し、大いに熱する場合を治療する」と言う。

　《三因》の栝蔞桂枝湯は、柔痓に罹患し、身体が強張って動かず、脈が反って沈遅になり、自汗が出る場合を治療する（即ち、本方である）。

　また、桂枝栝蔞根湯は、傷風に罹患し、汗法や下法で病が解されず、邪が経絡に欝滞し、血が気に随って湧いて泄れ、衄は清らかな血を出し、あるいは気道が閉じ、血が流れて胃管に入り、清らかな血を吐出し、寒に遇うとこれを凝滞させ、色が必ず暗黒色になる場合を治療する。

　本方に川芎等分を加える。

【解説】　本条文は、柔痓の証候と治療法について論述している。

　太陽の脈は、足より上行し、背を循って頭や項に至る。邪が太陽に侵入すると、汗が出て、背や身体が強張る。兀兀は、羽の短い鳥が飛ぼうとして頸を伸ばしたり引いたりするが、飛ぶことができない貌を言う。即ち、背が強張って頸に連なると、兀兀然として頸部が強張る。痓病に罹患すると、脈は沈になる。また、痓病に罹患し、津液が少なくなり、営衛の運行が通利しなくなると、脈は遅になる。本証は、風邪が外に淫れ、津液が内に傷られた状態にある。そこで、栝蔞桂枝湯を与え、桂枝湯で営衛を調和して太陽の邪を解し、括樓根で生津してその内を滋養する。

【原文】　太陽病、無汗、而小便反少、気上衝胸、口噤不得語、欲作剛痓、葛根湯主之。(12)

【本文】　太陽病、汗無くして小便反って少なく、気上りて胸を衝き、口噤し語るを得ず、剛痓を作さんとするは、葛根湯之を主る。

【語釈】　○太陽病、汗無くして小便反って少なく云々：李克光の説「「太陽病」の三字は、既にこれが外感痓病であることを提示し、本証には発熱、悪寒などの表象があることを概括する。「汗無し」は、太陽の表実の証に属している。風寒が外束し、肌腠が鬱閉することによって引き起こされる。この所は、本証が剛痓に属していることを説明する。既に汗が出て津液が外泄することがなければ、小便は少なくなるはずがない。ただ、本証は反って小便が少なくなる。これは、外邪が束表し、肺が宣発と粛降を主る機能を失調し、津液の転輸が不利になるからである。汗がなく、小便が少なくなる場合は、表気は宣びず、裏気は行らず、表裏の気は宣通できなくなるので、勢いは必ず逆して上を衝く。そこで、病人は気が上って胸を衝くのを自覚する。邪気が太陽を痺阻し、陽明に波及すると、陽明の筋脈の不利が引き起こされる。そこで、口噤し言葉を喋れなくなる。もし病状が継続して発展する場合は、項背反張、四肢強直などの現象が出現するはずである。そこで、「剛痓を作さんと欲す」と言う。本証は、総合すると、外邪が太陽と陽明を阻滞し、営衛や三焦の気機が不暢になって引き起こされる。治療は発汗祛邪、調和営衛、升津舒筋すべきであり、処方は葛根湯を用いる」《金匱要略譯釋》

【通釈】　太陽病に罹患し、汗は出ず、小便は反って少なくなり、気が逆上して胸に突き上げ、開口が不能になって言葉を喋ることができず、今にも剛痓を発症しようとする場合は、葛根湯がこれを主治する。

【本文】　［尤］　汗無くして小便反って少なき者は、風寒湿甚だしく、気と相い持し、外達を得ず、亦并びに下行せざればなり。外達せず、下行せざれば、勢い必ず逆して上に衝き、胸満を為し、口噤して語るを得ずを為す。馴れて面赤く頭揺れ、項背強直するに至るは、言を待たざる所なり。故に曰く、「剛痓を作さんと欲す」と。葛根湯は、即ち桂枝湯に麻黄、葛根を加う。乃ち、剛痓、汗無き者の正法なり。

【語釈】　○風寒湿甚だし：尤在涇は痓病を引き起こす邪気として風寒湿の邪を挙げているが、本篇に記載されている痓病の発症には湿邪は殆ど関与していない。王廷富の説「主な病理は、寒が外に淫れ、太陽と陽明の経、および筋を

痙湿暍病脈証第二

閉塞し、営衛の運行が滞って病を生じる。これは、風寒表実証である。そこで、散寒解肌の方法を用いて主治する」《金匱要略指難》

【通釈】　［尤］　汗がなく、小便が反って少なくなるのは、風寒湿が甚だしくなり、気と相互に堅持し、外に達することができず、また並びに下行しなくなるからである。外に達することがなく、下行することがなければ、勢いは必ず上逆して上に衝き、胸満を生じ、口噤して言葉を喋ることができなくなる。馴れると顔面は赤くなり、頭は動揺し、項背部が強直するようになるのは、言うまでもない。そこで、「剛痙を発生しようとする」と言う。葛根湯は、桂枝湯に麻黄と葛根を加える。即ち、剛痙で汗がない場合の正法である。

【本文】　葛根湯方（《三因》は、葛根麻黄湯と名づく）

葛根（四両）　麻黄（三両、節を去る）　桂（二両、皮を去る。○《傷寒論》は、「桂枝」に作る。当に「枝」の字を補うべし）　芍薬（二両。○趙本に「三両」に作るは、非なり）　甘草（二両、炙る）　生姜（三両。○《傷寒論》は、「切る」の字有り）　大棗（十二枚。○《傷寒論》は、「擘く」の字有り）

右七味、㕮咀し、水七升を以て、先ず麻黄、葛根を煮て、二升を減じ、沫を去り、諸薬を内れ、煮て三升を取り、滓を去り、乙升を温服し、覆いて微しく汗に似たるを取り、粥を啜るを須いず。余は桂枝湯の法の如く将息及び禁忌す（「一斗」を趙は「七升」に作るは、非なり）。

【語釈】　○葛根湯：聶恵民の説「本証は、太陽病で兼ねて肌表がともに実し、内は肺に迫り、経兪が不利になり、剛痙を発生しようとしている。そこで、葛根湯をもって肌表を両解し、生津柔筋する。葛根は甘平で涼であり、陽を升らせて陰気を起こし、燥を滋して脈を柔らげる。《用薬方象》の中では、「その気は軽く浮き、胃気を鼓舞し、津液を生じ、また肌熱を解する」と言う。麻黄は、辛温でよく玄府や腠理の閉塞を開き、祛風散寒して小便を通利する。桂枝湯は、調和営衛し、陰血と筋脈を養う。そこで、本方は、表裏を調和し、陰気を益して津液を生じ、筋脈を滋潤し、経絡を通じ、剛痙を予防する常用の方剤となる」《経方方論薈要》

【通釈】　葛根湯方（《三因方》は、葛根麻黄湯と名づける）

葛根（四両）　麻黄（三両、節を除く）　桂（二両、皮を除く。○《傷寒論》では、「桂枝」に作る。「枝」の字を補うべきである）　芍薬（二両。○趙本に「三両」に作るのは、間違いである）　甘草（二両、あぶる）　生姜

－ 103 －

（三両。○《傷寒論》では、「切る」の字がある）　　大棗（十二枚。○《傷寒論》では、「きざむ」の字がある）

　右の七味を㕮咀し、水七升を用いて先ず麻黄と葛根を煮て、二升を減量し、上に浮かんだ泡沫を除き、諸薬を入れ、煮て三升を取り、滓を除き、一升を温めて服用し、布団を掛けて微かに発汗させるが、熱い粥は啜らない。その他は、桂枝湯の場合と同様に将息と禁忌を順守する（「一斗」を趙本に「七升」に作るのは、間違いである）。

【本文】　　柯氏の《来蘇集》に云う、「葛根は味甘気涼、能く陰気を起こして津液を生じ、筋脈を滋して其の牽引を舒ばす。故に以て君と為す。麻黄、生姜は、能く玄府腠理の閉塞を開き、祛風して汗を出だす。故に以て臣と為す。寒熱倶に軽し。故に少しく佐くるに桂、芍と甘、棗と同じくして以て裏を和す。此れ、麻、桂二湯の間に於いて其の軽重を衡りて表裏を調和するの剤と為すなり。葛根と桂枝は、同じく解肌和裏の薬と為す。故に汗有り、汗無し、下利す、下利せずは、皆用う可し。麻黄の表を治するに専らする者とは同じならず」と。案ずるに、《神農本経》に曰く、「葛根は、気味甘辛平、消渇、身大熱するを治し、陰気を起こす」と。柯氏以て発表生津の品と為すは、全ては本経に本づく。而して剛痙の主る所も亦此に在るは、実に卓見なり。徐、沈の諸家、皆以て陽明の邪を解すと為す者は、非なり。

【語釈】　　○祛風して汗を出だす：《金匱要略輯義》では「汗を去る」に作るが、《傷寒来蘇集》に従って「汗を出だす」に訂正する。　　○卓見：優れた見解。優れた考え。

【通釈】　　柯氏の《来蘇集》では、「葛根は味は甘、気は涼で、よく陰気を起こして津液を生じ、筋脈を滋潤してその牽引を舒ばす。そこで、君とする。麻黄、生姜は、よく玄府や腠理の閉塞を開き、祛風して汗を出す。そこで、臣とする。寒熱は、ともに軽い。そこで、僅かに佐けるに桂枝と芍薬を甘草と大棗と同じく用いて裏を調和する。これは、麻黄湯と桂枝湯の二つの湯液の間でその軽重を衡って表裏を調和する方剤とする。葛根と桂枝は、同じく解肌して裏を調和する薬である。そこで、汗があり、あるいは汗がなく、下痢をし、あるいは下痢をしない場合でも、いずれも用いることができる。麻黄が表を専ら治療するのとは、同じでない」と言う。案じるに、《神農本草経》では、「葛根は、気味は甘辛平で、消渇、身体の大熱を治療し、陰気を起こす」と言う。柯氏が発表生津の品とするのは、全てが本経に基づいている。そして剛痙の主る

- 104 -

所もまたここにあるとするのは、実に優れた見解である。徐氏、沈氏などの諸家がいずれも陽明の邪を解するとするのは、間違いである。

【解説】　本条文は、今にも剛痙を発症しようとする場合の証候と治療法について論述している。

　太陽病に罹患し、風寒（湿）の邪が甚だしくなり、邪気が正気と打ち合って外に到達できなくなると、汗は出なくなる。また、裏気が下行できなくなると、小便は反って少なくなる。邪気が外に到達できず、裏気が下行できず、勢いが上逆すると、気が上って胸を衝き、胸部は脹満し、口噤して言葉を喋ることができなくなる。本証では、顔面の紅潮、頭部の動揺、項背部の強直などの剛痙の症状は出現せず、今にも剛痙を発症しようとする症状が出現する。そこで、葛根湯を与えて発表生津する。

　葛根湯は、桂枝湯に葛根と麻黄を加えた処方である。方中の葛根は、味甘気涼で、陰気を起こして津液を生じ、筋脈を滋潤して牽引を舒ばす。麻黄、生姜は、玄府や腠理の閉塞を開き、祛風して発汗する。桂枝と芍薬は、甘草と大棗と同じく用いて裏を調和する。

【原文】　痙為病、胸満口噤、臥不著席、脚攣急、必齘歯、可与大承気湯。（13）

【本文】　痙の病為る、（原註は、「一本に「痙」の字の上に「剛」の字有り」と）胸満、口噤し、臥して席に著かず、脚攣急し、必ず齘歯するは、大承気湯を与う可し（《玉函》、《脈経》は、「剛痙の病為る」に作り、「必ず」の上に「其の人」の二字有り。徐、沈は、「齘」を「介」に作る）。

【語釈】　〇痙の病為る云々：王廷富の説「本条の重点には三つがある。第一は、本条を運用する条件である。本条の主証の外に、顔面や唇の紅潮、大便秘結、あるいは不通、舌質紅、舌苔黄燥、脈は数有力などがあるはずである。新たな病で身体が実し気が旺盛である場合は、まさに斟酌して軽剤を投与し、これを攻めるべきである。そこで、原文の中の「与う可し」の二字は、深い意味がある。方中の大黄、芒硝はその燥熱を泄し、枳実、厚朴はその壅滞を破る。真の実証でなければ、妄りに用いるべきでない。第二は、痙病では慎んで攻下法を用いる。攻下は容易に正気を傷るので、唐容川は「仲景は、痙病においては元々下法を戒める。これがまたこれを下すのは、胸満、口噤、齘歯の内熱があるからである。即ち、痙病の変証である。そこで、変法をもってこれを治療

する。痙病を治療する正方と認識してはならない」と考える。これは、経験による論述である。第三は、温熱の病毒が痙病を引き起こす場合の治則である。温熱の病毒が痙病を引き起こす場合は、その病変が気分にあるのか、あるいは営分にあるのかを弁別し、清熱解毒祛風、あるいは滋陰解毒熄風の方法を採用してこれを治療すべきである」《金匱要略指難》。 ○大承気湯を与う可し：陳紀藩の説「これは、陽明の熱が盛んになり、気が塞がり、陰が傷れ、筋が攣る痙病であり、病勢は邪が太陽の表にある場合に比較して更に厳重である。「急なれば則ち其の標を治せ」で、治療は通腑泄熱、急下存陰すべきである」陳紀藩主編《金匱要略》

【通釈】 痙病の病と言うものは、（原註では、「ある本では、「痙」の字の上に「剛」の字がある」とある）胸部が脹満し、口噤し、角弓反張して背骨は床に接触せず、脛の肌肉が痙攣し、必ず上下の歯が堅く咬み合わさって歯ぎしりする場合は、大承気湯を与えるべきである（《玉函》、《脈経》では、「剛痙の病と言うものは」に作り、「必ず」の字の上に「その人」の二字がある。徐本と沈本では、「齘」の字を「介」の字に作る）。

【本文】 ［程］ 「胸満」は、即ち「気上りて胸を衝く」の互文なり。「臥して席に著かず」は、亦反張の互詞なり。龐安常曰く、「痙病、臥して席に著かざる者は、小児は腰背席を去ること二指、大人は手の側掌なれば、治し難しと為す」と。邪太陽に在れば則ち攣急し、邪陽明に在れば則ち口噤す。《霊枢経》に曰く、「熱して痙する者は、死す。腰折れ、瘛瘲し、噤齘するなり」と（《熱病篇》に出づ）。「齘」は、切歯なり。噤の甚だしき者は、則ち切す。《霊枢・熱病篇》に「齧齒」有り。当に是れ齘歯の類なるべし。痙病は表に属し虚に属すれば、未だ承気を与えて下す可からざるなり。当に之を詳らかにすべし。

［鑑］ 此れ、痙病の裏に入るを申し、以て其の治を明かすなり。痙病にして更に胸満するは、裏気壅がればなり。臥して席に著かざるは、反張甚だしければなり。脚攣急するは、勁急甚だしければなり。必ず齘歯するは、牙緊甚だしければなり。此れ、皆陽明の熱盛んにして筋を灼き、筋急にして甚だしきの象なり。故に大承気湯を以て直ちに其の熱を攻む。陽明の実を攻むるに非ざるなり。

【語釈】 ○熱して痙する者は、死す。腰折れ瘛瘲して噤齘するなり：「腰折る」は、背部や脊柱の反張。「瘛瘲」は、四肢や身体の抽掣。「噤」は、牙関

緊閉。「齘」は、歯ぎしり。全句は、「発熱して痙病を発生する場合は、死亡する。この場合は、背が反張し、四肢や身体が抽搐し、口噤し、歯を嚙みしめるなどの症状が出現する」の意。　○切歯：歯ぎしり。　○牙緊：牙は、歯。緊は、かたくしめる。

【通釈】　［程］　「胸満」は、「気が上って胸を衝く」の互文である。「床に臥せて席に着かない」は、また反張の互詞である。龐安常は、「痙病で、床に臥せて席に着かない場合は、小児では腰や背が床を二指離れ、大人では掌の幅の大きさが床を離れていれば、治療は困難である」と言う。邪が太陽にある場合は引き攣れて拘急し、邪が陽明にある場合は口噤する。《霊枢》では、「発熱して痙病に罹患する場合は、死亡する。背が反張し、身体は抽搐し、口噤し、歯ぎしりをする」と言う（《熱病篇》に出ている）。「齘」は、歯ぎしりである。口噤が甚だしい場合は、歯ぎしりをする。《霊枢・熱病篇》では、「齰歯」の語句がある。これは、歯ぎしりの類のはずである。痙病は表に属し虚に属しているので、いまだ承気湯を与えて攻下すべきでない。これを詳らかにすべきである。

　　［鑑］　これは、痙病が裏に入る場合を述べ、その治療法を明らかにしている。痙病に罹患し、更に胸満するのは、裏気が塞がるからである。床について席に着かないのは、反張が甚だしくなるからである。脚が攣急するのは、強く拘急して甚だしくなるからである。必ず歯ぎしりをするのは、牙関緊閉が甚だしくなるからである。これは、皆陽明の熱が盛んになって筋を灼き、筋が拘急して甚だしくなる象である。そこで、大承気湯をもって直ちにその熱を攻めるのであり、陽明の実を攻めるのではない。

【本文】　柯氏の《傷寒論翼》に云う、「六気の病為る、皆能く発熱す。然れども寒と熱は相い因り、暑と湿は相い従うも、独り燥と湿とは相い反す。湿病は多くは之を地気に得、燥病は多くは之を内因に得。此れ、病因の殊なりなり。病機十九条は、燥症独り無し。「諸痙項強は、皆湿に属す」の若きは、愚竊かに之を疑う。今本論に痙と湿との分有り。又曰く、「太陽病、汗を発すること太だ多ければ、因りて痙を致す（4）」と。則ち、痙の燥に属すること疑い無きなり。夫れ痙は状を以て名を命づけ、血虚に因りて筋急するのみ。六気の患い為る、皆以て痙を致すに足る。然れども熱せざれば則ち燥かず、燥かざれば則ち痙を成さず。又云う、「風寒を治するは、津液を惜しまず。所以に汗を発すること太だ多ければ、因りて痙を致す者多し」と。夫れ痙は本由来有り。一

－　107　－

たび妄治を経れば、即ち奇形 畢 <ruby>畢<rt>ことごと</rt></ruby>く現わる。項背強ばること几几は、是れ痓の徴兆なり。故に葛根を用う。身体強ばるは、是れ痓の已に著わる。故に括蔞根を用う。臥して席に著かず、脚攣急し、口噤し、歯齘するは、是れ痓の劇甚なり。故に大黄、芒硝を用うるは、津液を多くするの品を取りて以て陰血を滋養するに非ざること無し。当に汗すべくして汗せざる者と例を同じくするを得ざるなり」と。

【語釈】 〇徴兆：徴は、しるし。あかし。兆は、きざし。前触れ。 〇劇甚：非常に甚だしい。

【通釈】 柯氏の《傷寒論翼》では、「六気の病と言うものは、皆よく発熱する。しかし、寒と熱は相互に寄り添い、暑と湿は相互に従うが、独り燥と湿だけは相互に反する。湿病は多くはこれを地気に獲得し、燥病は多くはこれを内因に獲得する。これが病因の異なりである。病機十九条には、燥症だけがない。「諸々の痓病で項部が強張るのは、皆湿に属している」のようなものは、私は窃かにこれを疑う。今本論では、痓病と湿病との区分がある。また、「太陽病に罹患し、発汗が甚だ多くなると、これによって痓病を引き起こす（4）」と言う。即ち、痓病が燥に属しているのは、疑いがない。そもそも痓病は病状をもって命名し、血虚が原因で筋脈が拘急するだけである。六気の患いと言うものは、皆痓病を引き起こすには充分である。しかし、熱しない場合は燥かず、燥かない場合は痓病を形成しない。また、「風寒を治療する場合は、津液を惜しまない。そこで、発汗が甚だ多くなると、これによって痓病を引き起こす場合が多い」と言う。そもそも痓病には元々由来がある。一たび妄りに治療を受けると、奇形が尽く現われる。項部や背部が几几として強張るのは、痓病の兆候である。そこで、葛根を用いる。身体が強張るのは、痓病が既に現われている。そこで、栝蔞根を用いる。角弓反張して背が床に接触せず、脚が引き攣って拘急し、口噤し、歯ぎしりをするのは、痓病が最も甚だしい。そこで、大黄と芒硝を用いるのは、津液を多くする品を取って陰血を滋養するのでないことがない。発汗すべきであるが、発汗しない場合と例を同じにすることはできない。

【本文】 大承気湯方

大黄（四両、酒もて洗う） 厚朴（半斤、炙り、皮を去る） 枳実（五枚、炙る） 芒硝（三合）

右四味、水一斗を以て、先ず二物を煮て五升を取り、滓を去り、大黄を内れ

－ 108 －

煮て二升を取り、滓を去り、芒硝を内れ、更に火に上せて微しく一二沸し、分かち温め再服す。下を得れば、服するを止む（「火微」は、宋版《傷寒論》に「微火」に作る）。

【語釈】　〇大承気湯：聶恵民の説「本方は、腸中の燥屎を蕩滌し、急下存陰する方剤である。大黄は苦寒で、直ちに下焦に走り、胃腸を蕩滌し、熱を泄らせて実を去る。芒硝は鹹寒で、潤燥蕩実して泄熱する。枳実、厚朴は苦温で、行気導滞してその壅塞を破る。そこで、腹満燥実の陽明の証に用いるのがよい」《経方方論薈要》

【本文】　大承気湯方
　大黄（四両、酒で洗う）　厚朴（半斤、あぶり、皮を除く）　枳実（五枚、あぶる）　芒硝（三合）
　右の四味に水一斗を用い、先ず厚朴と枳実を煮て五升を取り、滓を除き、大黄を入れて煮て二升を取り、滓を除き、芒硝を入れ、更に火にのせて微かに一二回沸騰させ、二回に分けて温めて服用する。下痢が出現する場合は、その後の服用を中止する（「火微」の字は、宋版の《傷寒論》では「微火」の字に作る）。

【本文】　《三因》の大承気湯は、剛痙を治し云々、陽明は宗筋を養うを以てなり。陽明なる者は、胃なり。風湿寒胃に入れば、則ち熱甚だし。宗筋以て養うこと無きが故に急す。直ちに陽明を利して以て其の能く養うを治するなり。

　案ずるに、《甲乙経》に云う、「剛痙は、太陽中風の寒湿に感ずる者なり。其の脈往来進退し、以て沈遅細なるは、傷寒の熱病と異なれり」と。《巣源》、《千金》に並びに云う、「風邪は太陽経を傷り、復た寒湿に遇えば、則ち痙を発するなり」と。是に於いて成無己以降は、皆其の説を宗び、復た異論無し。特に張介賓に至りて則ち云う、「病は筋脈に在り、筋脈拘急するは、反張する所以なり。其の病は血液に在り、血液枯燥するは、筋攣る所以なり」と。柯氏因りて燥証を以て之を断ず。其の説固より確かなり。故に徐、沈の諸家の凡そ寒湿を以て之を註する者は、皆憑る可からざるなり。

　徐氏の《蘭臺軌範》に云う、「痙病は、乃ち傷寒の壊証なり。小児之を得れば、猶愈ゆる者有り。其の余は、則ち百に一も療し難し。其の実する者は、或は下に因りて生を得ること有り。虚する者は、竟に治法無し。《金匱》の諸方は、効を見わすこと絶えて少なし」と。

　案ずるに、《千金方》に云う、「病発し、身軽く、時に醒むる者は、之を癇

と謂うなり。身強直し、反張すること弓の如く、時に醒めざる者は、之を痙と
謂うなり」と。此れ、癇と痙の辨なり。所謂「癇」は、即ち《聖恵方》以降は
「驚風」と称す（急驚は即ち陽癇、慢驚は即ち陰癇）。二証は自ら判然なり。
沈云う、「方中行の《傷寒条弁》に謂う、「小児の角弓反張、手足の抽搦は、
後世の児科は総じて「驚風」と名づく」と。誤治は驚風に非ずと謂うも、亦痙
病を為す。余詳らかにするに、此れ乃ち少陰、少陽の客熱の至る所は驚を為し、
瘈を為す。熱邪を感冒して致す所は、実は驚風に非ず、並びに痙に非ず。故に
詳らかに之に及べり」と。沈の此の説、極めて是なり。惜しむらくは、驚風は
即ち是れ古の癇なるを知らざるに似たり。

【語釈】　〇憑る：よる。たのむ。　〇慢：ゆるやか。緩慢。　〇搦：にぎる。
　〇瘈：小児の病名。ひきつけ。瘈瘲、驚風に同じ。

【通釈】　《三因方》の大承気湯は、剛痙を治療し云々、陽明は宗筋を養うか
らである。陽明は、胃である。風湿寒が胃に入る場合は、熱が甚だしくなる。
宗筋を養うことがないので、拘急する。直ちに陽明を通利してそれがよく養う
ところを治療する。

　案じるに、《甲乙経》では、「剛痙は、太陽中風証で寒湿を感受する場合で
ある。その脈が往来進退して沈遅細になるのは、傷寒の熱病とは異なる」と言
う。《諸病源候論》、《千金》では、並びに「風邪は太陽経を傷り、また寒湿
に遇う場合は、痙病を発生する」と言う。ここにおいて成無己以降は、皆その
説を宗び、また異論がない。ただ、張介賓に至っては、「病は筋脈にあり、筋
脈が拘急するのは、反張する理由である。その病は血液にあり、血液が枯燥す
るのは、筋が引き攣る理由である」と言う。柯氏は、これによって燥証でこれ
を断定した。その説は、固より確かである。そこで、徐氏、沈氏などの諸家が
およそ寒湿をもってこれを注釈するのは、皆頼るべきでない。

　徐氏の《蘭臺軌範》では、「痙病は、傷寒の壊証である。小児がこれを得る
と、なお治癒する場合がある。その他は、百に一も治療が困難である。それが
実している場合は、あるいは下法によって生きることがある。虚している場合
は、遂に治療法はない。《金匱要略》の諸々の処方は、効果を見わすのは絶え
て少ない」と言う。

　案じるに、《千金方》では、「病が発生し、身体は軽く、時に醒める場合は、
これを癇と言う。身体が強直し、弓のように反張し、時に醒めない場合は、こ
れを痙と言う」と言う。これが癇と痙の弁別である。いわゆる「癇」は、《聖

恵方》以降は「驚風」と称される（急性の驚は陽癇であり、慢性の驚は陰癇である）。二つの証は自ら区別がはっきりしている。沈氏は、「方中行の《傷寒論条弁》では、「小児が角弓反張し、手足が引き攣るのは、後世の小児科では総じて「驚風」と名づける」と言う。誤治によるものは驚風ではないと言うが、また痙病を生じる。私がこれを詳らかにすると、これは少陰と少陽の客熱が至る所は驚を生じ、引き付けを生じる。熱邪を感冒して引き起こされるのは、実は驚風ではなく、並びに痙でもない。そこで、詳らかにこれに及んで述べた」と言う。沈氏のこの説は、極めて正しい。惜しいことに、驚風は古の癇であることを知らないようである。

【解説】　本条文は、剛痙の邪が陽明の裏に伝わる場合に出現する症状と治療法について論述している。

　剛痙に罹患し、邪が陽明の裏に入り、裏気が塞がると、胸部は脹満し、口噤する。反張が甚だしくなると、背は床に着かなくなる。四肢の拘急が強くなると、脚は引き攣る。牙関緊閉が甚だしくなると、歯ぎしりをする。本証は、邪熱が陽明で旺盛になって筋脈を灼傷し、筋脈が甚だしく拘急した状態にある。そこで、大承気湯を与えて直ちにその熱を攻める。

【原文】　太陽病、関節疼痛而煩、脈沈而細者、此名湿痺。湿痺之候、小便不利、大便反快。但当利其小便。(14)

【本文】　太陽病、関節疼痛して煩し、脈沈にして細（原註は、「一に「緩」に作る」と）の者は、此れを湿痺と名づく。（原註は、「《玉函》に云う、中湿」と）湿痺の候、小便利せず、大便反って快し。但だ当に其の小便を利すべし。

【語釈】　○煩：疼痛があり、煩わしく寧らかでないことを言う。李克光の説「煩は、引き伸して激烈の意であり、関節の疼痛の程度を形容する」《金匱要略譯釋》。　○脈沈にして細：陳紀藩の説「湿邪は陰に属し、湿の性は濡滞し、経脈を欝遏する。そこで、脈象は沈細になる」陳紀藩主編《金匱要略》。　○湿痺：病名。風、寒、湿の三つの痺の中の一つ。「痺」は、閉塞して通じないこと。湿が関節に流れ、陽気が不利になって疼痛が出現するある種の病証を指す。　○小便利せず、大便反って快し：呂志杰の説「もし小便が不利になり、大便が反って快くなる場合は、外湿が内湿を引動している。湿が勝つ場合は、濡泄する。そこで、大便は反って快くなる。湿が中を阻み、陽気が通じなくな

る。そこで、小便は不利になる」《金匱雑病論治全書》

【通釈】　太陽病に罹患し、関節が激しく痛み、脈が沈細（原註では、「一つには「緩」の字に作る」とある）である場合は、これを湿痺と名づける。（原註では、「《玉函》では、「中湿」と言う」とある）湿痺に見られる証候は、小便は不利になるが、大便は反って稀薄で溏になる。その治療は、ただ利小便を図るべきである。

【本文】　［尤］　湿は、六淫の一つと為す。故に其れ人に感ずれば、亦風寒の先ず太陽に在るが如し。但だ風寒は肌腠を傷るも、湿は流れて関節に入る。風脈は浮、寒脈は緊にして湿脈は則ち沈にして細なり。湿の性は濡滞にして気重く著く。故に亦痺と名づく。痺なる者は、閉づるなり。其の人、平日土の徳及ばずして湿中に動く。是れに由りて気化速やかならざれば、而ち湿は外を侵し、内外は邪を合わせ、関節疼痛を為し、小便利せず、大便反って快しと為す。之を治す者は、必ず先ず内湿を逐い、而る後に以て外湿を除く可し。故に曰く、「当に其の小便を利すべし」と。東垣も亦云う、「湿を治するに小便を利せざるは、其の治に非ざるなり」と。然れども此れ脈沈にして小便利せざる者の為に設くるのみ。若し風寒表に在り、湿と相い搏ち、脈浮、悪風、身重く、疼痛する者は、則ち必ず麻黄、白朮、薏苡、杏仁、桂枝、附子等を以て其の汗を発するを宜しと為す。

【語釈】　○濡滞：とどまる。

【通釈】　［尤］　湿は、六淫の一つである。そこで、それが人に感じられる場合は、また風寒が先ず太陽にあるようなものである。ただ、風寒は肌腠を傷るが、湿は流れて関節に入る。風の脈は浮であり、寒の脈は緊であるが、湿の脈は沈で細である。湿の性は、その部位に停滞し、気は重くてそこに付着する。そこで、また痺と名づける。痺は、閉じることである。その人は、平日より土の徳が及ばず、湿が中に動く。これによって気化が速やかでない場合は、湿は外を侵し、内外が邪を合わせ、関節に疼痛を生じ、小便は不利になり、大便は反って緩（ゆる）くなる。これを治療する場合は、必ず先ず内湿を逐い、その後に外湿を除くべきである。そこで、「その小便を通利すべきである」と言う。東垣は、また「湿を治療する場合に小便を通利しないのは、その治療法ではない」と言う。しかし、これは脈が沈になり、小便が不利になる場合に設けるだけである。もし風寒が表にあり、湿と打ち合い、脈が浮になり、悪風がし、身体が重だるくなり、疼痛が出現する場合は、必ず麻黄、白朮、薏苡仁、杏仁、桂枝、附子

- 112 -

などをもって発汗するのがよい。

【本文】　《溯源集》に云う、「夫れ湿なる者は、六気の一つなり。然れども一気の中に猶別有り。霧露の気は、地より升るの軽清にして上に騰る者と為すなり。故に湿中の清と為し、人を傷れば皆上に中る。雨、雪、泥水の湿は、地に著くの重濁にして下に在る者と為し、人を傷れば皆下に中る。《経》に云う、「清邪は上に中り、濁邪は下に中る」と。所以に《金匱要略》に云う、「湿は下を傷り、霧は上を傷り、霧は皮腠を傷り、湿は関節に流るるなり」と。亦「太陽病」と称する者は、風寒暑湿の邪は皆衛気密ならざるに由りて其の気皮毛従りして入るを得るを以て、営衛は皆太陽に属するを以ての故なり。関節は、筋骨肢節の間なり。雨、梅雨、水湿の気は、衛陽の外を固むること能わず、太陽由りして流れて関節、筋骨の間に入るを以て、肢節疼痛して煩擾し寧からずを致す。其の脈沈にして細の者は、寒湿は皮肉筋脈の間に流れ、血凝り気滞り、営衛流行に快からざればなり。寒湿内に淫るれば、則ち三焦施し化すこと能わず、気化流行するを得ず、其の人小便利せず。是を以て水穀泌別すること能わず、湿気大腸に流溢す。故に大便燥結するを得ずして反って快きなり。此くの若き者は、必ずしも燥湿を以て治を為さず。其の湿気淫溢すれば、燥湿の能く勝る所に非ず。故に但だ当に其の小便を利すべし。小便利すれば、則ち水穀分かれて湿淫去る。此の条、蓋し雨雪泥水、地気の湿を論ずるは、乃ち湿中の濁れし者なり。故に曰く、「但だ当に其の小便を利すべし」と。霧露の清邪の若きは、即ち当に微しく汗に似たるを以て之を解すべし。然れども「小便を利す」の句は、当に其の脈象の機宜を察すべし。未だ泛然として淡滲を以て治を為す可からざるなり。脈は既に沈細、関節已に疼みて小便利せざれば、則ち陰寒なること知る可し。自ら当に寒湿を以て治を為すべし。之を下焦に火無く、膀胱の気化行らざるに責むれば、則ち五苓散、及び甘草附子湯の類なるは、当に意は言表に在るべし」と。

　《活人書》に云う、「若し小便利せず、大便反って快ければ、当に其の小便を利すべし。甘草附子湯、五苓散に宜し。《至真要論》に云う、「湿を治するの法は、小便を利せざるは其の治に非ざるなり」と」と。

　《医説》に信効方を引きて云う、「春夏の交、人病みて傷寒の如く、其の人汗自ら出で、肢体重痛、転じて仄難、小便利せざるは、此れを風湿と名づく。傷寒に非ざるなり。陰雨の後の卑湿、或は飲を引くこと過多なれば、多く此の証有り。但だ多く五苓散を服し、小便通利し、湿去れば、則ち愈ゆ。切に瀉に

転じ汗を発するを忌む。小しく誤れば、必ず救う可からず。初虞世云う、「医者は識らず、傷風と作して之を治し、汗を発し、之を下せば、必ず死す」と」と。案ずるに、此れ蓋し本条の証と同じ。附して以て考に備う。

【語釈】　○機宜：場合に応じた適切な処置。　○泛：あまねく。ひろい。
○仄：ここでは、「かたむく」の意。症状が悪化して困難になる。　○陰雨：長雨。　○卑湿：土地が低くて湿気が多い。

【通釈】　《溯源集》では、「そもそも湿は、六気の一つである。しかし、一つの気の中になお区別がある。霧露の気は、地面より昇り軽く清らかで上に騰るものである。そこで、湿の中の清であり、人を傷ると皆上に中る。雨、雪、泥水の湿は、地面に着く重く濁って下にあるものであり、人を傷ると皆下に中る。《経》では、「清邪は上に中り、濁邪は下に中る」と言う。そこで、《金匱要略》では、「湿は下を傷り、霧は上を傷り、霧は皮腠を傷り、湿は関節に流れる」と言う。また、「太陽病」と称するのは、風寒暑湿の邪は皆衛気が密でないことによって、その気が皮毛より入るので、営衛は皆太陽に属するからである。関節は、筋骨、肢節の間である。雨、梅雨、水湿の気は、衛陽の外を固めることができず、太陽より流れて関節や筋骨の間に入るので、肢節に疼痛が出現し煩わしくなって寧らかではなくなる。その脈が沈で細であるのは、寒湿が皮肉や筋脈の間に流れ、血が凝り、気が滞り、営衛が流行するのに快くないからである。寒湿が内に淫れる場合は、三焦が布散し転輸することができず、気化が流行できず、その人は小便が不利になる。ここをもって水穀が泌別できず、湿気が大腸に流れて溢れる。そこで、大便は燥いて結ぶことができず、反って快くなる。このような場合は、必ずしも燥湿をもって治療しない。その湿気が溢れる場合は、燥湿がよく勝る所ではない。そこで、ただその小便を通利すべきである。小便が通利する場合は、水穀は分かれ、溢れた湿は除かれる。この条で、思うに雨、雪、泥水などの地気の湿を論じるのは、湿の中の濁ったものである。そこで、「ただ、その小便を通利すべきである」と言う。霧露の清らかな邪のようなものは、微かに汗に似たものが出るように、発汗してこれを解すべきである。しかし、「小便を通利する」の句は、その脈象が適切であるかどうかを察知すべきである。いまだ漠然と淡滲の品を用いて治療すべきでない。脈は既に沈細になり、関節は既に痛み、小便が通利しない場合は、陰寒であることを知るべきである。自ら寒湿をもって治療すべきである。これを下焦に火がなく、膀胱の気化が行らないことに責める場合は、五苓散、および甘

- 114 -

草附子湯の類であるのは、意は言葉の表にあるはずである」と言う。

《活人書》では、「もし小便が通利せず、大便が反って快い場合は、その小便を通利すべきである。甘草附子湯、五苓散を用いるのがよい。《至真要論》では、「湿を治療する方法は、小便を通利しないのは、その治療ではない」と言う」と言う。

《医説》では、信効方を引用し、「春夏が交わる季節に人が病んで傷寒のようになり、その人は汗が自然に出て、四肢や身体が重だるく痛み、転じて病状が悪化し、小便が通利しなくなる場合は、これを風湿と名づける。傷寒ではない。長雨の後に湿気が多くなり、あるいは飲物を多く飲む場合は、多くはこの証がある。ただ、多く五苓散を服用し、小便が通利し、湿が去る場合は、病は治癒する。切に瀉法に転じ、あるいは発汗することを忌む。僅かでも誤ると、必ず救うことができなくなる。初虞世は、「医者が知らず、傷風としてこれを治療し、発汗し、あるいはこれを攻下すると、必ず死ぬ」と言う」と言う。案じるに、これは思うに本条の証と同じである。ここに附して参考に備える。

【解説】　本条文は、湿痺の証候と内湿の治療原則について論述している。

湿邪は、六淫の邪の一つである。湿邪が侵入して太陽病が発生すると、湿邪は流れて関節の入るので、関節に激しい疼痛が出現する。湿の性は停滞し、気は重くてその部位に付着するので、脈は沈細になる。太陽病に罹患し、関節が甚だ痛み、脈が沈細になる場合は、湿痺と名づける。痺は、閉じることを言う。本証は、平素より脾の水湿の運化を主る機能が失調して内湿が生じ、外は新たに湿邪を感受した状態にある。そこで、内外が邪を合わせると、関節が痛み、小便は不利になり、大便は反って稀薄で溏になる。本証の治療は、先ず内湿を逐い、その後に外湿を除くべきであり、必ず先ず利小便の方法を採用する。

【原文】　湿家之為病、一身尽疼、発熱、身色如熏黄也。(15)
【本文】　湿家の病為る、一身尽く疼み、（原註は、「一に云う、「疼煩す」と」と）発熱し、身色熏黄の如きなり（《玉函》は、「身疼煩す」に作る）。
【語釈】　○湿家：元々湿病を患う人を指す。李克光の説「本証は、内外が邪を合わせた状態に属し、内湿が主であり、かつ湿が熱より重い。そこで、それは黄色であるが暗く、湿熱がともに重く、あるいは熱が湿より重い場合とは区別がある」《金匱要略譯釋》。王廷富の説「本条は、掌握すべき点が二つある。第一は、病証である。本篇は湿病を論じるのであり、身体の色は熏黄ではある

- 115 -

が、その目は黄色でないので、黄疸ではない。第二は、証候と治法である。本
条は、湿が熱より甚だしい証であり、内外が邪を合わせ、また内にある湿熱が
主であり、単純に表を攻めるべきでない。もし湿が熱より甚だしい場合は、五
苓散加茵蔯を用いて利湿して清熱すべきである。もし湿熱がともに盛んである
場合は茵蔯五苓散より桂枝と白朮を除き、薏苡仁、山梔子を加えて清熱利湿す
べきである」《金匱要略指難》。　○発熱：陳紀藩の説「湿邪が表にあり、陽
気が欝せられ、欝滞する場合は熱を生じる。そこで、発熱する」陳紀藩主編
《金匱要略》。　○熏黄：黄色で暗く、煙で燻したような性状を指す。

【通釈】　　長期に渡って湿病に罹患している病人は、全身の関節が尽く痛み、
（原註では、「一つには、「疼煩する」と言う」とある）発熱し、全身の皮膚
や顔面の色調が煙で燻したように黄色調になる（《玉函》では、「身体が疼煩
する」に作る）。

【本文】　［程］　脾は、身の肌肉を主る。湿は寒邪と為し、肌中に欝して散
ずるを得ざれば、則ち一身尽く疼み、発熱するなり。陽明の瘀熱は、則ち黄色
鮮明にして橘子の如し。太陰の寒湿は、則ち黄色黧暗煙熏の如し。

【語釈】　　○黧：黒い。黄色を帯びた黒。　　○熏：くすべる。

【通釈】　　［程］　脾は、身体の肌肉を主る。湿は寒邪であり、肌の中に欝滞
して散じなくなる場合は、全身が尽く疼み、発熱する。陽明の瘀熱は、黄色で
鮮明であり、蜜柑の色のようである。太陰の寒湿は、黄色で薄暗く、煙で燻し
たようである。

【本文】　　成無己云う、「身黄なること橘子の色の如き者は、陽明の瘀熱なり。
此れ、身色熏黄に似るが如し。即ち、陽明の瘀熱に非ず。身黄にして発熱する
者は、梔子柏皮湯之を主る。表裏に熱有りと為せば、則ち身疼痛せず。此れ、
一身尽く疼むは、傷寒の客熱に非ざるなり。湿邪経に在りて之を使むるを知る。
脾は、湿を悪む。湿傷るれば、則ち脾病みて色見わる。是を以て身に黄を発す
る者は、其の黄煙熏の如く、正黄色に非ざるなり」と。張卿子云う、「湿熱は、
即ち梔子柏皮湯証なり。此れ、白朮附子湯症なり」と。《溯源集》に云う、
「湿邪充塞し、表裏の肌肉、肢節の間に浸灌するは、一身尽く痛みて身色熏黄
の如き所以なり。熏黄なる者は、煙熏の状の如く、黄中に黒を帯びて明潤なら
ざるなり。蓋し、黄家は陰陽の別有り。陽黄は則ち明潤、陰黄は則ち黒闇にし
て光沢無し。身橘子の色の如き者は、湿熱停蓄して致す所にして陽黄に属す。
此れ、一身尽く疼み、已に寒湿の邪に属し、関節に流れて身色熏黄に似るが如

－　116　－

し。即ち、陰黄の属なり。当に寒湿中に於いて之を求むべし」と。

【語釈】　○闇：暗い。

【通釈】　成無己は、「身体が蜜柑の色のように黄色になる場合は、陽明の瘀熱である。これは、身体の色調が煙でいぶしたようになる。即ち、陽明の瘀熱ではない。身体が黄色になり、発熱する場合は、梔子柏皮湯がこれを主治する。表裏に熱がある場合は、身体に疼痛はない。ここで全身が尽く疼むのは、傷寒の客熱ではない。湿邪が経にあってこのようにしていることが解る。脾は、湿を悪む。湿が傷る場合は、脾が病んで色が見われる。ここをもって身体に黄色を発生する場合は、その黄色は煙でいぶしたようになり、真っ黄色ではない」と言う。張卿子は、「湿熱は、梔子柏皮湯証である。これは、白朮附子湯症である」と言う。《溯源集》では、「湿邪が充満して閉塞し、表裏の肌肉や肢節の間に浸潤する場合は、全身が尽く痛み、身体の色調が煙でいぶしたようになる理由である。熏黄は、煙でいぶした性状のようになり、黄色の中に黒色を帯び、明るく潤っていない。思うに、黄疸には陰陽の区別がある。陽黄は明るく潤い、陰黄は黒色で暗く光沢がない。身体が蜜柑の色のようになるのは、湿熱が停滞蓄積して引き起こす所であり、陽黄に属している。これは、全身が尽く疼み、既に寒湿の邪に属し、関節に流れ、身体の色調は煙でいぶしたような黄色になる。即ち、陰黄の属である。寒湿の中にこれを求めるべきである」と言う。

【解説】　本条文は、湿欝発黄証の症状について論述している。

　脾は、肌肉を主る。湿は、寒邪である。湿が肌肉の中に欝滞して散じなくなると、全身が尽く痛み、発熱する。寒湿が太陰の脾に旺盛になると、煙でいぶしたように薄暗い黄色調になる。

【原文】　湿家、其人但頭汗出、背強、欲得被覆向火。若下之早則噦、或胸満、小便不利、舌上如胎者、以丹田有熱、胸中有寒、渇欲得飲而不能飲、則口燥煩也。（16）

【本文】　湿家、其の人但だ頭汗出で、背強ばり、被覆して火に向かうことを得んと欲す。若し之を下すこと早ければ則ち噦し、或は胸満し、小便不利し、（原註は、「一に云う、「利す」と」と）舌上胎の如き者は、丹田に熱有り、胸中に寒有るを以て、渇して飲を得んと欲して飲むこと能わず、則ち口燥き煩するなり（「不利」は、《玉函》は「利す」に作る。《脈経》に「煩」の字無

－ 117 －

きは、是に似たり。龐氏の《総病論》は、「煩」を「故」に作る。《神巧万全方》は、「胎」を「苦」に作り、「胸上」を「胸中」に作る）。

【語釈】　○被覆して火に向かう：病人は厚着をして火に近づいて暖を取りたいと望むことを言い、悪寒が比較的甚だしいことを形容する。　○舌上胎の如し：舌上は湿潤して白苔があり、苔に似るが苔でないことを指す。　○丹田：臍下三寸にある経穴。ここでは、広く下焦を指し、「胸上」と対比する。陳紀藩の説「寒湿が表にあるが、早く攻下すると、陽気が丹田に下陥し、欝滞して熱を生じ、外表の寒湿は陽気が下陥することによって内は胸部に至り、上寒下熱の局面を形成する」陳紀藩主編《金匱要略》。呂志杰の説「本条は、湿家の誤下の変証を論じている。湿家は、久しく湿病を患う人を指す。もし誤診し、誤下する場合は、誤治後の変証を発生する。口が渇いて水を飲みたくなるが、水を飲むことができず、口の中が乾燥するのは、湿濁が中を阻み、津が上承されなくなる場合の特徴である」《金匱雑病論治全書》

【通釈】　元々湿病に罹患している病人は、頭部だけに汗をかき、背部は強張り、厚着をして火に向かって暖を取ろうとする。もしこの病人に誤って寒涼薬を用いて早期に攻下する場合は、吃逆が出現し、あるいは胸満し、小便が不利になり、（原註では、「一つには、「通利する」と言う」とある）舌上に白苔が出現する場合は、下焦に熱があり、胸上に寒湿があるからであり、そこで口は渇いて水を飲みたくなるが、水を飲むことができず、口の中は乾燥して煩わしくなる（「不利」の字は、《玉函》では「通利する」の字に作る。《脈経》に「煩」の字がないのは、正しいようである。龐氏の《総病論》では、「煩」の字を「故」の字に作る。《神巧万全方》では、「胎」の字を「苦」の字に作り、「胸上」の字を「胸中」の字に作る）。

【本文】　〔程〕　湿は、陰邪と為す。陰邪、陰に客すれば、則ち陽上に越えて腠理、肌肉を行らず。故に但だ頭汗出づ。背は、陽と為す。寒湿勝れば、則ち陽虚す。故に背強ばり、被覆して火に向かうことを得んと欲するなり。若し表邪未だ解せざるの時に当たり、誤りて陽明内湿の熱、上に越ゆるの頭汗を以てして早く之を下せば、則ち其の胃を虚し、湿胃を干せば、則ち噦す。寒上に客すれば、則ち胸満す。其の津液を亡えば、則ち小便利せず。寒湿上に在るを以ての故に舌上胎の如くして実は胎に非ざるなり。丹田に熱有る者は、表は寒気に中り、虚に乗じて胸上に客し、胸上に寒有りと為す。唯だ其の丹田に熱有れば、則ち渇して水を飲むことを欲す。胸上に寒有れば、水を散ずること能わ

－　118　－

ず、水を得ると雖も、飲むこと能わず。故に口燥きて煩するなり。

　　　［魏］　　口は但だ燥きて心は煩を発す。

【語釈】　　○其の津液を亡えば、則ち小便利せず：程林は、誤下によって津液を亡うことが小便不利の原因であるとする。陳紀藩の説「下焦で陽が欝滞する場合は、気化が行らなくなり、小便は不利になる」陳紀藩主編《金匱要略》

【通釈】　　［程］　　湿は、陰邪である。陰邪が陰に客する場合は、陽は上に越えて腠理や肌肉を行らなくなる。そこで、ただ頭汗が出る。背は、陽である。寒湿が勝る場合は、陽が虚す。そこで、背が強張り、厚着をして火に向かって暖を取りたくなる。もし表邪がいまだ解されていない時に当たり、陽明の内湿の熱が上に越える時の頭汗と誤認して早くこれを下す場合は、その胃を虚し、湿が胃を犯す場合は、吃逆が出現する。寒が上に客する場合は、胸部は脹満する。その津液を亡う場合は、小便は通利しなくなる。寒湿が上にあるので、舌の上には白滑苔があり、苔に似ているが実は苔ではない。丹田に熱があるのは、表は寒気に中り、（寒気が）虚に乗じて胸上に客し、胸上に寒がある。ただ、その丹田に熱がある場合は、口が渇いて水を飲みたくなる。胸上に寒があると、水を散じることができず、水を飲むが、飲み込むことができなくなる。そこで、口は燥いて心煩する。

　　　［魏］　　口はただ燥き、心は煩を発生する。

【本文】　　《溯源集》に云う、「舌上胎の如き者は、若し熱邪胃に入れば、則ち舌上或は黄、或は黒、或は芒刺あり、或は乾きて硬く、或は燥き裂け、皆胎なり。此れ、「胎の如し」と云うは、乃ち湿滑にして色白、胎に似るも胎に非ざるなり。此れ、寒湿の邪裏に陥入して胸膈に在るに因り、命門の真陽上升するを得ずして下焦に在り、上下通ぜず。故に曰く、「丹田に熱有り、胸中に寒有り」と。下焦の真火、既に上に達するを得ず。即ち、所謂「清陽升らず」なり。是れ下焦に蒸騰の用無く、気液上に騰りて涕唾を為すを得ず。故に渇す。又寒湿胸に在るを以て道路阻絶す。故に水を得んと欲すと雖も、飲むこと能わざれば、則ち口燥きて煩渇するなり。仲景、治法を立てずと雖も、然れども理を以て之を推せば、下文の桂枝附子湯、甘草附子湯は即ち其の治なり。前人小陥胸湯に擬えるは、恐らくは其の治に非ず。即ち、五苓散、理中湯は理に近しと雖も、猶未だ善を尽くさず（案ずるに、以上の三方は張卿子の註に見わる）。何ぞや。但だ能く中を温めて外を解すること能わざるを以ての故に必ず桂枝を用うる者を以て妥と為すなり」と。

－ 119 －

案ずるに、胸上に寒有り、丹田に熱有りは、諸註は詳を欠く。第程、銭の二氏は、義は稍通ずるに似たり。然れども猶未だ清晰ならざるがごとし。因りて攷うるに、此れ寒熱互いに誤れり。黄連湯の条に云う、「胸中に熱有り、胃中に邪気有り（173）」と。邪気は、即ち寒なり。方中に乾姜、桂枝を用うるは、其の義は見る可きのみ。他の諸々の瀉心湯、烏梅丸の類は、悉く上熱下冷と為す。《巣源》に「冷熱不調之候」有りて云う、「陽上に升れば則ち上熱し、陰下に并されば則ち下冷ゆ」と。而して上冷下熱の証無きは、其の故何ぞや。蓋し、火の性は炎上し、水の性は下に就く。病冷熱調わざれば、則ち熱は必ず上に浮き、寒は必ず下に沈む。是れ下熱上冷の候無き所以なり。凡そ誤下の証は、下焦の陽驟かに虚し、気必ず上逆すれば、則ち上焦の陽反って下に因りて実を成し、火気下行せざるを以ての故に上熱下冷の証を為す。此の条の証も亦然り。舌上胎の如くにして口燥く者は上熱の微、渇して飲むを得んと欲して飲むこと能わざる者は下冷の験なり。「厥陰病、心中疼み熱し、飢えて食すること能わず（326）」とは飲食の別有りと雖も、其の理は則ち一なり。故に此の証の如きも亦必ず寒熱錯雑の剤に非ざれば、則ち奏効し難し。学ぶ者は、宜しく思いを致すべし。

【語釈】　○蒸騰：蒸は、むす。騰は、のぼる。あがる。　○妥：穏やか。妥当。

【通釈】　《溯源集》では、「「舌上胎の如し」は、もし熱邪が胃に入る場合は、舌上はあるいは黄になり、あるいは黒になり、あるいは芒刺があり、あるいは乾いて硬くなり、あるいは燥いて裂けるなどは、皆胎である。これが「胎の如し」と言うのは、湿滑で色は白くなり、胎に似るが胎ではないことである。これは、寒湿の邪が裏に陥入して胸膈にあるので、命門の真陽が上昇できずに下焦にあり、上下が通じなくなる。そこで、「丹田に熱があり、胸中に寒がある」と言う。下焦の真火が既に上に達することができない。即ち、いわゆる「清陽が升らない」である。これは、下焦に蒸騰する作用がなく、気や液が上に騰って鼻水や唾液を生じることができなくなる。そこで、口が渇く。また、寒湿が胸にあるので、道路が阻まれて途絶える。そこで、水を飲みたくなるが、飲むことができなくなるので、口は燥いて煩渇する。仲景は治法を立てないが、しかし道理をもってこれを推すと、下文の桂枝附子湯、甘草附子湯はその治療法である。前人が小陥胸湯に擬えるのは、恐らくはその治療法ではない。即ち、五苓散、理中湯は道理に近いが、なおいまだ最善を尽くしていない（案じ

るに、以上の三方は、張卿子の注釈に見われている）。これは、どうしてであろうか。ただ、よく中を温めて外を解することができなくなるので、必ず桂枝を用いる場合を妥当とする」と言う。

　案じるに、「胸上に寒があり、丹田に熱がある」は、諸々の注釈は詳細さを欠いている。ただ、程氏と銭氏の二人では、義は幾らか通じるようである。しかし、なおいまだはっきりしないようである。これによって考えると、これは寒熱が互いに誤っている。黄連湯の条では、「胸中に熱があり、胃中に邪気がある（173）」と言う。邪気は、寒である。方中に乾姜と桂枝を用いるのは、その義は見るべきである。その他の諸々の瀉心湯や烏梅丸の類は、悉く上熱下冷である。《諸病源候論》では「冷熱不調之候」があり、「陽が上に升る場合は上は熱し、陰が下に并さる場合は下は冷える」と言う。そして上冷下熱の証がないのは、その理由はどうしてであろうか。思うに、火の性は炎上し、水の性は下に就く。病に罹患し、冷と熱が調わない場合は、熱は必ず上に浮き、寒は必ず下に沈む。これが下熱上冷の証候がない理由である。およそ誤下の証で、下焦の陽が遽かに虚し、気が必ず上逆する場合は、上焦の陽は反って下法によって実を形成し、火気が下行しなくなるので、上熱下冷の証を生じる。この条の証もまたそのようである。舌上が胎のようになり、口が燥くのは上熱の徴候であり、口が渇いて水を飲みたくなるが、水を飲むことができないのは下冷の験である。「厥陰病に罹患し、心中が疼んで熱し、飢餓感はあるが、食事を摂取できなくなる（326）」とは飲食の区別があるが、その道理は同じである。そこで、この証のようなものもまた必ず寒熱錯雑の方剤でなければ、奏効し難い。学ぶ者は、ここに考えを及ぼすべきである。

【解説】　本条文は、寒湿の邪が肌表に欝滞する証候と誤下後に出現する下熱上寒証について論述している。

　湿邪が陰に客すると、陽気が上に越えるので、ただ頭汗が出る。寒湿が勝ると、陽気が虚すので、背が強張り、厚着をして火に向かって暖を取りたくなる。もし陽明の内湿が上に越えた頭汗であると誤認して早くこれを攻下すると、胃を虚し、湿が胃を犯すので、吃逆が出現する。寒湿が上に客すると、胸部は脹満する。誤下で津液を亡うと、小便は不利になる。寒湿が上にあると、舌苔は白滑になり、苔に似るが実は苔ではない。誤下した後、寒気が虚に乗じて胸上に客すると、胸上に寒があるので、水を飲み込むことができなくなる。丹田に熱があると、口が渇いて水を飲みたくなる。本証は、下焦に熱があり、胸上に

寒がある下熱上寒証に属している。そこで、口が燥いて煩躁する。

【原文】　湿家、下之、額上汗出、微喘、小便利者死。若下利不止者亦死。（17）

【本文】　湿家、之を下し、額上に汗出でて微喘し、小便利（原註は、「一に云う、「利せず」と」と）する者は死す。若し下利止まざる者も亦死す。

【語釈】　〇湿家云々：李克光の説「第16条は湿病を誤下した後、寒熱が錯雑する変証であり、第17条は湿病を誤下した後の危険な証候である。二者の表現は同じでないが、均しく損傷が陽に及ぶ。湿は陰邪であり、元々容易に陽を傷る。また、苦寒を用いて攻下すると、遂に更にその陽を傷る。これによって、湿病を治療する場合は、陽気を顧みて護ることに注意すべきであることを見るべきである。もし湿邪が化熱化燥して実を形成するのでなければ、切に攻法を使用すべきでない」《金匱要略譯釋》。　〇小便利す：小便が清らかで長くなり、頻尿になることを指す。

【通釈】　長く湿病に罹患した病人を誤下すると、額上に珠のような汗が出て微かな気喘が出現し、小便が失禁する（原註では、「一つには、「不利になる」と言う」とある）場合は、死証である。もし下痢が出現して停止しない場合もまた死証である。

【本文】　［尤］　湿病、表に在る者は宜しく汗すべく、裏に在る者は宜しく小便を利すべし。苟も湿熱蘊積して実を成すに非ざれば、未だ遽かに下法を用う可からず。額に汗出で、微喘すれば、陽已に離れて上行し、小便利し、下利止まざれば、陰も復た決して下走し、陰陽離決す。故に死す。一に「小便利せざる者は死す」に作るは、陽上に游びて陰下を済けざるを謂うなり。亦通ず。

　　［鑑］　李瑋西云う、「湿家は、当に小便を利すべし。湿気内に瘀すを以て、小便原自ら利せず。宜しく薬を用いて之を利すべし。此れ、下して後、裏虚し、小便自利し、液脱すれば、而ち死す。一例にして概す可からざるなり」と。

【語釈】　〇決：決裂する。裂ける。　〇概：概言。おおざっぱに言う。大略を述べる。

【通釈】　［尤］　湿病に罹患し、病が表にある場合は発汗すべきであり、裏にある場合は小便を通利すべきである。苟も湿熱が蓄積して実証を形成するのでなければ、いまだ遽かに下法を用いるべきでない。額に汗が出て、微かな気喘が出現する場合は、陽は既に離れて上行し、小便が通利し、下痢が止まらな

い場合は、陰もまた決裂して下に走り、陰陽が離決する。そこで、死亡する。一つに「小便が不利になる場合は、死亡する」に作るのは、陽が上に浮かび、陰が下を済けないことを言い、また通じる。

　　［鑑］　李瑋西は、「湿家は、小便を通利すべきである。湿気が内に瘀滞するので、小便は元々自然に通利しない。薬を用いてこれを通利すべきである。これは、下した後、裏が虚し、小便が自利し、液が脱出するので、死亡する。一例として概言すべきでない」と言う。

【解説】　　本条文は、湿家の誤下後に出現する二種類の死証について論述している。

　　湿病は、病が表にあれば発汗すべきであり、病が裏にあれば小便を通利すべきである。もし長期に渡って湿病に罹患している病人を誤下し、陽が陰から離れて上行すると、額上に汗が出て、微かな気喘が出現する。あるいは誤下し、陰が陽から決裂して下に走ると、小便は通利し、下痢は止まらなくなる。以上の二種類の病証は、陰陽が離決した状態にある。そこで、これらはいずれも死証になる。

【原文】　　風湿相搏、一身尽疼痛、法当汗出而解。値天陰雨不止、医云、此可発汗。汗之病不愈者、何也。蓋発其汗、汗大出者、但風気去、湿気在。是故不愈也。若治風湿者、発其汗、但微微似欲出汗者、風湿倶去也。(18)

【本文】　　風湿相い搏ち、一身尽く疼痛するは、法当に汗出でて解すべし。天の陰雨止まざるに値い、医の云う、此れ汗を発す可しと。之を汗して病愈えざる者は、何ぞや。蓋し其の汗を発し、汗大いに出づる者は、但だ風気のみ去りて、湿気在り。是の故に愈えざるなり。若し風湿を治する者は、其の汗を発するに、但だ微微として汗を出ださんと欲するに似たる者は、風湿倶に去るなり（《傷寒論》、《玉函》、《脈経》は、「問いて曰く」の二字を冒し、「答えて曰く」の二字に作る。《玉函》は、「雨」の下に「溜まる」の字有り、「湿気在り」は「湿気仍お在り」に作る。《脈経》は、「湿気続きて在り」に作る。《玉函》、《脈経》は、「医」を「師」に作る。成本は、「汗出ださんと欲するに似たり」に作る）。

【語釈】　　○風湿相い搏つ：王廷富の説「本条の重点には、二つがある。第一は、時によって宜しきを制することである。風湿の病と言うものは、気候の変化と密接に相関する。既に人によって宜しきを制する必要があり、また時によ

って宜しきを制する必要があり、風湿病に対して論じる場合は、更に明らかに重要である。第二は、病を引き起こす主な原因である。風湿の原因は、脾を源とし、本は腎にある。脾陽が運化を失調する場合は、内湿が生じる。腎陽が充実しない場合は、湿が関節に流れ、痛みは筋骨にある。そこで、肝腎の精血が充盈している場合は、容易には風湿を病まない。これにより、風湿の本を治療するには、単に祛風除湿するだけにあるのではなく、肝腎を培い補うことにあるのは、肝は筋を主り、腎は骨を主るからである。そこで、よく風湿を治療するものは、肝腎より論治する。その本を治療する場合は、本を治療し兼ねて標を治療すると、始めて最善となる」《金匱要略指難》。　○冒：おおう。かぶせる。

【通釈】　風邪と湿邪が相互に合わさって人体に侵襲し、全身の関節が悉く痛む場合は、治療原則からすると発汗に従って病は解されるはずである。もし長雨が止まず湿気が旺盛な天候に会う場合は、医者はこの種の病はなお汗法を用いて治療すべきであると言うが、発汗しても病が治癒しないのはどうしてであろうか。思うに、この種の病に汗法を用いて発汗し、発汗が過多になる場合は、ただ風邪は除去されるが、湿邪は依然として除去されずに持続する。そこで、病は治癒しない。もし風湿の邪によって発症した病を治療する場合は、発汗する時はごく少量の汗を持続的に出すようにすると、風邪と湿邪を同時に除去することが可能になる（《傷寒論》、《玉函》、《脈経》では、「質問して言う」の二字を最初に被せ、「これに答えて言う」の二字に作る。《玉函》では、「雨」の字の下に「溜まる」の字があり、「湿気がある」は「湿気がなおある」に作る。《脈経》では、「湿気が続いてある」に作る。《玉函》、《脈経》では、「医」の字を「師」の字に作る。成本では、「汗を出そうとするのに似る」に作る）。

【本文】　［徐］　此れ、風湿は当に汗解すべくして過ぐる可からざるを言うなり。謂うに、風湿相い搏ち、疼痛すれば、原当に汗解すべし。天の陰雨に値えば、則ち湿更に甚だしければ、汗す可きこと疑い無し。而るに愈えざるは何の故か。蓋し、風の性は急、驟かに駆る可し。湿の性は滞、当に漸く解すべし。汗大いに出づれば、則ち驟かに風去りて湿去らず。故に愈えず。若し之を発すること微かなれば、則ち之を出だすこと緩やかなり。緩やかなれば、則ち風湿倶に去る。然らば、則ち湿は人身に在りては粘滞して去り難く、驟かに汗しても且つ可ならず。而るを況や驟かに下すをや。故に前章に曰く、「之を下せば

痙湿暍病脈証第二

死す」と。此れ、但だ「愈えず」と云い、用法不当にして誤下の比に非ざるを
見わすなり。

　　[程]　　茲の条、湿汗を治するの厳律と為す。

【語釈】　　○陰雨：長雨。　　○厳律：厳は、厳正。きびしくて正しい。律は、
おきて。さだめ。

【通釈】　　[徐]　　これは、風湿病は汗法を用いて治療すべきであるが、発汗
を過多にすべきでないことを言う。思うに、風湿が打ち合い、疼痛が出現する
場合は、元々は発汗して病を解するべきである。長雨の気候に会うと、湿が更
に甚だしくなるので、発汗すべきであるのは疑いがない。ところが、病が治癒
しなくなるのは、どのような理由であろうか。思うに、風の性は急であり、遽
かに駆ることができる。湿の性は滞であり、漸く解することができる。汗が大
いに出る場合は、遽かに風は去るが、湿は去らない。そこで、治癒しない。も
しこれを微かに発汗する場合は、汗が出るのは緩やかである。緩やかである場
合は、風湿がともに去る。そうであれば、湿は人体にあっては粘滞して去り難
いものであり、遽かに発汗してもかつ駄目である。ところが、ましてや遽かに
これを下すのはなおさらである。そこで、前の章では、「これを下すと、死亡
する」と言う。これは、ただ「治癒しない」と言い、用法が不当であるが、誤
下の比ではないことを見わしている。

　　[程]　　ここでの条文は、湿病で発汗して治療する場合の厳正な規律である。

【本文】　　王宇泰云う、「風湿は、宜しく汗すべし。桂枝加白朮黄耆防已湯」
と。張卿子云う、「風湿相い搏つは、法当に汗出でて解すべし。麻黄加朮湯の
如く、微微として蒸発せしめ、表裏の気和すれば、風湿倶に去る」と。

【通釈】　　王宇泰は、「風湿は、発汗すべきである。桂枝加白朮黄耆防已湯を
用いる」と言う。張卿子は、「風湿が打ち合う場合は、道理からすると汗が出
て病が解されるはずである。麻黄加朮湯のようなものを用いて微かに発汗して
表裏の気が調和すると、風湿はともに去る」と言う。

【解説】　　本条文は、風湿病の治療原則について論述している。

　　風湿病に罹患し、全身に悉く疼痛が出現する場合は、汗法を用いて発汗すべ
きである。ただ、風の性は急であるが、湿の性は緩やかであるので、発汗して
大いに汗が出る場合は、風は遽かに去るが、湿は去らない。そこで、風湿病は
治癒しない。本証の治療は、微かに発汗させ、風邪と湿邪を緩やかに除去すべ
きである。そうすれば、風邪と湿邪はともに除かれ、病は治癒する。

- 125 -

【原文】　湿家病、身疼発熱、面黄而喘、頭痛、鼻塞而煩、其脈大、自能飲食、腹中和無病。病在頭中寒湿、故鼻塞。内薬鼻中則愈。(19)

【本文】　湿家の病、身疼み、発熱し、面黄にして喘し、頭痛み、鼻塞がりて煩し、其の脈大、自ら能く飲食し、腹中和して病無し。病は頭に在りて寒湿に中るが故に鼻塞がる。薬を鼻中に内るれば、則ち愈ゆ（原註は、「《脈経》に云う、「病人喘す」と。而して「湿家の病」以下「而して喘す」に至る十三字無し」と。〇案ずるに、「十三字」は当に「十一字」に作る可し。《傷寒論》は、「湿家の病、身上疼痛す」に作る）。

【語釈】　〇面黄：王廷富の説「寒湿が上に偏る。そこで、顔面の色調は暗く黄ばむが、身体は黄色でない」《金匱要略指難》。　〇薬を鼻中に内る：陳紀藩の説「後世では本条に類似した証候の治法に対しては、多くは辛香で開発する味を用いて嗅剤とする。例えば《証治準縄》の辛夷散（辛夷、細辛、藁本、白芷、川芎、升麻、防風、甘草、木通、蒼耳子」などの類は、また多く効果がある」陳紀藩主編《金匱要略》。呂志杰の説「原文ではいまだ方薬を提示していないが、筆者は桂枝湯に辛夷、蒼耳子などの辛香通竅の薬を用い、治療効果を挙げている」《金匱雑病論治全書》

【通釈】　元々湿病に罹患している病人の身体が痛み、発熱し、顔面の色調が黄色になり、気喘、頭痛、鼻閉、心煩、脈大等の証候が出現するが、飲食は正常であり、腹部の中は調和して病はない。病は頭部にあり、寒湿の邪を感受しているので、鼻閉が出現する。薬を鼻の中に入れる場合は、病は治癒する（原註では、「《脈経》では、「病人は、気喘が出現する」と言う。そして「湿家の病」より以下で「そして気喘が出現する」に至るまでの十三字がない」とある。〇案じるに、「十三字」は「十一字」に作るべきである。《傷寒論》では、「湿家の病は、身上に疼痛が出現する」に作る）。

【本文】　［沈］　此れ、湿上に淫る。湿下従り受くると同じならざるなり。湿邪、太陽に感じ、肺気と相い合し、気表に欝す。故に身疼み発熱し、面黄にして喘し、頭痛み鼻塞がりて煩するなり。邪表に居す。故に脈大なり。自ら能く飲食する者は、腹中和して病無し。当に病頭中に在りて寒湿に中るを責むべし。寒湿なる者は、湿は陰に属するを以ての故なり。蓋し、鼻は肺の竅と為す。肺気、湿を受くれば、則ち鼻塞がる。故に当に薬を鼻中に納れ、黄水を搐去し、肺気をして通調せしめ、大気一転し、肌腠開けば、而ち湿痺解す。

- 126 -

［魏］　瓜蔕散方。瓜蔕。右一味、末と為し、鼻中に吹く。

【語釈】　〇搐去：搐は、ひく。ひきつける。去は、除く。

【通釈】　［沈］　これは、湿が上に溢れる。湿を下より受けるのと同じでない。湿邪を太陽で感じ、肺気と相互に合わさり、気が表に欝滞する。そこで、身体は痛み、発熱し、顔面は黄色になって気喘が出現し、頭は痛み、鼻は塞がって心煩する。邪は、表に位置する。そこで、脈は大になる。自らよく飲食するのは、腹中が調和して病がないからである。病は頭の中にあって寒湿に中るのを責めるべきである。寒湿は、湿は陰に属するからである。思うに、鼻は肺の竅である。肺気が湿を受ける場合は、鼻は塞がる。そこで、薬を鼻の中に入れ、黄色の水を引いて除き、肺気を通調させ、大気が一転し、肌腠が開くと、湿痺は解される。

　　［魏］　瓜蔕散方。瓜蔕。右の一味を粉末にし、鼻の中に吹きつける。

【本文】　《溯源集》に云う、「病浅ければ、必ずしも深く求めず。制剤を庸うること毋れ。但だ当に辛香開発の薬を以て之を鼻中に納れ、以て頭中の寒湿を宣泄すべく、則ち愈ゆ」と。朱奉議、及び王氏の《準縄》は、倶に瓜蔕散を用う。

【通釈】　《溯源集》では、「病が浅い場合は、必ずしも深く求めない。創製した方剤を使用すべきでない。ただ、辛香で開いて発する薬を用いてこれを鼻の中に入れ、頭の中の寒湿を宣ばして泄らすべきであり、そうすれば病は治癒する」と言う。朱奉議、および王氏の《準縄》では、ともに瓜蔕散を用いる。

【解説】　本条文は、寒湿の邪が頭部にある場合の証候と治療法について論述している。

　寒湿の邪が人体上部の太陽に侵入し、肺気と合わさり、気が表に欝滞すると、身体は痛み、発熱し、顔面は黄色になり、気喘が出現し、頭は痛み、鼻は塞がって心煩する。邪が表にあると、脈は大になる。腹中が調和し、病がないと、自らよく飲食する。本証は、寒湿の邪が頭に中った状態にある。鼻は、肺の竅である。そこで、薬を鼻の中に入れ、黄水を除き、肺気を通調すると、大気が一転し、肌腠が開き、湿痺は解される。

【原文】　湿家、身煩疼、可与麻黄加朮湯。発其汗為宜。慎不可以火攻之。（20）

【本文】　湿家、身煩疼するは、麻黄加朮湯を与う可し。其の汗を発するを宜

しと為す。慎しんで火を以て之を攻む可からず。

【語釈】　〇湿家、身煩疼す：王廷富の説「この条は、寒湿が表にある場合の証候と治療法である。久しく湿病を患い、また外寒を感じ、湿が経絡に滞り、寒が営衛に滞る。そこで、身体に煩疼が出現する。その病理は、外寒が内湿を引動し、寒湿が打ち合い、経絡と営衛が寒湿の阻滞を被る。これは、寒湿表実証である。そこで、散寒除湿の方法を用いて主治する」《金匱要略指難》。李克光の説「本条は、証の叙述が簡略である。方によって証を測ると、身体の激烈な疼痛の外に、証に臨むと悪寒、発熱、無汗、脈浮緊などの脈症があるはずである。この外に、本方に加える所の朮は、丹波元堅や陸淵雷などは均しく蒼朮を用いるべきであり、そうすれば始めて表の湿を除き汗に従って解する意に合致すると認識する。この説は一定の道理があるようであるが、しかし、もし仲景の第18条に表湿の発汗を論述する所で「但だ微微として汗を出ださんと欲するに似たる者は、風湿倶に去るなり」の意を結合させると、また妥当性を欠いているように覚える。麻黄湯は畢竟発汗の峻剤に属しているので、更に辛烈の力が強い蒼朮を補う場合は、恐らくは大汗を引き起こす。そこで、なお白朮を用いるのが好ましい」《金匱要略譯釋》

【通釈】　元々湿病に罹患している病人の身体に疼痛が出現して煩躁する場合は、麻黄加朮湯を用いるべきである。その病人は、発汗するのがよい。決して火法を用いて病人を攻めてはならない。

【本文】　〔鑑〕　趙良曰く、「湿は寒と合すれば、人をして身疼ましむ。大法は、表実して熱を成せば、則ち発汗す可し。熱無きは、是れ陽気尚微かなり。之を汗すれば、恐らくは其の表を虚す。是の証、熱すと云わずと雖も、煩以て生ずれば、煩は熱に由るなり。所以に薬を服して敢えて大いに其の汗を発せず。且つ湿も亦暴汗の散ず可きに非ず。麻黄湯を用いて寒を治し、朮を加えて湿を去り、其れをして微汗せしむるのみ。火攻す可からず。火攻すれば、則ち其の熱を増し、必ず他の変有るは、人に戒めて之を慎む所以なり。喩昌曰く、「麻黄に朮を加うれば、則ち汗を発すと雖も、多汗に至らず。而も朮は麻黄を得れば、并びに以て表裏の湿を行らす可し」と」と。

　　〔程〕　若し火を以て之を攻むれば、則ち湿熱相い搏ち、血気流溢し、迫れば而ち衄を為し、欝すれば而ち黄を為す。其の治法に非ず。

【通釈】　〔鑑〕　趙良は、「湿が寒と合わさると、人の身体に疼痛を出現させる。大法は、表が実して熱を形成する場合は、発汗すべきである。熱がない

－ 128 －

痙湿暍病脈証第二

場合は、陽気はなお微かである。これを発汗すると、恐らくはその表を虚す。
この証は、「発熱する」と言わないが、煩が生じているので、煩は熱による。
そこで、薬を服用して敢えて大いにその汗を発しない。かつ湿もまた暴かに発
汗して散じることのできるものではない。麻黄湯を用いて寒を治療し、朮を加
えて湿を除き、それを微かに発汗させるだけである。火法を用いて攻めるべき
でない。火法を用いて攻める場合は、その熱を増し、必ず他の変証があるのは、
人に戒めてこれを慎む理由である。喩昌は、「麻黄に朮を加える場合は、発汗
するが、発汗過多には至らない。しかも朮は麻黄を得ると、並びに表裏の湿を
行らせることができる」と言う」と言う。

　　［程］　　もし火法をもってこれを攻める場合は、湿熱が打ち合い、気血が流
れて溢れ、迫る場合は衄を生じ、欝滞する場合は発黄する。これは、その治療
法ではない。

【本文】　麻黄加朮湯方

　麻黄（三両、節を去る）　桂枝（二両、皮を去る）　　甘草（二両、炙る。○
案ずるに、麻黄湯の本方に據れば、当に一両なるべし）　　杏仁（七十箇、皮尖
を去る）　白朮（四両。○案ずるに、朮は蒼、白に分かれ、始めて《名医別
録》に出づ。此の「白」の字は、後人の加うる所なり。宜しく刪るべし）

　右五味、水九升を以て、先ず麻黄を煮て、二升を減じ、上沫を去り、諸薬を
内れ煮て二升半を取り、滓を去り、八合を温服し、覆いて微しく汗に似たるを
取る。

【語釈】　　○麻黄加朮湯：聶恵民の説「本証は、湿家が風寒を感受し、寒湿が
表にある証である。そこで、麻黄をもって発汗解表して寒湿を温散する。桂枝
は、散寒解肌して経脈を温通し、風湿を除く。杏仁は、肺気を通利し、麻黄を
助けて解表する。甘草は、和中する。更に白朮四両を加えて健脾勝湿し、湿家
の主薬となる。《本経》では、「風寒湿痹を主る」と言う。《珍珠嚢》では、
「除湿益気し、補中補陽し、消痰逐水する。既に麻黄の発散太過を防ぐことが
でき、また麻黄の湿を除く力を助けることができる。まさしく喩昌が言う「麻
黄は朮を得ると、兼ねて発汗でき、多汗にさせなくする。そして朮は麻黄を得
ると、並びに表裏の湿を行らせ、下って水道に赴くことができる」のようなも
のである」と言う」《経方方論薈要》

【通釈】　麻黄加朮湯方

　麻黄（三両、節を除く）　桂枝（二両、皮を除く）　　甘草（二両、あぶる。

- 129 -

〇案じるに、麻黄湯の原方によれば、一両のはずである）　杏仁（七十個、渋皮と胚芽を除く）　白朮（四両。〇案じるに、朮は蒼朮と白朮に分かれ、始めて《名医別録》に出る。ここでの「白」の字は、後人が加えた所である。削るべきである）

　右の五味に水九升を用い、先ず麻黄を煮て二升を減らし、上に浮かんだ泡沫を除き、残りの薬を入れて煮て二升半を取り、滓を除き、八合を温めて服用し、布団を掛けて微かに発汗させる。

【本文】　《三因》の麻黄白朮湯は、寒湿、身体煩疼し、汗無く、悪寒発熱する者を治す（即ち、本方）。

　《千金翼》は、多睡を治す。眼を合せんと欲すれば、則ち先ず服して以て睡を止むるの方。

　麻黄（節を去る）　白朮（各五両）　甘草（一両、炙る）

　右三味、日中の時を以て、南に向かい、搗き篩いて散と為し、食後に湯を以て方寸匕を服し、日に三服す。

【通釈】　《三因方》の麻黄白朮湯は、寒湿に罹患し、身体が煩わしく痛み、汗がなく、悪寒がし、発熱する場合を治療する（即ち、本方である）。

　《千金翼》では、睡眠が多くなる場合を治療する。眼を合わそうとする場合に、先ず服用して睡眠を止める処方。

　麻黄（節を除く）　白朮（各々五両）　甘草（一両、あぶる）

　右の三味を日中に南方に向かって搗いて篩い散剤とし、食後に湯をもって方寸匕を服用し、日に三回服用する。

【解説】　本条文は、寒湿が表にある場合の証候と治療法、および禁忌について論述している。

　湿邪が寒邪と合わさり、寒湿の邪となって人体に侵入すると、発熱し、身体に疼痛が出現する。そこで、麻黄加朮湯を与え、麻黄湯で発汗して寒邪を除き、白朮を加えて湿邪を除き、微かに発汗させる。

　麻黄加朮湯は、麻黄湯に白朮を加えた処方である。麻黄湯に朮を加えると、発汗するが発汗過多には至らず、朮は麻黄を得て表裏の湿を行らせる。

　寒湿の邪が表にある場合は、火法を用いて攻めるべきでない。もし火法を用いてこれを攻める場合は、湿邪と熱邪が打ち合い、気血が溢れるので、鼻衄、発黄などの変証が発生する。そこで、本証は火法が禁忌になる。

－ 130 －

痙湿暍病脈証第二

【原文】　病者一身尽疼、発熱、日晡所劇者、名風湿。此病傷於汗出当風、或久傷取冷所致也。可与麻黄杏仁薏苡甘草湯。(21)

【本文】　病者一身尽く疼み、発熱し、日晡所劇しき者は、風湿と名づく。此の病、汗出で風に当るに傷られ、或は久しく冷を取るに傷られて致す所なり。麻黄杏仁薏苡甘草湯を与う可し（《玉函》、《脈経》に「日晡は即ち劇し」に作るは、非なり）。

【語釈】　〇病者一身尽く疼み、発熱し云々：呂志杰の説「本条は、風湿が表にある証候と治療法、および成因を論述している。一身が尽く痛み、発熱するのは、風湿を外感し、肌表に欝滞し、正気と邪気が交々争う象である。日晡所に劇しくなるのは、湿が欝滞して化熱する傾向がある。本病の成因には二つがある。あるいは労働をする時に汗が出て風を受けることにより、あるいは休息し涼に乗じるのが比較的久しくなって邪を感じることによる。病邪は表にあるので、微かにその汗を発して邪を散じるべきである。邪は既に化熱しているので、ただ辛温だけを用いるべきでなく、兼ねて辛涼を用いるべきであり、辛甘軽清の麻杏薏甘湯を取ってこれを治療する。方後には、「微汗有れば、風を避く」と言う。このように薬を服用した後に看護するのは、至って重要である」《金匱雑病論治全書》

【通釈】　病人は全身が尽く痛み、発熱し、発熱が午後四時前後の日晡所に最も激しくなる場合は、風湿病と名づける。この種の病は、汗が出た後に風邪を感受し、あるいは長期に渡り涼を貪るために発症する。麻黄杏仁薏苡甘草湯を与えるのがよい（《玉函》、《脈経》に「日晡は即ち劇しくなる」に作るのは、誤りである）。

【本文】　［鑑］　病者は、一身尽く痛むの病人を謂うなり。湿家は一身尽く痛み、風湿も亦一身尽く痛む。然れども湿家の痛みは則ち重く著きて転側すること能わず。風湿の痛みは則ち軽く掣きて屈伸す可からず。此れ、痛みの別有る者なり。湿家の発熱は蚤暮に微甚を分けず、風湿の熱は日晡所に必ず劇し。蓋し、湿は来去無くして風は休作有るを以ての故に風湿と名づく。其の由来を原ぬれば、或は汗出でて風に当たると為し、或は久しく冷を取るに傷らると為し、相い合して致せば、則ち麻黄杏仁薏苡甘草湯は風湿を発散すれば、与う可きは明らかなり。

　　［尤］　痙病は、風に非ざれば成らず。湿痺は、寒無ければ作らず。故に麻黄を以て散寒し、薏苡は除湿し、杏仁は利気して通泄の用を助け、甘草を用い

－ 131 －

て補中し湿に勝つの権を予うるなり。

【語釈】　○掣：ひく。ひっぱる。　○蚤：早い。

【通釈】　[鑑]　病者は、一身が尽く痛む病人を言う。湿家は一身が尽く痛み、風湿もまた一身が尽く痛む。しかし、湿家の痛みは重く着いて転側することができなくなる。風湿の痛みは軽く引き攣って屈伸できなくなる。これは、痛みに区別がある場合である。湿家の発熱は朝夕で微甚を区別しないが、風湿の熱は日晡所に必ず劇しくなる。思うに、湿は去来がないが、風は休止と発作があるので、風湿と名づける。その由来を尋ねると、あるいは汗が出て風に当たり、あるいは久しく冷を取って傷られ、相互に合わさって発症する場合は、麻黄杏仁薏苡甘草湯は風湿を発散するので、与えるべきであるのは明らかである。

　　[尤]　痙病は、風でなければ形成されない。湿痺は、寒がなければ起こらない。そこで、麻黄をもって散寒し、薏苡仁は除湿し、杏仁は利気して通泄の作用を助け、甘草を用いて補中し湿に勝つ権限を与える。

【本文】　麻黄杏仁薏苡甘草湯方

　麻黄（節を去る、半両、湯泡す。○案ずるに、《外台》に「四両」に作り、「湯泡す」の二字無きは、是なり）　甘草（一両、炙る。○案ずるに、《外台》に「二両」に作るは、是なり）　薏苡仁（半両。○案ずるに、《外台》に「半升」に作るは、是なり）　杏仁（十箇、皮尖を去り、炒る。○案ずるに、《外台》は「二両」に作り、「炒る」の字無し。徐、沈も亦「炒る」を刪るは、是なり）

　右麻豆大に剉み、毎服四銭匕、水盞半、八分に煮て、滓を去り温服す。微汗有れば、風を避く。

【語釈】　○麻黄杏仁薏苡甘草湯：聶恵民の説「本証は、風湿が表にあり、営衛を阻んで閉ざしている。そこで、一身が尽く痛み、兼ねて化熱の象がある。そこで、散寒除湿に兼ねて湿熱を清化するのを主とする。薏苡仁は、甘淡微寒で、利水滲湿、清熱除痺し、関節を通利し、拘攣を緩和する。《本経》では、「筋急拘攣、屈伸す可からず、久風湿痺、下気を主る」と言う。《本草求真》では、「その色は白で肺に入り、性は寒で熱を瀉し、味は甘で脾に入り、味は淡で滲湿する」と言う。麻黄の辛温で発散し、解表して風寒を除くのに合わせ、杏仁の肺気を通利して宣肺解表し、甘草の中土を補って湿に勝つのに配する。麻黄加朮湯と同じく風湿の痺痛を除く処方であるが、ただ麻黄加朮湯は桂枝の

- 132 -

痙湿暍病脈証第二

辛温があって発汗する力が強く、白朮の燥湿健脾して寒湿を温散するのに偏る。本方は、桂枝と白朮を去り、薏苡仁の甘寒を加え、風湿を涼散するのに偏る。即ち、風は陽邪であり、容易に化燥傷陰する。そこで、清化するのがよい」《経方方論薈要》。陳紀藩の説「風湿が表にあれば、汗法を用いて解すべきであり、たとえ表が実して無汗の証ではあっても、またただ微かに汗を出させるのを適度とすべきであり、水が流れるように発汗すべきでない。方中の麻黄と杏仁は肺気を利して風邪を除き、薏苡仁は利湿し、甘草は和中する。また、薏苡仁の清利を取り、これによって麻黄の温を制し、合わせると辛涼で解表し、兼ねて利湿する」陳紀藩主編《金匱要略》

【通釈】　麻黄杏仁薏苡甘草湯方

麻黄（節を除く、半両、湯に浸して泡立てる。〇案じるに、《外台》に「四両」に作り、「湯泡する」の二字がないのは、正しい）　甘草（一両、あぶる。〇案じるに、《外台》に「二両」に作るのは、正しい）　薏苡仁（半両。〇案じるに、《外台》に「半升」に作るのは、正しい）　杏仁（十個、渋皮と胚芽を除き、炒る。〇案じるに、《外台》は「二両」に作り、「炒る」の字がない。徐本と沈本もまた「炒る」を削るのは、正しい）

右を麻豆大にきざみ、毎回四銭匕を盞半の水で八分に煮詰め、滓を除き、温めて服用する。微かな汗が出る場合は、風を避ける。

【本文】　案ずるに、此の方は剤は小なるも煎法は諸方と異なる。蓋し、後人の改定する所なり。《外台・脚気門》の載す所は、却って是れ原方にして（分両は各薬の下に註す）云う、「湿家、始めて病を得たる時は、薏苡麻黄湯を与う可し」と（《古今録験》を引く）。方後に云う「右四味、㕮咀し、水五升を以て煮て二升を取り、分かちて再服す。汗出づれば、即ち愈ゆ。湿家、煩疼するは、甘草麻黄湯を以て汗を発す可し。差えざれば、更に合す。飲家は、白朮四両を加う。白朮麻黄湯と名づく是れなり」と。薏苡は、《本経》に云う、「風湿痺を治す」と。《別録》に云う、「筋骨中の邪気を除く」と。本方の証は、之を麻黄加朮湯証に比すれば、湿邪の滞り著くこと比較的深し。故に此れ等の品を用う。

【通釈】　案じるに、この処方は、方剤は小であるが、煎じる方法は諸々の処方とは異なる。思うに、後人が改定する所である。《外台・脚気門》に記載する所は反って原方であり（分量は、各々の薬の下に注釈した）、「湿家が始めて病を得た時は、薏苡麻黄湯を与えるべきである」と言う（《古今録験》を引

- 133 -

用する）。方後では、「右の四味を㕮咀し、水五升をもって煮て二升を取り、二回に分けて服用する。汗が出ると、直ちに治癒する。湿家で煩疼する場合は、甘草麻黄湯をもって発汗すべきである。治癒しない場合は、更に合わせる。飲家は、白朮四両を加える。白朮麻黄湯と名づけるのがこれである」と言う。薏苡仁は、《本経》では、「風湿痺を治療する」と言う。《別録》では、「筋骨の中の邪気を除く」と言う。本方の証は、これを麻黄加朮湯証に比較すると、湿邪の停滞と付着が比較的深い。そこで、これらの品を用いる。

【解説】　本条文は、風湿病の症状と原因、および治療法について論述している。

《金匱要略輯義》が引用する《医宗金鑑》の説では、個々の証候が発生する病機は全く明確でない。また、尤在涇の処方解説は、薏苡仁が麻黄の温を抑制し、合わせると辛涼で解表し兼ねて利湿する効能を指摘してない。

風湿病では、病人は一身が尽く痛み、痛みは軽く引き攣って屈伸できなくなる。湿は去来がないが、風は休止と発作がある。そこで、風湿に罹患すると、発熱は日晡所に激しくなる。本証は、汗が出ている時に風に当たり、あるいは久しく冷を取って傷られることが原因である。そこで、麻黄杏仁薏苡甘草湯を与えて風湿を発散する。

麻黄杏仁薏苡甘草湯は、麻黄、杏仁、薏苡仁、甘草からなる処方である。方中の麻黄は散寒し、薏苡仁は除湿し、杏仁は利気し、甘草は補中する。

【原文】　風湿、脈浮、身重、汗出、悪風者、防己黄耆湯主之。(22)

【本文】　風湿、脈浮、身重く、汗出で、悪風する者は、防己黄耆湯之を主る。

【語釈】　〇脈浮：陳紀藩の説「風湿の病人に浮脈が出現するのは、浮は風であり、表を主る」陳紀藩主編《金匱要略》

【通釈】　風湿病に罹患し、脈が浮になり、身体は重だるくなり、汗が出て、悪風がする場合は、防己黄耆湯がこれを主治する。

【本文】　［鑑］　脈浮は、風なり。身重きは、湿なり。寒湿なれば則ち脈沈、風湿なれば則ち脈浮なり。若し浮にして汗出でず、悪風する者は、実邪と為す。麻黄杏仁薏苡甘草湯を与えて之を汗す可し。浮にして汗出で、悪風する者は、虚邪と為す。故に防己、白朮を以て、以て湿を去り、黄耆、甘草以て表を固め、生姜、大棗以て営衛を和すなり。趙良曰く、「身重きは、乃ち風湿皮毛の表に在り。故に疼みを作さず。其の衛気を虚して湿著けば、身重しを為す。故に黄

- 134 -

者を以て衛を実し、甘草は之を佐け、防己は湿を去り、白朮は之を佐く。然らば、則ち風湿の二邪、風を散ずるの薬無きは、何ぞや。蓋し、汗多きは、其の風已に留まらざるを知る。表虚して風其の間に出入するを以て、之に因りて悪風するのみ。惟だ其の衛を実し、正気壮んなれば、則ち風自ら退く。此れ、治さずして治する者なり」と。

　　［尤］　風湿表に在れば、法当に汗に従って解すべし。乃ち、汗は発するを得ずして自ら出で、表尚未だ解せずして已に虚す。汗解の法は、守る可からず。故に麻黄を用いて之を皮毛の表に出ださずして防己を用いて之を肌膚の裏に駆る。然して耆、朮、甘草に非ざれば、焉くんぞ能く衛陽をして復た振わしめて湿を駆りて下行せんや。

【通釈】　　［鑑］　脈が浮であるのは、風である。身体が重だるくなるのは、湿である。寒湿である場合は脈は沈であり、風湿である場合は脈は浮である。もし脈が浮で、汗が出ず、悪風がする場合は、実邪である。麻黄杏仁薏苡甘草湯を与えてこれを発汗すべきである。脈が浮で、汗が出て、悪風がする場合は、虚邪である。そこで、防己、白朮をもって湿を除き、黄耆、甘草をもって表を固め、生姜、大棗をもって営衛を調和する。趙良は、「身体が重だるい場合は、風湿が皮毛の表にある。そこで、疼みを生じない。その衛気を虚して湿が着く場合は、身体は重だるくなる。そこで、黄耆をもって衛を実し、甘草はこれを佐け、防己は湿を除き、白朮はこれを佐ける。そうであれば、風湿の二邪で、風を散じる薬がないのは、どうしてであろうか。思うに、汗が多ければ、その風は既に留まっていないことが解る。表が虚して風がその間に出入するので、これによって悪風がするだけである。ただ、その衛を実し、正気が壮んになる場合は、風は自然に退く。これは、治療しないで治療する場合である」と言う。

　　［尤］　風湿が表にある場合は、道理からすると発汗に従って解すべきである。即ち、発汗することができず、汗が自然に出て、表がなおいまだ解されず、既に虚している。発汗して病を解する方法は、守るべきでない。そこで、麻黄を用いてこれを皮毛の表に出さず、防己を用いてこれを肌膚の裏に駆る。そして黄耆、白朮、甘草でなければ、どうしてよく衛陽をまた振奮させて湿を駆って下行させることがあろうか。

【本文】　　防己黄耆湯方

　　防己（一両。〇案ずるに、《千金》、《外台》に「四両」に作るは、是なり）　甘草（半両、炒る。〇案ずるに、《水気病篇》に「炒る」を「炙る」に

－　135　－

作る。《外台》に「一両」に作るは、是なり）　白朮（七銭半。〇案ずるに、《千金》に「三両」に作るは、是なり）　黄耆（一両一分、蘆を去る。〇案ずるに、《千金》、《外台》に「五両」に作るは、是なり）

　右麻豆大に剉み、毎抄五銭匕、生姜四片、大棗一枚、水盞半もて、八分に煎じ、滓を去り、温服し、良久しくして再服す。喘する者は、麻黄半両を加う。胃中和せざる者は、芍薬三分を加う。気上衝する者は、桂枝三分を加う。下に陳寒有る者は、細辛三分を加う。服後当に虫の皮中を行くが如し。腰従り下氷の如ければ、後被上に坐し、又一被を以て腰の下を繞い、温め、微しく汗せしむれば、差ゆ（「氷」は、趙本は「水」に作る。「腰の下を繞う」は、趙、徐、沈、《金鑑》は、「腰以下を繞う」に作る）。

【語釈】　〇防己黄耆湯：聶恵民の説「本証は、風湿が表にあり、表が虚している。そこで、防己黄耆湯を用いて固表逐湿、扶正祛邪する。防己は大苦辛寒で、十二経を通行して利水退腫、祛風止痛する。《本草拾遺》では、「風を治療するには木防己を用い、水を治療するには漢防己を用いる」と言う。黄耆は、甘温で益気固表、利水消腫する。白朮は、燥湿健脾し、黄耆と並びによく止汗する。防己は性は険しく速いので、甘草を用いてこれを緩め、並びによく補土勝湿する。生姜、大棗は、辛甘で散邪、解表調中、調和営衛する。ともに風湿を除き表を固め気を益す効能を発揮する」《経方方論薈要》。王廷富の説「本条で掌握すべきであるのは、三点がある。第一は、処方の意義と適応症である。方中の漢防己は、味辛平微温で、よく水湿を除く。黄耆は、分肉を温め、腠理を実する。両者を互いに配すると、またよく肌表の湿を除く。白朮、甘草は、脾気を温め補い、かつよく裏湿を燥かす。生姜、大棗は、和中して営衛を調和し、これによって扶正祛邪の効能を発揮する。それが適応する病証は、湿が風よりも甚だしい風湿証だけではなく、更に脾虚の水腫を主治することができる。第二は、方後の加減である。気喘がする場合に麻黄を加えるのは、寒邪が肺を犯し、肺気が不利になって気喘を引き起こすことにある。そこで、これに散寒平喘の品（汗が多ければ麻黄根、あるいは炙麻黄を用いる）を加えるべきである。胃中が調和しない場合に芍薬を加えるのは、漢代では芍薬はいまだ赤と白に分かれておらず、白芍には平肝止痛の効果があるので、肝気が条達する場合は胃気は和らぐ。もし肝胃不和で肝と胃が適応しなくなると、あるいは疼痛が出現する。そこで、これを加えて平肝和胃する。気が上衝する場合に桂枝を加えるのは、桂枝は化気平衝の効能があるからである。そこで、これを加える。

下に沈寒がある場合に細辛を加えるのは、細辛は走って守らないので、よく沈寒を温散する。もし少陰の陽が虚し、陰寒が元々盛んである場合は、そこでこれに加え、潜伏して隠れている沈寒を散じる。第三は、服薬後の反応と治療の補助である。「服後当に虫の皮中を行るが如し」は、衛陽が運行し、風湿が外に達する象である。「腰従り以下氷の如し」は、寒湿が下注する徴候である。そこで、患者に「被上に坐し、又一被を以て腰以下に繞う」ようにさせ、陽気の温煦作用を助けて微かな汗を取り、これによって局部の寒湿を除く」《金匱要略指難》

【通釈】　防己黄耆湯方

防己（一両。〇案じるに、《千金》、《外台》に「四両」に作るのは、正しい）　甘草（半両、炒る。〇案じるに、《水気病篇》に「炒る」を「あぶる」に作る。《外台》に「一両」に作るのは、正しい）　白朮（七銭半。〇案じるに、《千金》に「三両」に作るのは、正しい）　黄耆（一両一分、茎の境の部分を除く。〇案じるに、《千金》、《外台》に「五両」に作るのは、正しい）

右を麻豆大にきざみ、毎回五銭七を取り、生姜四片、大棗一枚を入れ、盞半の水で八分に煎じ、滓を除き、温めて服用し、暫くしてから再度服用する。気喘が出現する場合は、麻黄半両を加える。胃中に疼痛が出現する場合は、芍薬三分を加える。気が上衝する場合は、桂枝三分を加える。下焦に陳旧性の寒えがある場合は、細辛三分を加える。服用後は、虫が皮膚の中を這うような感じがするはずである。腰より下が氷のように冷える場合は、服用後に座布団の上に坐り、また衣類で腰の下を纏って温め、微かに汗ばむようにすると、病は治癒する（「氷」の字は、趙本では「水」の字に作る。「腰の下を繞う」は、趙本、徐本、沈本、《医宗金鑑》では、「腰より以下を繞う」に作る）。

【本文】　案ずるに、此の方、分両、煎法は、亦後人の改定に係る。《千金》は、却って是れ原方なり。生姜三両、大棗十二枚に作りて云う、「右六味、㕮咀し、水六升を以て、煮て三升を取り、分かちて三服す。服し了りて被中に坐り、解せんと欲するも、虫の皮を行るが如し。臥して汗を取る」と。《千金》は方名無く、《脈経》は防己湯に作り、《活人書》は漢防己湯と名づく。

《溯源集》に云う、「脈浮、汗出で、悪風するは、風邪表に在るに似たり。応に桂枝を用うべし。而るに仲景又偵<ruby>偵<rt>うかが</rt></ruby>うに、其の衛気已に虚し、皮膚密ならず、毛孔閉じざるを知る。所以に汗出で、悪風す。乃ち、湿家の表虚する者なり。故に防己を用いて利水し、黄耆を以て表を固め、白朮、甘草は燥湿補中す

るのみ。皆其の表気已に虚し、衛陽固まらざるに因り、微似汗の桂枝を并せて亦軽々しく用いず。意を用うること淵深に非ざれば、而ち能く方を制すること是くの若くならんや」と。

【誤釈】　○淵深：ふちが深い。

【通釈】　案じるに、この処方は、分量と煎じる方法は、また後人の改定に係わる。《千金》は、反って原方である。「生姜三両、大棗十二枚」に作り、「右の六味を咬咀し、水六升を用い、煮て三升を取り、三回に分けて服用する。服用した後、座布団の上に坐り、病を解しようとするが、虫が皮を行るような感じがする。床に臥せて汗を取る」と言う。《千金》では処方名がなく、《脈経》では防己湯に作り、《活人書》では漢防己湯と名づける。

　《溯源集》では、「脈が浮になり、汗が出て、悪風がするのは、風邪が表にあるようである。桂枝を用いるべきである。ところが、仲景はまた窺い、その衛気が既に虚し、皮膚が緻密でなく、毛孔が閉じていないことを知る。そこで、汗が出て、悪風がする。即ち、湿家で表が虚す場合である。そこで、防己を用いて利水し、黄耆をもって表を固め、白朮、甘草は燥湿補中するだけである。皆その表気が既に虚し、衛陽が固まらないので、微かに発汗させる桂枝を併せてまた軽々しく用いない。意を用いることが奥深くなければ、よく処方を制するのがこのようになることがあろうか」と言う。

【解説】　本条文は、風湿表虚証の証候と治療法について論述している。

　風湿に罹患し、邪が表にあると、脈は浮になる。風湿の邪が皮毛の表にあると、身体は重だるくなる。衛気が虚して表を固めることができなくなると、汗が出て、悪風がする。そこで、防己黄耆湯を与えて風湿の邪を散じる。

　防己黄耆湯は、防己、甘草、白朮、黄耆からなる処方である。方中の防己、白朮は湿を除き、黄耆、甘草は表を固め、生姜、大棗は営衛を調和する。

【原文】　傷寒八九日、風湿相搏、身体疼煩、不能自転側、不嘔、不渇、脈浮虚而濇者、桂枝附子湯主之。若大便堅、小便自利者、去桂加白朮湯主之。(23)

【本文】　傷寒八九日、風湿相い搏ち、身体疼煩して自ら転側すること能わず、嘔せず、渇せず、脈浮虚にして濇の者は、桂枝附子湯之を主る。若し大便堅く、小便自利する者は、去桂加白朮湯之を主る（「渇」の下に、《千金翼》は「下し已り」の二字有り。《外台》は、「之を下す」の二字有り。《太陽下篇》(174)は、「若し」の下に「其の人」の二字有り、「堅」は「鞕」に作る。

- 138 -

宋板の註に、「一に云う、「臍下心下鞕し」と」と。《脈経》に「去桂加朮附子湯」に作るは、是なり）。

【語釈】　○傷寒八九日、風湿相い搏ち云々、桂枝附子湯之を主る：李克光の説「表陽が虚し、風湿が表にあり、かつ風が偏勝した証治を論述する。「傷寒八九日」は、病人に悪寒、発熱などの表証が出現して既に八九日が経過していることを指す」《金匱要略訳釈》。　○若し大便堅く、小便自利する者は、去桂加白朮湯之を主る：王廷富の説「「もし大便が堅くなる」は、上の処方を服用した後であり、衛陽が回復し、風邪が漸く去り、裏陽が漸く健やかになり、気化が正常になり、身体の疼煩は既に解され、大便は快い状態から転じて堅くなって実し、小便は不利の状態から転じて通利するようになったが、ただ身体は自ら転側できない症状がなおあり、脈象もまた転じて沈緩で渋になる場合は、湿が風よりも甚だしい風湿証である。そこで、桂枝の祛風化気を用いず、白朮に易えて健脾燥湿する。そこで、白朮附子湯を用いて温陽除湿し、陽気を健やかで旺盛にする場合は、湿邪は除かれ、湿が去る場合は風邪の留恋する所がなくなるので、その病は治癒する」《金匱要略指難》

【通釈】　外感の表証に罹患して八九日が経過し、風邪と湿邪が打ち合い、全身が激しく痛んで自ら転側することができず、嘔吐はなく、口渇はなく、脈が浮虚で濇の場合は、桂枝附子湯がこれを主治する。もし大便が硬くなり、小便が通利する場合は、去桂加白朮湯がこれを主治する（「渇」の字の下に、《千金翼》では「下し已り」の二字がある。《外台》では、「これを下す」の二字がある。《太陽下篇》（174）では、「もし」の下に「その人」の二字があり、「堅」の字は「鞕」の字に作る。宋板の注釈では、「一つには、「臍下と心下が硬い」と言う」とある。《脈経》に「去桂加朮附子湯」に作るのは、正しい）。

【本文】　［鑑］　謂うに、此れ風湿の病、之を傷寒八九日に得と雖も、嘔せず、渇せざるは、是れ傷寒の裏病無きの証なり。脈浮虚濇なるは、是れ傷寒の表病無きの脈なり。脈浮虚は、表虚の風なり。濇なる者は、湿なり。身体疼煩するは、風なり。転側すること能わざるは、湿なり。乃ち、風湿相い搏つの身体疼痛にして、傷の骨節疼痛に非ざるなり。桂枝附子湯を与えて其の風湿を温散し、表従りして解するなり。若し脈浮実の者は、則ち又当に麻黄加朮湯を以て大いに其の風湿を発すべきなり。如し其の人に是の証有れば、大便鞕く小便自利すと雖も、下を議らざる者は、其れ邪熱裏に入るの鞕に非ず、乃ち風燥

き湿去るの鞕なるを以ての故に仍お桂枝附子湯を以てす。桂枝を去る者は、大便堅く、小便自利し、其の汗を発して再び津液を奪うを欲せざればなり。白朮を加うる者は、身重く著き、湿肌の分に在るを以て、用いて以て附子を佐け、水気を皮中に逐えばなり。

　　［尤］　脈浮虚にして濇なるは、風湿外に持して衛陽正しからざるを知る。故に桂枝湯を以て芍薬の酸収を去り、附子の辛温を加え、以て陽気を振わせて陰邪に敵す。若し大便堅く、小便自利すれば、其れ表に在るの陽は弱しと雖も、裏に在るの気は猶治まるを知る。則ち、皮中の湿は自ら之を裏に駆り、水道従りして出だししむる可し。必ずしも更に其の表を発して以て久しく弱まるの陽を危うくせず。故に前方に於いて桂枝の辛散を去り、白朮の苦燥を加え、附子の大力健行なる者と合し、以て並びに皮中を走るに於いて水気を逐うも亦因勢利導の法なり。

【通釈】　　［鑑］　思うに、これは風湿の病であり、これを傷寒に罹患して八九日目に得るが、嘔吐がなく、口渇がないのは、傷寒で裏病がない証である。脈が浮虚濇であるのは、傷寒で表病がない脈である。脈が浮虚であるのは、表が虚した風である。濇であるのは、湿である。身体が疼煩するのは、風である。転側することができないのは、湿である。即ち、風湿が打ち合う身体疼痛であり、傷寒の骨節疼痛ではない。桂枝附子湯を与えてその風湿を温散し、表より解する。もし脈が浮実である場合は、また麻黄加朮湯をもって大いにその風湿を発すべきである。もしその人にこの証がある場合は、大便は硬く、小便は自利するが、下法を議らないのは、それは邪熱が裏に入る大便硬ではなく、風が燥き湿が去る大便硬であるので、なお桂枝附子湯をもってする。桂枝を除くのは、大便が堅く、小便が自利し、その汗を発して再び津液を奪うことを望まないからである。白朮を加えるのは、身体に重く着き、湿が肌の分にあるので、用いて附子を佐け、水気を皮中に逐うからである。

　　［尤］　脈が浮虚で濇であるのは、風湿が外に持続し、衛陽が正しくないことが解る。そこで、桂枝湯をもって芍薬の酸収を除き、附子の辛温を加え、これによって陽気を振わせて陰邪に敵対する。もし大便が堅くなり、小便が自利する場合は、その表にある陽は弱いが、裏にある気はなお治まっていることが解る。即ち、皮中の湿は自らこれを裏に駆り、水道より出させるべきである。必ずしも更にその表を発して久しく弱まった陽を危うくしない。そこで、前方において桂枝の辛散を除き、白朮の苦燥を加え、附子の大力で健やかに行る品

- 140 -

痙湿暍病脈証第二

と合わせ、これによってともに皮膚の中を走って水気を逐うのもまた因勢利導の方法である。

【本文】　案ずるに、桂を去り白朮を加うるの義は、未だ其の詳びらかなるを得ず。沈云う、「若し中虚し、邪陥り、津液に逼迫し、前陰に偏滲し、腸間を潤さざれば、則ち大便堅く、小便自利す。所以に表に走るの桂枝を去り、白朮を加えて中を安んじて営血津液を生じ、腸間の燥を滋潤するのみ」と。白朮の潤燥するは、恐らくは誤りなり。

《溯源集》に云う、「湿裏に在れば、則ち小便利せず、大便反って快し。大便鞕ければ、則ち湿は裏に在らず。小便利すれば、則ち湿気已に去る。汗泄を須いず。故に桂枝を去る。想うに、風湿の後、寒湿の余気未だ尽きず、身体尚疼み、転側未だ便ならず。故に仍お桂枝を去るの白朮附子湯を用うるなり」と。

【語釈】　○表に走るの桂枝を去る；湿気已に去る。汗泄を須いず。故に桂枝を去る：沈明宗と銭天来は、ともに「風邪が去るので、桂枝を除く」との理解がない。陳紀藩の説「ただ、桂枝附子湯を服用した後、風邪が既に去り、寒湿がいまだ尽きず、身体はなお疼み、転側がいまだ便利でないので、白朮附子湯を用いて袪湿温経する」陳紀藩主編《金匱要略》

【通釈】　案じるに、桂枝を除き白朮を加える義は、いまだ詳細ではない。沈氏は、「もし中が虚し、邪が陥り、津液に迫り、前陰に偏滲し、腸間を潤さない場合は、大便は堅くなり、小便は自利する。そこで、表に走る桂枝を除き、白朮を加え中を安らかにして営血や津液を生じ、腸間の乾燥を滋潤するだけである」と言う。白朮が潤燥するのは、恐らくは誤りである。

《溯源集》では、「湿が裏にある場合は、小便は通利せず、大便は反って快くなる。大便が硬い場合は、湿は裏にない。小便が通利する場合は、湿気は既に去っている。汗を泄らす方法を用いない。そこで、桂枝を除く。思うに、風湿に罹患した後、寒湿の余気がいまだ尽きておらず、身体がなお疼み、転側がいまだ便利にできない。そこで、なお桂枝を去った白朮附子湯を用いる」と言う。

【本文】　桂枝附子湯方
桂枝（四両、皮を去る）　　生姜（三両、切る）　　附子（三枚、炮じ、皮を去り、八片に破る）　　甘草（二両、炙る）　　大棗（十二枚、擘く）
右五味、水六升を以て、煮て二升を取り、滓を去り、分かち温め三服す。

【語釈】　○桂枝附子湯：聶恵民の説「この証は、風湿が表にあり、並びに表

陽が既に虚しているが、ただ裏証はない。そこで、桂枝附子湯をもって解表祛邪、温経助陽する。桂枝をもって営衛を調和し、表は風寒を散じる。附子は、温経散寒して陽を助け、桂枝と附子を同時に用い、固表護裏、散寒止痛、逐湿通陽し、風湿が経にある場合の主薬となる。生姜、大棗は、甘辛で営衛を行らせ、津液を通じて表を和す。甘草は、補土勝湿する。桂枝湯の芍薬を去るのは、その酸寒が陰を斂めるので、風湿が表にある場合は、これを去るべきである」

《経方方論薈要》

【通釈】　桂枝附子湯方

　桂枝（四両、皮を除く）　生姜（三両、切る）　附子（三枚、炮じて皮を除き、八片に破る）　甘草（二両、あぶる）　大棗（十二枚、きざむ）

　右の五味に水六升を用い、煮て二升を取り、滓を除き、三回に分けて温めて服用する。

【本文】　《溯源集》に云う、「風邪は桂枝に非ざれば汗解すること能わず、寒邪は附子に非ざれば以て温経するに不足す。生姜に非ざれば、亦宣発すること能わず。甘草、大棗は、姜、附の性を緩め、桂枝を助けて津液を行らすなり。此の方、乃ち《太陽上篇》の誤下しての後、脈促、胸満、微悪寒の桂枝去芍薬湯（21）にして附子を加う（22）。汗して後、遂に漏れて止まずの桂枝加附子湯（20）に非ざるなり。桂枝附子湯（174）は、乃ち芍薬を去る者なり。故に另に一名を立つ。而して「加」の字無し。桂枝加附子湯は、乃ち芍薬を去らざる者なり。即ち、桂枝の全湯に於いて加入す。故に一の「加」の字多し。仲景の法を立てて方を処するを観れば、各々深意有らざること無し」と。

　《三因》の朮附湯は、雨を冒し、湿肌膚に著き、胃気と相い并さり、或は腠開き、汗出で、浴に因りて之を得るを治す（即ち、本方に於いて白朮、茯苓を加う）。

【通釈】　《溯源集》では、「風邪は桂枝でなければ汗解することができず、寒邪は附子でなければ温経するのに不足する。生姜でなければ、また宣発することができない。甘草、大棗は、生姜と附子の性を緩め、桂枝を助けて津液を行らせる。この方は、《太陽上篇》の誤下した後、脈が促になり、胸満し、微かに悪寒がする桂枝去芍薬湯（21）に附子を加えたものである（22）。発汗した後、汗が遂に漏れて止まらなくなる桂枝加附子湯（20）ではない。桂枝附子湯（174）は、芍薬を除いたものである。そこで、別に一つの名前を立てる。そして「加」の字がない。桂枝加附子湯は、芍薬を除かないものである。即ち、

桂枝の全湯に加入する。そこで、一つの「加」の字が多い。仲景の法を立てて処方をするのを観ると、各々に深い意義のないことがない」と言う。

　　《三因》の朮附湯は、雨に濡れ、湿が肌膚に着き、胃気と相互に併さり、あるいは腠理が開き、汗が出て、沐浴によってこれを得る場合を治療する（即ち、本方に白朮、茯苓を加える）。

【本文】　白朮附子湯方

　　白朮（二両）　附子（一枚半、炮じ、皮を去る）　甘草（一両、炙る）　生姜（一両半、切る）　大棗（六枚）

　　右五味、水三升を以て、煮て一升を取り、滓を去り、分かち温め三服す。一服にて身痺するを覚ゆ。半日許りに再服す。三服都て尽くし、其の人冒状の如くなるも、怪しむ勿れ。即ち、是れ朮、附並びに皮中を走りて水気を逐い、未だ除くことを得ざる故のみ（《太陽下篇》は、「白朮四両、附子三枚、甘草二両、生姜三両、大棗十二枚擘く」なり。《外台》は、同じ。魏云う、「「冒の如し」は、《法律》に改めて「蝐」に為る。敢えて従わず」と）。

【語釈】　○白朮附子湯：聶惠民の説「もし大便が硬くなり、小便が自利する場合は、病勢は既に漸く裏に赴いている。そこで、桂枝の辛散で表に走る力を除き、白朮の脾胃を健やかにして津液を転輸するものを加え、並びに苦温で燥湿利水、培土して勝湿する。桂枝附子湯の温経散寒して湿を表より解する処方を変化させて温中散寒、健脾利湿して湿を内より散じる方剤にする」《経方方論薈要》。　○蝐：はりねずみ。

【通釈】　白朮附子湯方

　　白朮（二両）　附子（一枚半、炮じて皮を除く）　甘莒（一両、あぶる）　生姜（一両半、切る）　大棗（六枚）

　　右の五味に水三升を用い、煮て一升を取り、滓を除き、三回に分けて温めて服用する。一服すると、身体が痺れるように感じる。半日ばかりで再び同じ湯液を服用する。三回服用し終わると、病人は頭部が物に覆われたように感じるが、慌てる必要はない。即ち、これは白朮と附子がいずれも皮膚の中を走り、風湿の邪を除こうとするが、なお除けない状態にあるだけである（《太陽下篇》では、「白朮四両、附子三枚、甘草二両、生姜三両、大棗十二枚（擘く）」に作る。《外台》では、同じである。魏氏は、「「冒の如し」は、《法律》では改めて「蝐」の字に作る。敢えて従わない」と言う）。

【本文】　《溯源集》に云う、「即ち、朮附湯なり。上文の桂枝附子湯を承け

- 143 -

て加減するに因る。故に去桂枝加白朮湯と云うなり。古方は「朮」の上に
「白」の字無し。故に朮附湯と称す（成本の《傷寒論》は、誤りて桂枝加附子
湯の後に附す）。方中に附子二枚を用う。古の附子は、乃ち山野に生ずる所な
り。或は今の種にて蒔く者より小なり。亦未だ定法と為す可からず。恐らく是
れ後人の伝写の誤りなり。愚の意を以て之を度るに、当に応用の分両を以て度
と為すべし。桂枝四両は、即ち宋の一両八分なり。元は、則ち較ぶれば宋より
重し。今は更に重し。生姜三両は、即ち宋の八銭なり。附子は若し一枚を用う
れば、約重さ一両二三銭なり。炮じ過ぐれば乾ける者三銭半を得可し。若し三
次に分かちて服すれば、亦過ぐると為さず。前人、古方は今の病を治す可から
ずの説有り。皆古今の斤両の同じならざるを知らざるが故なり」と。

　　《三因》の生附白朮湯は、風湿に中り、昏悶恍惚とし、脹満し、身重く、手
足緩縦し、漐漐として自汗し、失音して語らず、便利して禁ぜざるを治す（本
方に於いて乾姜を生姜に代え、大棗を去る）。

　　曽氏の《活幼口議》に云う、「朮附湯は、小児の藏府虚寒し、泄瀉洞利し、
手足厥冷するを治す」と（即ち、本方なり。乾姜を生姜に代え、大棗を去る）。

【語釈】　　〇緩縦：ゆるめる。　　〇漐漐：微かな汗が出て潤う性状を形容する。

【通釈】　　《溯源集》では、「即ち、朮附湯である。上文の桂枝附子湯を承け
て加減することによる。そこで、去桂枝加白朮湯と言う。古方は「朮」の字の
上に「白」の字がない。そこで、朮附湯と称される（成本の《傷寒論》では、
誤って桂枝加附子湯の後に附している）。方中に附子二枚を用いる。古の附子
は、山野に生じたものである。あるいは今の種を用いて蒔いたものより小さい。
また、いまだ一定の方法とすべきでない。恐らくこれは、後人の伝写の誤りで
ある。私が自分でこれを考えると、応用される分量をもって適度とすべきであ
る。桂枝四両は、宋の一両八分である。元では、比較すると宋より重い。今は
更に重い。生姜三両は、宋の八銭である。附子はもし一枚を用いると、重さは
およそ一両二三銭である。炮じて過ぎると、乾燥したもの三銭半を得るはずで
ある。もし三回に分けて服用する場合は、また多すぎる訳ではない。前人には、
「古方は今の病を治療できない」という説がある。皆古今の分量が同じでない
のを知らないからである」と言う。

　　《三因》の生附白朮湯は、風湿に中り、精神が昏んで悶え恍惚とし、脹満し、
身体は重だるくなり、手足は弛緩し、微かな自汗が出て、言葉を喋らず、便は
通利して禁じられなくなる場合を治療する（本方で乾姜を用いて生姜に代え、

大棗を除く）。

　曽氏の《活幼口議》では、「朮附湯は、小児の臓腑が虚して寒え、泄瀉が出現し、手足が厥冷する場合を治療する」と言う（即ち、本方である。乾姜を用いて生姜に代え、大棗を除く）。

【解説】　本条文は、風湿表陽虚証の二種類の証候と治療法について論述している。

　風湿の病に罹患し、八九日が経過し、風邪と湿邪が打ち合い、風邪が表に侵入すると、身体に疼煩が出現し、湿邪が表に侵入すると、転側することができなくなる。風湿の邪が表に侵入するが、裏が病んでいない場合は、嘔吐はなく、口渇はない。風邪が侵入し、表が虚すと、脈は浮虚になる。湿邪が侵入すると、脈は濇になる。本証は、風湿の邪が表に侵入し、表の陽気が虚した状態にある。そこで、桂枝附子湯を与えて風湿の邪を温散し、邪を表より解する。

　桂枝附子湯は、桂枝湯より芍薬を除き、附子を加えた処方である。桂枝湯より芍薬を除くのは、芍薬の酸収が風湿の邪を留めることを恐れるからである。即ち、桂枝湯より芍薬を除き、附子を加えて辛温で陽気を振奮して風湿の邪に敵対する。

　桂枝附子湯を服用した後、大便が硬くなり、小便が自利する場合は、表の陽気は弱まっているが、湿邪が肌膚に付着しているので、去桂加白朮湯を与えて皮中の水気を裏に駆る。

　去桂加白朮湯は、桂枝附子湯より桂枝を除き、白朮を加えた処方である。桂枝附子湯より桂枝を除くのは、表を発して弱まった陽気を危うくすることを恐れるからである。即ち、桂枝附子湯より辛散の桂枝を除き、白朮の苦燥を加えて附子とともに水気を皮中に逐う。

【原文】　風湿相搏、骨節疼煩、掣痛不得屈伸、近之則痛劇、汗出短気、小便不利、悪風不欲去衣、或身微腫者、甘草附子湯主之。(24)

【本文】　風湿相い搏ち、骨節疼煩し、掣痛して屈伸することを得ず、之に近づけば則ち痛み劇しく、汗出でて短気し、小便不利し、悪風して衣を去るを欲せず、或は身微腫する者は、甘草附子湯之を主る（「疼煩」は、成本の《傷寒論》は「煩疼」に作る）。

【語釈】　〇風湿相い搏ち、骨節疼煩し云々：王廷富の説「本条で掌握すべきは、次の三点である。第一は、本証と上の証を比較すると、二つの条の主証と

－ 145 －

方薬の用量の配伍は同じでない。彼は身体が疼煩し、自ら転側することができず、これは掣痛して屈伸できず、これに近づくと痛みは激しくなる。疼痛によれば、本証は上の証に比較して重い。上の証は僅かに経絡、営衛、肌肉にあり、本証は既に経絡、営衛に渡り、また筋骨、関節、及び三焦に渡っている。そこで、本証は、上の証に比較して重い。更に方薬の配伍から看ると、上の証は病位が外に偏っている。そこで、生姜、大棗を用いて中を調和して営衛を調える。本証は、裏に偏っている。そこで、生姜、大棗を用いず、白朮を用いて補脾して燥湿する。第二は、附子の用量である。桂枝附子湯は、（附子の）用量は三枚であり、白朮附子湯は用量は一枚半であり、本方の用量は一枚である。附子は性味が慓悍であり、辛温で助陽して運行は速やかである。上の証は、陽虚が甚だしく、病が外に偏っている。外にある場合は、速やかに除くのがよい。本証は、陽もまた虚しているが、病は裏に偏っている。裏にあっては薬性の強いもので速やかに除くべきでなく、妙味は緩やかに図ることにある。そこで、前方の用量は大であり、本方の用量は小である。これは、二つの処方の中で違った意図のある所である。第三は、附子と烏頭の比較である。両者は均しく大辛大熱であり、温経袪寒の効能は同じである。ただ、附子の壮陽回厥は烏頭より優れ、（烏頭の）陳寒を散じて宣痺止痛する効能は附子もまた及ばない。これによって寒湿の痛痺では、我々は常に烏頭（川烏、あるいは草烏）を用いている。以上の二条が論述している「風湿」は、実際は寒湿の痛痺に属しているので、（附子を）改めて烏頭を用いると、その効果は更によくなる。ただ、本篇に論述している所はなお熱痺を欠いており、臨床ではまたこれがある」《金匱要略指難》。　○短気：李克光の説「気が虚して不足する。そこで、息切れがする」《金匱要略譯釋》。　○小便不利：陳紀藩の説「裏湿が大いに盛んになり、膀胱の気化機能に影響して気化が行らなくなるので、小便は不利になる」陳紀藩主編《金匱要略》。　○掣痛：牽引して痛みを生じることを言う。

【通釈】　風邪と湿邪が打ち合って経絡と関節を阻むと、全身の関節が激しく引き攣るように痛み、手足は屈伸できず、これを按じると痛みは更に激しくなり、汗が出て、息が切れ、小便は不利になり、悪風がして衣服を脱ぎたくなり、あるいは身体が微かに腫れる場合は、甘草附子湯がこれを主治する（「疼煩」の字は、成本の《傷寒論》では、「煩疼」の字に作る）。

【本文】　　［沈］　此れ、陽虚し邪盛んなるの証なり。風湿営衛を傷り、関節経絡の間に流れ、邪正相い搏てば、骨節疼煩掣痛す。陰血凝滞し、陽虚し軽々

- 146 -

痙湿暍病脈証第二

しく蹻ぐること能わず。故に屈伸するを得ず。之に近づけば、則ち痛み劇しきなり。衛陽虚すれば而ち汗出で、裏気不足すれば則ち短気して小便利せず。表陽虚すれば而ち悪風して衣を去るを欲せず。陽傷れ気滞る。故に身微腫す。然して表裏陰陽、正虚し邪実す。故に甘、朮、附子を用いて助陽健脾除湿し、固め護りて汗の脱するを防ぎ、桂枝は営衛を宣行させ、兼ねて其の風を去る。乃ち、補の中に発有り、邪を駆らずして風湿自ら除かる。蓋し、風湿の証は、須く熱無く、自汗するは是れ陽気大いに虚すを識るべし。当に先ず陽を固むるを主と為すべし。

【語釈】　○蹻ぐる：挙げる。足を高くあげて歩く。

【通釈】　〔沈〕　これは、陽気が虚して邪気が盛んになる証である。風湿が営衛を傷り、関節や経絡の間に流れ、邪気と正気が打ち合うと、骨節は疼んで煩わしくなり、引き攣って痛む。陰血が凝滞し、陽気が虚して軽々しく足を挙げることができなくなる。そこで、四肢は屈伸できなくなる。これに近づく場合は、痛みは激しくなる。衛陽が虚す場合は汗が出て、裏気が不足する場合は息切れがして小便は通利しなくなる。表陽が虚す場合は、悪風がして衣類を脱ぎたくなくなる。陽気が傷れ、（水）気が滞る。そこで、身体に微かな浮腫が出現する。そして表裏と陰陽で正気が虚して邪気が実している。そこで、甘草、白朮、附子を用いて助陽健脾・除湿し、固め護って汗の脱出を防ぎ、桂枝は営衛を宣行させ、兼ねてその風を除く。即ち、補の中に発があり、邪を駆らないが、風湿は自然に除かれる。思うに、風湿の証で、熱がなく、自汗が出るのは、陽気が大いに虚していることを知るべきである。そこで、先ず陽気を固めることを主とすべきである。

【本文】　喩氏の《尚論篇》に云う、「此の条は、復た上条の意を互いにして其の症の軽重なる者を辨ず。痛み近づく可からず、汗出でて短気し、悪風して衣を去るを欲せず、小便利せず、或は身微腫するは、正しく相い搏つの最も劇しき処なり」と。方氏の《条弁》に云う、「或は、未だ定まらざるの詞なり。身微腫するは、湿外に薄ればなり。外に薄らざれば、則ち腫れず。故に「或は」と曰うなり」と。

【通釈】　喩氏の《尚論篇》では、「この条は、また上条の意を互いにしてその症の軽重が異なる場合を弁別する。痛みは近づくことができず、汗が出て息切れがし、悪風がして衣類を脱ぎたいと思わず、小便が不利になり、あるいは身体に微かな浮腫が出現するのは、正しく風湿の邪が打ち合う場合の最も激し

－ 147 －

い処である」と言う。方氏の《傷寒論条弁》では、「「或は」の字は、いまだ
定まっていないことを言う詞である。身体に微かな浮腫が出現するのは、湿が
外に迫るからである。湿が外に迫らない場合は、腫れない。そこで、「或は」
と言う」と言う。

【本文】　甘草附子湯方

　甘草（二両、炙る）　附子（二枚、炮じ、皮を去る）　　白朮（二両）　　桂枝
（四両、皮を去る）

　右四味、水六升を以て、煮て三升を取り、滓を去り、一升を温服し、日に三
服す。初め服して微汗を得れば則ち解す。能く食し、汗出でて復た煩する者は、
五合を服す。一升の多きを恐るる者は、六七合を服するを妙と為す（「妙」は、
宋版の《傷寒論》は「始め」に作る。徐、沈は、「佳し」に作る）。

【語釈】　○甘草附子湯：聶恵民の説「この証は、風寒が打ち合い、既に深く
関節に入り、兼ねて表裏の陽気が既に虚し、症状は比較的重い。そこで、甘草
附子湯をもって助陽温経、祛寒逐湿する。甘草は、補土勝湿して中陽を壮んに
する。附子は、温経散寒して命門を補い、陽気が壮んになる場合は気化して湿
が行る。更に桂枝の経脈を温通する作用をもって風寒を表に駆る。白朮は、健
脾利湿し、湿は内より去る。そこで、温陽化気して風湿を除く方剤となる」
《経方方論薈要》

【通釈】　甘草附子湯方

　甘草（二両、あぶる）　附子（二枚、炮じて皮を除く）　　白朮（二両）　　桂
枝（四両、皮を除く）

　右の四味に水六升を用い、煮て三升を取り、滓を除き、一升を温めて服用し、
日に三回服用する。最初に服用し、汗が微かに出る場合は、病は治癒する。食
欲はあるが、汗が出て再び煩躁する場合は、五合を服用する。一升の服用が多
すぎると思われる場合は、六七合から服用するのが巧妙である（「妙」の字は、
宋版の《傷寒論》では「始め」の字に作る。徐氏と沈氏は、「よし」の字に作
る）。

【本文】　徐氏の方論に云う、「此れ、桂枝附子湯証と同じ。是れ風湿相い搏
ち、然る後に彼は病浅く寒多きを以ての故に肢体は風湿の困しむ所と為して患
いは軀殻の中に止まる。此れは、則ち風湿両つながら勝り、身中の陽気を挟み
て奔逸して災いを為すが故に骨節の間、風入りて増勁すれば、屈伸すること能
わず。大いに其の衛を傷れば、而ち汗出で、短気し、悪風す。水も亦風に乗じ

－　148　－

て勢いを作せば、而ち身微腫す。其の病勢は、方に肌表に擾乱せんと欲し、静かにして困しむ者とは侔(ひと)しからず。此の方、附子は除湿温経し、桂枝は袪風和営し、朮は湿を去りて衛を実し、甘草は諸薬を輔(たす)けて斂め散ずるの功を成すなり」と。

《溯源集》に云う、「之を名づけて甘草附子湯と曰うと雖も、実は桂枝去芍薬湯を用いて以て風邪を汗解し、附子、白朮を増入して以て寒を駆り湿を燥かすなり」と。

《千金・脚気門》の四物附子湯は、即ち是れなり。方後に云う、「体腫るる者は、防己四両を加う。悸気し小便利せざれば、茯苓三両を加う」と。既に附子有り。今生姜三両を加え、《三因方》は之を六物附子湯と名づく。《外台》は、《古今録験》の附子湯を載す。即ち、本方なり。

《三因》の桂枝附子湯は、主療は本条と同じ（即ち、本方）。

【語釈】　○奔逸：走りにげる。

【通釈】　徐氏の方論では、「これは、桂枝附子湯証と同じである。これは、風湿が打ち合い、その後に彼は病が浅く寒が多いので、四肢や身体は風湿に困しむ所となり、患いは軀殻の中に止まる。これは、風湿がともに勝り、身中の陽気を挟んで走り災いを生じるので、骨節の間で風が入って硬さを増すと、屈伸ができなくなる。大いにその衛を傷る場合は、汗が出て、息切れがし、悪風がする。水もまた風に乗じて勢いを生じる場合は、身体は微かに浮腫が出現する。その病勢は、まさに肌表に乱れようとするので、静かにして困しむ場合とは等しくない。この処方の附子は除湿温経し、桂枝は袪風和営し、朮は湿を除いて衛を実し、甘草は諸薬を助けて斂めて散じる効能を発揮する」と言う。

《溯源集》では、「これを名づけて甘草附子湯と言うが、実は桂枝去芍薬湯を用いて風邪を汗解し、附子と白朮を増入して寒を駆り湿を燥かす」と言う。

《千金・脚気門》の四物附子湯は、これである。方後では、「身体が腫れる場合は、防己四両を加える。動悸がして小便が通利しない場合は、茯苓三両を加える」と言う。既に附子がある。今生姜三両を加え、《三因方》ではこれを六物附子湯と名づける。《外台》では、《古今録験》の附子湯を記載する。即ち、本方である。

《三因》の桂枝附子湯は、主治は本条と同じである（即ち、本方である）。

【解説】　本条文は、風湿の邪が関節に侵入し表裏の陽気がともに虚す場合に出現する症状と治療法について論述している。

風湿の邪が営衛を傷り、関節や経絡の間に流れ、邪気と正気が打ち合うと、骨節は疼んで煩わしくなり、引き攣って痛む。陰血が凝滞し、陽気が虚して軽々しく足を挙げることができなくなると、四肢は屈伸できず、これに近づくと痛みは激しくなる。衛陽が虚すと、汗が出る。裏気が不足すると、息切れがし、小便は不利になる。表陽が虚すと、悪風がして衣類を脱ぎたくなくなる。陽気が虚し、水気が滞ると、身体に微かな浮腫が出現する。本証は、風湿の邪が関節や経絡に流れ、表裏の陽気が虚した状態にある。そこで、甘草附子湯を与えて先ず陽気を固める。

　甘草附子湯は、甘草、附子、白朮、桂枝からなる処方である。方中の甘草、白朮、附子は、助陽健脾除湿して汗の脱出を防ぎ、桂枝は営衛を宣行させて風を除く。

【原文】　太陽中暍、発熱悪寒、身重而疼痛、其脈弦細芤遅、小便已、洒洒然毛聳、手足逆冷。小有労、身即熱、口開前板歯燥。若発其汗、則其悪寒甚。加温針、則発熱甚。数下之、則淋甚。(25)

【本文】　太陽の中暍は、発熱悪寒し、身重くして疼痛し、其の脈弦細芤遅、小便し已り、洒洒然として毛聳ち、手足逆冷す。小しく労有れば、身即ち熱し、口の前開き板歯燥く。若し其の汗を発すれば、則ち其の悪寒甚だし。温針を加うれば、則ち発熱甚だし。数々之を下せば、則ち淋甚だし（《傷寒論》は、「口開き前板の歯燥く」に作る。諸家の註本は、亦同じ。宜しく改むべし。《傷寒論》は、「悪寒甚だし」の上に「其の」の字無し。《玉函》、《脈経》は、「発熱益々甚だし」に作る。《脈経》は、「淋」の上に「復た」の字有り）。

【語釈】　〇太陽の中暍云々：李克光の説「本条は、暍病の総綱であり、気陰がともに傷られるのは暍病の病機の特徴であり、並びにかつ常に容易に湿を挟むことを提示している。そこで、臨床では弁証論治をすべきであり、暑熱が気陰を傷る場合は、清暑益気湯（王孟英）、あるいは生脈散を斟酌して用いるべきである。暑が湿邪を挟む場合は、香薷飲加減を斟酌して選ぶべきである」《金匱要略訳釈》。呂志杰の説「本条は、治法がない。証を辨じて李東垣の清暑益気湯を採用すべきである。この方は、升陽除湿を主とし、元気が元々虚し、また暑湿によって陽気を消耗する病証に対して一定の治療効果がある。もし暑熱が気陰を傷り、湿邪の兼挟の証がない場合は、王孟英の清暑益気湯を用いる

－　150　－

べきである。この方は涼潤に偏り、重点は養陰生津にある。上に述べた二方は、証に臨む時に病状を斟酌して選んで用いるべきである」《金匱雑病論治全書》。王廷富の説「本条は暍病の総綱を論述し、掌握すべきであるのは以下の六点である。第一は、暑と温との区別である。暑と温は同じく熱病の範囲に属しているが、ただ区分がある。例えば《素問・熱論》に言う「夏至の日に先んずる者は病温と為し、夏至の日に後るる者は病暑と為す」は、精確で適切であり、高度に概括しているので、証に臨んでは必ず従うべきである。この類の時令の疾病は、四時の気候の変化と確かに関係がある。第二は、暑は外より到来する。例えば「太陽の中暍は、発熱悪寒す」は、外感の風寒とは同じでない。風寒を外感すると、表が実して汗がない。暍病は夏季にあり、気候は炎熱であり、汗が大いに泄れ、常に兼ねて口が乾き、息切れがし、舌は紅、苔は少なく津に乏しく、脈象は細数である。暑熱を外感し、気陰がともに傷られる場合は、治療は清暑益気すべきであり、常に王孟英の清暑益気湯（北沙参、石斛、麦門冬、知母、粳米、黄連、竹葉、荷葉、西瓜翠衣、甘草）を用いて証に随って加減する。第三は、暑は多くが湿を挟む。例えば「身重くして疼痛し、悪寒す」で、汗がなく、胸脘部が痞悶して爽やかでなく、舌は淡、苔は白膩で、脈象は濡緩であれば、暑邪が湿を挟む証であるので、治療は宣暑化湿すべきであり、例えば《太平恵民和剤局方》中の香薷飲（香薷、厚朴花、扁豆衣）を用いる。もし扁豆衣がなければ、薏苡仁を用いてこれに代えるべきであり、斟酌して茯苓、佩蘭の類を加えて利湿化濁すべきである。第四は、暑が熱痰を挟む場合である。例えば頭が昏み、頭が重だるく、身熱不揚（邪熱が稽留しているが、体表には明らかな熱象がないこと）になり、口が苦く、咳痰が不利になり、胸脘部が痞悶し、舌は紅、苔は黄膩になり、脈は濡数で滑になる場合は、治療は清熱祛痰、寛胸利膈し、佐けるに宣暑すべきであり、常に《六因条弁》の黄連温胆湯（黄連、半夏、茯苓、陳皮、枳実、竹茹、甘草）に瓜殻、荷葉、竹葉を加えたものを用いる。第五は、暑は多くが気を傷る。暑は熱邪であり、容易に元気を傷る。例えば「小便已り、洒洒然として毛聳ち、手足逆冷す」は、皆気虚の象（腎気を包括する）であり、治療は益気固腎して元気を培養するのを主とし（滋養、あるいは平補、あるいは温養する）、佐けるに宣暑する。第六は、暑は容易に陰を傷る。例えば「小しく労有れば、身即ち熱し、口開き、前板の歯燥く」で、口渇、舌は紅、苔は少なく津に乏しい、脈象は虚数などは、暑が陽明を傷り、燥熱が津を傷って引き起こす所であり、治療は清熱生津すべきであり、後の条

の白虎加人参湯証である」《金匱要略指難》。　　○弦細芤遅：李克光の説「脈が弦細であるのは、気が耗り陽が虚した象である。芤遅であるのは、津が傷られ陰が虚した徴候である」《金匱要略譯釋》

【通釈】　　太陽の中暍では、発熱し、悪寒がし、身体は重だるくなって痛み、その脈は弦細芤遅になり、小便をした後は、ぞくぞくと寒気がして毫毛が立ち、手足は逆冷する。僅かに労働すると、身体は発熱し、口の前が開いて気喘が発生し、門歯が乾燥する。もし汗法を用いて発汗する場合は、悪寒は更に激しくなる。もし温針を用いて治療する場合は、発熱は更に激しくなる。もし下法を用いて何度も攻下する場合は、小便は更に渋る（《傷寒論》では、「口が開き前板の歯が燥く」に作る。諸家の注釈本では、また同じである。改めるべきである。《傷寒論》では、「悪寒が甚だしくなる」の上に「その」の字がない。《玉函》、《脈経》では、「発熱が益々甚だしくなる」に作る。《脈経》では、「淋」の上に「復た」の字がある）。

【本文】　　［程］　《内経》に曰く、「夏至に先んずるを病温と為し、夏至に後るるを病暑と為す」と。又曰く、「熱病なる者は、皆傷寒の類なり」と。其の太陽、病を受け、傷寒と相い似るを以て、亦発熱悪寒し、身重して疼痛せしむるなり。《内経》に曰く、「寒は形を傷り、熱は気を傷る」と。気傷るれば則ち気消えて脈虚弱なり。所以に弦細芤遅なり。小便巳り毛聳つ者は、陽気内陥し、外を衛ること能わず、手足も亦逆冷するなり。労働すれば、則ち陽を擾す。故に小しく労すれば、身即ち熱するなり。《内経》に曰く、「暑に因らば汗し、煩すれば則ち喘喝す」と。故に熱盛んなれば則ち口開き、口開けば則ち前板の歯燥くなり。汗を発して其の陽を虚すれば、則ち悪寒甚だし。温針して火邪を動かせば、則ち発熱甚だし。之を下して津液を亡えば、則ち淋甚だしきなり（案ずるに、此の註は、成氏に本づく）。

【語釈】　　○身重し：程林の説では、暑邪が湿邪を兼ね、暑湿の邪となって人体に侵入するとする理解がない。陳紀藩の説「湿熱が交々熏蒸し、湿が勝つ場合は肌腠に痹着し、気血の流通を妨害する。そこで、身体は重だるく感じて痛みがある」陳紀藩主編《傷寒論》。　　○夏至に先んずる云々：出典は、《素問・熱論》。　　○寒は形を傷り云々：出典は、《素問・陰陽応象大論》。　　○暑に因らば云々：出典は、《素問・生気通天論》。

【通釈】　　［程］　《内経》では、「夏至の日に先んじる場合は温病であり、夏至の日に後れる場合は暑病である」と言い、また「熱病は、皆傷寒の類であ

－ 152 －

る」と言う。その太陽が病を受け、傷寒と類似するので、また発熱し、悪寒が
し、身体が重だるくなり、疼痛を出現させる。《内経》では、「寒邪は形体を
傷り、熱邪は気を消耗する」と言う。気が傷られる場合は、気が消えて脈が虚
弱になる。そこで、弦細芤遅になる。小便が終わり、毫毛が立つ場合は、陽気
が内陥して外を衛ることができなくなり、手足もまた逆冷する。労働する場合
は、陽を乱す。そこで、僅かに労働する場合は、身体は直ちに発熱する。《内
経》では、「暑邪を感受する場合は、汗が出て、煩躁する場合は、気喘が出現
してぜーぜーと声を出す」と言う。そこで、熱が盛んになる場合は口を開き、
口を開く場合は前板の歯が乾燥する。発汗してその陽を虚す場合は、悪寒は甚
だしくなる。温針して火邪を動かす場合は、発熱は甚だしくなる。これを攻下
して津液を亡う場合は、小便は渋って甚だしくなる（案じるに、この注釈は、
成氏に基づいている）。

【本文】　《溯源集》に云う、「太陽の中暍なれば、而ち発熱悪寒す。「汗出
づ」と云わずして又渇せず。是を以て其れ陽邪独り盛んなるの暍に非ざるなり。
脈弦は、則ち陰邪勁急す。細は、則ち元気已に虚す。芤は、則ち脈空なり。遅
は、則ち寒なり。小便已り洒洒然として毛聳つ者は、小便通ずと雖も、其の茎
中艱しみ渋ること知る可し。衛陽已に虚すれば、悪寒の状見る可し。乃ち、下
焦に火無く、気化は流行するに快からざるなり。四支は、諸陽の本と為す。手
足逆冷する者は、是れ陽虚して気四支に達せざるなり。凡そ此れ皆陰寒火無き
の脈症なり。小しく労有れば即ち熱する者は、起居動静の間に小しく労働有れ
ば、即ち其の陽気を擾動して虚邪伏暑は即ち之に因りて熱を発すればなり。口
開き前板の歯燥く者は、脈は弦細芤遅と雖も、症は手足逆冷すと雖も、小しく
労するを以てして其の陽邪を鼓動すれば、身熱して其の津液を枯燥し、渇せず
と雖も、板歯燥く。若し其の汗を発すれば、則ち衛陽愈々虚す。陽虚すれば、
則ち外寒を生ず。故に悪寒甚だし。若し温針を加うれば、則ち火力内攻し、必
ず反って其の暑熱の陽邪を助く。故に発熱甚だし。邪裏に在らざるに、数々之
を下し、適ま以て真陽を敗壊するに足れば、下焦をして愈々冷えしめ、気化行
らず、小便艱しみ渋りて淋甚だしきなり」と。

　喩氏の《医門法律》に云う、「夏月、人身の陽は汗を以てして外に泄れ、人
身の陰は熱を以てして内に耗り、陰陽両つながら倶に不足す。仲景、中暍に於
いて汗下温針を禁ず。汗すれば、則ち其の陽を傷る。下せば、則ち其の陰を傷
る。温針すれば、則ち火熱を引いて内攻す。故に之を禁ずるなり。而して其の

用薬は、但だ甘寒にて津を生じ肺を保ち、陽を固め陰を益すを治と為す。此れ等の関係、最も鉅し」と。〇《傷寒選録》に云う、「徐氏曰く、「此の条、治法無し。東垣、清暑益気湯を以て之を主るは、所謂「千古の秘を発す」るなり」と」と。案ずるに、《医塁元戎》の黄耆湯は、中暍、脈弦細芤遅を治す。人参、白朮、黄耆、甘草、茯苓、芍薬、生姜。各等分すと。正しく此の条の証の為に設く。東垣の方は黄柏有り、専ら長夏の湿熱の証を治す。本条の証とは、自ら別なり。

【通釈】　《溯源集》では、「太陽の中暍である場合は、発熱し、悪寒がする。「汗が出る」と言わず、また口は渇かない。ここをもって、それは陽邪が独り盛んになる暍ではない。脈が弦である場合は、陰邪が強く拘急する。細である場合は、元気が既に虚している。芤である場合は、脈は空である。遅である場合は、寒えている。小便が終わり、ぞくぞくと寒気がして毫毛が立つ場合は、小便は通じているが、陰茎の中で苦しみ渋っていることを知るべきである。衛陽が既に虚している場合は、悪寒の症状は見るべきである。即ち、下焦に火がなく、気化は速やかに流行しない。四肢は、諸陽の本である。手足が逆冷するのは、陽が虚して気が四肢に達しないからである。およそこれは、皆陰寒で火がない脈症である。僅かに労働すると直ちに発熱するのは、起居や動静の間に僅かに労働すると、直ちにその陽気を乱して動かし、虚邪や伏暑がこれによって熱を発するからである。口が開き前板の歯が燥くのは、脈は弦細芤遅であり、症は手足が逆冷するが、僅かに労働してその陽邪を鼓動すると、身体は熱してその津液を枯燥し、口は渇かないが、板歯は燥く。もしその汗を発する場合は、衛陽は愈々虚す。陽が虚す場合は、外寒を生じる。そこで、悪寒は甚だしくなる。もし温針を加える場合は、火力が内攻し、必ず反ってその暑熱の陽邪を助ける。そこで、発熱は甚だしくなる。邪は裏にないが、数々これを下し、偶々真陽を破壊するのに充分であると、下焦を愈々冷やし、気化が行らなくなるので、小便は苦しみ渋って淋が甚だしくなる」と言う。

　喩氏の《医門法律》では、「夏月に人身の陽は汗によって外に泄れ、人身の陰は熱で内に耗り、陰陽がともに不足する。仲景は、中暍では汗法、下法、温針法を禁止する。発汗する場合は、その陽を傷る。攻下する場合は、その陰を傷る。温針する場合は、火熱を引いて内攻する。そこで、これを禁止する。そしてその用薬は、ただ甘寒で津液を生じて肺を保ち、陽を固め陰を益すことを治療とする。これらの関係は、最も多い」と言う。〇《傷寒選録》では、「徐

氏は、「この条には、治法がない。東垣が清暑益気湯をもってこれを主るのは、いわゆる「千古の秘密を明らかにする」ことである」と言う」と言う。案じるに、《医塁元戎》の黄耆湯は、中暍で脈が弦細芤遅である場合を治療する。人参、白朮、黄耆、甘草、茯苓、芍薬、生姜を各々等分する。正しくこの条の証のために設けられている。東垣の処方は黄柏があり、専ら長夏の湿熱の証を治療する。本条の証とは、自ら別である。

【解説】　本条文は、中暍兼湿の証候と治療法の禁忌について論述している。

　　《金匱要略輯義》が引用する程林の説では、暑湿の邪が人体に侵入しているとの理解がない。

　　夏季に暑邪を感受し、太陽が病を受けると、発熱し、悪寒がし、身体は重だるくなり、疼痛が出現する。熱邪が気を消耗すると、脈は虚弱になって弦細芤遅になる。小便が終わると、陽気が内陥して外を衛ることができなくなるので、寒気がして毫毛が立ち、手足が逆冷する。僅かに労働すると、陽気を乱すので、身体は直ちに発熱する。邪熱が盛んになると、口を開き、門歯が乾燥する。もし本証を発汗すると、陽気を虚すので、悪寒は甚だしくなる。もし温針して火邪を動かすと、発熱は甚だしくなる。もし攻下して津液を亡うと、小便は渋って甚だしくなる。

【原文】　太陽中熱者、暍是也。汗出悪寒、身熱而渇、白虎加人参湯主之。(26)

【本文】　太陽の中熱なる者は、暍是れなり。汗出でて悪寒し、身熱して渇するは、白虎加人参湯之を主る（《傷寒論》は、「渇」の下に「也」の字有り、「白虎加人参湯之を主る」の八字無く、此の条を以て中暍の首に掲ぐ。沈本、《金鑑》も亦之を首条に掲ぐ。《玉函》、《脈経》は、「加人参」の三字無し）。

【語釈】　〇太陽の中熱なる者云々：呂志杰の説「本条は、上条と同じでない所がある。上条が述べる所の中暍は、暑邪が湿を挟む証であり、気候の暑湿が著しく盛んになることと身体が元々虚していることと関係がある。本条が述べる所の中熱は、盛夏に労働し、暑が気陰を傷る証候である。そこで、暑熱を清して気陰を益す白虎加人参湯をもってこれを主治する」《金匱雑病論治全書》

【通釈】　太陽の中熱は、暍病である。汗が出て悪寒がし、身体が発熱して口渇がある場合は、白虎加人参湯がこれを主治する（《傷寒論》では、「渇」の

－ 155 －

字の下に「也」の字があり、「白虎加人参湯がこれを主る」の八字がなく、こ
の条をもって中暍の最初に掲げる。沈本、《医宗金鑑》もまたこれを首条に掲
げる。《玉函》、《脈経》では、「加人参」の三字がない）。

【本文】　［沈］　此れ、正しく暑病を言うなり。邪の人を傷るは、皮毛従り
して入らざること有ること無し。故に太陽の中暍と曰う。

　　［鑑］　汗出で、悪寒し、身熱して渇するは、頗る太陽温熱の病に似たり。
但だ温熱は悪寒無く、熱裏従り生ずるを以ての故に汗出づと雖も、悪寒せざる
なり。中暍は、暑邪表由りして入る。故に汗出で、悪寒するなり。之を渇に究
むれば、温熱の渇は初病は飲むを欲するに過ぎず、中暍の渇は初病は即ち大い
に飲を引くなり。白虎加人参湯を用いて之を主る者は、蓋し気を益すを以て主
と為し、暑熱を清するを之に次げばなり。李ゲ曰く、「熱は、気を傷る。気泄
るれば則ち汗出で、気虚すれば則ち悪寒し、熱肌腠に蒸せば則ち身熱し、熱津
液を傷れば則ち渇を作す。此れ、悪寒し身熱するは、傷寒と相い類す。然れど
も異なる者は、傷寒の初起は汗無く渇せず、中暍の初起は即ち汗出でて渇する
なり」と。

【通釈】　［沈］　これは、正しく暑病を言う。邪が人を傷る場合は、皮毛よ
り入らないことがない。そこで、「太陽の中暍」と言う。

　　［鑑］　汗が出て、悪寒がし、身体が発熱し、口渇があるのは、頗る太陽の
温熱の病に類似する。ただ、温熱は悪寒がなく、熱が裏より生じるので、汗は
出るが、悪寒がない。中暍は、暑邪が表より入る。そこで、汗が出て、悪寒が
する。これを口渇に究めると、温熱の口渇は初病では水を飲みたくなるに過ぎ
ないが、中暍の口渇は初病では直ちに大いに水を飲む。白虎加人参湯を用いて
これを主治するのは、思うに気を益すことを主とし、暑熱を清することをこれ
に次ぐからである。李ゲは、「熱は、気を傷る。気が泄れる場合は汗が出て、
気が虚す場合は悪寒がし、熱が肌腠に蒸す場合は身体が発熱し、熱が津液を傷
る場合は口渇を生じる。ここで悪寒がして身体が熱するのは、傷寒と類似する。
しかし、異なる点は、傷寒の初期では汗はなく口は渇かないが、中暍の初期で
は直ちに汗が出て口が渇くことである」と言う。

【本文】　《溯源集》に云う、「暍なる者は、盛夏の暑熱の中の邪気なり。此
の条、先ず本証の情形を言うこと此くの如くにして「中熱」の二字を以て
「暍」の字の義を通解す。即ち、《内経・熱論》の所謂「病暑」なり。王肯堂
云う、「中暍、中暑、中熱は、名は同じならずと雖も、実は一病なり」と。之

－　156　－

痙湿暍病脈証第二

を暍と謂う者は、暑熱令に当たるの時、其の気は暑に因りて邪と為すのみ。即ち、夏月の暑熱令に当たるの正気に非ず。即ち、《熱論》の所謂「夏至の日に後るる者は、病暑を為す」是れなり。暍は、乃ち暑熱の邪なり。其の気は本熱し、裏に入るを待たず。故に人に中れば、即ち渇するなり。暍は、夏至已後の病と為す。陽極まり陰生ずるの後、陰気既に長じ、暑汗の大いに出づるの時に当たり、腠理開きて張り、衛陽空疎、表気已に虚し、外気を受くるに勝つこと能わず。故に汗出でて悪寒するなり。是れ熱邪腠理の虚に乗じて暍証を為すなり。故に白虎加人参湯を以て之を主る。即ち、石膏を用いて以て時令の暑熱の邪を治め、又人参を加えて以て汗出づるの表虚を補い、津液を添えて燥渇を治するなり」と（案ずるに、銭氏は潔古、東垣の中暑、中熱の誤りを辨ずること甚だ詳らかなり。然れども本条の干（あず）かる所に非ず。且つ文の詞は繁冗（じょう）なり。故に此に載せず）。

案ずるに、《淮南子・人間訓》に云う、「夫れ温を病みて之に食を強い、暍を病みて之に寒を飲ましむるは、此れ衆人の養を為す所以なり」と。古は温と暍と対して言うを見る可きなり。而して《説文》に、「暍は、傷暑なり」と。《玉篇》に、「中熱なり」と。此れを以て之を推せば、「中暍」の「中」の字は贅に似たり。然れども先賢命を立つるは、必ず今人の思議す可からざる者有り。宜しく置きて論ぜざるべし。

【語釈】　○通解：全般に渡って一通り説きあかす。　○繁冗：繁は、繁雑。冗は、くだくだしい。冗雑（ごたごたと入り乱れる）。　○贅：いぼ。よけいなもの。　○命を立つ：ここでは、「名称を名づける」の意。　○思議：思いはかる。心で思い、口で議論する。

【通釈】　《溯源集》では、「暍は、盛夏の暑熱の中の邪気である。この条は、先ず本証の病情の形をこのように言い、「中熱」の二字をもって「暍」の字の意義を通解する。即ち、《内経・熱論》のいわゆる「病暑」である。王肯堂は、「中暍、中暑、中熱は、名は同じでないが、実は一つの病である」と言う。これを暍と言うのは、暑熱が令に当たる時、その気が暑によって邪となるだけである。即ち、夏月の暑熱が令に当たる正常の気ではない。即ち、《熱論》のいわゆる「夏至の日に後れて発症する場合は、暑病である」がこれである。暍は、暑熱の邪である。その気は元々熱し、裏に入るのを待たない。そこで、人に中ると、直ちに口が渇く。暍は、夏至以後の病である。陽が極まり陰が生じた後で、陰気が既に長じ、暑による汗が大いに出る時に当たり、腠理が開いて張り、

- 157 -

衛陽が空で疏になり、表気が既に虚し、外気を受けるのに勝つことができなくなる。そこで、汗が出て悪寒がする。これは、熱邪が腠理の虚に乗じて暍証を生じている。そこで、白虎加人参湯をもってこれを主治する。即ち、石膏を用いて時令の暑熱の邪を治め、また人参を加えて汗が出る表の虚を補い、津液を添えて乾燥して口が渇くのを治療する」と言う（案じるに、銭氏は潔古や東垣の中暑、中熱の誤りを弁じて甚だ詳らかである。しかし、本条が関与する所でなく、かつ文章は繁雑で冗長であるので、ここでは記載しない）。

案じるに、《淮南子・人間訓》では、「そもそも温病に罹患してこれに強いて食事を摂取させ、暍病に罹患してこれに寒えた物を飲ませるのは、衆人が保養する方法である」と言う。古えは、温と暍が対応して言っているのを見るべきである。《説文》では、「暍は、傷暑である」とある。《玉篇》では、「中熱である」とある。これをもってこれを推測すると、「中暍」の「中」の字は、余分であるようである。しかし、先賢が命名するのは、必ず今の人が思いはかることのできない場合がある。このままにして議論しないでおくべきである。

【本文】　白虎加人参湯方

知母（六両）　石膏（一斤、砕く。〇《太陽上篇》は、「綿もて裹む」の二字有り。諸本は、同じ）　甘草（二両。〇《太陽上篇》は、「炙る」の字有り。諸本は、同じ）　粳米（六合）　人参（三両）

右六味、水一斗を以て、米を煮て熟し湯成り、滓を去り、一升を温服し、日に三服す。

【語釈】　〇白虎加人参湯：聶恵民の説「本証は、表裏がともに熱し、熱が盛んになって津を傷る中暍の証のために設けられる。白虎湯をもって清熱生津する。石膏の辛寒は、清熱瀉火、止渇除煩する。知母は、清熱養陰する。甘草、粳米は、既に石膏の過寒を緩め、またよく和胃養陰する。暑熱が気を傷る場合は、人参を加えて益気生津し、夏月の暑熱が気を傷る主要な方剤となる」《経方方論薈要》

【通釈】　白虎加人参湯方

知母（六両）　石膏（一斤、砕く。〇《太陽上篇》では、「綿で包む」の二字がある。諸本では、同じである）　甘草（二両。〇《太陽上篇》では、「あぶる」の字がある。諸本では、同じである）　粳米（六合）　人参（三両）

右の六味に水一斗を用い、粳米を煮て熟し、湯液ができてから滓を除き、一升を温めて服用し、日に三回服用する。

【本文】　　［程］　　白虎は、西方の神の名なり。其の令は秋と為し、其の政は清粛なり。涼風、白露に至りて降れば、則ち潦暑潜み消ゆ。此の湯、暑熱を徹するの功有るを以て清粛の政を行なう。故に白虎を以て之を名づく。表に熱有る者は、散ずるに石膏の辛寒を以てし、裏に熱有る者は、降ろすに知母の甘苦を以てす。熱すれば、則ち気傷らる。人参は、用いて以て津を生じて気を益す。石膏は、寒涼に過ぐ。甘草、粳米の甘は、用いて以て胃を和して中を補う。共に中熱を除きて表裏を解す。

【語釈】　　○清粛：悪者がいなくなり、よく治まる。　　○白露：二十四節気の一つ。九月八日、九日頃。秋の気配が著しくなる頃。　　○潦暑：蒸し暑いこと。

【通釈】　　［程］　　白虎は、西方の神の名である。その令は秋であり、その作用は清粛にすることである。涼風が白露に至って降りる場合は、潦暑は潜んで消える。この湯は、暑熱を除く効能があるので、清粛の作用を発揮する。そこで、白虎をもってこれを名づける。表に熱がある場合は、散じるのに石膏の辛寒を用い、裏に熱がある場合は、降ろすのに知母の甘苦を用いる。熱する場合は、気が傷られる。人参は、用いて津を生じて気を益す。石膏は、寒涼に過ぎる。甘草、粳米の甘は、用いて胃を調和して中を補う。ともに中熱を除いて表裏を解する。

【本文】　　案ずるに、《直指方》の竹葉石膏湯は、伏暑、内外熱熾んに、煩躁し大いに渇するを治す。正しく是れ本条の白虎を用うるの証と同じなり。

【通釈】　　案じるに、《直指方》の竹葉石膏湯は、伏暑で、内外に熱が盛んになり、煩躁して大いに口が渇く場合を治療する。正しくこれは本条が白虎湯を用いる証と同じである。

【解説】　　本条文は、太陽の中熱の症状と治療法について論述している。

　　暑邪が人体に侵入する場合は、邪は皮毛より入る。そこで、暑病に罹患する場合は、「太陽の中暍」と言う。暑邪が太陽の表に侵入し、気が傷られて泄れると、汗が出る。気が傷られて虚すと、悪寒がする。暑熱の邪が肌腠に熏蒸すると、身体は発熱する。邪熱が津液を傷ると、口渇が出現する。そこで、白虎加人参湯を与えて気を益して暑熱を清する。

　　白虎加人参湯は、白虎湯に人参を加えた処方であり、知母、石膏、甘草、粳米、人参の五味からなる。方中の石膏は辛寒で表熱を散じ、知母は甘苦で裏熱を降ろし、甘草、粳米は甘で胃を調和して中を補い、人参は津を生じて気を益す。

【原文】　太陽中暍、身熱疼重、而脈微弱、此以夏月傷冷水、水行皮中所致也。一物瓜蔕湯主之。(27)

【本文】　太陽の中暍、身熱疼重して脈微弱なるは、此れ夏月冷水に傷られ、水皮中を行くるを以て致す所なり。一物瓜蔕湯之を主る（《傷寒論》、《玉函》、《脈経》は、「一物瓜蔕湯之を主る」の七字無し）。

【語釈】　〇一物瓜蔕湯之を主る：呂志杰の説「方中の瓜蔕は苦寒で、効能は催吐し、嘔吐を借りて発汗し、これによって皮中の水湿を散じる。本方は古今では稀にしか使用されておらず、いまだ治癒した例を見ていない。この証候のようであれば、香薷飲を用いてこれを治療すべきである」《金匱雑病論治全書》

【通釈】　太陽の中暍では、身熱が出現し、身体が痛んで重だるくなり、脈が微弱になるのは、夏季に冷たい飲物を貪って飲み、あるいは冷水を浴びて身体が損傷され、水湿が皮膚の中に行くからである。この場合は、一物瓜蔕湯がこれを主治する（《傷寒論》、《玉函》、《脈経》では、「一物瓜蔕湯がこれを主る」の七字がない）。

【本文】　［程］　脈虚し、身熱するは、之を傷暑に得。此の証、先ず熱に中り、再び冷水に傷らる。水気、腠理皮膚の中に留まれば、則ち身熱し疼重するなり。瓜蔕湯を与えて以て水気を散ず。

　　［鑑］　李彣曰く、「中暍は、邪表に在り。故に身熱す。冷水に傷らる。故に身疼重す。暑は気を傷り、気虚す。故に脈微弱なり」と。

【通釈】　［程］　脈が虚し、身体が熱するのは、これを傷暑に獲得する。この証は、先ず熱に中り、再び冷水に傷られる。水気が腠理や皮膚の中に留まる場合は、身体は発熱し、痛んで重だるくなる。瓜蔕湯を与えて水気を散じる。

　　［鑑］　李彣は、「中暍は、邪が表にある。そこで、身体は発熱する。冷水に傷られる。そこで、身体は痛んで重だるくなる。暑は気を傷り、気が虚す。そこで、脈は微弱になる」と言う。

【本文】　《溯源集》に云う、「暍症の三条は、本証、変証の同じならざること有り。此の条は、其の変証を言う。身熱は、太陽の証なり。汗出で、悪寒すと言わざる者は、邪気較ぶるに前より軽ければなり。疼重なる者は、身体重くして疼痛するなり。傷寒は、則ち身疼み腰痛み、骨節疼痛すの証有り。而して湿家も亦筋骨煩疼、一身尽く疼み、関節疼痛すの証有り。此れ、中暑の陽邪を

－ 160 －

以てして亦此の寒湿の証有り。是れ或は冷水を飲み、或は冷水を以て盥濯し、水寒留著し、皮中に滲入して致す所なり。中暑の脈は本虚し、又水寒の傷る所を以ての故に尤も微弱を見わすなり。論中に治法を立てず。而るに《金匱要略》は「一物瓜蔕湯之を主る」と有り。王肯堂云う、「瓜蔕一物散」と。或るひと曰く、「五苓散」と。愚竊かに理を以て之を推すに、若し暑邪盛んにして表証甚だしき者は、当に瓜蔕の苦寒を以て上涌下泄し、水去りて表邪も亦去らしむるべし。吐に因りて汗を得るは、発散の義有るを以ての故なり。若し身熱微かにして表証少なく、但だ脈微弱にして疼重し、水皮中を行く者は、則ち水寒較勝る。自ら当に五苓散を用うべし。水道従り気化して出だしむるも可なり」と。

【語釈】　〇盥濯：あらいすすぐ。

【通釈】　《溯源集》では、「暍症の三条は、本証と変証の違いがある。この条は、その変証を言う。身熱は、太陽の証である。汗が出て悪寒がすると言わないのは、邪気が前に比較して軽いからである。疼重は、身体が重だるくなって疼痛が出現することである。傷寒は、身体が疼み、腰が痛み、骨節に疼痛が出現する証がある。そして湿家もまた筋骨が煩わしく疼み、一身が尽く疼み、関節に疼痛が出現する証がある。これは、中暑の陽邪をもって、またこの寒湿の証がある。これは、あるいは冷水を飲み、あるいは冷水を用いて沐浴し、水寒が留まって付着し、皮中に滲入して引き起こす所である。中暑の脈は元々虚しているが、また水寒が傷る所であるので、最も微弱が見われる。本論の中では治療法を立てていない。ところが、《金匱要略》では「一物瓜蔕湯がこれを主治する」とある。王肯堂は、「瓜蔕一物散を用いる」と言う。ある人は、「五苓散を用いる」と言う。私が窃かに道理をもってこれを推測すると、もし暑邪が盛んになって表証が甚だしい場合は、瓜蔕の苦寒をもって上涌下泄させ、水が去って表邪もまた去るようにすべきである。吐法によって汗を得るのは、（吐法に）発散の義があるからである。もし身熱が微かで表証が少なく、ただ脈が微弱で身体が疼重し、水が皮中を行く場合は、水寒が幾らか勝っている。自ら五苓散を用いるべきであり、水道より気化して出すのも可能である」と言う。

【本文】　一物瓜蔕湯方

瓜蔕（二七箇。〇趙本は、「七」を「十」に作る）

右剉み、水一升を以て、煮て五合を取り、滓を去り頓服す。

【語釈】　〇一物瓜蔕湯：聶恵民の説「本証は、夏月に涼を貪り、冷たいもの
を飲み、水湿が除かれずに中暑挟湿の証となったので、一物瓜蔕湯をもって身
体、顔面、四肢の水気を除く。水気が去る場合は、暑は付着する所がなくなり、
これによって暑病は自然に解される。ただ、本証の認識に対しては、（歴代医
家の説は）頗る一致しない。丹波元簡は、「この方は、証と対応しない。恐ら
くこれは誤ってここに出ている」と認識する。《傷寒論・辨痙湿暍脈証第四》
の中には、「一物瓜蔕湯之を主る」の七字がない。そして《医宗金鑑》では、
「この時は、直ちに香薷飲、大順散をもってこれを発汗すると、治癒するはず
である」と言う。ともに参考にすべきである」《経方方論薈要》。李克光の説
「仲景の原文の意によれば、本証は「身疼重」をもって証候の特徴とし、「夏
月冷水に傷らる」を病因とし、「水皮中を行る」を病機とし、明らかに暑病で
湿を挟み、湿が暑を遏めて伏している状態に属している。これに瓜蔕を用いて
湿邪を宣泄するのは、実は暑熱に湿を挟む証に一つの治法を立てている。そこ
で、唐宗海は「その瓜蔕湯は、また単に利湿する一法である。仲景の言外の旨
を玩味すると、明らかに人に清熱と利湿の両端を示しており、この二つの方法
より押し広めると、暑の変証や兼証は皆認識することができる」と言う（《金
匱要略浅注補正》）。そこで、軽々しく易えて否定を加えるべきでない」《金
匱要略譯釋》

【通釈】　一物瓜蔕湯方

瓜蔕（二十七個。〇趙本では、「七」の字を「十」の字に作る）

右の瓜蔕をきざみ、水一升を用いて、煮て五合を取り、滓を除き、頓服で服
用する。

【本文】　［程］《本草》に云う、「瓜蔕は、味苦寒、大水、身面四肢の浮
腫を主る」と。之を用いて以て皮膚の水気を散じ、苦寒も又熱に勝つ可きなり。

【語釈】　〇《本草》：出典は、《神農本草経》。

【通釈】　［程］《本草》では、「瓜蔕は、味は苦寒で、大水で、身体、顔
面、四肢に浮腫が出現する場合を主治する」と言う。これを用いて皮膚の水気
を散じ、苦寒もまた熱に勝つことができる。

【本文】　案ずるに、此の方、証と対せず。恐らく是れ錯出す。《傷寒論》、
《玉函》、《脈経》に並びに載せざるは、以て左証と為す可し。

【語釈】　〇左証：証拠。

【通釈】　案じるに、この方は、証と対応しない。恐らくこれは誤ってここに

痙湿暍病脈証第二

出ている。《傷寒論》、《玉函》、《脈経》に並びに記載されていないのは、
証拠とすべきである。
【解説】　本条文は、中暍兼湿の証候と病機、および治療法について論述して
いる。
　中暍に罹患し、再び冷水に傷られ、暑邪が気を傷ると、脈は微弱になる。邪
が表に侵入すると、身体は発熱する。冷水に傷られ、水気が腠理や皮膚の中に
留まると、身体は痛んで重だるくなる。そこで、一物瓜蔕湯を与えて水気を散
じる。
　一物瓜蔕湯は、瓜蔕一味からなる処方である。瓜蔕は、味苦寒で皮膚の水気
を散じ、かつ熱に勝つ。

百合狐惑陰陽毒病証治第三

百合狐惑陰陽毒病証治第三
論一首　証三条　方十二首（案ずるに、当に十一首なるべし）
【原文】　論曰、百合病者、百脈一宗、悉致其病也。意欲食復不能食、常黙然、欲臥不能臥、欲行不能行、飲食或有美時、或有不用聞食臭時、如寒無寒、如熱無熱、口苦小便赤。諸薬不能治。得薬則劇吐利。如有神霊者。身形如和、其脈微数。毎尿時頭痛者、六十日乃愈。若尿時頭不痛、淅然者、四十日愈。若尿快然、但頭眩者、二十日愈。其証或未病而預見、或病四五日而出、或病二十日或一月微見者、各随証治之。(1)

【本文】　論に曰く、百合病なる者は、百脈一宗、悉く其の病を致すなり。意に食せんと欲するも復た食すること能わず、常に黙然とし、臥せんと欲するも臥すこと能わず、行かんと欲するも行くこと能わず、飲食或は美き時有り、或は食臭を聞くを用いざる時有り、寒の如くなるも寒無く、熱の如くなるも熱無く、口苦く小便赤し。諸薬治すること能わず。薬を得れば、則ち劇しく吐利す。神霊有る者の如し。身形和するが如きも、其の脈微数なり。毎に尿する時に頭痛む者は、六十日に乃ち愈ゆ。若し尿する時に頭痛まず、淅然たる者は、四十日に愈ゆ。若し尿快然として但だ頭眩する者は、二十日に愈ゆ。其証或は未だ病まずして預見し、或は病むこと四五日にして出で、或は病むこと二十日、或は一月にして微しく見わる者は、各々証に随って之を治せ（「黙然」は、趙本は「黙黙」に作る。「食臭を聞くを用いず」の「用」の字は、徐、沈は「欲」に作る。「微しく見わる」は、《巣源》は「復た見わる」に作り、《千金》は「後に見わる」に作る。魏は「快」を「怏」に作るは、非なり）。

【語釈】　〇百合病なる者云々：王廷富の説「本条は、百合病の総綱を論じ、その重点には三つがある。第一は、弁証の重点である。文中に論じる所は多いが、ただその中の起居・平臥の病変、行動の病変、食欲の病変、口が苦い、小便が黄ばむ、脈が微数などが本病の弁証の重点である。第二は、病理と病位である。主な機序は、欝熱あるいは余熱が津液を消耗し、津液が消耗する場合は虚熱が内に生じ、陰が虚して百脈を濡養するのに不足し、百脈がともに病むことにある。病変は百脈にあり、心は血脈を主り、百脈は肺に朝まる。そこで、病位が心肺にあるのは、心と腎は相互に交わり、肺は水の上源であり、肺気はまた腎に根ざし、心肺の陰が虚して内熱を生じると、これによって影響が腎に至るからである」《金匱要略指難》。呂志杰の説「本病の病因には、二種類の側面がある。第一は、熱病の後に心肺の陰が虚し、余熱がいまだ清せられない

- 165 -

ことによる。第二は、平素より思慮が多く、願いが叶えられず、気が欝滞し火と化して傷陰することによる。治療原則は、心肺の陰虚内熱の病機に着眼し、並びに具体的な病因に対して証に随ってこれを治療すべきである。ただ、妄りに汗法、吐法、下法などの方法を用いて更に陰液を傷ることから免れるべきである」《金匱雑病論治全書》。　〇百脈一宗：心は血脈を主り、肺は百脈を朝め、人体の脈は同じく心肺の主る所に帰ることを指す。　〇悉く其の病を致す：百合病が整体に影響すると、百脈がともに影響を受けることを指す。　〇淅然：悪風がし、寒慄する象を形容する。

【通釈】　そもそも全身の血脈は分けると百脈になるが、これを合わせると一宗になるので、百合病は全身の百脈がいずれも病理変化を発生する病証である。病人は食事を摂取したいと思うが、また摂取することができず、常に精神は沈黙して言葉を喋らず、眠りたいと思うが眠ることはできず、出かけようとするが出かけることはできず、食事を摂取すると時に美味しいと思うことがあり、時に食事の臭いを嗅ぐのも嫌になり、病状は寒証に類似するが寒証はなく、熱証に類似するが熱証はなく、口は苦く小便の色は赤くなる。このような病は、汗法、吐法、あるいは下法を使用しても治療することはできない。服薬が適切でない場合は、往々にして激しい嘔吐や下痢が出現する。このように症状が移り変わって一定しないのは、精神に異常があるようである。病人の形態は正常人のようであるが、脈象は微数である。この種の病状が出現し、排尿する度に頭痛が出現する場合は、六十日前後に治癒する。もし排尿する時に頭痛がなく、悪寒や寒慄を覚える場合は、四十日前後に治癒する。もし排尿は爽快であるが、頭が眩む場合は、二十日前後に治癒する。百合病の発病は夫々に同じでなく、傷寒に罹患していない場合に出現することがあり、傷寒に罹患して四五日目に出現することがあり、傷寒に罹患して二十日目、あるいは一月目に僅かに出現する場合があるので、病状の浅深や軽重を推し量って治療すべきである（「黙然」の二字は、趙本では「黙黙」の二字に作る。「食事の臭いを嗅ぐのを用いない」の「用」の字は、徐本と沈本では「欲」の字に作る。「微かに見われる」は、《諸病源候論》では「また見われる」に作り、《千金》では「後に見われる」に作る。魏本で「快」の字を「・」の字に作るのは、誤りである）。

【本文】　［尤］　百脈一宗なる者は、之を分かてば則ち百脈と為り、之を合すれば則ち一宗と為る。悉く其の病を致せば、之病に非ざること無し。然して其の証を詳らかにするに、意に食せんと欲す。而るに復た食すること能わず。

常に黙然として静かなり。而るに又躁して臥すを得ず。飲食は或は時有りて美し。而るに復た食臭を聞くを用いざる時有り。寒有るが如く、熱有るが如し。而るに又寒を為すを見わさず、熱を為すを見わさず。諸薬は治すること能わず。薬を得れば、則ち劇しく吐利す。而るに又身形和するが如し。全ては是れ恍惚として去来し、憑むと為す可からざるの象なり。惟だ口苦く小便赤く、脈微数なるは、則ち其の常なり。所以の者は、何ぞや。熱邪散漫し、未だ経に統べらず、其の気遊走して定まること無し。故に其の病も亦去来定まること無し。而るに病の熱を為す所以の者は、則ち脈に徴われ、口と便とに見われ、掩然とす可からざる者有り。夫れ膀胱なる者は、太陽の府なり。其の脈は、上は巓頂に至りて外は皮膚を行る。尿する時に頭痛む者は、太陽乍ち虚して熱気之に乗ずればなり。淅然、快然は、則ち遞いに減ず。夫れ乍ち虚するの気は、尿已れば即ち復す。而して熱淫るるの気は、陰を得て乃ち解す。故に其の甚だしき者は、必ず六十日の久しきに諸陰尽く集まり、而る後に邪退きて愈ゆ。其の次ぎは四十日、又其の次ぎは二十日、熱差えて減ずる者は、愈々差ゆること速やかなり。此の病、多くは傷寒の熱病の前後に於いて之を見わす。其れ未だ病まずして預見する者は、熱気先に動けばなり。其れ病後の四五日、或は二十日、或は一月に見わる者は、遺熱去らざればなり。各々其の証に随って以て治するは、具に下文の如し。

【語釈】　○徴わる：現われる。明らかになる。　○掩：覆う。覆い隠す。
○遺熱：残った熱。

【通釈】　［尤］　百脈一宗は、これを分ける場合は百脈になるが、これを合わせる場合は一宗となることである。悉くその病を引き起こす場合は、病でないことがない。そしてその証を詳らかにすると、心の中では食事を摂取したくなる。ところが、また食事を摂取することができなくなる。常に沈黙して静かである。ところが、また煩躁して安臥ができなくなる。飲食はあるいは時に美味しくなる。ところが、また食臭を嗅ぎたいと思わない時がある。寒があるようであり、熱があるようである。ところが、また寒を見わさず、熱を見わさない。諸薬は、治療することができない。薬を服用する場合は、激しく嘔吐と下痢をする。ところが、また身体は和やかなようである。全ては恍惚として去来し、頼ることのできない象である。ただ、口は苦く、小便は赤く、脈は微数であるのは、その常である。そのようになるのは、どうしてであろうか。熱邪が散漫し、いまだ経に統括されず、その気は遊走して定まることがない。そこで、

－ 167 －

その病もまた去来が一定しない。ところが、病が熱を発生する理由は、脈に現われ、口や小便に見われ、覆い隠すことのできないものがある。そもそも膀胱は、太陽の腑である。その脈は、上は巓頂に至り、外は皮膚を行く。尿をする時に頭が痛むのは、太陽が忽ち虚して熱気がこれに乗じるからである。淅然の場合と快然の場合は、互いに軽減する。そもそも忽ち虚した気は、排尿が終わると直ちに回復する。そして熱が淫れた気は、陰を得ると解される。そこで、それが甚だしい場合は、必ず六十日の長期に渡って諸々の陰が尽く集まり、その後に邪が退いて治癒する。その次ぎは四十日であり、またその次ぎは二十日であり、熱が治癒して減る場合は、愈々治癒は速やかになる。この病は、多くは傷寒の熱病の前後にこれが見われる。いまだ病んでいないが、預め見われるのは、熱気が先に動くからである。病後の四五日目、あるいは二十日目、あるいは一月目に見われるのは、残った熱が去らないからである。各々その証に随って治療するのは、つぶさに下文のようなものである。

【本文】　案ずるに、魏氏は此の証を以て、断じて気の病と為す。而して今之を病者に験すに、気の病は此れに類する者多し。然れども下条の百合の諸方は、並びに気の病と相い干(あず)からざるに似たり。故に其の説、甚だ巧みと雖も、竟に信じて據り難し。《千金》に云う、「傷寒、虚労、大病已えて後、平復せず、変じて斯の疾を成す。其の状、悪寒して謳する者は、病上焦に在るなり。二十三日に当に愈ゆべし。其の状、腹満、微喘し、大便堅く、三四日に一たび大便し、時に復た小しく溏する者は、病中焦に在るなり。六十三日に当に愈ゆべし。其の状、小便淋瀝し難き者は、病下焦に在るなり。三十三日に当に愈ゆべし。各々其の証に随って之を治せ」と。思邈の論ずる所は、此くの如し。之を本条に参ずれば、明らかに是れ百合病なり。別に是れ一種の病なり。尤註は頗る詳らかなり。今之に従う（《張氏医通》に、百合病を治するの医案一則有り。当に参考にすべし）。

【通釈】　案じるに、魏氏はこの証をもって断定して気の病とする。そして今これを病人に試すと、気の病はこれに類似する場合が多い。しかし、下条の百合病の諸々の処方は、いずれも気の病と相互に関与しないようである。そこで、その説は甚だ巧みではあるが、遂に信じて頼ることはできない。《千金》では、「傷寒や虚労で、大病が治癒した後に回復しなくなると、変化してこの疾病を形成する。その病状は、悪寒がして嘔吐する場合は、病は上焦にある。二十三日に治癒するはずである。その病状は、腹満し、微かな気喘が出現し、大便は

堅くなり、三四日に一回排便し、時にまた僅かに下痢状になる場合は、病は中焦にある。六十三日に治癒するはずである。その病状は、小便が滴って排尿し難い場合は、病は下焦にある。三十三日に治癒するはずである。各々その証に随ってこれを治療すべきである」と言う。孫思邈が論じる所は、このようなものである。これを本条と参照すると、明らかにこれは百合病である。別にこれはある種の病である。尤氏の注釈は、頗る詳細である。今これに従う（《張氏医通》では、百合病を治療する医案が一つある。参考にすべきである）。

【解説】　本条文は、百合病に見られる証候の大綱、予後、病因、および治療原則について論述している。

　《金匱要略輯義》が引用する尤在涇の説では、百合病が心肺の陰虚発熱で引き起こされるという明確な指摘がない。

　百合病は、熱邪が散漫していまだ経に統括されず、その気が遊走して定まらない病証である。「百脈一宗」とは、病を分けると百脈になるが、合わせると一宗となり、百脈が悉く病を引き起こすことを言う。本証の特徴は、常に口は苦くなり、小便は赤くなり、脈は微数になる点である。その病証は、心の中では食事を摂取したくなるが、食事を摂取できなくなり、あるいは常に沈黙して静かになるが、また煩躁して安臥ができなくなり、あるいは飲食は時に美味しく感じることがあるが、また食臭を嗅ぎたくない時があり、寒があるようであるが寒はなく、熱があるようであるが熱はなく、薬を服用すると激しく嘔吐し、あるいは下痢をする。全ての病状は恍惚として去来し、精神に異常があるようであるが、また身体は和やかなようである等である。

　膀胱は、太陽の腑である。足太陽膀胱経は、上は巓頂に至り、外は皮膚を行る。排尿する毎に頭痛がするのは、太陽の経気が忽ち虚し、熱気がこれに乗じることが原因である。本証では、六十日もの長期に渡って諸々の陰が集まると、邪熱が陰を得て退くので、病は始めて治癒する。もし排尿する時に頭痛はないが、悪寒がする場合は、邪熱が四十日で退くので、病は治癒する。もし排尿は快適であるが、ただ頭眩が出現する場合は、邪熱が二十日で退くので、病は治癒する。

　本証は、傷寒に罹患する前後で発症する。もし熱気が先に動く場合は、傷寒に罹患する前に発症する。傷寒に罹患した後、残った邪熱が去らなくなる場合は、四五日目、二十日目、あるいは一月目に発症する。本証の治療は、以下に記載する条文に従って治療すべきである。

【原文】　百合病発汗後者、百合知母湯主之。(2)

【本文】　百合病、汗を発して後の者は、百合知母湯之を主る（《千金》は、「百合病、已に発汗を経ての後、更に発する者」に作る。下文の例は、並びに同じ）。

【語釈】　○百合病、汗を発して後の者：王廷富の説「この条文は、百合病を誤汗した場合の証候と治療法である。始めに百合病を冠するのは、第1条の脈証が内にあることを包括する。本病は陰液が既に傷られ、虚熱が乱れて動いている。元々は、発汗すべきでない。もし「寒の如くなるも寒無く、熱の如くなるも熱無し」を表実証と誤認してその汗を発する場合は、陰液が更に傷られ、虚熱が益々甚だしくなるので、口の乾燥、口渇、虚煩、安臥できないなどの証が出現するはずである。これは、肺と胃の虚熱の証である。そこで、潤肺清熱の方法を用いて主治する」《金匱要略指難》

【通釈】　百合病に誤って汗法を使用して重ねて津液を損傷する場合は、百合知母湯がこれを主治する（《千金》では、「百合病に罹患し、既に発汗を経た後、更に発汗する場合」に作る。下文の例は、並びに同じである）。

【本文】　［尤］　人の百脈有るは、猶地の衆水有るがごときなり。衆水は海に朝宗し、百脈は肺に朝宗す。故に百脈は治す可からざるも、其の肺は治す可し。百合は、味甘平微苦、色白は肺に入り、邪気を治し、補虚清熱す。故に諸方は悉く之を以て主と為して証に随いて薬を加えて之を用う。知母を用うる者は、汗を発し津液を傷るを以ての故なり。

　　　［魏］　百合病は、百合を用う。蓋し、古(いにしえ)百合病の名有り。即ち、百合一味に因りて此の疾を瘳やす。因りて名を得るなり。《傷寒論》の条内に「太陽病、桂枝の証（34）」と云うが如きも亦病は薬に因りて名を得るの義なり。

【語釈】　○朝宗：多くの川が海に集まり注ぐ。　○知母を用うる者は、汗を発し津液を傷るを以ての故なり：知母の効能についての論述であるが、論旨が明瞭ではない。知母は、清熱瀉火薬。性味は、苦寒。効能は、清熱瀉火、清肺潤燥、滋陰、退虚熱、生津止渇。

【通釈】　［尤］　人に百脈があるのは、丁度地面に多くの水があるようなものである。多くの水は海に注ぎ、百脈は肺に注ぐ。そこで、百脈は治療ができないが、その肺は治療ができる。百合は、味は甘平微苦であり、色白が肺に入り、邪気を治療し、補虚清熱する。そこで、諸々の処方は悉くこれをもって主

とし、証に随って薬を加えてこれを用いる。知母を用いるのは、発汗して津液を傷るからである。

　　［魏］　　百合病は、百合を用いる。思うに、古（いにしえ）は百合病の名がある。即ち、百合一味によってこの疾患を治療するので、この名を得ている。《傷寒論》の条文で「太陽病、桂枝の証（34）」と言うようなものもまた病は薬によって名を得る義である。

【本文】　案ずるに、《本草蘇頌》に云う、「仲景、百合病を治するに凡そ四方なり。病は百合と名づけて百合を用いて之を治するも、其の義を識らず。今魏の註を得れば、而ち義は自ら明らかなり。後世、病河白と名づくる者有り、河白草を以て之を治す」と（《証治大還》に出づ）。即ち、此れと義を同じくす。

【通釈】　案じるに、《本草蘇頌》では、「仲景が百合病を治療する場合は、およそ四種類の処方である。病を百合と名づけ、百合を用いてこれを治療するが、その義は解らない。今魏氏の注釈を得ると、義は自ら明らかである。後世では、病を河白と名づける場合があり、河白草をもってこれを治療する」と言う（《証治大還》に出ている）。即ち、これと義が同じである。

【本文】　百合知母湯方

　　百合（七枚、擘く）　　知母（三両、切る）

　右先ず水を以て百合を洗い、漬くること一宿、当に白沫出づべし。其の水を去り、更に泉水二升を以て、煎じて一升を取り、滓を去る。別に泉水二升を以て知母を煎じ、一升を取り滓を去り、後合和して煎じて一升五合を取り、分かち温め再服す（《外台》は、「滓」と「別」の間に「之を一か処に置く」の四字有り）。

【語釈】　〇百合知母湯：聶恵民の説「百合病は、発汗すべきでない。もし誤汗して津液を傷る場合は、心肺の陰の不足を引き起こし、虚熱が加重する。そこで、百合をもって潤肺養陰、清心安神する。百合は甘寒であり、心肺の陰虚内熱で引き起こされる精神が恍惚とする百合病に対して甚だ有効である。例えば《本草求真》では、「効能は肺と心に有利であり、よく斂気養心、安神定魄する。そしてこの清邪除熱利湿に属する品を究めると、その気味は幾らか緩やかであり、かつ甘の中に収があるので、心肺には最も好ましく、血と害があるようにはしない」と言う。そこで、王子接は、「君は百合をもってし、甘涼で清肺する。即ち、この疾患を治療できる。そこで、百合病と名づける」と言う。

佐けるに、知母の苦寒で清熱して肺と腎の陰を滋す。そこで、本方は養陰清熱、補虚潤燥の方剤となる。更に泉水をもって薬を煎じ、熱を小便より出す」《経方方論薈要》。陳紀藩の説「方中の百合は、百合病を治療する主薬であり、清心潤肺、益気安神する。知母は、よく清熱滋陰し、かつよく除煩止渇する。泉水は、清熱利尿、導熱下行する。三者を相互に合わせると、養陰清熱、補虚潤燥の効能を備える」陳紀藩主編《金匱要略》。

【通釈】　百合知母湯方

　　百合（七枚、きざむ）　　知母（三両、切る）

　右の薬味の中で先ず水をもって百合を洗い、一晩漬けると、白い泡が出るはずである。その水を捨て、更に泉水二升を用い、煎じて一升を取り、滓を除く。別に泉水二升をもって知母を煎じ、一升を取り、滓を除き、その後両者を合わせて再び煎じて一升五合を取り、二回に分けて温めて服用する（《外台》では、「滓」の字と「別」の字の間に「これを一か処に置く」の四字がある）。

【解説】　本条文は、百合病の誤汗後の治療法について論述している。

　百合病を誤汗すると、津液を更に損傷する。そこで、百合知母湯を与えて肺を治療する。

　百合知母湯は、百合と知母からなる処方である。方中の知母は味甘平微苦で、肺に入って補虚清熱する。知母は、滋陰潤燥する。

【原文】　百合病下之後者、滑石代赭湯主之。(3)

【本文】　百合病、之を下して後の者は、滑石代赭湯之を主る（《外台》は、「滑石」の上に「百合」の二字有り。尤本は、之に仍る）。

【語釈】　○百合病、之を下して後の者云々：陳紀藩の説「本条は、百合病を誤下した後の治法を論じている。前に既に述べたが、百合病は主に心肺の陰虚内熱で引き起こされるので、妄りに攻法を施すべきでない。もし「意に食せんと欲するも復た食すること能わず」、「口苦く、小便赤し」などの証が見われ、直ちに裏熱の実証と視て下法を用いるのは、「虚を虚す」戒めを犯すことである。これを誤下した後は、一つには津液が更に傷られて内熱が加重し、もう一つには苦寒の攻下の品が胃の気陰を損傷し、和降が失調する。これに対しては、（百合）滑石代赭湯をもって養陰清熱、和胃降逆する」陳紀藩主編《金匱要略》。王廷富の説「本条の難点は、方証の探討にある。百合病を誤下した後にどのような病証が出現するのかどうかは、歴代の医家はいまだ説明していない。

病勢の発展によれば、二種類の病証が出現するはずである。第一は、誤下した後に邪熱が下陥し、大便は下痢になり、小便は黄赤で更に甚だしくなる。第二は、胃気を損傷し、胃気が上逆して嘔吐:する」《金匱要略指難》

【通釈】　百合病に誤って下法を使用した後は、滑石代赭湯がこれを主治する（《外台》では、「滑石」の字の上に「百合」の二字がある。尤本は、これに基づいている）。

【本文】　［魏］　至りて下して後、知母を用いずして滑石代赭湯を以て之を主る者は、重墜の品を以て、下薬の勢いに随いて邪をして自ら下洩せしむればなり。代赭石の渋を用いて大便を渋らせるなり。滑石の滑を用いて小便を利するなり。

　　［徐］　之に泉水を加え、以て陽を瀉すれば、而ち陰気自ら調うなり。

【語釈】　○重墜：重くて墜ちる。

【通釈】　［魏］　非常に攻下した後、知母を用いずに滑石代赭湯を用いてこれを主治するのは、重墜の品を用い、下薬の勢いに随って邪を自然に下に泄らすからである。代赭石の渋を用いて大便を渋らせる。滑石の滑を用いて小便を通利する。

　　［徐］　これに泉水を加えて陽を瀉すと、陰気が自然に調和する。

【本文】　滑石代赭湯方

　　百合（七枚、擘く）　滑石（三両、砕き、綿もて裹む）　代赭石（弾丸大の如き一枚、砕き、綿もて裹む）

　　右先ず水を以て百合を洗い、漬くこと一宿、当に白沫出づべし。其の水を去り、更に泉水二升を以て、煎じて一升を取り、滓を去る。別に泉水二升を以て滑石、代赭を煎じ、一升を取り滓を去り、後合和し、重ねて煎じて一升五合を取り、分かちて温服す（《外台》は、「滓」と「別」の間に「一つの廂を置く」の三字有り、「別」は「又」に作る）。

【語釈】　○滑石代赭湯：聶恵民の説「百合病は攻下すべきでないが、これを攻下すると、攻下した後に陰を傷り、陰が傷られる場合は小便が不利になる。そこで、百合をもって心肺の熱を清して補陰するのを主とし、佐けるに滑石の甘寒で清熱利水、開結通竅して小便を通利する。誤下して胃を傷ると、胃気が上逆する。そこで、代赭石の重鎮で胃気を降ろし、ともに清熱保陰、降逆利尿の方剤となる。そこで、陽を見て陰を救う方法となる」《経方方論薈要》。

○廂：ひさし。

【通釈】　滑石代赭湯方

　百合（七枚、きざむ）　滑石（三両、砕き、綿で包む）　代赭石（弾丸大の大きさのものを一枚、砕き、綿で包む）

　右の薬味の中で先ず水で百合を洗い、一晩漬けると、白い泡が出るはずである。その水を捨て、更に泉水二升を用い、煎じて一升を取り、滓を除く。別に泉水二升をもって滑石と代赭石を煎じ、一升を取り、滓を除き、その後両者を合わせて再び煎じて一升五合を取り、分けて温めて服用する（《外台》では、「滓」と「別」の字の間に「一つの廂を置く」の三字があり、「別」の字は「又」の字に作る）。

【解説】　本条文は、百合病の誤下後の治療法について論述している。

　百合病を誤下した後は、滑石代赭湯を与え、代赭石は渋で大便を渋らせ、滑石は滑で小便を通利し、泉水は陽を瀉して陰気を調和する。

【原文】　百合病吐之後者、用後方主之。(4)
【本文】　百合病、之を吐して後の者は、後方を用いて之を主る。
【語釈】　〇百合病、之を吐して後の者云々：王廷富の説「この条は、百合病を誤吐した後の証候と治療法である。百合病は元々吐法を用いるべきでないが、もし「諸薬治すること能わず、薬を得れば則ち劇しく吐利す」を痰涎が裏に停滞した状態、あるいは食物が胃脘部に積もった状態と誤認して吐法を用い、胃陰を損傷し、胃気が虚し逆上して嘔吐し、あるいは心と胃が虚し煩躁して不安になる場合は、胃失和降の証を形成する。そこで、肺と胃を滋養する方法を用いてこれを主治する。方中の百合は心肺を清潤して百脈を濡し、泉水は虚熱を引いて下行し、鶏子黄は胃陰を養って胃気を安らかにし嘔逆を止める」《金匱要略指難》
【通釈】　百合病に誤って吐法を使用した後は、後の処方を用いてこれを主治する。
【本文】　　［鑑］　百合病は、応に吐すべからず。而れども之を吐して解せざる者は、則ち中を虚す。百合鶏子湯を以て清して之を補うなり。

　　［尤］　《本草》に、鶏子は五藏を安んじ、熱疾を治すと。吐して後、藏気傷るれば、而ち病去らず。之を用いて特に内を安んずるのみならず、亦且つ外を攘うなり。
【語釈】　〇攘う：追い払う。

- 174 -

【通釈】　［鑑］　百合病は、涌吐すべきでない。しかし、これを涌吐して病が解されない場合は、中を虚す。百合鶏子湯を用いて清してこれを補う。

　　　［尤］　《本草》では、鶏子は五臓を安らかにし、熱性疾患を治療するとある。涌吐した後、臓気が傷られると、病は去らなくなる。これを用いて特に内を安らかにするだけではなく、またかつ外を攘う。

【本文】　百合鶏子湯方

　　百合（七枚、擘く）　鶏子黄（一枚）

　　右先ず水を以て百合を洗い、漬くること一宿、当に白沫出づべし。其の水を去り、更に泉水二升を以て、煎じて一升を取り、滓を去る。鶏子黄を内れ、撹ぜて匀え五分に煎じ、温服す。

【語釈】　〇百合鶏子湯：聶恵民の説「百合病は吐法を用いるべきでないが、これを涌吐した。涌吐した後は、肺胃の陰を傷り、元気を損傷する。そこで、百合で余熱を清して肺陰を滋し、更に鶏子黄の甘淡で精血有形の品をもって精血を補い元気を益す。即ち、「精不足する者は、之を補うに味を以てす」で、扶正して駆邪する。本方は、養陰清熱、和中除煩の方剤となる」《経方方論薈要》

【通釈】　百合鶏子湯方

　　百合（七枚、きざむ）　鶏子黄（一枚）

　　右の薬味の中で先ず水を用いて百合を洗い、一晩漬けると、白い泡が出るはずである。その水を捨て、更に泉水二升を用い、煎じて一升を取り、滓を除く。この中に鶏子黄を入れ、撹拌して調え、五分に煎じ、温めて服用する。

【解説】　本条文は、百合病の誤吐後の治療法について論述している。

　　百合病を誤吐すると、中が虚すので、百合鶏子湯を与えて清熱して補虚する。

　　百合鶏子湯は、百合と鶏子黄からなる処方である。方中の百合は清熱し、鶏子黄は五藏を安らかにして外邪を追い払う。

【原文】　百合病不経吐下発汗、病形如初者、百合地黄湯主之。(5)

【本文】　百合病、吐、下、発汗を経ず、病形初めの如き者は、百合地黄湯之を主る。

【語釈】　〇百合病、吐、下、発汗を経ず云々：呂志杰の説「本条は、百合病の治療の主方を論述している。上の三条は百合病に汗法、吐法、下法を誤用した後の治法であり、本条は百合病を治療する主方を提出する。いわゆる「病形

初めの如し」は、第1条に述べる所の症状を具有することを指す。これらの症状は、皆心肺の陰虚内熱で引き起こされる。治療は、百合地黄湯を用いる。方中の百合は肺陰を養って気熱を清し、生地黄は心営を益して血熱を清し、陰が足り熱が退き、百脈がこれによって調和すると、病は自然に治癒するはずである。服薬後、大便が漆黒色を呈するのは地黄汁の本来の色であり、驚いたり恐れたりする必要はない」《金匱雑病論治全書》。　〇百合地黄湯之を主る：王廷富の説「方中の百合は養陰潤肺し、これによって肺経の気分の虚熱を清する。生地黄汁は腎陰を滋養し、並びに血分の虚熱を清し、泉水は熱邪を引いて下行する。気と血がともに清せられ、虚熱が漸く退き、百脈が安静になると、諸証は漸く消える。これは、「壮水の主、以て陽光を制す」の義である」《金匱要略指難》

【通釈】　百合病に吐法、下法、汗法等を誤用せず、病は長期に渡って持続しているが、病状が発病当初のようである場合は、百合地黄湯を用いて治療すべきである。

【本文】　［鑑］　百合一病、吐下発汗を経ず、病形初めの如き者は、是れ其の病遷延し日久しくして増減せず、形証は首章の初めの如きを謂うなり。百合地黄湯を以て其の百脈を通じ、其の百脈を涼す。

　　［尤］　此れ、則ち百合病の正治の法なり。蓋し、肺は身の陽を行るを主り、腎は身の陰を行るを主る。百合は色白にて肺に入りて気中の熱を清し、地黄は色黒にて腎に入りて血中の熱を除く。気と血既に治まり、百脈倶に清すれば、邪気有りと雖も、亦必ず自ら下る。服後、大便漆の如ければ、則ち熱除かるの験なり。《外台》に云う、「大便当に黒沫を出だすべし」と。

【通釈】　［鑑］　百合の一病で、吐法、下法、汗法を使用せず、病形が初めのような場合は、その病は遷延し、日は久しくなっているが病状は増減せず、形証が首章の最初のようであることを言う。百合地黄湯を用いてその百脈を通じ、その百脈を涼する。

　　［尤］　これは、百合病の正治の方法である。思うに、肺は身体の陽を行ることを主り、腎は身体の陰を行ることを主る。百合は色が白で肺に入って気分の中の熱を清し、地黄は色が黒で腎に入って血分の中の熱を除く。気分の熱と血分の熱が既に治まり、百脈がともに清せられる場合は、邪気はあっても、また自然に下る。服用した後、大便が漆のようになる場合は、熱が除かれる徴候である。《外台》では、「大便は、黒い泡沫を出すはずである」と言う。

- 176 -

百合狐惑陰陽毒病証治第三

【本文】　百合地黄湯方

百合（七枚、擘く）　生地黄汁（一升）

右水を以て百合を洗い、漬くること一宿、当に白沫出づべし。其の水を去り、更に泉水二升を以て、煎じて一升を取り、滓を去る。地黄汁を内れ、煎じて一升五合を取り、分かち温め再服す。病に中れば更に服すること勿かれ。大便常に漆の如し（「常」は趙本に「当に」に作るは、是なり。徐、沈、尤は、並びに同じ）。

【語釈】　○百合地黄湯：聶恵民の説「本方は、百合病の正治法である。いまだ汗法、吐法、下法を経ていないが、心肺の陰虚内熱の症を生じる。そこで、百合をもって清熱養陰し、生地黄は清熱涼血する。これは、肺陰を養い心営を益す主要な方剤である」《経方方論薈要》

【通釈】　百合地黄湯方

百合（七枚、きざむ）　生地黄汁（一升）

右の薬味の中で先ず水を用いて百合を洗い、一晩漬けると、白い泡が出るはずである。その水を捨て、新たに泉水二升を用い、煎じて一升を取り、滓を除く。この中に地黄汁を入れ、煎じて一升五合を取り、二回に分けて温めて服用する。服用後に病状が軽快する場合は、その後の服用を中止する。大便は、常に漆のようになる（「常」の字を趙本で「当に」の字に作るのは、正しい。徐本、沈本、尤本では、並びに同じである）。

【本文】　　［程］　「漆の如し」は、地黄汁なり。

【通釈】　　［程］　「漆のようになる」は、地黄汁のことである。

【本文】　案ずるに、程註の親験の説は、今之に従う。地黄汁、之を服すれば必ず瀉利す。故に「病に中れば更に服すること勿かれ」と云う。

【通釈】　案じるに、程氏の注釈にある自ら試した説は、今これに従う。地黄汁は、これを服用すると必ず瀉下する。そこで、「病に中る場合は、更に服用すべきでない」と言う。

【解説】　本条文は、百合病の正治法について論述している。

百合病に罹患し、いまだ吐法、下法、汗法を使用していないが、病形が初めのようであるのは、病証が第1条のようであることを言う。本証では、病は遷延しているが、病状は増減していない。そこで、百合地黄湯を与えて百脈を通じて百脈を涼する。

百合地黄湯は、百合と生地黄汁からなる処方である。方中の百合は色白で肺

－　177　－

に入って気分の熱を清し、地黄は色黒で腎に入って血分の熱を除く。

【原文】　百合病一月不解、変成渇者、百合洗方主之。(6)

【本文】　百合病、一月解せず、変じて渇を成す者は、百合洗の方之を主る。

【語釈】　〇百合病、一月解せず、変じて渇を成す者云々：陳紀藩の説「この時、単に百合地黄湯を用いても恐らくは薬力が不足し、良好な治療効果を挙げることが困難である。そこで、湯液を内服した上に、更に百合洗方をもって外治し、内外を並びに施すと、ともに養陰清熱の効果を発揮する。条文の中でいまだ内服の方薬を言わないのは、実は省文である」陳紀藩主編《金匱要略》

【通釈】　百合病に罹患して既に一か月が経過したが病は解されず、症状に口渇が出現する場合は、百合洗の方を用いてこれを主治する。

【本文】　［尤］　病久しく解せずして変じて渇を成すは、邪熱留まり聚まりて肺に在ればなり。単に百合を用い、水に漬けて外洗する者は、皮毛は肺の合と為し、其の気相い通ずるを以ての故なり。洗い已り、煮たる餅を食するは、按ずるに《外台》に「身を洗い訖わり、白湯餅を食す」と云うは、今の餺飥なり。《本草》に、粳米、小麦は並びに熱を除き、渇を止むと。「塩豉を以てすること勿かれ」なる者は、鹹味は水を耗らして渇を増すを恐ればなり。

【語釈】　〇餺飥：餅の類。うどん。

【通釈】　［尤］　病が久しく解されず、変化して口渇を形成するのは、邪熱が留まり集まって肺にあるからである。単に百合を用い、水に漬けて外を洗うのは、皮毛は肺の合であり、その気が相互に通じるからである。洗い終わり、煮た餅を食べるのは、按じるに《外台》に「身体を洗い終わってから白湯餅を食べる」と言うのは、今のうどんのことである。《本草》では、粳米や小麦は並びに熱を除き、口渇を止めるとある。「塩で作った納豆を食べてはならない」のは、鹹味は水を消耗し、口渇を増すのを恐れるからである。

【本文】　百合洗方

右百合一升を以て、水一斗を以て、之を漬くること一宿、以て身を洗い、洗い已り、煮たる餅を食す。塩豉を以てすること勿かれ。

【通釈】　百合洗方

右の百合一升に水一斗を用い、百合を水に一晩漬け、その水で身体を洗い、洗い終わってから煮た麺類を食べる。塩と豆で作った納豆を食べてはならない。

【本文】　《総病論》に云う、「煮たる餅は、是れ切りたる麺の条、水に煮て

－ 178 －

淘い過り、熱湯にて漬けて之を食す」と。《活人書》に註して云う、「煮たる餅は、即ち淡く熟せし麺の条なり」と。《張師正倦游録》に云う、「凡そ麺を以て食を為す者は、皆湯餅と謂う」と。

【通釈】　《総病論》では、「煮た餅は、切った麺の条であり、水で煮て洗い去り、熱湯に漬けてこれを食べる」と言う。《活人書》に注釈し、「煮た餅は、淡く熟した麺の条である」と言う。《張師正倦游録》では、「およそ麺をもって食物とするものは、皆湯餅と言う」と言う。

【解説】　本条文は、百合病が長期に渡って持続し口渇が出現する場合の外治法について論述している。

　百合病に罹患し、病が一月もの長期に渡って解されず、邪熱が留まって肺にあると、口渇が出現する。そこで、百合洗方を用いて身体を洗う。

　百合洗方は、百合一味を水に漬け、身体の外を洗う方法である。百合で身体を洗うと、皮毛は肺の合であり、その気は相互に通じるので、邪熱は除かれ、口渇は消退する。身体を洗い終わった後、うどんを食べ、熱を除き口渇を止める。塩と豆で作った納豆の摂取を禁止し、鹹味で水を消耗し口渇を助長することを予防する。

【原文】　百合病渇不差者、括樓牡蛎散主之。(7)

【本文】　百合病、渇して差えざる者は、括樓牡蛎散之を主る。

【語釈】　〇百合病、渇して差えざる者云々：呂志杰の説「本条は、百合病で口渇が治癒しない場合の治療を論述している。百合病で口が渇くのは、百合洗方を用いてなお解されないことである。これは、病が重く薬が軽く、薬が病に勝てないので、更に本方を用いて内服する。方中の括蔞根は肺胃の熱を清解し、生津止渇する。牡蛎は、熱を引いて下行させる。津が生じ熱が降りると、口渇の症状は自然に解される」《金匱雑病論治全書》。王廷富の説「本条の重点は、方薬の運用にある。方中の括蔞根（天花粉）は、生津止渇の効能があるが、ただその性味は苦寒であるので、熱が盛んになって津が傷られる口渇で、冷飲を喜む場合にこれを用いるのがよい。百合病は、元々虚熱に属している。もし口渇があるが冷飲を喜まない場合は、百合知母湯に麦門冬を加えたものを用い、甘寒養陰、生津止渇するのがよい。そして天花粉は苦寒の品で、化燥傷陰の弊害があるので、これを慎むのがよい」《金匱要略指難》

【通釈】　百合病に口渇が出現して治癒しない場合は、括樓牡蛎散がこれを主

治する。

【本文】　［尤］　病変じて渇を成すは、百合洗方を与えて差えざる者にして熱盛んにして津傷るればなり。括樓根は苦寒にて生津止渇し、牡蛎は鹹寒にて熱を引きて上を燥かせしめざるなり。

【語釈】　○燥かす：溶かす。

【通釈】　［尤］　病が変化して口渇を形成するのは、百合洗方を与えて治癒しない場合で、熱が盛んになって津液が傷られるからである。栝蔞根は苦寒で生津止渇し、牡蛎は鹹寒で熱を引いて上を溶かさないようにする。

【本文】　括樓牡蛎散方

　括樓根　牡蛎（熬る、等分）

　右細末と為し、方寸匕を飲服し、日に三服す。

【語釈】　○栝蔞牡蛎散：聶恵民の説「百合病に百合洗方を用いたが治癒しなくなるのは、熱が盛んになって津を傷るのが比較的重くなり、津が欠けて上に送られなくなるからである。そこで、栝蔞根の甘微苦寒で肺熱を清し、胃陰を養い、生津止渇するのは、《本草綱目》が言う所の「渇を止め枯れを潤し、微苦で火を降ろす」のようなものである。牡蛎の鹹微寒をもって浮いた陽を降ろし、熱を引いて下行させ、清熱滋陰し、並びに安神補腎の効能があるのは、《海藏本草》に言う「補腎安神し、煩熱を去る」のようなものである。そこで、本方は、百合病を治療する重剤となる」《経方方論薈要》

【通釈】　栝蔞牡蛎散方

　栝蔞根　牡蛎（熬る、各々を等分にする）

　右を細末とし、方寸匕を水で服用し、日に三回服用する。

【解説】　本条文は、百合病に口渇が出現し治癒しない場合の治療法について論述している。

　百合病に罹患し、百合洗方を与えたが、熱が更に盛んになって津液が傷られると、口渇は治癒しなくなる。そこで、栝蔞牡蛎散を与え、栝蔞根は苦寒で生津止渇し、牡蛎は鹹寒で熱を引いて上を溶かさないようにする。

【原文】　百合病変発熱者、百合滑石散主之。(8)

【本文】　百合病、変じて発熱する者は、（原註は、「一に「寒熱を発す」に作る」と）百合滑石散之を主る。

【語釈】　○百合病、変じて発熱する者云々：陳紀藩の説「本条は、百合病で

百合狐惑陰陽毒病証治第三

変化して発熱する場合の治法を論じている。百合病は、「寒の如くなるも寒無く、熱の如くなるも熱無し」の象があるはずである。ただ、並びに真の発熱はない。今「変じて発熱する者」のようなものは、本病が久しく解されず、内熱が久しく欝滞し、外は肌表に達して引き起こされる。道理からすると、心肺を清潤して泄熱利尿すべきであり、百合滑石散を用いる」陳紀藩主編《金匱要略》

【通釈】　百合病に罹患し、明らかな発熱が出現する場合は、（原註では、「一つには、「寒熱を発生する」に作る」とある）百合滑石散がこれを主治する。

【本文】　〔鑑〕　百合病は、寒の如くなるも寒無く、熱の如くなるも熱無く、本発熱せず。今変じて発熱する者は、其の内熱知る可きなり。故に百合滑石散を以て之を主る。熱小便従りして除かる。

【通釈】　〔鑑〕　百合病は、寒証のようであるが寒はなく、熱証のようであるが熱はなく、元々発熱しない。今変化して発熱する場合は、その内が熱していることを知るべきである。そこで、百合滑石散をもってこれを主治する。熱が小便より除かれる。

【本文】　百合滑石散方

　百合（一両、炙る）　滑石（三両）

　右散と為し、方寸匕を飲服し、日に三服す。当に微利する者は服を止むべし。熱は則ち除かる。

【語釈】　○百合滑石散：聶惠民の説「百合病が久しく治癒せず、発熱する場合は、熱が裏に盛んになり、外は肌表に達し、内外が皆熱する。そこで、百合の肺胃の熱を清するのをもってし、佐けるに滑石の甘寒をもってして裏熱を清して利水通淋し、諸竅を通利するのは、《本草求真》に「開竅利湿し、ただ尽く小便より下すだけではない。思うに、よく上は腠理を開いて表を発するのは、上と中の湿熱を除くことである。下は便や尿を通利して水を行らせるのは、中と下の湿熱を除くことである。熱が去る場合は、三焦は寧らかになって表裏は安らかになり、湿が去る場合は、闌門（大腸と小腸の境界の部位）が通じて陰陽が通利する」と言うようなものである」《経方方論薈要》

【通釈】　百合滑石散方

　百合（一両、あぶる）　滑石（三両）

　右の二味を散剤とし、方寸匕の用量を水で服用し、日に三回服用する。小便

- 181 -

が微かに通利する場合は、その後の服用を中止すべきである。裏熱が除かれると、発熱は停止し、病は解される。

【本文】　《千金》に、「一本に云う、「百合病、小便赤渋、臍下堅急を治す」と」と。《外台》に同じ。郭白雲云う、「仲景、薬の百合を以て百合病を治す。《神農経》の主治と相い当たらず。千古に其の義を暁り難し。是を以て孫真人言う、「傷寒、雑病は、古より之有り。前古の名賢、防禦する所多し。仲景に至りては、時に神功有り。旨趣を尋思するも、其の致を測ること莫し。医人の万に一も鑽仰（さんぎょう）すること能わざる所以なり」と。然して百合の物為る、豈百合の病を治するに因りて後に名を得るや。或は是れ病は百合を須（もち）いて治す可し。因りて名づけて百合と曰うや。少き時、先生の言を見、百合湯を以て一僕の病を治し、愈ゆるを得。余是の時、未だ其の意を留めず、仔細に詳看するに解せず、其の寒に似、熱に似、飢に似、飽に似、行かんと欲し、臥せんと欲し、百合の証の如きを見ると雖も、又自ら其の姓名を呼び、終夕声を絶えず、醒むるに至りて之に問うに、皆知らずと云う。所謂「神霊有る者の如し」か」と。

【語釈】　○旨趣：学説などの内容。意味。　○尋思：いろいろと思いをめぐらす。　○致：おもむき。意味。　○鑽仰：道理を深く求める。　○僕：しもべ。

【通釈】　《千金》では、「ある本では、「百合病で小便が赤くなって渋り、臍下部が堅く拘急する場合を治療する」と言う」とある。《外台》に同じである。郭白雲は、「仲景は、薬の百合をもって百合病を治療する。《神農経》の主治とは相応しない。千古に渡ってその意義は悟り難い。ここをもって孫真人は、「傷寒や雑病は、古よりこれがある。古代の名賢は、防禦する所が多い。仲景に至っては、時に神のような治療効果があった。その意味をいろいろと考えても、その意味を測ることができない。医者が万に一つも深く道理を求めることができない理由である」と言う。そして百合の品と言うものは、殆ど百合の病を治療するので、その後に名前を得たのであろうか。あるいは病は百合を用いて治療することができ、これによって名づけて百合と言うのであろうか。若い時に先生が言われるのを見たが、百合湯をもって一人のしもべの病を治療して治癒した。私はこの時、いまだその意味を心に留めず、仔細に詳びらかに看ても病を理解できず、それは寒証に似ている場合もあるが、熱証に似ている場合もあり、あるいは飢餓に似ている場合もあるが、飽食に似ている場合もあ

り、あるいは行動しようとする場合もあるが、床に臥せようとする場合もあり、百合の証のようなものを見たが、また自らその姓名を叫び、夕方まで声を途絶えず、醒めるに至ってこれに質問したが、いずれも覚えていないと言う。これは、いわゆる「神霊があるもののようである」のことであろうか」と言う。

【解説】　本条文は、百合病で発熱が出現する場合の治療法について論述している。

　百合病は本来発熱しないが、内熱が更に旺盛になると、変化して発熱する。そこで、百合滑石散を与えて熱を小便より除く。

【原文】　百合病見於陰者、以陽法救之。見於陽者、以陰法救之。見陽攻陰、復発其汗、此為逆。見陰攻陽、乃復下之、此亦為逆。(9)

【本文】　百合病、陰に見わる者は、陽法を以て之を救う。陽に見わる者は、陰法を以て之を救う。陽を見て陰を攻め、復た其の汗を発するは、此れを逆と為す。陰を見て陽を攻め、乃ち復た之を下すは、此れも亦逆と為す（《脈経》は、「陽法」を「陰法」に作り、「陰法」を「陽法」に作る）。

【語釈】　○陰に見わる：陰津が著しく虚すことを指す。李克光の説「正確な治療法：百合病で「陰に見わる者」とは、陰が虚し津が傷られて明らかになる証を指す。誤下して陰液が下に奪われる場合、病が久しくなり津を傷って「渇差えず」の場合のようなものである。諸々のこの類のようなものは、道理からすると養陰生津すべきである。しかし、燥熱が解されない場合は、陰液は回復し難い。そこで、「陽法を以て之を救う」べきであるのは、泄熱の意である。そこで、滑石を用いて清熱利尿し、括蔞根は清熱生津し、牡蛎は浮いた陽を斂めて降ろす。百合病で「陽に見わる者」とは、陽熱が突出する証を指す。発汗した後、あるいは涌吐した後、および「変じて発熱する」場合のようなものである。これは、陽熱が実している。即ち、陰虚の熱である。陰液が不足する場合は、虚熱が退かない。そこで、「陰法を以て之を救う」べきであるのは、養陰して陰を顧みるの意である。そこで、知母を用いて養陰潤燥し、鶏子黄は滋陰養血する。百合滑石散はいまだ別に養陰の品を加えていないが、ただ方後の注に「当に微利する者は、服を止むべし」と強調するのもまた泄熱して陰を顧みるべきである精神を現わしている」《金匱要略訳釋》。　○陽法：泄熱する方法を指す。　○救う：正治を指す。　陽に見わる：陽熱が旺盛になることを指す。　○陰法：養陰の方法を指す。　○攻む：誤治を指す。　○陰を攻む：

攻下法を誤用することを指す。　○陽を見て陰を攻め、復た其の汗を発するは、此れを逆と為す：李克光の説「誤った治療法：「陽を見て陰を攻め、復た其の汗を発するは、此れを逆と為す」では、陽熱が突出する証を見て養陰の方法を用いず、反って実熱証と誤認して攻下法を用い、陰液を更に傷る。それが治癒しないのを見てまたその汗を発する場合は、重ねて陰津を傷る。これは、皆実をもって虚を治療する方法である。そこで、「逆と為す」と称される。「陰を見て陽を攻め、乃ち復た之を下すは、此れも亦逆と為す」では、陰虚が偏重する証を見て虚熱を清して降ろすことをせず、反って表実証と誤認して辛温で表を発し、燥熱が更に甚だしくなる。それが治癒しないのを見てまた攻下法を施す場合は、重ねてその陰を竭くし、虚火が更に盛んになる。これもまた実をもって虚を治療する方法に属している。そこで、「亦逆と為す」と言う」《金匱要略譯釋》。　○陽を攻む：発汗法を誤用することを指す。

【通釈】　百合病の証候が陰液や津液の不足による場合は、泄熱の方法を用いてその陰を治療すべきである。あるいは陽熱が旺盛である場合は、養陰の方法を用いてその熱を治療すべきである。もし虚熱の証候が出現している場合に反って苦寒の品で攻下して陰液を消耗し、病が解されない場合にまた辛温の品で発汗するのは、誤治である。あるいは陰虚の証候が出現している場合に反って辛温の品で発汗して燥熱を助長し、病が解されない場合にまた苦寒の品で攻下するのもまた誤治である（《脈経》では、「陽法」を「陰法」に作り、「陰法」を「陽法」に作る）。

【本文】　　［沈］　此れ、百合病を治するの要法なり。微邪営衛に伏し、流行して表裏を病めば、当に陰陽に分かちて以て救治を施すは可なるべきなり。

　　　［鑑］　百合一病は、陰陽表裏に分かち難し。故に百合等の湯を以て之を主る。若し病陰に見わる者は、陽を温養するの法を以て之を救う。陽に見わる者は、陰を涼養するの法を以て之を救う。即ち、下文の陽を見て陰を攻め、或は陰を攻むるの後、表仍お解せず、復た其の汗を発する者は、此れを逆と為す。陰を見て陽を攻め、或は陽を攻むるの後、裏仍お解せず、乃ち復た之を下す者は、此れも亦逆と為すなり。

　　　［徐］　《内経》の所謂「陰を用いて陽を和し、陽を用いて陰を和す」は、即ち是れ此の義なり。故に諸々の治法は皆百合を以て主と為す。病陽に見わるに至れば、一二味を加えて以て其の陰を和す。病陰に見われば、一二味を加えて以て其の陽を和す。

【語釈】　○［鑑］：《医宗金鑑》では、「陰」は陽虚陰盛、「陽」は陰虚陽亢、「陽法」は「温陽」、「陰法」は「養陰」と認識する。　○陰を用いて陽を和し、陽を用いて陰を和す：出典は、《霊枢・五色》。張介賓は、「部分が既に定まると、陰陽は明らかになる。陽が勝つ場合は陰は必ず衰えるので、その陰を助けてこれを和やかにすべきである。陰が勝つ場合は陽は必ず衰えるので、その陽を助けてこれを和やかにすべきである」と言う。

【通釈】　［沈］　これは、百合病を治療する重要な方法である。微かな邪が営衛に潜伏し、流行して表裏が病む場合は、陰陽に区分して治療を施すのがよいはずである。

　　［鑑］　百合の一病は、陰陽、表裏に区分し難い。そこで、百合などの湯液をもってこれを主治する。もし病が陰に見われる場合は、陽を温養する方法をもってこれを救う。もし病が陽に見われる場合は、陰を涼養する方法をもってこれを救う。即ち、下文の「陽を見て陰を攻め、あるいは陰を攻めた後に表がなお解されず、またその汗を発する場合は、逆である。陰を見て陽を攻め、あるいは陽を攻めた後、裏がなお解されず、またこれを下す場合は、これもまた逆である」である。

　　［徐］　《内経》のいわゆる「陰を用いて陽を調和し、陽を用いて陰を調和する」は、この義である。そこで、諸々の治療法は、皆百合をもって主とする。病が陽に見われる状態になれば、一二味を加えてその陰を調和する。病が陰に見われる場合は、一二味を加えてその陽を調和する。

【本文】　案ずるに、《千金》に云う、「百合病、見わるは陰に在りて其の陽を攻むれば、則ち陰解するを得ざるなり。復た其の汗を発するは、逆と為すなり。見わるは陽に在りて其の陰を攻むれば、則ち陽は解すること能わざるなり。復た之を下せば、其の病愈えず」と。文異なりて意は同じなり。

【通釈】　案じるに、《千金》では、「百合病は陰に見われるが、その陽を攻める場合は、陰は解されなくなる。また、その汗を発するのは、誤治である。百合病は陽に見われるが、その陰を攻める場合は、陽は解することができなくなる。また、これを下すと、その病は治癒しなくなる」と言う。文は異なるが、意は同じである。

【解説】　本条文は、百合病の治療原則と禁忌について論述している。

　本条文の「陰」と「陽」には、種々の解釈がある。原文の語釈、および通釈は、李克光主編の《金匱要略訳釈》を参考にした。本解釈は、徐忠可の《金匱

要略論註》に基づいている。一方、《金匱要略輯義》が引用する《医宗金鑑》では、「陰」は陽虚陰盛、「陽」は陰虚陽亢、「陽法」は「温陽」、「陰法」は「養陰」を夫々指すと認識する。即ち、百合病に罹患し、病が「陰」、即ち陽が虚し陰が盛んになる場合は、「陽法」、即ち陽気を温める方法を用いてこれを救うべきである。あるいは病が「陽」、即ち陰が虚し陽が亡ぶる場合は、「陰法」、即ち陰を涼養する方法を用いてこれを救うべきである。もし「陽」、即ち陰が虚し陽が亡ぶる場合に陰を攻め、また陽が亡ぶるのを見て発汗する場合は、誤治である。あるいはもし「陰」、即ち陽が虚し陰が盛んになる場合に陽を攻め、また陰が盛んになるのを見て攻下する場合は、誤治である。

【原文】 狐惑之為病、状如傷寒、默默欲眠、目不得閉、臥起不安。蝕於喉為惑、蝕於陰為狐。不欲飲食、悪聞食臭、其面目乍赤、乍黒、乍白。蝕於上部則声喝。甘草瀉心湯主之。(10)

【本文】 狐惑の病為る、状傷寒の如く、默默として眠らんと欲し、目閉づることを得ず、臥起安からず。喉を蝕するを惑と為し、陰を蝕するを狐と為す。飲食を欲せず、食臭を聞くを悪み、其の面目乍ち赤く、乍ち黒く、乍ち白し。上部に蝕すれば則ち声喝す。(原註は、「一に「嗄」に作る」と)甘草瀉心湯之を主る(《巣源》は、「目攣りて閉づるを得ず」に作る。《外台》は、「目瞑りて眠るを得ず」に作る。「狐と為す」の下に、《巣源》、《外台》は「狐惑之病並(狐惑の病は並びに)」の五字有り。「其の面目」は、《外台》は「目」の字無し。《脈経》、《千金》、《外台》は、並びに「甘草」の二字無し。然れども方は則ち甘草瀉心湯を載す。《巣源》、《外台》は、「喝」を「嗄」に作る。○案ずるに、字書に、喝は於遏の切、音は餲、嘶の声なり。嗄は先齊の切、音は西、声破るるを嗄と曰う)。

【語釈】 ○狐惑の病為る云々：李克光の説「狐蟨病(李克光は、「「狐惑」の「惑」の字は、「蟨」の字の誤りである」とする)は、湿熱が内に積もり、気機を塞ぎ、血肉が腐敗することによって、咽喉部、および前後の二陰の潰瘍や糜爛を特徴とするある種の疾病である。湿熱が薰蒸し、正気と邪気が相争するので、発熱し悪寒がする。傷寒の病と類似するが、ただ実際は傷寒ではない。湿熱が積もって薰滞し、心神に及んで乱すと、病人は沈黙し、眠りたくなるが、また目を閉じて安らかに寝ることができない。そこで、表現としては坐臥が寧らかではなくなる。湿熱が脾胃の気機を阻遏するので、飲食を思わなくなり、

百合狐惑陰陽毒病証治第三

甚だしい場合は飲食物の気味を連ねて飲むのはいずれも望まなくなる。湿熱が久しく欝滞すると、損傷が営血に及び、邪気と正気が相争する。そこで、顔面や目の色調は忽ち紅色になり、忽ち黒色になり、忽ち白色になる。湿熱が積もって上に欝滞し血肉を腐敗させる場合は、咽喉部に潰瘍や糜爛が見われる。これを「惑」と名づける。湿熱が下に流注し、前後の二陰に潰瘍や糜爛を引き起こす場合は、「狐」と称される。咽喉部の潰瘍や糜爛によって音声が嗄れる場合は、清熱燥湿、解毒扶正の甘草瀉心湯を用いて主治すべきである。方中は生甘草を用いて清熱解毒し、並びに黄芩、黄連を配して苦降清熱、燥湿解毒する。乾姜、半夏は辛開して既によく燥湿し、また気機を調暢できる。湿熱が久しく欝滞すると、必ず正気を傷る。そこで、人参、大棗を用いて益気養血して正気を扶ける」《金匱要略譯釋》。　○嗄：かれる。声がしわがれる。

【通釈】　狐惑の病と言うものは、病状は傷寒に類似し、精神は沈み込み、眠りたいと思うが、眠ることができず、居ても立ってもおられず不安になる。喉が侵蝕される場合が惑病であり、二陰が侵蝕される場合が狐病である。病人は飲食を摂取したいと思わず、食物の気味を嗅ぐのも不快になり、顔面や目の色調は突然赤色に変化し、突然黒色に変化し、突然白色に変化する。病変が咽喉を侵蝕する場合は、声がしわがれる。（原註では、「一つには、「嗄」の字に作る」とある）この場合は、甘草瀉心湯がこれを主治する（《諸病源候論》では、「目が引き攣って閉じることができなくなる」に作る。《外台》では、「目を瞑るが眠ることができなくなる」に作る。「狐病である」の下に、《諸病源候論》、《外台》では「狐惑之病並（狐惑の病は並びに）」の五字がある。「その面目」は、《外台》では「目」の字がない。《脈経》、《千金》、《外台》では、並びに「甘草」の二字がない。しかし、処方は甘草瀉心湯を記載する。《諸病源候論》、《外台》では、「喝」の字を「嗄」の字に作る。○案じるに、字書では、喝は於遏の切であり、音は餲であり、しわがれた声のことである。嗄は先齊の切であり、音は西であり、声が破られるのを嗄と言う）。

【本文】　［程］　此の証、傷寒に因りて斯の疾に変ず。故に初めて得て猶傷寒を状し、病後は猶腸胃空虚なり。而れども熱有れば則ち虫上下に作り、虫上に作れば則ち咽喉を蝕みて惑と為し、虫下に作れば則ち二陰を蝕みて狐と為す。《霊枢経》に曰く、「虫動けば、則ち人をして悗心せしむ」と。是を以て起臥安からず、黙黙として眠らんと欲して閉づるを得ず。虫、食臭を聞けば、則ち食を求む。故に食臭を聞くを悪みて飲食を欲せざるなり。虫動き、胃虚すれば、

則ち面目の色定まること無し。是を以て乍ち赤く、乍ち黒く、乍ち白きなり。

　　［徐］　　毒盛んにして上に在り、喉を蝕して惑を為すは、熱淫るること惑乱の如くにして感じて惑を生ずるを謂うなり。毒偏りて下に在り、陰を侵蝕して狐を為すは、柔害にして幽隠なること狐の性の陰の如きを謂うなり。蝕なる者は、之を食すること有るが若くにして其の形を見わさざること日月の蝕の如きなり。

　　［尤］　　狐惑の虫病は、即ち巣氏の所謂「䘌病」なり。蓋し、虫病と雖も、能く人をして惑乱して狐疑せしむ。故に狐惑と曰う。虫を生ずる由に至りては、則ち趙氏の所謂「湿熱停まり久しくして気血を蒸腐して瘀濁を成す。是に於いて風化して腐る所にして虫を成す者」当たれり。甘草瀉心は、特に中気をして運らせて湿熱自ら化すのみならず、抑も亦苦辛雑用し、殺虫の任に勝るに足る。

　　［鑑］　　狐惑は、牙疳、下疳等の瘡の古名なり。近時、惟だ疳を以て之を呼ぶ。下疳は、即ち狐なり。肛陰を蝕爛す。牙疳は、即ち惑なり。咽を蝕し、齗を腐らせ牙を脱し、腮を穿ち唇を破る。毎に傷寒の病後の余毒、湿䘌の害を為すに与かるに因るなり。或は斑疹の後に生じ、或は癖疾の下利の後に生じ、其の患いを為すは亦同じ。甘草瀉心湯は、必ず伝写の誤りなり。姑く之を存す。

【語釈】　○状：形容する。かたどる。　○《霊枢経》：出典は、《霊枢・五味論》。悗は、まどう。わずらう。全句は、「虫が動くと、人の心を悗えさせる」の意。　○惑乱：迷いみだれる。　○柔害：柔は、やわらかい。ここでは、「軟らかい部位」の意。害は、損なう。　○幽隠：奥深く隠れた所。暗くてはっきし見えないさま。　○巣氏の所謂「䘌病」：出典は、《諸病源候論・傷寒病諸候・傷寒湿䘌候》。　○狐疑：疑いぶかく、決心のつかないこと。　○癖疾：癖は、腹の病気。例えば消化不良など。

【通釈】　　［程］　　この証は、傷寒によってこの疾患に変化する。そこで、発病するとなお傷寒の病状に類似し、病後はなお胃腸が空虚になる。しかし、熱がある場合は虫が上下に起こり、虫が上に起こる場合は咽喉を侵蝕して惑病となり、虫が下に起こる場合は二陰を侵蝕して狐病となる。《霊枢経》では、「虫が動く場合は、人の心を悗えさせる」と言う。ここをもって起臥が安らかにならず、沈黙し、眠ろうとするが、目を閉じることができなくなる。虫が食臭を聞く場合は、食物を求める。そこで、食臭を聞くことを嫌い、飲食物を望まなくなる。虫が動き、胃が虚す場合は、顔面や目の色調は定まらなくなる。ここをもって忽ち赤くなり、忽ち黒くなり、忽ち白くなる。

[徐]　毒が盛んになって上にあり、喉を侵蝕して惑病になるのは、熱が迷って乱れるように淫れ、感じて惑病を生じることを言う。毒が偏って下にあり、陰を侵蝕して狐病になるのは、柔かい部位を損ない、隠れた部位ではっきりとしないのが陰険な狐の性質のようであることを言う。蝕は、これを蝕むようであるが、その形を見わさないのが日蝕や月蝕のようなことである。

[尤]　狐惑の虫病は、巣氏のいわゆる「䘌病」である。思うに、虫病ではあるが、よく人を迷って乱れさせ、疑い深くさせる。そこで、狐惑と言う。虫を生じる理由に至っては、趙氏のいわゆる「湿熱が停滞して久しくなると、気血を熏蒸腐敗して瘀濁を形成する。ここにおいて風が変化し腐敗して虫を形成する」がこれである。甘草瀉心湯は、特に中気を運らせて湿熱が自然に除かれるだけではなく、抑もまた苦辛を雑ぜて用い、殺虫の任に勝つには充分である。

[鑑]　狐惑は、牙疳、下疳などの瘡の古い名前である。最近は、ただ疳をもってこれを呼ぶ。下疳は、狐である。肛門の陰部を侵蝕して爛らせる。牙疳は、惑である。咽を侵蝕し、歯ぐきを腐らせ、歯を脱出させ、顎を穿ち、唇を破る。常に傷寒の病後の余毒が湿䘌の害を生じることに関与するのが原因である。あるいは斑疹の後に生じ、あるいは腹部の疾患で下痢の後に生じ、それが患いを生じるのもまた同じである。甘草瀉心湯は、必ず伝写の誤りである。ただ、暫くはこれを温存する。

【本文】　《医説》に云う、「古の疾を論ずるは、多く像を取り類を取り、人をして暁り易からしむ。時気にて声嗄れ、咽乾き、睡らんと欲して復た安眠せず。狐惑為るは、狐は疑惑多きを以てなり」と。

郭白雲云う、「狐惑は、䘌病なり。多くは医者の汗吐下の太過、又は利小便に因りて重ねて津液を亡い、熱毒内攻し、藏府焦がれて枯れ、虫安んずるを得ず。故に上下に食を求む。亦汗を発せず、内熱にて焦がれ枯れて成る者有り。凡そ人の喉、及び陰肛は、他の肌肉に比して湿潤す。故に虫は津潤に縁りて之を食す。䘌病も亦止傷寒に因りて成るのみならず、多くは下自り感じ、或は湿地に居し、或は下利久しくして得。当に䘌の中に於いて之を求むべし」と。案ずるに、此の説極めて是なり。但だ「虫安んずるを得ず、上下に食を求む」と言うに至りては、豈此の理有らんや。蝕は、是れ蝕爛の義なり。湿熱欝蒸して致す所にして虫は実は喉、及び肛を食するの謂いに非ざるなり。

【語釈】　○時気：季節の移り変わり。ここでは、「季節の変わり目に発生する急性伝染病」の意。　○蝕爛：蝕は、むしばむ。爛は、ただれる。

【通釈】　《医説》では、「古に疾患を論述する場合は、多くは像を取り、類を取って人に悟り易くさせる。流行病に罹患して声が嗄れ、咽が乾き、眠ろうとしてもまた安眠しなくなる。狐惑と言うものは、狐が疑い惑うことが多いからである」と言う。

　郭白雲は、「狐惑は、䘌病である。多くは医者の汗吐下の方法が太過になり、または利小便によって重ねて津液を亡い、熱毒が内を攻め、臓腑が焦がれて枯れ果て、虫が安らかになることができなくなる。そこで、虫は上下に食物を求める。また、発汗しないが、内熱によって焦がれて枯れ、形成される場合がある。およそ人の喉、および前陰、肛門は、他の肌肉に比較して湿潤している。そこで、虫は津液で湿潤しているので、これを食べる。䘌病もまたただ傷寒によって形成されるだけではなく、多くは下より感受し、あるいは湿地に居住し、あるいは下痢が久しくなってこれを獲得する。䘌病の中においてこれを求めるべきである」と言う。案じるに、この説は極めて正しい。ただ、「虫が安らかになることができず、上下に食物を求める」と言うのに至っては、どうしてこの道理があろうか。「蝕」は、むしばんで爛れるの義である。湿熱が欝滞し熏蒸して引き起こす所であり、虫が実際喉、および肛門を食べることを言うのではない。

【本文】　甘草瀉心湯方

　甘草（四両。〇案ずるに、《傷寒論》に據れば、当に「炙る」の字有るべし）　黄芩　人参　乾姜（各三両）　黄連（一両）　大棗（十二枚。〇案ずるに、《傷寒論》に據れば、当に「擘く」の字有るべし）　半夏（半升。〇案ずるに、趙本に「半斤」に作るは、非なり）

　右七味、水一斗もて、煮て六升を取り、滓を去り、再び煎じ、一升を温服し、日に三服す（案ずるに、《傷寒論》に據れば、「味」の下に「以て」の字を脱す。「三服す」の下に、《外台》は「兼ねて下利止まず、心中愊愊として堅くして嘔し、腸中鳴る者の方」の十八字有り）。

【語釈】　〇甘草瀉心湯：聶恵民の説「狐惑の病は、湿熱が虫を生じて引き起こす所である。そこで、甘草瀉心湯をもって清熱化湿、解毒殺虫する。甘草、黄連、黄芩をもって清熱解毒し、黄芩、黄連の苦もまた殺虫の効能がある。乾姜、半夏の辛が黄芩、黄連の苦に合わさり、辛苦を合用すると、清熱殺虫の力が増す。佐けるに人参、大棗をもって補中益気し、苦寒の品が正気を傷らないようにする。ただし、《医宗金鑑》では、本方は伝写の誤りであると認識し、

ただ心下痞を治療することは解っているが、苦寒が湿熱を除くことができ、辛味が虫を潜伏させることができることは解っていない」《経方方論薈要》。王廷富の説「方中の黄芩、黄連は苦寒で清熱解毒し、乾姜、半夏は辛燥化湿し、人参、甘草、大棗は和胃扶正し、ともに清熱解毒、和胃化湿の効能を発揮し、湿熱を治療する常用の方法であり、辛開苦降の処方である」《金匱要略指難》。

　○愊：気分がふさぐ。むすぼれる。

【通釈】　甘草瀉心湯方

　甘草（四両。○案じるに、《傷寒論》によれば、「あぶる」の字があるはずである）　黄芩　人参　乾姜（各々三両）　黄連（一両）　大棗（十二枚。○案じるに、《傷寒論》によれば、「きざむ」の字があるはずである）　半夏（半升。○案じるに、趙本で「半斤」に作るのは、誤りである）

　右の七味に水一斗を用い、煮て六升を取り、滓を除き、再び煎じ、一升を温めて服用し、日に三回服用する（案じるに、《傷寒論》によれば、「味」の字の下に「以て」の字を脱出している。「三服する」の字の下に、《外台》では「兼ねて下痢が停止せず、心中が塞がり堅くなって嘔吐し、腸の中が鳴る場合の処方である」の十八字がある）。

【本文】　案ずるに、寶氏の《瘡瘍全書》、李氏の《医学入門》は、並びに三黄瀉心湯を用う。蓋し、《脈経》に単に「瀉心湯」に作るに因るや。三黄瀉心湯は、《吐衄篇》に「瀉心湯」と称す。

【通釈】　案じるに、寶氏の《瘡瘍全書》と李氏の《医学入門》では、並びに三黄瀉心湯を用いる。思うに、《脈経》では単に「瀉心湯」に作ることが原因であろうか。三黄瀉心湯は、《吐衄篇》では「瀉心湯」と称される。

【解説】　本条文は、狐惑病の証候の大綱と治療法について論述している。

　《金匱要略輯義》が引用した程林と尤在涇の説では、体内に生じた虫が咽喉あるいは二陰を侵蝕するとし、本条文に記載された証候はいずれも虫によって引き起こされるとするが、この解釈は誤りである。多紀元簡の「蝕は、むしばんで爛れるの義である。湿熱が欝滞し熏蒸して引き起こす所であり、虫が実際喉、および肛門を食べることを言うのではない」の論述は極めて正しい。ただ、《金匱要略輯義》が引用する諸説は正しくないので、ここでは解説しない。詳細は、《金匱要略解説》、《金匱臓腑弁証解説》、《金匱要略大成》を参照のこと。

【原文】　　蝕於下部則咽乾。苦参湯洗之。（11）

　蝕於肛者、雄黄熏之。（12）

　雄黄

　右一味為末、筒瓦二枚合之焼、向肛熏之。

【本文】　　下部を蝕すれば則ち咽乾く。苦参湯もて之を洗う（《巣源》は、「乾く」の下に「此れ皆湿毒の気の為す所に由る」の九字有り）。

　肛を蝕する者は、雄黄もて之を熏ず（《千金》、《外台》は、「肛」の下に「外」の字有り。程本は、「黄」の下に「散」の字有り）。

　雄黄

　右一味、末と為し、筒瓦二枚、之を合わせて焼き、肛に向かって之を熏ず。

（原註は、「《脈経》に云う、「病人或は呼吸するに従りて上は其の咽を蝕し、或は下焦従り肛陰を蝕し、上を蝕するを惑と為し、下を蝕するを狐と為す。狐惑病なる者は、猪苓散之を主る」と」と。〇徐、程は、此の註を刪る）

【語釈】　　〇下部を蝕すれば則ち咽乾く。苦参湯もて之を洗う：陳紀藩の説「本条は、狐惑病で前陰が侵蝕される場合の治法を論じている。狐惑病では、湿熱が下注して前陰に潰瘍と糜爛が引き起こされる。足厥陰肝経は、陰器を繞い、上は咽を循る。蓄積した前陰の湿熱は、また経を循って上を衝き、津液の上承を阻むことができる。そこで、兼ねて咽喉の乾燥が見われる。清熱燥湿解毒の処方を内服すると同時に、更に苦参湯をもって外は前陰の患部を洗い、湿熱の邪毒を清し、潰瘍や糜爛で腐敗侵蝕した所が斂められると、咽が乾く標の症状は除かれる」陳紀藩主編《金匱要略》。　〇肛を蝕する者は、雄黄もて之を熏ず：陳紀藩の説「本条は、狐惑病で後陰が侵蝕される場合の治法を論じている。肛門は狐惑病の主要な病変の一つであり、前陰と同様に湿潤した所であり、容易に湿熱の邪毒の侵襲を受ける。病変の過程の中にあっては、常に後陰の潰瘍・糜爛が見われるはずである。これに対しては、証に対する方薬を内服すると同時に、更に雄黄を用いて外は肛門を熏じ、近い部位についてこれを治療する」陳紀藩主編《金匱要略》。　〇雄黄：聶恵民の説「狐惑病で、肛門に潰瘍・糜爛を発生する場合は、雄黄を用いてこれを熏じるべきである。雄黄は、辛温で有毒であり、強烈な殺虫、および瘡毒を解する作用がある。外用では、多くが散剤をもって患部に塗布する。ただ、火を見ることを忌む。毒性があるので、用量は適当にし、用量を過ぎてはならない。本品は、また内服できる。一回では一分、一日では二回を超過すべきでない。およそ陰が欠け血が虚す場

合は、内服すべきでない。妊婦は、慎んで用いる」《経方方論薈要》。李克光の説「清熱燥湿解毒の薬物を内服すると同時に、また雄黄散を用いて外は局部を熏じ、解毒燥湿する」《金匱要略譯釋》

【通釈】　狐惑病に罹患し、下部の前陰に潰瘍が形成される場合は、咽が乾燥する。この場合は、苦参湯を用いて前陰を洗浄する（《諸病源候論》では、「乾く」の字の下に「これは、皆湿毒の気がこのようにするのが原因である」の九字がある）。

狐惑病に罹患し、肛門に潰瘍が形成される場合は、雄黄を用いて外部を燻す（《千金》、《外台》では、「肛」の字の下に「外」の字がある。程本では、「黄」の字の下に「散」の字がある）。

雄黄

右の一味を粉末とし、筒瓦二枚を合わせてその中で雄黄を焼き、肛門に向かって煙で燻す。

（原註では、「《脈経》では、「病人は、あるいは呼吸をすることによって上は咽が侵蝕され、あるいは下焦より下の後陰が侵蝕され、上が侵蝕される場合を惑病とし、下が侵蝕される場合を狐病とする。狐惑病は、猪苓散がこれを主治する」と言う」とある。〇徐氏と程氏は、この注釈を削る）

【本文】　［徐］　下部の毒盛んなれば、傷る所は血に在り。而るに咽乾くは、喉は陽に属し、咽は陰に属すればなり。薬に苦参を用いて熏洗するは、風を去り熱を清して虫を殺すを以てなり。肛を蝕すれば、則ち独り経に随いて上は咽を侵さず、湿熱甚だしくして下を糜爛す。故に雄黄を以て之を熏ず。雄黄の虫を殺し風を去り毒を解するは更に力あればなり。

【通釈】　［徐］　下部の毒が盛んになる場合は、傷る所は血にある。ところが、咽が乾くのは、喉は陽に属し、咽は陰に属するからである。薬に苦参を用いて熏洗するのは、風を去り清熱して殺虫するからである。肛門を侵蝕する場合は、ただ経に随って上は咽を侵さず、湿熱が甚だしくなって下を糜爛する。そこで、雄黄をもってこれを熏じる。雄黄が殺虫し、風を去り解毒するのは、更に有力であるからである。

【本文】　苦参湯方（原本は、欠く。徐、沈、尤本、及び《金鑑》に載す所は、左の如し）

苦参（一升）

水一斗を以て、煎じて七升を取り、滓を取り、熏洗すること日に三服す（案

ずるに、尤本、《金鑑》に並びに「服」の字無きは、是なり）。

　苦参湯方（《徐鎔附遺》に云う、「龐安時の《傷寒総病論》を以て之を補う」と。程は同じ）

　苦参（半斤）　槐白皮　狼牙根（各四両）

　右剉み、水五升を以て、三升半に煎じ、之を洗う。

【語釈】　〇苦参湯：聶恵民の説「本方は、外用の洗方である。狐惑病で前陰に潰瘍や糜爛を発生する場合は、苦参湯をもって熏洗する。苦参は、苦寒で清熱除湿、袪風殺虫し、その本を治療する。《本草求真》の「苦参は味苦で至って極まり、…ただ除湿導熱の品に属している。…これを用いて殺虫除湿し、水を治療し、疸を除き、疥を一掃し、癩を治療し、竅を開いて道を通じ、下痢を清して疲労を解する」とあるようなものである。そこで、苦参は常用する殺虫剤であり、外用する場合は直ちに病む所に達する」《経方方論薈要》。李克光の説「前陰部の潰瘍・糜爛が明らかであるので、清熱解毒の薬物を内服すると同時に外治法を配し、清熱燥湿解毒する。苦参を煎じた湯液を用い、前陰を熏洗し、湿熱を除き、解毒斂瘡する」《金匱要略譯釋》

【通釈】　苦参湯方（原本では、欠けている。徐本、沈本、尤本、および《医宗金鑑》に記載する所は、左のようなものである）

　苦参（一升）

　水一斗を用いて煎じて七升を取り、滓を除き、日に三回洗浄する（案じるに、尤本、《医宗金鑑》に並びに「服」の字がないのは、正しい）。

　苦参湯方（《徐鎔附遺》では、「龐安時の《傷寒総病論》をもってこれを補う」と言う。程本では、同じである）

　苦参（半斤）　槐白皮　狼牙根（各々四両）

　右の品をきざみ、水五升を用いて三升半に煎じ、これを洗う。

【本文】　案ずるに、二方は未だ何れか是なるを知らず。然れども理を以て之を推せば、苦参の一味を用うるを佳しと為す。苦参の一味を用いて齲歯を治すは、《史記・倉公伝》に見わる。亦清熱殺虫を取る。《脈経》に載す所の猪苓散は、《樓氏綱目》に云う、「未だ攷えず」と。案ずるに、《証類》の猪苓の条に、《図経》に「黄疸病、及び狐惑病は、並びに猪苓散之を主る。猪苓、茯苓、等分、杵きて末とし、毎に方寸匕を服し、水もて調下す」と云うは、蓋し此の方なり。

【通釈】　案じるに、二つの処方は、いまだどちらが正しいのかが解らない。

－　194　－

百合狐惑陰陽毒病証治第三

しかし、道理をもってこれを推察すると、苦参の一味を用いるのがよい。苦参の一味を用いて齲歯を治療するのは、《史記・倉公伝》に見われている。また、清熱殺虫の効能を取る。《脈経》に記載する所の猪苓散は、《楼氏綱目》では、「いまだ考える所がない」と言う。案じるに、《証類本草》の猪苓の条で、《図経》では「黄疸病、および狐惑病では、並びに猪苓散がこれを主治する。猪苓、茯苓を等分用い、杵で搗いて粉末にし、毎回方寸匕を服用し、水で調えて飲み込む」と言うのは、思うにこの処方である。

【解説】　本条文は、狐惑病に罹患し、前陰あるいは後陰に潰瘍が形成される場合の外治法について論述している。

　狐惑病に罹患し、下部の毒が盛んになると、前陰が侵蝕される。下部の毒が盛んになり、血分が傷られると、陰に属する咽が乾く。そこで、苦参湯を与えて前陰を洗浄し、祛風清熱殺虫する。

　狐惑病に罹患し、湿熱が甚だしくなって後陰に侵入すると、肛門が侵蝕される。そこで、熏黄を用いて局部を燻し、殺虫祛風解毒する。

【原文】　病者脈数、無熱微煩、默默但欲臥、汗出。初得之三四日、目赤如鳩眼、七八日目四眥黒。若能食者、膿已成也。赤小豆当帰散主之。(13)

【本文】　病者脈数なるも、熱無く微煩し、默默として但だ臥せんと欲し、汗出づ。初め之を得て三四日、目赤きこと鳩眼の如く、七八日に目の四眥（原註は、「一本に、此に「黄」の字有り」と）黒し。若し能く食する者は、膿已に成るなり。赤小豆当帰散之を主る（《玉函》、《脈経》は、「目の四眥皆黄」に作る。《総病論》は、「眥」を「周」に作る）。

【語釈】　〇病者脈数なるも、熱無く微煩し云々：王廷富の説「「病者脈数」より「目赤きこと鳩眼の如し」に至っては、熱邪が裏にあり、初めて血分に入った脈証である。熱毒が盛んではないので、身体は熱がなく、微かな煩躁が現われる。「默默として但だ臥せんと欲す」は、悪熱が内は陰分に結んでいることを証明する。そこで、静かにして臥せる。汗が出るのは、裏熱が迫り、その津液を外泄するからである。初めてこれを得て三四日に目が鳩の眼のように赤くなる場合は、その病理は熱邪が血分に入り、肝は藏血の臓であり、血が熱する場合は肝経に随って上は目に注ぐので、目は鳩の眼のように赤くなる。これは、瘀熱が蓄結し、今にも癰腫を形成しようとする象である。七八日に至り、瘀血が蓄積する場合は、血が腐り、肉が爛れて癰を形成する。この時は、熱毒

－ 195 －

は既に化膿している。そこで、目は赤くならず、変化して四眥は黒くなる。これは、癰が既に化膿している証である。再びこれを飲食で調べる。もしよく食べる場合は、病変は臓腑にはなく、脾胃の効能は正常であり、その熱毒は既に瘀結して局部にある。膿が既に形成されていることが解る。そこで、清熱解毒、排膿養血の方法を用いてこれを治療する」《金匱要略指難》

【通釈】　病人の脈は数であるが、明らかな発熱はなく、微かに煩躁し、精神は沈み込み、ただ眠りたくなり、汗が出る。発病当初の三四日は、目が鳩の眼のように赤くなり、七八日になると目尻と目頭が（原註では、「ある本では、ここに「黄」の字がある」とある）黒くなる。この病人がなお食事を摂取できる場合は、膿が既に完成している。赤小豆当帰散がこれを主治する（《玉函》、《脈経》では、「目の四眥が皆黄」に作る。《総病論》では、「皆」の字を「周」の字に作る）。

【本文】　〔鑑〕　数は瘡を主り、熱を主る。今外は身熱無くして内は瘡熱有り。瘡の熱は、陰に在り。故に默默として但だ臥せんと欲するなり。熱は、陽に在り。故に微煩し、汗出づるなり。然れども其の病初めて之を得て三四日に目赤きこと鳩眼の如き者は、是れ熱は血に蘊む。故に眥絡は赤なり。七八日に四眥皆黒き者は、是れ熱瘀し血腐る。故に眥絡は黒なり。若し食すること能わざれば、其の毒尚諸々の裏に伏す。若し已に能く食すれば、其の毒已に化して膿を成すなり。

〔程〕　能く食する者は、邪気散漫し、藏府に在らずして陰肛に在り、肉を爛らせ肌を腐らせて膿を成す。

〔尤〕　按ずるに、此の一条、注家は目に狐惑病を為す者有り、目に陰陽毒を為す者有り。之を要すれば、亦是れ湿熱の蘊毒の病なり。其れ腐りて虫を為さざる者は、積もりて癰を為す。身面に発せざる者は、則ち腸臓に発するも亦病機の自然の勢いなり。仲景の意は、謂うに狐惑と陰陽毒とは源を同じくして流れを異にする者なり。故に特に此に論じて列するか。

【通釈】　〔鑑〕　脈が数であるのは瘡を主り、熱を主る。今外は身熱がなく、内は瘡熱がある。瘡の熱は、陰にある。そこで、默默としてただ床に臥せたくなる。熱は、陽にある。そこで、微かに煩躁し、汗が出る。しかし、その病に初めて罹患した三四日目に目が鳩の眼のように赤くなる場合は、熱が血に積もっている。そこで、四眥の絡は赤くなる。七八日になり、四眥が皆黒くなる場合は、熱が瘀滞し血が腐敗する。そこで、四眥の絡は黒くなる。もし食事を摂

－ 196 －

取することができない場合は、その毒はなお諸々の裏に潜伏している。もし既
によく食事を摂取できる場合は、その毒は既に変化して膿を形成している。

　　［程］　　よく食事を摂取する場合は、邪気が散漫し、臓腑にはなくて陰部の
肛門にあり、肉を爛らせ肌を腐らせて膿を形成している。

　　［尤］　　按じるに、この一条では、注釈家は目に狐惑病を生じるとするもの
があり、目に陰陽毒を生じるとするものがある。これを要約すると、またこれ
は湿熱が毒を積んだ病である。それが腐って虫を生じない場合は、積もって癰
を生じる。身体や顔面に発生しない場合は、腸や臓に発生するのもまた病機の
自然の勢いである。仲景の意は、思うに狐惑と陰陽毒は源が同じであるが、流
れが異なる場合である。そこで、特にここに論述して配列するのであろうか。

【本文】　　赤小豆当帰散方

　　赤小豆（三升、浸して芽を出さしめ、曝して乾かす）　　当帰（十両。〇案ず
るに、原本は両数を欠く。今宋本、及び兪本に依りて之を補う。《千金》は、
「三両」に作る。《徐鎔附遺》は、龐安時を引き、当帰一両と）

　　右二味、杵きて散と為し、漿水もて方寸匕を服し、日に三服す。

【語釈】　　〇赤小豆当帰散：聶恵民の説「本方は、清熱利湿、解毒排膿、去瘀
生新の方剤である。赤小豆は、甘平で行水消腫、解毒排膿する。当帰は、和血
補血、去瘀生新する。そこで、本方はおよそ二回見われ、一回は狐惑病の瘀血
が既に膿を形成している場合に見われ、もう一回は下血の近血証に見われてい
る」《経方方論薈要》。李克光の説「方中の赤小豆は利湿清熱、解毒排膿し、
当帰は行血化瘀する。更に漿水を用いて服用し、清熱解毒の効能を助ける」
《金匱要略譯釋》

【通釈】　　赤小豆当帰散方

　　赤小豆（三升、水に浸して芽を出させ、日に曝して乾かす）　　当帰（十両。
〇案じるに、原本では、両数を欠いている。今宋本、および兪本によってこれ
を補う。《千金》では、「三両」に作る。《徐鎔附遺》では、龐安時を引用し、
当帰一両とする）

　　右の二味を杵いて散剤とし、水に浸して酸味を帯びた栗米の水を用いて方寸
匕を服用し、日に三回服用する。

【本文】　　［程］　　当帰は、悪き瘡瘍を主る。赤小豆は、癰腫を排することを
主る。漿水は、能く藏府を調理す。三味は、癰膿已に成るを治するの剤と為す。
此の方、肛門を蝕する者は、当に之を用うべし。按ずるに、後の「先血後便す

－ 197 －

るは、此れ近血なり」も亦此の湯を用うるは、大腸と肛門は本是れ一源なるを以てなり。病は同じならずと雖も、其れ藏毒を解するは則ち一なり（漿は、酢なり。栗米を炊きて熟し、冷水の中に投じ、浸すこと五六日なれば、白花を生じ、色漿に類する者なり。案ずるに、漿水の法は、《本草蒙筌》に出づ）。

【語釈】　〇先血後便するは、此れ近血なり：《金匱要略・驚悸吐衄下血胸満瘀血病脈証治第十六》の第16条を参照。

【通釈】　〔程〕　当帰は、悪い瘡瘍を主る。赤小豆は、癰腫を排膿することを主る。漿水は、よく臓腑を調える。三味は、癰膿が既に形成されている場合を治療する方剤である。この処方は、肛門を侵蝕する場合は、これを用いるべきである。按じるに、後の「先に血が出現し、後に便が出現する場合は、近血である」もまたこの湯液を用いるのは、大腸と肛門は元々源が一であるからである。病は同じでないが、それが臓毒を解するのは同じである（漿は、酢である。栗米を炊いて熟し、冷水の中に投じ、五六日浸すと、白い花を生じ、色が水漿に類似するものである。案じるに、漿水の方法は、《本草蒙筌》に出ている）。

【本文】　《張氏医通》に云う、「此の方は、腸癰、便毒、及び下部の悪血の諸疾を治す」と。

【語釈】　〇便毒：横痃に同じ。各種の性病が腹股溝に発し、リンパ結腫になったもの。

【通釈】　《張氏医通》では、「この処方は、腸癰、便毒、および下部の悪血による諸々の疾患を治療する」と言う。

【解説】　本条文は、狐惑病に罹患し膿瘍が形成される場合の治療法について論述している。

　狐惑病に罹患し、湿熱が内に蘊滞すると、脈は瘡を主り熱を主る数になる。瘡熱が内にあると、外は身熱がない。瘡熱が内の陰にあると、黙黙として言葉を喋らず、ただ床に臥せていたくなる。熱が陽にあると、微かに煩躁し、汗が出る。狐惑病に罹患し、熱が血に積もると、発病当初の三四日目は目が鳩の眼のように赤くなり、四眥の絡は赤くなる。狐惑病に罹患して七八日目になり、熱が瘀滞し、血が腐敗すると、四眥は皆黒くなる。もしよく食事を摂取できる場合は、邪気が散漫し、臓腑にはなく、陰部の肛門にあり、毒は既に変化して膿瘍を形成している。本証は、膿瘍が既に形成された状態にある。そこで、赤小豆当帰散を与え、当帰は瘡瘍を主り、赤小豆は癰腫の排膿を主り、漿水は臓

腑を調える。

【原文】　陽毒之為病、面赤斑斑如錦文、咽喉痛、唾膿血。五日可治、七日不可治。升麻鱉甲湯主之。(14)

　陰毒之為病、面目青、身痛如被杖、咽喉痛。五日可治、七日不可治。升麻鱉甲湯去雄黄蜀椒主之。(15)

【本文】　陽毒の病為る、面赤く斑斑たること錦文の如く、咽喉痛み、膿血を唾す。五日は治す可く、七日は治す可からず。升麻鱉甲湯之を主る（《脈経》は、「鱉甲」の二字無し）。

　陰毒の病為る、面目青く、身痛むこと杖を被るが如く、咽喉痛む。五日は治す可く、七日は治す可からず。升麻鱉甲湯去雄黄蜀椒之を主る（《肘後》は、「七日は治す可からず」を「此れを過ぐれば死す」の三字に作る。《脈経》、《千金》は、「升麻」以下の十字を「甘草湯」の三字に作る）。

【語釈】　○陽毒の病為る云々：王廷富の説「この二条は、陰陽毒の違った証候と予後を論じている。論述する陽毒、陰毒は、既に毒が気分、血分にあるのではなく、また熱毒、寒毒でもない。これは、毒が陽分にあるのが陽毒であり、毒が陰分にあるのが陰毒であるので、その見証には区別がある。例えば陽毒の証では、顔面が赤く、絹織物のように斑状になる。陰毒では、顔面や目が青くなり、身体は杖を被ったように痛むのが、その特徴である。陰陽の二つの毒は、毒癘の気を感受し、口鼻より入り、咽喉は呼吸の門戸であるので、二つの証は均しく咽喉痛の主証がある。それが同じでない所は、陽毒は陽絡に入り、陽絡は顔面を循り、陽絡の毒は甚だしいので、顔面は赤く絹織物のように斑状になる。もし癘毒が陽絡にあって解されず、久しくなると化熱し、熱毒が咽喉を腐蝕すると変化して膿を形成する。そこで、咽喉が痛み、久しくなると膿血を吐出する。いわゆる「五日は治す可く、七日は治す可からず」は、両者で相同であり、五日は毒気がなお浅いので、治療が容易である。もし七日を過ぎる場合は、病毒が深く入り、毒が重く熱が甚だしいので、治療が不可能になる。方中の升麻は性味は甘平微寒無毒で、よく百毒を解して風熱を散じる。そこで、君とする。臣には甘草をもってし、その清熱解毒の効能を増す。鱉甲は絡に入り、熱毒を搜す。当帰は血に入り、活血通絡する。雄黄は温であるが、ただ量は少なくその解毒を取り、蜀椒は辛温でそれが通陽散絡するのを取り、諸薬を引いて病む所に達し、結んでいる所の毒を導いて外出させる。全方は、ともに辛散

通絡、解毒活血の効能を発揮する。陰毒に至っては、その機序は毒癘の気が陰絡に入り、陰絡は比較的深い。血が瘀し気が滞り、運行が不暢になり、通じなくなる場合は痛む。そこで、顔面や目は青くなり、身体は杖を被ったように痛む。咽喉は痛むが、膿血を吐出しないのは、並びに化熱し化膿するのではなく、陰絡は比較的深く、直ちにあるいは膿を形成するが、容易には潰えないので、膿血を吐出しない。陰毒の治療に升麻鱉甲湯去雄黄蜀漆を用いるのは、陰毒の病位は深く、膿血は排出できないので、慓悍の雄黄と辛温の蜀椒を除き、これによって辛散解毒、活血透絡の目的を達するからである」《金匱要略指難》

【通釈】　陽毒の病と言うものは、病人の顔面が発赤して絹織物の花模様のように斑状になり、咽喉が痛み、膿血を吐出する。この種の病状が発病当初の五日以内に出現する場合は治療は容易であるが、七日以上が経過する場合は治療は困難になる。本証は、升麻鱉甲湯がこれを主治する（《脈経》では、「鱉甲」の二字がない）。

　陰毒の病と言うものは、病人の顔面や目が青くなり、身体は杖で打たれたように痛み、咽喉が痛む。この種の病状が発病当初の五日以内に出現する場合は治療は容易であるが、七日以上が経過する場合は治療は困難である。本証は、升麻鱉甲湯より雄黄と蜀椒を除去したものを用いてこれを主治する（《肘後》では、「七日は治療ができない」を「これを過ぎると死亡する」の三字に作る。《脈経》、《千金》では、「升麻」以下の十字を「甘草湯」の三字に作る）。

【本文】　〔尤〕　毒なる者は、邪気蘊蓄して解せざるの謂いなり。陽毒は必ずしも極熱に非ず、陰毒は必ずしも極寒に非ず。邪陽に在る者は陽毒と為し、邪陰に在る者は陰毒と為すなり。而して此の所謂「陰陽」なる者は、亦藏府気血の謂いに非ず。但だ面赤く斑斑たること錦文の如く、咽喉痛み、膿血を唾し、其の邪著しくして表に在るを以て、之を陽と謂う。面目青く、身痛むこと杖を被るが如く、咽喉痛み、膿血を唾さず、其の邪隠れて表の裏に在る者は、之を陰と謂うのみ。故に皆辛温升散の品を得て、以て其の蘊蓄して解せざるの邪を発す。而して亦並びに甘潤鹹寒の味を用い、以て其の邪気にて擾すを経るの陰を安らかにす。五日は邪気尚浅く、之を発するは猶易し。故に治す可し。七日は邪気已に深く、之を発するは則ち難し。故に治す可からず。其の蜀椒、雄黄の二物、陽毒に之を用うる者は、陽を以て陽に従い、其の速やかに散ずるを欲すればなり。陰毒に之を去る者は、陰邪は劫かす可からずして陰気反って損を受くるを恐るればなり。

百合狐惑陰陽毒病証治第三

　　[沈]　　陰毒なる者は、陰寒の陰に非ず。即ち、陰血、寒を受け陰と為りて
血凝り散ぜず。故に陰毒を成す。後人、其の義を解せず、視て陰寒直中し、変
じて陰毒と為ると為し、霹靂散、正陽丹を擬（はか）りて用う（案ずるに、徐、程の註
の意は並びに是くの如し）。皆是れ未だ仲景の藩籬に入らざるのみ。元の時、
王安道は、陰寒の直中に非ざるを辨ずるは（案ずるに、《溯洄集》に出づ）、
言直く理正しと謂う可し。惜しいかな、其れ又「天地の悪毒の異気、混淆（こう）して
未だ明らかならず」と云い、後人をして手を措く所無からしむ（案ずるに、
《金鑑》は王氏の言に本づき、遂に云う、「陰毒、陽毒は、即ち今の世俗に称
する所の痧証なり。陰毒に反って雄黄、蜀椒を去るは、必ず伝写の誤（あやま）りなり。
故に是の証を治する者は、必ずしも其の陰陽を問わず。但だ其の尺沢、委中、
手の中の十指の脈絡、暴かに出づるの処を刺して血を出だすこと軽ければ、則
ち痧を刮るの法を用う。随いて即ち紫金錠を服す」と。此の説も亦従わず。
【語釈】　　○擬る：はかる（度）。おしはかる。似せて作る。　　○藩籬：かき
ね。学問などの入り口。　　○混淆：入り混じる。　　○痧証：①穢濁不正の気を
感受して腹痛、吐瀉などの症を出現することを指す。②斑疹。皮膚の上に粟米
大で中に清水をもつ赤いできもの。　　○尺沢：手太陰肺経の経穴。肘関節前面、
肘窩横紋上で腕橈骨筋にある。　　○委中：足太陽膀胱経の経穴。膝窩の中央、
脈動部にある。
【通釈】　　[尤]　　毒は、邪気が蓄積して解されないことを言う。陽毒は必ず
しも極まった熱ではなく、陰毒は必ずしも極まった寒ではない。邪が陽にある
場合は陽毒であり、邪が陰にある場合は陰毒である。そしてこのいわゆる「陰
陽」は、また臓腑や気血のことを言うのではない。ただ、顔面に赤い斑点が絹
織物のように出現し、咽喉が痛み、膿血を吐出し、その邪が著しくなって表に
あるので、これを陽と言う。顔面や目が青く、身体が杖で打たれたように痛み、
咽喉が痛み、膿血を吐出せず、その邪が隠れて表の裏にある場合は、これを陰
と言うだけである。そこで、皆辛温升散の品を用い、その蓄積して解されてい
ない邪を発する。そしてまた並びに甘潤鹹寒の味を用い、その邪気で乱された
陰を安らかにする。五日は邪気がなお浅く、これを発するのはなお容易である。
そこで、治療は可能である。七日は邪気が既に深く、これを発するのは困難で
ある。そこで、治療ができない。蜀椒、雄黄の二つの品を陽毒に用いるのは、
陽をもって陽に従い、それが速やかに散じるのを望むからである。陰毒にこれ
を除くのは、陰邪は劫かすべきでなく、陰気が反って損傷を受けることを恐れ

- 201 -

るからである。

　［沈］　陰毒は、陰寒ではない。即ち、陰血が寒を受け、陰となって血が凝滞し散じなくなる。そこで、陰毒を形成する。後人はその義を理解せず、視て陰寒が直中し、変化して陰毒となるとし、霹靂散、正陽丹を擬って用いる（案じるに、徐氏と程氏の注釈の意は、並びにこのようである）。皆これは、いまだ仲景の入り口に入っていないだけである。元代の時に王安道が陰寒の直中ではないと辨じたのは（案じるに、《溯洄集》に出ている）、言葉は素直で道理は正しいと言うことができる。惜しいことに、それはまた「天地の悪い毒の異気が入り混じり、いまだ明らかでない」と言ったので、後人はどのようにしてよいのかが解らなくなった（案じるに、《医宗金鑑》は王氏の言葉に基づき、遂に「陰毒と陽毒は、今の世俗に称する所の痧証である。陰毒に反って雄黄と蜀椒を除くのは、必ず伝写の誤りである。そこで、この証を治療する場合は、必ずしもその陰陽を問わない。ただ、その尺沢穴、委中穴、手の中の十指の脈絡などで、暴かに突出した処を刺して血を軽く出し、痧を刮る方法を使用する。これに随って直ちに紫金錠を服用する」と言う。この説もまた従わない。

【本文】　升麻鼈甲湯方

　升麻（二両）　当帰（一両）　蜀椒（炒り、汗を去る、一両）　甘草（二両）　鼈甲（手指大一片、炙る）　雄黄（半両、研く）

　右六味、水四升を以て、煮て一升を取り、之を頓服す。老小は、再服して、汗を取る（原註は、「《肘後》、《千金方》に、陽毒は升麻湯を用い、鼈甲無く桂有り、陰毒は甘草湯を用い、雄黄無し」と。〇案ずるに、「四升」は《肘後》に「五升」に作り、「一升」は《玉函》、《肘後》に「二升」に作るは、是に似たり）。

【語釈】　〇升麻鼈甲湯：聶恵民の説「本方は、清熱解毒、散瘀殺虫の方剤である。陰陽毒においては疫毒を感受して引き起こされるので、升麻、甘草をもって清熱解毒して欝熱を升散し、鼈甲、当帰は滋陰活血、軟堅散瘀し、雄黄、蜀椒は辛熱で解毒殺虫して疫毒を除く。熱毒が血分に瘀滞するものに対しては、皆これを用いることができる。ただ、文の中では、「陰毒の病は、雄黄、蜀椒を去る」と言う。解釈を費やし、諸家の注解は一つではないので、暫く疑い、考察を待つ」《経方方論薈要》。李克光の説「本病は、疫毒を感染することによって引き起こされるので、清熱解毒すべきである。疫毒の損傷が営血に及ぶ場合は、血行は瘀滞するはずである。そこで、滋陰行血すべきであり、処方は

升麻鼈甲湯加減を用いる。方中の升麻は、生甘草に配して清熱解毒して疫毒の邪を除く。鼈甲と当帰は、滋陰行血して血中の瘀を散じる。陽毒の病位は裏の中の表にあるので、味辛の蜀椒、雄黄を用い、その辛散の性質を借りて疫毒の邪を引いて外に透す。陰毒の病位は裏の中の裏にあり、疫毒の邪は既に辛散でよく透達できる所でないので、これを除いて用いず、辛散で耗血し、損傷が陰血に及ぶことから免れる」《金匱要略譯釋》

【通釈】　升麻鼈甲湯方

　　升麻（二両）　　当帰（一両）　　蜀椒（炒り、油と水を除く、一両）　　甘草（二両）　　鼈甲（手指大のもの一片、あぶる）　　雄黄（半両、砕く）

　　右の六味に水四升を用い、煮て一升を取り、これを頓服する。老人と子供は、二回に分けて服用し、汗をかかせる（原註では、「《肘後》、《千金方》では、陽毒には升麻湯を用い、鼈甲がなく桂枝があり、陰毒には甘草湯を用い、雄黄がない」とある。○案じるに、「四升」は《肘後》に「五升」に作り、「一升」は《玉函》、《肘後》に「二升」に作るのは、正しいようである）。

【本文】　《蘭臺軌範》に云う、「蜀椒は辛熱の品にて陽毒に用う。而るに陰毒に反って之を去るは、疑うらくは誤りなり。《活人書》に犀角等の四味を加うるは、頗る切当なり」と。

　　董氏の《医級》に云う、「此の湯、兼ねて陽毒、陰毒の二症を治す。陽毒は、此の方を用いて治療す。陰毒も亦此の方を以てし、雄黄を去り、川椒を倍にして治を為す。陰毒は膿血を吐さざるを以ての故に雄黄を去る。陰盛んなれば、則ち陽衰う。故に川椒を倍にするなり。大抵、亢陽の歳は陽毒多く、流衍の紀は陰毒多きなり。但だ此の症に遇う毎に法を按じて治を施す。曾て一験も無し。凡そ此の証に遇えば、多くは不治の証を以て之を視る。百歳の老人、表雲龍曰く、「細かに此の証を詳らかにするに、倶に「咽喉痛む」の三字有り。竊かに論ずるに、瘍科書に鎖喉風、纏喉風、鐵蛾纏の三証有り、其の状相似し、面色赤くして斑の如き者有り、面色凄惨にして青黒の者有り、膿血を吐す者有り、身痛杖の如きこと有り、気喘し息促く、譫語し煩躁する者有り。総じて咽喉の痺痛を以て苦と為す。一たび発するの間は三五日減ぜず、即ち生くる理無し。豈陽毒、陰毒の類に非ずや。再び其の脈を詳らかにするに、緩大の者は生き、細促の者は死す。予此の二症を見れば、先ず咽喉科の痰を利するの方を用いて之を治し、全て活くること甚だ衆し」と」と。

　　案ずるに、《巣源》に云う、「其れ陰陽毒の病を辨ぜんと欲する者は、初め

て病を得たる時、手足の指を看る可し。冷ゆる者は是れ陰、冷えざる者は是れ陽なり」と。又云う、「陽毒なる者は、面目赤く、或は便膿血す。陰毒なる者は、面目青くして体冷ゆ。若し赤斑を発すれば、十生に一死す。若し黒斑を発すれば、十死に一生す」と。《千金》に亦云う、「陽毒は、狂言して或は走り、或は鬼を見、或は吐血下利し、其の脈浮大数なり。陰毒は、短気して息するを得ず、嘔逆し、唇青くして面黒く、四肢厥冷し、其の脈沈細緊数なり」と。此れに由りて之を観れば、陽毒は乃ち《活人》の陽毒升麻湯、及び化斑湯の属を用いざるを得ず。即ち、後世の所謂「陽斑」なり。陰毒は、乃ち龐氏の附子飲、霹靂散、正陽丹の類を用いざるを得ず。即ち、後世の所謂「陰斑」なり。而して升麻鼈甲湯の一方を以て之を主る者は、疑う可し。董氏の一験も無しの説は、誣いざるを覚ゆ。

【語釈】　○切当：切は、適切。当は、妥当。　○凄惨：非常にいたましい。ひどくみじめ。　○誣う：あざむく。いつわる。

【通釈】　《蘭臺軌範》では、「蜀椒は辛熱の品であり、陽毒に用いる。ところが、陰毒に反ってこれを除くのは、恐らくは誤りである。《活人書》に犀角などの四味を加えるのは、頗る適切で妥当である」と言う。

　董氏の《医級》では、「この湯は、兼ねて陽毒と陰毒の二つの症を治療する。陽毒は、この方を用いて治療する。陰毒もまたこの方を用い、雄黄を除き、川椒を倍にして治療する。陰毒は膿血を吐出しないので、雄黄を除く。陰が盛んになる場合は、陽が衰える。そこで、川椒を倍にする。大抵、亢陽の歳は陽毒が多く、流衍の紀は陰毒が多い。ただ、この症に遇うごとに方法を按じて治療を施す。かつて一つの治験もなかった。およそこの証に遇えば、多くは不治の証をもってこれを視る。百歳の老人の表雲龍は、「細かにこの証を詳らかにすると、ともに「咽喉が痛む」の三字がある。窃かに論じると、瘍科の医書では鎖喉風、纏喉風、鐵蛾纏の三つの証があり、その症状は類似し、顔面の色が赤くて斑点のようになる場合があり、顔面の色が惨めで青黒色になる場合があり、膿血を吐出する場合があり、身体が杖を被ったように痛む場合があり、気喘が出現して息が促くなり、譫語して煩躁する場合がある。総じて咽喉の痺れと痛みをもって苦しみとする。一たび発症すると、三日から五日の間は軽減せず、生きる道理はない。どうして陽毒や陰毒の類でないことがあろうか。再びその脈を詳らかにすると、緩大である場合は生き、細促である場合は死ぬ。私はこの二つの症を見る場合は、先ず咽喉科の痰を通利する方法を用いてこれを治療

し、全てが活きて甚だ多い」と言う」と言う。

　案じるに、《諸病源候論》では、「その陰陽毒の病を弁別しようとする場合
は、初めて病を得た時に手足の指を看るべきである。冷えている場合は陰であ
り、冷えていない場合は陽である」と言い、また「陽毒は、顔面や目が赤く、
あるいは膿血便になる。陰毒は、顔面や目が青くなり、身体が冷える。もし赤
斑を発生する場合は、十は生き一は死ぬ。もし黒斑を発生する場合は、十は死
に一は生きる」と言う。《千金》では、また「陽毒は、狂言してあるいは走り、
あるいは鬼を見、あるいは吐血し下痢し、その脈は浮大数になる。陰毒は、息
切れがして息をすることができず、嘔逆し、唇は青く、顔面は黒く、四肢は厥
冷し、その脈は沈細緊数になる」と言う。これによってこれを観ると、陽毒は
《活人書》の陽毒升麻湯、および化斑湯の属を用いない訳にはいかない。即ち、
後世のいわゆる「陽斑」である。陰毒は、龐氏の附子飲、霹靂散、正陽丹の類
を用いない訳にはいかない。即ち、後世のいわゆる「陰斑」である。そして升
麻鼈甲湯の一方をもってこれを主治するのは、疑うべきである。董氏が一つの
治験もないという説は、偽らない感じがする。

【解説】　本条文は、陽毒、陰毒の証候の大綱、予後、および治療法について
論述している。

　《金匱要略輯義》が引用する尤在涇の説では、升麻鼈甲湯の詳細な処方解説
がない。ここでは、語釈に記載した聶恵民、あるいは李克光の解説を参照して
理解すべきである。

　陽毒、あるいは陰毒の「毒」は、邪気が蓄積して解されないことを言う。邪
が身体の陽分にあり、表にあって著しくなる場合は、陽毒を発症し、顔面に赤
い斑点が絹織物のように出現し、咽喉が痛み、膿血を吐出する。一方、邪が身
体の陰分にあり、表の裏にあって隠れている場合は、陰毒を発症し、顔面や目
が青くなり、杖を被ったように身体が疼み、咽喉が痛む。陽毒あるいは陰毒に
罹患し、五日が経過する場合は、邪気はなお浅く、邪を発散するのは容易であ
るので、治療は可能である。一方、陽毒あるいは陰毒に罹患し、七日が経過す
る場合は、邪気は既に深く、邪を発散するのは困難であるので、治療は不可能
である。

　陽毒に罹患した場合は、升麻鼈甲湯を与え、辛温升散の品を用いて邪を発散
し、甘潤鹹寒の味を用いて陰を安らかにする。

　陰毒に罹患した場合は、升麻鼈甲湯より蜀椒、雄黄を除去し、陰気が蜀椒と

雄黄によって反って損傷されるのを予防する。

瘧病脈証并治第四

瘧病脈証并治第四
証二条　方六首
【原文】　師曰、瘧脈自弦、弦数者多熱、弦遅者多寒。弦小緊者下之差。弦遅者可温之。弦緊者可発汗、針灸也。浮大者可吐之。弦数者風発也。以飲食消息止之。(1)

【本文】　師曰く、瘧の脈は自ら弦、弦数の者は熱多く、弦遅の者は寒多し。弦小緊の者は、之を下せば差ゆ。弦遅の者は、之を温む可し。弦緊の者は、汗を発し、針灸す可きなり。浮大の者は、之を吐す可し。弦数の者は、風発なり。飲食を以て消息して之を止むと（「弦緊」の下に、《脈経》は「数」の字有り。「風発」は、《外台》は「風疾」に作る）。

【語釈】　〇風発：風は、広く邪気を指す。風発は、風邪を感受して引き起こされる発熱である。　〇飲食を以て消息して之を止む：適当な飲食で調理することを指す。呂志杰の説「脈が弦数になるのは、多くは熱によるのであり、熱が極まると必ず胃中の津液を消耗する。この時は、病状に適合する甘寒の飲食を斟酌して選んで用い、薬物の治療を補助すべきである」《金匱雑病論治全書》

【通釈】　師が言われた。瘧疾の脈は自ら弦脈である。ただ、弦脈は病状の軽重に従って変化する。脈が弦数になる場合は熱に属することが多く、脈が弦遅になる場合は寒に属することが多い。脈が弦小緊になる場合は、邪が裏に偏っているので、下法を使用すると治癒する。脈が弦遅になる場合は、病が寒に属しているので、温法を用いて治療すべきである。脈が弦緊になる場合は、表に寒があるので、汗法あるいは針灸などを用いて治療すべきである。脈が浮大になる場合は、邪が上にあるので、吐法を用いて治療すべきである。脈が弦数になる場合は、多くは熱が旺盛になり、津液を損傷して熱極生風を発生するので、これを風発と呼ぶ。本証に対しては、薬物を治療する外に、病状を斟酌して梨汁や甘蔗汁などの甘寒の飲食物を用いて治療を補助する（「弦緊」の字の下に、《脈経》では「数」の字がある。「風発」の字は、《外台》では「風疾」の字に作る）。

【本文】　［程］　《内経》に曰く、「痎瘧は、皆風より生ず。其の畜作に時有る者は、何ぞやと。岐伯曰く、瘧の始めて発するや、先ず毫毛を起こし、伸欠乃ち作り、寒慄して頷を鼓し、腰脊倶に痛む。寒去れば、則ち内外皆熱し、渇して冷飲せんと欲す。其の寒に方りては、湯火も温むること能わず、其の熱

- 207 -

に及びては、氷水も寒やすこと能わず」と。此れ、陰陽交々争い、虚実并びに作る。邪営衛の間に舎り、風寒の気常ならず。故に休作に時有りて往来寒熱を作すなり。木欝すれば、則ち発熱す。熱すれば、則ち脈数なり。此れ、邪気微なる者なり。故に飲食を以て消息して之を止む。《経》に曰く、「五藏の病に各々得ること有る者は、愈ゆ。五藏の病に各々悪む所有るは、各々其の喜まざる者に随いて病を為す」と。其の喜むと悪むとに遂いて之を消息すれば、則ち瘧は自ら止む。右の説は、此くの如し。後并びに汗吐下温針灸の法無きは、古を去ること既に遠く、文は簡略多ければ、攷うる可からず。

［徐］　瘧なる者は、半ば表裏の病にして驟かに発するの外病に非ざるなり。故に《内経》は、「夏、暑に傷らるれば、秋必ず痎瘧す」と曰い、又「皮膚の内、腸胃の外に在り」と。唯だ其れ半ば表裏なれば、則ち脈は必ず弦に出づ。弦なる者は、東方甲木の気にして経は少陽に属す。故に曰く、「瘧の脈は、自ら弦なり」と。「自ら」なる者は、感ずれば風寒有りて脈は唯だ自ら弦なるを謂うなり。是に於いて脈は既に一定の象有り。而して数を兼ぬれば熱と為り、遅を兼ぬれば寒と為る。此れ、其の大綱なり。

［尤］　瘧なる者は、少陽の邪なり。弦なる者は、少陽の脈なり。是の邪有れば、則ち是の脈有るなり。然れども瘧の舎は、固より半表半裏の間に在るも、瘧の気は則ち偏多、偏少の異なり有り。故に其の病は、熱多き者有り、寒多き者有り、裏多くして下す可き者有り、表多くして汗す可く、吐す可き者有り、風は熱従り出でて薬を以て散ず可からざる者有り。当に各々其の脈に随いて治を施すべきなり。徐氏曰く、「脈大の者は、陽と為す。小の者は、陰と為す。緊は寒脈と雖も、小緊なれば則ち内に入りて陰と為す。陰は、表従り散ず可からず。故に曰く、「之を下せば愈ゆ」と。遅は、既に寒と為す。之を温むるは、疑い無し。弦緊にして沈ならざるは、寒脈と為して陰脈に非ず。陰に非ざるが故に発汗し針灸す可きなり。瘧の脈既に弦にして忽ち浮大なるは、邪高き分に在るを知る。高き者は、引きて之を越す。故に吐す可し」と。既に「弦数の者は、熱多し」と云う。而して復た一義を申して云う、「弦数の者は、風発なり」と。熱多くして已えざるを見わせば、必ず極熱に至る。熱極まれば、則ち風を生ず。風生ずれば、則ち肝木は土を侮りて其の熱を胃に伝え、坐ろに津液を耗らす。此れ、徒に之を薬に求むるに非ず。須く飲食の消息を以て其の熾んなる熱を止むべし。即ち、梨汁、蔗漿は、生津止渇の属なり。正しく《内経》の「風内に淫るれば、治するに甘寒を以てす」の旨なり。

瘧病脈証并治第四

【語釈】　○痎瘧は、皆風より生ず云々：出典は、《素問・瘧論》。痎瘧は、瘧疾に同じ。畜作の畜は、発作がないこと。作は、発作が起こること。伸は、四肢を伸ばす。欠は、あくび。　○五藏の病に各々得ること有る者云々：出典は、《金匱要略・臓腑経絡先後病脈証第一》の第16条を参照。　○坐ろ：いながら。

【通釈】　［程］　《内経》では、「（黄帝は質問した）瘧は、皆風より生じる。休止と発作に時があるのは、どうしてであろうか。岐伯はこれに答えて言った。瘧が始めて発生する場合は、先ず毫毛を起こし、手足を伸ばしたり、あくびをしたりし、悪寒戦慄して頷を鼓動し、腰や脊柱がともに痛む。寒が去る場合は、内外が皆発熱し、口が渇いて冷たいものを飲みたくなる。それが寒える時に当たっては、湯や火であってもこれを温めることができず、それが発熱するに及んでは、氷や水でも寒やすことができなくなる」と言う。これは、陰陽が交々争い、虚実が並びに生じる。邪が営衛の間に舍り、風寒の気が一定しなくなる。そこで、休止と発作に時があり、往来寒熱を生じる。木が欝滞する場合は、発熱する。発熱する場合は、脈は数になる。これは、邪気が微かな場合である。そこで、飲食をもって消息してこれを止める。《経》では、「五臓の病状に各々適切な飲食、気味、居所などは、病をよく治癒させる。五臓の病状に各々不適切な飲食、気味、居所などは、この種の適さない素因によって病を悪化させる」と言う。病人が喜むものと悪むものとに従ってこれを消息する場合は、瘧は自然に停止する。右の説は、このようなものである。後、並びに汗法、吐法、下法、温針法、灸法などの方法がないのは、古を去って既に遠く、文章が簡潔で省略が多いので、考えることができない。

　　　　［徐］　瘧は、半表半裏の病であり、遽かに発生する外の病ではない。そこで、《内経》では「夏に暑に傷られる場合は、秋になると必ず瘧になる」と言い、また「（熱気は）皮膚の内や腸胃の外にある」と言う。ただ、それは半表半裏であるので、脈は必ず弦になる。弦は東方の甲木の気であり、経では少陽に属している。そこで、「瘧の脈は、自ら弦である」と言う。「自ら」は、感受するのは風寒の邪であり、脈はただ自然に弦になることを言う。ここにおいて脈には既に一定の象があり、数を兼ねると熱であり、遅を兼ねると寒である。これがその大綱である。

　　　　［尤］　瘧は、少陽の邪である。弦は、少陽の脈である。この邪がある場合は、この脈がある。しかし、瘧の舍る部位は、固より半表半裏の間にあるが、

- 209 -

瘴の気は偏りが多い場合や偏りが少ない場合の異なりがある。そこで、その病は、熱が多い場合があり、寒が多い場合があり、裏証が多くて攻下すべき場合があり、表証が多くて発汗すべきであり、あるいは涌吐すべきである場合があり、風が熱より出て薬を用いて散じるべきでない場合がある。各々その脈に随って治療を施すべきである。徐氏は、「脈が大であるのは陽であり、小であるのは陰である。緊は寒脈であるが、小緊である場合は内に入って陰となる。陰は、表より散じることができない。そこで、「これを下すと、治癒する」と言う。遅は、既に寒である。これを温めるのは、疑いがない。弦緊であり、沈でないのは、寒脈であり、陰脈ではない。陰でないので、発汗し、あるいは針灸をすべきである。瘴の脈が既に弦であり、忽ち浮大になる場合は、邪が高い区分にあることが解る。高い場合は、引いてこれを越えさせる。そこで、涌吐すべきである」と言う。（喩氏は）「既に「弦数である場合は、熱が多い」と言う。そしてまた一つの義を述べ、「弦数である場合は、風発である」と言う。熱が多くなって治癒しなくなる場合は、必ず極まった熱に至る。熱が極まる場合は、風を生じる。風が生じる場合は、肝木は土を侮り、その熱を胃に伝え、居ながらにして津液を消耗する。これは、徒にこれを薬に求めるのではない。飲食の消息をもってその盛んな熱を止めるべきである。即ち、梨汁、蔗漿は、生津止渇する属である。正しく《内経》の「風が内に淫れる場合は、治療に甘寒の品を用いる」の旨である」と言う。

【本文】　案ずるに、「風発は、飲食の消息を以て之を止む」は、其の義未だ清晰ならず。姑く二氏の説を挙げて以て玫に備う。《金鑑》に云う、「弦小緊の者の「小」の字は、当に是れ「沈」の字なるべし。則ち、下す可きの理有り。弦緊の者は、当に是れ弦浮緊なるべし。則ち、汗を発す可きの理有り。弦浮大の者は、当に是れ弦滑大なるべし。則ち、吐す可きの理有り。且つ本文の「瘴の脈は自ら弦」の意を遺れず」と。此の説、必とせず。徐、尤の註は、義自ら允当なり。

【語釈】　○清晰：清は、清明。きよく明らか。晰は、明らか。　○允当：正しく道理にかなう。

【通釈】　案じるに、「風発は、飲食を消息してこれを止める」は、その義はいまだ明らかではない。暫く二人の説を挙げて参考に備える。《医宗金鑑》では、「「弦小緊の者」の「小」の字は、「沈」の字のはずである。そうであれば、下すべき道理がある。「弦緊の者」は、弦浮緊であるはずである。そうで

- 210 -

あれば、発汗すべき道理がある。「弦浮大の者」は、弦滑大であるはずである。そうであれば、涌吐すべき道理がある。かつ本文の「瘧の脈は、自ら弦である」の意を遺（わす）れていない」と言う。この説は、必ずそのようになるのではない。徐氏と尤氏の注釈では、義は自ら正しい道理に適っている。

【解説】　本条文は、瘧疾の主脈と脈象による弁証論治について論述している。

　瘧疾は半表半裏の病であるので、瘧疾の主脈は必ず弦になる。病は半表半裏にあるが、瘧気の偏りが多い場合や少ない場合があるので、兼脈に違いが生じる。瘧疾に罹患し、脈が弦数になる場合は、数脈は熱を主るので、熱が多い。一方、脈が弦遅になる場合は、遅脈は寒を主るので、寒が多い。脈が弦小緊になる場合は、緊は寒脈であり、小は陰であり、小緊である場合は、邪が内に入って陰となり、表より散じることができないので、これを攻下すると病は治癒する。脈が弦遅になる場合は、遅脈は寒を主るので、これを温めるべきである。脈が弦緊になり、沈でない場合は、寒脈であるが、陰脈ではないので、発汗し、あるいは針灸をすべきである。脈が既に弦であるが、忽ち浮大になる場合は、邪は高位にあり、治療は引いてこれを越えさせるべきであるので、これを涌吐すべきである。風発は、熱が多くなって極まり、風を生じると、肝木が土を侮り、熱が胃に伝わって津液を消耗することを指す。本証の治療は、飲食を消息して盛んになった熱を止めるべきであり、例えば梨汁、蔗漿などの生津止渇する品を用いてこれを治療する。

【原文】　病瘧、以月一日発、当以十五日愈。設不差、当月尽解。如其不差、当云何。師曰、此結為癥瘕。名曰瘧母。急治之。宜鼈甲煎円。(2)

【本文】　瘧を病み、月の一日を以て発すれば、当に十五日を以て愈ゆべし。設し差えざれば、当に月尽きて解すべし。如し其れ差えざれば、当に云何にすべしと。師曰く、此れ結して癥瘕と為す。名づけて瘧母と曰う。急ぎて之を治せ。鼈甲煎円に宜しと（《脈経》は、「瘧を病み」自り「師曰く」に止まる、此の三十字無く、「結」の上に「瘧疾」の二字有り、「急ぎて之を治せ」の三字無し。趙本は、「円」を「丸」に作る。下は、並びに同じ）。

【語釈】　○瘧母：日が久しくなっても治癒しない瘧疾で、頑痰が瘀を挟むことにより脇下に結んで形成される痞塊を指す。現在の脾臓腫大に相当する。王廷富の説「本条の重点は、二つがある。第一は、瘧病の脾臓の腫大の機序である。《霊枢・本蔵篇》では、「脾小なれば則ち蔵安んじ、脾大なれば則ち肋に

湊まりて痛むを苦しむ」と言う。瘧病で脾の腫大を引き起こす機序は、瘧邪が元々営血の中に潜伏し、衛気と会して始めて発することにある。久しい場合は、営血は滞って不暢になり、気機が運らなくなって痰を生じる。ここにおいて血を借り痰に依り、血と痰が相互に搏ち、結んで癥瘕を生じる。脾は、統血する。瘧邪が血に潜伏し、衛に発する。衛は、脾胃を源とする。瘧病で日が久しくなると、瘀血が脾臓に滞る。そこで、脾臓は腫大する。第二は、処方の意義と臨床での運用である。方中は、鼈甲を重用して軟堅散結する。結が熱を得る場合は、行る。そこで、竈の灰の温、清酒の熱を用いて鼈甲を制する。鼠婦、蜂窠、蜣蜋、䗪虫、桃仁などの活血し蠕動する品と同じくし、逐瘀化癥する。葶藶、半夏は、滌痰して消癥する。配伍するに小柴胡湯、桂枝湯より生姜、甘草、大棗の散結を除いて乾姜に易え、少陽の転輪を和して太陽の営衛を調え、大承気湯より枳実を除いて陽明の気機を蕩滌して瘀熱を除き、烏扇（射干）、石葦、瞿麦で肺熱を清して小腸を通利し、熱邪を小便より除く。牡丹皮、紫葳、阿膠などをもって滋陰して血中の伏火を除き、並びに膈中の熱邪を清する。本方は、寒熱併用、攻補兼施を配伍する方法であり、逐瘀化癥する名方に恥じることがない。本方は、ただ瘧母に用いるだけではなく、並びにその他の病変で引き起こされる癥積に借用でき、正気が甚だ虚していない場合はまたこれを用いることができる」《金匱要略指難》

【通釈】　瘧疾に罹患し、月の一日目に発作がある場合は、通常は十五日目に病は治癒するはずである。もし病がまだ治癒しない場合は、更に十五日が過ぎてその月の終わりに治癒するはずである。もし病が三十日後も治癒しない場合は、どのような病であろうか。師が言われた。これは、病が持続して正気が虚し、邪気と体内の痰と血が合わさって脇下に集まり癥塊を形成している。この種の病は、瘧母と名づける。急いで治療すべきである。鼈甲煎円を用いるのがよい（《脈経》では、「瘧を病み」より「師が言われた」に止まる、この三十字がなく、「結」の字の上に「瘧疾」の二字があり、「急いでこれを治療すべきである」の三字がない。趙本では、「円」の字を「丸」の字に作る。下は、並びに同じである）。

【本文】　［程］　五日を一候と為し、三候を一気と為し、一気は十五日なり。夫れ人は気を天に受く。気節更に移れば、営衛も亦之に因りて以て易う。故に一節気を交うれば、当に愈ゆべし。愈えざる者は、再び一気を易う。故に「月尽きて解す」と云うなり。

- 212 -

瘧病脈証并治第四

　　[尤]　　設し更に愈えざれば、其の邪必ず血を借り痰に依り、結びて癥瘕を為し、脇下に僻処し、将に負固にて服せずの勢いを成さんとす。故に宜しく急ぎて治すべし。鱉甲煎丸は、気を行らせ血を逐うの薬頗る多くして其の峻を嫌わず、一日三服して其の急を嫌わざるは、所謂「其の未だ集まらざるに乗じて之を撃つ」なり。

　　[魏]　　寒熱雑ざり合わさるの邪少陽に在りて上下格み阻まるの気厥陰に結び、肝下の血分に聚まりて実し瘧病の母気と為れば、瘧を生ずるに足りて已えず。此れ、陰陽互いに盛んに、月を歴て年を経てして病除かざる所なり。蓋し、物有りて以て患いを裏に作り、草樹の根菱有るが如し。必ず須く急ぎて抜去を為すべし。然らずんば、旋ち伐ち旋ち生じ、母有りて焉に在り、未だ滋曼して図り難からざる者有らず。

【語釈】　○僻処：偏った所にいる。　　○負固：堅固要害の地を頼みにする。
　　○菱：草の根。　　○伐つ：責める。敵を討つ。　　○滋曼：草が茂りはびこる。

【通釈】　　[程]　　五日を一候とし、三候を一気とし、一気は十五日である。そもそも人は、気を天に受ける。節気が更に移ると、営衛もまたこれによって変わる。そこで、一節気を交える場合は、病は治癒するはずである。治癒しない場合は、再び一節気を変える。そこで、「月が尽きて解される」と言う。

　　[尤]　　もし更に治癒しない場合は、その邪は必ず血を借り痰により、結んで癥瘕を生じ、脇下に偏り、今にも堅固な要害の部位にあって屈服しない勢いを形成しようとしている。そこで、急いで治療すべきである。鱉甲煎丸は、気を行らせ血を逐う薬が頗る多く、その峻を嫌わず、一日に三回服用してその急を嫌わないのは、いわゆる「それがいまだ集まらないのに乗じてこれを撃つ」ことである。

　　[魏]　　寒熱が雑ざり合わさった邪が少陽にあり、上下に格み阻まれた気が厥陰に結び、肝の下の血分に集まって実し、瘧病の母気となれば、瘧を生じるには充分であって治癒しない。これは、陰陽が互いに盛んになり、長い年月を経て病は除かれなくなる。思うに、物があって患いを裏に作り、草や樹に根があるようなものである。必ず急いで抜去すべきである。そうでなければ、忽ち伐ち、忽ち生じ、母がここにでき、いまだ草が茂ってはびこり、治療を図り難くない場合がない。

【本文】　　案ずるに、《玉篇》に、痎は莫厚の切、病は癖を痎むなりと。乃ち、瘧母の母は、疒に従う者なり。《三因》に云う、「結びて癥癖を為し、腹脇に

在るは、名づけて老瘕と曰い、亦母瘕と曰う」と。

【語釈】　〇瘄：病む。　〇癖：腹の病気。腹部にかたまりができる病気。

【通釈】　案じるに、《玉篇》では、瘄は莫厚の切であり、病は腹部に塊状物が形成される症状を病むとある。即ち、瘕母の母は、疒に従うものである。《三因》では、「結んで癥癖を生じ、腹部や脇部にあるのは、名づけて老瘕と言い、また母瘕と言う」と言う。

【本文】　鱉甲煎円方（《外台》は、「大鱉甲煎」に作り、張仲景の《傷寒論》を引きて云う、「第十五巻の中に出づ」と）

鱉甲（十二分、炙る。〇《千金》は、「成死鱉」に作り、註して云う、「《要略》は「鱉甲三両」に作る」と）　烏扇（三分、焼く）　黄芩（三分）　柴胡（六分）　鼠婦（三分、熬る）　乾姜（三分）　大黄（三分）　芍薬（五分）　桂枝（三分）　䗪蟲（一分、熬る）　石韋（三分、毛を去る）　厚朴（三分）　牡丹（五分、心を去る）　瞿麦（二分）　紫葳（三分）　半夏（一分）　人参（一分）　䗪虫（五分、熬る）　阿膠（三分、炙る）　蜂窠（四分、炙る）　赤消（十二分）　蜣蜋（六分、熬る）　桃仁（二分）

右二十三味、末と為し、鍛竈下の灰一斗を取り、清酒一斛五斗を灰に浸し、酒尽くること一半を候い、鱉甲を中に著け、煮て泛爛し膠漆の如くし、絞りて汁を取り、諸薬を内れ、煎じて丸と為すこと梧子大の如くし、空心に七丸を服し、日に三服す（原註は、「《千金方》は鱉甲十二片を用い、又海藻三分、大戟一分、䗪虫五分有り、鼠婦、赤消の二味無く、鱉甲を以て諸薬を和して丸と為す」と。〇案ずるに、《千金》を攷うるに、鼠婦、紫葳、赤消無く、蛀虫、紫菀、海藻、大戟有り。凡そ二十四味、分両頗る異なる。此に繁引せず。「灰に浸し、酒尽くること一半を候う」は「酒を以て灰に浸し、灰を去り、酒を取る」に作るは、是に似たり）。

【語釈】　〇鱉甲煎丸：聶恵民の説「本方は、理気活血、消癥化積の方剤である。瘧疾は日が久しくなっても治癒せず、気が滞り血が瘀し、脇下に結ぶので、癥瘕の瘕母の証となる。鱉甲をもって軟堅散結、滋陰消瘀を主とし、並びに大量の行血化瘀、消積化結の大黄、桃仁、䗪虫、蜣蜋、鼠婦、紫葳などの品をもって攻堅消癥する。気が行く場合は、血が行く。そこで、厚朴、烏扇、䗪蟲は肺気を通利し、気結を行らせる。更に半夏、石韋、瞿麦は、利水化痰、通結導滞する。祛邪するのは、扶正することにある。そこで、人参、阿膠、芍薬は、益気養血、扶正祛邪する。また、柴胡、桂枝をもって通達して邪を引き外に出

す。そこで、本方は攻補兼施、扶正祛邪の主要な方剤となる。単に瘧母を治療するだけではなく、その他の原因で引き起こされる癥瘕の証に対しても皆選んで用いるべきである」《経方方論薈要》。　〇烏扇：射干。　〇鼠婦：地虱。

　　〇紫葳：凌霄花。　〇赤消：硝石。

【通釈】　鱉甲煎円方（《外台》では、「大鱉甲煎」に作り、張仲景の《傷寒論》を引用し、「第十五巻の中に出ている」と言う）

　　鱉甲（十二分、あぶる。〇《千金》では、「成死鱉」に作り、注釈して「《金匱要略》では「鱉甲三両」に作る」と言う）　烏扇（三分、焼く）　黄芩（三分）　柴胡（六分）　鼠婦（三分、熬る）　乾姜（三分）　大黄（三分）　芍薬（五分）　桂枝（三分）　葶藶（一分、熬る）　石葦（三分、毛を除く）　厚朴（三分）　牡丹皮（五分、心を除く）　瞿麦（二分）　紫葳（三分）　半夏（一分）　人参（一分）　蟅虫（五分、熬る）　阿膠（三分、あぶる）　蜂窠（四分、あぶる）　赤消（十二分）　蜣蜋（六分、熬る）　桃仁（二分）

　　右の二十三味を粉末とし、鍛冶場のかまどの灰一斗を取り、清酒一斛五斗を灰に浸し、酒が半ばしみ込む頃を見計らって鱉甲を中に漬け、よく煮て膠状にし、絞って汁を取り、残りの薬を入れ、煎じた後にあおぎりの実の大きさの丸剤を作り、空腹時に七丸を服用し、日に三回服用する（原註では、「《千金方》では、鱉甲十二片を用い、また海藻三分、大戟一分、蟅虫五分があり、鼠婦、赤消の二味がなく、鱉甲を用い、諸薬を調和して丸剤に作る」とある。〇案じるに、《千金》を考えると、鼠婦、紫葳、赤消がなく、虻虫、紫菀、海藻、大戟がある。およそ二十四味であり、分両は非常に異なる。ここでは、繁雑であるので、引用しない。「灰に浸し、酒が半ばしみ込む頃を見計らう」を「酒をもって灰に浸し、灰を除き、酒を取る」に作るのは、正しいようである）。

【本文】　　［程］　瘧母なる者は、邪気内は藏府を搏ち、血気羈留して行らず、息みて積を成す。故に内は癥瘕を結びて外は往来寒熱を成す。《内経》に曰く、「堅き者は之を削り、結ぶ者は之を行らす」と。鱉甲を以て癥瘕、寒熱を主る。故に以て君と為す。邪血分に結ぶ者は、大黄、芍薬、蟅虫、桃仁、赤消、牡丹、鼠婦、紫葳を用いて血結を攻逐し、臣と為す。邪気分に結ぶ者は、厚朴、半夏、石葦、葶藶、瞿麦、烏扇、蜂房、蜣蜋もて気を下し小便を利して以て佐と為す。寒熱を調え陰陽を和するは、則ち黄芩、乾姜有り。営衛を通ずるは、則ち桂枝、柴胡有り。気血を和するは、則ち阿膠、人参有り。六味は又之を用い、以て使

と為すなり。結は、温を得れば即ち行る。竈灰の温、清酒の熱は、鱉甲を制し、諸薬を同じくして癥瘕、瘧母を逐う所以なり。《内経》に曰く、「治に緩急有り、方に大小有り」と。此れ、急治の大方なり。

【語釈】　○覊留：つなぎ止める。　○堅き者は之を削り、結ぶ者は之を行らす：出典は、《素問・至真要大論》。《素問・至真要大論》では、「結ぶ者は、之を散ず」に作る。　○治に緩急有り、方に大小有り：出典は、《素問・至真要大論》。

【通釈】　［程］　瘧母は、邪気が内は臓腑を搏ち、気血が止められて行らず、停止して積を形成する。そこで、内は癥瘕を結び、外は往来寒熱を形成する。《内経》では、「堅いものはこれを削り、結ぶものはこれを行らせる」と言う。鱉甲をもって癥瘕、寒熱を主る。そこで、君とする。邪が血分に結ぶ場合は、大黄、芍薬、蟅虫、桃仁、赤消、牡丹皮、鼠婦、紫葳を用いて血の凝結を攻逐し、臣とする。邪が気分に結ぶ場合は、厚朴、半夏、石葦、葶藶子、瞿麦、烏扇、蜂房、蜣蜋を用いて結んだ（邪）気を下し小便を通利し、佐とする。寒熱を調え陰陽を調和するのは、黄芩と乾姜がある。営衛を通じるのは、桂枝と柴胡がある。気血を調和するのは、阿膠と人参がある。六味はまたこれを用い、使とする。結は、温を得ると行る。竈の灰の温、清酒の熱は、鱉甲を制し、諸薬とともに癥瘕や瘧母を逐う理由である。《内経》では、「治療には緩急があり、処方には大小がある」と言う。これは、急いで治療する大きな処方である。

【本文】　案ずるに、烏扇は即ち射干なり。《本経》に見わる。《千金》は、「烏羽」に作る。赤消は、《活人書》に云う、「消石は、赤山に生ず」と。《本草》を攷うるに、射干は結気、腹中の邪逆を散ず。鼠婦は、月閉、血瘕、寒熱を治す。石葦は、労熱の邪気を治し、水道を利す。紫葳は、癥瘕、血閉、寒熱を治す。瞿麦は、小便を利し、閉血を下す。蜂窠は、寒熱の邪気を治す。蜣蜋は、腹脹、寒熱を治し、大小便を利す。蟅虫は、血積、癥瘕を治し、堅きを破る。竈灰は、即ち鍛鐵竈の中の灰のみ。亦癥瘕、堅積を主る。此の方、小柴胡、桂枝、大承気の三湯を合わせ、甘草、枳実を去り、主に鱉甲を以てし、更に以上の数品を用い、以て半表の邪、半裏の結を攻め、至らざる所無し。然れども《三因》に云う、「古方は、鱉甲煎等有りと雖も、特に服して効を見わさず、抑も亦薬料備え難し」と。此の説、殆ど理有り。

【語釈】　○瘕：癥瘕は、腹内の痞塊。瘕は、集まったり散じたりして痛みも

－ 216 －

瘧病脈証并治第四

一定の場所にないものを指す。　　○鍛鐵竈：鉄をきたえるかまど。　　○殆ど：
ここでは、「恐らくは」の意。

【通釈】　案じるに、烏扇は射干である。《本経》に見われている。《千金》
では、「烏羽」に作る。赤消は、《活人書》では、「消石は、赤山に生じる」
と言う。《本草》を考えるに、射干は結気や腹中の邪の上逆を散じる。鼠婦は、
月閉、血瘕、寒熱を治療する。石葦は、労熱の邪気を治療し、水道を通利する。
紫葳は、癥瘕、血閉、寒熱を治療する。瞿麦は、小便を通利し、閉ざされた血
を下す。蜂窠は、寒熱の邪気を治療する。蜣蜋は、腹部の脹満、寒熱を治療し、
大小便を通利する。蟅虫は、血積、癥瘕を治療し、堅いものを破る。竈の灰は、
鉄をきたえる竈の中の灰である。また、癥瘕、堅い積を主る。この方は、小柴
胡湯、桂枝湯、大承気湯の三種類の湯液を合わせ、甘草と枳実を除き、主に鱉
甲を用い、更に以上の数品を用い、これによって半表の邪と半裏の結を攻め、
至らない所がない。しかし、《三因》では、「古方は、鱉甲煎などがあるが、
特に服用しても効果を見わさず、抑もまた薬料を備え難い」と言う。この説は、
恐らくは道理がある。

【解説】　本条文は、瘧母の形成と治療法について論述している。

　五日は一候であり、三候は一節気であり、一節気は十五日である。人は気を
天に受けているので、節気が移り変わると、営衛はこれに従って変わる。瘧疾
に罹患し、月の一日に発症する場合は、十五日が経過すると、節気が変わり、
営衛も変わるので、病は治癒するはずである。もし瘧疾が治癒しない場合は、
更に十五日が経過し、その月が尽きると、再び営衛が移り変わるので、病は治
癒するはずである。もし一月が経過しても瘧疾が治癒しない場合は、瘧邪は血
や痰と結び、脇下に癥瘕を生じる。癥瘕が形成される場合は、これを瘧母と呼
ぶ。本証の治療は、鱉甲煎丸を与えて急いで瘧母を治療する。

　鱉甲煎丸は、鱉甲、烏扇、黄芩、柴胡、鼠婦、乾姜、大黄、芍薬、桂枝、葶
藶子、石葦、厚朴、牡丹皮、瞿麦、紫葳、半夏、人参、蟅虫、阿膠、蜂窠、赤
消、蜣蜋、桃仁からなる処方である。方中の鱉甲は、癥瘕、寒熱を主る。大黄、
芍薬、蟅虫、桃仁、赤消、牡丹皮、鼠婦、紫葳は、血の凝結を攻逐する。厚朴、
半夏、石葦、葶藶子、瞿麦、烏扇、蜂窠、蜣蜋は、気分に結んだ邪気を下し、
小便を通利する。黄芩、乾姜は、寒熱を調えて陰陽を調和する。桂枝、柴胡は、
営衛を通じる。阿膠、人参は、気血を調和する。鍛竈下の灰は温、清酒は熱で、
鱉甲を制し、諸薬とともに癥瘕、瘧母を逐う。

- 217 -

【原文】　師曰、陰気孤絶、陽気独発、則熱而少気煩冤、手足熱而欲嘔。名曰癉瘧。若但熱不寒者、邪気内藏於心、外舎分肉之間、令人消鑠脱肉。(3)

【本文】　師曰く、陰気孤絶し、陽気独り発すれば、則ち熱して少気煩冤し、手足熱して嘔せんと欲す。名づけて癉瘧と曰う。若し但だ熱して寒せざる者は、邪気内は心に藏れ、外は分肉の間に舎り、人をして消鑠脱肉せしむと（「肌」は、趙本は「脱」に作る。案ずるに、《素問・瘧論》に「但だ熱して寒せず、気内は心に藏れて外は分肉の間に舎り、人をして消爍脱肉せしむ」と曰えば、則ち趙本は是と為す）。

【語釈】　○陰気孤絶し、陽気独り発すれば云々：呂志杰の説「本条は、癉瘧の病機と症状を論述している。「陰気孤絶し、陽気独り発す」は、本病の病機である。患者は元々身体の陽気が旺盛であり、陽が勝つ場合は熱するので、発病後の表現はただ発熱して悪寒がない。熱が盛んになると気を傷るので、息切れがして煩悶する。四肢は、諸陽の本である。陽が盛んになるので、手足は熱する。熱が胃陰を傷り、胃気が上逆するのは、嘔吐しそうになる理由である。「邪気内は心に藏れ、外は分肉の間に舎る」の二句は、活かして看るべきである。実際これは内外に熱が盛んになり、陰液を消耗し、肌肉を消鑠する病理を説明している」《金匱雑病論治全書》。　○煩冤：心中が煩悶して舒びなくなる感覚。　○癉瘧：癉は、熱である。癉瘧は、ただ発熱して悪寒がしない瘧病の一つ。呂志杰の説「条文の述べる所に従えば、癉瘧の病勢は険悪である。これは、西洋医学で述べる所の瘧疾の中の悪性瘧（持続性の高熱、神昏など）と類似する。互いに参照すべきである」《金匱雑病論治全書》

【通釈】　師が言われた。元々陰が虚し陽が旺盛な人が瘧疾に罹患する場合は、高熱が出現し、息切れがし、心煩し、手足が発熱し、嘔吐しそうになる。この種の瘧疾は、癉瘧と称される。病人はただ発熱するが、悪寒がないのは、邪熱が内は心に舎り、外は分肉の間に停滞するからであり、病が持続する場合は、病人の肌肉は次第に痩せ衰える（「肌」の字は、趙本では「脱」の字に作る。案じるに、《素問・瘧論》に「ただ発熱して悪寒がなく、気が内は心に藏れ、外は分肉の間に舎り、人の肉を痩せ衰えさせる」と言えば、趙本が正しい）。

【本文】　［程］　癉は、熱なり。《内経》に曰く、「癉瘧なる者は、肺に素熱有り、気身に盛んに、厥逆して上冲し、中気実して外泄せず。力を用うる所有るに因りて腠理開き、風寒皮膚の内、分肉の間に客して発す。発すれば、則

ち陽気盛んなり。陽気盛んにして衰えざれば、則ち病む。其の気、陰に及ばず。故に但だ熱して寒えず」と。此れ、肺に素熱有りて癉瘧を成すなり。今の云う所の「陰気孤絶」する者は、熱邪亢盛し、熱盛んなれば則ち気消ゆるを以ての故に煩冤少気す。表裏倶に病めば、手足をして熱して嘔せんと欲す。心は、陽藏なり。心は、熱を悪む。邪気、内は心に藏れ、外は分肉の間に舍り、内外燔灼す。故に人をして肌肉を消鑠せしむ。此れ、熱は心に藏れて癉瘧を為すなり。然らば、則ち癉瘧の舍る所は、心肺の両経に属する者か。

【語釈】　○《内経》：出典は、《素問・瘧論》。　○冲：沖、衝に同じ。跳ぶ。高く飛び上がる。　○燔灼：燔と灼は、ともに「焼く」。

【通釈】　［程］　癉は、熱である。《内経》では、「癉瘧は、肺に元々熱があり、肺気が塞がって盛んになると、気が逆上して上を衝き、胸中の気が実して外泄できなくなる。偶々労力することによって腠理が開き、風寒の邪が機に乗じて皮膚の内と分肉の間に侵襲すると、発病する。発病する場合は、陽気が盛んになる。陽気が盛んになって衰えない場合は、病む。その気は、陰に及ばない。そこで、ただ発熱して悪寒がない」と言う。これは、肺に元々熱があり癉瘧を形成する。今の言う所の「陰気が極度に不足する」場合は熱邪が旺盛になり、熱邪が旺盛になる場合は気が消えるので、煩悶し、息切れがする。表裏がともに病むと、手足は発熱し、嘔吐したくなる。心は、陽臓である。心は、熱を悪む。邪気が内は心に藏れ、外は分肉の間に舍り、内外が灼傷される。そこで、人の肌肉は痩せ衰える。これは、熱は心に藏れて癉瘧を生じる。そうであれば、癉瘧の舍る所は、心肺の両経に属する場合であろうか。

【解説】　本条文は、癉瘧の病因、病機、証候について論述している。
　癉瘧の「癉」は、熱のことを言う。即ち、癉瘧は、《素問・瘧論》によれば、ただ発熱して悪寒がない瘧疾を指す。元々肺に熱があり、陰液が極度に不足すると、邪熱が旺盛になり、気が消耗されるので、息切れがし、心煩する。邪熱が表裏で旺盛になると、手足は発熱し、嘔吐したくなる。心は陽臓であり、心は熱を悪む。邪熱が内は心に藏れ、外は分肉の間に舍ると、内外が灼傷されるので、肌肉は痩せ衰える。

【原文】　温瘧者、其脈如平、身無寒但熱、骨節疼煩、時嘔。白虎加桂枝湯主之。（4）
【本文】　温瘧なる者は、其の脈平の如く、身に寒無く但だ熱し、骨節疼煩し、

－ 219 －

時に嘔す。白虎加桂枝湯之を主る（「嘔」の下に、《千金》は「朝に発し暮に解し、暮に発し朝に解するは、温瘧と名づく」の十一字有り）。

【語釈】　〇骨節疼煩し、時に嘔す：呂志杰の説「もし同時に骨節の煩疼が見われる場合は、表邪がいまだ解されていない。熱が胃気を傷る。そこで、時に嘔吐が出現する。治療は白虎湯を用いて清熱し、桂枝を加えて表邪を解する。明確にする必要があるが、温瘧は身体に寒えがなくただ発熱し、瘅瘧はただ発熱して寒えがない。いずれも熱が盛んな表現であり、同類と見なすことができる。ただ、瘅瘧は病が重く、温瘧は比較的軽く、いずれも瘧病の特殊な類型である」《金匱雑病論治全書》。　〇白虎加桂枝湯之を主る：王廷富の説「もし臨床で苔が燥き口が渇いて冷めたい飲み物を飲む場合は、桂枝を青蒿に変えて撤熱截瘧すべきである。蜀漆散の方後の注に、「温瘧は、蜀椒半分を加う」と言う。蜀椒は、常山の苗葉であり、性味は苦辛微寒で小毒がある。温瘧に用いると、その効果は素晴らしい」《金匱要略指難》

【本文】　温瘧に罹患した病人の脈象は平常人と変わりがなく、全身に著明な悪寒はなく、ただ発熱し、筋骨や関節が煩わしく痛み、時に嘔吐が出現する。この場合は、白虎加桂枝湯がこれを主治する（「嘔」の字の下に、《千金》では「朝に発生し暮に解され、暮に発生し朝に解される場合は、温瘧と名づける」の十一字がある）。

【本文】　［程］　《内経》に曰く、「温瘧は、之を冬風寒に中るに得。気骨髄の中に藏れ、春に至れば則ち陽気大いに発し、邪気自ら出づること能わず、大暑に遇うに因り、脳髄爍（しゃく）し、肌肉消え、腠理発泄し、或は力を用うる所有り、邪気と汗と皆出づ。此れ、病之を腎に藏れ、其の気先ず内従り出で外に之くなり。是くの如き者は、陰虚して陽盛んなり。陽盛んなれば、則ち熱す。衰うれば、則ち気復た反って入る。入れば、則ち陽虚す。陽虚すれば、則ち寒ゆ。故に先に熱し、而る後に寒ゆ。名づけて温瘧と曰う」と。今但だ熱して寒えざれば、則ち瘅瘧と異なること無し。意者（おもうに）、《内経》は先に熱し後寒ゆるを以て温瘧と為し、仲景は但だ熱し寒えざるを以て温瘧と為すなり。「脈平の如し」は、平に非ざるなり。其の気陰に及ばず。故に但だ熱して寒えず。邪気、内は心に藏る。故に時に嘔す。外は肌肉に舎る。故に骨節疼煩す。今陽邪偏勝し、但だ熱して寒無し。桂枝を白虎湯の中に加え、白虎の辛寒を引きて営衛に出入し、其の陽邪の亢害を制す。

　［尤］　脈平の如き者は、病乍ち感ずるに非ず。故に脈は其の平時の如きな

- 220 -

瘧病脈証并治第四

り。骨節疼煩し、時に嘔する者は、熱腎従り出で、外は其の合に舎りて上は陽明に并されればなり。白虎は甘寒にて熱を除き、桂枝は則ち其の勢いに因りて之に達するのみ。

【語釈】　○《内経》：出典は、《素問・瘧論》。　○爍す：溶ける。

【通釈】　［程］　《内経》では、「温瘧は、これを冬に風寒に中ることによって獲得する。邪気は骨髄の中に藏れ、春に至ると陽気が大いに発し、邪気は自ら出ることができないが、夏の大暑に遇うことにより、脳髄は溶け、肌肉は消え、腠理は発泄し、あるいは労力が過度になると、邪気は汗とともに皆外に出る。これは、病邪が腎に藏れ、その気が先ず内より出て外に行く。このような場合は、陰が虚して陽が盛んになる。陽が盛んになる場合は、発熱する。熱が極まってまた衰える場合は、邪気はまた反って陰に入る。邪気が陰に入る場合は、陽気が虚す。陽気が虚す場合は、寒える。そこで、この種の病は先に発熱し、その後に寒える。これを名づけて温瘧と言う」と言う。今ただ発熱して寒えない場合は、癉瘧と異なることがない。思うに、《内経》は先に発熱し後に寒える場合を温瘧とし、仲景はただ発熱し寒えない場合を温瘧とする。「脈が平常のようである」は、平常ではない。その気は、陰に及ばない。そこで、ただ発熱して寒えない。邪気は、内は心に藏れる。そこで、時に嘔吐する。外は肌肉に舎る。そこで、骨節は疼煩する。今陽邪が偏勝し、ただ発熱して寒えがない。そこで、桂枝を白虎湯の中に加え、白虎湯の辛寒を引いて営衛に出入し、その陽邪の亢害を制する。

　　［尤］　「脈が平常のようである」は、病は忽ち感受するのではないので、脈はその平常の時のようであることである。骨節が疼煩し、時に嘔吐するのは、熱が腎より出て、外はその合に舎り、上は陽明に併さるからである。白虎湯は甘寒で熱を除き、桂枝はその勢いによってこれに達するだけである。

【本文】　白虎加桂枝湯方

　知母（六両）　甘草（二両、炙る）　石膏（一斤）　粳米（二合。○案ずるに、《千金》は「六合」に作る。《傷寒論》に據れば、「六合」に作るは是と為す）　桂枝（皮を去る、三両。○兪本に「桂枝」に作るは、是なり）

　右剉み、毎五銭、水一盞半もて、煎じて八分に至り、滓を去り、温服す。汗出づれば愈ゆ（兪本は、「出づ」の下に「即ち」の字有り。案ずるに、徐、沈は、「右五味、水一斗を以て、米を煮て熟し、湯成りて滓を去り、一升を温服し、日に三服す。一に云う、「右剉み、毎五銭、水盞半もて、煎じて八分に至

- 221 -

り、滓を去り、温服す。汗出づれば愈ゆ」と」に作る。尤本は、前法に依る。此れ、蓋し古の煎法なり。其れ銭と云い、盞と云うは、宋人の改定に係る。《千金》に云う、「右四味、咬咀し、水一斗二升を以て、米を煮て爛らせ、滓を去り、桂枝三両を加え、煎じて三升を取り、分かちて三服す。覆いて汗せしむ。先に寒え発熱する者は愈ゆ」と。《外台》は《千金》を引き、方後に「《傷寒論》に「粃粳米を用う」と云う」と。熟せざる稲米是れなり）。

【語釈】　○白虎加桂枝湯：聶恵民の説「本方は、清熱の方剤である。そこで、身体に寒えがなく、ただ発熱する場合に用いるのがよい。石膏、知母をもって心肺の熱を清し、甘草、粳米は益気生津して胃気を存して止嘔し、桂枝を加えて表邪を解し、通絡和営して骨節の疼煩を止め、温瘧の対症療法の方法となる」《経方方論薈要》。　○粃：よく実らない米。しいな。

【本文】　白虎加桂枝湯方

　　知母（六両）　甘草（二両、あぶる）　石膏（一斤）　粳米（二合。○案じるに、《千金》では、「六合」に作る。《傷寒論》によれば、「六合」に作るのが正しい）　桂枝（皮を除く、三両。○兪本に「桂枝」に作るのが、正しい）

　右をきざみ、毎回五銭、水一盞半を用い、煎じて八分に煮詰め、滓を除き、温めて服用する。汗が出る場合は、治癒する（兪本では、「出る」の字の下に「即ち」の字がある。案じるに、徐本、沈本では、「右の五味に水一斗を用い、米を煮て熟し、湯ができてから滓を除き、一升を温めて服用し、日に三回服用する。ある本では、「右をきざみ、毎回五銭、水盞半を用い、煎じて八分に煮詰め、滓を除き、温めて服用する。汗が出ると、治癒する」と言う」に作る。尤本では、前法に依る。これは、思うに古の煎じる方法である。それに銭と言い、盞と言うのは、宋人の改定に係わる。《千金》では、「右の四味を咬咀し、水一斗二升を用い、米を煮て爛らせ、滓を除き、桂枝三両を加え、煎じて三升を取り、三回に分けて服用する。衣類で身体を覆って発汗させる。先に寒え発熱した者は、治癒する」と言う。《外台》では、《千金》を引用し、方後に「《傷寒論》では、「粃粳米を用いる」と言う」とある。粃粳米は、熟していない稲米がこれである）。

【本文】　案ずるに、《聖済総録》の知母湯は、温瘧、骨節疼痛し、時に嘔し、朝に発して暮に解し、暮に発して朝に解するを治す（即ち、本方）。

　《活人》の白虎加蒼朮湯は、湿温、汗多きを治す。白虎湯の中に於いて蒼朮

三両を加う（此の方、《傷寒微旨》に出づ。亦《金匱》の白虎加桂湯に倣う）。

【通釈】　案じるに、《聖済総録》の知母湯は、温瘧で骨節に疼痛が出現し、時に嘔吐し、発作が朝に発生して暮に解され、暮に発生して朝に解される場合を治療する（即ち、本方である）。

　《活人》の白虎加蒼朮湯は、湿温で汗が多い場合を治療する。白虎湯の中に蒼朮三両を加える（この処方は、《傷寒微旨》に出ている。また、《金匱要略》の白虎加桂枝湯に倣っている）。

【解説】　本条文は、温瘧の証候と治療法について論述している。

　《金匱要略輯義》に引用する程林と尤在涇の説では、白虎加桂枝湯の中の桂枝の作用が明確ではない。陳紀藩主編の《金匱要略》では、「桂枝の一味を加えるのは、骨節の疼煩のために設けられる。即ち、外邪の風寒が表を犯して引き起こす所である」とある。

　温瘧は、《素問・瘧論》に言う「先に熱して後に寒ゆ。名づけて温瘧と曰う」の論述とは異なり、ただ発熱して寒えがない瘧疾の一つである。本証は、瘧邪を感受して直ちに発症するのではないので、脈は平常のようである。あるいは第1条に「瘧の脈は自ら弦、弦数の者は熱多し」とあるように、温瘧では脈は弦数になり、平常脈ではない。邪熱が腎より出て、外は腎の合に舎ると、骨節は煩疼する。邪熱が上は陽明に併さると、時に嘔吐する。本証は陽邪が偏勝した状態にあるので、ただ発熱し、悪寒がない。そこで、白虎加桂枝湯を与え、白虎湯は甘寒で熱を除き、桂枝は白虎湯を引いて営衛に出入し、陽邪の亢害を抑制する。

【原文】　瘧多寒者、名曰牝瘧。蜀漆散主之。(5)

【本文】　瘧、寒多き者は、名づけて牝瘧と曰う。蜀漆散之を主る（程は、「牝瘧」に作る。《金鑑》に同じ）。

【語釈】　〇瘧、寒多き者は、名づけて牝瘧と曰う云々：王廷富の説「この条文は、牝瘧の証候と治療法である。「寒多し」とは、瘧疾の症状に悪寒が多く発熱が少ないことを指し、真正の陰寒が著しく旺盛になる証ではない。牝は、禽獣の類では陰性に属している。これによれば、本病もまた類を取って名を定めている。その病理は、元々体質が陽虚であり、内に痰飲があり、陽気が痰涎によって欝遏され、陽気が外に達することができなくなることにある。そこで、悪寒が多く発熱が少ない証が出現する。これは、瘧邪が痰を挟んだ証である。

そこで、截瘧祛痰の方法を用いて主治する」《金匱要略指難》

【本文】　瘧疾の発作時に、寒が多く熱が少なくなる場合は、名づけて牡瘧と言う。この場合は、蜀漆散がこれを主治する（程本では、「牝瘧」に作る。《医宗金鑑》では、同じである）。

【本文】　［尤］　瘧、寒多き者は、真の寒に非ざるなり。陽気、痰飲の為に遏められ、外は肌表に出づるを得ずして但だ内は心の間に伏す。心は、牡藏なり。故に牡瘧と名づく。蜀漆は瘧痰を吐し、痰去れば則ち陽伸びて寒愈ゆ。雲母、龍骨を取る者は、蜀漆上に越ゆるの猛く、心中の神と気とを并びに動ずるを恐るればなり。

【通釈】　［尤］　瘧疾に罹患し、寒が多いのは、真の寒ではない。陽気が痰飲のために遏められ、外は肌表に出ることができず、ただ内は心の間に潜伏する。心は、牡臟である。そこで、牡瘧と名づける。蜀漆は瘧痰を涌吐し、痰が去る場合は陽気が伸び、寒が治癒する。雲母と龍骨を取るのは、蜀漆が上に越える作用は猛烈であり、心中の神と気を并びに動かすことを恐れるからである。

【本文】　案ずるに、尤の註は詳らかにして備わる。第牡瘧の解は、喩氏の《法律》に本づく。此れ、恐らくは非なり。《外台》に本条を引きて云う、「張仲景の《傷寒論》、瘧寒多き者は、牝瘧と名づく」と。呉氏の《医方考》に云う、「牝は、陰なり。陽無きの名なり。故に寒多きは、牝瘧と名づく」と。此の説、之を得。《金鑑》に云う、「此れ、牝瘧を言う。其の文、脱簡なり。《内経》に已に詳らかなれば、復た釈せず」と。今《内経》を考うるに、牝瘧の証無し。亦誤れり（《蘭臺軌範》に云う、「当に「牝」の字に作るべきに似たり。諸本は、皆「牡」に作る。考を存す」と）。

【通釈】　案じるに、尤氏の注釈は、詳らかで備わっている。ただ、牡瘧の解釈は、喩氏の《医門法律》に基づいている。これは、恐らくは誤りである。《外台》では、本条を引用し、「張仲景の《傷寒論》に、瘧疾で寒が多い場合は、牝瘧と名づける」と言う。呉氏の《医方考》では、「牝は、陰である。陽がない場合の名前である。そこで、寒が多い場合は、牝瘧と名づける」と言う。この説は、要領を得ている。《医宗金鑑》では、「これは、牝瘧を言う。その文は、脱簡である。《内経》では既に詳らかであるので、また解釈しない」と言う。今《内経》を考えると、牝瘧の証はない。これもまた誤っている（《蘭臺軌範》では、「「牝」の字に作るべきであるようである。諸々の本は、皆「牡」の字に作る。再考する必要がある」と言う）。

瘧病脈証并治第四

【本文】　蜀漆散方
　蜀漆（洗いて、腥(なまぐさ)きを去る。○案ずるに、趙本に「洗う」を「焼く」に作るは、非なり）　雲母（焼くこと二日夜）　龍骨（等分）
　右三味、杵きて散と為し、未だ発せざる前に漿水を以て半銭を服す。○温瘧は、蜀漆半分を加え、発する時に臨みて一銭匕を服す（原註は、「一方に、雲母を雲実に作る」と。○漿水は、《外台》に「清漿水」に作る。尤本は、「温瘧」以下の十四字を刪る。《千金》に註して云う、「《要略》は、雲母を用いず、雲実を用う」と）。
【語釈】　○蜀漆散：聶恵民の説「本方は、截瘧の方剤である。蜀漆は常山の苗であり、苦辛微寒で截瘧して痰涎を涌吐し、比較的強い抗瘧の作用がある。そこで、主とする。佐けるに雲母の甘平をもって安臓補虚して邪気を除き、龍骨は重鎮安神する。本方は瘧を治療する主方であり、本方を服用する時は瘧疾がいまだ発生していない一～二時間前にこれを服用し、これによって截瘧の目的を到達すべきである」《経方方論薈要》
【本文】　蜀漆散方
　蜀漆（洗って腥(なまぐさ)い臭いを除く。○案じるに、趙本に「洗う」の字を「焼く」の字に作るのは、誤りである）　雲母（二昼夜焼く）　龍骨（各々を等分にする）
　右の三味を杵きて散剤とし、発作が起こる前に漿水を用いて半銭を服用する。○温瘧は、蜀漆半分を加え、発作時に一銭匕を服用する（原註では、「ある処方では、「雲母」を「雲実」に作る」とある。○漿水は、《外台》では「清漿水」に作る。尤本では、「温瘧」以下の十四字を削る。《千金》では、注釈して「《金匱要略》では、雲母を用いず、雲実を用いる」と言う）。
【本文】　［程］　蜀漆は、常山の苗なり。漿水を得て、能く瘧の頑痰を吐す。三陰なる者は、其の道遠し。故に未だ発せざるの先に於いて服して薬をして陰分に入らしめ、以て其の邪を祛(のぞ)く。心肺に属する者は、其の道近し。故に発に臨むの時に於いて服して薬力をして心肺に入らしめ、以て其の邪を祛く。此の方は、乃ち頑痰を吐し、陰陽を和するの剤なり。故に牝瘧、温瘧は倶に服す可し。
【通釈】　［程］　蜀漆は、常山の苗である。漿水を得て、よく瘧疾の頑痰を涌吐する。三陰は、その道が遠い。そこで、いまだ発症していない先において服用して薬を陰分に入らせ、これによってその邪を除く。心肺に属するものは、

その道は近い。そこで、発作に臨む時において服用して薬力を心肺に入らせ、これによってその邪を除く。この処方は、頑痰を涌吐し、陰陽を調和する方剤である。そこで、牝瘧、温瘧ではともに服用できる。

【本文】　《医通》に云う、「方後に云えること有り、「湿瘧は、蜀漆半分を加う」と。而るに坊本に誤りて「温瘧」に作るは、大いに誤りなり。此の条、本邪髄海に伏す。之を牝瘧と謂う。趙以徳は亥豕を辨ぜず、註して邪心に在りて牡と為すに為る。喩嘉言も亦其の誤りに仍って之を述ぶるは、智者の一失に非ずや」と。案ずるに、危氏の《得効方》に云う、「寒熱し身重く、煩疼し脹満するは、湿瘧と為す」と。《丹溪纂要》に云う、「三陰に在りては、総じて之を湿瘧と謂う」と。湿瘧の称は、古の経方には攷うる所無く、僅かに此に見わるれば、則ち其の言従う可からず。況や邪髄海に伏するの説は未だ據る所を見ざるをや。

　《仁齋直指》に云う、「凡そ瘧の方に来ると正発とは、薬を服す可からず。薬を服するは、未だ発せざるの両時の先に在り。否なれば、則ち薬と病と交々争い、転じて深き害を為す」と。

　案ずるに、未だ発せざるの前に之を服すの語を以て之を観れば、即ち是れ後世の所謂「截瘧」の薬なり。《外台》に廣済常山湯を載す。常山三両。漿水三升を以て浸して一宿を経、煎じて一升を取り、発せんと欲するの前に之を頓服す。後微かに吐すれば、差えて止むと。本方と其の意は殆ど同じ。

【語釈】　〇亥豕：亥豕の訛りの略。文字が似ているために生じる誤り。

【通釈】　《医通》では、「方後には、「湿瘧は、蜀漆半分を加える」とある。ところが、坊本に誤って「温瘧」に作るのは、大いに誤りである。この条文は、元々邪が髄海に潜伏している。これを牝瘧と言う。趙以徳は文字の誤りを弁別せず、注釈して邪が心にあって牡瘧とする。喩嘉言もまたその誤りによってこれを述べるのは、智者に見られる誤りの一つではないだろうか」とある。案じるに、危氏の《得効方》では、「寒熱が出現し、身体は重だるくなり、煩疼して脹満するのは、湿瘧である」と言う。《丹溪纂要》では、「三陰にあっては、総じてこれを湿瘧と言う」と言う。湿瘧の名称は、古の経方では考えられる所がなく、僅かにここに見われているので、その言葉は従うべきでない。ましてや邪が髄海に潜伏するという説はいまだ根拠を見ないのはなおさらである。

　《仁齋直指》では、「およそ瘧疾が今にも到来しようとする場合と正しく発症している場合とは、薬を服用すべきでない。薬を服用するのは、いまだ発症

していない二時の先である。そうでなければ、薬と病が交々争い、転じて深い害を生じる」と言う。

案じるに、いまだ発症していない前にこれを服用するという言葉を観ると、これは後世のいわゆる「截瘧」の薬である。《外台》では、廣済常山湯を記載している。常山三両に漿水三升をもって浸して一宿を経過し、煎じて一升を取り、発症しようとする前にこれを頓服で服用する。後微かに嘔吐する場合は、病は治癒して止むとある。本方とその意はほとんど同じである。

【解説】　本条文は、牡瘧の証候と治療法について論述している。

条文に言う「牡瘧」は、呉氏の《医方考》に「牝は、陰である。陽がない場合の名前である」に従い、「牝瘧」にすべきである。瘧疾に罹患し、陽気が痰飲で遏められると、外は肌表に出ることができず、内は心の間に潜伏するので、寒が多くなる。そこで、蜀漆散を与え、蜀漆で瘧疾の頑痰を涌吐し、雲母、龍骨は蜀漆が心中の神気を動かす作用を抑制する。

　　　附《外台秘要》方（程本、《金鑑》は、並びに附方を載せず。以下は各篇に同じ）

【原文】　牡蛎湯：治牡瘧。

【本文】　牡蛎湯：牡瘧を治す。

【語釈】　〇牡蛎湯：牡瘧を治す：王廷富の説「本方は、首条の「弦緊の者は、汗を発す可し」のために設けられている。林億、孫奇らが本書を校正した時に附せられ、本篇の遺漏を補う。本方と蜀漆散は、いずれも寒が多い牝瘧を主治する。そして蜀漆散は内に痰飲があるが、表邪がなく、その脈は多くが弦滑である場合を主治する。牡蛎湯は、内に頑痰があり、表邪が重く、その脈は多くが弦緊で浮である場合を主治する。方中の麻黄は、ただ表寒を散じるだけではなく、かつよく陽気を発越し、蜀漆は截瘧して裏にある痰を除き、二つの薬は外は寒え内は痰がある牝瘧に対して確かに有効である。薬力が猛烈に過ぎ、津液を劫かして奪い、陽気が外に越えるのを防ぐために牡蛎を用いて潜陽摂納する。甘草は、麻黄、蜀漆の猛烈な作用を緩め、邪が去って正気を傷らない意を取る。方後の注釈では、「若し吐すれば、則ち更に服すること勿かれ」と言う。これは、蜀漆の副作用である」《金匱要略指難》

【通釈】　牡蛎湯：牡瘧を治療する。

【本文】　牡蛎（四両、熬る）　麻黄（節を去る、四両）　甘草（二両）　蜀

- 227 -

漆（三両。○《外台》に云う、「若し無くんば、常山を用いて之に代う」と）

右四味、水八升を以て、先ず蜀漆、麻黄を煮て、上沫を去り、六升を得、諸薬を内れ煮て二升を取り、一升を温服す。若し吐すれば、則ち更に服すること勿かれ。

【語釈】　○牡蛎湯：聶恵民の説「本方は、《外台秘要》で牡瘧を治療する処方である。その効用は、前方と同じである。ただ、麻黄を加えて解表の効能を増強し、甘草は諸薬を調和し、牡蛎をもって龍骨に変える」《経方方論薈要》。李克光の説「本方は、寒が偏盛した牝瘧を主治する。そこで、蜀漆を用いて祛痰截瘧し、牡蛎は消痰散結し、麻黄は陽気を発越して外寒を宣散し、甘草は諸薬を調和する。全方は、ともに化痰截瘧、宣陽散寒の効能を発揮し、寒痰が内結し、外寒を兼挟する瘧病に適応する」《金匱要略譯釋》

【通釈】　牡蛎（四両、熬る）　麻黄（節を除く、四両）　甘草（二両）　蜀漆（三両。○《外台》では、「もし蜀漆がない場合は、常山を用いてこれに変える」と言う）

右の四味に水八升を用い、先ず蜀漆と麻黄を煮て、上に浮かんだ泡沫を除き、六升に煮詰め、諸薬を入れて煮て二升を取り、一升を温めて服用する。もし嘔吐する場合は、更に服用すべきでない。

【本文】　［尤］　案ずるに、此れ宋の孫奇等の附す所に係る。蓋し、亦蜀漆散の意にして外攻の力は較猛し。趙氏云う、「牡蛎は奭堅消結し、麻黄は独り寒を散ずるに非ず、且つ陽気を発越して外に通ぜしむ可し。結散じ陽通ずれば、其の病自ら愈ゆ」と。

【語釈】　○趙氏云う：《金匱要略輯義》では、《金匱玉函経二註》の「今更にこれを佐けるに、蜀漆は心下に結ぶ所の邪を理め、甘草は麻黄を佐ける」が省略されている。　○奭：軟らかい。ここでは、「軟らげる」の意。

【通釈】　［尤］　案じるに、これは宋の孫奇らが附した所に係わる。思うに、また蜀漆散の意であり、外を攻める力は更に猛烈である。趙氏は、「牡蛎は軟堅消結し、麻黄はただ寒を散じるだけではなく、かつ陽気を発越して外に通じることができる。結が散じ、陽が通じると、その病は自然に治癒する」と言う。

【本文】　《外台》に云う、「仲景の《傷寒論》、牝瘧、寒多き者は、牝瘧と名づく。牡蛎湯之を主る」と。此れに依れば、則ち牡は即ち牝の訛りなり。

此の方、《外台》は蜀漆散の前に列して云う、「並びに第十五巻の中に出づ」と。

【通釈】　《外台》では、「仲景の《傷寒論》では、牝瘧で寒が多い場合は、牝瘧と名づける。牡蛎湯がこれを主治する」と言う。これによれば、「牡」の字は「牝」の字の誤りである。

　この処方は、《外台》では蜀漆散の前に配列し、「並びに第十五巻の中に出ている」と言う。

【解説】　本条文は、牡瘧の治療法について論述している。

　本条文に言う牡瘧は、蜀漆散の条文と同様、寒が多い牝瘧である。牡蛎湯は、牡蛎、麻黄、甘草、蜀漆からなる処方であり、外を攻める力は蜀漆散より更に強い。方中の牡蛎は軟堅消結し、麻黄は寒を散じると同時に陽気を発越して外に通じる。

【原文】　柴胡去半夏加括樓湯：治瘧病発渇者。亦治労瘧。

【本文】　柴胡去半夏加括樓湯：瘧病、渇を発する者を治す。亦労瘧を治す。

【語釈】　○瘧病、渇を発する者を治す：陳紀藩の説「傷寒の邪が少陽の半表半裏にある証では、往来寒熱が見われる。瘧疾は、邪もまた半表半裏にあり、証もまた往来寒熱する。そこで、皆小柴胡湯を用いて治療することができる。瘧疾に口渇が出現する場合は、裏熱が比較的旺盛であり、津液が損傷されて引き起こされる。そこで、半夏の燥温を除き、括蔞根の甘寒を加えて生津清熱止渇する。労瘧は、瘧疾の発作が長期に渡り、正気が虚し邪気が実した証であり、気陰両虚の瘧病に係わる。そこで、また本方を用いて治療できる。方中の人参、括蔞根で益気生津止渇し、攻補兼施する」陳紀藩主編《金匱要略》。　○労瘧：久瘧が治癒せず、反覆して発作が出現するために気血が虚弱になる瘧疾。

【通釈】　柴胡去半夏加括蔞湯：瘧疾に罹患し、口渇が出現する場合を治療する。また、労瘧を治療する。

【本文】　柴胡（八両）　人参　黄芩　甘草（各三両）　　括樓根（四両）　生姜（二両）　　大棗（十二枚）

　右七味、水一斗二升を以て、煮て六升を取り、滓を去り、再煎して三升を取り、一升を温服し、日に二服す。

【語釈】　○柴胡去半夏加括蔞湯：聶恵民の説「小柴胡湯は、邪が半表半裏にあり、往来寒熱する場合を主治する。これは、小柴胡湯を応用して瘧疾を治療する場合である。柴胡をもって少陽の半表の邪を透達し、黄芩は少陽の半裏の熱を泄らし、人参、甘草、大棗は扶正祛邪し、生姜は和胃し、半夏の燥を除き、

括蔞根の生津止渇を加える」《経方方論薈要》

【通釈】　柴胡（八両）　人参　黄芩　甘草（各々三両）　括蔞根（四両）
生姜（二両）　大棗（十二枚）

　右の七味に水一斗二升を用い、煮て六升を取り、滓を除き、再び煎じて三升
を取り、一升を温めて服用し、日に二回服用する。

【本文】　〔徐〕　《傷寒論》に、寒熱往来は少陽の邪半ば表裏に在りと為す
が故なり。瘧邪も亦半ば表裏に在り。故に入りて陰と争えば則ち寒え、出でて
陽と争えば則ち熱す。此れ、少陽の象なり。是れ少陽にして他経を兼ぬるの証
と謂えば、則ち之有り。他経にして全く少陽と渉らずと謂えば、則ち其れ瘧為
るを成さず。小柴胡も亦瘧を治するの主方と為す所以なり。渇すれば半夏を易
えて括蔞根を加うるは、亦少陽を治するの成法なり。攻補兼施す。故に亦労瘧
を主る。

【通釈】　〔徐〕　《傷寒論》では、寒熱往来は、少陽の邪が半表半裏にある
からである。瘧邪もまた半表半裏にある。そこで、邪が入って陰と争う場合は
寒え、出て陽と争う場合は熱する。これは、少陽の象である。これは、少陽で
あり他経を兼ねる証であると言う場合は、これがある。他経であり、全く少陽
と渉らないと言う場合は、瘧疾を形成しない。小柴胡湯もまた瘧疾を治療する
主方となる理由である。口が渇く場合に半夏を代えて括蔞根を加えるのもまた
少陽を治療する成法である。攻補兼施する。そこで、また労瘧を主治する。

【本文】　《外台》に云う、「張仲景の《傷寒論》に、瘧、渇を発する者は、
小柴胡去半夏加括蔞湯を与う。《経心録》に、労瘧を療す。第十五巻の中に出
づ」と。

　案ずるに、《巣源・労瘧候》に云う、「凡そ瘧積むこと久しく、差えざる者
は、則ち表裏倶に虚し、客邪未だ散ぜず、真気復せず。故に瘧は暫くの間と雖
も、小しく労すれば、便ち発す」と。

【通釈】　《外台》では、「張仲景の《傷寒論》では、瘧疾で口渇を発生する
場合は、小柴胡去半夏加括蔞湯を与える。《経心録》では、労瘧を治療する。
第十五巻の中に出ている」と言う。

　案じるに、《諸病源候論・労瘧候》では、「およそ瘧疾が積もって久しくな
り、病が治癒しない場合は、表裏がともに虚し、客邪がいまだ散じなくなり、
真気が回復しなくなる。そこで、瘧疾は暫くの間であるが、僅かに労働すると、
直ちに発生する」と言う。

瘧病脈証并治第四

【解説】　本条文は、口渇を伴う瘧疾と労瘧の治療法について論述している。

　瘧疾に罹患する場合は、瘧邪は少陽の半表半裏にあるので、寒熱往来が出現する。そこで、瘧疾に罹患し、口渇が出現する場合は、小柴胡湯を用い、燥性の半夏を除き、生津止渇する栝蔞根を加える。柴胡去半夏加栝蔞湯は、攻補兼施するので、労瘧をも主治する。

【原文】　柴胡桂姜湯：治瘧寒多微有熱、或但寒不熱。

【本文】　柴胡桂姜湯：瘧、寒多く微しく熱有り、或は但だ寒して熱せざるを治す（原註は、「一剤を服して熱の如し」と。○兪本に「薑」を「蔞」に作るは、非なり）。

【語釈】　○柴胡桂姜湯云々：王廷富の説「本方は《傷寒論》の中より出ていて、柴胡桂枝乾姜湯と本方の薬物の剤量は同じである。林億、孫奇らがここに附した。これによって首条の「弦遅の者は寒多く、…弦遅の者は温む可し」の遺漏を補う。その瘧候では寒が多く微熱があり、あるいはただ寒えて熱しない。本証は、外邪が肌表に痺れ、陽気が外に通達できず、瘧邪が営血の中に潜伏し、外に出て陽と争うことができなくなる。そこで、寒が多く熱が少なく、あるいは熱がない。そこで、通陽散寒の方法を用いて主治する」《金匱要略指難》。

　○熱の如し：「熱」の字は、「神」の字の誤りである。

【通釈】　柴胡桂姜湯：瘧疾に罹患し、寒が多く微かな熱があり、あるいはただ寒があり熱がない場合を治療する（原註では、「一剤を服用すると、驚くほど効果がある」とある。○兪本で「薑」の字を「蔞」に作るのは、誤りである）。

【本文】　柴胡（半斤）　桂枝（三両、皮を去る）　乾姜（二両）　栝樓根（四両）　黄芩（三両）　牡蛎（三両、熬る）　甘草（二両、炙る）

　右七味、水一斗二升を以て、煮て六升を取り、滓を去り、再び煎じて三升を取り、一升を温服し、日に三服す。初め服して微煩し、復た服して汗出づれば、便ち愈ゆ。

【語釈】　○柴胡桂姜湯：聶恵民の説「本方は、小柴胡湯を加減した方剤である。柴胡をもって表にある邪を疏達する。寒が多く熱が少なく、あるいはただ寒があり熱がないので、桂枝、乾姜を加えて表にある寒を散じる。黄芩は、裏にある熱を清泄する。栝蔞根を加えて生津止渇清熱する。牡蛎は鹹微寒で清熱散結し、甘草は和中する」《経方方論薈要》

- 231 -

【通釈】　柴胡（半斤）　桂枝（三両、皮を除く）　乾姜（二両）　括蔞根（四両）　黄芩（三両）　牡蛎（三両、熬る）　甘草（二両、あぶる）

　右の七味に水一斗二升を用い、煮て六升を取り、滓を除き、再び煎じて三升を取り、一升を温めて服用し、日に三回服用する。最初に服用して微かな心煩が出現し、また服用して汗が出る場合は、病は治癒する。

【本文】　〔徐〕　胸中の陽気は、分肉の間を散行す。今邪気之を痺するを以てすれば、則ち外衛の陽は内守の陰に欝伏し、而して血の痺する者は既に寒え凝りて散ぜず、衛気の陽を行くこと二十五度を過めて病発す。其の邪の営に入る者は、既に外出の熱無し。而も営の素痺する者も亦出でて陽と争わざるは、寒多く熱少なく、或は但だ寒えて熱せざる所以なり。小柴胡は、本陰陽両つながら停まるの方なり。寒多きが故に桂枝、乾姜を加うれば、則ち進みて陽に従い、痺れ著くの邪は以て開く可し。更に牡蛎を加えて以て其の堅塁を剗らぐれ<ruby>剗<rt>やわ</rt></ruby>ば、則ち陰陽豁然として貫通して大汗にて解するは、一剤にて神の如しと云う所以なり（案ずるに、括蔞根は留熱を除く。徐氏釈せざる者は、何ぞや）。

【語釈】　○塁：とりで。　○豁然：からりと開けるさま。ひろびろと開けているさま。

【通釈】　〔徐〕　胸中の陽気は、分肉の間を散じて行く。今邪気がこれを痺れさせる場合は、外を衛る陽は内を守る陰を欝滞潜伏させ、そして血の痺れるものは既に寒えて凝り散じなくなり、衛気が陽を二十五回行くのを過めて病を発生させる。その邪が営に入る場合は、既に外に出る熱がない。しかも営が元々痺れている場合もまた出て陽と争わないのは、寒が多く熱が少なく、あるいはただ寒えて熱しない理由である。小柴胡湯は、元々陰陽がともに停まる場合の処方である。寒が多いので桂枝と乾姜を加える場合は、進んで陽に従い、痺れ著いた邪は開くことができる。更に牡蛎を加えてその堅い砦を和らげる場合は、陰陽はからりと貫通し、大いに汗が出て病が解されるのは、一剤で神のような効果がある理由である（案じるに、括蔞根は、停留した熱を除く。徐氏が解釈しないのは、どうしてであろうか）。

【本文】　案ずるに、此の方、《外台・瘧門》は攷うる所無し。本《傷寒・太陽中篇》に出づ。

　《医通》に云う、「小柴胡湯は、本陰陽両つながら停まるの方なり。瘧の進退に随う可し。桂枝、乾姜を加うれば、則ち進みて陽に従う。若し括蔞、石膏を加うれば、則ち退きて陰に従うは、類推す可し」と。

- 232 -

【語釈】　○《傷寒・太陽中篇》：《傷寒論》の第147条を参照。

【通釈】　案じるに、この処方は、《外台・瘧門》では考える所がない。元々は《傷寒論・太陽中篇》に出ている。

　《医通》では、「小柴胡湯は、元々は陰陽がともに停まる場合の処方である。瘧疾の進退に随うべきである。桂枝、乾姜を加える場合は、進んで陽に従う。もし栝蔞、石膏を加える場合は退いて陰に従うのは、類推すべきである」と言う。

【解説】　本条文は、邪が少陽に潜伏し、病が寒証に偏った瘧疾の治療法について論述している。

　瘧邪が少陽に潜伏し、営陰を欝滞潜伏させ、衛気の運行を遏め、これによって陰陽がともに停まると、寒が多く熱が少なく、あるいはただ寒えて熱がない瘧疾が発症する。そこで、柴胡桂姜湯を与え、桂枝、乾姜は痺れ著いた邪を開き、牡蛎は軟堅し、栝蔞根は停滞した熱を除く。

中風歴節病脈証并治第五

　中風歴節病脈証并治第五
　論一首　脈証三条　方十二首
【原文】　　夫風之為病、当半身不遂。或但臂不遂者、此為痺。脈微而数、中風使然。(1)
【本文】　　夫れ風の病為る、当に半身不遂すべし。或は但だ臂不遂する者は、此れを痺と為す。脈微にして数なるは、中風然らしむ。
【語釈】　　○夫れ風の病為る、当に半身不遂すべし：陳紀藩の説「中風の病は、正気が虧けて虚すことにより、邪気が中に入り、経脈の中の気血の運行が阻まれ、多くは半身不随を見わす。そこで、原文では、「中風は、当に半身不遂すべし」と言う」陳紀藩主編《金匱要略》。　　○脈微にして数なるは、中風然らしむ：王廷富の説「脈象より看ると、脈が微で数であるのは中風である。微であるのは虚であり、数であるのは熱である。病理より言うと、この所の虚は陰虚を指す。陰が虚す場合は肝が養う所を失い、肝陽が暴かに亢ぶる状態を引き起こし、肝気が上逆し、血と気が併さって脳（元神の府）に衝くと、中風の証となる」《金匱要略指難》。李克光の説「「微にして数」の脈象は、中風の成因を提示している。脈が微であるのは気血の不足であり、正気が虚していることを反映する。脈が数であるのは病邪が有余であり、邪が実している証である。中風の病の根源は、正気が虚し邪気が実していることによることを見るべきである」《金匱要略譯釋》
【通釈】　　そもそも風の病と言うものは、半身不随の症状を伴うはずである。あるいはただ一側の上下肢の随意運動が制限される場合は、風寒湿の三つの邪気が混じり合った痺証である。もし寸口の脈が微で数である場合は、中風に属している。
【本文】　　［鑑］　風病は、《内経》に之を論ずること詳らかなり。但だ往往にして痺と合して論じ、後人之を惑う。故に仲景、復た之を言いて曰く、「風の病為る、当に半身不遂すべし」と。即ち、《経》の所謂「偏枯」なり。或は但だ臂不遂する者は、中風に非ざるなり。即ち、痺病なり。蓋し、痺は陰病と為す。脈多くは沈渋なり。風は陽病と為す。脈は多くは浮緩なり。今脈微にして数なるは、中風然らしむ。其の脈微の者は、正気虚すればなり。数の者は、邪気勝ればなり。故に風中るを病むの人は、虚に因りて風を召す者にして、未だ微弱の脈を見わさざる者有らざるなり。熱に因りて風を生ずる者は、未だ数急の脈を見わさざる者有らざるなり。

- 235 -

［沈］　　此れ、中風と痺とを分かつなり。風の病為る、衛を傷るに非ざれば、
即ち営を侵す。故に「当に半身不遂すべし」は、半身の気傷られて用いざるを
謂うなり。「若し但だ臂不遂するは、此れを痺と為す」の痺なる者は、閉づる
なり。一節の気閉じて不仁するを謂うなり。是に於いて之を脈に診るに、必ず
微にして数なり。微なる者は、陽の微なり。数なる者は、風の数なり。「此れ
中風然らしむ」は、風は虚に乗じて入り、而る後に半身不遂せしむるを謂うな
り。

　　［尤］　　風は、上下に徹す。故に半身不遂す。痺は、一か処を閉ざす。故に
但だ臂不遂す。此れを以て風は重くして痺は軽く、風は動きて痺は著くを見わ
すなり。風は虚に従いて入る。故に脈は微なり。風発して熱を成す。故に脈数
なり。「中風然らしむ」と曰う者は、痺病も亦是れ風病なるを謂う。但だ陽に
在る者を以て則ち風と為して陰に在る者は則ち痺と為すのみ。

【通釈】　　［鑑］　　風病は、《内経》では、これを詳細に論述している。ただ、
往々にして痺証と合わせて論述しているので、後人はこれを惑う。そこで、仲
景はまたこれを述べ、「風の病と言うものは、半身不随になるはずである」と
言う。即ち、《経》のいわゆる「偏枯」である。あるいはただ臂の随意運動が
制限される場合は、中風ではない。即ち、痺の病である。思うに、痺は陰病で
あり、脈は多くが沈渋である。風は陽病であり、脈は多くが浮緩である。今脈
が微で数であるのは、中風がそのようにする。その脈が微であるのは、正気が
虚すからである。数であるのは、邪気が勝るからである。そこで、風が中るの
を病む人は、虚によって風を召すものであり、いまだ微弱の脈を見わさないも
のはない。熱によって風を生じる場合は、いまだ数急の脈を見わさないものは
ない。

　　［沈］　　これは、中風と痺証を区別している。風の病と言うものは、衛を傷
るのでなければ、営を侵す。そこで、「半身不随になるはずである」は、半身
の気が傷られて用いられなくなることを言う。「もしただ臂が不随になる場合
は、これを痺証とする」の「痺」とは、閉じることである。一つの関節の気が
閉じて知覚がなくなることを言う。ここにおいてこれを脈で診ると、必ず微で
数である。微は、陽の微である。数は、風の数である。「これは、中風がその
ようにする」は、風が虚に乗じて入り、その後に半身不随にすることを言う。

　　［尤］　　風は、上下に到達する。そこで、半身不随になる。痺は、一か所を
閉ざす。そこで、臂だけが不随になる。これをもって風は重く、痺は軽く、風

は動き、痺は着く。風は、虚に従って入る。そこで、脈は微になる。風が発生して熱を形成する。そこで、脈は数になる。「中風がそのようにする」と言うのは、痺の病もまた風の病であることを言う。ただ陽にある場合は風となり、陰にある場合は痺となるだけである。

【本文】　案ずるに、字彙に、遂は志に従うなりと。不遂は、即ち志に従わざるの謂いなり。

　案ずるに、脈微にして数なるは、疑う可し。今風病に験すに、多くは浮大にして滑、而して或は数、或は数ならず。

　《医通》に云う、「此れ、即ち《内経・風論》の所謂「各々其の門戸に入る」なり。中る所の者の一証なり」と。《千金》は《金匱》の逮ばざるを補い、附子散を立て、中風、手臂不仁し、口面喎僻するを治す。専ら痺を開き筋を舒ばすを以て務めと為すなり（方は左に附す）。

　《千金》附子散。附子（炮ず）　桂心（各五両）　細辛　防風　人参　乾姜（各六両）。右六味、搗き下して篩い、方寸匕を服し、日に三たびし、稍之を増す。

【語釈】　○喎僻：喎は、口がゆがむ。僻は、一方に偏る。

【通釈】　案じるに、字彙では、「遂」の字は志に従うことであるとある。不遂は、志に従わないことを言う。

　案じるに、「脈が微で数になる」は、疑うべきである。今風病にこれを試すと、脈は多くが浮大で滑であり、そしてあるいは数、あるいは数でない。

　《医通》では、「これは、《内経・風論》のいわゆる「各々その門戸に入る」のことである。中る所の一証である」と言う。《千金》では《金匱要略》の及ばない点を補い、附子散を立て、中風で手や臂がしびれ、口や顔面に麻痺が出現する場合を治療する。専ら痺を開き、筋を舒ばすことを務めとする（処方は、左に附す）。

　《千金》の附子散。附子（炮じる）　桂心（各々五両）　細辛　防風　人参乾姜（各々六両）。右の六味を搗いて篩い、方寸匕を服用し、日に三回服用し、幾らかこれを増量する。

【解説】　本条文は、中風の脈証と痺証との鑑別点について論述している。

　中風に罹患する場合は、半身不随になるはずである。中風は、《内経》に言う「偏枯」のことを言う。一方、臂の随意運動だけが制限される場合は、中風ではなく、痺証である。痺証の「痺」は閉じることを言い、一関節の気が閉じ

て知覚がなくなることを指す。中風に罹患し、正気が虚すと、脈は微になる。また、邪気が勝ると、脈は数になる。即ち、中風では、風が正気の虚に乗じて人体に侵入し、その後に半身不随が出現する。

【原文】　寸口脈浮而緊、緊則為寒、浮則為虚。寒虚相搏、邪在皮膚。浮者血虚。絡脈空虚、賊邪不瀉、或左或右、邪気反緩、正気即急。正気引邪、喎僻不遂。邪在於絡、肌膚不仁。邪在於経、即重不勝。邪入於府、即不識人。邪入於藏、舌即難言、口吐涎。(2)

【本文】　寸口の脈浮にして緊、緊は則ち寒と為し、浮は則ち虚と為す。寒虚相い搏ち、邪皮膚に在り。浮の者は、血虚す。絡脈空虚、賊邪瀉せず、或は左、或は右、邪気反って緩、正気即ち急。正気邪を引き、喎僻不遂す。邪絡に在れば、肌膚不仁す。邪経に在れば、即ち重くして勝えず。邪府に入れば、即ち人を識らず。邪藏に入れば、舌即ち言い難く、口涎を吐す（《脈経》は、「淤涎」に作る。案ずるに、以上の四字の句は、此れ是に似たり）。

【語釈】　○寸口：左右の両手の寸部の脈を指す。寸口は、表を主り営衛を主る。陳紀藩の説「寸口の脈は、両手の寸脈を指し、表を主り営衛を主る。浮脈はここでは表証を主るのではなく、血（気）が虚弱であることを主る。緊脈は、寒を主る。寸口の脈が浮で緊であるのは、合わせて言えば、血が虚し気が虚すのと外は風寒と相互に結合することである。そこで、「緊は則ち寒と為し、浮は則ち虚と為し、虚寒相い搏ち、邪皮膚に在り」と言う。皮膚にあっては邪は浅い表にある。これが中風の第一歩である」陳紀藩主編《金匱要略》。　○皮膚：絡脈と義が同じであり、丁度邪が浅い表にあると言うようなものである。即ち、第1章（《臓腑経絡先後病篇》の第2条）に言う所の「外は皮膚の中る所と為すなり」の証候である。　○邪気反って緩、正気即ち急：意は、邪を受けた一側の経脈の肌肉は弛緩し、無病の一側（正気は正常）の経脈の肌肉は緊張することである。　○喎僻不遂：顔面神経麻痺で随意運動ができなくなる。○肌膚不仁：肌膚はしびれて知覚がなくなる。王廷富の説「絡脈は、皮膚、肌肉の間に分布する。循行が浅く表にある場合は、衛気が循行する所である。淤血が絡にあり、衛気が運行できなくなる。そこで、肌膚は痺れて知覚がなくなる。経脈は直ちに裏を行り、営気の運行が阻まれ、筋脈や肌肉はその濡養を失う。そこで、四肢や身体が重だるくなり、挙げることができなくなる。これが「邪経に在れば、即ち重くして勝えず」の義である。中腑、中臓に至っては、

正しく唐容川が「腑は、胃腑を指して言う。邪は、胃に入る。胃の絡は、上は心に通じる。邪気は痰を生じ血を集め、上は心竅を迷わせると、即ち人を識らなくなる。邪は、臓に入る。臓は、心臓を指して言う。心は竅を舌に開き、脈は舌本を絡る。血脈が凝滞して渋り、舌は強張り言うことができなくなる。…舌の下は気が収摂されなくなる。そこで、口は涎を吐出する」と言うようなものである。人の神志は、臓に蔵され、腑に通じる。腑が瘀血を受ける場合は、神は内に塞がる。臓が瘀血を受ける場合は、機竅が作用せず、廉泉が開く。そこで、人を識別せず、あるいは喋ることができずに涎を吐出する」《金匱要略指難》。　○重くして勝えず：四肢や身体が重だるくなり挙動が容易ではなくなる。　○人を識らず：昏迷し人を認識しない。　○涎：どろ。

【通釈】　寸口の脈が浮で緊である場合は、緊は寒邪があることを表わし、浮は絡脈の中の気血が虚していることを表わしている。外来の寒邪と体内の気血の虚が合わさると、寒邪は必ず人体の皮膚に停滞する。脈が浮になるのは、絡脈の中の気血が虚すからである。絡脈の気血が空虚になると、正気は不足して邪気に抵抗できなくなり、外邪は人体深くに侵入し、ある場合は人体の左側に、ある場合は人体の右側に侵入し、病邪の侵入した一側の経脈は邪気の損傷を受けて弛緩し、病邪の侵入を受けなかった反対側の経脈は緊張して拘急する。もし一側の経脈が損傷される場合は、口や目は引き攣れて反対側を向き、随意運動ができなくなる。病邪が絡脈に侵入すると、肌肉や皮膚は痺れる。病邪が経脈に侵入すると、四肢や身体が重だるくなり、随意運動ができなくなる。病邪が腑に侵入すると、意識が障害されて人を識別できなくなる。病邪が臓に侵入すると、言語が障害され、口から涎を吐出する（《脈経》では、「瘀涎」に作る。案じるに、以上の四字からなる句は、正しいようである）。

【本文】　〔尤〕　寒虚相い搏つ者は、正不足して邪之に乗じ、風寒初めて感ずるの診と為すなり。浮は、血虚の者と為す。気は脈外を行りて血は脈中を行る。脈浮の者は沈不足し、血虚と為すなり。血虚すれば、則ち以て皮膚を充灌すること無し。而して絡脈空虚なれば、并びに以て外気を捍禦すること無くして賊邪瀉せず。是れに由りて或は左、或は右、其の空く処に随いて留まり著く。邪気反って緩、正気即ち急なる者は、邪を受くるの処は筋脈用いずして緩み、邪無きの処は正気独り治まりて急なり。緩む者、急の者の為に引く所なれば、則ち口と目は僻を為して肢体遂げず。是を以て左喎の者は邪は反って右に在り、右喎の者は邪は反って左に在り。然れども或は左、或は右なれば、則ち邪正緩

急の殊なり有り。而して表と為り裏と為るも亦経絡藏府の別有り。《経》に云う、「経脈を裏と為して横する者を絡と為し、絡の小なる者を孫と為す」と。是れ則ち絡は浅くして経は深く、絡は小にして経は大なり。故に絡邪は肌膚を病みて経邪は病筋骨に連なり、甚だしくして府に入り、又甚だしくして藏に入れば、則ち邪遞いに深し。蓋し、神は臓に藏されて府に通ず。府病めば、則ち神は内に窒がる。故に人を識らず。諸々の陰は、皆舌に連なる。藏氣、厥して舌下に至らざれば、則ち機上に息む。故に舌言い難くして涎自ら出づるなり。

　　［沈］　　喎僻なる者は、邪陽明、少陽の経絡を犯し、口と目と歪斜す是れなり。不遂なる者は、半身の手足用いざるなり。週身の絡は、皆肌肉、皮膚の間に在り。風邪、絡脈に痺れ、気血行らざれば、則ち不仁を為す。経気を羈ぎ持して周行し通暢すること能わざれば、則ち重くして勝えず。邪府に入り、胸の間を堵塞し、神機出入し鑑照すること能わざれば、則ち人を識らず。五藏に入り、併せて心に湊まり、臓真、舌を漑灌すること能わざれば、舌即ち言い難し。

　　［魏］　　喎僻し、不遂し、口喎し、眼僻す。心に使いする所有りて能く給わば、則ち心遂ぐ。今手を挙ぐるも手応ぜず、足を挙ぐるも足応ぜず。故に之を不遂と謂うなり。

　　［程］　　人を識らざる者は、《経》の所謂「蒙昧暴瘖」なり。此れ、邪府に入れば、則ち蒙昧にて人を識らず。藏に入れば、則ち舌言い難くして瘖を為す。舌言い難ければ、則ち唇吻収まらずして涎下るなり。

【語釈】　○捍禦：防ぎ止める。　　○僻：ひがむ。かたよる。　　○喎：口がゆがむ。　　○経脈は裏と為し云々：出典は、《霊枢・脈度》。《霊枢・脈度》では、「経脈を裏と為し、支れて横する者を絡と為し、絡の別るる者を孫と為す」に作る。全句は、「経脈は裏にあり、経脈より別れ出た支脈で横行するものが絡脈であり、絡脈より別れ出た分枝が孫絡である」の意。　　○遞いに：たがいに。かわるがわる。　　○歪斜：歪は、ゆがむ。斜は、ななめ。かたむく。　　○週身：週は、周に同じ。周身は、全身。　　○堵塞：堵と塞は、ともに「ふさぐ」。　　○鑑照：鑑は、鏡に照らしてみる。照は、照らす。光を当てる。○漑灌：灌漑に同じ。田畑などに水を注ぐ。　　○蒙昧：道理に暗い。おろか。　　○暴瘖：暴は、にわか。瘖は、おし。　　○唇吻：唇は、くちびる。吻は、くちさき。くちびる。

【通釈】　　［尤］　　「寒と虚が打ち合う」は、正気が不足して邪気がこれに乗じることであり、風寒を初めて感受することを診断する。浮であるのは、血が

－ 240 －

中風歴節病脈証并治第五

虚す場合である。気は脈外を行り、血は脈中を行る。脈が浮である場合は沈が
不足し、血が虚している。血が虚している場合は、皮膚を充盈して灌漑するこ
とがない。そして絡脈が空虚になる場合は、並びに外気を防いで制御すること
がなく、賊邪を瀉せなくなる。これにより、あるいは左に、あるいは右に、そ
れが空く所に随って邪気が留まって着く。「邪気は反って緩み、正気は即ち急
になる」は、邪気を受ける所は筋脈が用いられずに緩み、邪気がない所は正気
が独り治まって拘急することである。緩む所は拘急する所に引かれるので、口
と目はゆがみ、四肢や身体は不随になる。ここをもって左に口がゆがむ場合は
邪気は反って右にあり、右に口がゆがむ場合は邪気は反って左にある。しかし、
あるいは左に、あるいは右にあるのは、邪気と正気との間に緩急の殊なりがあ
る。そして表であり裏であるのもまた経絡や臓腑の区別がある。《経》では、
「経脈は裏にあり、経脈より別れて横行するものは絡脈であり、絡脈より別れ
た小さなものは孫絡である」と言う。これは、絡は浅く、経は深く、絡は小さ
く、経は大きいことである。そこで、絡の邪は肌膚を病み、経の邪は病が筋骨
に連なり、甚だしくなると腑に入り、また甚だしくなると臓に入るのであり、
邪は代る代る深くなる。思うに、神は臓に蔵され、腑に通じる。腑が病む場合
は、神は内に塞がる。そこで、人を識別しなくなる。諸々の陰は、皆舌に連な
る。臓気が厥して舌の下に至らない場合は、機は上に息む。そこで、舌は喋り
難くなり、涎は自然に出る。

　　［沈］　喎僻は、邪が陽明と少陽の経絡を犯し、口と目がゆがんで曲がるの
がこれである。不遂は、半身の手足が用いられなくなることである。全身の絡
は、皆肌肉と皮膚の間にある。風邪が絡脈に痺れ、気血が行らなくなる場合は、
痺れる。経気を留めて保持し、全身を行って通暢できなくなる場合は、重だる
くなって挙動が容易ではなくなる。邪が腑に入り、胸の間を塞ぎ、神機が出入
して照らせなくなる場合は、人を識別できなくなる。五臓に入り、併せて心に
集まり、臓の真気が舌を灌漑できなくなる場合は、舌は喋り難くなる。

　　［魏］　口が一方にまがり、四肢が不随になり、口や眼が一方に曲がって偏
る。心に思った所があって充分に発揮できる場合は、心は思いを遂げる。今手
を挙げようとするが手は反応せず、足を挙げようとするが足は反応しない。そ
こで、これを不遂と言う。

　　［程］　人を識らないのは、《経》のいわゆる「道理に暗く、暴かに啞にな
る」のことである。このように、邪が腑に入る場合は、ぼんやりして人を識別

－ 241 －

しなくなる。邪が臓に入る場合は、舌は喋り難くなって瘂になる。舌が喋り難くなる場合は、口唇は収まらず、涎が下がる。

【本文】　案ずるに、喎僻不遂は、《内経》の所謂「偏風」、「偏枯」なり。《巣源》は、「風口喎候」有り、又「風偏枯」、「風身体手足不随」、「風半身不随」等の候有り。即ち、《外台》以降の所謂「癱瘓風」なり。肌膚不仁は、《巣源》に「風不仁候」有りて云う、「其の状、之を掻けば、皮膚衣を隔つるが如し」是れなり。重くして勝えずは、《巣源》に「風腲腿候」有りて云う、「四肢収まらず、身体疼痛し、肌肉虚満し、骨節懈怠し、腰脚緩弱し、自ら覚知せず」と。又、「風軃曳候」有りて云う、「筋肉懈惰し、肢体弛緩して収摂せず」と。蓋し、此の類なり。人を識らずは、《内経》の所謂「撃仆」なり。《巣源》に「風癔候」有りて云う、「其の状、奄忽として人を知らず、喉裏噫噫然として声有り」と。即ち、卒中急風是れなり（詳らかに《医説・劉子儀論》に見わる）。舌言い難しは、《内経》の所謂「瘖俳」なり。《巣源》に「風舌強不得語候」有りて云う、「脾絡は胃を絡い、咽を夾み、舌本に連なり、舌下に散ず。心の別脈は、舌本に係る。今心と脾の二蔵、風邪を受く。故に舌強ばり語るを得ざるなり」と。以上の数義に由りて之を観れば、正しく此の条、乃ち是れ中風の諸証の一大綱領なるを知るなり。張璐は則ち侯氏黒散を以て之を主るは、誤りも甚だし。

【語釈】　〇奄忽：にわかに。たちまち。　〇噫：ああ。感嘆の声。おくび。げっぷ。

【通釈】　案じるに、喎僻不遂は、《内経》のいわゆる「偏風」、「偏枯」である。《諸病源候論》では、「風口喎候」があり、また「風偏枯候」、「風身体手足不随候」、「風半身不随候」などがある。即ち、《外台》以降のいわゆる「癱瘓風」である。肌膚不仁は、《諸病源候論》では「風不仁候」があり、「その病状は、これを掻くと、皮膚は衣類を隔てているようである」と言うのがこれである。「重だるくなって勝えられない」は、《諸病源候論》では「風腲腿候」があり、「四肢が収まらず、身体に疼痛が出現し、肌肉は虚満し、骨節はだらけ、腰や脚は弛緩して弱まり、自ら知覚しなくなる」と言い、また「風軃曳候」があり、「筋肉はだらけ、四肢や身体は弛緩して収められなくなる」と言うのは、思うにこの類である。「人を識別しない」は、《内経》のいわゆる「撃仆」である。《諸病源候論》では「風癔候」があり、「その病状は、忽ち人を知らなくなり、喉の裏でごろごろと音がする」と言う。即ち、卒中急

中風歴節病脈証并治第五

風がこれである（詳らかに《医説・劉子儀論》に見われている）。「舌は喋り難くなる」は、《内経》のいわゆる「瘖俳」である。《諸病源候論》では「風舌強不得語候」があり、「脾絡は胃を絡い、咽を挟み、舌の本に連なり、舌の下に散じる。心の別脈は、舌の本に係わる。今心と脾の二臓が風邪を受ける。そこで、舌は強張り喋ることができなくなる」と言う。以上の幾つかの義によってこれを観ると、正しくこの条は中風の諸証の一大綱領であることが解る。張璐が侯氏黒散をもってこれを主治するのは、誤りも甚だしい。

【解説】　本条文は、中風の病因、病機、および病位の深浅について論述している。

　中風に罹患する場合は、脈は浮で緊になる。風寒の邪を始めて感受すると、脈は寒を主る緊になり、血虚を主る浮になる。即ち、正気が不足し、邪気がこれに乗じると、中風が発症する。血が虚すと、皮膚を充盈して灌漑することができなくなる。また、絡脈が空虚になると、外邪を防いで制御することができず、侵入した賊邪を瀉せなくなる。邪気が空虚になった絡脈に留まって停滞すると、あるいは左、あるいは右に麻痺が出現する。邪気を受けた所は、筋脈が用いられなくなるので、弛緩する。一方、邪気がない所は、正気が独り治まるので、拘急する。そこで、口が左にゆがむ場合は、邪気は右にあり、あるいは口が右にゆがむ場合は、邪気は左にある。

　邪が人体に侵入する場合は、経絡と臓腑の深浅の区別がある。絡は浅くて小さく、経は深くて大きい。邪が絡に入ると、肌膚が病むので、しびれる。邪が経に入ると、筋骨が病むので、四肢や身体が重だるくなり、挙動が容易ではなくなる。邪が更に深く入って腑に入ると、神が内に塞がるので、人を識別できなくなる。邪が最も深い臓に入ると、臓気が舌の下に至らず、機が上で息むので、舌は喋り難くなり、涎が自然に出る。

【原文】　侯氏黒散：治大風、四肢煩重、心中悪寒不足者。

【本文】　侯氏黒散：大風、四肢煩重し、心中悪寒、不足の者を治す（原註は、「《外台》は風癲を治す」と）。

【語釈】　〇侯氏黒散：陳紀藩の説「本証は既に陽が虚し血が虚し、風邪が経絡と臓腑に侵襲するので、治療は益気温陽、養血祛風を治療とすべきである」陳紀藩主編《金匱要略》。　〇大風：古代の証候名。王廷富の説「この処方は、風冷の邪を外感し、中気が虚して寒えた証を主治する。いわゆる大風は激烈な

- 243 -

邪風を指し、風寒の邪が直ちに臓腑に中って病を生じる。四肢は、諸陽の本である。中陽が運らなくなると、また風寒の邪の痺れる所を被る。そこで、四肢は煩重する。中陽が不足する。そこで、悪寒がする。不足は、中気が虚して飢えることを言う。これは、中焦の陽虚で風寒を挟む証である。そこで、補気温中、祛風風寒の方法を用いてこれを治療する」《金匱要略指難》。 ○煩重：煩は、甚だしい。煩重は、四肢が極めて重だるくなることを形容する。

【通釈】 侯氏黒散は、大風に罹患し、四肢は甚だ重だるくなり、胸脘部に悪寒が出現し、陽気が不足する場合を治療する（原註では、「《外台》では、風癲を治療する」とある）。

【本文】 菊花（四十分） 白朮（十分） 細辛（三分） 茯苓（三分） 牡蛎（三分） 桔梗（八分） 防風（十分） 人参（三分） 礬石（三分） 黄芩（五分） 当帰（三分） 乾姜（三分） 芎藭（三分） 桂枝（三分）

右十四味、杵きて散と為し、酒もて方寸匕を服し、日に一服す。初め服すること二十日、温酒もて調え服し、一切の魚肉大蒜を禁ず。常に宣しく冷食すべし。六十日に止む。即ち、薬積りて腹中に在りて下らざるなり。熱食すれば、即ち下る。冷食は、能く薬力を助くと曰う（「六十日に止む。即ち、薬積り」の七字を趙本に「自ら能く薬力を助く」の五字に作るは、非なり。「食」の下の「曰う」の字を趙本に「自ら」に作るは、是なり）。

【語釈】 ○侯氏黒散：聶恵民の説「この条は、先ず処方の名を言い、後に主治を言い、前後の例と同じでないので、後世の経方の例に似ている。そこで、尤怡などは宋人が附した所であると認識している。ただ、本方はいずれの所に出ているのかは、なお解らない。《諸病源候論》、《外台秘要》では、既にこの処方を記載しているので、本方は隋唐の前に出ているのは疑いがないことを知るべきである。本方は益気活血、去風除湿を主とし、兼ねて通経開痺する。そこで、人参、茯苓をもって益気し、当帰、川芎は養血し、乾姜は温中し、防風、細辛は去風し、白朮、茯苓は除湿し、更に菊花、黄芩をもって風熱を駆る場合は、正気は回復し、気血は行り、風邪は去る。即ち、いわゆる「血行れば風自ら滅す」の意である。また、牡蛎の鹹寒をもって養陰扶正し、礬石は化痰除湿し、桔梗は邪気を開提し、桂枝は通痺温陽し、大風を去るようにすると、正気は回転する。そこで、この方は外風と内風を兼ねて治療する処方となる」《経方方論薈要》。陳紀藩の説「臨床応用では、高血圧を治療する。報道によれば、本方を用いて高血圧の68例を治療し、有効は29例、好転は33例、無効は

中風歴節病脈証并治第五

6例だった。有効率は、91.1％である。服用期間中、明らかな副作用の発現は
なかった。治療方法は、菊花40g、白朮10g、細辛3g、茯苓3g、牡蛎3g、黄芩5g、
当帰3g、乾姜3g、川芎3g、桂枝3g。原方の散剤を改めて湯剤にする。毎日一剤
で15日を一治療期間とする。血圧が下降した後は、散剤に改め、毎回4gを服用
し、1日3回沖服する」陳紀藩主編《金匱要略》

【通釈】　菊花（四十分）　白朮（十分）　細辛（三分）　茯苓（三分）　牡
蛎（三分）　桔梗（八分）　防風（十分）　人参（三分）　礬石（三分）　黄
芩（五分）　当帰（三分）　乾姜（三分）　川芎（三分）　桂枝（三分）

　右の十四味を搗いて散剤とし、酒で方寸匕を服用し、日に一回服用する。初
めの二十日間は温かい酒で服用し、一切の魚類、肉類、ニンニクを禁止する。
常に冷たい食事をすべきであり、六十日目に服用を中止する。即ち、薬は腹の
中に積って下らなくなる。熱い食事をすると、下る。冷めたい食事は、よく薬
力を助けると言う（「六十日に中止する。即ち、薬が積って」の七字を趙本に
「自らよく薬力を助ける」の五字に作るのは、誤りである。「食」の字の下の
「曰う」の字を趙本に「自ら」の字に作るのは、正しい）。

【本文】　［徐］　大風は、概ね涎潮し卒倒するの後を指すなり。

　［沈］　直ちに肌肉臓腑を侵す。故に大風と為す。邪脾を困しめば、則ち四
肢煩重す。陽気虚して風未だ化熱せざれば、則ち心中悪寒し不足す。故に参、
朮、茯苓を用いて健脾安土し、乾姜を同じくして温中補気し、菊花、防風を以
て能く表裏の風を駆り、芎藭は宣血養血して助けと為し、桂枝は諸薬を導引し
て痺著を開き、礬石を以て化痰除湿し、牡蛎は収陰養正し、桔梗は邪気を開提
して大気をして転ずるを得せしむれば、風邪去るを得。黄芩は、専ら風化の熱
を清し、細辛は祛風して心腎の気を通じて相い交わらせ、酒を以て群薬を引き、
周身の経絡に至りて使いと為すなり。

【語釈】　○潮す：しおがさす。現われて出る。

【通釈】　［徐］　大風は、概ね涎が出現し卒倒した後を指す。

　［沈］　直ちに肌肉と臓腑を侵す。そこで、大風となる。邪が脾を困しめる
場合は、四肢は甚だ重だるくなる。陽気が虚して風がいまだ化熱しない場合は、
心中に悪寒が出現して（陽気が）不足する。そこで、人参、白朮、茯苓を用い
て健脾安土し、乾姜を同じく用いて温中補気し、菊花、防風をもってよく表裏
の風を駆り、川芎は宣血養血してこれを助け、桂枝は諸薬を引導して痺着を開
き、礬石をもって化痰除湿し、牡蛎は収陰養正し、桔梗は邪気を開提して大気

－ 245 －

を転じさせると、風邪は去ることができる。黄芩は、専ら風が変化した熱を清し、細辛は祛風して心腎の気を通じて交わらせ、酒をもって諸薬を引き、全身の経絡に至って使いとする。

【本文】　案ずるに、此の方の主療の文法は、前後の諸条と異なる。先ず方名を掲げ、而る後に云々を治す者は、全く後世の経方の例に似たり。故に程氏、尤氏、《金鑑》は、並びに「宋人の附す所なり」と云う。然れども《巣源・寒食散発候》に云う、「仲景の経に侯氏黒散有り」と。《外台・風癲門》に本方を載せ、《古今録験》を引き、桔梗無く、鍾乳礜石有り、方後に云う、「張仲景の此の方は、更に桔梗八分有り、鍾乳礜石無し」と。乃ち、此の方は隋唐の人、以て仲景の方と為せば、則ち宋人の附す所に非ざるは較然なるを知る。又案ずるに、《外台》に依れば、方中に礜石鍾乳有りて方後に云う、「冷食は自ら能く薬力を助く」と。後人、因りて仲景始めて五石散を製すと謂うは、信なるかな。

【語釈】　○較然：はっきりしているさま。

【通釈】　案じるに、この処方が主に治療する文法は、前後の諸々の条文とは異なる。先ず処方の名を掲げ、その後に「云々を治療する」は、全く後世の経方の例に似ている。そこで、程氏、尤氏、《医宗金鑑》は、並びに「宋人の附す所である」と言う。しかし、《諸病源候論・寒食散発候》では、「仲景の経では、侯氏黒散がある」と言う。《外台・風癲門》では、本方を記載し、《古今録験》を引用し、桔梗がなく、鍾乳石、礜石があり、方後では「張仲景のこの処方では、更に桔梗八分があり、鍾乳石、礜石がない」と言う。即ち、この処方は隋唐の人が仲景の処方としたのであり、宋人が附した処方でないのは明らかであることが解る。また、案じるに、《外台》によれば、方中には礜石、鍾乳石があり、方後では「冷食すると、自らよく薬力を助ける」と言う。後人はこれによって仲景が始めて五石散を創製したと言うのは、信であろうか。

【解説】　本条文は、大風の証候と治療法について論述している。

　大風は、風邪が肌肉や臓腑を侵し、涎が出現し卒中した後の病証を言う。邪が脾を困しめると、四肢は甚だ重だるくなる。風邪がいまだ化熱せず、陽気が虚すと、心中に悪寒が出現して（陽気が）不足する。そこで、侯氏黒散を用いて治療する。方中の人参、白朮、茯苓は健脾安土し、乾姜は温中補気し、菊花、防風は表裏の風を駆り、川芎は宣血養血し、桂枝は諸薬を引導して痺着を開き、礜石は化痰除湿し、牡蛎は収陰養正し、桔梗は邪気を開提して風邪を除く。黄

- 246 -

芩は風邪が変化した熱を清し、細辛は祛風して心腎を交わらせ、酒は諸薬を引いて全身の経絡に到達させる。

【原文】　寸口脈遅而緩、遅則為寒、緩則為虚。営緩則為亡血、衛緩則為中風。邪気中経、則身痒而癮疹、心気不足、邪気入中、則胸満而短気。(3)

【本文】　寸口の脈遅にして緩、遅は則ち寒と為し、緩は則ち虚と為す。営緩なれば則ち亡血と為し、衛緩なれば則ち中風と為す。邪気経に中れば、則ち身痒くして癮疹し、心気不足し、邪気中に入れば、則ち胸満して短気す（「中経」は、沈本は「入経」に作る）。

【語釈】　○寸口の脈遅にして緩：陳紀藩の説「本条は、中風と癮疹が発病する機序を論述している。冒頭より「衛緩なれば則ち中風と為す」までは、第一の段落であり、中風の病機を論述する。寸口は表を主り、また営衛を主る。もし寸口の脈が遅で緩である場合は、遅脈は寒に属し、緩は営衛気血の不足である。営衛が不足すると、表気が固まらなくなる。そこで、容易に風邪が中り、中風を産生する。第二の段落は、「邪気経に中れば」より以下が第二の段落である。風寒の邪が営衛気血の虚に乗じて侵入し、病が重い場合が中風を発生できるのは、上条と同じである。病が軽い場合は、風疹を発生でき、身体がひどく痒くなる。癮疹で身体が痒くなるのは風邪が外泄する表現であり、悪いことではない。もし正気が不足し、邪に抵抗する力がない場合は、反って内に向かって伝わる。この時は、胸悶、息切れなどの症が出現する。「諸痛痒瘡は、皆心に属す」《素問・至真要大論》によれば、胸中は表の裏であり、心肺がいる所であり、邪気が中に入ると、心肺に影響する。そこで、胸満し、息切れが出現する」陳紀藩主編《金匱要略》。　○亡血：ここでは、血虚として理解する。

　○衛緩：ここでは、《脈経・巻八》によって「緩」を「遅」として理解する。

　○癮疹：風疹。常に突然発病し、起伏が一定せず、風病の性質と類似するので、ここに附す。　○心気不足：胸中の正気が不足することを指す。　○中に入る：邪が外泄せず内に伝わることを言う。

【通釈】　寸口の脈が遅で緩である。遅脈は寒があることを表わし、緩脈は正気が虚していることを表わしている。脈が沈取で緩である場合は亡血や失血を表わし、脈が浮取で緩である場合は中風を表わしている。邪気が正気の虚に乗じて経脈に侵入すると、身体は痒くなり、あるいは癮疹を発生する。胸中の陽気が不足し、邪気がその虚に乗じて深部に侵入すると、胸満し、息切れがする

（「経に中る」は、沈本では「経に入る」に作る）。

【本文】　［尤］　遅なる者は行の不及、緩なる者は至りて無力、不及は寒と為し、而して無力は虚と為すなり。沈にして緩の者は営は不足すと為し、浮にして緩の者は衛は風に中ると為す。衛は表に在りて営は裏に在るなり。経不足すれば而ち風之に入り、血は風の為に動ずれば、則ち身癢くして癮疹し、心不足すれば而ち風之に中り、陽用って布かざれば、則ち胸満して短気するは、経は肌の中を行りて心は胸間に処ればなり。

　　［沈］　営衛未だ大虚を致さざれば、邪気は内に入ること能わず、経絡に持す。風血相い搏ち、風邪病を主れば、則ち身癢く癮疹を発するは、邪機外出するの徴なり。若し心気不足すれば、正しく邪を禦がず、進めば而ち胸を擾乱し、大気転ぜず、津液化して痰涎を為せば、則ち胸満し短気す。蓋し、賊風内に入れば、最も心に入り胃に乗じて死証を成すを怕る。

【通釈】　［尤］　遅は運行が不及であり、緩は至って無力であり、不及は寒であり、無力は虚である。沈で緩であるのは、営が不足するからであり、浮で緩であるのは、衛が風に中るからである。衛は表にあり、営は裏にある。経が不足すると風がこれに入り、血が風に動かされる場合は、身体は痒くなり、癮疹が発生し、心が不足すると風がこれに中り、陽がこれによって布散されなくなる場合は、胸満して息切れがするのは、経は肌の中を行り、心は胸間にあるからである。

　　［沈］　営衛がいまだ大いに虚さなければ、邪気は内に入ることができず、経絡に持続する。風と血が打ち合い、風邪が病を主る場合に、身体が痒くなり、癮疹を発生するのは、邪の機転が外に出る徴候である。もし心気が不足する場合は、正しく邪を禦ぐことをせず、邪が進むと胸を乱し、大気が転輸されず、津液が変化して痰涎になる場合は、胸満し、息切れがする。思うに、賊風が内に入ると、最も心に入り、胃に乗じて死証を形成することを恐れる。

【本文】　案ずるに、遅なる者は数の反、緩なる者は急の反なり。《金鑑》は「遅」を改めて「浮」に作りて云う、「遅と緩の二脈は、並見すること能わず。必ず是れ伝写の訛りなり」と。此れ、却って非なり。《医方集成》に云う、「中の軽き者有り、皮膚の間に在り。言語微かに蹇り、眉角牽引し、遍身瘡癬し、状虫の行くが如く、目旋り耳鳴るも亦邪気経に中るを謂うなり」と。

【語釈】　○蹇る：とまる。とどまる。　○瘡癬：瘡は、かさ。できもの。ふきでものの総称。癬は、たむし。ひぜん。

- 248 -

中風歴節病脈証并治第五

【通釈】　案じるに、遅は数の反対であり、緩は急の反対である。《医宗金鑑》では「遅」の字を改めて「浮」の字に作り、「遅と緩の二脈は、同時に見われることができない。必ずこれは伝写の誤りである」と言う。これは、反って間違いである。《医方集成》では、「（邪気が経に）中って軽い場合があり、（邪は）皮膚の間にある。言語が微かに止まり、眉間の角が引き攣れ、全身にかさやたむしができ、性状は虫がはうようであり、目眩がして耳が鳴るのもまた邪気が経に中ることを言う」と言う。

【解説】　本条文は、中風と癮疹が発症する病機について論述している。

風寒の邪が営衛の虚に乗じて人体に侵入する場合は、寸口の脈は浮取で遅、沈取で緩になる。遅脈は、運行が不及であり、寒を主る。衛が風邪に中ると、脈は浮取で緩を表わす遅になる。脈が浮取で緩になる場合は、邪気が虚に乗じて人体に侵入し中風を発症する。また、緩脈は、至って無力であり、虚を主る。営血が不足すると、脈は沈取で緩になる。脈が沈取で緩になる場合は、亡血を主る。即ち、中風が発症する場合は、営血の不足からなる内因と風寒の邪の侵襲からなる外因が関与する。

風寒の邪が人体に侵入する場合は、二種類の機転がある。もし風邪が肌の中を行る経気の虚に乗じて侵入し、血が風に動かされる場合は、身体が痒くなり、癮疹が発生する。一方、もし風邪が胸の間にある心気の虚に乗じて侵入し、陽気が布散されなくなる場合は、胸部は脹満し、息切れがする。

【原文】　風引湯：除熱癱癇。
【本文】　風引湯：熱癱癇（なんかん）を除く。
【語釈】　〇風引：風邪が引き攣る証候。陳紀藩の説「本方の名前は風引湯であり、方後の注では明らかに大人の風引、小児の驚癇で瘛瘲を治療する。更に用薬より看ると、いわゆる「風引」、および「熱癱癇」は、熱盛生風で肝風が内動することによって引き起こされる四肢の抽搐、角弓反張の病証に係わる。その証は、小児の驚風、成人の半身不随、癱癇などを包括する。そこで、風引とは、風が動くことによって産生される抽搐のことである。熱癱癇は、熱が盛んになって風が動き、風が経絡を阻むことによって引き起こされる癱癇、半身不随のことである」陳紀藩主編《金匱要略》。呂志杰の説「現在、弁証して風引湯加減を採用し、肝陽化風（高血圧症）、癲癇、狂証、中風、神経官能症（ヒステリー、神経衰弱など）、および結核性脳膜炎などを治療し、いずれも

- 249 -

治験の報告がある」《金匱雑病論治全書》。　　○癱癇：癱は、半身不随。癇は、癲癇。

【通釈】　風引湯は、熱性の半身不随と抽搐（ちゅうちく）を伴う癲癇を治療する。

【本文】　大黄　乾姜　龍骨（各四両）　　桂枝（三両）　甘草　牡蛎（各三両）　寒水石　滑石　赤石脂　白石脂　紫石英　石膏（各六両）

　右十二味、杵きて麤（あら）く篩い、韋嚢を以て之を盛る。三指撮を取り、井花水三升もて煮て三沸し、一升を温服す（原註は、「大人の風引、少小の驚癇、瘛瘲日に数十発し、医の療せざる所を治し、熱を除くの方なり。巣氏云う、「脚気は風引湯に宜し」と」と。○案ずるに、《巣源・脚気候》に云う、「脈微にして弱なるは、宜しく風引湯を服すべし」と）。

【語釈】　○風引湯：聶恵民の説「本方は、中風で牽引し、筋脈が拘急する瘛瘲を主治する。そこで、風引湯をもってこれを名づけ、熱によって発病する場合に用いる。そこで、大黄の苦寒は泄熱し、石膏、寒水石は清熱瀉火し、滑石は清熱利湿する。熱によって筋脈を牽引して拘急する。そこで、紫石英、龍骨、牡蛎は、心腎を補って重鎮安神する。桂枝は経脈を温通し、更に甘草をもって補中して諸薬を調和し、乾姜は大黄の苦寒の性に反佐して温中し、赤と白の石脂もまたその正気を固渋するの意を取り、その根本を固める。ただ、目前の癱癇の症ではまたこの方を応用することは非常に少ない」《経方方論薈要》

【通釈】　大黄　乾姜　龍骨（各々四両）　　桂枝（三両）　　甘草　牡蛎（各々三両）　寒水石　滑石　赤石脂　白石脂　紫石英　石膏（各々六両）

　右の十二味を搗いて粗く篩いにかけ、皮製の袋に盛る。三つの指で撮み取り、早朝に汲んだ井戸水三升を用い、煮て三回沸湯させ、一升を温めて服用する（原註では、「大人の風引や小児の驚癇で、筋脈の引き攣れが日に数十回発生し、医者が治療できないものを治療し、熱を除く処方である。巣氏は、「脚気は風引湯を用いるのがよい」と言う」とある。○案じるに、《諸病源候論・脚気候》では、「脈が微で弱である場合は、風引湯を服用すべきである」と言う）。

【本文】　［尤］　此れ、下熱清熱の剤なり。孫奇は、中風は多くは熱従り起くるを以ての故に特に此に附すか。中に姜、桂、石脂、龍、蛎なる者有り。蓋し、渋を以て泄を馭（ぎょ）し、熱を以て寒を監（かん）るなり。然れども亦猛剤なり。用うる者は、之を審らかにせよ。

【語釈】　○馭す：統べる。治める。　　○監る：とりしまる。

- 250 -

中風歴節病脈証并治第五

【通釈】　［尤］　これは、熱を下して清熱する方剤である。孫奇らは、中風は多くが熱より起こるので、特にここに附したのであろうか。中に乾姜、桂枝、石脂、龍骨、牡蛎などがある。思うに、渋をもって熱を泄らす効能を制御し、熱薬を用いて寒を統制する。しかし、また猛烈な方剤である。用いる者は、これを審らかにすべきである。

【本文】　案ずるに、此の方も亦宋人の附す所に非ず。《外台・風癇門》に崔氏を引きて甚だ詳らかにして云う、「大人の風引、少小の驚癇瘈瘲、日に数十発し、医の療すること能わざる所を療し、熱を除き心を鎮む紫石湯（方は、本方と同じ）。右十二味、搗きて篩い、盛るに韋嚢を以て高涼の処に置き、大人服せんと欲すれば、乃ち水二升を取り、先ず煮て両沸し、便ち薬方寸匕を内れ、又煮て一升二合を取り、濾して滓を去り、之を頓服す。少小、未だ百日に満たざれば、一合を服し、熱多き者は、日に二三服す。毎に意を以て之を消息す。永嘉二年、大人、小児、頻りに風癇の病を行らせ、発を得たる例は言うこと能わず、或は発熱し、半身掣縮し、或は五六日、或は七八日にして死す。張思は惟だ此の散を合し、療する所皆愈ゆ。此れ、本仲景の《傷寒論》の方なり。《古今録験》、《范汪》に同じ（《千金・風癇門》の紫石散は、即ち本方なり。主療、服法は、並びに同じ）」と。此れに由りて之を観れば、風引は即ち風癇掣引の謂いにして仲景の方と為すこと甚だ明らかなり。程氏、尤氏の輩も亦何ぞ考えざるや。但だ「熱癰癇を除く」の四字は、義未だ允らず。劉氏の《幼幼新書》は「熱を除き癰癇を去る」に作り、《樓氏綱目》は「熱癲癇を除く」に作る（王氏の《準縄》に同じ）。其の「癰」を改め「癲」に作るは、理に於いては得と為す。

　　汪氏の《医方集解》に云う、「侯氏黒散、風引湯は、喩氏深く之を賛すと雖も、亦未だ其れ果たして当なるかを知らず。此れを以て風を治して実験を獲るや。抑も亦門外の揣摩爾云うなり」と。

【語釈】　○少小：年少。　○掣縮：掣は、引く。縮は、ちぢむ。　○風癇：癇疾で、風邪によるもの。　○允：允当（正しい道理にかなう）。　○賛す：ほめる。たたえる。　○揣摩：揣摩憶測の略。推し量ってあてようとする。○爾云う：しかいう。のみ。文を結ぶ語。

【通釈】　案じるに、この処方もまた宋人が附した所ではない。《外台・風癇門》では、崔氏を引用し、甚だ詳細に「大人の風引や年少の驚癇で引き攣れ、日に数十回発生し、医者が治療できない所を治療し、熱を除き心を鎮める紫石

- 251 -

湯（処方は、本方と同じである）。右の十二味を搗いて篩い、韋嚢に盛って高く涼しい所に置き、大人が服用しようとする場合は、水二升を取り、先ず煮て二回沸騰させ、直ちに方寸匕の薬を入れ、また煮て一升二合を取り、濾過して滓を除き、これを頓服で服用する。子供でいまだ百日に満たない場合は一合を服用し、熱が多い場合は日に二三回服用する。常に意をもってこれを消息する。永嘉二年に大人や小児で頻りに風癇の病が流行し、発症した例では言葉を喋ることができず、あるいは発熱し、半身が引き攣って収縮し、あるいは五六日、あるいは七八日で死亡した。張思はただこの散剤を合わせ、治療する所は皆治癒した。これは、元々仲景の《傷寒論》の処方である。《古今録験》と《范汪》に同じである（《千金・風癲門》の紫石散は、本方である。主治と服用方法は、並びに同じである）」と言う。これによってこれを観ると、風引は風癇で引き攣ることを言い、仲景の処方であるのは甚だ明らかである。程氏や尤氏などもまたどうして考えないのであろうか。ただ、「熱癱癇を除く」の四字は、義がいまだ道理に適っていない。劉氏の《幼幼新書》では「熱を除き、癱癇を去る」に作り、《樓氏綱目》では「熱性の癲癇を除く」に作る（王氏の《準縄》では、同じである）。「癱」の字を改めて「癲」の字に作るのは、道理からすると適切である。

　　汪氏の《医方集解》では、「侯氏黒散や風引湯は、喩氏は深くこれを賞賛するが、またいまだそれが果たして適当であるのかどうかが解らない。この処方を用いて風病を治療し、実際有効であったであろうか。そもそもまた門外の推論に過ぎない」と言う。

【解説】　本条文は、熱性の癱と癲癇に出現する抽搐の治療法について論述している。

　　《金匱要略輯義》が引用する尤在涇の説では、風引湯が主治する熱癱癇の意義が明確でない。そこで、ここでは、解説しない。なお、詳細は、《金匱要略大成》を参照のこと。

【原文】　防己地黄湯：治病如狂状妄行、独語不休、無寒熱、其脈浮。

【本文】　防己地黄湯：病狂状の如く妄行し、独語して休まず、寒熱無く、其の脈浮なるを治す。

【語釈】　○病狂状の如く妄行し云々：陳紀藩の説「これは、血虚陰虚の人が風邪を感受して引き起こされる病証、およびその治療である。元々陰血の不足

- 252 -

した人が風邪を感受した後、風は陽邪であり、容易に化熱して裏に入ることにより、火熱が内に盛んになり、熱邪が内を乱し、心神が不安になる。そこで、狂躁して妄行し、独り言が止まらなくなる。脈が浮で寒熱がないのは、表証がなく、病が表にないことを言う。この脈が浮であるのは、陰血の不足であり、熱邪が内に盛んになって引き起こされる。そして病は風邪が外から入ることで始まる。そこで、治療はなお風邪を引いて外出させるべきである。そこで、防風、桂枝、防己を用いて風を駆って外出させる。陰血が不足するので、生地黄を重用して陰血を養い、これによって熱を除く。甘草は、清熱し兼ねて諸薬を調和する。風が外より解され、熱が内より清せられると、諸病は自然に解される」陳紀藩主編《金匱要略》

【通釈】　防己地黄湯：狂躁して落ち着かず、妄りに走り回り、独り言が止まらず、表に悪寒発熱がなく、脈が浮になる場合を治療する。

【本文】　防己（一分）　桂枝（三分）　防風（三分）　甘草（一分。○趙本に「分」を並びに「銭」に作るは、非なり）

　右四味、酒一盃を以て、之を漬くること一宿、絞りて汁を取り、生地黄二斤を咬咀し、之を蒸すこと斗米飯の久しきが如くし、銅器を以て其の汁を盛り、更に地黄汁を絞り、和し分かちて再服す。

【語釈】　○防己地黄湯：聶恵民の説「本方は、風湿が痺れて着き、血が虚し熱が心神を犯し、神志が錯乱する証を主治する。そこで、防己は散風祛湿通絡し、防風は疏風勝湿し、桂枝は通陽除痺し、甘草は和中緩急し、更に地黄汁をもって清熱涼血、滋陰補腎し、処方は養血安神の方剤となる」《経方方論薈要》。王廷富の説「方中は蒸して熟した生地黄汁を重用し、甘寒の清熱涼血の効能を転じて甘潤で滋陰養血する。佐けるに少量の防己、桂枝、防風、甘草の酒に浸した汁は、それが軽く浮いて祛風活絡する作用を取る。これは、祛風薬を滋陰養血の中に入れ、これによって養血祛風の意を達成する。ただ、主証より看ると、多くが癲証に属している。そして癲証は多くが情志は抑欝し、欝が久しくなって気が滞り痰を挟む場合に属するので、また本方が好ましい所ではない。もし熱病の後期に属し、余邪がいまだ尽きず、裏熱が盛んではなく、虚熱が内に動き、心神を乱して動かす状態に属し、癲証、あるいは狂証の後期で熱が盛んでない場合は、これを投与すべきである」《金匱要略指難》

【通釈】　防己（一分）　桂枝（三分）　防風（三分）　甘草（一分。○趙本に「分」の字を並びに「銭」の字に作るのは、間違いである）

右の四味を酒一杯の中に一晩漬け、絞って汁を取り、別に生地黄二斤を吹咀し、一斗の米が炊ける時間をかけて蒸し、銅器の中に汁を盛り、前に作った地黄の汁を絞って入れ、混和して二回に分けて服用する。

【本文】　［尤］　趙氏云う、「狂走し、譫語し、身熱し、脈大の者は、陽明に属するなり。此れ、寒熱無し。其の脈浮の者は、乃ち血虚して熱を生じ、邪陽に并さりて然る。桂枝、防風、防己、甘草は、酒にて浸して汁を取る。是れ軽清を用いて之を陽に帰し、以て其の邪を散ず。生地黄の甘寒を用い、熟して蒸して陰に帰せしめ、以て養血除熱す。蓋し、薬生なれば則ち表を散じ、熟すれば則ち衰えを補う。此れ、煎煮法も亦表裏の法なり」と。

【通釈】　［尤］　趙氏は、「狂って走り、譫語し、身熱が出現し、脈が大である場合は、病は陽明に属している。これは、寒熱がない。その脈が浮である場合は、血が虚して熱を生じ、邪が陽に併さってそのようにする。桂枝、防風、防己、甘草は、酒に浸して汁を取る。これは、軽くて清らかな品を用いてこれを陽に帰し、これによってその邪を散じる。生地黄の甘寒を用い、熟して蒸して陰に帰らせ、これによって養血除熱する。思うに、薬が生である場合は表を散じ、熟する場合は衰弱を補う。このように、煎じて煮る方法もまた表裏に係わる方法である」と言う。

【本文】　《蘭臺軌範》に云う、「此の方は、他薬は軽くして生地は独り重し。乃ち、血中の風を治すなり。此れ等の法は、最も宜しく細玩すべし」と。

　案ずるに、此の方、程氏、《金鑑》は並びに載せず。蓋し、以て宋人の附す所と為せばなり。未だ果たして然るか否かを知らず。《千金・風眩門》に収むる所は、却って古の制に似たり。今左に録して以て攷に備う。

　防己地黄湯は、言語狂錯し、眼目霍霍とし、或は鬼を見ると言い、精神昏乱するを治す。

　防己　甘草（各二両）　桂心　防風（各三両）　生地黄（五斤、別に切り、薬漬に合すること勿れ。疾小軽なれば、二斤を用う）

　右五味、吹咀し、水一升を以て漬くること一宿、汁を絞り、一面に著け、滓を取り、竹簀の上に著け、地黄を以て薬滓の上に著け、五斗米の下に於いて之を蒸し、銅器を以て承けて汁を取り、飯熟すれば、向前の薬汁を以て合して絞り之を取り、分かちて再服す。

【語釈】　○霍霍：光のきらめくさま。　○簀：す。すのこ。　○向前：さき。

【通釈】　《蘭臺軌範》では、「この処方では、他の薬は軽いが、生地黄が独

り重い。即ち、血中の風を治療する。これらの方法は、最も詳細に玩味すべきである」と言う。

案じるに、この処方は、程氏や《医宗金鑑》では並びに記載しない。思うに、宋人が附した所とするからである。いまだ果たしてそうであるのかどうかは解らない。《千金・風眩門》に収める所は、反って古の制に似ている。今左に記録して考察に備える。

防己地黄湯は、言語が狂って錯乱し、眼はきらきらと光り、あるいは鬼を見たと言い、精神が昏んで乱れる場合を治療する。

防己　甘草（各々二両）　桂心　防風（各々三両）　生地黄（五斤、別に切り、他の薬を漬けた汁に合わせてはならない。疾患が小さく軽い場合は、二斤を用いる）

右の五味を咬咀し、水一升を用いて一晩漬け、汁を絞り、一面に着けて滓を取り、竹のすのこの上に着け、地黄をもって薬の滓の上に着け、五斗の米の下でこれを蒸し、銅器を用いて承けて汁を取り、飯が熟した場合は、先の薬の汁を用いて合わせて絞ってこれを取り、二回に分けて服用する。

【解説】　本条文は、血虚・陰虚の病人が風邪を感受する場合の証候と治療法について論述している。

血虚の病人に（風）邪が侵入し、熱を生じると、狂って走り、譫語し、脈は浮になるが、悪寒発熱はない。そこで、防己地黄湯を与えてこれを治療する。方中の桂枝、防風、防己、甘草は軽清で邪を散じ、生地黄は甘寒で養血除熱する。

【原文】　頭風摩散方：
【本文】　頭風摩散方（《千金》は、「頭風散方」に作る）：
【語釈】　○頭風摩散方：王廷富の説「頭風摩散は、症状をもって処方を命名する。頭風は、ある種の風邪によって引き起こされる頭風痛である。病位は頭皮にある。そこで、外治法を用いて頭部を摩擦すると、効果を取るのは速やかである。《千金》の頭風を治療する処方は、本方の薬物の剤量と相同する。方中の附子は辛温大熱で散じ、食塩は鹹寒で風熱を除く。一つは寒であり、一つは熱であり、よく風を散じて痛みを定める。陽虚の頭痛、あるいは風寒の頭痛は、均しく適応になる。更に中風の後の後遺症にも用いることができる。もし患者の神志が既に覚醒して清らかであり、ただ半身不随や顔面神経麻痺がある

場合は、この処方を用いて穴位を摩擦し、通絡祛風すると、補助し有益である」《金匱要略指難》。陳紀藩の説「頭風病は、ある種の発作性の頭痛、目眩、あるいは頭重の病である。これは、風寒を感受して引き起こされ、病は頭部の経絡にある。そこで、治療は外に塗布し、あるいは外に敷布する方法を用いると、作用は更に俊敏になるはずである。処方に附子の辛大熱を用いるので、温経散寒止痛の力は更に勝る。本方は、また中風の中経絡の顔面神経麻痺を治療することができる」陳紀藩主編《金匱要略》

【通釈】　頭風摩散方（《千金》では、「頭風散方」に作る）：頭を洗った後、発作性に出現する頭痛や眩暈の外治に使用する。

【本文】　大附子（一枚、炮ず。〇《千金》に云う、「中の形の者は、炮じて裂く」と）　塩（等分。《千金》は、「附子大の如し」に作る）

　右二味散と為し、沐し了りて、方寸匕を以て、疢上を摩し已りて、薬力をして行らしむ（「已」は、徐、沈は、「以」に作る。尤本は、無し。「疢」は、趙本は「疾」に作る。《千金》は、「已」の字無く、「疢」は「頂」に作る）。

【語釈】　〇頭風摩散：聶恵民の説「この処方は、頭風病の外治法である。附子の大辛大熱をもって風寒を温散し、塩の鹹寒をもってこれを清する。その方法は俊敏で薬力は専一であり、外は頭部に擦り込んで塗布すると、直ちに病む所に到達するので、更に回陽散寒の力を増す」《経方方論薈要》。　〇疢：熱病。

【通釈】　大附子（一枚、火であぶる。〇《千金》では、「中の大きさのものは、火であぶって裂く」と言う）　塩（各々等分。《千金で》は、「附子大のようなもの」に作る）

　右の二味を散剤とし、洗髪が終わった後、方寸匕を用いて、頭頂部に擦り込み、薬力を滲み込ませる（「已」の字は、徐本と沈本では「以」の字に作る。尤本では、ない。「疢」の字は、趙本では「疾」の字に作る。《千金》では、「已」の字がなく、「疢」の字は「頂」の字に作る）。

【本文】　案ずるに、《本草・藏器》に云う、「塩は、皮膚の風を去る」と。此の方、《外台》は《千金》を引く。程氏、《金鑑》、並びに宋人の附方と為すは、是なり。

　《三因》の附子摩頭散は、頭を沐するに因りて風に中り、多汗、悪風するを治す。当に風に先だつこと一日にして病甚だしかるべし。頭痛み、以て出づる可からず。日に至れば、則ち少しく愈ゆ。名づけて首風と曰う（即ち、本方）。

- 256 -

【通釈】　案じるに、《本草・藏器》では、「塩は、皮膚の風を除く」と言う。この処方は、《外台》では《千金》を引用する。程氏や《医宗金鑑》が並びに宋人の附方とするのは、正しい。

　《三因》の附子摩頭散は、頭を洗うことによって風に中り、汗が多くなり、悪風がする場合を治療する。風に先だつ一日前に病は甚だしくなるはずである。頭が痛み、外に出ることができなくなる。日が過ぎる場合は、僅かに治癒する。名づけて首風と言う（即ち、本方である）。

【解説】　本条文は、頭風の外治法について論述している。

　頭を洗った後、風邪に中り、頭痛、多汗、悪風が出現する場合は、頭風摩散を与え、皮膚の風邪を除く。

【原文】　寸口脈沈而弱、沈即主骨、弱即主筋。沈即為腎、弱即為肝。汗出入水中、如水傷心、歴節黄汗出。故曰歴節。（4）

【本文】　寸口の脈沈にして弱、沈は即ち骨を主り、弱は即ち筋を主る。沈は即ち腎と為し、弱は即ち肝と為す。汗出でて水中に入り、如し水心を傷れば、歴節黄汗出づ。故に歴節と曰う。

【語釈】　〇寸口の脈沈にして弱云々：陳紀藩の説「本条文は、肝腎の虚弱が内因であり、寒湿を感受することが外因であることを指摘することにある」陳紀藩主編《金匱要略》。　〇如し水心を傷れば：心は、血脈を主る。「もし水が心を傷る」とは、丁度水湿の損傷が血脈に及ぶと言うようなものである。〇黄汗：ここでは、歴節病の中の一つの併発症状を指す。これは、関節の痛む所に黄水が溢れ出る。そこで、「歴節黄汗出づ」と言う。黄汗病で汗が出て色が黄であり、遍く全身に及ぶ場合とは同じでない。呂志杰の説「汗が出て腠理が開き、これによって水中に入ると、水気が内を侵し、損傷が血脈に及び、筋骨に浸淫し、関節に流入し、気血の通暢を阻碍し、全身の関節に皆痛みを引き起こし、あるいは痛む所は腫大し黄水が溢れ出る。そこで、「歴節」と名づける」《金匱雑病論治全書》

【通釈】　寸口の脈が沈で弱である。沈脈は骨の病を表わし、弱脈は筋の病を表わしている。そこで、沈脈は腎虚に属し、弱脈は肝虚に属している。汗が出ている時に水中に入って身体を洗い、もし寒湿が汗孔から侵入する場合は、寒湿の邪が心の主る血脈を損傷し、湿熱が筋骨や関節に流注し、関節の疼痛、腫脹、屈伸不利を呈する歴節病が発生し、関節の腫脹した部位から黄色調の汗が

出る。そこで、この病を歴節病と称している。

【本文】　［程］　《聖済総録》に曰く、「歴節風なる者は、血気衰弱し、風寒の為に侵さるに由りて、血気凝渋し、流通するを得ず。関節諸筋は、以て滋養無く、真邪相い搏ち、歴る所の節は悉く皆疼痛し、或は昼に静かに夜に発し、痛み骨髄に徹するは、之を歴節風と謂うなり」と。節の交は三百六十五、十二筋は皆骨節の間に結ぶ。筋骨は、肝腎の主る所と為る。今肝腎并びに虚すれば、則ち脈沈弱なり。風邪虚に乗じ、骨節の間に淫れ、腠理疎にして汗出で易きを致す。汗なる者は、心の液なり。汗出でて水に入りて浴すれば、則ち水気心を傷る。又従りて関節交会するの処に流れ、風と湿と相い搏つ。故に歴節をして黄汗して疼痛せしむるなり。

　　［鑑］　趙良曰く、「腎は水を主り、骨は之と合す。故に脈沈の者は、病骨に在るなり。肝は血を藏し、筋は之と合す。血虚すれば、則ち脈弱なり。故に病筋に在るなり。心は、汗を主る。汗出でて水に入れば、其の汗水の為に阻まれ、水と汗と相い搏ち、聚まりて以て湿を成し、久しくして変ずれば熱を為し、湿と熱と相い蒸す。是を以て歴節、黄汗を発し出だすなり」と。

　　［尤］　案ずるに、後の《水気篇》の中に云う、「黄汗の病は、汗出でて水中に入りて浴するを以て、水汗孔従り入りて之を得」と。二条を合して観れば、歴節と黄汗とは源を同じくして流れを異にするの病と為すを知る。其の上焦に瘀欝する者は黄汗と為し、其の併せて筋骨を傷る者は則ち歴節と為すなり。

【語釈】　○《水気篇》：《金匱要略・水気病脈証并治第十四》の第28条を参照。

【通釈】　［程］　《聖済総録》では、「歴節風は、血気が衰弱し、風寒のために侵されるので、血気が凝滞難渋し、流通ができなくなる。関節や諸々の筋は、これによって滋養されることがなく、真邪が打ち合い、渡る所の関節は悉く皆疼痛が出現し、あるいは昼は静かであるが、夜に発生し、痛みが骨髄に徹する場合は、これを歴節風と言う」と言う。関節の交わる部位は三百六十五があり、十二の筋はいずれも骨節の間に結ぶ。筋骨は、肝腎が主る所である。今肝と腎が並びに虚す場合は、脈は沈で弱になる。風邪が虚に乗じ、骨節の間に淫れ、腠理が疎になると、汗が出易くなる。汗は、心の液である。汗が出ている時に水に入って沐浴する場合は、水気が心を傷る。また、これによって水気が関節の交わり会する所に流れ、風と湿が打ち合う。そこで、歴節に黄汗が出現し疼痛を発生させる。

- 258 -

中風歴節病脈証并治第五

　　[鑑]　　趙良は、「腎は水を主り、骨はこれと合する。そこで、脈が沈である場合は、病は骨にある。肝は血を藏し、筋はこれと合する。血が虚す場合は、脈は弱になる。そこで、病は筋にある。心は、汗を主る。汗が出ている時に水に入ると、その汗は水のために阻まれ、水と汗が打ち合い、集まって湿を形成し、久しくなって変化すると熱を生じ、湿と熱が相互に熏蒸する。ここをもって歴節は黄汗を発生する」と言う。

　　[尤]　　案じるに、後の《水気篇》の中では、「黄汗の病は、汗が出ている時に水中に入って沐浴することにより、水が汗孔より入ってこれを獲得する」と言う。二つの条文を合わせて観ると、歴節と黄汗は源が同じであるが、流れが異なる病であることが解る。それが上焦に瘀欝する場合は黄汗であり、それが併さって筋骨を傷る場合は歴節である。

【本文】　　案ずるに、「寸口の脈沈」以下、「即ち肝と為す」に止まる二十二字は、《脈経》は下文の「味酸なれば則ち筋を傷る（9）」の首（はじめ）に移す。文脈貫通し、旨趣明顕なり。蓋し、古本は当に是くの如くなるべし。

【語釈】　　○旨趣：学説などの内容。意味。

【通釈】　　案じるに、「寸口の脈が沈」より以下で「即ち肝である」に止まる二十二字は、《脈経》では下文の「味が酸である場合は、筋を傷る（9）」の首に移している。そうすれば、文脈は貫通し、意味は明瞭になる。思うに、古本はこのようであったはずである。

【解説】　　本条文は、肝腎不足のある病人が寒湿の邪を受けて発症する歴節の病機と証候について論述している。

　　歴節病は、気血の衰弱している人が風寒の邪に侵されると、関節に疼痛が出現する病証である。本証は、肝腎がともに虚した状態にある。腎は水を主り、骨を合する。腎が虚すと、脈は沈になり、病は骨にある。肝は血を藏し、筋を合する。肝が虚すと、脈は弱になり、病は筋になる。即ち、歴節病に罹患する場合は、脈は沈で弱になり、病は筋骨に発生する。

　　風邪が肝腎の虚に乗じて骨節の間に侵入し、腠理が疏になると、容易に汗が出る。汗は、心の液である。汗が出ている時に水中に入って沐浴すると、水気が心を傷って関節に流れ、風と湿が打ち合うので、歴節に疼痛が出現する。湿が久しくなって熱を生じ、湿熱となって熏蒸すると、歴節に黄汗が出現する。

【原文】　　趺陽脈浮而滑、滑則穀気実、浮則汗自出。(5)

－ 259 －

【本文】　趺陽の脈浮にして滑、滑は則ち穀気実し、浮は則ち汗自ら出づ。

【語釈】　○趺陽：胃脈である。足背の上五寸の骨の間の動脈の所にある。即ち、足陽明胃経の衝陽穴である。呂志杰の説「本条の文章は完全ではないので、恐らくは脱簡がある。大意を言えば、趺陽の脈は胃気を候う。脈が滑であるのは穀気が実するからであり、穀気が実する場合は胃熱が盛んである。脈が浮であるのは、風である。風の性が疏泄する場合は、腠理が開く。胃熱が盛んになり、腠理が開く。そこで、汗が自然に出る。もし汗が出ている時に風に当たり、あるいは汗が出ている時に水中に入り、内外が相互に感じる場合は、歴節病を形成するはずである」《金匱雑病論治全書》。王廷富の説「この条は、湿熱が内に蘊もり、風がまた乗じる歴節の脈証である。趺陽の胃脈は、陽土に属している。胃脈が滑を現わす場合は、胃腑の穀精は充実し、兼ねて湿熱が内蘊する証を挟む。浮は血虚であり、腠理は固まらず、湿熱が外に蒸し、風がまたこれに乗じる。ここにおいて風邪と湿熱が関節で打ち合う場合は、歴節病を生じる」《金匱要略指難》

【通釈】　趺陽の脈が浮で滑である。脈が滑であるのは、穀気が実して熱があることを表わしている。脈が浮であるのは、外は風邪を感受し、あるいは裏熱が外に越えることを表わしている。風の性が疏泄し、あるいは裏熱が外に熏蒸すると、腠理が開いて津液が外に泄れるので、汗が自然に出る。

【本文】　〔沈〕　此れ趺陽を診れば、則ち胃家の内湿、風を招きて病を為すを知るなり。趺陽の脈浮、浮は風邪胃に入ると為し、滑は水穀病を為すと為す。此れ、脈浮にして滑を顕らかにする者なり。乃ち、素酒穀を積み、湿熱は風を招けば、穀気実すと為す。然して内湿と外風相い蒸し、風熱外に越ゆれば、津液之に随う。故に汗自ら出づるなり。

　　〔程〕　亦歴節の脈なり。

【通釈】　〔沈〕　これは、趺陽の脈を診ると、胃家の内湿が風を招いて病を発生していることが解る。趺陽の脈が浮である。浮であるのは風邪が胃に入るからであり、滑であるのは水穀が病を発生するからである。これは、脈が浮で滑であるのを明らかにする場合である。即ち、元々酒や水穀を積み、湿熱が風を招くのは、穀気が実することである。そして内湿と外風が相互に熏蒸し、風熱が外に越えると、津液がこれに従う。そこで、汗が自然に出る。

　　〔程〕　また、歴節の脈である。

【解説】　本条文は、胃熱のある病人が風湿の邪を感受して発症する歴節病の

病機について論述している。

　元々酒を飲み、水穀を積む人は、胃に内湿を生じている。風邪が胃に入ると、跌陽の脈は浮になる。湿熱が風を招き、胃中の水穀が実して病を発生すると、跌陽の脈は滑になる。内湿と外風が熏蒸し、風熱が外に越えると、津液がこれに従うので、汗が自然に出る。風邪と湿熱が打ち合い、関節を阻むと、歴節病が発症する。

【原文】　少陰脈浮而弱、弱則血不足、浮則為風。風血相搏、即疼痛如掣。
(6)
【本文】　少陰の脈浮にして弱、弱は則ち血不足し、浮は則ち風と為す。風血相い搏ち、即ち疼痛すること掣くが如し。
【語釈】　〇少陰の脈浮にして弱云々：陳紀藩の説「本条は、陰血が不足し、風邪が外を襲う歴節病の病機を論述している。少陰の脈は、腎を候う。腎は、精を藏することを主る。そこで、少陰の脈が弱であるのは、精血が不足する表現であり、浮は風邪を感受するからである。即ち、風邪が精血の不足に乗じて血脈に侵入する。そこで、「弱は則ち血不足し、浮は則ち風と為す」と言う。風邪が血脈に侵入するので、経脈は痺れて阻まれ、血行は不暢になり、筋骨は養われなくなる。そこで、関節に引き攣るような疼痛が出現する」陳紀藩主編《金匱要略》。王廷富の説「本条は、いまだ治法を言っていないが、「風を治するは、先ず血を治せ。血行れば、風自ら滅す」の旨に基づくべきであり、養血填精、活血化瘀の方法を用いて主治すべきである。小営煎《景岳全書》方の加減：当帰、白芍、菟絲子、拘杞子、桑寄生、蘇木、紅花の類を用いて臨機応変に加減し、緩やかにこれを治療する」《金匱要略指難》。　〇少陰の脈：手少陰の神門の脈は、掌の後ろの鋭骨の端の陥った中にあり、足少陰の太溪の脈は、足の内踝の後ろ五分の陥った中にあることを指す。
【通釈】　少陰の脈が浮で弱である。脈が弱であるのは血が不足していることを表わし、脈が浮であるのは風邪が侵入していることを表わしている。風邪が陰血の不足に乗じて筋骨や関節に侵入すると、引き攣るような疼痛が出現する。
【本文】　［程］　少陰は、腎脈なり。胗は、太溪に在り。若し脈浮にして弱なるは、弱は則ち血虚し、虚すれば則ち邪之に従う。故に浮弱ならしむ。風血相い搏てば、則ち邪正筋骨の間に交々争い、則ち疼痛掣くが如し。
　　［尤］　跌陽と少陰の二条、合して看れば、陽明の穀気盛んなる者は、風入

れば必ず汗と偕に出で、少陰の血不足する者は、風入れば遂に著きて病を成すなり。

【語釈】　○胗：口ひび。腫れ物。かさ。ここでは、「診」の意。

【通釈】　［程］　少陰は、腎脈である。切診する場合は、太溪にある。もし脈が浮で弱である場合は、弱脈は血が虚すからであり、虚す場合は邪がこれに従う。そこで、脈を浮弱にする。風と血が打ち合う場合は、邪気と正気が筋骨の間で交々争うので、疼痛は引き攣るようになる。

　　［尤］　趺陽の脈と少陰の脈に関する二条を合わせて看ると、陽明の穀気が盛んである場合は風が入ると必ず汗とともに出るが、少陰の血が不足する場合は風が入ると遂に着いて病を形成する。

【解説】　本条文は、血虚の病人が風邪を感受して発症する歴節病の病機と証候について論述している。

　少陰の脈は腎脈であり、太溪穴を切診する。弱脈は、血虚を主る。もし血が虚し、邪がこれに従って侵入する場合は、少陰の脈は弱で浮になる。風邪が血虚に乗じて侵入し、骨節の間で交々争うと、引き攣るような疼痛が出現して歴節病が発症する。

【原文】　盛人脈濇小、短気自汗出、歴節疼、不可屈伸。此皆飲酒汗出当風所致。(7)

【本文】　盛人脈濇小、短気自汗出で、歴節疼み、屈伸す可からず。此れ、皆飲酒して汗出でて風に当たるの致す所なり（「自ら」は、原本は「血」に作る。今諸本に依りて之を改む）。

【語釈】　○盛人脈濇小：呂志杰の説「肥えて盛んな人は、気血が一般に旺盛であるので、脈象は渋小になるはずがない。今脈が渋小になり、息切れがし、汗が出るなどの症が見われるのは、湿が盛んで陽が虚した表現である。湿は陰邪であり、湿が内に盛んになると、陽気が必ず衰えるので、脈は必ず拍動が無力になる。そこで、渋小の性状を表現する」、「本条ではいまだ明確な治法を提示していないが、ただもし脈と症を合参する場合は、道理からすると温経復陽、祛風駆湿すべきであり、桂枝附子湯、甘草附子湯の類のような処方をいずれも加減して運用することができる」《金匱雑病論治全書》

【通釈】　肥満体の人の脈が濇小になり、息切れがし、自然に汗が出て、関節が激しく痛み、屈伸できなくなった。これは、いずれも過度の飲酒をした後に

汗が出て風邪を感受したからである（「自ら」の字は、原本では「血」の字に作る。今諸本によってこれを改める）。

【本文】　〔魏〕　盛人なる者は、肥盛んにして豊厚の人なり。外盛んなる者中心虚すは、肥人に気虚多き所以なり。気虚すれば必ず短気し、気虚すれば必ず汗多く、汗出でて風筋骨の間に入れば、遂に歴節疼痛の証見わる。

　　〔尤〕　酒客は湿本内に積むに縁りて汗出でて風に当たれば、則ち湿復た外に欝し、内外相い召し、流れて関節に入る。故に歴節痛み、屈伸す可からざるなり。三条を合して之を観れば、汗出でて水に入る者は、熱は湿の為に欝せらるるなり。風と血と相い搏つ者は、血は風の為に動ずるなり。酒を飲み、汗出でて風に当たる者は、風と湿と相い合するなり。歴節の病因は是の三者の同じならざること有るも、其の虚従り得る所と為すは則ち一なり。

【通釈】　〔魏〕　盛人は、肥えて盛んであり、豊かで厚い人のことである。外は盛んであっても、中心が虚しているのは、肥満体の人で気虚が多い理由である。気が虚すと必ず息切れがし、気が虚すと必ず汗が多くなり、汗が出て風が筋骨の間に入ると、遂に歴節に疼痛の出現する証が見われる。

　　〔尤〕　酒客は湿が元々内に積もっているので、汗が出て風に当たる場合は、湿はまた外に欝滞し、内外の湿が相互に招聘し、流れて関節に入る。そこで、歴節が痛み、屈伸することができなくなる。三つの条文を合わせてこれを観ると、汗が出て水に入る場合は、熱は湿のために欝滞する。風と血が打ち合う場合は、血は風のために動く。酒を飲み、汗が出て風に当たる場合は、風と湿が相互に合わさる。歴節の病因はこの三者で同じでないことがあるが、それが虚より得られるのは同じである。

【解説】　本条文は、肥満体の病人に発症する歴節病の病機と証候について論述している。

　《金匱要略輯義》が引用する魏荔彤、および尤在涇の説には、「盛人脈濇小」の解説がない。

　盛人は、肥満体の人を指す。肥満体の人は、外は盛んであるが、中心は虚しているので、気虚が多い。気が虚すと、息切れがし、汗が多くなる。汗が出て、風に当たると、風邪が筋骨の間に入る。酒を飲む人は、湿が体内に蓄積している。風邪が筋骨の間に入り、内外の湿が関節に流れると、歴節に疼痛が出現し、屈伸ができなくなる。

【原文】　諸肢節疼痛、身体魁羸、脚腫如脱、頭眩短気、温温欲吐、桂枝芍薬知母湯主之。(8)

【本文】　諸々の肢節疼痛、身体魁羸し、脚腫れて脱するが如く、頭眩短気し、温温として吐せんと欲するは、桂枝芍薬知母湯之を主る（「魁」は、趙本は「尩」に作る。沈、尤、《金鑑》は同じ。魏は、「尪」に作る。案ずるに、此れ、当に「尩」に作るべし。《脈経》に「瘣瘰」に作るは、非なり）。

【語釈】　○諸々の肢節疼痛：呂志杰の説「正気が虚して邪気に抵抗できず、風湿が虚に乗じて侵入し、関節に搏って結び、気血の流通を阻碍する。そこで、諸々の関節に疼痛が出現する」《金匱雑病論治全書》。　○魁瘰：関節の腫大を形容する。尩羸は、身体が痩せて弱ることを指す。陳紀藩の説「病が久しく解されず、正気が日毎に衰える。そこで、身体は次第に羸痩する」陳紀藩主編《金匱要略》。　○脚腫れて脱するが如し：両脚が腫脹し、かつまた痺れて知覚がなくなり、身体から離脱しようとすることを形容する。王廷富の説「寒湿が下注する場合は、脚は腫れる」《金匱要略指難》。　○頭眩短気す：王廷富の説「清陽が昇らず、濁陰が上に溢れる場合は、頭眩がし、湿が中に停滞し、脾陽が困しめられる場合は、息切れがし温温として嘔吐しそうになる」《金匱要略指難》。陳紀藩の説「風邪が上を侵す場合は、頭が昏み目が黒くなる」、「湿邪が中焦を阻む場合は、息切れがし、悪心嘔吐が出現する」陳紀藩主編《金匱要略》。　○温温：心中が鬱鬱として舒びなくなるこをを言う。　○魁：瑰（大きい）の意か。字書では、瑰は魁に同じとある。

【通釈】　全身の関節に疼痛が出現し、身体が痩せ衰え、両脚が著しく腫大して身体から離脱したようになり、頭が眩み、息切れがし、常に嘔吐しそうになる場合は、桂枝芍薬知母湯がこれを主治する（「魁」の字は、趙本では「尩」の字に作る。沈本、尤本、《医宗金鑑》では、同じである。魏本では、「尪」の字に作る。案じるに、これは、「尩」の字に作るべきである。《脈経》に「瘣瘰」に作るのは、誤りである）。

【本文】　〔魏〕　湿熱体に在り、風邪之に乗ずれば、而ち歴節成る。是に干て製痛の勢い脱するが如く、甚だしきこと奈んともす可からず。湿上に甚だしければ而ち熱を生じ、熱上に甚だしければ而ち風を引き、風上に甚だしければ而ち気を耗らして胸を衝き、頭眩し、短気し、温温として吐せんと欲す。皆風邪、熱邪、湿邪、合して患いを為す者なり。之を主るに桂枝芍薬知母湯を以てし、桂枝、防風、麻黄、生姜の辛燥を以て風を治し湿を治し、白朮、甘草の甘

- 264 -

平は補中し、芍薬、知母の酸寒苦寒は生血清熱す。是れ風湿熱の三邪並びに除くの法なり。其の間に附子を加え、湿邪を経隧の中に走らせ、麻、桂を助けて駆逐を為すは、以て経を温むるに非ざるなり。況や此の方は、乃ち風湿熱の三邪を通治するの法にして崸ら痩人の為に治を出だすに非ざるをや。肥人は平日、陽内に虚する者多し。其の陽気を扶助するに非ざれば、則ち邪の筋骨に入る者は、軽く之を出だしむるに難し。附子を肥人に用うるは、尤も宜しき所なり。其の辛熱を嫌いて血虚内熱の証を治す可からずと云うこと勿れ。痩人陰虚し、火盛んなるの甚だしければ、芍薬を加えて附子を減じ、又時に臨みて其の化裁を善くす可し。

【通釈】　［魏］　湿熱が身体にあり、風邪がこれに乗じると、歴節病が完成する。ここにおいて引き攣るような痛みの勢いは四肢が身体から離脱するような感じであり、甚だしくなってどうすることもできなくなる。湿が上に甚だしくなると熱を生じ、熱が上に甚だしくなると風邪を引き、風邪が上に甚だしくなると気を消耗して胸を衝き、頭眩がし、息切れがし、心中が蓄蓄として舒びず嘔吐しそうになる。いずれも風邪、熱邪、湿邪が合わさって患いを生じる場合である。これを主治するには桂枝芍薬知母湯を用い、桂枝、防風、麻黄、生姜の辛燥で風を治療し湿を治療し、白朮、甘草の甘平は補中し、芍薬、知母の酸寒・苦寒は生血清熱する。これは、風湿熱の三つの邪を並びに除く方法である。その間に附子を加え、湿邪を経隧の中に走らせ、麻黄と桂枝を助けて駆逐するのは、経を温めるのではない。ましてやこの処方は風湿熱の三つの邪を通治する方法であり、専ら痩せた人のために治療を提出するのでないのはなおさらである。肥えた人は、平日より陽気が内に虚している場合が多い。その陽気を扶助するのでなければ、邪が筋骨に入る場合は、軽くこれを出すのは困難である。附子を肥えた人に用いるのは、最も好ましい所である。その辛熱の性質を嫌い、血が虚し内が熱する証を治療すべきでないと言ってはならない。痩せた人で陰が虚し、火が盛んになって甚だしい場合は、芍薬を加えて附子を減量し、また時に臨んでその加減をよくすべきである。

【本文】　案ずるに、歴節は即ち《痺論》の所謂「行痺、痛痺」の類なり。後世は呼びて痛風と為す（丹溪に頭風論有り、《格致余論》に見わる。是れ元以降の称なるを知る）。《三因》、《直指》に白虎歴節風と称す是れなり（白虎病は《外台》に見われ、近効を引きて云う、「其の疾、昼に静かにして夜に発す。発すれば、即ち髄に徹して酸疼し、乍ち歇む。其の疾、虎の囓むが如し。

故に白虎病と曰う」と。此れ、即ち歴節風なり。而して別に一証を為るは、恐らくは非なり）。蓋し、風寒湿の三気雑じり至り、合して発する所なり。痺久しければ則ち邪盛んに正弱く、身体即ち尪羸（おう）するなり。痺気下注すれば、脚腫れて脱するが如く、上行すれば、則ち頭眩し短気し、胃を攪せば、則ち温温として吐せんと欲す。表裏上下皆痺す。故に其の治も亦雑揉（じゅう）す。桂、麻、防風は表を発して痺を行らせ、甘草、生姜は胃を和して中を調え、芍薬、知母は陰を和して熱を清す。而して附子は知母の半ばを用い、陽を行らせて寒を除く。白朮は桂、麻に合すれば、則ち能く表裏の湿を祛（のぞ）く。而して生姜は多用し、其の辛温を以て又能く諸薬をして宣行せしむるなり。越婢加朮附湯と其の意は略同じ。沈氏は、則ち脾胃肝腎倶に虚すと謂うは、非なり。「温温」を《金鑑》は改めて「嗢嗢（おつ）」に作るは、必ずしも然らず（詳らかに《傷寒論輯義》に見わる）。

【語釈】　○《痺論》：出典は、《素問・痺論篇》。　○雑揉：入り混じる。入り乱れる。　○嗢：むせぶ。

【通釈】　案じるに、歴節は《素問・痺論》のいわゆる「行痺、痛痺」の類である。後世は、痛風と呼ぶ（丹溪には頭風論があり、《格致余論》に見われている。これは、元代以降の名称であることが解る）。《三因》や《直指》に白虎歴節風と称するのがこれである（白虎病は《外台》に見われ、近効を引用し、「その疾病は、昼に静かであるが、夜に発生する。発生する場合は、骨髄に貫通してしびれて痛み、痛みは忽ち停止する。その疾病は、虎が嚙（か）むようである。そこで、白虎病と言う」と言う。これは、歴節風である。そして別に一つの証を作るのは、恐らくは誤りである）。思うに、風寒湿の三つの気が雑ざって到来し、合わさって発する所である。痺が久しくなる場合は邪気は盛んであるが正気は弱く、身体は痩せて弱まる。痺気が下注すると、脚は腫れて脱落しようとし、上行すると、頭眩し、息切れがし、胃を乱すと、温温として嘔吐しそうになる。表裏と上下がいずれも痺れる。そこで、その治療もまた入り乱れる。桂枝、麻黄、防風は発表行痺し、甘草、生姜は和胃調中し、芍薬、知母は和陰清熱する。そして附子は知母の半ばを用い、陽を行らせて寒を除く。白朮は桂枝と麻黄に合わせると、よく表裏の湿を除く。そして生姜は多用し、その辛温でまたよく諸薬を宣行させる。越婢加朮附湯とその意はほぼ同じである。沈氏が脾胃と肝腎がともに虚していると言うのは、誤りである。「温温」を《医宗金鑑》が改めて「嗢嗢（おつ）」に作るのは、必ずしもそのようではない（詳らかに

－ 266 －

中風歴節病脈証并治第五

《傷寒論輯義》に見われている）。

【本文】　桂枝芍薬知母湯方

桂枝（四両）　芍薬（三両）　甘草（二両）　麻黄（二両）　生姜（五両）
白朮（五両）　知母（四両）　防風（四両）　附子（二両、炮ず。〇「二両」は、趙本は「一枚」に作る）

右九味、水七升を以て、煮て二升を取り、七合を温服し、日に三服す（案ずるに、《千金》、《外台》の防風湯は、「七升」を「一斗」に作り、「二升」を「三升」に作る）。

【語釈】　〇桂枝芍薬知母湯：聶恵民の説「本方は、祛風除湿散寒の方剤であり、風寒湿が雑ざって合さり、病の歴節病風となる場合を主治する。そこで、麻黄、桂枝、防風は、表で発表通陽駆風する。白朮は、健脾除湿する。附子は、散寒温陽する。更に芍薬、知母をもって和陰清熱する。生姜、甘草は、和胃調中し、脾胃を和やかにする。裏熱を清する場合は、風寒湿の邪は表に駆散され、営衛が宣行し経脈が通暢する場合は、痺は治癒する」《経方方論薈要》。陳紀藩の説「本方の証は、風湿で日が久しくなって化熱傷陰する証であり、病状は多くが連綿として日が久しくなり、身体は痩せ衰え、関節は腫大して変形し、疼痛し発熱する。そこで、治療は祛風除湿、温経宣痺と滋陰清熱とを併用し、邪を去り熱を除くと陰血が生じる」陳紀藩主編《金匱要略》

【通釈】　桂枝芍薬知母湯方

桂枝（四両）　芍薬（三両）　甘草（二両）　麻黄（二両）　生姜（五両）
白朮（五両）　知母（四両）　防風（四両）　附子（二両、火であぶる。〇「二両」は、趙本では「一枚」に作る）

右の九味に水七升を用い、煮て二升を取り、七合を温めて服用し、日に三回服用する（案じるに、《千金》と《外台》の防風湯は、「七升」を「一斗」に作り、「二升」を「三升」に作る）。

【本文】　《外台》の《古今録験》の防風湯は、身体四肢の節解し、疼痛し堕（だ）脱して腫るるが如く、之を案ずれば皮急し、頭眩し、短気し、温温として悶乱し吐せんと欲するが如きを主る。

即ち、本方より麻黄を去る。

《千金》の防風湯は、主療は《外台》と同じ。

本方に於いて麻黄、附子無く、半夏、杏仁、芎藭有り。

【語釈】　〇堕：おちる。くずれる。　〇案：按に同じ。

- 267 -

【通釈】　《外台》の《古今録験》の防風湯は、身体や四肢の関節が切り離され、疼痛が出現し身体から離脱して腫れるようになり、これを按じると皮は拘急し、頭眩がし、息切れがし、温温として悶乱し嘔吐しそうになるような場合を主治する。

即ち、本方より麻黄を除く。

《千金》の防風湯は、主治は《外台》と同じである。

本方において麻黄と附子がなく、半夏、杏仁、川芎がある。

【解説】　本条文は、風湿歴節の証候と治療法について論述している。

《金匱要略輯義》が引用する魏荔彤の説では、本証に出現する個々の証候の病機が明確ではない。ここでは、多紀元簡の注釈を採用して以下に要約する。

風寒湿の三種類の気が雑ざって合わさり、人体に侵入すると、歴節病が発症し、種々の関節に疼痛が出現する。痺証が久しくなり、邪気が盛んになり、正気が弱まると、身体は痩せ衰える。痺気が下注すると、両脚は腫れて脱落しようとする。痺気が上行すると、頭眩がし、息切れがする。あるいは痺気が胃を犯すと、温温として嘔吐しそうになる。そこで、桂枝芍薬知母湯を与えてこれを治療する。

桂枝芍薬知母湯は、桂枝、芍薬、甘草、麻黄、生姜、白朮、知母、防風、附子からなる処方である。方中の桂枝、防風、麻黄、生姜は辛燥で風湿を治療し、白朮、甘草は甘平で補中し、芍薬、知母は酸寒・苦寒で生血清熱し、附子は湿邪を経隧の中に走らせ、麻黄と桂枝を助けて邪を駆逐する。

【原文】　味酸則傷筋、筋傷則緩。名曰泄。鹹則傷骨、骨傷則痿。名曰枯。枯泄相搏、名曰断泄。営気不通、衛不独行、営衛倶微、三焦無所御、四属断絶、身体羸痩、独足腫大、黄汗出、脛冷。仮令発熱、便為歴節也。(9)

【本文】　味酸は則ち筋を傷り、筋傷るれば則ち緩む。名づけて泄と曰う。鹹は則ち骨を傷り、骨傷るれば則ち痿ゆ。名づけて枯と曰う。枯泄相い搏つを、名づけて断泄と曰う。営気通ぜず、衛独り行せず、営衛倶に微、三焦御する所無く、四属断絶し、身体羸痩し、独り足のみ腫大す。黄汗出づれば、脛冷ゆ。仮令えば発熱すれば、便ち歴節と為すなり（「四属」は、程は「四肢」に作る。此の条、程、魏は下の烏頭湯に接して一条と為すは、非なり）。

【語釈】　○御す：「統治する」の意。　○営気通ぜず云々：陳紀藩の説「「営気通ぜず」より「独り足のみ腫大す」に至っては、歴節病の病理機序を

中風歴節病脈証并治第五

指摘する。肝は藏血を主り、腎は元気の根であるので、肝血が虧損し、元気が虚弱になると、「営衛倶に微」になる。これによって元気が三焦を運行できなくなると、四肢や身体は栄養を失い、日毎に羸痩する。そこで、「四属断絶す」と言う。気血の循環に障害が発生し、湿濁が下注すると、両脚は腫大する。もしその他の症状がない場合は、ただ肝腎の虚損に属しているが、更に一歩進行すると歴節病を形成するはずである」陳紀藩主編《金匱要略》。　○四属断絶：四肢が気血で栄養されなくなることを指す。

【通釈】　飲食が酸に偏ると肝の主る筋を傷り、筋が傷られると弛緩する。これを泄と称する。飲食が鹹に偏ると腎の主る骨を傷り、骨が傷られると骨に力が入らず無力になる。これを枯と称する。筋が弛緩し骨に力が入らない場合は、これを断泄と称する。この場合は、営気は通じなくなり、衛気は独り行ることができず、営衛の効能はともに衰微し、三焦の機能は失調するので、四肢は気血によって濡養されなくなり、身体は痩せ衰え、両足だけが腫大する。黄汗病では、両足の脛が冷える。もし発熱する場合は、歴節病である（「四属」は、程本では「四肢」に作る。この条は、程氏、魏氏が下の烏頭湯の条文に接続して一条とするのは、誤りである）。

【本文】　［徐］　此れ、飲食は陰を傷り、営衛倶に痺し、足腫れ脛冷ゆるを致し、歴節に類すること有り、但だ当に発熱を以て之を別かつべきを論ずるなり。謂うに、飲食にて既に陰を傷る。然れども味は各々其の喜む所に帰して攻む。酸は、肝の味と為す。酸に過ぐれば、則ち筋を傷る。筋は、骨を束ねて機関を利する所以なり。傷るれば、則ち緩慢にして収まらず、肝気斂めず。故に名づけて泄と曰う。鹹は、腎の味と為す。鹹に過ぐれば、則ち腎を傷る。腎は、髪を華かにして骨を充たす所以なり。傷るれば、則ち髄竭き精虚し、腎気痿憊す。故に名づけて枯と曰う。肝腎なる者は、人の本なり。腎栄えずして肝斂めざれば、根銷けて源断ず。故に断泄と曰う。飲食にて陰を傷れば、営先ず之を受く。乃ち、営気通ぜず。営衛は、本相い依る。営衛独り治まらず、因循既に久しければ、営衛倶に微なり。三焦は、内の気を統領して四肢を充たし貫く所以の者なり。営衛の養いを失すれば、而ち恃みて以て御を為す所無し。御なる者は、摂むるなり。四属の気は、相い統摂せずして断絶す。四属なる者は、四肢なり。元気既に憊るれば、身体羸痩す。足は尤も下に在りて陽気及ばざれば、腫大し脛冷ゆ。営中の気鬱すれば、則ち熱して黄汗す。然れども此れ皆陰分の病にして歴節に非ず。歴節は、外の湿邪を挟みて重くして且つ痛むなり。唯だ

- 269 -

外邪は必ず熱を発す。故に曰く、「仮令えば発熱す」と。是れ表分も亦邪有り、肌肉従りして関節を歴、便ち歴節を為す。

　　［尤］　　虚病は、発熱すること能わず。歴節は、則ち未だ熱せざる者有らず。故に曰く、「仮令えば発熱すれば、便ち歴節と為す」と。後の《水気篇》の中も又云う、「黄汗の病は、両脛自ら冷ゆ。仮令えば発熱するは、此れ歴節に属す」と。蓋し、黄汗と歴節とに即いて又其の辨を致すなり。

　　［鑑］　　名づけて「断泄と曰う」の「泄」の字は、当に是れ「絶」の字なるべく、始めて下文と相い属す。必ず是れ伝写の訛りなり。

【語釈】　　○機関：からくり。原動力を起こす機械。　　○痿憊：痿は、なえる。手足の力がなくなる。憊は、つかれる。病み、苦しむ。　　○因循：しきたりどおりにする。ずるずるべったりの態度をとる。　　○摂む：統べる。　　○《水気篇》：《金匱要略・水気病脈証并治第十四》の第29条を参照。　　○即く：就く。

【通釈】　　［徐］　　これは、飲食が陰を傷り、営衛がともに痺れ、足が腫れ脛が冷えるようになり、歴節病に類似することがあるが、ただ発熱をもってこれを区別すべきであることを論じている。思うに、飲食で既に陰を傷っている。しかし、味は各々がその喜む所に帰って攻める。酸は、肝の味である。酸に過ぎる場合は、筋を傷る。筋は、骨を束ねて機関を通利するものである。傷れる場合は、緩慢になって収まらず、肝気は斂められなくなる。そこで、泄と名づける。鹹は、腎の味である。鹹に過ぎる場合は、腎を傷る。腎は、髪を華かにし骨を充たすものである。傷れる場合は、髄が竭き、精が虚し、腎気は萎えて疲弊する。そこで、枯と名づける。肝と腎は、人の本である。腎が栄えず、肝が斂められなければ、根は溶け、源は途絶える。そこで、断泄と言う。飲食で陰を傷ると、営が先ずこれを受ける。即ち、営気は通じなくなる。営衛は、元々相互に依存する。営衛が独り治まらず、因循して既に久しくなると、営衛はともに微かになる。三焦は、内の気を統摂し、四肢を充盈して貫くものである。営衛で養われなくなると、恃んで制御する所がなくなる。御は、摂めることである。四属の気は、それぞれ統摂されずに断絶する。四属は、四肢のことである。元気が既に疲弊すると、身体は痩せ衰える。足は最も下にあり、陽気が及ばなくなると、腫大し、脛が冷える。営中の気が蕭滞する場合は、熱して黄汗が出る。しかし、これはいずれも陰分の病であり、歴節病ではない。歴節病では、外の湿邪を挟み、重だるくなり、かつ痛む。ただ、外邪は必ず熱を発生する。そこで、「例えば発熱する」と言う。これは、表分もまた邪があり、肌肉

－ 270 －

より関節を経て歴節病を生じる。

　　［尤］　虚病では、発熱することができない。歴節病は、いまだ発熱しない場合がない。そこで、「例えば発熱する場合は、歴節病である」と言う。後の《水気篇》の中にもまた、「黄汗の病は、両側の脛が自然に冷える。例えば発熱する場合は、歴節病に属している」と言う。思うに、黄汗病と歴節病とについてまたその弁別をしている。

　　［鑑］　名づけて「断泄と言う」の「泄」の字は「絶」の字のはずであり、そうすれば始めて下文と相互に意味が通じる。必ずこれは伝写の誤りである。

【本文】　案ずるに、《平脈法》に林億は註し、「四属なる者は、皮肉脂髄を謂う」と。成註も亦同じ。

【語釈】　○《平脈法》：《傷寒論・平脈法》の第69条を参照。

【通釈】　案じるに、《傷寒論・平脈法》に林億らは注釈し、「四属は、皮、肉、脂、髄を言う」と言う。成氏の注釈もまた同じである。

【解説】　本条文は、飲食の嗜好が引き起こす歴節病の病機と黄汗病との鑑別点について論述している。

　飲食の嗜好は、体内の陰を傷る。酸は肝の味であり、鹹は腎の味である。酸味の飲食を過食すると、肝の主る筋を傷るので、筋は骨を束ねて機関を通利できなくなり、筋は緩慢になって収まらず、肝気は斂められなくなる。これを「泄」と名づける。鹹味の飲食を過食すると、髪を華かにし骨を充たす腎を傷るので、骨髄が竭き、精が虚し、腎気は萎えて疲弊する。これを「枯」と名づける。腎が栄えず、肝気が斂められなくなると、人の根本は溶け、源は途絶える。これを「断絶」と名づける。

　飲食の気味が陰を傷ると、営気が先ずこれを受け、営気が通じなくなる。営衛は、相互に依存する。営気が通じなくなると、営衛が独り治まらなくなり、因循して久しくなると、営衛はともに微かになる。三焦が営衛で養われなくなると、三焦の統摂する所がなくなり、四属の気が断絶する。四属とは、四肢を指す。元気が疲弊すると、身体は痩せ衰える。陽気が足に及ばなくなると、足だけが腫大し、脛が冷える。

　黄汗病では、両側の脛が自然に冷え、全身に黄汗が出現し、発熱しない。一方、歴節病では、外の湿邪を挟むので、四肢は重だるくなって痛む。また、表分にも邪があるので、外は必ず発熱する。

【原文】　病歴節不可屈伸、疼痛、烏頭湯主之。（10）

【本文】　歴節を病み、屈伸す可からず、疼痛するは、烏頭湯之を主る（《脈経》に「疼痛し屈伸す可からず」に作るは、是なり）。

【語釈】　○歴節を病み、屈伸す可からず云々：王廷富の説「これは、寒湿歴節と脚気の証候と治療法である。歴節は、多くは病が久しくなって治療の機会を失う。関節が腫大変形し、屈伸が不利になり、疼痛が出現するなどが歴節の主証である。これに加わるに寒湿が筋骨や骨節の間に痺れると、疼痛は更に激烈になる。本方の治療は、正しく唐容川が「仲景の文は、常に変証に詳らかであり、正証を省略する。…この烏頭湯は、専ら寒湿歴節の変証を治療する」と言う所のようなものである。例えば寒湿が下注し、陽気が温めて到達できず、経脈が寒湿で痺れて塞がれた脚気では、下肢は疼痛が出現して屈伸ができなくなる。両者は同じでないが、病理は均しく寒湿が痺れて塞ぐのが同じである。そこで、均しく散寒止痛の方法を用いて主治すべきである」《金匱要略指難》。陳紀藩の説「本条は、寒湿歴節の証候と治療を論述している。寒湿が関節に留滞し、気血の運行が不暢になる。そこで、関節の疼痛は激烈になる。寒湿が勝り、経脈が不利になり、疼痛が激しくなるので、関節は屈伸できなくなる」陳紀藩主編《金匱要略》

【通釈】　歴節病に罹患し、関節を屈伸することができず、疼痛が出現する場合は、烏頭湯がこれを主治する（《脈経》に「疼痛が出現し、屈伸することができなくなる」に作るのは、正しい）。

【本文】　［沈］　此れ、寒湿歴節の方なり。《経》は、「風寒湿の三気合して痺を為す」と謂う。此れ、風少なく寒湿多きに居り、筋脈、関節、肌肉の間に痺す。故を以て屈伸す可からず、疼痛す。即ち、「寒湿勝る者は痛痺と為す」是れなり。麻黄は陽を通じ汗を出だし邪を散じて痺れ著くを開き、烏頭は寒を駆りて風湿を燥かし、芍薬は陰の正を収め、蜜を以て燥を潤し、兼ねて烏頭の毒を制し、黄耆、甘草は表を固めて中を培い、痺著をして開かしむれば、而ち病自ら愈ゆ。謂うに、脚気の疼痛を治する者も亦風寒湿の邪の致す所なり。

【語釈】　○《経》：《素問・痺論》では、「風寒湿の三気雑じり至り、合して痺を為すなり」に作る。

【通釈】　［沈］　これは、寒湿歴節の処方である。《経》では、「風寒湿の三気が合わさって痺を生じる」と言う。これは、風が少なく寒湿が多く、筋脈、関節、肌肉の間に痺れる。そこで、屈伸することができず、疼痛が出現する。

- 272 -

即ち、「寒湿が勝る場合は、痛痺である」がこれである。麻黄は陽を通じ汗を出し邪を散じて痺れ着いた所を開き、烏頭は寒を駆って風湿を燥かし、芍薬は陰を正しく収め、蜜を用いて乾燥を潤し、兼ねて烏頭の毒を制し、黄耆、甘草は表を固めて中を培い、痺れて着いた所を開くと、病は自然に治癒する。思うに、脚気の疼痛を治療するのもまた風寒湿の邪が引き起こす所である。

【本文】　烏頭湯方：脚気、疼痛して屈伸す可からざるを治す（尤本は、「治」の上に「亦」の字有り。程、《金鑑》は、「治」以下の九字を刪る。案ずるに、此れ後人の添うる所なり。今之に従う）。

　麻黄　芍薬　黄耆（各三両）　甘草（炙る）　川烏（五枚、咬咀し、蜜二升を以て、煎じて一升を取り、即ち烏頭を出だす。〇案ずるに、「甘草」は、原本、及び趙、程、魏、《金鑑》は並びに両数を欠く。兪、徐、沈、尤は並びに「三両」と云うも、未だ何れに据るかを知らず）

　右五味、四味を咬咀し、水三升を以て、煮て一升を取り、滓を去り、蜜煎中に内れ、更に之を煎じ、七合を服す。知らざれば、尽く之を服す。

【語釈】　〇烏頭湯：聶恵民の説「本方は、散寒除湿の方剤であり、寒湿が偏盛した歴節病を主治する。烏頭は辛温で大毒があり、よく肝経に入って風邪を逐い、寒湿を除くので、骨節に疼痛があり、筋脈が拘急する痺証で先ず選ぶ薬物である。そこで、君とする。大毒があるので、蜜で煎じ、その性を緩める。麻黄の辛温は、宣痺通陽し、烏頭の風寒を逐って散じる力を佐ける。芍薬、甘草は、和陰養血し、これによって血痺を開き経脈を通じる。黄耆は、益気固表し、これによって麻黄の発汗の太過を制約する。本方は、寒湿で痺れて痛むのを治療する主要な方剤であり、臨床では頗る常用する」《経方方論薈要》

【通釈】　烏頭湯方：脚気に罹患し、関節に疼痛が出現し、屈伸できなくなる場合を治療する（尤本では、「治」の字の上に「亦」の字がある。程本、《医宗金鑑》では、「治」の字より以下の九字を削る。案じるに、これは後人の添えた所である。今これに従う）。

　麻黄　芍薬　黄耆（各々三両）　甘草（あぶる）　川烏頭（五枚、咬咀し、蜜二升を用い、煎じて一升を取り、直ちに烏頭を取り出す。〇案じるに、「甘草」は、原本、および趙本、程本、魏本、《医宗金鑑》では並びに分量を欠いている。兪本、徐本、沈本、尤本では並びに「三両」と言うが、いまだいずれによるのかは解らない）

　右の五味の中で先ず四味を咬咀し、水三升を用いて煮て一升を取り、滓を除

き、蜜煎の中に入れ、更にこれを煎じ、七合を服用する。治癒しない場合は、尽くこれを服用する。

【本文】　《張氏医通》に云う、「烏頭は善く走り、肝に入りて風寒を逐う。故に筋脈の急なる者は、必ず烏頭を以て之を治す。然して蜜を以て煎じ、其の性を緩むを取り、之をして筋骨に留連せしめ、以て其の屈伸を利し、且つ蜜の潤も又血を益し筋を養う可く、兼ねて烏頭の燥熱の毒を制す」と。

　《千金》の大棗湯は、歴節の疼痛を治す。

　本方に於いて芍薬、附子を去り、烏頭、大棗、生姜を加う。

【通釈】　《張氏医通》では、「烏頭はよく走り、肝に入って風寒を逐う。そこで、筋脈が拘急する場合は、必ず烏頭を用いてこれを治療する。そして蜜をもって煎じ、その性を緩める作用を取り、これを筋骨に留恋させ、これによってその屈伸に有利なようにし、かつ蜜の潤す作用もまた血を益し筋を養うことができ、兼ねて烏頭の燥熱の毒を制する」と言う。

　《千金》の大棗湯は、歴節の疼痛を治療する。

　本方より芍薬、附子を除き、烏頭、大棗、生姜を加える。

【解説】　本条文は、寒湿歴節の証候と治療法について論述している。

　風寒湿の邪が人体に侵入し、風邪が少なく、寒湿の邪が多くなり、邪が筋脈、関節、肌肉の間に痺れ着くと、屈伸ができなくなり、関節に疼痛が出現する。本証は、寒湿の邪が勝り、痛痺が発症した状態にある。そこで、烏頭湯を与えてこれを治療する。

　烏頭湯は、麻黄、芍薬、黄耆、甘草、烏頭からなる処方である。方中の麻黄は陽を通じ、汗を出し、邪を散じて開き、烏頭は寒を駆って風湿の邪を燥かし、芍薬は陰を収め、蜂蜜は乾燥を潤して烏頭の毒を抑制し、黄耆、甘草は、表を固めて中を培う。

【原文】　礬石湯：治脚気衝心。

【本文】　礬石湯：脚気の衝心を治す（「衝」は、趙は「冲」に作る。程本、《金鑑》は、此の方を載せず、篇末の五方に至りては並びに刪る）。

【語釈】　○脚気の衝心：これは、脚気病で心悸、気喘、嘔吐などの諸々の症状が見られる場合を指す。陳紀藩の説「本条は、脚気の衝心を治療する外治法である。脚気の病む所は、湿邪が下注して引き起こす所の大腿や足の腫脹、重痛の病による。ただ、湿には寒湿と湿熱の区分があり、病機もまた腎気が虚し

- 274 -

中風歷節病脈証并治第五

て化気行水できなくなる場合と脾が虚して水湿を運化できなくなる場合の違いがある。無論どのような成因ではあっても、ただ要するに湿邪が上は心を衝くので、心悸、嘔吐、気喘などの脚気病が出現する。礬石湯を用いて治療することを考慮すべきである」陳紀藩主編《金匱要略》

【通釈】　礬石湯：脚気の衝心を外治する（「衝」の字は、趙本では「沖」の字に作る。程本、《医宗金鑑》では、この処方を記載せず、篇末の五方に至っては並びに削っている）。

【本文】　礬石（二両。○《雑療方》は、「半斤」に作る）

　右一味、漿水一斗五升を以て、煎じて三五沸し、脚を浸して良し（此の方、《雑療救卒死篇》は「漿」の字無し。《千金翼》は、「浸す」の下に「洗う」の字有り）。

【語釈】　○礬石湯：聶恵民の説「これは、外治方である。礬石の煎じた水をもって足部を浸して洗う。礬石は味酸渋性燥であり、燥湿収渋する場合は、湿は去り、脚の腫れは自然に除かれる」《経方方論薈要》

【通釈】　礬石（二両。○《雑療方》では、「半斤」に作る）

　右の一味に漿水一斗五升を用い、煎じて三〜五回沸湯させ、両脚を浸すのがよい（この処方は、《雑療救卒死篇》では「漿」の字がない。《千金翼》では、「浸す」の字の下に「洗う」の字がある）。

【本文】　［尤］　脚気の病は、湿は下に傷りて気は上に衝く。礬石は、味酸渋性燥、能く水を却けて湿を収め毒を解す。毒解され湿収まれば、上衝自ら止む。

【通釈】　［尤］　脚気の病は、湿が下で傷り、気が上に衝く。礬石は、味が酸渋、性が燥であり、よく水を退け湿を収めて解毒する。毒が解され、湿が収まると、上衝は自然に停止する。

【本文】　案ずるに、《千金》は脚気を論じて云う、「魏周の代は、蓋し此の疾無し」と。《姚公集験》は殊に慇懃ならず、《徐王撰録》は未だ以て意を為さざる所以なり。《外台・蘇長史》に云う、「晋宋以前は、名づけて緩風と為す。古来脚気の名無し」と。此れに由りて之を観れば、此の方も亦是れ宋以前の人の附す所にして、仲景の原方に非ざるは明らかなり。程云う、「凡そ仲景の方経は、証は前に在りて方は後に在り。未だ方は前に在りて証は後に在る者有らざるは、固より然り」と。

【語釈】　○慇懃：ねんごろ。丁寧。　○意を為さず：意は、考え。意味。全

句は、「考えを述べていない」の意。

【通釈】　案じるに、《千金》では脚気を論述し、「魏や周の代では、思うにこの疾患はない」と言う。《姚公集験》では殊に丁寧ではなく、《徐王撰録》ではいまだ意に介さない理由である。《外台・蘇長史》では、「晋宋より以前は、緩風と名づける。古来は、脚気の名がない」と言う。これによってこれを観ると、この処方もまた宋より以前の人が附す所であり、仲景の原方でないのは明らかである。程氏は、「およそ仲景の書物では、証は前にあって方は後にある。いまだ方が前にあって証が後にある場合がないのは、固よりその通りである」と言う。

【解説】　本条文は、脚気の衝心を治療する外治法について論述している。

　脚気は晋宋より以前は緩風と称されていたので、本方は仲景の原方ではない。脚気に罹患し、湿が下を傷ると、下肢が腫れる。湿が上を衝くと、心悸、動悸、嘔吐が出現する。そこで、礬石湯に下肢を浸し、湿邪を下降させる。礬石は、味酸渋、性燥であり、よく水を退け、湿を収めて解毒する。

　　附方：

【原文】　古今録験続命湯：治中風痱、身体不能自収、口不能言、冒昧不知痛処、或拘急不得転側。

【本文】　《古今録験》続命湯：中風痱、身体自ら収むること能わず、口言うこと能わず、冒昧痛む処を知らず、或は拘急して転側するを得ざるを治す（原註は、「姚云う、大続命と同じにして、兼ねて婦人産後去血の者、及び老人小児を治す」と。〇案ずるに、《外台・風痱門》は、《古今録験》を載し、西州続命湯は即ち是れなり。「冒昧」の下に「人を識らず」の三字有り。《千金》は、「大続命湯」と名づく。而して西州続命湯は、主療は此れと同じ。人参無くして黄芩有り、分両も亦異なる。主療は、姚と同じ）。

【語釈】　〇中風痱：中風の偏枯（半身不随）の証を指す。陳紀藩の説「本病が産生される原因は、気血や真気が内に衰え、これに邪気の乱れが加わる。風が臓腑に中り、心神が正常ではなくなる。そこで、口は喋ることができず、意識が眩んで痛む所が解らなくなる。風邪が外に中り、経脈が痺れて阻まれる。そこで、身体は自ら保持することができず、拘急して転側することができなくなる。治療は、益気養血し、兼ねて祛風散邪するのがよく、本方を用いて治療する」陳紀藩主編《金匱要略》。王廷富の説「本条は処方より証を推測すると、

－ 276 －

中風歴節病脈証并治第五

風寒の邪が営衛・経絡に滞り、経絡・営衛を閉塞させて通じなくさせるので、身体は自ら保持できず、あるいは拘急して自ら転側できなくなる。これは、風寒が肌肉に凝滞して引き起こす所である。風痱の初期で重症になり、病邪の阻滞が甚だしい場合は、口は喋ることができず、頭が昏んでぼんやりする証を兼ねる。痛む所が解らなくなるのもまた風痱の主証であり、いずれも寒邪が肌腠に滞って引き起こす所である。これは、気血がともに虚し、風寒を感受した風痱証である。そこで、益気養血し風寒を除いて散じる続命湯を用いてこれを治療する」《金匱要略指難》

【通釈】　《古今録験》続命湯：中風痱に罹患し、身体は弛緩して自ら活動できず、口は言葉を喋ることができず、意識がもうろうとして痛む部位が解らず、あるいは身体が拘急して自ら転側できない場合を治療する（原註では、「姚氏は、「大続命湯と同じであり、兼ねて婦人の産後去血、および老人や小児を治療する」と言う」とある。○案じるに、《外台・風痱門》では、《古今録験》を記載しているが、西州続命湯はこれである。「冒昧」の字の下に「人が解らない」の三字がある。《千金》では、「大続命湯」と名づける。そして西州続命湯は、主治はこれと同じであり、人参がなく、黄芩があり、分量もまた異なる。主治は、姚氏と同じである）。

【本文】　麻黄　桂枝　当帰　人参　石膏　乾姜　甘草（各三両）　芎藭（一両）　杏仁（四十枚）（《千金》は、芎藭三両を用う。《外台》は、麻黄三両、芎藭一両、余は各二両、杏仁は本方と同じ。兪本の芎藭一両五銭は、非なり）

　右九味、水一斗を以て、煮て四升を取り、一升を温服す。当に小しく汗すべし。薄く脊を覆いて、几に憑りて坐し、汗出づれば則ち愈ゆ。汗せざれば更に服す。禁ずる所無きも、風に当たること勿かれ。并びに但だ伏して臥すことを得ず、咳逆上気し、面目浮腫するを治す（「浮」は、《外台》に「洪」に作る）。

【語釈】　○《古今録験》続命湯：聶恵民の説「本方は、益気活血、調営和衛の方剤である。そこで、人参をもって益気扶正し、当帰、川芎は和血補虚して血中の気を行らせる。麻黄、桂枝は、祛風通絡、調営和衛してその表を開く。石膏は、甘寒で裏熱を清する。乾姜は、辛温で裏寒を除く。寒熱が調う場合は、陰陽は平らかになり、営衛は通じ、気血は行る。更に甘草をもって和中するので、風痱を治療する主要な方剤となる」《経方方論薈要》。李克光の説「方中の麻黄、桂枝は、風寒を発散する。杏仁、石膏は、それが外邪を宣散するのを

－ 277 －

助ける。人参、甘草、乾姜は、益気温中する。当帰、川芎は、養血通絡し、外邪を去らせ、気血が足る場合は、風痱は自然に治癒する」《金匱要略譯釋》

【通釈】　麻黄　桂枝　当帰　人参　石膏　乾姜　甘草（各々三両）　川芎（一両）　杏仁（四十枚）（《千金》では、川芎三両を用いる。《外台》では、麻黄三両、川芎一両、その他は各々二両であり、杏仁は本方と同じである。兪本の川芎一両五銭は、誤りである）

　右の九味に水一斗を用い、煮て四升を取り、一升を温めて服用する。少し汗が出るはずである。背中を薄い着物で覆い、机に寄り掛かって坐り、汗が出ると治癒する。汗が出ない場合は、更に服用する。特に禁じる所はないが、風に当たらないようにする。また、ただ俯せになるが、仰向けに寝ることができず、激しく咳き込んで上気し、顔面や目に浮腫が出現する場合を治療する（「浮」の字は、《外台》では「洪」の字に作る）。

【本文】　　［沈］　《霊枢》に云う、「痱の病為る、身に痛み無き者は、四肢収まらず、智乱るること甚だしからず、其の言うこと微しく、甚だしければ則ち言うこと能わず、治す可かず」と。故に後人此れに倣いて方を出だすなり。

　　［尤］　　痱なる者は、廃るるなり。精神持せず、筋骨用いられず。特に邪気の擾すのみに非ず、亦真気の衰うなり。麻黄、桂枝は、邪を散ずる所以、人参、当帰は、正を養う所以なり。石膏は杏仁に合して邪を散ずるの力を助け、甘草は乾姜に合して気を復するの需と為す。乃ち、攻補兼ねて行うの法なり。

【語釈】　○《霊枢》：出典は、《霊枢・熱病》。《霊枢・熱病》では、「其の言うこと微しく」を「其の言うこと微しく知るは治す可く」に作る。これは、「言葉は細く微かであるが、明瞭である場合は、治療が可能である」ことを言う。　　○需：需要。　　○攻補兼ねて行うの法：尤在涇の処方解説には、川芎の効能が記載されていない。

【通釈】　　［沈］　《霊枢》では、「痱の病と言うものは、身体に痛みがなく、四肢は弛緩して収まらず、意識は甚だしく乱れず、言葉は微かであるが、明瞭であれば治療は可能であり、甚だしい場合は喋ることができず、治療は不可能である」と言う。そこで、後人はこれに倣って処方を提出する。

　　［尤］　　痱とは、廃れることである。精神が保持されず、筋骨が用いられなくなる。特に邪気が乱すだけではなく、また真気の衰えである。麻黄、桂枝は邪を散じる理由であり、人参、当帰は正気を養う理由である。石膏は杏仁に合わせて邪を散じる力を助け、甘草は乾姜に合わせて気を回復させるのに必要で

ある。即ち、攻補兼施の方法である。

【本文】　案ずるに、《漢・賈誼伝》に云う、「痱なる者は、一面病む。痱なる者は、一方病む」と。師古の註に、「痱は足の病、痱は風の病なり」と。《聖済総録》に云う、「痱は、字書に、痱を病めば而ち廃ると。肉は其の肉に非ざる者は、身体に痛み無く、四肢収まらずして用うる所無きを以てなり」と。《樓氏綱目》に云う、「痱は、廃るるなり。痱は、即ち偏枯の邪気深き者なり。其の半身に気営の運ること無きを以ての故に偏枯と名づく。其の手足廃れて収まらざれば、或は痱と名づけ、或は偏に廃れ、或は全く廃るるを以て、皆痱と曰うなり」と。是れ痱は即ち中風の謂いなるを知る。《脈解篇》の瘖俳は、即ち瘖痱なり。徐は、則ち痱なる者は痺の別名と謂う。此の説、喩氏の《法律》に本づく。尤は、誤る。《外台》は、本方の煎法の後に云う、「范汪方は、主病、及び水升数を用いて煮て多少を取るは、並びに同じ。汪云う、「是れ仲景の方」と」と。本、両味を欠く。汪は、東晋の人為りて其の言此くの如し。正しく此れも亦仲景の旧方なるを知る。原本は載を失し、宋臣因りて之を附すなり。

　虞氏の《医学正伝》に云う、「《金匱要略》の本方は、石膏、当帰有りて附子、防風、防己無し。愚本方を案ずるに、石膏、当帰は固より無かる可からず。而して附子、防風、防己は、尤も欠く可からず。此れ、恐らくは伝写する者の脱簡のみ」と。簡案ずるに、続命湯は、《千金》、《外台》に載す所は凡そ数十方。唯だ《外台・風身体手足不随門》の《古今録験》の小続命湯の方中に附子、石膏並用す。虞氏の言は、従う可からず。

　王氏の《古方選註》に云う、「古今録験なる者は、其の方竹簡に録す。古従り漢に至り、始めて《金匱》の附方の中に刊す。続命なる者は、病を却かせて年を延ばすの功有り」と。案ずるに、《十六国春秋》に、盧循は劉裕に益智粽を遺り、裕は乃ち答うるに続命湯を以てすること有り。又歐陽修は「細かに続命絲を為る」の句有り。二字の年を延ばすを謂うを徴す可し。

【語釈】　○《脈解篇》：《素問・脈解篇》を参照。瘖俳は、啞になって話しをすることができず、四肢は麻痺して運動できなくなる病証を指す。　○刊：きざむ。書物を出版する。発刊。　○益智粽：益智は、龍眼肉の意か。粽は、ちまき。

【通釈】　案じるに、《漢書・賈誼伝》では、「辟は、一面が病む。痱は、一方が病む」と言う。顏師古の注釈では、「辟は足の病であり、痱は風の病であ

る」とある。《聖済総録》では、「痱は、字書では、痱を病むと廃れるとある。肉がその肉でないのは、身体に痛みがなく、四肢が収まらず、用いる所がないからである」とある。《楼氏綱目》では、「痱は、廃れることである。痱は、偏枯の邪気が深い場合である。その半身に営気が運らなくなるので、偏枯と名づける。その手足が廃れて収まらなければ、あるいは痱と名づけ、あるいは一側が廃れ、あるいは両側が廃れるので、皆痱と言う」と言う。このように痱は中風のことを言うことが解る。《素問・脈解篇》の瘖俳は、瘖痱のことである。徐氏は、痱は痹の別名であると言う。この説は、喩氏の《医門法律》に基づいている。尤氏は、誤っている。《外台》では、本方を煎じる方法の後に、「范汪方は、主病、および水数升を用いて煮て多少を取るのは、並びに同じである。汪氏は、「これは仲景の方である」と言う」と言う。元々分量と気味を欠いている。汪氏は東晋の人であり、その言葉はこのようなものである。正しくこれもまた仲景の旧方であることが解る。原本は記載されていないので、宋臣がこれによってここに附したのである。

　虞氏の《医学正伝》では、「《金匱要略》の本方は、石膏と当帰があり、附子、防風、防己がない。私が本方を案じると、石膏と当帰は固よりなくてはならない。そして附子、防風、防己は、最も欠くべきではない。これは、恐らくは伝写をする者の脱簡である」と言う。元簡が案じるに、続命湯は、《千金》、《外台》に記載する所はおよそ数十方がある。ただ、《外台・風身体手足不随門》の《古今録験》の小続命湯の方中では、附子と石膏を並用している。虞氏の言葉は、従うべきでない。

　王氏の《古方選註》では、「古今録験は、その処方は竹簡に記録した。古より漢に至り、始めて《金匱要略》の附方の中に記載された。続命湯は、病を退かせて年を延ばす効能がある」と言う。案じるに、《十六国春秋》では、盧循は劉裕に益智粽を遺り、劉裕はこれに答えるのに続命湯をもってしたの記載がある。また、欧陽修には「細かに続命糸を作る」の句がある。（続命と言う）二つの字が年を延ばすことを言っているのを明らかにすべきである。

【解説】　本条文は、痱の証候と治療法について論述している。

　中風痱は、中風に罹患し、身体に疼痛がなく、四肢は弛緩して収まらず、意識は甚だしく乱れないが、時に言葉を喋ることができなくなる病証である。中風痱の「痱」とは、四肢の運動が廃れることを言う。中風痱に罹患し、邪気が乱れ、真気が衰えると、精神は保持されず、筋骨は用いられなくなるので、身

体は弛緩して自ら保持することができず、あるいは拘急して自ら転側することができず、口は言葉を喋ることができず、精神は恍惚として痛む部位が解らなくなる。そこで、《古今録験》続命湯を与えて攻補兼施する。

　　《古今録験》続命湯は、麻黄、桂枝、当帰、人参、石膏、乾姜、甘草、川芎、杏仁からなる処方である。方中の麻黄、桂枝は邪を散じ、人参、当帰は正気を養い、石膏、杏仁は邪を散じる力を助け、甘草、乾姜は気を回復させる。

【原文】　　千金三黄湯：治中風手足拘急、百節疼痛、煩熱心乱、悪寒、経日不欲飲食。

【本文】　　《千金》三黄湯：中風、手足拘急し、百節疼痛し、煩熱して心乱れ、悪寒し、日を経て飲食を欲せざるを治す（《千金・賊風門》に「仲景の三黄湯」と云い、「拘急」は「拘攣」に作る。○《三因》に云う、「兼ねて賊風、偏風、猥退風にて半身不遂し、失瘖して言わざるを治す」と）。

【語釈】　　○中風、手足拘急し云々：陳紀藩の説「本方は、衛気が虚弱になり、風邪を感受する病証を治療する。衛気が不足し、風邪が外に中ると、経脈が痺れて阻まれ、営衛が不利になる。そこで、手足は拘急し、百節は疼痛し、悪寒がする。風は陽邪であり、容易に化熱し、熱が心神を乱す。そこで、煩熱し心煩する。火熱が脾を傷り、脾が運化を失調する。そこで、日を経ると飲食を望まなくなる。治療は固表祛風、解表清熱すべきであり、三黄湯を用いる」、「本方は、元々身体が虚し、風邪を感受し、裏が熱して内に欝滞する証に適応される。そこで、悪寒、骨節の痛み、心中の煩熱、汗の出るのが不暢になるなどが弁証の要点になる」陳紀藩主編《金匱要略》

【通釈】　　《千金》三黄湯：外は風邪に中り、手足は拘急し、全身の関節に疼痛が出現し、煩熱して心は乱れ、悪寒がし、数日の間食欲がなくなる場合を治療する（《千金・賊風門》では「仲景の三黄湯」と言い、「拘急」の字を「拘攣」の字に作る。○《三因》では、「兼ねて賊風、偏風、猥退風で半身不随になり、啞になって言葉を喋らない場合を治療する」と言う）。

【本文】　　麻黄（五分）　　独活（四分）　　細辛（二分）　　黄耆（二分）　　黄芩（三分）

　　右五味、水六升を以て、煮て二升を取り、分かち温め三服す。一服すれば小しく汗し、二服すれば大いに汗す。心熱は、大黄二分を加う。腹満は枳実一枚を加う。気逆は人参三分を加う。悸は牡蛎三分を加う。渇は括樓根三分を加う。

先に寒有れば附子一枚を加う（「心熱」は、《千金》は「心中熱」に作る。《千金翼》は、「一枚」の下に「此れ仲景の方、神秘して伝えず」の八字有り）。

【語釈】　○《千金》三黄湯：聶恵民の説「本方は祛風散寒、扶正補虚する方剤であり、風寒が深く入った中風の歴節病のために設けられている。麻黄をもって風邪を表散し、更に独活の辛苦微温で腎に入るのをもって祛風勝湿止痛に用い、これによって筋骨に入った風を除き、細辛の辛温香竄で陰経に入った風寒を除いて温腎し、黄芩は清熱し、黄耆は益気補中、扶正去邪する場合は、正気は回復し、邪気は散じて内より外に達する」《経方方論薈要》。王廷富の説「大黄は、実熱を除く。そこで、心（胃）に熱がある場合は、これを加える。枳実は、よく中と下の気を寛げる。そこで、腹満にはこれを配伍する。人参は、よく益気扶正する。もし虚に属し気が上逆する場合は、運用すべきである。心経に虚熱があり、心悸する場合は、牡蛎を加えて潜陽して虚熱を斂めるべきである。津液が傷られて口が渇く場合は、そこで括蔞根を加え、生津潤燥する。もし元々元陽が不足し、虚寒の症がある場合は、附子を加えて元陽を壮んにして温経祛寒する」《金匱要略指難》。　○心熱：胃腸の実熱の積聚を指す。○神秘：神秘化する。

【通釈】　麻黄（五分）　独活（四分）　細辛（二分）　黄耆（二分）　黄芩（三分）

右の五味に水六升を用い、煮て二升を取り、三回に分けて温めて服用する。一回服用すると微かな汗が出、二回服用すると大いに汗が出る。心熱がある場合は、大黄二分を加える。腹満がある場合は、枳実一枚を加える。気が上逆する場合は、人参三分を加える。心悸がある場合は、牡蛎三分を加える。口渇がある場合は、括蔞根三分を加える。先に寒えがある場合は、附子一枚を加える（「心熱」は、《千金》では「心中が熱する」に作る。《千金翼》では、「一枚」の下に「これは仲景の処方であり、神秘化して伝えない」の八字がある）。

【本文】　［魏］　亦中風の正治と為して少しく変通を為す者なり。独活を以て桂枝に代うは、風入るの深き者の為に設くるなり。細辛を以て乾姜に代うは、邪経に居る者の為に設くるなり。黄耆を以て虚を補い、以て熄風するなり。黄芩を以て石膏に代え、清熱するは、湿下に鬱し、熱上に甚だしき者の為に設くるなり。心熱に大黄を加うるは、以て熱を洩らせばなり。腹満に枳実を加うるは、以て欝を開き気を行らせばなり。気逆するに人参を加うるは、以て補中益

中風歴節病脈証并治第五

気すればなり。悸に牡蛎を加うるは、水邪を防げばなり。渇に括樓根を加うる
は、以て肺を粛し津を生じ熱を除けばなり。大約は、虚して熱有る者の為に治
を言うなり。先に寒有るは、即ち素寒有るなり。素寒有れば、則ち熱無きこと
知る可し。縦え熱有るも亦内は真寒、外は仮熱のみ。附子を加うと云えば、則
ち方中の黄芩も亦応に斟酌すべし。此れも又虚して寒有る者の為に治を言うな
り。

【語釈】　〇粛：「粛降する」の意。

【通釈】　〔魏〕　また、中風の正治であるが、僅かに変局に通じる場合であ
る。独活をもって桂枝に代えるのは、風が深く入るもののために設ける。細辛
をもって乾姜に代えるのは、邪が経にあるもののために設ける。黄耆をもって
虚を補い、これによって熄風する。黄芩をもって石膏に代え、清熱するのは、
湿が下に欝滞し、熱が上に甚だしいもののために設ける。心熱に大黄を加える
のは、熱を洩らせるからである。腹満に枳実を加えるのは、欝滞を開き気を行
らせるからである。気が上逆するのに人参を加えるのは、補中益気するからで
ある。心悸に牡蛎を加えるのは、水邪を防ぐからである。口渇に括蔞根を加え
るのは、肺を粛降し津液を生じ熱を除くからである。およそは、虚して熱があ
るもののために治療を言う。先に寒があるのは、元々寒があることである。元
々寒がある場合は、熱がないことを知るべきである。たとえ熱があってもまた
内は真寒であり、外は仮熱だけである。「附子を加える」と言う場合は、方中
の黄芩もまた斟酌すべきである。これもまた虚して寒があるもののために治療
を言う。

【解説】　本条文は、中風の偏枯に罹患し、風邪が人体深くに侵入して化熱し
た証候と治療法について論述している。

　《金匱要略輯義》が引用する魏茘彤の処方解説では、麻黄の効能の説明がな
い。

　中風に罹患し、風邪が深く経脈に侵入すると、手足が拘急し、全身の関節に
疼痛が出現し、悪寒がする。湿が下に欝滞し、熱が上に甚だしくなると、煩熱
が生じて心が乱れ、数日の間食欲がなくなる。そこで、《千金》黄芩湯を与え
てこれを治療する。

　《千金》黄芩湯は、麻黄、独活、細辛、黄耆、黄芩からなる処方である。方
中の独活は、深く侵入した風邪を除く。細辛は、経にいる邪を除く。黄耆は、
虚を補って熄風する。黄芩は、清熱して熱を洩らす。

－ 283 －

もし胃腸に実熱が停滞する場合は、大黄を加えて熱を洩らす。もし腹満が出現する場合は、枳実を加えて欝滞を開き気を行らせる。もし気が上逆する場合は、人参を加えて補中益気する。もし水邪によって心悸が出現する場合は、牡蛎を加えて水邪を防ぐ。もし口渇が出現する場合は、括蔞根を加えて肺気を粛降し、津液を生じて熱を除く。もし元々寒えがある場合は、附子を加えて寒えを温める。

【原文】　近効方朮附湯：治風虚頭重眩、苦極、不知食味。暖肌補中、益精気。

【本文】　《近効方》朮附湯：風虚、頭重く眩み、苦極し、食味を知らざるを治す。肌を暖め中を補い、精気を益す（《外台》は、此の下に、「甘草附子湯は、風湿相い搏ち、骨節疼痛し云々を主療す」の三十余字を載す）。

【語釈】　○風虚、頭重く眩み云々：陳紀藩の説「本方は、陽が虚し風寒を挟んだ頭眩証を治療する。脾胃の陽気が虚すと、湿濁が除かれなくなる。清陽が昇らなくなると、頭や目を温煦できず、濁陰が上昇し、これに加えて外に風邪があると、清竅は不利になる。そこで、頭は重だるくなって眩み、痛みや苦しみは忍び難くなる。湿濁の邪が胃を犯す。そこで、飲食ができなくなる。治療は脾腎の陽を温補し、湿濁を除き、兼ねて営衛を調和すべきであり、朮附湯を用いる」陳紀藩主編《金匱要略》。王廷富の説「本条の主証は、頭が重だるくなって目眩に苦しむことである。最初に先ず陽が虚しているのか、陽が盛んであるのかを弁別する必要がある。もし陽が盛んである場合は、舌と脈はいずれも熱象があり、治療は清熱鎮肝すべきである。もし陽が虚している場合は、常に痰飲を挟み、肝風に随って上に溢れるので、証は目眩がして嘔吐しそうになり、あるいは動くと清水を吐出し、舌は淡で苔は細白滑であり、脈は沈細、あるいは沈滑である。これは、陽が虚して風痰が上を擾す証である。本方に半夏、茯苓、天麻、陳皮を加えて祛痰熄風すると、治療効果は更によくなる」《金匱要略指難》

【通釈】　《近効方》朮附湯：脾腎の陽気が虚して風寒の邪を感受し、頭は重だるくなり、目眩がして病状は極めて苦痛であり、食物の味が解らなくなる場合を治療する。肌を暖めて胃気を補い、精気を益す（《外台》では、この下に、「甘草附子湯は、風湿が打ち合い、骨節が疼痛し云々を主治する」の三十余字を記載する）。

【本文】　白朮（二両）　附子（一枚半、炮じ、皮を去る）　甘草（二両、炙

中風歴節病脈証并治第五

る）

　右三味、剉み、毎五銭匕、姜五片、棗一枚、水盞半、七分に煎じ、滓を去り、温服す。

【語釈】　○《近効方》朮附湯：聶恵民の説「本方は、寒湿を温散する方剤である。附子は温経散寒去湿し、白朮は健脾益気して除湿し、甘草は和中補虚し、生姜、大棗をもって散寒補中する。そこで、虚寒で風に中る本を治療する基礎の処方となる」《経方方論薈要》

【通釈】　白朮（二両）　附子（一枚半、火であぶって皮を除く）　甘草（二両、あぶる）

　右の三味をきざみ、毎回五銭匕、生姜五片、大棗一枚、水盞半を用い、十分の七に煎じ、滓を除き、温めて服用する。

【本文】　［徐］　腎気空虚なれば、風邪之に乗じ、漫りに出路無し。風は腎中の濁陰の気を挟み、厥逆して上攻すれば、頭中眩み苦しむこと極に至るを致し、兼ねて胃気も亦虚するを以て食の味を知らず。此れ、軽揚風剤の愈やす可きに非ず。故に附子を用いて其の水藏を煖め、白朮、甘草は其の土藏を煖め、水土一に煖かなるは、猶之が冬月の井中、水土既に煖かく、陽和の気以て立ちどころに復す可くして濁陰の気駆らずして自ら下るがごとし。

【通釈】　［徐］　腎気が空虚になると、風邪がこれに乗じ、散漫して出路がない。風が腎中の濁陰の気を挟み、厥逆して上を攻めると、頭の中が眩み、苦しみは極限に達し、兼ねて胃気もまた虚すので、食物の味が解らなくなる。これは、軽く揚がる風剤で治療できるものではない。そこで、附子を用いてその水臓を暖め、白朮、甘草はその土臓を暖め、水臓と土臓が一に暖かくなるのは、丁度冬季の井戸の中は、水と土が既に暖かく、和やかな陽気が立ちどころに回復するはずであり、濁った陰気は駆らずに自然に下るようなものである。

【本文】　案ずるに、《外台・頭眩門》に載す所の《近効》白朮附子湯は、桂枝有りて生姜、大棗無し。右四味、切り、水六升を以て、煮て三升を取り、分かちて三服と為し、日に三たびす。初服にて微汗を得れば、即ち解す。能く食し復た煩する者は、五合以上を服するを将て愈ゆ。此れ、本仲景の《傷寒論》方と。即ち、是れ甘草附子湯なり。而して此に載す所は、去桂加朮附子湯なり。且つ煎法、及び分両は、宋人の改むる所にして、何を以て差謬すること此くの如きかを知らず。蓋し、孫奇等之を不検に失するなり。

【語釈】　○差謬：差は、たがう。くいちがう。謬は、あやまる。

【通釈】　案じるに、《外台・頭眩門》に記載する所の《近効》白朮附子湯は、桂枝があり、生姜、大棗がない。右の四味を切り、水六升を用いて煮て三升を取り、三回に分け、日に三回服用する。最初に服用し、微かな汗が得られる場合は、病は解される。もしよく食事を摂取し、また心煩する場合は、五合以上を服用すると治癒する。これは、元々仲景の《傷寒論》の処方であるとある。即ち、これは甘草附子湯である。そしてここに記載する所は、去桂加朮附子湯である。かつ煎じる方法、および分量は宋人が改めたものであり、どうしてこのように誤ったのかが解らない。思うに、孫奇らがこれを調べなかったことで誤ったのである。

【解説】　本条文は、陽気が虚して風寒の邪を挟む頭眩証の証候と治療法について論述している。

　腎気が虚し、風邪がこれに乗じ、風邪が腎中の濁陰の気を挟んで上逆すると、頭が重だくるなって眩み、苦しみは極限に達する。兼ねて胃気が虚すと、食物の味が解らなくなる。そこで、《近効方》朮附湯を与えて肌を暖め中を補い、精気を益す。

　《近効方》朮附湯は、白朮、附子、甘草、生姜、大棗からなる処方である。方中の附子は水臓を暖め、白朮、甘草は土臓を暖める。

【原文】　崔氏八味丸：治脚気上入、少腹不仁。

【本文】　崔氏八味丸：脚気上入し、少腹不仁するを治す。

【語釈】　○脚気上入し云々：陳紀藩の説「本方は、腎の陽気が不足して引き起こされる脚気が腹に入る証である。腎の脈は足に起こり、腹に上る。腎陽が虚し、気化が不利になる場合は、水湿が内に停まり、湿邪が下注する場合は、足は腫大して脚気を形成する。少腹部は、腎脈の経る所の部位である。水湿が内に集まる。そこで、少腹部は拘急して不仁する。治療は腎陽を温めて化気利水すべきであり、水湿が小便に随って去って留滞しなくなると、少腹部の拘急不仁は自然に治癒する」陳紀藩主編《金匱要略》

【通釈】　崔氏八味丸：脚気に罹患し、腎虚によって生じた寒湿が下肢から腹部に上逆し、少腹は腫れて痛みが解らず、拘急する場合を治療する。

【本文】　乾地黄（八両）　山茱萸　薯蕷（各四両）　沢瀉　茯苓　牡丹皮（各三両）　桂枝　附子（炮じ、各一両）

　右八味、之を末とし、煉蜜もて和して梧子大に丸じ、酒もて十五丸を下し、

中風歴節病脈証并治第五

日に再服す。

【語釈】　〇崔氏八味丸：聶恵民の説「本方は、腎陽を温補する方剤であり、陰陽を双補し、最も補陽を重んじる効能を具有する。崔氏八味丸、八味腎気丸、腎気丸の三者は、実は一つの処方である。腎陽が虚し、下焦の寒湿の邪が上逆することにより、少腹が不仁し、あるいは陽が虚し気化が失調し、小便が不利になり、あるいは陽が虚して腎を温めることができず、腎が虚して腰が疼むなどの証が引き起こされる。この方を用い、「火の源を益して以て陰翳を消」し、桂枝、附子をもって水中の火を補って腎気を鼓舞し、腎中の陽気が壮んになる場合は、寒湿の邪は温められる。更に六味丸で陰の虚を補って気を生じ、陽の弱まりを助けて化水し、気化して水が行る場合は、水は去り陰は傷られず、扶陽して火が昇らなくなると、陰陽は平らかに秘し、諸証は除かれるはずである。そこで、腎が虚して水を摂することができず、水が溢れて痰になり、上は心肺を凌ぐ痰飲や息切れなどの症に対してもまた応用できる。即ち、温腎化飲の方剤である」《経方方論薈要》。李克光の説「方中の附子、桂枝は、腎陽を温めて気化を助ける。地黄、山茱萸、山薬は、腎の陰精を補い、陰中に陽を求める。牡丹皮は、血を行らせる。茯苓、沢瀉は、滲湿泄濁し、前の薬が滋養するが、膩滞しないようにする」《金匱要略譯釋》

【通釈】　乾地黄（八両）　山茱萸　山薬（各々四両）　沢瀉　茯苓　牡丹皮（各々三両）　桂枝　附子（火であぶる、各々一両）

　右の八味を粉末とし、蜂蜜に煉り合わせてあおぎりの実の大きさの丸剤にし、酒で十五丸を飲み下し、日に二回服用する。

【本文】　［尤］　腎の脈は、足より起こりて腹に入る。腎気治まらず、湿寒の気経に随いて上に入り、少腹に聚まれば、之の為に不仁す。是れ駆湿散寒の剤の治す可き所の者に非ず。腎気丸を以て腎中の気を補い、以て生陽化湿の用を為すなり。

【通釈】　［尤］　腎の脈は、足より起こって腹に入る。腎気が治まらず、湿寒の気が経に随って上に入り、少腹部に集まると、このために麻痺する。これは、湿を駆り寒を散じる方剤が治療できる所のものではない。腎気丸をもって腎中の気を補い、これによって陽気を生じて湿を除く作用を発揮する。

【本文】　案ずるに、《外台・脚気不随門》に崔氏方を載せ、凡そ五条なり。第四条に云う、「若し脚気上りて少腹に入り、少腹不仁すれば、即ち張仲景八味丸を服す」と。方は、沢瀉四両、附子二両、桂枝三両、山茱萸五両、余は並

－ 287 －

びに本書と同じ。《旧唐経籍志》に《崔氏纂要方》十巻あり。崔知悌の撰なり（《新唐芸文志》に崔行功の撰と）。所謂崔氏其の人なり。知らざる者は、或は以て仲景崔氏の方に収録すと為す。故に詳らかに之に及ぶ。

【通釈】　案じるに、《外台・脚気不随門》では崔氏方を記載し、およそ五条がある。第四条では、「もし脚気が上って少腹部に入り、少腹が不仁する場合は、張仲景の八味丸を服用する」と言う。処方は、沢瀉四両、附子二両、桂枝三両、山茱萸五両であり、その他は並びに本書と同じである。《旧唐経籍志》では、《崔氏纂要方》十巻がある。崔知悌の撰である（《新唐芸文志》では、崔行功の撰であるとある）。いわゆる崔氏がその人である。知らない者は、あるいは仲景が崔氏の処方に収録したとする。そこで、詳らかにこれに及んだ。

【解説】　本条文は、脚気に罹患して少腹不仁が出現する場合の治療法について論述している。

　　腎脈は、足より起こって腹部に入る。脚気に罹患し、腎気が治まらなくなると、寒湿の邪が腎経に従って上に入り、少腹部に集まるので、少腹部は麻痺する。そこで、腎気丸を与えて腎中の陽気を補い、湿を除く。

【原文】　千金方越婢加朮湯：治肉極、熱則身体津脱、腠理開、汗大泄、厲風気、下焦脚弱。

【本文】　《千金方》越婢加朮湯：肉極、熱すれば則ち身体の津脱し、腠理開き、汗大いに泄れ、厲風気、下焦の脚弱きを治す。

【語釈】　〇肉極、熱すれば則ち身体の津脱し云々：陳紀藩の説「この方は、風湿が外を侵し、化熱して津を傷る病証を治療する。風湿が外を侵し、漸次化熱し、風が勝つ場合は熱が勝ち、熱が津液を傷って久しくなる場合は肌肉は消鑠する。そこで、形体は羸痩し、津液は脱出し、腠理は開き、汗は大いに漏れ、両脚は軟弱になる。《素問・風論篇第四十一》では、「癘なる者は、営気熱（腐に同じ）し、其の気清らかならず。故に其の鼻柱をして壊れて色をして敗れしめ、皮膚は瘍潰す。風寒、脈に於いて去らず。名づけて癘風と曰う。或は名づけて寒熱と曰う」と言う。《類経》の注釈に「風寒が血脈に客し、久しく留まって去らない場合は、営気が化熱し、皮膚は潰瘍が生じ、気血は清らかでなく、敗れて壊れる場合は、癘を生じる」と言うのによれば、風邪が侵入し、化熱して津を傷り、日が久しくなる場合は皮膚は腐敗して潰瘍が生じることを知るべきである。これが癘風であり、治療は祛風清熱除湿すべきであり、越婢

中風歴節病脈証并治第五

加朮湯を用いる」陳紀藩主編《金匱要略》。王廷富の説「肉極は、六極（皮、肉、筋、骨、脂、髄）の一つである。その症の肉極は、消痩である。その病を引き起こす原因は、風湿の邪にあり、欝滞が久しくなって解されない場合は脾を傷る。脾は、肌肉を主る。脾が傷られる場合は、肌肉が消痩し、肉極を形成する。別の一面では、風湿が欝滞し久しくなって化熱し、熱邪が外を熏蒸する場合は、腠理が密にならず、汗が多いに泄れる。汗は、陰液である。陰液が傷られる場合は、陽津は必ず損傷される。汗が過多になる場合は、津は必ず脱する。そこで、「身体の津脱す」と言う。これは、風湿の気が比較的猛烈である。そこで、厲風気と称される。影響が下焦に至ると、脚の痿弱が引き起こされる。これは、風湿が化熱する脚弱証である。そこで、風熱を宣散し、佐けるに燥湿する方法を用い、風厲の気を除く」《金匱要略指難》

【通釈】　《千金方》越婢加朮湯：肉極に罹患し、熱が生じると身体の津液が失われ、腠理が開いて汗が多量に漏れ、厲風気を形成し、下肢が軟弱になる場合を治療する。

【本文】　麻黄（六両）　　石膏（半斤）　　生姜（三両）　　甘草（二両）　　白朮（四両）　　大棗（十五枚）

　右六味、水六升を以て、先ず麻黄を煮て、上沫を去り、諸薬を内れ、煮て三升を取り、分かち温め三服す。悪風は附子一枚炮じて加う。

【語釈】　○《千金方》越婢加朮湯：聶恵民の説「越婢は、脾気を発越して津液を通行させるの意である。越婢加朮湯は、発汗行水、清熱除湿の方剤である。越婢湯に白朮を加えることによって組成される。本方は、一つには風が極まって熱に変化し、熱が勝り津が傷られ、陰が虚して脚が弱まる証を治療する。もう一つには、脾が虚して運化が失調し、肺が虚して治節が失調し、水液が下は膀胱に輸ることができなくなる皮水病を治療する。一つは津液が欠けて虚した状態に属し、もう一つは津液が貯留した状態に属している。ただ、いずれも脾の運化と関係がある。そこで、この処方を用いて脾気を発越し、津液が欠けているものを回復させ、液が貯留しているものを除く。そこで、いずれもこの処方を用いることができる。ただ、臨床では多くは皮水の病に用いる」《経方方論薈要》。王廷富の説「方中の麻黄は石膏に配伍し、辛温が変化して辛涼となるので、風熱を解する。麻黄は朮を得ると、既に過汗を防止でき、また肌腠の湿を除くことができる。生姜、甘草、大棗は甘温で脾を益して営衛を調和し、石膏は朮、甘草、生姜、大棗と同じく配伍し、清熱するが中陽を傷らない。こ

れは、寒熱を併用し、扶正祛邪する配伍の方法である。悪風に附子を加えるその意には、二つがある。その一は、陽が虚して悪風がする場合は、これを加えて元陽を壮んにする。その二は、これを加えて汗が出て亡陽するのを防ぐ」《金匱要略指難》

【通釈】　麻黄（六両）　石膏（半斤）　生姜（三両）　甘草（二両）　白朮（四両）　大棗（十五枚）

　右の六味に水六升を用い、先ず麻黄を煮て、上に浮かんだ泡沫を除き、諸薬を入れ、煮て三升を取り、三回に分けて温めて服用する。悪風がする場合は、附子一枚を火であぶって加える。

【本文】　案ずるに、徐、沈は厲風を以て癲と為すは、甚だしく誤る。《外台》に刪繁肉極論を引きて曰く、「凡そ肉極なる者は、脾に主らるるなり。脾は肉に応じ、肉は脾と合す。若し脾病めば、則ち肉は色を変じ云々、脾風の状、汗多ければ、陰動き、寒に傷らる。寒ゆれば則ち虚し、虚すれば則ち体重く怠堕し、四肢挙ぐることを欲せず、飲食を欲せず、食すれば則ち咳し、咳すれば則ち右の脇下痛み、陰陰として肩背に引き、以て動転す可からず。名づけて厲風と曰う」是れなり。又案ずるに、《千金・肉極門》は方を見わさずして云う、「方は七巻中に見わる」と。而れども今之を七巻中に攷うるに、脚気門に載す所は越婢湯にして附子有り。故に《外台・肉極門》は《千金》を引き、亦附子有り、煎法の後に云う、「一に起脾湯と名づく」と。而して脚気門の越婢湯方の後註に云う、「此れ、仲景方なり。本、越婢加朮湯と云う」と。又附子無し。胡洽云う、「若し悪風する者は、附子一枚を加う。冷痰多き者は、白朮を加う」と。蓋し、孫奇等彼是湊め合して録する所なり。故に《外台》と少しく異なること有り。

【語釈】　○怠堕：おこたる。怠は、なまける。堕は、くずれる。やぶれる。
　○陰陰：静かなさま。

【通釈】　案じるに、徐氏や沈氏が厲風を癲病とするのは、甚だしく誤っている。《外台》では、刪繁肉極論を引用し、「およそ肉極は、脾に主られる。脾は肉に応じ、肉は脾と合わさる。もし脾が病む場合は、肉は色を変化させ云々、脾風の性状は、汗が多くなると、陰が動き、寒に傷られる。寒える場合は虚し、虚す場合は身体は重だるく、ものうくなり、四肢を挙げたいとは思わず、食欲はなく、食事を摂取する場合は咳をし、咳をする場合は右の脇下が痛み、痛みはしくしくと肩や背に牽引し、身体を動かすことができなくなる。これを厲風

中風歴節病脈証并治第五

と名づける」と言うのがこれである。また、案じるに、《千金・肉極門》では、処方を見わさず、「処方は、七巻の中に見われている」と言う。しかし、今これを七巻の中に考えると、脚気門に記載する所は越婢湯であり、附子がある。そこで、《外台・肉極門》では《千金》を引用し、また附子があり、煎じる方法の後に、「一つには、起脾湯と名づける」と言う。そして脚気門の越婢湯方の後に注釈し、「これは、仲景の方である。元々は、越婢加朮湯と言う」と言う。また、附子がない。胡洽は、「もし悪風がする場合は、附子一枚を加える。冷痰が多い場合は、白朮を加える」と言う。思うに、孫奇らはあれこれと集めて合わせ、記録した。そこで、《外台》とは僅かに異なる所がある。

【解説】　本条文は、肉極の病機と証候、および治療法について論述している。

《金匱要略輯義》に記載される按語では、本証が発症する病機、処方解説などの解説が明確でない。詳細は、《金匱要略大成》を参照のこと。

肉極は、《外台》に引用される刪繁肉極論に記載された脾風に相当し、汗が多く出て津液が脱出し、肉の色が変色して枯れて敗られる病証である。本証は、《千金方》越婢加朮湯を与えてこれを治療する。《千金方》越婢加朮湯は、越婢湯に白朮を加えた処方である。もし悪風がする場合は、附子を加える。

金匱玉函要略輯義巻二

東都　丹波元簡廉夫　著

血痺虚労病脈証并治第六
論一首　脈証九条　方九首

【原文】　問曰、血痺病従何得之。師曰、夫尊栄人骨弱肌膚盛、重因疲労汗出、臥不時動揺、加被微風遂得之。但以脈自微濇在寸口、関上小緊、宜針引陽気、令脈和。緊去則愈。(1)

【本文】　問いて曰く、血痺の病は何従り之を得るかと。師曰く、夫れ尊栄の人は骨弱く肌膚盛んに、重ねて疲労に因りて汗出で、臥して時ならずして動揺し、加うるに微風を被りて遂に之を得。但だ脈自ら微濇寸口に在り、関上は小しく緊なるを以て、宜しく針もて陽気を引き、脈をして和せしむべし。緊去れば則ち愈ゆと（「因」は、趙本は「困」に作る。「臥」の上に、《脈経》は「起」の字有り、「加」は「如」に作る。「関上」の下に、沈本は「尺中」の二字有り。《千金》は、「但だ」の上に「形風状の如し」の四字有り、「緊」の上に「小」の字無し。《脈経》は、並びに同じ）。

【語釈】　〇脈自ら微濇寸口に在り、関上は小しく緊：李克光の説「両手の寸部の脈は分かれて心肺に属し、肺は気を主り、心は血を主る。脈が微であるのは陽気の虚を提示し、脈が渋であるのは血行が渋ることを表示し、関部が小しく緊であるのは微かに風寒を感じ、邪が深く入らないことを表明する。そこで、血痺の病因、病機は、陽気が不足し、外は風寒を受け、陽気の不通と血行の不暢が引き起こされることにある」《金匱要略譯釋》。　〇宜しく針もて陽気を引き、脈をして和せしむべし：呂志杰の説「血痺は、身体が虚して風を受け、血行が不暢になって引き起こされる。ただ、血行が不暢になる原因は、実は陽気が痺れて阻まれるからである。そこで、針刺の方法を用いて陽気を引導し、陽気が行ると邪が去り、邪が去ると脈は調和して緊ではなくなる。このようにすると、血痺は自然に治癒する。これによって、血分が凝滞する病は、ただ血分を治療すべきであるだけではなく、陽気を通調することを主とすべきであるのを知るべきである。これは、気は血の帥であり、気が行る場合は血も行るからである」《金匱雑病論治全書》

【通釈】　ある人が質問し、「血痺の病は、どのようにして発生するのであろうか」と言った。師はこれに答え、「いったい労働をせず優雅な暮らしをしている高貴の人は、外表の肌膚は豊満であるが、筋骨は弱く、また僅かな労働によって汗が出、睡眠中は常に身体を反転させるので、風邪を感受して遂に血痺を発症する。もし病人の脈象が元々微濇で寸部にあり、関部で微かに緊である場合は、針刺療法を用いて陽気を引導して気血を通暢すると、脈象は調和が取れて緊脈は消失し、病は治癒する」と言った（「因」の字は、趙本では「困」の字に作る。「臥」の字の上に、《脈経》では「起」の字があり、「加」の字は「如」の字に作る。「関上」の字の下に、沈本では「尺中」の二字がある。《千金》では、「但だ」の字の上に「形は風の性状のようである」の四字があり、「緊」の字の上に「小」の字がない。《脈経》では、並びに同じである）。

【本文】　　［鑑］　歴節は、気を傷るに属するなり。気傷れて痛む。故に疼痛するなり。血痺は、血を傷るに属するなり。血傷れて腫る。故に麻木するなり。前は以て邪気気分に聚まるを明かし、此れは以て邪気血分に凝るを明かす。故に血痺を以て之を名づくるなり。尊栄の人は、膏粱の人を謂い、素甘肥を食す。故に骨弱く肌膚盛んに重し。是を以て疲労に任えざれば則ち汗出で、汗出づれば則ち腠理開き、亦久臥に勝えず、臥せば則ち時ならずして動揺し、動揺すれば即ち微風を加えて被り、亦遂に以て之を干すを得。此れ、膏粱の人は、外は盛んなるも内は虚し、微風、小邪と雖も、病を為し易きを言うなり。然らば何を以て病血痺なるを知るや。但だ身体不仁し、脈自ら微濇なるを以て、則ち邪血に凝るが故を知るなり。寸口、関上小緊も亦風寒の微邪応に之を脈に得ればなり。針は、能く経絡を導引し、諸痺を取る。故に宜しく針もて気血を引き、以て其の邪を瀉すべし。脈をして濇ならずして和せしめ、緊去り邪散ずれば、血痺は自ら通ずるなり。

【語釈】　○膏粱：美食。富貴な人。　○寸口、関上小緊も亦風寒の微邪応に之を脈に得：《医宗金鑑》では、「脈自微濇在寸口、関上小緊」を「脈自ら微濇、寸口、関上に在りては小緊」と訓読する。これは、気血が不足し、風寒の邪を感受することが血痺を形成する原因になることを説明する。陳紀藩の説「血痺は、気血の不足によって引き起こされる。微は陽が微かなことであり、濇は血が滞ることである。寸と関の両部に小緊の象が見われるのは、受けた邪が比較的浅く比較的軽い表現である。実際は、六脈が微濇であり、寸部と関部が小緊の象を帯びている」陳紀藩主編《金匱要略》。通常は、「脈自ら微濇寸

血痺虚労病脈証并治第六

口に在り」と「関上は小しく緊」の二句に分けて理解される。李克光の説「「但以脈自微濇在寸口関上小緊」の句を区切る問題に対しては、後世の注釈家には分岐があり、主なものには二種類がある。一つには、これは「但だ脈自ら微濇寸口に在り、関上に小緊なるを以て」と認識し、例えば黄樹曾のようなものである。もう一つには、これは「但だ脈自微濇を以てし、寸口、関上に在りては小緊」と認識し、《金匱要略心典》のようなものである。仲景が常に脈象を借りて病機を明らかにする特徴に基づき、血痺の成因を結合すると、前の説が比較的仲景の元々の意に符合するようである」《金匱要略譯釋》。　○導引：導く。案内する。

【通釈】　［鑑］　歴節は、気が傷られた状態に属している。気が傷られて痛む。そこで、疼痛が出現する。血痺は、血が傷られた状態に属している。血が傷られて腫れる。そこで、麻痺する。前は邪気が気分に集まることを明らかにし、これは邪気が血分に凝滞することを明らかにする。そこで、血痺をもってこれを名づける。尊栄の人は、美食家のことを言い、元々甘いものや脂っこいものを食べている。そこで、骨は弱いが、肌膚は旺盛で重い。ここをもって疲労に堪えられなくなると汗が出て、汗が出ると腠理が開き、また長い間床に臥せることに堪えられず、床に臥せると常に身体を動揺させ、身体を動揺させると更に微風を被り、また遂に微風がこれを犯すこととなる。このように、美食家は、外は盛んであるが、内は虚し、微風や小邪ではあっても、容易に病を発生することを言う。そうであれば、どのようにして血痺を病んでいることが解るのであろうか。ただ、身体が麻痺し、脈が自然に微濇になるので、邪が血に凝滞していることが解る。寸部と関部の脈が小緊になるのもまた風寒の微邪がこれを脈に得るからである。針は、よく経絡を導引して諸々の痺証を除く。そこで、針を用いて気血を導引し、その邪を瀉すべきである。脈を濇ではなく調和させ、緊脈が去り、邪が散じる場合は、血痺は自然に通じる。

【本文】　《医通》に云う、「血痺なる者は、寒湿の邪、血分に痺著するなり。辛苦労勤の人は、皮膚緻密、筋骨堅強なれば、風寒湿の邪有りと雖も、之に能く客すること莫し。惟だ尊栄奉養の人は、肌肉豊満、筋骨柔脆にして、素常に疲労に勝えず、行臥に動揺し、或は微風に遇えば、則ち能く痺著して患いを為すも、必ずしも風寒湿の気雑ざり至りて病を為さざるなり。夫れ血痺なる者は、《内経》の所謂「脈に在れば、則ち血凝りて流れず」なり。仲景、直ちに其の流れざる所以の故を発し、血は既に痺し、脈自ら微濇と言う。然して寸、或は

- 295 -

関、或は尺は、其の脈小急を見わすの処なり。即ち、風入るの処なり。故に其れ針薬の施す所は、皆風を引きて外に出だすの法なり」と。

　案ずるに、《五藏生成篇》に曰く、「臥し出でて風之に吹き、血膚に凝る者は、痹を為す」と。王の註に、「痹は、癰痹を謂うなり」と（《広韻》に、癰の音は頑と。《巣源》、《千金》に間々癰痹の文有れば、頑麻の頑なるを知る。原は是れ癰の字なり）。此れ、即ち血痹なり。而して《易通卦験》に曰く、「太陽の脈虚するは、多く血痹を病む」と。鄭玄の註に、「痹なる者は、気達せず、未だ当に至るべからずして病を為す」と。蓋し、血痹の称、防めて此に見わる。《千金》に云う、「風痹遊走して定まる処無し。名づけて血痹と曰う」と。後世麻木と呼ぶ者は、即ち是れなり。《活人書》に云う、「痹なる者は、閉づるなり。閉じて不仁す。故に痹と曰うなり」と。本《中藏経》に出づ。

【語釈】　○辛苦：苦しむ。　○労勤：労は、労働。勤は、疲れる。　○尊栄：尊くてさかえる。　○奉養：ひと、または我が身を養う。　○柔脆：やわらかでもろい。　○脈に在れば、則ち血凝りて流れず：出典は、《素問・痹論》。全句は、「痹病が脈に発生する場合は、血が凝滞して渋り、不暢になる」の意。　○臥し出でて風之に吹き、血膚に凝る者は、痹を為す：全句は、「眠っていて起きたばかりの時に風邪の侵襲を被り、血液が皮膚に凝滞する場合は、しびれて感覚がなくなる痹証を発生する」の意。　○癰：しびれる。麻痹する。　○頑：かたくな。

【通釈】　《医通》では、「血痹は、寒湿の邪が血分に痹れて着く。苦労して労働で疲れる人は、皮腠は緻密であり、筋骨は堅く強いので、風寒湿の邪があっても、これによく客することがない。ただ、高貴で我が身を養う人は、肌肉は豊満であるが、筋骨は柔らかくてもろく、元々常に疲労に堪えることがなく、行動や安臥で身体は動揺し、あるいは微風に遇う場合は、邪はよく痹れ着いて患いを生じるが、必ずしも風寒湿の気が雑ざって到来し病を生じることはない。そもそも血痹は、《内経》のいわゆる「痹証が脈にある場合は、血は凝滞して流れなくなる」のことである。仲景は直ちに血が流れない理由を述べ、血は既に痹れているので、脈は自ら微濇であると言う。そして寸部、あるいは関部、あるいは尺部は、その脈が小で拘急するのを見わす所である。即ち、風が入る所である。そこで、針や薬を施す所は、皆風を引いて外に出す方法である」と言う。

　案じるに、《素問・五藏生成篇》では、「眠っていて起きたばかりの時に風

- 296 -

邪がこれに侵入し、血が膚に凝滞する場合は、痺証を発生する」と言う。王氏の注釈では、「痺は、癇痺のことを言う」とある（《広韻》では、癇の音は頑であるとある。《諸病源候論》や《千金》では間々癇痺の文があるので、頑麻の頑であることが解る。元々これは「癇」の字である）。これは、血痺のことである。そして《易通卦験》では、「太陽の脈が虚す場合は、多くが血痺を病む」と言う。鄭玄の注釈では、「痺は、気が到達せず、いまだ至らないはずであるが、病を発生する」とある。思うに、血痺の名称は、始めてここに見われる。《千金》では、「風痺が遊走し、定まる所がない。これを名づけて血痺と言う」と言う。後世に麻木と呼ぶのが、これである。《活人書》では、「痺は、閉じることである。閉じて麻痺する。そこで、痺と言う」と言う。元々は《中藏経》に出ている。

【解説】　本条文は、血痺の病因、病機、証候、および針刺療法について論述している。

　血痺は、《素問・五藏生成篇》に「臥し出でて風之に吹き、血膚に凝る者は、痺を為す」とあるように、微かな風邪が侵入し、血の運行が凝滞し、身体が麻痺して感覚がなくなる病証である。尊栄の人は、高貴で美食家のことを言う。即ち、高貴で美食家の人は、常に甘いものや脂っこいものを摂取しているので、骨は弱いが、肌膚は旺盛である。もし労働をして汗が出て、腠理が開き、あるいは床に臥せて常に身体を動揺させる場合は、微風が侵入するので、容易に血痺を発生し、身体は麻痺する。邪が血分に侵入して血の運行が凝滞すると、脈は自然に微濇になる。微かな風寒の邪が侵入すると、寸部と関部の脈は小で緊になる。針刺療法は、経絡を導引して種々の痺証を除く方法である。そこで、本証の治療は、針刺療法を採用して気血を導引し、邪を瀉して脈を調和させるべきである。針刺療法を行った後、緊脈が去り、邪が散じると、血痺は自然に治癒する。

【原文】　血痺、陰陽倶微、寸口関上微、尺中小緊、外証身体不仁、如風痺状、黄耆桂枝五物湯主之。(2)
【本文】　血痺、陰陽倶に微、寸口、関上は微、尺中は小緊、外証身体不仁し、風痺の状の如きは、黄耆桂枝五物湯之を主る（《千金》に「風状の如し」に作り、《脈経》に「風落の状の如し」に作るは、並びに非なり）。
【語釈】　○陰陽倶に微：陰陽は、営衛気血を指す。微は、微弱を指す。「陰

－ 297 －

陽倶に微」は、営衛気血がともに不足することを言う。陳紀藩の説「陰陽がともに微であるのは、営衛気血がいずれも不足することを強調する。そこで、寸口と関上の脈はいずれも微であることを提出する。小緊脈は、寒を主る。邪を感じるのが比較的重くて深いので、小緊脈は尺中に出現する」陳紀藩主編《金匱要略》。李克光の説「本証は、営衛気血がともに虚している。寸部と関部の脈が浮取と沈取でいずれも微であり、尺部の脈が幾らか緊の象を見わすのは、明らかに血痺の重症に属している」《金匱要略譯釋》。　○風痺：頑なに麻痺する症状と疼痛がいずれもあるが、疼痛が主体の病証を指す。陳紀藩の説「「風痺の状の如し」とは、風痺の証のように疼痛の感覚を帯びることを言う。これは、血行が閉ざされ阻まれて比較的甚だしくなり、「通ぜざれば、則ち痛む」で引き起こされることによる」陳紀藩主編《金匱要略》

【通釈】　血痺に罹患し、営衛気血がともに虚し、あるいは浮取と沈取では寸部と関部の脈がともに微になり、尺部の脈が小緊になり、症状は身体が痺れて知覚がなく、風痺の症状に類似する場合は、黄耆桂枝五物湯がこれを主治する（《千金》に「風の性状のようである」に作り、《脈経》に「風が落ちる性状のようである」に作るのは、並びに誤りである）。

【本文】　［鑑］　此れ、上条を承け、互いに脈証を詳らかにして以て其の治を明かすなり。上条は「六脈微濇、寸口、関上小緊」と言い、此の条「陰陽」と言うは寸口、関上倶に微、尺中も亦小緊なり。合して之を観れば、血痺の脈は浮沈、寸口、関上、尺中倶に微、倶に濇、倶に小緊なるを知る可きなり。微なる者は、虚すればなり。濇なる者は、滞ればなり。小緊なる者は、邪なり。故に血痺は応に是くの如きの診有るべきなり。血痺の外証も亦身体頑麻し、痛痒を知らず。故に「風痺の状の如し」と曰うなり。

　　　［沈］　血痺は、乃ち陰陽営衛倶に微なり。邪血分に入れば、而ち血痺を成す。中上の二焦の陽微なるは、寸口、関上の脈も亦微を見わす所以なり。微邪下は営血に連なりて病を主る。故に尺中小緊なるは、是れ気虚し邪を受くるに因りて血痺を成すなり。桂、芍、姜、棗を用い、営衛を調和して陽気を宣ばす。然りと雖も、邪血に痺すは、表陽護りを失して邪を受くるに因る。故に黄耆を以て其の衛外の陽を補い、陰陽平らかに補い、微邪をして去らしむれば、而ち痺自ら開く。

　　　［尤］　不仁なる者は、肌体頑痺し、痛痒覚えず、風痺の状の如くにして実は風に非ざるなり。脈陰陽倶に微なるを以ての故に針す可からずして薬す可し。

- 298 -

《経》の所謂「陰陽形気倶に不足する者は、刺すに針を以てすること勿れ。而して調うるに甘薬を以てす」なり。

【語釈】　〇陰陽形気倶に不足する者は、刺すに針を以てすること勿れ。而して調うるに甘薬を以てす：出典は、《霊枢・邪気蔵府病形》。《霊枢・邪気蔵府病形》では、冒頭に「諸々の小なる者」の三字がある。全句は、「およそ脈象が小である場合は、陰陽と形気がともに虚弱であるので、針刺療法を用いるべきではなく、甘味の薬を用いてこれを調えるべきである」の意。

【通釈】　［鑑］　これは、上条を承け、互いに脈証を詳らかにしてその治療を明らかにする。上条が「六脈が微濇で、寸部の脈と関部の脈が小緊」と言い、この条が「陰陽」と言うのは、寸部の脈と関部の脈がともに微であり、尺部の脈もまた小緊のことである。合わせてこれを観ると、血痺の脈は浮取と沈取で、寸部、関部、尺部の脈がともに微であり、ともに濇であり、ともに小緊であることを知るべきである。脈が微であるのは、虚すからである。脈が濇であるのは、滞るからである。脈が小緊であるのは、邪である。そこで、血痺はこのような脈診があるはずである。血痺の外証もまた身体が頑なに麻痺し、痛みや痒みが解らない。そこで、「風痺の性状のようなものである」と言う。

　　［沈］　血痺は、陰陽と営衛がともに微である。邪が血分に入ると、血痺を形成する。上焦と中焦の二焦の陽が微であるのは、寸部と関部の脈もまた微を見わす理由である。微かな邪が下は営血に連なって病を生じる。そこで、尺部の脈が小緊である場合は、気が虚して邪を受けることによって血痺を形成する。桂枝、芍薬、生姜、大棗を用い、営衛を調和して陽気を宣ばす。そうではあるが、邪が血に痺れるのは、表陽が護りを失って邪を受けることによる。そこで、黄耆をもってその衛外の陽を補い、陰陽が平らかに補い、微かな邪を去らせると、痺は自然に開く。

　　［尤］　不仁は、肌膚や身体が頑なに痺れ、痛みや痒みを覚えず、風痺の性状のようであるが、風痺ではないことである。脈が陰陽でともに微であるので、針を用いて治療すべきでなく、薬を用いて治療すべきである。《経》のいわゆる「陰陽と形気がともに不足する場合は、針刺療法を用いるべきでなく、甘味の薬を用いてこれを調えるべきである」である。

【本文】　案ずるに、《血気形志篇》の王注に、「不仁は、応に用うべからざれば、則ち瘰痺するを謂う」と。《巣源・血痺候》に云う、「血痺なる者は、体虚し邪陰経に入るに由るが故なり。血は、陰と為す。邪血に入りて痺す。故

に血痺を為すなり。其の状、形体微風の吹く所を被るが如し」と。是れ頑痺の状を形容するなり。風痺は、諸家は註せず。唯だ《金鑑》は云う、「風痺にて関節を歴て流走せし疼痛に似ざるなり」と。此れ、風痺を以て歴節と為すは、恐らくは誤りなり。《巣源・風痺候》に云う、「痺なる者は、風寒湿の三気雑ざり至り、合して痺を成す。其の状、肌肉頑厚、或は疼痛す。人体虚し、腠理開くに由るが故に風邪を受くるなり」と。此れに據れば、則ち風痺は乃ち頑麻疼痛兼ねて有り。而れども血痺は則ち唯だ頑麻して疼痛無し。歴節は、則ち唯だ疼痛して頑麻せず。三病は各々異なる。豈混同す可けんや。

【語釈】　〇頑厚：知覚が鈍麻している。

【通釈】　案じるに、《素問・血気形志篇》の王冰の注釈では、「不仁は、用いられず、頑なに痺れることを言う」とある。《諸病源候論・血痺候》では、「血痺は、体が虚し、邪が陰経に入るからである。血は、陰である。邪が血に入って痺れる。そこで、血痺を生じる。その性状は、形体が微風の吹く所を被るようなものである」と言う。これは、頑痺の性状を形容している。風痺は、諸家は注釈していない。ただ、《医宗金鑑》では、「風痺で関節を歴て流走する疼痛には類似しない」と言う。これが風痺をもって歴節とするのは、恐らくは誤りである。《諸病源候論・風痺候》では、「痺は、風寒湿の三気が雑ざって至り、合わさって痺証を形成する。その性状は、肌肉は知覚が鈍麻し、あるいは疼痛が出現する。人体が虚し、腠理が開くので、風邪を受ける」と言う。これによると、風痺は頑なな麻痺と疼痛が兼ねてある。しかし、血痺はただ頑なに麻痺し、疼痛がない。歴節は、ただ疼痛が出現して頑なな麻痺はない。三つの病は各々が異なる。どうして混同することができようか。

【本文】　黄耆桂枝五物湯方

黄耆（三両）　芍薬（三両）　桂枝（三両）　生姜（六両）　大棗（十二枚。〇趙本に「十一枚」に作るは、非なり）

右五味、水六升を以て、煮て二升を取り、七合を温服し、日に三服す（原註は、「一方に人参有り」と。〇案ずるに、《千金》は、人参三両を用う。凡そ六味なるが故に単に黄耆湯と名づけ、「五物」の二字無し）。

【語釈】　〇黄耆桂枝五物湯：聶恵民の説「本方は、桂枝湯より甘草を除き、黄耆三両を加え、生姜を倍にして組成され、営衛を調和し、温陽行痺の方剤である。黄耆は、甘温で補気昇陽、固表補中し、気分の中においてその血を調え、その痺を行らせる。桂枝は、温経通陽、解肌発表し、営衛を透達して、その営

を調える。そこで、黄耆とともに主となる。芍薬は、和陰理血し、陰気を収め、黄耆、桂枝に配して一散一収で、調営和衛し、痺気を行らせ、営血を通じさせる。そこで、佐となる。生姜を倍にして宣痺通陽し、津液を行らせる。大棗は、甘温で補中益気すると、中気は壮んになり、津液は行り、営衛は調う。そこで、温経通陽し、気血を和やかにし、痺を除く良剤となり、風寒が血脈に痺れ、皮膚が麻痺して頑なに痺れ、あるいは疼痛がするなどの症に対して甚だ有効である」《経方方論薈要》

【通釈】　黄耆桂枝五物湯方

　黄耆（三両）　芍薬（三両）　桂枝（三両）　生姜（六両）　大棗（十二枚。〇趙本に「十一枚」に作るのは、誤りである）

　右の五味に水六升を用い、煮て二升を取り、七合を温めて服用し、日に三回服用する（原註では、「一方では、人参がある」とある。〇案じるに、《千金》では、人参三両を用いる。およそ六味であるので、単に黄耆湯と名づけ、「五物」の二字がない）。

【本文】　案ずるに、桂枝湯の法に據れば、生姜は当に三両を用うべし。而るに多く六両に至る者は、何ぞや。生姜は、味辛にて専ら脾の津液を行らせて営衛を和す。薬中に之を用うれば、独り発散するに専らせざるなり。成氏嘗て之を論ぜり。其の意は、蓋し亦此に在るや。

【通釈】　案じるに、桂枝湯の方法によれば、生姜は三両を用いるべきである。ところが、多くして六両にするのは、どうしてであろうか。生姜は、味が辛で、専ら脾の津液を行らせて営衛を調和する。薬の中にこれを用いる場合は、独り発散に専らしない。成氏は、かつてこれを論述した。その意は、思うにまたここにあるのではないだろうか。

【解説】　本条文は、血痺の重症型の証候と治療法について論述している。

　血痺は、頑なに麻痺するが、疼痛が出現しない病証である。血痺に罹患し、「陰陽倶に微」とは、寸部の脈と関部の脈がともに微になり、尺部の脈がまた小緊になることを言う。第1条に言う「但だ脈自ら微濇、寸口、関上に在りては小緊」の内容を合わせると、血痺の脈は浮取と沈取で寸関尺の三部の脈がともに微濇小緊になる。即ち、上焦と中焦の陽気が虚すと、脈は微になり、血が滞ると、脈は濇になり、微かな風寒の邪が営血に侵入すると、脈は小緊になる。血痺の外証は、肌膚や身体が頑なに麻痺し、痛みや痒みを覚えず、風痺の性状のようになる。風痺は風寒湿の三気が雑ざって至り、知覚麻痺と疼痛が出現す

－ 301 －

る病証であるが、血痺は知覚は麻痺するが疼痛はないので、「風痺の状の如し」と言う。本証は、《霊枢・邪気蔵府病形》に「陰陽形気倶に不足する者は、刺すに針を以てすること勿かれ。而して調うるに甘薬を以てす」とあるように、針刺療法は採用せず、黄耆桂枝五物湯を与えて治療する。

　黄耆桂枝五物湯は、黄耆、芍薬、桂枝、生姜、大棗からなる処方である。方中の黄耆は衛外の陽を補い、桂枝、芍薬、生姜、大棗は営衛を調和して陽気を宣ばす。

【原文】　　夫男子平人、脈大為労。極虚亦為労。(3)
【本文】　　夫れ男子平人、脈大なるを労と為す。極虚も亦労と為す（尤本は、「極」の上に「脈」の字有り）。
【語釈】　　○男子：陳紀藩の説「前人は、腎は先天の本であり、精を蔵することを主り、精気が欠けて消耗することが虚労病を引き起こす主な原因であると認識する。そこで、本篇では非常に多くの条文で「男子」と標榜するが、虚労がただ男子だけにある病であると固定するのではない」陳紀藩主編《金匱要略》。李克光の説「これが「男子」と表明するのは、房労が過度になると、精を傷り気を耗らすの意を寓している」《金匱要略譯釋》。　　○平人：呂志杰の説「「平人」は、外形より看ると、丁度無病のようであるの意味であり、即ち《経》のいわゆる「脈病みて人病まざる者」である」《金匱雑病論治全書》。
　　○脈大：王廷富の説「この条の大脈は、洪大で空虚であり、重按すると根がない脈であり、不足の象である。この脈象の病理は、精血が奪われて内に守られず、陽が秘やかにせず、気が外に張るからである。そこで、「脈大なるを労と為す」と言う」《金匱要略指難》。　　○極虚：王廷富の説「極虚は、その脈象が沈細虚弱であり、無力で無神のことを言う。営気が不足し、陽がなおいまだ浮かばない。そこで、脈は「極虚も亦労と為す」と言う」《金匱要略指難》
【通釈】　　そもそも壮年の男子で外見上は正常であるが、脈が浮大で無力になる場合は、虚労病である。脈が極めて虚す場合もまた虚労病である（尤本では、「極」の字の上に「脈」の字がある）。
【本文】　　［魏］　　虚労なる者は、労に因りて虚し、虚に因りて病むなり。人の気は呼吸に通じ、臓腑に根ざす。静かなれば則ち陰を生じ、動けば則ち陽を生ず。陰陽は本気の動静の生ずる所にして動静は能く気の陰陽を生ず。此れ、二神両化の道なり。故に一たび静かに、一たび動きて互いに其の根と為る。天

血痺虚労病脈証并治第六

に在り人に在りては、倶に和平を貴びて偏勝を取ること無し。偏れば、則ち天に在るの陽愆り陰伏して化育乖る。人に在りては、則ち陽亢ぶり陰独りにして疾病作る。然らば、則ち虚労なる者は、動に過ぎて陽煩し、静に失して陰擾れ、陰日に益々耗りて陽日に益々盛んなり。是れ労に因りて虚し、虚に因りて病むと為すの由然なり（虚労は、必ず内熱より起き、骨蒸に終う。熱有る者は十に七八、其の一二の虚寒なる者は必ず邪熱先ず見われて其の後日久しく、正気に随いて倶に衰うるなり）。夫れ脈大の者は、邪気盛んなり。極虚の者は、精気奪わるなり。二句を以て虚労の総を掲ぐるも、未だ嘗て其の大は何れの脈に在るか、虚は則ち何れの経なるかを言わず。是れ主治する者は、五労、七傷の故に随いて之を諦審するに在り。豈数々言いて尽くす可き者ならんや。

　　［鑑］　李彣曰く、「平人なる者は、形無病の人の如し。《経》に云う、「脈病みて人病まざる者」是れなり。労すれば、則ち体外に疲れ、気中に耗る。脈大なるは、気盛んなるに非ざるなり。重按すれば、必ず空濡なり。乃ち、外は有余にして内は不足するの象なり。脈極虚は、則ち精気耗る。蓋し、大なる者は、労脈の外に暴わる者なり。極虚なる者は、労脈の内に衰うる者なり」と。

【原文】　○化育：万物を生じ育てる。　○諦審：諦と審は、ともに「つまびらかにする」。　○脈病みて人病まざる者：出典は、《難経・二十一難》。○空濡：空は、から。濡は、やすらか。おだやか。

【通釈】　［魏］　虚労は、過労によって虚し、虚すことによって病む。人の気は呼吸に通じ、臓腑に根ざしている。静かである場合は陰を生じ、動く場合は陽を生じる。陰陽は本気の動静によって生じ、動静はよく気の陰陽を生じる。これは、二つの神がともに変化する道である。そこで、一たび静かになり、あるいは一たび動いて互いにその根となる。天にあり、人にあっては、ともに平和であるのを貴び、偏勝を取ることがない。偏る場合は、天にある陽は誤り、陰は潜伏して正常の化育ができなくなる。人にあっては、陽が亢ぶり、陰が独りになり、疾病が発生する。そうであれば、虚労は、動に過ぎて陽が煩わしくなり、静に失して陰が乱れ、陰が日に益々消耗され、陽が日に益々盛んになる。これが、過労によって虚し、虚すことによって病む理由である（虚労は、必ず内熱より起こり、骨蒸に終わる。熱があるものは十に七八であり、その中の一二の虚寒のものは必ず邪熱が先ず見われ、その後に日が久しくなり、正気に従ってともに衰える）。そもそも脈が大である場合は、邪気が盛んである。極虚である場合は、精気が奪われている。二句をもって虚労の総論を掲示するが、

- 303 -

いまだかつてその大脈はどの脈にあるのか、虚はどの経であるのかを言わない。これを主治するものは、五労や七傷の原因に従ってこれを詳らかにする必要がある。どうして数々言ってこれを尽くすことができるものであろうか。

　　［鑑］　李彣は、「平人は、形が無病の人のようなものである。《経》に「脈が病むが、人が病まない場合」と言うのがこれである。過労になる場合は、体は外に疲れ、気は中に耗る。脈が大であるのは、気が盛んであるのではない。重按すると、必ず空虚で穏やかである。即ち、外は有余であるが、内は不足する象である。脈が極めて虚す場合は、精気が耗っている。思うに、大は、労脈が外に暴われたものである。極虚は、労脈が内に衰えたものである」と言う。

【解説】　　本条文は、虚労病に出現する二種類の脈象について論述している。

　　虚労病は、過労によって身体が虚弱になる病証である。冒頭の「平人」は、《難経・二十一難》に「脈病みて形病まざる者」とあるように、脈は病脈を呈するが、身体は無病のような人を言う。過労によって身体は外に疲れ、気は中に消耗されると、外は有余であるが、内は不足する大脈が出現する。あるいは過労によって精気が消耗されると、脈は極めて虚す。即ち、脈が大である場合と脈は極めて虚す場合は、いずれも虚労病の脈である。

【原文】　　男子面色薄者、主渇及亡血。卒喘悸、脈浮者、裏虚也。（4）

【本文】　　男子面色薄き者は、渇及び亡血を主る。卒かに喘悸し、脈浮の者は、裏虚するなり。

【語釈】　　○面色薄し：顔面の色調が淡白で華かでないことを指す。陳紀藩の説「本条は、陰血不足が主な脈証を論述している。《素問・五藏生成篇》では、「心の合は、脈なり。其の営は、色なり」と言う。失血する場合は、血が虚して顔面を正常に栄養することができなくなる。そこで、顔面の色調は白くなって華やかさがなくなる」陳紀藩主編《金匱要略》。　　○裏虚す：気血が虚していることを指す。王廷富の説「もし尺部の脈が浮である場合は、肺・心・腎の精気血がともに虚した腎不納気の証である。そこで、裏虚であって表証ではない」《金匱要略指難》。呂志杰の説「脈が浮で無力であるのは、虚労の脈である。脈と症を合参すると、いずれも裏虚で引き起こされる。裏虚の成因は、あるいは消渇により、あるいは亡血による。病歴の中よりこれを求めるべきである」《金匱雑病論治全書》

【通釈】　　男子の顔面の色調が淡白で沢いがない場合は、口渇と亡血が出現

－ 304 －

するはずである。突然気喘と動悸が出現し、脈が浮大で無力になる場合は、裏が虚している。

【本文】　［魏］　仲景、再び之を色に干て証に干て脈に干て験し辨じて以て之を決すと為す。男子の面色薄きは、即ち沢わざるなり。此れ、五藏の精奪われて面色其の光り潤うを失するなり。然れども光りは必ず面皮に在りて内に蘊り、潤いは必ず面皮に在りて内に敷けば、方に至りて厚しと為す。若し夫れ耀きを見わし呈すれば、則ち亦正厚色に非ず。今薄しと言えば、則ち光り潤うこと無き者に就きて言うなり。其の人必ず消渇、及び諸々の其の血を失亡するの疾を患い、因りて胸に喘し、心に悸す。卒なる者は、忽ち見われ忽ち已むの謂いなり。

　　［沈］　陰血虚すれば、而ち陽気は則ち盛んなり。虚火上に潜み、津液充たざれば、則ち渇く。気傷れて血を摂めざれば、則ち亡す。虚陽上逆し、肺を衝けば卒かに喘す。心営虚して真気斂めざれば、則ち悸す。

　　［尤］　脈浮は、裏虚すと為す。以て労すれば、則ち真陰守を失し、孤陽根無く、気外に散じて精内に奪わるなり。

【通釈】　［魏］　仲景は、再びこれを色、証、脈において試して弁別し、これによってこれを決定する。男子の顔面の色調が薄いのは、沢わないことである。これは、五臓の精が奪われ、顔面の色調が光って潤うのを失う。しかし、光りは必ず顔面の皮膚にあって内に積もり、潤いは必ず顔面の皮膚にあって内に敷布され、まさに至って厚くなる。もし耀きを見わす場合は、また正常の厚い色ではない。今「薄い」と言えば、光って潤うことがない場合について言う。その人は必ず消渇や諸々のその血を失う疾病を患い、これによって胸に気喘が出現し、心に動悸が出現する。卒は、忽ち見われ忽ち止むことを言う。

　　［沈］　陰血が虚すと、陽気は盛んになる。虚火が上に潜み、津液が充盈されなくなる場合は、口は渇く。気が傷られて血を摂めなくなる場合は、亡血する。虚陽が上逆し、肺を衝くと、卒かに気喘が出現する。心営が虚して真気が斂められなくなる場合は、動悸が出現する。

　　［尤］　脈が浮であるのは、裏が虚すからである。これによって疲労する場合は、真陰が守りを失い、孤陽は根がなく、気が外に散じ、精が内に奪われる。

【解説】　本条文は、陰血不足による虚労病の証候について論述している。

　　「面色薄し」は、顔面の色調が沢わないことを言う。裏が虚し、五臓の精が奪われると、顔面の色調は光って潤うことがない。陰血が虚すと、陽気が盛ん

になり、虚火が上に潜み、津液が充盈されなくなるので、口が渇く。気が傷られ、統血できなくなると、血が亡われる。卒は、忽ち見われ忽ち止むことを言う。虚陽が上逆し、肺を衝くと、卒かに気喘が出現する。心営が虚し、真気が斂められなくなると、心悸が出現する。真気が守りを失い、孤陽は根がなく、気が外に散じると、脈は浮になる。即ち、脈が浮になるのは、虚労病に罹患し、裏の陰血が虚すからである。

【原文】　男子脈虚沈弦、無寒熱、短気、裏急、小便不利、面色白、時目瞑兼衄、少腹満、此為労使之然。(5)

【本文】　男子脈虚にして沈弦、寒熱無く、短気、裏急、小便不利し、面色白く、時に目瞑して衄を兼ね、少腹満するは、此れ労之をして然らしむと為す（《脈経》は、「時時目瞑す」に作る）。

【語釈】　〇脈虚にして沈弦：王廷富の説「沈脈は腎を候い、弦は肝の本脈である。脈が虚で沈弦であるのは、沈弦で無力のことであり、下元が虧損し、肝腎がともに虚した証を主る」《金匱要略指難》。李克光の説「本条の脈証に対しては、気血両虚に属すると認識するものがあり、また陰陽両虚に属すると認識するものもある。ただ、「寒熱無し」の一句があるのを看ると、ただ悪寒発熱の表証がないことを指すだけではなく、かつ陰虚内熱、陽虚内寒の証もないことを指す。本条の脈証は表証と類似する所は少なく、反って陰陽両虚証と類似するものが多い。そこで、本条の脈証は、気血両虚に偏っている。脈が虚で沈弦であるのは、脈が沈弦で無力のことであり、気血両虚の象である」《金匱要略譯釋》。　〇寒熱無し：悪寒、発熱の症状がないことを指し、本条は外感病ではなく内傷の病であることを説明する。　〇短気、裏急：短気は、呼吸の気が短くなることを指す。裏急は、腹中が拘急し、痛みに似るが痛みではなく、脹満に似るが脹満ではないことを指す。陳紀藩の説「腎は先天の本であり、内は元陽を藏している。腎気が虚して納気ができなくなると、息切れがする。陽が虚して内臓を温煦できなくなると、腹中が拘急する」陳紀藩主編《金匱要略》。　〇小便不利し、…少腹満す：陳紀藩の説「腎陽が虚し、温陽化気して利小便ができなくなると、小便は不利になり、少腹部は脹満する」陳紀藩主編《金匱要略》。　〇面色白し：王廷富の説「血が顔面を栄養するのに不足する。そこで、顔面の色調は白くなる」《金匱要略指難》。　〇目瞑して衄を兼ぬ：瞑と眩は、通用する。即ち、目瞑は目眩である。また、病人が光りを恐れ、し

－ 306 －

血痺虚労病脈証并治第六

ばしば上眼瞼を閉じようとすると解釈する人がある。陳紀藩の説「陰が虚して
陽を藏することができず、虚陽が上に浮くと、目が眩み、衄を兼ねる」陳紀藩
主編《金匱要略》

【通釈】　男子の脈が虚して軟弱で無力になり、沈取で弦を帯び、悪寒や発熱
はなく、息切れがし、腹部は拘急し、小便は不利になり、顔面の色調は白く、
時に両目がはっきりと見えずに眩み、鼻出血を兼ね、少腹が脹満するのは、虚
労病が原因で引き起こされる証候である（《脈経》では、「時時目瞑する」に
作る）。

【本文】　［鑑］　此れも復た虚極まりて労を為すを申し、以て其の証の義を
詳らかにするなり。脈虚沈弦は、陰陽倶に不足すればなり。寒熱無きは、是れ
陰陽不足すと雖も、相い乗ぜざればなり。短気し、面白く、時に瞑し、衄を兼
ぬるは、乃ち上焦虚して血栄せざればなり。裏急し、小便利せず、少腹満する
は、乃ち下焦虚して気行らざればなり。凡そ此の脈証は、皆労に因りて病むな
り。故に曰く、「此れ労之を然らしむ」と。

　　［程］　白は、肺の色と為す。鼻は、肺の竅と為す。気既に下に化すこと能
わざれば、則ち頭に上逆す。故に目は之が瞑を為し、血に迫れば而ち鼻は之が
衄を為すなり。《内経》に曰く、「労すれば、則ち気耗る」は、其れ是の類か。

【語釈】　○瞑：目がくらむ。目をつぶる。　○労すれば、則ち気耗る：出典
は、《素問・挙痛論》。全句は、「過労になる場合は、気は消耗される」の意。

【通釈】　［鑑］　これもまた虚が極まって虚労病を生じることを述べ、これ
によってその証の義を詳らかにしている。脈が虚で沈弦になるのは、陰陽がと
もに不足するからである。寒熱がないのは、陰陽は不足するが、相互に乗じる
ことがないからである。息切れがし、顔面が白く、時に目が眩み、衄を兼ねる
のは、上焦が虚して血が栄養しなくなるからである。裏が拘急し、小便が通利
せず、少腹部が脹満するのは、下焦が虚して気が行らなくなるからである。お
よそこの脈証は、いずれも虚労によって病む。そこで、「これは、虚労病でこ
のようになる」と言う。

　　［程］　白は、肺の色である。鼻は、肺の竅である。気が既に下に下がるこ
とができなくなると、頭に上逆する。そこで、目は眩み、血に迫ると鼻は衄を
生じる。《内経》に「過労になる場合は、気が消耗される」と言うのは、この
類であろうか。

【本文】　案ずるに、本篇に「男子」の二字を標する者は、凡そ五条なり。未

- 307 -

だ其の意を詳らかにせず。諸家も亦置きて説無し。蓋し、婦人は帯下の諸病、産乳の衆疾、其の証虚労に似るも否なる者有り。男子と異なる無きこと能わず。故に殊に「男子」の二字を以て之を別かつか。

【通釈】　案じるに、本篇で「男子」の二字を標榜するものは、およそ五条である。いまだその意を詳らかにしていない。諸家もまた置いて説がない。思うに、婦人では帯下の諸々の病や、出産、授乳などの多くの疾病は、その証が虚労に似るが、そうではないものがある。男子と異なることがない訳ではない。そこで、殊に「男子」の二字をもってこれを区別するのであろうか。

【解説】　本条文は、気血両虚による虚労病の証候について論述している。

　男子が虚労病に罹患し、陰陽がともに不足すると、脈は虚で沈弦になる。陰陽が不足するが、相互に乗じることがない場合は、悪寒発熱は出現しない。上焦が虚して血が栄養しなくなると、息切れがし、顔面は白くなる。血が虚して気が上逆すると、時に目は眩み、衄を兼ねる。下焦が虚して気が行らなくなると、少腹部は脹満する。これらは、いずれも虚労病によって引き起こされる証候である。

【原文】　労之為病、其脈浮大、手足煩、春夏劇、秋冬瘥。陰寒精自出、酸削不能行。(6)

【本文】　労の病為る、其の脈浮大にして、手足煩し、春夏は劇しく、秋冬は瘥ゆ。陰寒え精自ら出で、酸削して行くこと能わず（《脈経》は、「酸」の上に「足」の字有り、「行」の下に「少陰虚満す」の四字有り。「酸削」は、《巣源》は「痠痹」に作り、《外台》は「痠削」に作る）。

【語釈】　○脈浮大：王廷富の説「腎の陰精が虧損し、陰が虚すと陽が潜まず、陽気が蔵されなくなると浮いて外に動く。そこで、脈は浮大になる」《金匱要略指難》。　○手足煩す：手足心の発熱であり、五心煩熱の表現の一つである。

　○陰寒：陰は前陰を指す。陰寒は、前陰が寒えることである。陳紀藩の説「腎は蟄を主り、封蔵の本である。前陰は、腎の主る所である。陽が虚して前陰を温煦できなくなるので、前陰は寒える」陳紀藩主編《金匱要略》。　○精自ら出づ：陳紀藩の説「陽が虚して陰精を固守できなくなる。そこで、精が自然に出る」陳紀藩主編《金匱要略》。　○酸削：削は、音義が消に通じる。両足がしびれて痛み、痩せ衰えることを指す。王廷富の説「もし失精が過多になり、病が久しく治癒せず、精が枯れ、髄が竭き、骨が養う所を失うと、しびれ、

－ 308 －

軟弱になって痩せ衰え、歩行ができなくなる。即ち、骨が枯れて髄が減少すると、骨痿の証を発生する」《金匱要略指難》

【通釈】　虚労病の病と言うものは、その脈は浮大で無力になり、手足に煩熱が生じ、春夏の季節は病が激しくなり、秋冬の季節は病が軽減する。前陰が寒えて精液が自然に出るようになり、両足が重だるく痛んで痩せ衰え、歩行ができなくなる（《脈経》では、「酸」の字の上に「足」の字があり、「行」の字の下に「少陰が虚満する」の四字がある。「酸削」は、《諸病源候論》では「痿痺」に作り、《外台》では「痠削」に作る）。

【本文】　　［徐］　　脈大は、既に労と為す（3）。而して更に浮を加え、其の証は、則ち手足煩す。蓋し、陰既に不足すれば、而ち陽必ず盛んなり。

　　　［魏］　邪は、本陰虧け陽亢ぶり、内は之に焔を生ずるなり。然らば亦天の時に随いて衰旺を為す。春夏なる者は、陽の時なり。陰虚の病は、必ず劇し。秋冬なる者は、陰の時なり。陰虚の病は、稍瘥ゆ。火上に盛んなれば、則ち必ず陽下に衰え、邪火上焦に熾んに、邪寒下焦に凝り、陰寒即ち内に迫り、陽精外自り出で、白濁を為し、遺精を為し、鬼交を為す。皆上盛下虚の必ず致すなり。精既に出で奪わるれば、必ず益々虚寒し、腿脚酸軟し、肌肉痠削し、遂に行き立つ可からずして骨痿し床に起くること能わず。

【語釈】　○鬼交：長らく交接の機会に恵まれず、情欲が蓄積したために、そこへつけこんで悪霊が魅入り、人間に形をかりて情を通じること。　　○痠：痛む。うずく。　　○痿：なえる。手足の力がなくなる。

【通釈】　　［徐］　脈が大であるのは、既に虚労病である（3）。そして更に浮を加え、その証は手足に煩熱が出現する。思うに、陰が既に不足すると、陽は必ず盛んになる。

　　　［魏］　邪は元々陰が欠け陽が亢ぶり、内はこれに焔を生じる。そうであれば、また天の時に随って衰弱し、あるいは旺盛になる。春夏は、陽の時である。陰虚の病は、必ず劇しくなる。秋冬は、陰の時である。陰虚の病は、幾らか治癒する。火が上に盛んになる場合は、必ず陽は下に衰え、邪である火は上焦に盛んになり、邪である寒は下焦に凝滞し、陰寒が内に迫り、陽精が外より出て、白濁を生じ、遺精を生じ、鬼交を生じる。皆上が盛んになり下が虚して必ずそのようになる。精が既に出て奪われると、必ず益々虚寒が生じ、大腿や脚が痺れて軟弱になり、肌肉は痛んで痩せ衰え、遂に歩行し起立することができず、骨は痿えて床に起き挙がることができなくなる。

【本文】　案ずるに、陰寒は、程云う、「「寒」の字は、「虚」の字と作して看る」と。《金鑑》は直ちに以て伝写の訛りと為すは、誤りも甚だし。陰寒なる者は、陰冷ゆるなり。乃ち、七傷の一なり。《巣源》に云う、「腎は精を主り、髄は竅を陰に開く。今陰虚し陽弱く、血気相い栄すること能わず。故に陰をして冷えしむるなり。久しく已まざれば、則ち陰萎す」是れなり。魏、陰寒の気と為すは、亦非なり。酸削は、《巣源》に「痠痹」に作る。《周礼》に「瘖首疾」に注して云う、「瘖は、酸削なり」と。疏に云う、「人頭痛を患えば、則ち酸嘶して痛むこと有り」と。《千金・婦人門》に「酸慚し恍惚として起居すること能わず」と。劉熙の《釈名》に云う、「酸は、遜るるなり。遜遁後ろに在るなり。言うは、脚疼み力少なく、行遁後ろに在り、以て遜遁する者なり」と。消は、弱なり。割消を見わすが如く、筋力弱まるなり。即ち、酸削、痠痹、酸慚と酸消とは、同じ。

　朱氏の《格致余論》に云う、「《内経》に、「冬精を藏さざる者は、春必ず温を病む」と。若し此の時に于て嗜慾を縦いままにすれば、春升の際に至りて必ず温熱病有り。今人、多く春末、夏初に頭痛み、脚軟らかく、食少なく、体熱するを患う。仲景、「春夏は劇しく、秋冬は瘥ゆ」と謂うは、正しく俗に謂う所の「注夏病」なり」と。案ずるに、本条の説う所は、注夏病とは相い干さず。此れ、恐らくは非なり。

【語釈】　○瘖：頭痛。　○嘶：いななく。むせぶ。　○慚：恐れる。　○遜遁：君主の招きや世間を避け逃れる。　○遁：のがれる。　○嗜慾：耳・目・口・鼻などの欲望。

【通釈】　案じるに、陰寒は、程氏は「「寒」の字は「虚」の字として看る」と言う。《医宗金鑑》が直ちに伝写の誤りとするのは、誤りも甚だしい。陰寒は、陰が冷えることである。即ち、七傷の一つである。《諸病源候論》に言う「腎は精を主り、髄は竅を陰に開く。今陰が虚し、陽が弱まり、血気が相互に栄養することができなくなる。そこで、陰を冷えさせる。久しく止まない場合は、陰は萎縮する」がこれである。魏氏が陰寒の気とするのもまた間違いである。酸削は、《諸病源候論》では「痠痹」に作る。《周礼》では、「瘖首疾」に注釈し、「瘖は、だるく痛んで痩せることである」と言う。疏では、「人が頭痛を患う場合は、だるくなり、うめいて痛むことがある」と言う。《千金・婦人門》では、「だるくなり、恐れ、恍惚として起居することができなくなる」とある。劉熙の《釈名》では、「酸は、遜れることである。避けて

逃れるのは後にある。ここで言う内容は、脚が疼み、力が少なくなり、歩行は
のがれて後にあり、これによって避けて逃れる場合である」と言う。消は、弱
いことである。割いて消えるのを見わすように、筋力が弱まることである。即
ち、酸削、痠瘚、酸懶と酸消は、同じことである。

　朱氏の《格致余論》では、「《内経》では、「冬に精を藏さない場合は、春
に必ず温病に罹患する」とある。もしこの時に嗜慾を縦いままにすると、春の
陽気が昇る時になって必ず温熱病がある。今の人は、多くが春の末や夏の初め
に頭が痛み、脚が軟らかくなり、食欲が少なくなり、体が発熱する病証を患う。
仲景が「春夏は激しくなるが、秋冬は幾らか治癒する」と言うのは、正しく俗
に言う所の「注夏病」のことである」と言う。案じるに、本条の言う所は、注
夏病とは相互に関係しない。これは、恐らくは誤りである。
【解説】　本条文は、陰虚による虚労病の証候と季節との関係について論述し
ている。

　虚労病に罹患して陰が虚すと、脈は浮大になり、手足に五心煩熱が出現する。
春夏は、陽の時である。そこで、陰虚の虚労病は、春夏に激しくなる。秋冬は、
陰の時である。そこで、陰虚の虚労病は、秋冬に幾らか治癒する。火が上に盛
んになると、陽気が下に衰え、寒が下焦に凝滞する。陰寒が内に迫り、陽精が
外に出ると、前陰が冷え、自然に遺精を生じる。精が外に奪われ、虚寒が生じ
ると、両足がしびれて痩せ衰え、歩行することができず、骨は萎えて床に起き
あがることができなくなる。

【原文】　男子脈浮弱而濇、為無子。精気清冷。(7)
【本文】　男子脈浮弱にして濇なるは、子無しと為す。精気清冷なればなり
（原註は、「一に「冷」に作る」と。〇「浮」は、《脈経》、《巣源》は
「微」に作る。案ずるに、「冷」は水の名なり。「冷」に作るを是と為す）。
【語釈】　〇脈浮弱にして濇：陳紀藩の説「本条は、精気が衰えて少なくなる
虚労病で子供がない証を論述している。脈が浮で弱であるのは、浮で無力の意
である。渋は、脈象が流利しないことである。即ち、脈象が浮で無力の中に兼
ねて流利しなくなるのは、浮は陰精不足であり、脈が弱（即ち無力）であるの
は、真陽の不足であり、渋は精血が衰えて少ないことであり、陽気もまた虚し、
血脈を鼓動するのに無力であることの表現である」、「治療に至っては、元々
はいまだ処方を提出していないが、後世の医家曹穎甫が当帰生姜羊肉湯を用い

るべきであると認識するのは、参考にすべきである」陳紀藩主編《金匱要略》。

　　○精気清冷：精液が稀薄で冷たいことを指す。

【通釈】　　男子の脈が浮弱で濇である場合は、妊娠させる能力がない。これは、精液が薄くて冷えているからである（原註では、「一つには「冷」の字に作る」とある。○「浮」の字は、《脈経》、《諸病源候論》では「微」の字に作る。案じるに、「冷」は水の名である。「冷」の字に作るのが正しい）。

【本文】　　　［沈］　此れ、脈を以て子無しを断ずるなり。男の精、女の血は、盛んにして胎を成す。然れども精盛んなれば、脈も亦当に盛んなるべし。若し浮弱にして濇の者は、浮は乃ち陰虚し、弱は真陽不足と為し、濇は精衰うと為し、陰陽精気皆不足を為す。故に精気清冷を為せば、則ち胎を成すこと能わず、子無しと謂うを知るなり。蓋し、生有りて育たざる者も亦是れ精気清冷の致す所なり。嗣の乏しき者は、之を知りて精気を守り養うを知らざる可けんや。

　　　［尤］　　精気交々虧きて清冷にして温まらざるは、此れ之を天稟薄弱に得。故に当に子無かるべし。

【語釈】　　○嗣：世継ぎ。　　○天稟：生まれつき。

【通釈】　　　［沈］　　これは、脈をもって子供がないことを断定する。男の精と女の血は、盛んになって胎児を形成する。しかし、精が盛んである場合は、脈もまた盛んであるはずである。もし脈が浮弱で濇である場合は、浮は陰が虚すからであり、弱は真陽が不足するからであり、濇は精が衰えるからであり、陰陽と精気がいずれも不足している。そこで、精気が清冷である場合は、胎児を形成することができず、子供がないと言うことが解る。思うに、生はあるが、育たない場合もまた精気が清冷であって引き起こす所である。世継ぎが乏しい場合は、これを知って精気を守って養うことを知らないでいてもよいのであろうか。

　　　［尤］　　精気が交々欠け、清冷で温まらない場合は、これを生まれつきの薄弱に得る。そこで、子供はないはずである。

【本文】　　《巣源・虚労無子候》に云う、「丈夫子無き者、其の精清く水の如く、冷えて氷鐵の如きは、皆子無しの候と為す」と。

【語釈】　　○丈夫：成人した男子。

【通釈】　　《諸病源候論・虚労無子候》では、「成人の男子で子供がなく、その精液が清らかで水のようであり、あるいは冷えて氷や鉄のようである場合は、皆子供がない証候である」と言う。

- 312 -

血痺虚労病脈証并治第六

【解説】　本条文は、男子の腎陽が不足して子供ができない脈象について論述している。

　男子の腎陰が虚すと、脈は浮になる。真陽が不足すると、脈は弱になる。また、精液が衰えると、脈は濇になる。即ち、男子の陰陽と精気がいずれも不足する場合は、脈は浮弱で濇になる。精気が欠け、清らかで冷える場合は、胎児を形成できなくなるので、子供はできなくなる。

【原文】　夫失精家、少腹弦急、陰頭寒、目眩、髪落、脈極虚芤遅、為清穀亡血失精。　（8-1）

【本文】　夫れ失精家は、少腹弦急し、陰頭寒え、目眩し（原註は、「一に「目眶痛む」に作る」と）、髪落ち、脈極めて虚し芤遅なるは、清穀、亡血、失精と為す（「目眩」は、《脈経》に「目眶痛む」に作る。案ずるに、此の条の原本は、下の桂枝龍蛎湯に連なる。今程本に依りて分かちて二条に作る）。

【語釈】　〇夫れ失精家は、少腹弦急し云々：呂志杰の説「本条は、失精で引き起こされる虚労病の証治を論述している。元々遺精を病む人では、精液の消耗が太過になると、陰が虚して陽に及ぶ。そこで、小腹は弦急し、外陰部は寒える。精が欠け、血が少なくなる場合は、目眩がし、頭髪が落ちる。脈が極めて虚すのは、脈が極めて虚弱で無力になることを言う。芤は浮大で中空であることを言い、遅は脈象が遅で緩やかなことを言う。三者はいずれも虚脈であり、ただ失精家に見われるだけではなく、また下痢清穀、あるいは亡血の患者にも見われる」《金匱雑病論治全書》。陳紀藩の説「遺精の病人は、初期は多数が夢で引き起こされる。いわゆる夢遺は、相火の妄動によって引き起こされる。もし日が久しくなっていまだ治癒しない場合は、遂には夢を見ずに精液を漏らす。これが滑精である。いわゆる失精家は、久しく遺精を患い、精液の消耗が太過になり、陰の損傷が陽に及ぶ人を指す」陳紀藩主編《金匱要略》

【通釈】　そもそも夢交によって精液を漏らす夢遺、あるいは常に精液を漏らす滑精を病む人は、少腹が拘急して柔軟ではなく、陰茎の頭部が寒え、目眩がし（原註では、「一つには「目の縁が痛む」に作る」とある）、頭髪が落ち、脈が極めて虚し、あるいは芤遅を兼ねる場合は、未消化の食物を下痢し、出血し、あるいは失精する（「目眩」は、《脈経》では「目眶痛む」に作る。案じるに、この条の原本は、下の桂枝龍骨牡蛎湯の条文に連なる。今程本により、分けて二つの条文に作る）。

- 313 -

【本文】　〔魏〕　失精家は、腎陽大いに洩れ、陰寒凝閉すれば、小腹必ず急し、小腹の中の筋は必ず弦の緊の如くして和緩なること能わず、陰頭必ず寒ゆ。下の真寒是くの如ければ、上の仮熱は徴す可し。火浮けば則ち目眩し、血枯るれば則ち髪落つ。其の脈を診るに、必ず極めて虚し、或は浮大、或は弱濇なるは言を待たず。更に芤遅を兼ぬるは、芤は則ち中虚し、胃陽治まらず、遅は則ち裏寒え、腎陽根無ければなり。或は清穀を便するは、中焦に陽無ければなり。或は吐衄亡血するは、上焦の浮熱なればなり。或は夢交し遺精するは、下焦に陽無ければなり。此れ、虚労の成る所以にして精失われ、血亡われ、陰陽倶に尽くるなり。

【通釈】　〔魏〕　失精家は、腎陽が大いに洩れ、陰寒が凝滞して閉ざされるので、小腹部は必ず拘急し、小腹部の中の筋は、必ず弦の緊のように緩和になることができず、陰頭は必ず寒える。下の真寒がこのようであれば、上の仮熱は明らかにすべきである。火が浮く場合は目眩がし、血が枯れる場合は髪が落ちる。その脈を診ると、必ず極めて虚し、あるいは浮大になり、あるいは弱濇になるのは、言うまでもない。更に芤遅脈を兼ねるのは、芤は中が虚して胃陽が治まらないからであり、遅は裏が寒え、腎陽は根がないからである。あるいは大便が清穀になるのは、中焦に陽がないからである。あるいは吐衄し亡血するのは、上焦に熱が浮くからである。あるいは夢交し遺精するのは、下焦に陽がないからである。これが虚労病の形成される理由であり、精が失われ、血が亡われ、陰陽がともに尽きるのである。

【本文】　《巣源・虚労失精候》に云う、「腎気虚損し、精を藏すること能わず。故に精漏失す。其の病、小腹弦急し、陰頭寒え、目眶痛み、髪落つ。其の脈をして数にして散ぜしむる者は、失精の脈なり。凡そ脈芤動微緊なるは、男子失精するなり」と。

【通釈】　《諸病源候論・虚労失精候》では、「腎気が虚損し、精を藏することができなくなる。そこで、精が漏れて失われる。その病は、小腹部が拘急し、陰茎の頭部が寒え、目の縁が痛み、頭髪が落ちる。その脈を数で散じさせる場合は、失精の脈である。およそ脈が芤動、微緊になる場合は、男子は失精する」と言う。

【解説】　本条文は、陰陽両虚で失精する証候について論述している。

　虚労病に罹患し、陰陽がともに尽きると、清穀を下痢し、血が失われ、あるいは失精する。失精家は、腎の陽気が大いに洩れ、陰寒が凝滞して閉ざされる

ので、少腹部は拘急し、陰頭は冷える。下焦に真寒があり、虚熱が上に浮くと、目眩がする。虚熱によって血が枯れると、頭髪が落ちる。本証は、虚労病であるので、脈は極めて虚し、あるいは浮大になり、あるいは弱濇になる。中焦が虚して胃の陽気が治まらない場合は芤脈を兼ね、裏が寒えて腎の陽気に根がない場合は遅脈を兼ねる。中焦に陽気がなくなると、清穀を下痢する。上焦に虚熱が浮くと、吐衄して亡血する。あるいは下焦に陽気がなくなると、夢交し、あるいは遺精する。

【原文】　脈得諸芤動微緊、男子失精、女子夢交。桂枝龍骨牡蛎湯主之（8-2）。

【本文】　脈諸々の芤動微緊を得れば、男子は失精し、女子は夢交す。桂枝龍骨牡蛎湯之を主る（《脈経》は、「桂枝」の下に「加」の字有り）。

【語釈】　〇脈諸々の芤動微緊を得：陳紀藩の説「もし「芤動」、あるいは「微緊」の脈象が出現する場合に、男子では失精を生じ、女子では夢交を生じるのは、陰の損傷が陽に及んで引き起こされる。「芤動」は芤脈を指し、「微緊」は虚弦の象である。「芤動」は陰が虚して陽が浮くからであり、「微緊」は虚寒を主る。これらの二種類の脈象は、多くが陰陽両虚の証に見われる」陳紀藩主編《金匱要略》。李克光の説「脈芤動は、脈が浮大中空で無力のことであり、部位は主に関上にあり、陰血の虧虚、心神の不斂を主る。脈微緊は、脈が虚で弦であることを指し、陽虚裏寒を主る。仲景がこの二種類の脈象を併せて挙げるのは、その意は陰陽両虚が男子の失精、女子の夢交の病機であることを明らかにすることにある」《金匱要略譯釋》。　〇男子は失精す：陳紀藩の説「失精家は、ただ陰精が虧損しているだけではなく、かつ損傷が陽気に及ぶはずである。この時は、陰が失われ、陽の固摂を去り、走って守れなくなると、失精を生じる」陳紀藩主編《金匱要略》。　〇女子は夢交す：陳紀藩の説「陽が失われ、陰の涵養を去ると、浮いて斂められなくなる。陰陽の間で失われるのと去るのとの相互の関係により、心火は下は腎と交わることができず、腎水は上は心を済けることができず、心腎不交になり、心神が浮いて動くと、夢交を生じる」陳紀藩主編《金匱要略》

【通釈】　脈が芤動、あるいは微緊である場合は、男子は失精を患い、女子は夢交を患う。この場合は、桂枝龍骨牡蛎湯がこれを主治する（《脈経》では、「桂枝」の字の下に「加」の字がある）。

【本文】　［尤］　脈諸々の芤動、微緊に得る者は、陰陽並びに悸りて傷は其の神と精とに及べばなり。故に男子は失精し、女子は夢交す。沈氏の所謂「心気を労傷し、火浮きて斂めざれば、則ち心腎不交を為し、陽は上に泛き、精は下に孤し、火は水を摂めず、水は交わらずして自ら洩る。故に病失精す。或は精虚し心相内に浮き、精を擾して出づれば、則ち夢交を成す者」是れなり。徐氏曰く、「桂枝湯は、外証之を得れば、能く解肌して邪気を去り、内証之を得れば、能く補虚して陰陽を調う。龍骨、牡蛎を加うる者は、失精、夢交は神情の間の病と為し、此れに非ざれば以て其の浮越を収斂するに足らざるを以てなり」と。

【語釈】　〇火浮きて斂めざれば：《金匱要略輯義》では「火浮不斂」に作るが、《金匱要略心典》に従って「火浮不斂（火浮きて斂めざれば）」に改める。
　〇心相：「心火と相火」の意と解釈する。　〇収斂：《金匱要略輯義》では「収歛」に作るが、《金匱要略心典》に従って「収斂」に改める。

【通釈】　［尤］　「脈が種々の芤動微緊に得る」は、陰陽が並びに悸り、損傷がその神と精に及ぶからである。そこで、男子は失精し、女子は夢交する。沈氏のいわゆる「心気を疲労で傷り、火が浮いて斂められない場合は、心腎不交になり、陽は上に浮き、精は下に孤立し、火は水を摂めず、水は（火と）交わらずに自然に洩れる。そこで、病は失精する。あるいは精が虚し心火と相火が内に浮き、精を乱して出し、夢交を生じる場合」がこれである。徐氏は、「桂枝湯は、外証がこれを得ると、よく解肌して邪気を除き、内証がこれを得ると、よく補虚して陰陽を調える。龍骨と牡蛎を加えるのは、失精や夢交は神と情との間の病であり、これでなければその浮越を収斂するには不足するからである」と言う。

【本文】　桂枝加龍骨牡蛎湯方（原註は、「《小品》に云う、「虚弱、浮熱汗出づる者は、桂を除き白薇、附子各三分を加う。故に二加龍骨湯と曰う」と」と）
　桂枝　芍薬　生姜（各三両）　甘草（二両）　大棗（十二枚）　龍骨　牡蛎（各三両）
　右七味、水七升を以て、煮て三升を取り、分かち温め三服す。

【語釈】　〇桂枝加龍骨牡蛎湯：聶恵民の説「本方は、桂枝湯に龍骨と牡蛎を加えて組成される。桂枝湯は常に解肌発表、調和営衛を用い、太陽中風証を治療する。ただ、桂枝はまたよく温経通陽し、芍薬の和営斂陰に配すると、よく

－ 316 －

血痺虚労病脈証并治第六

解肌発表し、またよく調陽和陰する。更に生姜、大棗の補中通陽して裏気を和やかにする品があり、正しく徐氏が言う所の「外証がこれを得ると、よく解肌して邪気を除く。内証がこれを得ると、よく補虚して陰陽を調える」のようなものである。そこで、本証は陰陽両虚の虚労病で、これを用いる場合は、補陽固陰の効能がある。龍骨、牡蛎の平肝益陰、補腎固精を加える。そこで、虚労の夢交、失精で心腎不交の証に対しては、甚だ有効である」《経方方論薈要》

【通釈】　桂枝加龍骨牡蛎湯方（原註では、「《小品》では、「虚弱な病人で、熱が浮き上がり、汗が出る場合は、桂枝を除き、白薇と附子を各々三分加える。そこで、二加龍骨湯と言う」と言う」とある）

　　桂枝　芍薬　生姜（各々三両）　甘草（二両）　大棗（十二枚）　龍骨　牡蛎（各々両）

　右の七味に水七升を用い、煮て三升を取り、三回に分けて温めて服用する。

【本文】　案ずるに、《小品》の文は《外台・虚労夢泄精門》に出でて云う、「《小品》の龍骨湯は、夢に失精し、諸々の脈浮動、心悸し、少急し、隠処は虚寒し、目眩疼み、頭髪脱する者を療す。常に七日許りに一剤し、至良方と同じ」と。煮法の後に云う、「虚羸、浮熱、汗出づ云々」と。又《深師》の桂心湯は、虚して喜しば夢み、女の邪と交接し、精自ら出づと為すを療するの方。一に喜湯と名づけ、亦本方と同じ（《本草》に、白薇は益陰清熱すと）。

【通釈】　案じるに、《小品》の文章は《外台・虚労夢泄精門》に出ていて、「《小品》の龍骨湯は、夢に失精し、諸々の脈が浮動になり、心悸が出現し、少腹は拘急し、隠れた処は虚して寒え、目の縁が疼み、頭髪が脱する場合を治療する。常に七日ばかりに一剤づつ服用し、至良方と同じである」と言う。煮る方法の後では、「虚羸し、虚熱が生じ、汗が出る云々」と言う。また、《深師》の桂心湯は、虚弱になり、数々夢を見て、女の邪と交接し、精が自然に出るのを治療する処方である。一つには喜湯と名づけ、また本方と同じである（《本草》では、白薇は、益陰清熱するとある）。

【解説】　本条文は、失精と夢交の治療法について論述している。

　《金匱要略輯義》が引用する尤在涇の説では、「脈諸々の芤動、微緊を得」の解釈が明確ではない。

　虚労病に罹患し、陰陽が並びに悖り、損傷が神と精に及ぶと、男子は失精し、女子は夢交する。即ち、男子では、心気を損傷し、火が浮いて斂められなくなると、心腎不交になる。陽気が上に浮くと、精は下に孤立する。火が水を摂め

- 317 -

なくなると、水は火と交わらなくなるので、精は自然に洩れ、失精になる。女子では、精が虚し、心火と相火が内に浮き、精を乱すと、夢交になる。そこで、桂枝龍骨牡蛎湯を与えてこれを治療する。

　桂枝龍骨牡蛎湯は、桂枝湯に龍骨と牡蛎を加えた処方である。方中の桂枝湯は、補虚して陰陽を調和する。龍骨、牡蛎は、浮越した火を収斂する。

【原文】　　天雄散方：
【本文】　　天雄散方（程氏、《金鑑》は、並びに此の方を刪る）：
【語釈】　　○天雄散方：王廷富の説「この処方は、主治する病証を欠いている。《外台》に記載される「范汪は、男子が虚して失精するのを治療する三物天雄方」、方後の注に言う「張仲景方は、龍骨がある」などによれば、この処方は仲景の処方であり、宋人が附す所ではないと見るべきである。更に《方薬考》に言う「これは、補陽摂陰の処方である。男子が失精し、腰や膝が冷えて痛むのを治療する」や、また《本草綱目》に言う「これは、仲景が男子の失精を治療する処方である。そうであれば、元々はこの証があり、今はあるいは脱している。「男子は失精し、女子は夢交するは、桂枝龍骨牡蛎湯之を主る」の下に「天雄散も亦之を主る」と言うはずである」などによって看ると、その主要な病理は、脾腎の陽気がともに虚し、脾が虚して精を摂めることができず、腎が虚して精を蔵することができず、精関が固まらなくなって引き起こす所である。これは、脾腎陽虚の失精の証である。そこで、補脾壮陽、固摂納精の方法を用いて主治する」《金匱要略指難》
【通釈】　　天雄散方（程氏や《医宗金鑑》は、並びにこの処方を削る）：
【本文】　　天雄（三両、炮ず）　白朮（八両）　桂枝（六両）　龍骨（三両）
　右四味、杵きて散と為し、酒もて半銭ヒを服し、日に三服す。知らざれば、稍之を増す。
【語釈】　　○天雄散：聶恵民の説「本方の原文は、主治の証がない。注釈家、および薬物の効能より分析すると、また虚労で失精し、陽虚が比較的甚だしい場合を治療し、補陽摂陰の方剤である。天雄は附子の形が長くて細いものであり、その味は辛温で大毒があり、祛風、散寒、燥湿、益火助陽の品である。《本経達原》では、「天雄は純陽の性を受け、命門、三焦を補って陽精を壮んにし、腎気を強めるのは、附子に過ぎる」と言う。そこで、陽が虚して精関が固まらない場合は、陽を壮んにして陰を固める。白朮は、脾家の聖薬であり、

- 318 -

血痺虚労病脈証并治第六

健脾除湿して中気を扶ける。桂枝は、温経通陽する。龍骨は、補腎固精する。ともに脾腎双補、生精益陽し、陽虚で失精する良剤となる」《経方方論薈要》

【通釈】 天雄（三両、火であぶる） 白朮（八両） 桂枝（六両） 龍骨（三両）

右の四味を搗いて散剤とし、酒で半銭匕を服用し、日に三回服用する。治癒しない場合は、少々増量する。

【本文】 ［徐］ 恐らく失精家は、中焦の陽虚有り。上方を変じて天雄、白朮を加う。

［尤］ 案ずるに、此れ疑うらくは亦後人の附する所にして補陽摂陰の用と為すなり。

【通釈】 ［徐］ 恐らく失精家は、中焦の陽虚がある。上の処方を変化させて天雄と白朮を加える。

［尤］ 案じるに、これは恐らくはまた後人が附した所であり、補陽摂陰の作用を発揮する。

【本文】 案ずるに、《外台》は范汪の「男子虚して失精するを療するの三物天雄散」を載す。即ち、本方にして龍骨無く、「張仲景方は、龍骨有り。文仲に同じ」と云う。是れ宋人の附する所に非ざるを知るなり。案ずるに、天雄は《本草大明》に云う、「陽道を助け、水藏を暖め、腰膝を補い、精を益す」と。

【通釈】 案じるに、《外台》では、范汪の「男子が虚して失精する場合を治療する三物天雄散」を記載する。即ち、本方であり、龍骨がなく、「張仲景方は、龍骨がある。文仲に同じである」と言う。これは宋人が附した所でないことが解る。案じるに、天雄は《本草大明》では、「陽道を助け、水臓を暖め、腰や膝を補い、精を益す」と言う。

【解説】 本条文は、陽虚による失精の治療法について論述している。

《金匱要略輯義》では、徐忠可の説を引用し、失精家は中焦に陽虚があるので、本方を使用するとする。また、尤在涇の説を引用し、本方は後人が附した処方であり、補陽摂陰の作用があるとする。ただ、《金匱要略輯義》では、本方を使用する明確な証候や処方解説がない。そこで、ここでは解説しない。なお、詳細は、《金匱要略大成》を参照のこと。

【原文】 男子平人、脈虚弱細微者、喜盗汗也。(9)

【本文】 男子平人、脈虚弱細微の者は、喜んで盗汗するなり（「喜」は、趙

- 319 -

本は「善」に作る。「汗」の下に、《脈経》は「出づ」の字有り）。

【語釈】　〇男子平人、脈虚弱細微の者云々：呂志杰の説「本条は、脈によって盗汗を診断する。盗汗は多くが陰虚による。もし脈が虚弱細微を見わす場合は、陰陽気血がいずれも虚す象であり、陽が虚して固まらず、陰が虚して守れなくなる場合は、容易に盗汗を発生する。これを治療するには、上条の桂枝龍骨牡蛎湯、あるいは二加龍骨湯を用いるべきである。もし陰虚火旺の盗汗に属している場合は、後世の当帰六黄湯を選んで用いるべきである」《金匱雑病論治全書》

【通釈】　男子で外見上は明らかな病がないが、脈が虚弱細微である場合は、喜んで盗汗を病む（「喜」の字は、趙本では「善」の字に作る。「汗」の字の下に、《脈経》では「出る」の字がある）。

【本文】　［魏］　男子平人は、形に病無きが若き者と為して言うなり。其の形は病まずと雖も、其の脈の虚にして弱なれば、則ち陽已に損ずるなり。細にして微なれば、則ち陰已に消ゆるなり。陽損ずれば必ず馴れて失精に至り、陰耗れば必ず馴れて亡血に至るなり。其の外証を験すれば、必ず喜んで盗汗す。陽損ずれば斯の表固まらず、陰損ずれば而ち熱自ら発す。皆盗汗の由にして即ち虚労の由なり。

【語釈】　〇験す：検する。ためす。検問（調べる）する。

【通釈】　［魏］　「男子の平人」とは、形には病がないようなものとして言う。その形は病まないが、その脈が虚で弱である場合は、陽は既に損傷されている。脈が細で微である場合は、陰が既に消耗している。陽が損傷されると必ず馴れて失精に至り、陰が消耗されると必ず馴れて亡血に至る。その外証を調べると、必ず喜んで盗汗する。これは、陽が損傷される場合は、その表が固まらなくなり、陰が損傷される場合は、熱が自然に発生するからである。皆盗汗が出現する理由であり、即ち虚労病が発生する理由である。

【本文】　《巣源・虚労盗汗候》に云う、「盗汗なる者は、眠睡に因りて身体汗を流すなり。此れ、陽虚して致す所に由る。久しく已えず、人をして羸瘠枯痩せしむるは、心気不足し、津液を亡うが故なり。其の脈を診るに、男子の平人、脈虚弱、微細は、皆盗汗の脈と為すなり」と。

案ずるに、《金鑑》に云う、「此の節、脈と証と合わず。必ず脱簡有り」と。未だ其の意の如何を知らず。蓋し、虚労の盗汗は、脈多くは虚数なるが故に此の説有るか。

【語釈】　○羸瘠：つかれ痩せる。　○枯痩：痩せ衰える。

【通釈】　《諸病源候論・虚労盗汗候》では、「盗汗は、睡眠によって身体が汗を流すことである。これは、陽気が虚して引き起こす所による。久しく治癒せず、人を痩せ衰えさせるのは、心気が不足し、津液を亡うからである。その脈を診るに、男子の平人で、脈が虚弱や微細である場合は、いずれも盗汗の脈である」と言う。

　案じるに、《医宗金鑑》では、「この節では、脈と証が合わない。必ず脱簡がある」と言う。いまだどのような意であるのかが解らない。思うに、虚労病の盗汗では、脈は多くが虚数になるので、この説があるのであろうか。

【解説】　本条文は、虚労病の盗汗に出現する脈象について論述している。

　「男子平人」は、形体に病がないことを言う。即ち、男子で身体は病んでいないようであるが、陽が既に損傷されていると、脈は虚で弱になり、陰が既に消耗されていると、脈は細で微になる。陽の損傷に馴れる場合は必ず失精し、陰の消耗になれる場合は必ず亡血する。陽が損傷されると、表が固まらず、陰が損傷されると、熱が発生する。そこで、脈が虚弱、微細である場合は、虚労病に罹患して数々盗汗が出現する。

【原文】　人年五六十、其病脈大者、痺俠背行、若腸鳴馬刀俠癭者、皆為労得之。(10)

【本文】　人年五六十、其の病脈大の者、痺背を俠みて行き、若し腸鳴り、馬刀俠癭の者は、皆労之を得と為す（「脈」の下に、程は「浮」の字有り。「若」は、趙は「苦」に作る）。

【語釈】　○人年五六十、其の病脈大の者：陳紀藩の説「一般の情況下では、人は五六十の年になると、往々にして精気が内に衰え、虚陽が外に浮くので、「大脈」が出現するはずである。気血が不足し、筋骨を濡養することができず、太陽経が養われなくなる。そこで、背部は痺れた感じがあるが、これは老衰の現象であり、虚労病と相互に提示して並びに論じることはできない」陳紀藩主編《金匱要略》。　○痺背を俠みて行く：「俠む」は、「挟む」と同じである。脊椎の両旁にしびれた感覚があることを指す。　○若し：陳紀藩の説「「若し」の字は、先を承けて後を啓く義がある。意は、もし脈大と腸鳴が並びに見われ、あるいは馬刀俠癭が兼ねて見われる場合は、皆虚労病に属していることである」陳紀藩主編《金匱要略》。　○腸鳴：李克光の説「もし果たして脈が

- 321 -

浮大で無力であり、腸鳴を見わす場合は、多くは脾気に虚寒があり、運化が失調することにより引き起こされる」《金匱要略譯釋》。　○馬刀俠癭：馬刀は、蛤や蛎の属であり、結核が腋下に生じ、形が馬刀（マテガイ）のようになるので、馬刀と名づける。頸部の両旁に生じる場合は、癭と名づける。「俠癭」は「結癭」と同じであり、頸部の外側を指す。陳紀藩の説「馬刀俠癭が兼ねて見われる場合は、陰虚火旺で、痰と瘀が互いに結んで引き起こす所であり、陰虚火旺では陽気が上逆するので、脈は大で無力で浮になる」陳紀藩主編《金匱要略》。　○皆労之を得と為す：李克光の説「上述した病証は、表現が違い、あるいは寒え、あるいは熱し、あるいは痰を挟むが、ただ皆虚より始まる。そこで、いずれも浮大で無力の脈を見わす。そこで、原文では「皆労之を得と為す」を提出する」《金匱要略譯釋》。陳紀藩の説「以上の二つ（著者注：脈大と腸鳴が並びに見われる場合と馬刀俠癭を兼ねて見われる場合とを指す）は、皆陰陽あるいは気血が不足して引き起こされる。そこで、「皆労之を得と為す」と言う」陳紀藩主編《金匱要略》

【通釈】　人の歳が五六十になり、その病の脈が大で無力になり、背骨の両側の皮膚に痺れた感覚があり、もし腸が鳴り、腋下、あるいは頸部側面に瘰癧がある場合は、いずれも虚労病の範疇に属している（「脈」の字の下に、程本では「浮」の字がある。「若」の字は、趙本では「苦」の字に作る）。

【本文】　［尤］　人年五六十なれば、精気衰う。而るに病脈反って大の者は、是れ其の人当に風気有るべきなり。痺背を伴む者は、陽気不足して邪気之に従うに由ればなり。若し腸鳴り、馬刀俠癭の者は、陽気は労を以てして外に張り、火熱は労を以て上逆す。陽気外に張れば、則ち寒中に動きて腸鳴を為す。火上逆すれば、則ち痰と相い搏ちて馬刀俠癭を為す。李氏曰く、「癭、乳の腋下に生ずるは、馬刀と曰う。又夾みて頸の両旁に生ずる者は、俠癭と為す。俠なる者は、挟むなり。馬刀は、蛎蛤の属にして、瘡形之に似る。故に馬刀と名づく。癭は、一に纓（えい）に作る。纓を結ぶの処に発す。二瘡は、一は頸に在り、一は腋下に在り、常に相い聯絡（れんきかん）す。故に俗に瘰串と名づく」と。

【語釈】　○病脈反って大の者は、是れ其の人当に風気有るべきなり：尤在涇は、精気が内に衰え、脈が反って大になるのは、虚労病に属さず、風気の侵襲が引き起こす状態に属しているとする。陳紀藩の説「筆者は、人は年が五六十になり、脈が浮大になる場合は、臨床上より看ると、精血の不足によって陽が浮いて引き起こされるはずであると認識する。風邪を感受して引き起こされる

血痺虚労病脈証并治第六

こともあるはずであるが、ただ前者が多く見られる」陳紀藩主編《金匱要略》。
　　○蛎蛤：蛎は、かき。牡蛎。蛤は、はまぐり。　　○纓：ひも。冠のひも。
○聯絡：連絡。
【通釈】　　［尤］　　人は年が五六十になると、精気が衰える。ところが、病脈
が反って大になる場合は、その人は風気があるはずである。痺れが背部を挟む
のは、陽気が不足し、邪気がこれに従うことによる。もし腸が鳴り、馬刀俠癭
の場合は、陽気は虚労によって外に張り、火熱は虚労によって上逆する。陽気
が外に張る場合は、寒が中に動いて腸鳴を生じる。火が上逆する場合は、痰と
打ち合って馬刀俠癭を生じる。李氏は、「癭が乳の腋下に生じる場合は、馬刀
と言う。また、挟んで頸部の両側に生じる場合は、俠癭とする。俠は、挟むこ
とである。馬刀は、蛎や蛤（かき）（はまぐり）の属であり、瘡の形がこれに似る。そこで、馬刀
と名づける。癭は、一つには纓（えい）（冠のひも）に作る。纓を結ぶ所に発生する。
二つの瘡は、一つは頸部にあり、もう一つは腋下にあり、常に相互に連絡する。
そこで、世俗では瘰串（れきかん）と名づける」と言う。
【本文】　　案ずるに、《金鑑》に云う、「「若し腸鳴り」の三字は、上下の文
と属さず。必ず是れ錯簡なり。「俠癭」の「癭」の字は、当に是れ「瘰」の字
なるべし。毎に此の証を経（はか）るに、先ず労し後に瘰し、先ず瘰し後に労する者之
有り。従りて未だ労癭の先後の病を見ざるなり。必ず是れ伝写の訛りなり」と。
此れ、一偏の見にして憑る可からざるなり。《霊・経脈篇》に「少陽の生ずる
所の病云々、腋下腫れ馬刀俠癭す」と。而して《癰疽篇》に云う、「其の癰堅
くして潰えざる者は、馬刀俠癭と為す」と。潘氏の《医燈続焔》に之を釈して
云う、「馬刀は、蛤、蛎の属なり。癰の形は、之に似る。俠癭なる者は、纓を
結ぶの処、大迎の下の頸側に発するなり。二癰は、一は腋に在り、一は頸に在
り、常に相い連絡す。故に俗に歴串と名づく」と。義は尤も明顕なれば、是れ
癭は《癰疽篇》に依りて「纓」に作るべし。馬刀俠癭は、即ち《霊・寒熱篇》
の所謂「寒熱瘰癧」、及び「鼠瘻寒熱」の証なり。張氏註して云う、「結核の
連続する者は、瘰癧と為す。形長く、蜆（しじみ）、蛤（はまぐり）の如き者は、馬刀と為す」と。
又《張氏六要》に云う、「馬刀は、小蜆なり。円き者は瘰癧と為し、長き者は
馬刀と為す。皆少陽経欝結して致す所なり。久しくして瘰労を成す」是れなり。
蓋し、瘰癧なる者は、未だ潰えざるの称なり。已に潰漏して愈えざる者は鼠瘻
と為す。其の由る所は、虚労より出づ。纓なる者は、《巣源》等を攷うるに、
瘤の頸下に生じて皮寛くして急せず、垂るること搥搥然（つい）（ゆる）とする者なり。故に

- 323 -

《説文》に云う、「癭は、頸の瘤なり」と。瘰癧とは、迥かに別なり。癭は乃ち纓の訛りなること疑い無し。又案ずるに、痺背を伙みて行り、腸鳴し、馬刀伙癭するは、各々是れ一証にして必ずしも三証悉く見わるに非ざるなり。故に「皆」の字を以てして之を断ず。

【語釈】　○瘰：瘰癧に同じ。　○大迎：足陽明胃経の経穴。下顎角より前方1寸3分、下顎骨の陥凹部、動脈が手に応じる所にある。　○癭労：瘰癧による虚労病の意。　○搥：うつ。たたく。

【通釈】　案じるに、《医宗金鑑》では、「「「もし腸が鳴り」の三字は、上下の文と所属しない。必ずこれは錯簡である。「伙癭」の「癭」の字は、「瘰」の字であるはずである。常にこの証をはかると、先ず虚労病になり後に瘰癧になり、先ず瘰癧になり後に虚労病になる場合がある。これによれば、いまだ虚労病と瘰癧との間の先後の病を見ない。必ずこれは伝写の誤りである」と言う。これは、一つの偏った見解であり、頼るべきでない。《霊枢・経脈篇》では、「少陽が生じる所の病では云々、腋下が腫れ、馬刀伙癭する」とある。そして《霊枢・癰疽篇》では、「その癰が堅くて潰（つい）えない場合は、馬刀伙癭である」と言う。潘氏の《医燈続焔》では、これを注釈し、「馬刀は、蛤や蛎の属である。癰の形は、これに類似する。伙癭は、纓を結ぶ所で、大迎穴の下の頸の側に発生する。二つの癰は、一つは腋にあり、一つは頸にあり、常に相互に連絡する。そこで、世俗では歴串と名づける」と言う。義は最も明らかであり、癭は《霊枢・癰疽篇》によって「纓」に作るべきである。馬刀伙癭は、《霊枢・寒熱篇》のいわゆる「寒熱瘰癧」、および「鼠瘻寒熱（そうろう）」の証である。張氏は注釈し、「結核で連続する場合は、瘰癧である。形は長く、蜆（しじみ）や蛤（はまぐり）のようなものが馬刀である」と言う。また、《張氏六要》に「馬刀は、小さな蜆（しじみ）である。円いものは瘰癧であり、長いものは馬刀である。皆少陽経が蘊結して引き起こす所である。久しくなると、癭労を形成する」と言うのがこれである。思うに、瘰癧は、いまだ潰えていない場合の名称である。既に潰えて膿が漏れ、病が治癒しない場合は、鼠瘻である。それが由来する所は、虚労より出る。纓は、《諸病源候論》等を考えると、瘤が頸部の下に生じ、皮は緩くて拘急せず、槌で次々と打つように垂れる場合である。そこで、《説文》では、「癭は、頸の瘤である」と言う。瘰癧とは、迥かに別である。癭が纓の誤りであるのは、疑いがない。また、案じるに、痺れが背を挟んで行り、腸が鳴り、馬刀伙癭するのは、各々が一つの証であり、必ずしも三つの証が悉く見われるのではない。

そこで、「皆」の字を用いてこれを断定する。

【解説】　本条文は、大脈に虚寒と虚熱の区別があることについて論述している。

　人は、年が五六十になると、精気が衰える。そこで、風邪がこの病人に侵入すると、脈は反って大になる。陽気が不足し、邪気がこれに従うと、痺れが背部を挟んで出現する。これは、虚労病ではない。一方、虚労病に罹患し、陽気が外に張り、寒が中に動くと、脈は大になり、腸鳴が出現する。あるいは虚労病に罹患し、火熱が上逆すると、熱が痰と打ち合うので、馬刀俠癭を生じる。馬刀は、結核の病変が腋下に生じ、瘡の形が蛎や蛤に類似することを言う。また、俠癭は、結核の病変が頸部の両側に生じることを言う。

【原文】　脈沈小遅、名脱気。其人疾行則喘喝、手足逆寒。腹満甚則溏泄、食不消化也。(11)

【本文】　脈沈小遅は、脱気と名づく。其の人疾行すれば則ち喘喝し、手足逆寒す。腹満甚だしければ則ち溏泄し、食消化せざるなり（案ずるに、沈云う、「「喝」は当に「急」に作るべし」は、非なり。《霊・経脈篇》に「喝喝として喘す」と）。

【語釈】　〇脈沈小遅：李克光の説「「脈沈小遅」は、脈が沈取で細小で遅であることを指す。沈は病が裏にあり、小は虚を主り、遅は寒である。三つが並びに見られるのは、脾腎陽虚の病機を提示する」《金匱要略譯釋》。　〇脱気：陽気の虚衰を指す。李克光の説「本条の証候は、主にこれを脾腎両虚に責めるが、ただまた肺とも関係がある。かつ原文が描写する証候の特徴によって看ると、その発病の過程は腎虚より影響が脾に及び、並びに肺に波及している。諸々の臓の間には生理上相互に資生するだけではなく、病理上もまた相互に影響することを見るべきである。本証はいまだ処方を提出していないが、ただ総じて脾腎を温養培補するのを大法とする。後世では附子理中湯を用いると主張するものがあり、また《温病条弁》の双補湯（著者注：《温病条弁・下焦篇》の第64条では、「老年の久痢、脾陽は傷を受け、食滑り便溏、腎陽も亦衰うは、双補湯之を主る」とある。双補湯は、人参、山薬、茯苓、蓮子、灾実、補骨脂、蓯蓉、萸肉、五味子、巴戟天、菟絲子、覆盆子からなり、効能は温腎暖脾、渋腸止痢する）を用いると提出するものがあり、いずれも病状を斟酌して選んで用いるべきである」《金匱要略譯釋》。　〇疾行すれば則ち喘喝す：呂志杰の

説「喘証が肺と腎の病変と密接に相関するのは、肺は出気を主り、腎が納気を主るからである。もし肺気が降りない場合は喘になり、腎気が納められない場合もまた喘になる。病歴を結合すれば、診断は困難ではない。もし肺や腎の病歴がなくて現在の症に及び、「其の人疾行すれば、則ち喘喝する」場合は、どうしてであろうか。心陽が虚衰する（西洋医は、「心力が衰竭する」と言う）と、また喘を引き起こすはずであり、動く場合は最も甚だしく、並びに心悸などの症が見われる。心が衰え、脈道を鼓動できなくなる場合は、脈は沈遅細小で無力になる」《金匱雑病論治全書》。　〇手足逆寒：王廷富の説「脾は、四肢を主る。陽が虚して到達しない。そこで、手足は逆寒する」《金匱要略指難》。　〇腹満甚だしければ則ち溏泄し、食消化せざるなり：陳紀藩の説「脾陽が虚弱になり、水穀を消化できず、運化が失調する。そこで、腹部は脹満し、大便は溏泄し、食物は消化されなくなる」陳紀藩主編《金匱要略》。　〇喝喝として喘す：喝喝は、《脈経》、《千金》では「喉鳴」に作る。全句は、「喉が鳴って気喘が出現する」の意。

【通釈】　脈が沈小遅である場合は、脱気と名づける。この病人が早く行くと気喘が出現してゼーゼーと声を出し、手足は末端から寒える。腹部の脹満が甚だしくなる場合は大便が稀薄になって下痢し、脾腎陽虚によって食物を消化できなくなる（案じるに、沈氏が「「喝」の字は、「急」の字に作るべきである」と言うのは、間違いである。《霊枢経脈篇》では、「喉が鳴って気喘が出現する」とある）。

【本文】　［鑑］　脈沈細遅なれば、則ち陽大いに虚す。故に脱気と名づく。脱気なる者は、胸中の大気虚少し、気息の用うる所を充たざるを謂う。故に疾行すれば喘喝するなり。陽虚すれば、則ち寒え、寒外に盛んにして、四末温かならず。故に手足逆冷するなり。寒、中に盛んなり。故に腹満し、溏泄し、食消化せざるなり。

　　［魏］　沈小に数を兼ぬれば、則ち陰虚し血亡わると為す。沈小に遅を兼ぬれば、則ち必ず陽虚し気耗るなり。故に之を名づけて脱気と曰う。

【通釈】　［鑑］　脈が沈細遅になる場合は、陽が大いに虚している。そこで、脱気と名づける。脱気は、胸中の大気が虚して少なくなり、呼吸をするのが十分ではないことを言う。そこで、速く行くと、気喘が出現して声が出る。陽が虚す場合は寒え、寒えが外に盛んになり、四肢の末端が温かくならなくなる。そこで、手足は逆冷する。寒えが中に盛んになる。そこで、腹満し、溏泄し、

－ 326 －

血痺虚労病脈証并治第六

食物は消化されなくなる。

　　［魏］　　脈が沈小で数を兼ねる場合は、陰が虚し血が亡われる。脈が沈小で遅を兼ねる場合は、必ず陽が虚し気が耗る。そこで、これを名づけて脱気と言う。

【本文】　　案ずるに、《抱朴子》に曰く、「奔馳して喘逆し、或は咳し、或は懣え、力を用いて体を役い、汲汲として短乏する者は、気損の候なり。面に光色無く、皮膚枯腊し、唇焦がれ、脈白、腠理萎瘁する者は、血減るの証なり。所謂「気損」とは、乃ち脱気なり」と。

【語釈】　　○奔馳：走り駆ける。馬や水流などの速いさま。　　○汲汲：休まず努めるさま。　　○枯腊：枯は、かれる。腊は、ひびわれ。　　○萎瘁：萎は、つかれる。衰弱する。瘁は、つかれる。やつれる。

【通釈】　　案じるに、《抱朴子》では、「走って気喘が出現し、あるいは咳が出現し、あるいは懣え、力を用いて体を使い、汲汲として息切れがするのは、気が損傷される証候である。顔面に光沢がなく、皮膚が枯れてひび割れし、唇が焦がれ、脈が白色になり、腠理が衰弱してやつれるのは、血が減少する証である。いわゆる「気が損傷される」とは、脱気のことである」と言う。

【解説】　　本条文は、脾腎陽虚の証候について論述している。

　陽気が大いに虚し、気が消耗する場合は、脈は沈細遅になる。本証は、「脱気」と名づけられる。脱気は、胸中の大気が虚して少なくなり、呼吸をするのが充分ではないことを言う。即ち、速く行くと、胸中の大気が虚して少なくなっているので、ぜーぜーと声を出して気喘が出現する。陽気が虚し、寒えが外に盛んになると、四肢の末端は逆冷する。寒えが中に盛んになると、腹満し、大便は溏泄し、食物は消化されなくなる。

【原文】　　脈弦而大、弦則為減、大則為芤。減則為寒、芤則為虚。虚寒相搏、此名為革。婦人則半産漏下、男子則亡血失精。(12)

【本文】　　脈弦にして大、弦は則ち減と為し、大は則ち芤と為す。減は則ち寒と為し、芤は則ち虚と為す。虚寒相い搏つ、此れを名づけて革と為す。婦人は則ち半産漏下し、男子は則ち亡血失精す（此の条は、亦《辨脈》、及び《婦人雑病》に見わる）。

【語釈】　　○脈弦にして大云々：陳紀藩の説「第一段は、革脈の形態、およびそれが産生される機序を説明する。革脈は、弦と大の二種類の脈象を包括する。

- 327 -

一般に弦脈は、これを按じても移らない。ところが、革脈の弦は、重按すると減弱する。そこで、「弦は則ち減と為す」と言う。一般に大脈の中は洪大で有力であるが、革脈の大は大で中空であり、芤脈に類似する。そこで、「大は則ち芤と為す」である。弦はこれを按じると減弱するが、これは陽が虚し内が寒える虚寒の表現である。そこで、「減は則ち寒と為す」である。大で中空の脈は、精血の虧虚を主る。そこで、「芤は則ち虚と為す」と言う。これが革脈である。そこで、「虚寒相い搏つ、此れを名づけて革と為す」と言う」陳紀藩主編《金匱要略》。　○減：減弱。ここでは、陽気が衰えて減ることを指す。
○此れを名づけて革と為す。婦人は則ち半産漏下し、男子は則ち亡血失精す：王廷富の説「もし婦人が革脈を見わす場合は、気が虚して胎を摂め血を摂めることができなくなる。血が虚して胎を養うことができない場合は、漏下と半産を主る。男子でこれを見わす場合は、気が虚して精関を固摂できずに失精する。血を摂め血を化すことができない場合は、失血あるいは血虚が出現する」《金匱要略指難》

【通釈】　脈が弦で大であり、弦脈は重按すると減弱し、大脈は中空で芤脈のようになる。重按すると減弱する弦脈は寒を主り、大で中空の芤脈は虚を主る。虚を主る大で中空の脈と寒を主る弦で無力の脈が合わさる場合は、これを革脈と称する。革脈が女子に出現する場合は流産や子宮出血を表わし、男子に出現する場合は失血や失精を表わしている（この条は、また《傷寒論・辨脈法》、および《金匱要略・婦人雑病篇》に見われている）。

【本文】　　［程］　人の身を有する所以の者は、精と血なり。内は骨髄を填め、外は肌膚に溉ぎ、百骸に充溢し、藏府に流行す。乃ち、天一の生ずる所の水なり。四大、此れを藉りて以て形を成す。是れ先天の神気は、必ず後天の精血を恃みて以て運用を為す。有無相い成り、陰陽相い生ずれば、戕い害せしむること毋れ。若し其の人、房室傷に過ぎ、労倦度を過ぎ、七情暗損し、六淫互いに侵し、後天の真陰巳に虧け、先天の神気並びに竭くれば、婦人に在りては則ち半産胞胎、或は漏下赤白し、男子に在りては則ち吐衄亡血し、或は夢交泄精す。其の脈を診るに、必ず弦にして大なり。弦は寒と為して大は虚と為す。既に寒且つ虚なれば、則ち脈は革を成す。革なる者は、鼓皮を按ずるが如く、中空の象なり。即ち、芤大の脈なり。《内経》に曰く、「渾渾革至として湧泉の如きは、病進みて危弊れん」と。故に仲景、一たび集中し、前後に三たび意を致す。

- 328 -

【語釈】　○骸：骨。　○四大：字書には、道、天、地、王の四つ、あるいは万物を構成する四元素で地、水、火、風を指すとある。　○労倦：つかれあきる。くたびれる。　○半産胞胎：胞は、胎盤。胎は、胎児。ここでは、流産の意。　○渾渾革至として湧泉の如きは、病進みて危弊れん：出典は、《素問・脈要精微論》。王冰は、「渾渾は、脈気が濁って乱れることを言う。革至は、《脈経》に「革革」に作るのが正しいようである。脈の到来が弦で大であり、実して長であることを言う。「湧泉の如し」とは、水が流れるようにただ出るだけで返らないことを言う」と言う。色が弊れるとは、気色が敗れて破壊されることである。張志聡は、「そもそも色は血より出る。病が脈で進むと、色もまた敗れて悪くなる」と言う。色は、《脈経》では「危」に作る。全句は、「脈の到来が混乱して泉のようになり、また急であったり、また堅くなる場合は、病勢が激しさを加え、必ず形や色は敗れて壊れる」の意。

【通釈】　［程］　人が身体を保有するものは、精と血である。内は骨髄を埋め、外は肌膚に注ぎ、全身の骨格に満ち溢れ、臓腑に流行する。即ち、天一が生じる所の水である。地、水、火、風からなる四大は、これを借りて形を形成する。このように先天の神気は、必ず後天の精血を恃んで運用する。有無が相互に完成し、陰陽が相互に生じる場合は、損害させてはならない。もしその人が房室で損傷し過ぎ、疲労が度を過ぎ、七情が暗く損傷し、六淫の邪が互いに侵し、後天の真陰が既に欠け、先天の神気が並びに竭きると、婦人にあっては胎盤や胎児を流産し、あるいは赤白色の不正性器出血が出現し、男子にあっては吐衂で失血し、あるいは夢交して精液を泄らす。その脈を診ると、必ず弦で大である。弦は寒であり、大は虚である。既に寒であり、かつ虚である場合は、脈は革を形成する。革は、太鼓の皮を按じるようであり、中空の象である。即ち、芤大の脈である。《内経》では、「脈の到来が混乱して泉のようになる場合は、病は進行し、色や形は必ず破られる」と言う。そこで、仲景は一たび集中し、前後に三たびその意を述べる。

【解説】　本条文は、革脈の特徴と主病について論述している。
　《金匱要略輯義》が引用する程林の注釈では、本条文の内容を充分に理解することができない。そこで、ここでは解説しない。なお、詳細は《金匱要略大成》を参照のこと。

【原文】　虚労裏急、悸、衂、腹中痛、夢失精、四肢痠疼、手足煩熱、咽乾口

燥、小建中湯主之。（13）

【本文】　虚労裏急、悸、衄、腹中痛み、夢に失精し、四肢痠疼、手足煩熱、咽乾口燥するは、小建中湯之を主る（《外台》は、「悸衄」の二字無く、「口燥」の下に「并びに婦人少腹痛む」の六字有り、《古今録験》を引き、芍薬湯と名づく）。

【語釈】　〇虚労裏急し…腹中痛む：陳紀藩の説「陽が虚す場合は、寒を生じる。そこで、裏急、腹中痛むなどの内臓が陽気の温煦を失って拘急を生じる象がある」陳紀藩主編《金匱要略》。　〇悸、衄：王廷富の説「血が虚して心を養わなくなると、心悸を生じる。営陰が斂められなくなると、衄血を生じる」《金匱要略指難》。　〇夢に失精し、四肢痠疼す：陳紀藩の説「気血が不足し、四肢を濡養できなくなる場合は、四肢は酸疼する。腎が虚して固まらず、心腎不交になる。そこで、夢交し失精する」陳紀藩主編《金匱要略》。　〇手足煩熱、咽乾口燥：王廷富の説「手足に煩熱が出現し、咽や口が乾燥するのは、熱邪の患いではない。陽が虚して気を化すことができず、気が化さない場合は、津は布散されなくなる。即ち、仮熱の象である」《金匱要略指難》。陳紀藩の説「陰が虚し、陽が浮いて熱を生じる。そこで、手足の煩熱、咽や口の乾燥などの熱証がある」陳紀藩主編《金匱要略》。　〇小建中湯之を主る：李克光の説「小建中湯証は陰陽両虚、寒熱錯雑の証であるが、ただ陽が虚し影響が陰に及んだ状態に属している。そこで、その症状は多くは陽虚に偏っている。最も脾胃が虚弱で、脘腹部の裏が拘急して痛む場合に用いるのがよい。もし陰陽両虚で陰虚に偏り、衄血、煩熱、口や咽の乾燥、舌質紅、少苔、脈細数などの虚熱の徴候が突出している場合は、本方を使用すべきでない」《金匱要略譯釋》

【通釈】　虚労病では、腹部は拘急するが按じると硬くなく、動悸や鼻出血が出現し、腹部が痛み、夢遺し、四肢が重だるく痛み、手足や心に煩熱があり、口や咽が乾燥する場合は、小建中湯がこれを主治する（《外台》では、「悸衄」の二字がなく、「口が燥く」の下に「並びに婦人は少腹部が痛む」の六字があり、《古今録験》を引用して芍薬湯と名づける）。

【本文】　［程］　裏急し、腹中痛み、四肢痠疼し、手足煩熱するは、脾虚すればなり。悸は、心虚すればなり。衄は、肝虚すればなり。失精は、腎虚すればなり。咽乾口燥は、肺虚すればなり。此れ、五藏皆虚す。而して土は万物の母と為す。故に先ず其の脾土を建つ。

　　　［尤］　此れ、陰陽を和やかにし営衛を調うるの法なり。夫れ人生の道は、

- 330 -

血痺虚労病脈証并治第六

陰と曰い陽と曰う。陰陽和平なれば、百疾生ぜず。若し陽病、陰と和すること能わざれば、則ち陰は其の寒を以て独り行り、裏急を為し、腹中痛むを為す。而れども実は陰の盛んなるに非ざるなり。陰病、陽と和すること能わざれば、則ち陽は其の熱を以て独り行り、手足煩熱を為し、咽乾口燥を為す。而れども実は陽の熾んなるに非ざるなり。昧き者は寒を以て熱を攻め、熱を以て寒を攻め、寒熱内に賊い、其の病益々甚だし。惟だ甘酸辛薬を以て和合して剤を成し、之を調えて和せしめ、則ち陽は陰に就けば寒は以て温かく、陰は陽に就けば熱は以て和すは、医の其の大要を貴び識る所以なり。豈徒に寒は熱を治す可く、熱は寒を治す可しと云うのみならんや。或るひと問う、「陰陽を和し営衛を調う是れなり。而るに必ず建中を以てする者は、何ぞや」と。曰く、「中なる者は、脾胃なり。営衛は水穀より生じ、而して水穀は脾胃に転輸さる。故に中気立てば、則ち営衛流行して其の和を失わず。又中なる者は四運の軸にして陰陽の機なり。故に中気立てば、則ち陰陽相い循い、環の端無きが如くにして偏に極まらず。是の方、甘と辛と合して陽を生じ、酸は甘の助けを得てして陰を生ず。陰陽相い生ずれば、中気自ら立つ。是の故に陰陽の和を求むる者は、必ず中気に於いてし、中気の立つを求むる者は、必ず建中を以てするなり」と。

【語釈】 ○和合：調和する。まぜあわせる。 ○大要：大略。あらまし。
○四運：四季。春夏秋冬。 ○機：要。 ○偏：片側。片端。

【通釈】 ［程］ 裏が拘急し、腹中が痛み、四肢が重だるく痛み、手足に煩熱が出現するのは、脾が虚すからである。動悸がするのは、心が虚すからである。衄が出現するのは、肝が虚すからである。失精するのは、腎が虚すからである。咽や口が乾燥するのは、肺が虚すからである。これは、五臓がいずれも虚している。そして土は万物の母である。そこで、先ずその脾土を建てる。

［尤］ これは、陰陽を和やかにして営衛を調える方法である。そもそも人が生きる道は、陰と言い陽と言う。陰陽が平和であれば、種々の疾病は生じない。もし陽病が陰と調和できなくなる場合は、陰はその寒をもって独り行るので、裏急し、腹中は痛む。しかし、実は陰が盛んであるのではない。陰病が陽と調和できなくなる場合は、陽はその熱をもって独り行るので、手足は煩熱し、咽や口は乾燥する。しかし、実は陽が盛んであるのではない。道理に暗いものは寒の品で熱を攻め、熱の品で寒を攻め、寒熱が内を賊い、その病は益々甚だしくなる。ただ、甘酸辛の薬をもって混ぜ合わせて方剤を形成し、これを調和させ、陽が陰に趣いて寒が温かくなり、陰が陽に趣いて熱が調和するのは、

- 331 -

医者がその大略を貴んで認識する理由である。どうして徒に寒の品は熱を治療でき、熱の品は寒を治療できると言うだけであろうか。ある人が質問し、「陰陽を和やかにして営衛を調えるのがこれであるが、必ず建中湯を用いるのは、どうしてであろうか」と言った。私はそれに答え、「中は、脾胃のことである。営衛は水穀より生じ、水穀は脾胃に転輸される。そこで、中気が立つ場合は、営衛は流行し、その調和を失わなくなる。また、中は、四季の枢軸であり、陰陽の要である。そこで、中気が立つ場合は、陰陽は相互に循い、環の端がないように、一方に極まらなくなる。この処方は、甘と辛と合わせて陽を生じ、酸は甘の助けを得て陰を生じる。陰陽が相互に生じると、中気は自然に立つ。このことから、陰陽が調和することを求める場合は必ず中気においてし、中気が立つことを求める場合は必ず建中湯をもってする」と言った。

【本文】　案ずるに、裏急は諸家は明解無し。《巣源・虚労裏急候》に云う、「労傷にて内損す。故に腹裏拘急するなり」と。《二十九難》に云う、「衝脈の病為る、逆気裏急す」と。丁の註に、「逆気は、腹逆なり。裏急は、腹痛なり」と。此れ「腹中痛む」と云えば、則ち《巣源》を是と為す。

【通釈】　案じるに、裏急は、諸家では明白な解釈がない。《諸病源候論・虚労裏急候》では、「労傷で内が損傷される。そこで、腹の裏が拘急する」と言う。《難経・二十九難》では、「衝脈の病と言うものは、気が逆上し、裏急する」と言う。丁氏の注釈では、「逆気は、腹部での逆上である。裏急は、腹痛である」と言う。ここでは「腹中が痛む」と言うので、《諸病源候論》が正しい。

【本文】　小建中湯方

　桂枝（三両、皮を去る）　　甘草（三両、炙る）　　大棗（十二枚）　　芍薬（八両）　　生姜（二両）　　膠飴（一升）

　右六味、水七升を以て、煮て三升を取り、滓を去り、膠飴を内れ、更に微火に上せて消解し、一升を温服し、日に三服す。嘔家は、建中湯を用う可からず。甜きを以ての故なり（原註は、「《千金》は男女、積冷、気滞に因りて、或は大病後常に復せず、四肢沈重に苦しみ、骨肉痠疼、吸吸少気、行動喘乏、胸満気急、腰背強痛、心中虚悸し、咽乾唇燥、面体色少なく、或は飲食味無く、脇肋腹脹り、頭重く挙らず、臥すこと多く起くること少なく、甚だしき者は積年、軽き者は百日、漸く痩弱を致し、五藏の気竭くれば、則ち常に復す可きこと難く、六脈倶に不足し、虚寒気乏しく、少腹拘急、羸瘠百病を療す。名づけて黄

- 332 -

血痺虚労病脈証并治第六

耆建中湯と曰う。又人参二両有り」と。○案ずるに、此れ《千金》の腎藏の文なり。《肘後》に本づく。「積冷気滞」は「積労虚損」に作り、「胸満気急」は「小腹拘急、脇肋腹脹」に作り、「頭重く挙らず」は「陰陽廃弱、悲憂惨（さん）感」に作り、「六脈倶に不足す」は「肺と大腸と倶に不足す」に作り、方後の註に云う、「《肘後》は黄耆、人参各二両を用い、黄耆建中湯と名づく」と。此れ、引く所は頗る舛（そむ）く）。

【語釈】　○小建中湯：聶恵民の説「本方は、桂枝湯に飴糖を加え、芍薬を倍にして組成される。ただ、桂枝湯とは大いに相同せず、解肌発表、調和営衛の方剤を変化させて温中補虚、和裏緩急、健運中陽の方剤となる。そこで、飴糖をもって君とする。その性は甘温であり、脾胃に入り、補虚建中、緩急止痛し、桂枝と合わせると、温中補虚して陽を生じ、芍薬と合わせると、甘苦相須して和裏緩急し、酸が甘の助けを得ると、養血生陰し、陰陽を和やかにさせると、中気が立つ。更に生姜の辛温、大棗の甘温をもって辛甘相合し、脾胃を健やかにして営衛を和やかにし、甘草の甘平は益気生津、和中補虚する。そこで、中気が不足し、虚労で裏急し、腹が痛み、失精し、および手足が煩熱し、喉が乾き口が燥くなどの陰陽両虚証は皆これを用いることができる。このように建中湯は、営衛を和やかにし、陰陽を調え、根本を固める方剤である」《経方方論薈要》。　○廃：すたれる。こわれる。のぞく。　○惨感：いたみうれえる。　○舛く：たがう。ちがう。

【通釈】　小建中湯方

桂枝（三両、皮を除く）　甘草（三両、あぶる）　大棗（十二枚）　芍薬（八両）　生姜（二両）　膠飴（一升）

右の六味に水七升を用い、煮て三升を取り、滓を除き、膠飴を入れ、更にとろ火にのせて溶解し、一升を温めて服用し、日に三回服用する。よく嘔吐を来す人は、建中湯を用いてはならない。その理由は、味が甘いからである（原註では、「《千金》では、男女ともに積もり積もった冷えと気滞があるために、あるいは大病に罹患した後に正常に回復せず、四肢は重だるくなり、骨肉が重だるく痛み、息を充分に吸えず、身体を動かすと気喘が出現して息が切れ、胸部は脹満して呼吸は急迫し、腰や背が強張って痛み、心中が虚して動悸が出現し、咽や唇が乾燥し、顔面や身体は血色が悪く、あるいは飲食物の味が解らなくなり、脇肋部や腹部が脹満し、頭は重くなって挙げることができず、床に臥すことが多くなり、起きることが少なくなり、甚だしい場合は何年にも渡り、

- 333 -

軽い場合は百日も持続し、次第に痩せ衰え、五臓の気が尽きると、正常に回復することが困難になり、六脈はいずれも虚し、虚寒が出現して陽気が不足し、少腹部が拘急し、身体は痩せ衰えて種々の病を続発する場合を治療する。名づけて黄耆建中湯と言う。また、人参二両がある」とある。〇案じるに、これは《千金》の腎臓の文である。《肘後》に基づいている。「積冷気滞」は「積労虚損」に作り、「胸満気急」は「小腹拘急、脇肋腹脹」に作り、「頭が重く挙らない」は「陰陽が廃れて弱まり、悲み憂い惨めで惑(うれ)える」に作り、「六脈がともに不足する」は「肺と大腸がともに不足する」に作り、方後の註では「《肘後》では、黄耆、人参を各々二両用い、黄耆建中湯と名づける」と言う。このように、引用する文章は頗る違っている）。

【本文】　［程］　《内経》に曰く、「脾は中央の土と為りて以て四旁に灌ぐ」と。故に能く万物を生じて天地に法る。其の職を失えば、則ち胃の為に其の津液を行らすこと能わず、五藏は養う所を失い、亦従りて病むなり。中を建つ者は、必ず甘を以てす。甘草、大棗、膠飴の甘は、中を建ちて諸々の急を緩む所以なり。衛気を通行する者は、必ず辛を以てす。姜、桂の辛は、用いて以て表に走りて衛を通ず。営血を収斂する者は、必ず酸を以てす。芍薬の酸は、用いて以て裏に走りて営を収む。営衛流行すれば、則ち五藏は権衡を失わずして中気斯に建つ。

【語釈】　〇脾は中央の土と為りて以て四旁に灌ぐ：出典は、《素問・玉機真藏論》。全句は、「脾の位は中央にいて土に属し、これによって四方に灌漑する」の意。　〇権衡：ものの標準になるもの。

【通釈】　［程］　《内経》では、「脾は中央の土であり、これによって四方に灌漑する」と言う。そこで、よく万物を生じ、天地に法る。その職を失えば、胃のためにその津液を行らせることができず、五臓は養う所を失い、またこれによって病む。中を建てる場合は、必ず甘をもってする。甘草、大棗、膠飴の甘は、中を建てて諸々の拘急を緩める理由である。衛気を通行する場合は、必ず辛をもってする。生姜、桂枝の辛は、用いて表に走って衛気を通じる。営血を収斂する場合は、必ず酸をもってする。芍薬の酸は、用いて裏に走って営を収める。営衛が流行すると、五臓は標準を失わず、中気がここに建つ。

【本文】　《外台》の集験黄耆湯は、即ち黄耆建中湯なり。方後に云う、「嘔する者は、生姜を倍す」と。又《古今録験》の黄耆湯も亦黄耆建中湯なり。方後に云う、「嘔すれば、即ち飴糖を除く」と。《総病論》に云う、「旧微溏有

－ 334 －

り、或は嘔する者は、飴糖を用いざるなり」と。

【通釈】　《外台》の集験黄耆湯は、黄耆建中湯である。方後では、「嘔吐が出現する場合は、生姜を倍にする」と言う。また、《古今録験》の黄耆湯もまた黄耆建中湯である。方後では、「嘔吐する場合は、飴糖を除く」と言う。《総病論》では、「元々微かな下痢があり、あるいは嘔吐する場合は、飴糖を用いない」と言う。

【解説】　本条文は、陰陽両虚の虚労病の証候と治療法について論述している。虚労病に罹患し、陰陽が調和しなくなると、五臓がいずれも虚弱になる。脾が虚すと、裏が拘急し、腹中が痛み、四肢が重だるく痛み、手足に煩熱が出現する。心が虚すと、動悸が出現する。肝が虚すと、衄が出現する。腎が虚すと、失精が出現する。肺が虚すと、咽や口が乾燥する。本証は五臓が虚した状態にあるが、土は万物の母である。そこで、小建中湯を与えて中気を建立する。

　小建中湯は、桂枝湯に膠飴を加え、芍薬を倍用いた処方である。方中の甘草、大棗、膠飴は、甘で諸々の拘急を緩める。生姜、桂枝は、辛で表に走って衛気を通行させる。芍薬は、酸で裏に走って営血を収斂する。

【原文】　虚労裏急、諸不足、黄耆建中湯主之。（14）

【本文】　虚労裏急、諸々の不足は、黄耆建中湯之を主る。

【語釈】　○虚労裏急、諸々の不足云々：陳紀藩の説「本条は、上条を承けて陰陽両虚の証治を論述している。原文は証の記述が簡単であるが、実は古代の文章を省く方法であり、上の一条は既に陰陽両虚の症状を言明しているので、この所は「虚労裏急、諸々の不足」をもって上条で述べた所の証、即ち動悸、衄血、腹中が痛む、夢に失精する、四肢酸疼、手足煩熱、咽乾口燥などの諸々の証を概括している。ただ、方名の黄耆建中湯より看ると、これは小建中湯に黄耆を加え、黄耆は中気を補益する品であるので、本条の症状は上条の証の外に、少気、自汗、あるいは盗汗、悪風、あるいは不仁などの気虚の症状があるはずであることを知るべきである」陳紀藩主編《金匱要略》

【通釈】　虚労病に罹患し、腹部が拘急し、陰陽気血がいずれも不足する場合は、黄耆建中湯がこれを主治する。

【本文】　［尤］　裏急なる者は、裏虚し脈急に、腹当に引痛すべきなり。諸々の不足なる者は、陰陽の諸脈、並びに不足して眩悸、喘喝、失精、亡血等の証、相い因りて至るなり。急なる者は之を緩むるに必ず甘を以てし、不足する

者は之を補うに必ず温を以てす。而して虚を充たし空を塞ぐは、則ち黄耆は最も専長有るなり。

【通釈】　〔尤〕　裏急は、裏が虚して脈が拘急することであり、腹部は痛みを引くはずである。諸々の不足は、陰陽の諸々の脈が並びに不足することであり、目眩、動悸、喘喝、失精、亡血などの証が相互に原因となって到来する。拘急する場合はこれを緩めるのに必ず甘味をもってし、不足する場合はこれを補うのに必ず温味をもってする。そして虚を充満し、空を塞ぐのは、黄耆が最も得意である。

【本文】　黄耆建中湯方

　小建中湯の内に於いて、黄耆一両半を加え、余は上法に依る。

　気短く胸満する者は、生姜を加う。腹満する者は、棗を去り、茯苓一両半を加う。及び肺の虚損不足を療し、気を補うは、半夏三両を加う（《千金》、及び《外台》に《集験》を引き、「黄耆三両」を用い、「気短く胸満す」の四字は「嘔する者は」の二字に作り、茯苓は「四両」に作り、「及療」以下の十四字無く、方後に云う、「此れ本仲景の方」と）。

【語釈】　○黄耆建中湯：聶恵民の説「本方は、小建中湯に黄耆を加えて組成される。黄耆は、甘温で益気升陽、補中固表し、脾胃を実して肌肉を長じ、内外を兼ねて補う力が盛んである。そこで、これを加えて中気を建立し、裏急を緩める効能を増強する。虚労で裏急し、多種の虚証の常用の方剤である」《経方方論薈要》。王廷富の説「方後の加減には、「気短く胸満する者は、生姜を加う」がある。中陽に虚寒があると、寒飲が上逆する息切れと胸満がある。そこで、再びこれを加え、寒飲を散じて陽気を宣ばす。腹満は大棗を除いて茯苓を加え、および肺の虚損不足を治療するのは、中陽の虚による腹満であり、多くが寒湿の阻滞を挟む。そこで、大棗の甘で湿を阻み中を脹満するのを除き、茯苓を加えて淡滲利湿する。同時に茯苓は、補脾益肺する。そこで、肺の虚損不足を治療できる。いわゆる「気を補うは半夏を加う」は、半夏は降逆止嘔、和胃祛痰の効能がある。もし寒飲が引き起こす所の嘔逆、小食などの証に属する場合は、半夏を加えて寒飲を除いて和胃する。飲邪が去り、胃気が和やかになると、正気は間接的に助けを得ることができる。並びに半夏が直接補気するのではない」《金匱要略指難》

【通釈】　黄耆建中湯方

　小建中湯の中に黄耆一両半を加え、その他は上の方法による。

－ 336 －

血痺虚労病脈証并治第六

　息切れがし、胸部が脹満する場合は、生姜を加える。腹部が脹満する場合は、大棗を除き、茯苓一両半を加える。および肺の虚損不足を治療し、気を補うには、半夏三両を加える（《千金》、および《外台》では、《集験》を引用し、「黄耆三両」を用い、「気が短く胸満する」の四字は「嘔吐する場合は」の二字に作り、茯苓は「四両」に作り、「及療」以下の十四字がなく、方後では、「これは、元々仲景の処方である」と言う）。

【本文】　　[程]　　生姜は、逆気を泄す。故に短気し胸満する者は、生姜を加う。甘は、中満せしむ。故に大棗を去る。淡は、能く滲泄す。故に茯苓を加う。茯苓は、能く咳逆を止む。故に肺虚の不足を療す。補うに半夏を加うるは、未だ詳らかならず。

【通釈】　　[程]　　生姜は、逆気を泄らす。そこで、息切れし、胸満する場合は、生姜を加える。甘味は、中を脹満させる。そこで、大棗を除く。淡味は、よく滲泄する。そこで、茯苓を加える。茯苓は、よく咳逆を止める。そこで、肺が虚した不足を治療する。補うのに半夏を加えるのは、いまだよく解らない。

【本文】　案ずるに、小建中湯、黄耆建中湯は、《千金》の諸書を攷うるに、主療及び分両は異同し、薬剤の増減は頗る多し。茲に其の一二を見わし、以て運用の法を示す。

　《千金》の建中湯は、五労七傷、小腹急痛、膀胱虚満、手足逆冷し、食飲すれば苦く、酸を吐し、痰嘔泄下、少気目眩し、耳聾い、口焦がれ、小便自ら利すを治する方。

　黄耆建中湯の内に於いて乾姜、当帰、婦人は半夏、橘皮、附子を加う。

　又大建中湯は、五労七傷、小腹急に、臍下彭亨<ruby>彭亨<rt>ほうこう</rt></ruby>し、両脇脹満し、腰脊相い引き、鼻口乾燥し、目暗きこと<ruby>眤眤<rt>がい</rt></ruby>とし、<ruby>憒憒<rt></rt></ruby>として楽しまず、胸中の気急に、逆して食飲を下さず、茎中索索として痛み、小便黄赤、尿に余瀝有り、夢に鬼神と交通して神を去り、驚き恐れ虚乏するを治する方。

　黄耆建中湯に於いて遠志、当帰、沢瀉、人参、龍骨を加う（《千金翼》は、当帰無し）。

　又前胡建中湯は、大労虚劣、寒熱嘔逆、下焦虚熱、小便赤痛、客熱上は頭目を薫じ、及び骨肉疼痛し口乾くを治する方。

　黄耆建中湯に於いて前胡、当帰、茯苓、人参、半夏を加う。

　又芍薬湯は、産後に腹少しく痛むを苦しむを治する方。

　即ち、小建中湯。

又云う、「凡そ身重く、食するを得ず、食するも味無く、心下虚満し、時時下さんと欲し、喜みて臥す者は、皆胃脘の大倉に針し、建中湯を服し、及び平胃圓を服す」と。

又堅中湯は、虚労内傷、寒熱、嘔逆、吐血を治する方。

小建中湯方内に於いて半夏三両を加う（《千金翼》は、甘草、桂心無く、生地黄有り）。

《外台》の刪繁建中湯は、肺の虚損不足を療し、気を補う方。

黄耆建中湯内に於いて半夏を加う（案ずるに、原文に載す所は、即ち是れなり。蓋し、後人の附す所に係る。程の「未だ詳らかならず」と云うは、考を失するのみ）。

又《古今録験》の黄耆湯は、虚労裏急、少腹に引きて絞痛極攣し、卵腫れ縮み疼痛するを主る。

即ち、黄耆建中湯なり。方後に云う、「嘔するは、即ち飴を除く」と。

又芍薬湯の主療、及び方は、並びに本文の小建中湯と同じ。

又黄耆湯は、虚労裏急、少腹痛み、気胸脇に引き、或は心痛短気するを療す。

黄耆建中湯内に於いて乾姜、当帰を加う。

又建中黄耆湯は、虚労短気、少腹急痛し、五藏不足するを療す。

黄耆建中湯に於いて芍薬を去る。

又《深師》の黄耆建中湯は、虚労腹満、食少なく、小便多きを療す。

黄耆建中湯内に於いて人参、半夏を加え、飴を去る。

又《必効》の黄耆建中湯は、虚労下焦虚冷、甚だしくは渇せず、小便数を療す。

黄耆建中湯内に於いて人参、当帰を加う。若し失精すれば、龍骨、白斂を加う。

又《深師》の黄耆建中湯は、大虚不足、少腹裏急、労寒臍に拘引し、気上りて胸を衝き、短気し、言語謬誤し、食すること能わず、吸吸として気乏しく悶乱する者を療す。

黄耆建中湯内に於いて半夏、人参を加え、飴を去る。若し手足冷ゆれば、附子を加う。

又大建中湯は、内虚絶裏急し、少気し、手足厥逆し、少腹攣急し、或は腹満弦急し、食すること能わず、起くれば即ち微汗出で、陰縮み、或は腹中寒痛し、労苦に堪えず、唇口舌乾き、精自ら出で、或は手足乍ち寒え乍ち熱して煩苦酸

- 338 -

血痹虚労病脈証并治第六

疼し、久しく立つこと能わず、夢寐多きを療し、中を補い気を益す方。

黄耆建中湯内に於いて人参、当帰、半夏、附子を加え、飴を去る。

又《小品》の黄耆湯は、虚労胸中客熱、冷癖痃満し、宿食消えず、吐噫し、脇間水気、或は流飲腸鳴し、肌肉を生ぜず、頭痛し、上重く下軽く、目の視ること眇眇とし、恍惚として志損じ、常に燥き熱し、臥せて安んずるを得ず、少腹急に、小便赤く余瀝し、事に臨みて起きず、陰下に湿り、或は小便白濁し傷多きを療する方。

黄耆建中湯内に於いて人参、当帰を加え、飴を去る。寒有れば、厚朴を加う。

《蘇沈良方》に云う、「小建中湯は、腰痛を治すること神の如し。然れども腹痛み之を按じて便ち痛み、重按して却って甚だしく痛まざるは、此れ止是れ気痛なり。重按して愈々痛みて堅き者は、当に自ら積有るべきなり。気痛は、下す可からず。之を下せば、愈々甚だし。此れ、虚寒証なり。此の薬は、偏に腹中の虚寒を治し、血を補い尤も腹痛を主る」と（《三因方》に此の証を治するは、加味小建中湯なり。本方の内に於いて遠志を加う）。

王氏の《易簡方》に云う、「或は吐し、或は瀉し、状霍乱の如く、及び寒湿に冒渉し、賊風腹に入り、拘急切痛するは、附子三分を加え、附子建中湯と名づく。疝気発作は、当に附子建中湯に於いて、煎ずる時に蜜一筋の頭許りを加うべし。蜜附子湯と名づく」と（《易簡》の小建中湯は、飴無し）。

《張氏医説》に云う、「養生必用方に、虚労に涼薬を用うるを得ずを論ず。柴胡、鱉甲、青蒿、麦門冬の類の如きは、用って服せず。唯だ黄耆建中湯を服す。十余歳の女子有り。発熱、咳嗽、喘急に因りて小便少なく、後来腫疾を成す。利水薬を用いて愈ゆるを得。然れども虚羸の甚だしければ、遂に黄耆建中湯を用い、日に一服し、三十余日にして遂に愈ゆ。蓋し、人の禀受は同じならず。虚労、小便白濁し、陰藏の人は、橘皮煎黄耆建中湯を服す。愈ゆるを獲る者は、甚だ多し。陽藏の人に至りては、煖薬を用う可からず。建中湯は甚だしく熱せずと雖も、然れども肉桂有り、之を服すること稍多ければ、亦反って害を為す。之を要するに、用薬も亦其の禀くる所を量りて其の冷熱を審らかにし、而して一概に建中湯を以て虚労を治す可からざるなり」と（《医余》に出づ）。

《聖済総録》の結陰門芍薬湯は、時に非ずして便血するを治す。

小建中湯より大棗を去る。

《直指方》の黄耆建中湯は、傷湿、鼻塞がり、身痛むを治す。

即ち、本方なり。膠飴を用いず。

- 339 -

又加味建中湯は、諸々の虚にて自汗するを治す。

　本方に於いて炒りたる浮小麦を加う。

　又黄耆建中湯に川芎、当帰を加え、血刺身痛を治す。

　危氏の《得効方》の黄耆建中湯は、汗出で衣を汚し、甚だしきは坏染の如きを治す。皆大いに喜びて心を傷り、喜べば則ち気散じ、血は気に随いて行るに由る。兼ねて妙香散を服し、金銀の器もて麦子、麦門冬の煎ぜし湯にて下す。病は紅汗と名づく。

　《王氏準縄》に云う、「小建中湯は、痢を治す。赤白、久新を分かたず。但だ腹中大いに痛む者は、神効す。其の脈弦急、或は濇浮大、之を按ずれば空虚、或は挙按皆無力なる者是れなり」と。

　示児仙方の建脾散は、脾痃脇痛を治す。

　即ち、小建中湯に縮砂を加う。

　徐氏の《医法指南》の小建中湯は、失血し虚する者を治す。

　本方は、阿膠もて膠飴に代う。

【語釈】　○彭：膨に同じ。ふくれる。　○亨：発音が「コウ」の場合は、とおる。支障なく行われる。発音が「キョウ」の場合は、「享」の字に同じ。享は、身に受ける。彭亨は、「膨満」の意か。　○睆睆：目が明らかでない。○憒憒：心や物事の乱れるさま。　○索索：葉の落ちる音。　○拘引：拘は、とらえる。かかわる。引は、ひく。　○謬誤：あやまり。まちがい。　○吸吸：ここでは、「息を吸う」の意。　○夢寤：寤夢（さめるのとねむるのと）の意。　○癖：腹の病気。　○噫：おくび。げっぷ。　○流飲：病名。狭義の痰飲。　○眊：「眊」の字は、諸橋轍次著《大漢和辞典》にない。眊眊は、「芒芒（目がくらんでぼんやりするさま）」の意。　○冒渉：冒は、おおう。かぶさる。渉は、わたる。　○後来：あとからくる。　○稟受：天性。生まれつきの性質。　○血刺：意味不明。刺は、さす。いれずみをする。切る。きずつける。「血が傷つけられる」の意。　○坏染：坏は、壁。「壁土で染めた色」の意。

【通釈】　案じるに、小建中湯と黄耆建中湯は、《千金》等の諸々の書物を考えると、主治、および分量はそれぞれに異なり、薬剤の増減は頗る多い。ここにその一二を見わし、これによって運用の方法を提示する。

　《千金》の建中湯は、五労や七傷で、小腹部が拘急して痛み、膀胱は虚満し、手足は逆冷し、飲食物を摂取すると口は苦くなり、酸っぱいものを吐出し、痰

－ 340 －

血痺虚労病脈証并治第六

を吐き、嘔吐して下痢し、息切れがし、目眩し、耳は聾い、口は焦がれ、小便は自ら通利する場合を治療する処方である。

黄耆建中湯の中に乾姜、当帰を加え、婦人では半夏、橘皮、附子を加える。

また、大建中湯は、五労や七傷で、小腹部が拘急し、臍部の下が膨満し、両脇が脹満し、腰や脊柱が引き攣り、鼻や口が乾燥し、目は暗くなって明らかでなく、心が乱れて楽しくなく、胸中の気が急迫し、上逆して飲食が下らず、陰茎の中がさらさらと痛み、小便は黄赤色になり、尿は滴り、夢に鬼神と交通して精神が失われ、驚き恐れ虚して欠乏する場合を治療する処方である。

黄耆建中湯に遠志、当帰、沢瀉、人参、龍骨を加える（《千金翼》では、当帰がない）。

また、前胡建中湯は、大いに疲労して虚して劣り、寒熱が出現して嘔逆し、下焦に虚熱が生じ、小便は赤色で痛み、客熱が上は頭や目を熏じ、および骨肉に疼痛が出現して口が乾く場合を治療する処方である。

黄耆建中湯に前胡、当帰、茯苓、人参、半夏を加える。

また、芍薬湯は、産後に腹部が少し痛んで苦しむ場合を治療する処方である。即ち、小建中湯である。

また、「およそ身体が重だるくなり、食事を摂取できず、食事を摂取しても味がなく、心下は虚満し、時々下痢しそうになり、喜んで床に臥せる場合は、いずれも胃脘の大倉に針刺し、建中湯を服用し、および平胃圓を服用する」と言う。

また、堅中湯は、虚労や内傷で、寒熱が出現し、嘔逆し、吐血する場合を治療する処方である。

小建中湯の方中に半夏三両を加える（《千金翼》では、甘草、桂心がなく、生地黄がある）。

《外台》の刪繁建中湯は、肺の虚損不足を治療し、気を補う処方である。

黄耆建中湯の中に半夏を加える（案じるに、原文に記載する所は、これである。思うに、後人が附した所に係わる。程氏が「いまだ詳らかでない」と言うのは、考察していないだけである）。

また、《古今録験》の黄耆湯は、虚労で裏が拘急し、少腹部に牽引して絞るように痛み、甚だしく引き攣り、睾丸が腫れ、陰茎が縮んで疼痛が出現する場合を主治する。

即ち、黄耆建中湯である。方後では、「嘔吐する場合は、飴糖を除く」と言

う。

　また、芍薬湯の主治、および処方は、いずれも本文の小建中湯と同じである。

　また、黄耆湯は、虚労で裏が拘急し、少腹部が痛み、気が胸脇部に牽引し、あるいは心痛や息切れが出現する場合を治療する。

　黄耆建中湯の中に乾姜、当帰を加える。

　また、建中黄耆湯は、虚労で息切れがし、少腹部が拘急して痛み、五臓が不足する場合を治療する。

　黄耆建中湯より芍薬を除く。

　また、《深師》の黄耆建中湯は、虚労で腹満し、食欲が少なく、小便が多い場合を治療する。

　黄耆建中湯の中に人参、半夏を加え、飴糖を除く。

　また、《必効》の黄耆建中湯は、虚労で下焦が虚して冷え、甚だしい口渇はなく、小便が数になる場合を治療する。

　黄耆建中湯の中に人参、当帰を加える。もし失精する場合は、龍骨、白斂を加える。

　また、《深師》の黄耆建中湯は、大いに虚して不足し、少腹部の裏が拘急し、疲労で寒えて臍部に引き攣れ、気が上って胸部を衝き、息切れがし、言葉を誤り、食事を摂取できず、息を吸う気が乏しくなり、悶乱する場合を治療する。

　黄耆建中湯の中に半夏、人参を加え、飴糖を除く。もし手足が冷える場合は、附子を加える。

　また、大建中湯は、内が虚して途絶え、裏が拘急し、息切れがし、手足は厥逆し、少腹部は攣急し、あるいは腹満して強く拘急し、食事を摂取できず、起きると微かな汗が出て、陰茎が縮み、あるいは腹中が寒えて痛み、苦労に堪えられず、口唇や舌が乾き、精が自然に出て、あるいは手足が忽ち寒え忽ち熱し、心煩して苦しみ、重だるく痛み、長い間起立することができず、寝たり醒めたりすることが多い場合を治療し、中を補い気を益す処方である。

　黄耆建中湯の中に人参、当帰、半夏、附子を加え、飴糖を除く。

　また、《小品》の黄耆湯は、虚労で胸中に客熱が生じ、冷癖で腹部は痞えて脹満し、宿食が消えず、嘔吐し、げっぷし、脇間の水気やあるいは流飲で腸が鳴り、肌肉を生じなくなり、頭が痛み、上が重だるく下が軽くなり、目で視ても眩んでぼんやりとし、恍惚として志が損傷され、常に燥いて熱し、床に臥せるが安らかになることができず、少腹部が拘急し、小便が赤くなって滴り、事

- 342 -

に臨んで陰茎が勃起せず、陰部は下で湿り、あるいは小便が白濁し損傷が多い場合を治療する処方である。

黄耆建中湯の中に人参、当帰を加え、飴糖を除く。寒がある場合は、厚朴を加える。

《蘇沈良方》では、「小建中湯は、腰痛を治療すると神のように有効である。しかし、腹が痛み、これを按じると直ちに痛むが、重按すると反って甚だしく痛まない場合は、ただこれは気滞による痛みである。重按して愈々痛み、堅い場合は、自ら積病があるはずである。気滞による痛みは、下すべきでない。これを下すと、病状は愈々甚だしくなる。これは、虚寒証である。この薬は、専ら腹中の虚寒を治療し、血を補い、最も腹痛を主治する」と言う（《三因方》では、この証を治療するのは、加味小建中湯である。本方の中に遠志を加える）。

王氏の《易簡方》では、「あるいは嘔吐し、あるいは瀉下し、病状は霍乱のようであり、および寒湿に冒され、賊風が腹部に入り、拘急して切るように痛む場合は、附子三分を加え、附子建中湯と名づける。疝気発作は、附子建中湯を用い、煎じる時に蜂蜜を箸の頭程度加えるべきである。これを蜜附子湯と名づける」と言う（《易簡》の小建中湯では、飴糖はない）。

《張氏医説》では、「養生必用方では、虚労病には涼薬を用いることができないことを論述する。柴胡、鱉甲、青蒿、麦門冬の類のようなものは、これによって服用しない。ただ、黄耆建中湯を服用する。十歳余りの女子があった。発熱し、咳嗽し、喘急して小便が少なくなり、以後水腫の疾病を形成した。利水薬を用いて治癒した。ところが、羸痩が甚だしいので、遂に黄耆建中湯を用い、日に一回服用し、三十数日で遂に治癒した。思うに、人の天性は同じでない。虚労で小便が白濁する陰藏の人では、橘皮煎黄耆建中湯を服用すると、治癒する場合が甚だ多い。陽藏の人に至っては、温薬を用いるべきでない。建中湯は甚だしく熱しないが、しかし肉桂があるので、これを幾らか多く服用すると、また反って害を生じる。これを要約すると、用薬にもまた病人が稟ける所の素質を量ってその冷熱を審らかにし、一概に建中湯を用いて虚労病を治療すべきでない」言う（《医余》に出ている）。

《聖済総録》の結陰門芍薬湯は、時ならずして便血が出現する場合を治療する。

小建中湯より大棗を除く。

《直指方》の黄耆建中湯は、湿邪で傷られ、鼻が塞がり、身体が痛む場合を治療する。

　即ち、本方である。ただ、膠飴を用いない。

　また、加味建中湯は、諸々の虚証で自汗する場合を治療する。

　本方に炒った浮小麦を加える。

　また、黄耆建中湯に川芎、当帰を加え、血が傷つけられて身体が痛む場合を治療する。

　危氏の《得効方》の黄耆建中湯は、汗が出て衣を汚し、甚だしい場合は壁土で染めたようになる場合を治療する。いずれも大いに喜んで心を傷り、喜ぶ場合は気が散じ、血が気に随って行くことが原因である。兼ねて妙香散を服用し、金銀の器で麦子と麦門冬を煎じた湯液を用いて飲み下す。病は、紅汗と名づける。

　《王氏準縄》では、「小建中湯は、下痢を治療する。赤白や新旧を区別しない。ただ、腹中が大いに痛む場合は、神のように効果がある。その脈は弦で拘急し、あるいは濇浮大であり、これを按じると空虚であり、あるいは挙按が皆無力になる場合がこれである」と言う。

　示児仙方の建脾散は、脾痞で脇が痛む場合を治療する。

　即ち、小建中湯に縮砂を加える。

　徐氏の《医法指南》の小建中湯は、失血して虚弱になる場合を治療する。

　本方は、阿膠を用いて膠飴に代える。

【解説】　本条文は、陰陽両虚で気虚が甚だしい証候と治療法について論述している。

　《金匱要略輯義》が引用する尤在涇と程林の説では、黄耆建中湯の処方解説がない。詳細は、《金匱要略大成》を参照のこと。

　「裏急」は、裏が虚して脈が拘急することを言う。そこで、腹部は痛む。「諸々の不足」は、陰陽の諸々の脈がいずれも不足することを言う。そこで、目眩、動悸、喘喝、失精、亡血などの証が出現する。本証は、虚労病に罹患し、陰陽両虚証で気虚が甚だしい状態にある。そこで、黄耆建中湯を与え、甘味で拘急を緩め、温味で不足を補う。

【原文】　虚労腰痛、少腹拘急、小便不利者、八味腎気丸主之。（15）
【本文】　虚労腰痛、少腹拘急し、小便不利の者は、八味腎気丸之を主る（方

- 344 -

は、《婦人雑病》中に見わる）。

【語釈】　〇虚労腰痛、少腹拘急し云々：陳紀藩の説「本条は、腎の陰陽両虚
で陽虚に偏る証治を説明する。腰は、腎の外府である。腎臓の陰陽がともに虚
し、腰が養う所を失う。そこで、腰が痛む。少腹が拘急し、小便が不利になる
のは、少腹は膀胱の位であり、腎と膀胱は表裏の関係にあり、今腎気が虚弱に
なり、少腹を温煦できなくなるので、少腹は拘急し、膀胱は気化を失調するの
で、小便は不利になる。陰陽両虚で陽虚に偏っている場合を治療するには、腎
陽を温め腎陰を滋し、化気行水する方法を用いる」陳紀藩主編《金匱要略》。
　　〇不利：呂志杰の説「いわゆる「不利」とは、あるいは尿崩で多尿になり、
あるいは尿閉になり、あるいは滴って排尿が不暢になるなどのことであり、い
ずれも腎虚でそのようになる」《金匱雑病論治全書》

【通釈】　虚労病に罹患し、腰が痛み、少腹部が拘急し、小便が不利になる場
合は、八味腎気丸がこれを主治する（処方は、《婦人雑病篇》の中に見われて
いる）。

【本文】　［程］　腰なる者は、腎の外候なり。腎虚すれば、則ち腰痛む。腎
と膀胱は、表裏を為す。三焦の陽気以て決瀆するを得ざれば、則ち小便利せず。
而して少腹拘急すれば、州都の官も亦其の気化の職を失す。此れ、水中の真陽
已に虧き、腎間の動気已に損ず。是の方を与えて以て腎間の気を益し、気強ま
れば則ち便溺行りて少腹の拘急も亦愈ゆ。

【語釈】　〇決瀆：決は、裂く。啓、瀆は、みぞ。ここでは、「通暢する」の
意。

【通釈】　［程］　腰は、腎の外候である。腎が虚す場合は、腰が痛む。腎と
膀胱は、表裏の関係にある。三焦の陽気が通暢できなくなる場合は、小便は不
利になる。そして少腹部が拘急する場合は、膀胱もまたその気化の職を失う。
これは、水中の真陽が既に欠け、腎間の動気が既に損傷されている。この処方
を与えて腎間の気を益し、気が強まる場合は、尿は行り、少腹部の拘急もまた
治癒する。

【本文】　案ずるに、《抱朴子》に云う、「今医家、腎気を通明するの丸、内
は五絡を補うの散、骨は拘杞に填めらるの煎、黄耆建中の湯、将に之を服せん
とするの者は、皆肥を致す」と。腎気丸、黄耆建中湯は、晋以前に出づること、
以て知る可し。

　　《肘後》に云う、「乾地黄四両、茯苓、薯蕷、桂、牡丹、山茱萸各二両、附

－ 345 －

子、沢瀉一両、搗きて蜜もて丸ずること梧子の如く、七丸を服し、日に三、加えて十丸に至る。此れ、是れ張仲景八味腎気丸方にして虚労不足、大いに飲水に傷られ、腰痛み、小腹急し、小便利せざるを療す」と。又云う、「長服するは、即ち附子を去り、五味子を加え、大風冷を治す」と（《千金・補腎門》に同じ。乾地黄八両、山茱萸、薯蕷各四両、沢瀉、牡丹皮、茯苓各三両、桂心、附子各二両を用い、註に「仲景云う、常服するは附子を去り、五味子を加う」と。姚公云う、「五味子二両、蓯蓉四両を加う」と。張文仲云う、「五味子、蓯蓉各四両」と）。

　《和剤局方》の八味圓は、腎気虚乏し、下元冷憊し、臍腹疼痛し、夜に漩溺多く、脚膝緩く弱まり、肢体倦怠し、面色黧黒、飲食を思わずを治す。又脚気上を衝き、少腹不仁し、及び虚労不足、渇して水を飲まんと欲し、腰重く疼痛し、少腹拘急、小便利せず、或は男子の消渇、小便反って多く、婦人の転胞、小便通ぜざるを治す（即ち、本方なり。茯苓、牡丹皮、沢瀉各三両、熟乾の地黄八両、山茱萸、山薬各四両、附子、肉桂各二両を用う。方後に云う、「久しく服すれば、元陽を壮んにし精髄を益し、血を活かし、顔を駐め、志を強くし、身を軽くす」と）。

　《薛氏医按》に云う、「八味丸は、命門の火衰え、土を生ずること能わず、以て脾胃の虚寒を致して流注鶴膝等の症を患い、消潰收斂すること能わず、或は飲食思い少なく、或は食して化せず、或は臍腹疼痛し、夜に漩溺多きを治す。《経》に云う、「火の源を益し、以て陰翳を消す」は、即ち此の方なり。又腎水不足し、虚火上炎し、発熱して渇を作し、口舌瘡を生じ、或は牙齦潰爛し、咽喉痛みを作し、形体憔悴し、寝汗等の証を治す。五味子四両を加う」と。

　呉氏の《方考》に云う、「今の人、房に入ること盛んにして陽事愈々挙がる者は、陰虚し火動くなり。陽事先ず萎う者は、命門の火衰うるなり。是の方、六味の中に於いて桂、附を加え、以て命門の火を益し、作強の官をして其の職を得せしむ」と。

　王氏の《小青嚢》に云う、「又下元冷憊し、心火炎上し、腎水摂養すること能わず、多く痰涎を吐すを治す。又腎虚の歯痛を治す。又腎虚の淋瀝を治す」と。

　王氏の《薬性纂要》に云う、「一少年、哮喘する者、其の性善く怒り、病は寒天に発し、毎に桂附八味地黄丸、及び黒錫丹を用いて平らかなり。一次に之を用いて未だ効かざれば、生鉄落を八味湯の中に加うれば、一剤にして愈ゆ」

血痺虚労病脈証并治第六

と。

《千金》の腎気圓は、虚労腎気不足し、腰痛み陰寒え、小便数、嚢冷えて湿り、溺に余瀝有り、精自ら出で、陰痿して起きず、忽忽として悲喜するを治す。

本方に於いて牡丹皮を去り、玄参、芍薬を加う（《千金翼》は、牡丹皮有り。十味腎気丸と名づく）。

《千金》の又の方は、腎気不足、羸痩日に劇しく、吸吸少気し、体重く耳聾し、眼暗く百病を治す。

本方に於いて附子、山茱萸を去り、半夏を加う（《千金》の腎気圓は、凡そ五方なり。今其の二を録す）。

厳氏の加味腎気圓は、腎虚、腰重く脚腫れ、小便利せざるを治す。

本方の中に於いて車前子、川牛膝を加う（薛氏云う、「脾腎虚し、腰重く脚腫れ、小便利せず、或は肚腹腫脹し、四肢浮腫し、或は喘急し痰盛んに、已に蠱症を成すを治す。其の効、神の如し」と）。

又十補圓は、腎藏虚弱、面色黧黒、足冷え足腫れ、耳鳴り耳聾い、肢体羸痩、足膝軟弱、小便利せず、腰脊疼痛し、但だ是れ腎虚の証を治す。

本方に於いて鹿茸、五味子を加う。

《医壘元戎》の都炁丸は、左右の二腎を補い、水火兼ねて益す。

本方に於いて五味子を加う。

銭氏の《小児方訣》の地黄丸は、腎虚解顱し、或は行くは遅く語るも遅き等の症を治す。

本方に於いて桂枝、附子を去る（薛氏云う、「腎経の虚熱にて渇を作し、小便淋秘し、痰気上を壅ぎ、或は肝経の血虚して燥熱し、風客の淫気を治す。而して瘰癧結核、或は四肢搐を発し、眼目瞤動し、或は肺経の虚火にて咳嗽吐血、頭目眩暈し、或は咽喉燥痛し、口舌の瘡裂け、或は心経の血虚して火有り、自汗盗汗し、便血の諸血、或は脾虚湿熱、下は腎を刑し、腰膝利せず、或は疥癬瘡毒等の症は、並びに此れを用うるを主と為す。而して佐くるに各藏の薬を以てす。此の薬は、天一水を生ずるの剤と為す。若し稟賦不足し、肢体羸弱し、解顱失音し、或は明を畏れ下に竄れ、五遅、五軟、腎疳、肝疳、或は早く女色に近づき、精気虧耗すれば、五藏齊しく損す。凡そ諸虚不足の症は、皆此れを用いて以て化源を滋す。其の功は、尽く述ぶること能わず」と。〇案ずるに、此の方、味を増すは頗る多し。今之を省く）。

【語釈】　〇憊：つかれる。よわりきる。　〇漩：めぐる。うずまく。　〇黧

黒：黄色を帯びた黒。やつれた顔の形容。　○流注：①病名。肢体深部組織の化膿性疾患。②流れて止まず、下に向かって注ぐこと。　○鶴膝：鶴膝風の略。病後に膝関節が腫大し、形が鶴の膝のようになるもの。　○憔悴：やせおとろえる。やつれる。　○作強の官：腎を指す。作強は、動作が軽く、力強いことを言う。　○忽忽：失意のさま。　○蠱症：①蠱注（肺結核、結核性腹膜炎に類似）。②蠱脹：鼓脹に同じ。腹部が膨大になり、中は実して物があるもの。

　○顱：かしら。あたま。解顱は、小児で頭の縫合部が閉じなくなる病証。○瞤：引き攣る。まばたく。　○禀賦：生まれつきの体質、性質。　○竄：かくれる。のがれる。下竄は、意味不明。「明るい所を畏れて下の暗い所に逃れる」の意か。　○五遅：小児の立遅、行遅、髪遅、歯遅、語遅を言う。　○五軟：頭軟、項軟、手足軟、肌肉軟、口軟を言う。発育の遅れ、智力の発達不良を特徴とする。　○腎疳：疳証で伏熱が内に阻まれ、腎気の不足を兼ねるもの。疳は、多くの種類の慢性疾患により、痩せ衰えて津液が乾燥枯渇する病証を言う。　○肝疳：乳食の失調により、あるいは肝経に熱を受けることによって起こる。

【通釈】　案じるに、《抱朴子》では、「今医者が使用する薬で、腎気を通じて明らかにする丸剤、内は五絡を補う散剤、骨を拘杞子で填める煎剤、黄耆建中湯などの湯液を服用しようとする場合は、いずれも身体が肥える」と言う。これからすると、腎気丸や黄耆建中湯は晋代以前に出た処方であることを知ることができる。

　《肘後》では、「乾地黄は四両、茯苓、山薬、桂枝、牡丹皮、山茱萸は各々二両、附子、沢瀉は一両を用い、搗いて蜜であおぎりの大きさの丸剤とし、七丸を服用し、日に三回服用し、増量して十丸まで増やす。これは張仲景の八味腎気丸の処方であり、虚労病で不足し、大いに飲水に傷られ、腰が痛み、小腹部が拘急し、小便が不利になる場合を治療する」と言い、また「長期に服用する場合は、附子を除き、五味子を加え、大風で冷える場合を治療する」と言う（《千金・補腎門》では、同じである。乾地黄は八両、山茱萸、山薬は各々四両、沢瀉、牡丹皮、茯苓は各々三両、桂心、附子は各々二両を用い、注釈では「仲景は、常に服用する場合は、附子を除き、五味子を加えると言う」とある。姚公は、「五味子二両、蓯蓉四両を加える」と言う。張文仲は、「五味子、蓯蓉は各々四両にする」と言う）。

　《和剤局方》の八味圓は、腎気が虚して乏しくなり、下元が冷えて疲れ、臍

腹部に疼痛が出現し、夜に頻尿が多くなり、脚や膝が緩んで弱まり、肢体が倦怠し、顔面の色調が黄色味を帯びた黒色になり、食欲がなくなる場合を治療する。また、脚気が上を衝き、少腹部が痺れ、および虚労病で不足し、口が渇いて水を飲みたくなり、腰が重だるくなって疼痛が出現し、少腹部が拘急し、小便が通利せず、あるいは男子の消渇で、小便が反って多くなり、婦人の転胞で、小便が通じなくなる場合を治療する（即ち、本方である。茯苓、牡丹皮、沢瀉は各々三両、熟地黄と乾地黄は八両、山茱萸、山薬は各々四両、附子、肉桂は各々二両を用いる。方後では、「久しく服用すると、元陽を壮んにし、精髄を益し、血を活かし、顔色を悪くせず、志を強くし、身体を軽くする」と言う）。

《薛氏医按》では、「八味丸は、命門の火が衰え、土を生じることができず、これによって脾胃の虚寒を生じて流注鶴膝などの症状を患い、潰れを消して收斂することができず、あるいは食欲が少なくなり、あるいは食事を摂取しても運化されず、あるいは臍腹部に疼痛が出現し、夜に頻尿が多くなる場合を治療する。《経》に「火の源を益して陰翳を消す」と言うのは、この処方のことである。また、腎水が不足し、虚火が上炎し、発熱して口渇を生じ、口や舌に瘡を生じ、あるいは歯齦に潰瘍や糜爛を生じ、咽喉は痛み、形体は痩せ衰え、寝汗が出るなどの証を治療する。五味子四両を加える」と言う。

呉氏の《方考》では、「今の人で、盛んに房に入り、陰茎が愈々挙がる場合は、陰が虚して火が動く。陰茎が先ず萎縮する場合は、命門の火が衰える。この処方は六味丸の中に桂枝と附子を加え、これによって命門の火を益し、腎にその職を得るようにさせる」と言う。

王氏の《小青嚢》では、「また、下元が冷えて疲れ、心火が炎上し、腎水が摂養できず、多く痰涎を吐出する場合を治療する。また、腎虚の歯痛を治療する。また、腎虚の淋瀝を治療する」と言う。

王氏の《薬性纂要》では、「ある少年が喘息になり、その性格はしばしば怒り、病は寒い日に発生したが、常に桂附八味地黄丸、および黒錫丹を用いて平らかになった。一回目にこれを用いていまだ効果がない場合は、生の鉄落を八味湯の中に加えると、一剤で治癒した」と言う。

《千金》の腎気圓は、虚労病で腎気が不足し、腰が痛み、陰茎が寒え、小便が数になり、陰嚢が冷えて湿り、尿が滴り、精が自然に出て、陰茎が萎縮して勃起せず、失意の内に悲しんだり喜んだりする場合を治療する。

本方より牡丹皮を除き、玄参、芍薬を加える（《千金翼》では、牡丹皮があ

り、十味腎気丸と名づける）。

《千金》のまたの処方は、腎気が不足し、羸痩が日に激しくなり、息切れがし、体が重だるくなり、耳が聾い、眼が暗くなるなどの種々の病を治療する。

本方より附子、山茱萸を除き、半夏を加える（《千金》の腎気圓は、およそ五方である。今その二つを記録する）。

厳氏の加味腎気圓は、腎が虚し、腰が重だるくなり、脚が腫れ、小便が不利になる場合を治療する。

本方の中に車前子、川牛膝を加える（薛氏は、「脾腎が虚し、腰が重だるくなり、脚が腫れ、小便が不利になり、あるいは腹部が腫脹し、四肢に浮腫が出現し、あるいは気喘が出現して急迫し、痰が盛んになり、既に蠱症を形成する場合を治療する。その効果は、神のようである」と言う）。

また、十補圓は、腎臓が虚弱になり、顔面の色調が黄色を帯びた黒色になり、足が冷え、足が腫れ、耳が鳴り、耳が聾い、肢体が痩せ衰え、足や膝が軟弱になり、小便が不利になり、腰や脊柱に疼痛が出現し、ただ腎虚の証である場合を治療する。

本方に鹿茸、五味子を加える。

《医壘元戎》の都炁丸は、左右の二つの腎を補い、水火を兼ねて益す。

本方に五味子を加える。

銭氏の《小児方訣》の地黄丸は、腎が虚して解顱が出現し、あるいは行動が遅く、言葉を喋るのが遅いなどの症を治療する。

本方より桂枝、附子を除く（薛氏は、「腎経の虚熱で口渇を発生し、小便が滴って出ず、痰気が上を塞ぎ、あるいは肝経の血が虚して燥熱が出現し、風邪が客した六淫の邪気を治療する。そして瘰癧の結核で、あるいは四肢が引き攣れ、眼が引き攣り、あるいは肺経の虚火で咳嗽や吐血が出現し、頭や目が眩み、あるいは咽喉が燥いて痛み、口や舌の瘡が裂け、あるいは心経の血が虚して火が生じ、自汗や盗汗が出現し、便血などの諸々の血証が出現し、あるいは脾が虚して湿熱になり、下は腎を剋し、腰や膝が不利になり、あるいは疥癬、瘡毒などが出現する症では、並びにこれを主に用いる。そして佐薬として各々の臓の薬を用いる。この薬は、天一が水を生じる方剤である。もし生まれつきの体質が不足し、肢体が痩せて虚弱になり、解顱が出現して言葉を発声せず、あるいは明るい所を畏れて下に逃れ、五遅、五軟、腎疳、肝疳などが発生し、あるいは早く女色に近づき、精気を消耗する場合は、五臓が等しく損傷される。お

よそ諸々の虚して不足する症では、いずれもこれを用いて化源を滋す。その効能は、尽く述べることができない」と言う。○案じるに、この処方は、味を増す場合が頗る多い。今これを省略する）。

【解説】　本条文は、腎陽虚による虚労病の証候と治療法について論述している。

　腰は、腎の外候である。虚労病に罹患し、腎が虚すと、腰が痛む。腎と膀胱は、表裏の関係にある。三焦の陽気が通暢せず、膀胱の気化機能が失調すると、少腹部は拘急し、小便は不利になる。本証は、腎中の真陽が虧損した状態にある。そこで、八味腎気丸を与えて腎間の気を益す。

【原文】　虚労諸不足、風気百疾、薯蕷圓主之。(16)
【本文】　虚労諸々の不足、風気百疾は、薯蕷圓之を主る。
【語釈】　○虚労諸々の不足：陳紀藩の説「本条の「虚労諸々の不足」は、陰陽気血がいずれも不足し、全身性の虚労病に属していることを指すことに係わる。黄耆建中湯証の「諸々の不足」とは脾の虚労に重点があって差別がある。用方より看ると、本条は気血両虚に重点があるようである」陳紀藩主編《金匱要略》。　○風気百疾：風気は、広く病邪を指す。風は百病の長であり、風邪が人体に侵入すると、よく多種の疾病を引き起こす。王廷富の説「風気百疾に至っては、正気が虚衰して外邪を制御するには不足し、多種の疾病を引き起こすことができることを言う」《金匱要略指南》。李克光の説「「風気百疾」は、外邪を兼挟することを言う」《金匱要略譯釋》。　○薯蕷圓之を主る：呂志杰の説、「本条は、中医が病を治療する場合の二大原則を提示している。第一は、「虚労諸々の不足」で脾胃が虚弱である場合は、脾胃を調補することを主とすべきである点である。脾胃は後天の本であり、気血生化の源であるので、諸々の虚証や過労で損傷されると、回復が容易でなく、薬物がよく補える所でないが、薬物が脾胃を調補し、化源を資けるのに頼る場合がある。第二は、およそ正気が虚し邪気が留恋する病状では、いずれも扶正祛邪を大法とすべきである。この外に、後世では幾多の補気、補血、気血双補の処方、例えば四君子湯、四物湯、八珍湯、十全大補湯、人参養栄湯などや扶正祛邪の処方は、いずれもこの処方の化源より出ており、あるいはこの処方の方法を師としている」、「張錫純は近代の名医の一人であり、臨床経験が豊富であり、よく自ら新しい処方を創製したが、薯蕷粥もまたその一つである。張氏はこの処方を用い、「陰虚

労熱で、あるいは気喘が出現し、あるいは咳嗽が出現し、あるいは大便が下痢
状になり、小便が不利になるなど、一切の羸痩し虚損する証を治療する」とし
た。他の所では、小児の下痢を治療した経験があり、「滑瀉の証は、小児では
最も治療が困難である。思うに、小児は少陽の身体であり、陰分がいまだ充分
でないが、滑瀉が止まらなくなると、最も容易に陰分を傷る。…ただ、山薬は
脾腎を双補し、上にあってはよく清し、下にあってはよく固め、小便を通利し
て大便を止める真によい薬である。かつまた通常に服用して食べるものであり、
これを用いて粥を作り、少量の砂糖を加えて調和させると、小児は必ず好んで
これを食べる。一日に二回煮て服用し、数日すると必ず治癒する。…この処方
を以て小児を治療することが多い」（《医学衷中参西録・医方》）と言う。張
錫純はこの処方をこのように論じているが、《金匱》の薯蕷丸が薯蕷を重用し
て君としている旨を彼が深く理解していることを見るべきである」《金匱雑病
論治全書》

【通釈】　虚労病に罹患し、陰陽気血が不足し、同時に風邪を感受して種々の
疾患に罹患する場合は、薯蕷丸がこれを主治する。

【本文】　薯蕷（三十分）　当帰　桂枝　麹（《千金》は、「神麹」に作る。
《局方》、《三因》等は、並びに同じ）　乾地黄　豆黄巻（各十分。○《千
金》は、「大豆黄巻」に作る）　甘草（二十八分）　芎藭　麦門冬　芍薬　白
朮　杏仁（各六分）　人参（七分）　柴胡　桔梗　茯苓（各五分）　阿膠（七
分）　乾姜（三分）　白斂（二分）　防風（六分）　大棗（百枚、膏と為す）

　右二十一味、之を末とし、煉蜜もて和して丸とすること弾子大の如く、空腹
に酒もて一丸を服し、一百丸を剤と為す。

【語釈】　○薯蕷丸：聶恵民の説「本方は、補虚祛風、扶正祛邪の方剤である。
虚労の身体で気血が不足し、また兼ねて風邪の侵襲を受け、正気が虚し邪気が
留恋するので、駆邪の剤をもって補正の中に寓し、邪を攻めても正気を傷らず、
虚を補っても邪を留恋させず、攻補兼施の目的を達する。虚を補うには脾胃を
もって本とし、気血の生化を先とすべきである。そこで、薯蕷をもって専ら脾
胃を補うのを君とする。人参、茯苓、白朮、甘草、大棗は、補脾益気して輔と
する。気を益すには血を和やかにすべきであり、陰はよく陽を生じる。そこで、
当帰、川芎、白芍、地黄、麦門冬、阿膠は、養血滋陰し、薯蕷を助けて補虚和
営する。扶正は本を治療することにあり、駆邪は標を治療することにある。
そこで、柴胡、防風、白斂は、升陽し表に走って駆風散邪し、杏仁、桔梗は理

気開欝して気機を疏利する。豆黄巻、神麹は、化湿健脾して佐使とする。ともに扶正祛邪の効能を発揮し、補っても滞らず、攻は補の中に寓し、攻補を兼ねて用いるが、補を主とする。これは虚労で風気を兼ねる場合を治療するよい方剤である」《経方方論薈要》

【通釈】　山薬（三十分）　当帰　桂枝　麹（《千金》では、「神麹」に作る。《局方》、《三因》などでは、並びに同じである）　乾地黄　豆黄巻（各々十分。○《千金》では、「大豆黄巻」に作る）　甘草（二十八分）　川芎　麦門冬　芍薬　白朮　杏仁（各々六分）　人参（七分）　柴胡　桔梗　茯苓（各々五分）　阿膠（七分）　乾姜（三分）　白薇（二分）　防風（六分）　大棗（百枚、膏状にする）

　右の二十一味を粉末にし、蜂蜜で煉って混和して弾丸大の丸剤にし、空腹時に酒で一丸を服用し、百丸を服用量とする。

【本文】　［魏］　蓋し、人の元気は肺に在り、元陽は腎に在り。既に剥削すれば、則ち遽かに復し難し。全ては後天の穀気に頼り、資けて其の生を増す。是れ営衛は脾胃に非ざれば通宣すること能わずして気血は飲食に非ざれば平復するに由無し。仲景、故に虚労諸々の不足して風気百疾を帯ぶるの為に此の方を立て、薯蕷を以て主と為して専ら脾胃を理む。上損じ下損じ、此に至れば以て撐持す可し。人参、白朮、茯苓、乾姜、豆黄巻、大棗、神麹、甘草を以て之を助け、湿を除き気を益せば、而ち中土の令行るを得。当帰、芎藭、芍薬、地黄、麦冬、阿膠を以て血を養い陰を滋し、柴胡、桂枝、防風を以て邪を升らせて熱を散じ、杏仁、桔梗、白斂を以て気を下げて欝を開く。惟だ恐らくは虚して熱有るの人、資け補うの薬は上拒みて受けず。故に其の邪熱を散じ、其の逆欝を開くと為せば、而ち気血は平順に、補益は納を得。其の迂緩を以てして之を舎くこと勿かれ。

【語釈】　○剥削：剥は、はぐ。はぎとる。削は、けずる。　○撐持：撐は、ささえる。持は、保持する。　○迂緩：ぐずぐずする。のんびりする。　○舎く：すてておく。

【通釈】　［魏］　思うに、人の元気は肺にあり、元陽は腎にある。既に剥がれ削られている場合は、遽かには回復し難い。全ては後天の穀気に頼り、資けてその生を増す。このように営衛は脾胃でなければ宣通することができず、気血は飲食でなければ正常に回復する訳がない。仲景は、そこで虚労病で諸々の不足があり、風気百疾を帯びるもののためにこの処方を立て、山薬をもって主

として専ら脾胃を理める。上が損傷され下が損傷されるようになれば、支えて保持すべきである。人参、白朮、茯苓、乾姜、豆黄巻、大棗、神麹、甘草をもってこれを助け、湿を除き気を益すと、中土の令は行うようになる。当帰、川芎、芍薬、地黄、麦門冬、阿膠をもって血を養い陰を滋し、柴胡、桂枝、防風をもって邪を升らせて熱を散じ、杏仁、桔梗、白斂をもって気を下げて欝を開く。ただ、恐らくは虚して熱がある人は、資けて補う薬は上が拒んで受けなくなる。そこで、その邪熱を散じ、その逆欝を開くと、気血は平らかに順い、補益は納れられる。それがのんびりとしているので、これを捨てておいてはならない。

【本文】　案ずるに、風気は蓋し是れ両つの疾なり。《唐書》に張文仲曰く、「風の状は百二十四、気の状は八十、治に時を以てせざれば、則ち死之に及ぶ」是れなり。此の方は、《千金》は風眩門に載せ、黄芩有りて云う、「頭目眩冒し、心中煩欝し、驚悸狂癲するを治す」と。《外台》は《古今録験》を引き、「大薯蕷丸は、男子、五労七傷、晨夜気喘急に、内冷え身重く、骨節煩疼し、腰背強痛し、腹内に引き、羸痩し飲食するを得ず、婦人の絶孕、疝瘕の諸病を療す。此の薬を服すれば、人をして肥白ならしむ。虚を補い気を益す。凡そ二十四味にして云う、張仲景方は、大豆黄巻、麹、柴胡、白斂、芎藭有りて附子、黄芩、石膏、黄耆、前胡無く、二十一味と為すと」と（《外台》は、更に大黄、五味子、沢瀉、乾漆有り、合わせて二十四味なり。《和剤局方》の大山蕷圓は、本書と同じ）。

【語釈】　〇晨夜：朝と夜。朝から夜まで。　〇孕：はらむ。妊娠する。　〇疝瘕：①風邪が熱と化して下焦に伝わり、湿と相互に結んで起こる。前立腺炎に類似する。②風寒と腹内の気血が相互に結んで起こる。

【通釈】　案じるに、風気は思うに二つの疾病である。《唐書》では、張文仲が「風の性状は百二十四、気の性状は八十であり、治療が適切な時期にされない場合は、死がこれに及ぶ」と言うのがこれである。この処方は、《千金》では風眩門に記載され、黄芩があり、「頭や目が眩んで覆われ、心中が煩わしく欝欝とし、驚悸し癲狂する場合を治療する」と言う。《外台》では《古今録験》を引用し、「大薯蕷丸は、男子の五労や七傷で、朝から夜にかけて気喘が出現して急迫し、内が冷え、身体が重だるくなり、骨節は煩わしく疼み、腰や背が強張って痛み、腹の内に牽引し、羸痩し食事を摂取することができず、婦人の中絶や疝瘕などの諸々の病を治療する。この薬を服用すると、人を肥えて

白くさせる。虚を補い気を益す。およそ二十四味であり、張仲景の処方では大豆黄巻、神麹、柴胡、白斂、川芎があり、附子、黄芩、石膏、黄耆、前胡がなく二十一味であると言う」とある（《外台》では、更に大黄、五味子、沢瀉、乾漆があり、合わせて二十四味である。《和剤局方》の大山蕷圓は、本書と同じである）。

【解説】　本条文は、虚労病で同時に外邪を感受する場合の治療法について論述している。

　「風気百疾」の「風気」は、多紀元簡は風と気の二つの疾病であるとするが、この説は現在の中医学の解説書では支持されていない。また、魏荔彤の説では、「風気百疾」の説明がない。

　虚労病に罹患し、営衛・気血が不足し、同時に風気百疾を帯びる場合は、後天の穀気に頼って営衛・気血を回復させるべきである。そこで、薯蕷丸を与えてこれを治療する。

　薯蕷丸は、薯蕷（山薬）、当帰、桂枝、乾地黄、神麹、豆黄巻、甘草、川芎、麦門冬、芍薬、白朮、杏仁、人参、柴胡、桔梗、茯苓、阿膠、乾姜、白斂、防風、大棗からなる処方である。方中の薯蕷、即ち山薬は専ら脾胃を理め、人参、白朮、茯苓、乾姜、豆黄巻、大棗、神麹、甘草は脾胃を助けて除湿益気し、当帰、川芎、芍薬、地黄、麦門冬、阿膠は養血滋陰し、柴胡、桂枝、防風は邪を昇らせて熱を散じ、杏仁、桔梗、白斂は気を下げて欝を開く。

【原文】　虚労、虚煩不得眠、酸棗湯主之。(17)

【本文】　虚労、虚煩して眠ることを得ざるは、酸棗湯之を主る。

【語釈】　○虚労、虚煩して眠ることを得ず云々：李克光の説「既に虚労に属し、また「虚煩」と表現するのは、明らかに陰虚内熱である。「陰虚すれば則ち目瞑らず」であるので、眠ることができなくなる。「虚煩して眠ることを得ず」の特徴は、心中が欝々として心煩し乱れて不安になり、臥せていても反って安らかに眠ることができなくなる。それがそのようになる理由を究めると、肝陰が不足し、虚熱が内は心神を乱して引き起こされる。肝陰が充足する場合は、魂は肝に藏され、よく眠ることができる。もし肝陰が虚す場合は、魂を藏することができなくなる。そこで、不眠になる。陰が虚す場合は熱を生じ、虚熱が内は心神を乱す。そこで、心中は欝々として心煩し乱れて不安になる。心神が乱され、神が舎を守ることができなくなると、眠ることができなくなる。

- 355 -

そこで、本証の不眠の主な原因は肝にあり、また影響が心に及び、いずれも陰虚によって引き起こされる。そこで、治療は養陰補虚、清熱除煩すべきであり、処方は酸棗仁湯を用いる」《金匱要略訳釈》。 ○酸棗湯之を主る：呂志傑の説「処方に酸棗仁を取り、味酸で肝血を養い、川芎は味辛で肝気を調え、茯苓、甘草は味甘で健脾寧心し、知母は性寒で虚熱を清する。本方の妙味は、酸棗仁の酸を重用して肝を補うことにある」《金匱雑病論治全書》

【通釈】 虚労病に罹患し、心中が欝々として煩躁し、熟睡できなくなる場合は、酸棗仁湯がこれを主治する。

【本文】 ［尤］ 人寤（さ）むれば則ち魂は目に寓し、寐（い）ぬれば則ち魂は肝に藏す。虚労の人、肝気栄えざれば、則ち魂は藏するを得ず、魂は藏せざるが故に眠るを得ず。酸棗仁は、肝を補い気を斂め、以て君と為すに宜し。而して魂既に帰容せざれば、必ず濁痰燥火、間に乗じて其の舎を襲う者有るは、煩の由りて作る所なり。故に知母、甘草を以て清熱滋燥し、茯苓、川芎の行気除痰するは、皆肝の治を求めて其の魂を宅にする所以なり。

【語釈】 ○帰容：帰は、かえる。容は、受け入れる。 ○煩の由りて作る所なり：尤在涇は、心煩が出現するのは濁痰や燥火（虚火）が魂の舎である肝を襲うことが原因であるとする。この説は、虚火が心神を乱すという説に及ばない。陳紀藩の説「肝陰が虚す場合は内熱を生じ、虚熱が心神を乱す。そこで、虚煩して眠れなくなる。これは、《霊枢・邪客篇》に言う「陰虚すれば、則ち目瞑（ねむ）らず」の意である」陳紀藩主編《金匱要略》。 ○宅：すむ。すまう。居る。

【通釈】 ［尤］ 人が醒める場合は魂は目に寓され、寝る場合は魂は肝に藏される。虚労病の人で肝気が栄えない場合は、魂は藏されず、魂が藏されないので、眠ることができなくなる。酸棗仁は、肝を補い気を斂めて君とするのがよい。そして魂が既に（肝に）帰って容れられなくなると、必ず濁痰や燥火がその間に乗じてその舎を襲う場合があるのは、心煩が発生する理由である。そこで、知母、甘草をもって清熱滋燥し、茯苓、川芎が行気除痰するのは、いずれも肝が治まることを求め、その魂を（肝に）住まわせる理由である。

【本文】 《三因》に云う、「外熱は「燥」と曰い、内熱は「煩」と曰う。虚煩の証は、内煩し身は熱を覚えず、頭目昏み疼み、口乾き咽燥くも渇せず、清清として寐ねざるは、皆虚煩なり」と。

《葉氏統旨》に云う、「虚煩なる者は、心中擾乱し、欝欝として寧からざる

なり。良（やや）津液去ること多く、五内乾燥するに由る。或は営血不足し、陽勝ち陰微かなり」と。

《張氏医通》に云う、「虚煩なる者は、肝虚する者なり。肝虚して火気之に乗ずるなり。故に特に棗仁を取りて以て肝胆を安んずるを主と為す。略（やや）芎藭を加えて血を調えて以て肝を養う。茯苓、甘草は、培土して以て木を養う。知母は、降火して以て除煩す。此れ、土と木を平らかにして調うの剤なり」と。

案ずるに、虚煩は空煩なり。熱無くして煩するの謂いなり。《千金》の悪阻半夏茯苓湯は、主に空煩吐逆を療す。《婦人良方》に「虚煩」に作るは、証す可し。

【通釈】 《三因》では、「外熱は「燥」と言い、内熱は「煩」と言う。虚煩の証は、内は心煩し、身体は熱を覚えず、頭や目が昏んで疼み、口は乾き、咽は燥くが口渇はなく、清らかで眠れなくなるのは、皆虚煩である」と言う。

《薬氏統旨》では、「虚煩は、心中が乱れ、齷々として安らかではないことである。幾らか津液の去るのが多く、五臓の内が乾燥することによる。あるいは営血が不足し、陽が勝ち陰が微かである」と言う。

《張氏医通》では、「虚煩は、肝が虚す場合である。肝が虚して火気がこれに乗じる。そこで、特に酸棗仁を取って肝胆を安らかにすることを主とする。幾らか川芎を加えて血を調えて肝を養う。茯苓、甘草は、培土して木を養う。知母は、降火して除煩する。これは、土と木を平らかにして調える方剤である」と言う。

案じるに、虚煩は空煩である。熱がなくて心煩することを言う。《千金》の悪阻半夏茯苓湯は、主に空煩し吐逆する場合を治療する。《婦人良方》に「虚煩」に作るのは、証拠とすべきである。

【本文】 酸棗湯方

酸棗仁（二升） 甘草（一両） 知母（二両） 茯苓（二両） 芎藭（二両。原註は、「《深師》は生姜二両有り」と。○《深師》は小酸棗湯と名づけ、虚労、眠るを得ず、煩して寧からざる者を療すと。《外台》に出づ。煮法の後に云う、「一方に桂二両を加う」と）

右五味、水八升を以て、酸棗仁を煮て六升を得、諸薬を内れ、煮て三升を取り、分かち温め三服す。

【語釈】 ○酸棗仁湯：聶恵民の説「本方は、養血安神、清熱除煩の方剤である。肝腎陰虚により、水が欠けて火が盛んになり、上は神明を乱し、心煩して

眠れなくさせる。そこで、酸棗仁の甘酸は、肝を養い心を寧らかにして君とな
る。佐けるに芍薬は養血調肝し、茯苓は補脾安神し、知母は滋腎降火、清熱除
煩し、甘草は培土調中して諸薬を調和する。そこで、陰虚火旺で心煩し眠れな
くなる場合の滋陰降火、養血安神のよい方剤となる」《経方方論薈要》

【通釈】　酸棗仁湯方

　酸棗仁（二升）　　甘草（一両）　　知母（二両）　　茯苓（二両）　　川芎（二両。
原註では、「《深師》では、生姜二両がある」とある。○《深師》では小酸棗
湯と名づけ、虚労病で眠ることができず、心煩して不安になる場合を治療する
とある。《外台》に出ている。煮る方法の後では、「一方では、桂枝桂二両を
加える」と言う）

　右の五味に水八升を用い、酸棗仁を煮て六升を取り、諸薬を入れ、煮て三升
を取り、三回に分けて温めて服用する。

【本文】　《千金翼》の大酸棗湯は、虚労煩悸し、奔気胸中に在り、眠るを得
ずを主るの方。

　本方より知母を去り、人参、生姜、桂心を加う（《千金》は、芎藭を去り、
知母を用い、更に石膏を加え、酸棗湯と名づく。主療は同じ）。

　又酸棗湯は、傷寒、及び吐下して後、心煩乏気し眠るを得ずを主るの方。

　本方に於いて麦門冬、乾姜を加う。

【通釈】　《千金翼》の大酸棗湯は、虚労病で心煩や動悸が出現し、奔気が胸
中にあり、眠ることができなくなる場合を主治する処方である。

　本方より知母を除き、人参、生姜、桂心を加える（《千金》では、川芎を除
き、知母を用い、更に石膏を加え、酸棗湯と名づける。主治は、同じである）。

　また、酸棗湯は、傷寒に罹患し、および吐法や下法を使用した後、心煩し息
切れがし、眠ることができなくなる場合を主治する処方である。

　本方に麦門冬、乾姜を加える。

【解説】　本条文は、虚労病に罹患し肝陰虚によって引き起こされる不眠症の
治療法について論述している。

　虚労病に罹患し、肝陰が虚すと、魂が肝に藏されなくなるので、眠ることが
できなくなる。濁痰や燥火が魂の舎を襲うと、心煩が発生する。そこで、酸棗
仁湯を与えてこれを治療する。

　酸棗仁湯は、酸棗仁、甘草、知母、茯苓、川芎からなる処方である。方中の
酸棗仁は、肝を補い気を斂める。知母、甘草は、清熱滋燥する。茯苓、川芎は、

- 358 -

行気除痰する。

【原文】　五労虚極、羸痩腹満、不能飲食、食傷、憂傷、飲傷、房室傷、飢傷、労傷、経絡営衛気傷、内有乾血、肌膚甲錯、両目黯黒。緩中補虚、大黄䗪虫圓主之。(18)

【本文】　五労虚極、羸痩して腹満し、飲食すること能わず、食傷、憂傷、飲傷、房室傷、飢傷、労傷、経絡営衛気傷、内に乾血有り、肌膚甲錯し、両目黯黒す。中を緩め虚を補うは、大黄䗪虫圓之を主る。

【語釈】　○五労虚極：五労や七傷の久病で人体の虚損が引き起こされ、発展すると厳重な状態に到るので、「虚極」と称される。李克光の説「「五労」は、《素問・宣明五気篇》の「久しく視れば血を傷り、久しく臥せば気を傷り、久しく坐せば肉を傷り、久しく立てば骨を傷り、久しく行けば筋を傷る」であり、最終的に五臓の気血の虧損が引き起こされる」《金匱要略譯釋》。　○腹満：自覚症状。腹中に瘀血が留まって着き、重くなる場合は結集して塊を形成する。外形より看ると、腹部は脹満していないが、病人は腹中の脹満を自覚する。陳紀藩の説「血が瘀滞する場合は、気が滞る。そこで、病人は腹満を自覚するが、実際は甚だしい腹満ではない。正しく本書の第十六篇の瘀血に関係する証の中で言う所の「腹満たざるに、其の人我満つと言う（10）」ようなものである。これは、血瘀気滞の証である」陳紀藩主編《金匱要略》。　○飲食すること能わず：陳紀藩の説「脾胃の運化が失調する。そこで、食事を摂取できなくなる」陳紀藩主編《金匱要略》。　○経絡営衛気傷：李克光の説「「七傷」は、その中には食傷、憂傷、飲傷、房室傷、飢傷、労傷などが原因であり、経絡営衛気傷が結果である」《金匱要略譯釋》。　○両目黯黒：眼球結膜が青暗色を呈することを言う。あるいは自覚的に物を視ると暗黒ではっきりとしないことを言う。二つは、いずれも瘀血が内に停まる症状の一つである。

【通釈】　五労が過度になると正気が虚して極まり、身体は痩せ衰え、腹満が出現し、飲食ができなくなる。これは、飲食の不摂生、憂いや思いによる精神の損傷、暴飲、房室の不摂生、甚だしい飢餓、過度の労働などによって引き起こされ、その結果として経絡の営衛の気が損傷され、体内に瘀血が停滞し、肌膚は魚鱗状に乾燥して粗造になり、両目の周囲が暗黒色になる場合は、体内の瘀血を去り、人体の虚を補うべきであり、大黄䗪虫丸がこれを主治する。

【本文】　［程］　此の条、単に内に乾血有るを指して言う。夫れ人或は七情

- 359 -

に因り、或は飲食に因り、或は房労に因り、皆正気をして内に傷れ、血脈をして凝積せしめ、乾血有り中に積もりて尫羸外に見わすを致すなり。血積もれば、則ち以て肌膚を濡すこと能わず。故に肌膚交錯す。以て目を営すること能わざれば、則ち両目黯黒す。大黄䗪虫丸を与えて以て乾血を下す。乾血去れば、則ち邪除かれ正王ず。是を以て之を中を緩め虚を補うと謂う。大黄䗪虫丸は、能く中を緩め虚を補うに非ざるなり。

【語釈】 ○尫羸：身体が弱い。かよわい。 ○営：いとなむ。めぐらす。ここでは、「栄養する」の意。

【通釈】 ［程］ この条文は、単に内に乾血があることを指して言う。そもそも人は、あるいは七情により、あるいは飲食により、あるいは房労により、いずれも正気を内に傷り、血脈を凝滞蓄積させ、乾血があって中に積もって羸痩を外に見わすようにする。血が積もる場合は、肌膚を濡すことができなくなる。そこで、肌膚は交錯する。目を栄養することができない場合は、両目は暗黒色になる。大黄䗪虫丸を与えて乾血を下す。乾血が去る場合は、邪は除かれ、正気は旺盛になる。ここをもってこれを「中を緩め虚を補う」と言う。大黄䗪虫丸がよく中を緩め虚を補うのではない。

【本文】 案ずるに、《金鑑》に云う、「「中を緩め虚を補う」の四字は、当に「飲食すること能わず」の下に在るべし。必ず是れ伝写の訛りなり」と。然して内に乾血有り。故に腹満す。若し虚労の証にして腹満無くんば、則ち大黄䗪虫丸は与うるに中らざるなり。《巣源》に云う、「五労は、志労、思労、憂労、痩労」と。《方言》の郭の註に、「極は、疲なり」と。喩氏の《法律》に云う、「甲錯なる者は、皮の間枯れて濇り、鱗甲の錯出するが如きなり」と。《楼氏綱目》に云う、「索澤は、即ち仲景の所謂「皮膚甲錯」なり」と。《山海経》に、「羬羊は、以て腊を已ゆ可し」と。郭璞の註に、「腊は、体皴甲錯す。皮皴、鱗甲の如きを謂うなり」と。

《張氏医通》に云う、「世を挙げて皆参、耆、帰、地等を以て虚を補うと為す。仲景独り大黄、䗪虫等を以て虚を補う。苟も神聖に非ざれば、是の法を行うこと能わざるなり。夫れ五労七傷は、多くは労働節ならず、気血凝滞し、蓄積して熱を生じ、其の陰を傷るを致すに縁る。世俗に称する所の「乾血労」是れなり。所以に仲景其の元気未だ漓れざるに乗じて先ず大黄、䗪虫、水蛭、虻虫、蠐螬等の蠕動して血を噉らう物を用い、佐くるに乾漆、生地、桃・杏仁を以て其の血を行り去り、略し甘草、芍薬を兼ねて以て中を緩め虚を補い、黄芩

は以て熱瘀を開通し、酒もて服して以て薬勢を行らせ、乾血行き尽くるを待ち、然る後に純ら中を緩め虚を補うを行いて功を収む。其れ陳大夫に授くる百労丸の一方も亦大黄、䗪虫、水蛭、虻虫を以て主と為し、中に於いて乾漆、蠐螬、桃・杏仁を除去して当帰、乳香、没薬を加えて以て血結を散じ、即ち人参を用いて以て中を緩め虚を補い、兼ねて薬力を助け、以て乾血を攻め、梔子は以て熱瞽を開通す。服するに労水を用うる者は、其の行りて滞らざるを取ればなり。仲景、証を按じて其の峻を慮（おもんばか）らず、人に方術を授く。已に略降等すと為すも、猶誤り施すを恐る。故に方の下に註して云う、「一切の労瘵、積滞を治す。疾の薬壊を経ざる者は、宜しく服すべし」と。慎重の至りを見る可きなり」と（此れ、喩氏の《法律》の文を抄節するに係る。百労丸は、仲景の方に非ず。《医学綱目》に出づ。而して呉氏の《方考》も亦云う、「百労丸は、齊の大夫、張仲景に伝えし方なり」と。未だ據る所を見ず）。

【語釈】　〇五労は、志労、思労、憂労、痩労：《諸病源候論・虚労候》では、「五労なる者は、一は志労と曰い、二は思労と曰い、三は心労と曰い、四は憂労と曰い、五は痩労と曰う」とある。　〇鱗甲：うろことこおら。　〇錯出：錯は、たがう。まじる。出は、でる。　〇㦸：大きなやぎ。　〇臈：しわ。〇皴：しわ。　〇神聖：人格の完全無欠なこと。　〇大夫：広く官位のある者に対する尊称。　〇方術：方士の術。ここでは、「治療方法」の意。　〇労瘵：肺結核。　〇抄節：抄は、とる。かすめとる。節は、ほどよくする。

【通釈】　案じるに、《医宗金鑑》では、「「中を緩め虚を補う」の四字は、「飲食することができない」の下にあるはずである。必ずこれは伝写の誤りである」と言う。そして内に乾血がある。そこで、腹満が出現する。もし虚労の証で腹満がない場合は、大黄䗪虫丸は与えてはならない。《諸病源候論》では、「五労は、志労、思労、（心労）、憂労、痩労である」と言う。《方言》の郭氏の注釈では、「極は、疲れることである」とある。喩氏の《医門法律》では、「甲錯は、皮の間が枯れて渋り、鱗や甲羅が混じって出るようなものである」と言う。《樓氏綱目》では、「索澤は、仲景のいわゆる「皮膚甲錯」である」と言う。《山海経》では、「大きなやぎの脂は、しわを治療することができる」とある。郭璞の注釈では、「臈（しわ）は、体のしわが甲羅のように入り乱れることである。皮のしわが鱗や甲羅のようになることを言う」とある。

《張氏医通》では、「世を挙げて皆人参、黄耆、当帰、地黄などをもって虚を補う品であるとする。仲景だけは、大黄、䗪虫などをもって虚を補う。苟も

神のような聖人でなければ、この方法を行うことはできない。そもそも五労七傷は、多くは労働を節制せず、気血が凝滞し、欝積して熱を生じ、その陰を傷るようになることが原因である。世俗で称する所の「乾血労」がこれである。そこで、仲景はその元気がいまだ薄れていないのに乗じ、先ず大黄、䗪虫、水蛭、虻虫、蠐螬などの蠕動して血を吸う品を用い、佐けるに乾漆、生地、桃仁、杏仁をもってその血を行らせて除き、幾らか甘草、芍薬を兼ねて中を緩め虚を補い、黄芩は熱が瘀滞するのを開通し、酒で服用して薬の勢いを行らせ、乾血が行り尽きるのを待ち、その後に専ら中を緩め虚を補って功を収める。陳大夫に授けた百労丸の処方もまた大黄、䗪虫、水蛭、虻虫をもって主とし、中から乾漆、蠐螬、桃仁、杏仁を除去し、当帰、乳香、没薬を加えて血の凝結を散じ、人参を用いて中を緩め虚を補い、兼ねて薬力を助けて乾血を攻め、梔子は熱の欝滞を開通する。服用するのに労水を用いるのは、それが行って滞らない性質を取るからである。仲景は、証を按じ、それが俊敏に作用するのを苦慮せず、人にこの処方を授けた。既に幾らか等級を下げているが、なお誤って施すことを恐れる。そこで、処方の下に注釈し、「一切の労瘵や積滞を治療する。薬による破壊を経ていない疾患では、服用すべきである」と言う。至って慎重であるのを見るべきである」と言う（これは、喩氏の《医門法律》の文を採用してほどよくした文章に係わる。百労丸は仲景の処方ではなく、《医学綱目》に出ている。そして呉氏の《医方考》もまた「百労丸は、齊の大夫が張仲景に伝えた処方である」と言う。いまだ根拠とする所を見ない）。

【本文】　大黄䗪虫丸方

大黄（十分、蒸す）　黄芩（一両）　甘草（三両）　桃仁（一升）　杏仁（一升）　芍薬（四両）　乾地黄（十両）　乾漆（一両）　蝱虫（ぼう）（一升）　水蛭（百枚）　蠐螬（せいそう）（一升）　䗪虫（しゃ）（半升）

右十二味、之を末とし、煉蜜もて和して丸にすること小豆大、酒もて五丸を飲服し、日に三服す。

【語釈】　〇大黄䗪虫丸：聶恵民の説「本方は、祛瘀生新、緩中補虚の方剤である。虚労によって瘀血が内に停まることがあり、本が虚し標が実した証である。そこで、養血扶正、祛瘀生新し、攻めの中に中を補う作用を寓し、攻めても正気を傷らず、補っても邪を滞らせることがない。即ち、尤怡が言う所の「血を攻めるが、専ら血を主らない」、「潤すが、その乾きを濡さない。虫はその瘀を動かし、通じてその閉を去る」のようなものである。そこで、地黄、

芍薬、杏仁、甘草は、滋陰潤燥して血脈を濡養する。䗪虫、水蛭、虻虫、蠐螬は、破血消瘀する。大黄、桃仁は、活血開欝し、その閉を通じ、その瘀血が去るのを待つと、脈絡は通じ、新たな血が生じる。黄芩がその余熱を清する場合は、正気が扶けられる。そこで、本方は活血祛邪を主とし、兼ねて補虚潤燥し、瘀を除いて新たなものを生じる。邪が去り、正気が回復するのは、「中を緩めて虚を補う」の意である」《経方方論薈要》

【通釈】　大黄䗪虫丸方

　大黄（十分、蒸す）　　黄芩（一両）　　甘草（三両）　　桃仁（一升）　　杏仁（一升）　　芍薬（四両）　　乾地黄（十両）　　乾漆（一両）　　虻虫（一升）　　水蛭（百枚）　　蠐螬（一升）　　䗪虫（半升）

　右の十二味を粉末とし、蜂蜜で煉って混和して小豆大の丸剤にし、酒で五丸を服用し、日に三回服用する。

【本文】　倪氏の《本草彙言》に云う、「仲景の方は、五労虚極、羸痩、腹満し、飲食すること能わず、内に乾血有り、肌膚甲錯する者を治す。乾漆（一両。炒煙にて尽くす）、䗪虫（十箇。足を去り、焙り燥かし、共に細末と為す）、大黄（一両）、酒もて煮ること半日、搗きて膏にして丸を為し、黍米大の如くし、毎服十丸、白湯もて送下す」と。案ずるに、此れ、蓋し後人、意を以て味を減ずる者なり。李氏の《綱目》の䗪虫の条に収むる所の大黄䗪虫丸は、乃ち本書の《婦人産後病篇》の下瘀血湯なり。是れ誤りに似ると雖も、然れども二方は並びに単捷にして亦廃る可からず。

【語釈】　〇単捷：単は、まことに。捷は、はやい。すばやい。

【通釈】　倪氏の《本草彙言》では、「仲景の処方は、五労で虚が極まり、羸痩し、腹満し、食事を摂取できず、内に乾血があり、肌膚が甲錯する場合を治療する。乾漆（一両。炒り煙でいぶし尽くす）、䗪虫（十個。足を除き、焙り燥かし、ともに細末にする）、大黄（一両）を用い、酒で半日煮て、搗いて膏にして丸剤を作り、黍米大にし、毎回十丸を服用し、お湯で服用する」と言う。案じるに、これは、思うに後人が意をもって薬味を減少させたものである。李氏の《綱目》の䗪虫の条に収められた大黄䗪虫丸は、本書の《婦人産後病篇》の下瘀血湯である。これは誤りであるようであるが、しかし二つの処方はいずれも俊敏に作用するので、また廃れさせてはならない。

【解説】　本条文は、虚労病に罹患し瘀血が形成される場合の証候と治療法について論述している。

《金匱要略輯義》が引用する程林の説では、「五労虚極」、「腹満」、「飲食すること能わず」、「経絡営衛気傷」等の注釈がない。

内傷七情、飲食、房労などによって正気を損傷し、血脈が凝滞し蓄積すると、体内に乾血が積もり、身体は羸痩し、腹満が出現する。血が内に蓄積すると、肌膚が濡養されなくなるので、肌膚は交錯する。血が目を栄養できなくなると、両目は暗黒色になる。本証は、虚労病に罹患し内に乾血が形成された状態にある。そこで、大黄䗪虫丸を与えて乾血を下す。乾血が去ると、邪気は除かれ、正気は旺盛になるので、「中を緩め虚を補う」と言う。

大黄䗪虫丸は、大黄、黄芩、甘草、桃仁、杏仁、芍薬、乾地黄、乾漆、虻虫、水蛭、蠐螬、䗪虫からなる処方である。方中の大黄、䗪虫、水蛭、虻虫、蠐螬などの蠕動して血を吸う品と乾漆、生地、杏仁は血を行らせて除き、芍薬、甘草は中を緩めて虚を補い、黄芩は熱の瘀滞を開通し、酒で服用して薬勢を行らせる。

附方：

【原文】　千金翼炙甘草湯：治虚労不足、汗出而悶、脈結悸。行動如常、不出百日。危急者、十一日死。

【本文】　《千金翼》炙甘草湯（原註は、「一に復脈湯と云う」と。〇案ずるに、《翼》の方は、標するに復脈湯を以てし、註に「仲景は、炙甘草湯と名づく」と）：虚労不足、汗出でて悶え、脈結、悸するを治す。行動常の如きも、百日を出でず。危急の者は、十一日に死す（《翼》は、「悸」の上に「心」の字有り、「十二」は「二十二」に作る）。

【語釈】　〇虚労不足、汗出でて悶う：陳紀藩の説「虚労で諸々が不足するのは、久病で気血陰陽が虧損して虚すことを指す。陽気が虚し、衛外不固になり、心気が不暢になる。そこで、汗が出て胸悶する」陳紀藩主編《金匱要略》。李克光の説「虚労不足は、気血陰陽がともに虚す証を指す。陽が虚して衛を固めることができず、陰津が内の守りを失う。そこで、容易に汗が出る。心気が虚して振るわなくなる。そこで、胸悶する」《金匱要略譯釋》。　〇行動常の如きも、百日を出でず。危急の者は、十一日に死す：王廷富の説「行動は常のようであるが、人はいまだ病んでおらず、脈が既に病んでいる。断定して「百日を出でず。危急の者は十一日に死す」と言うのは、その陰が亡われ、陽が途絶えていることを言う」《金匱要略指難》

【通釈】　《千金翼》炙甘草湯（原註では、「一つには復脈湯と言う」とある。〇案じるに、《千金翼》の処方は、標榜するのに復脈湯をもってし、注釈では「仲景は、炙甘草湯と名づける」とある）：虚労病に罹患して陰陽気血が不足し、汗が出て胸悶が出現し、脈象は結脈になり、動悸が出現する場合を治療する。行動は平常のようであるが、百日を過ぎずに死亡する。病状が極めて急迫する場合は、十一日目に死亡する（《千金翼》では、「悸」の字の上に「心」の字があり、「十二」の字は「二十二」の字に作る）。

【本文】　甘草（四両、炙る）　桂枝　生姜（各三両）　麦門冬（半斤）　麻仁（半升）　人参　阿膠（各二両）　大棗（三十枚）　生地黄（一斤）

　右九味、酒七升、水八升を以て、先ず八味を煮て、三升を取り、滓を去り、膠を内れて消尽し、一升を温服し、日に三服す（《翼》に云う、「越公楊素、失脈を患うこと七日、五剤を服して復す」と）。

【語釈】　〇炙甘草湯：聶恵民の説「本方は、滋陰養血、益気復脈の方剤である。そこで、また復脈湯とも称される。虚労で気血がともに欠け、陰が虚し内が熱し、血が虚して脈を濡養しなくなる症であるので、炙甘草湯をもって甘温で益気し、経脈を通じ、気血を活かす。そこで、君となる。地黄、阿膠、麦門冬、麻子仁は、滋陰補血、養心復脈する。人参、大棗は、補気益気、行気和血する。桂枝、生姜は、通陽して営衛を調える。そこで、養陰益気をもって主とするが、補虚復脈するので、外感や内傷の脈結代に対しては、いずれも応用できる」《経方方論薈要》

【本文】　甘草（四両、あぶる）　桂枝　生姜（各々三両）　麦門冬（半斤）　麻子仁（半升）　人参　阿膠（各々二両）　大棗（三十枚）　生地黄（一斤）

　右の九味に酒七升、水八升を用い、先ず八味を煮て三升を取り、滓を除き、阿膠を入れて完全に溶かし、一升を温めて服用し、日に三回服用する（《千金翼》では、「越公の楊素は、脈が失われて七日が経過し、五剤を服用して回復した」と言う）。

【本文】　［尤］　脈結は、是れ営気行らず。悸は、則ち血虧けて心養う所無し。営滞り血虧けて更に汗を出だせば、豈立ちどころに槁れざるや。故に行動常の如しと雖も、断じて百日を出でずと云えば、其の陰亡われて陽絶するを知るなり。人参、桂枝、甘草、生姜は身の陽を行らせ、膠、麦、麻、地は身の陰を行らす。蓋し、陽をして復た陰中に行るを得せしめて脈自ら復するを欲する

なり。後人、只喜んで膠、地等を用いて姜、桂を畏るるも、豈陰凝燥気は陽に非ざれば化すること能わざるを知らんや。

【通釈】 ［尤］ 脈が結になるのは、営気が行らなくなるからである。動悸が出現するのは、血が欠けて心が養う所がないからである。営が滞り、血が欠けて更に汗を出す場合は、どうして立ちどころに枯れないことがあろうか。そこで、行動は正常のようであるが、断定して「百日を出ない」と言えば、その陰が亡われて陽が途絶えていることが解る。人参、桂枝、甘草、生姜は身体の陽を行らせ、阿膠、麦門冬、麻子仁、地黄は身体の陰を行らせる。思うに、陽をまた陰中に行らせて脈を自然に回復させようとする。後人はただ好んで阿膠や地黄などを用いて生姜や桂枝を恐れるが、どうして陰気が凝滞して乾燥する場合は、陽でなければ陰虚を除くことができないことが解るのであろうか。

【本文】 案ずるに、《本草》に甘草は、《別録》に云う、「経脈を通じ、血気を利す」と。《大明》に云う、「九竅を通じ、百脈を利す」と。冦宗奭云う、「生は則ち微涼、炙は則ち温なり」と。蓋し、四逆湯の逆冷を治し、復脈湯の失脈を復するは、功は尚ら甘草に在り。《傷寒類要》に、「傷寒、心悸し、脈結代する者は、甘草二両、水三升もて一半に煮て、七合を服し、日に一服す」と。此れ、単甘草湯なり。其の義は知る可きのみ。

【通釈】 案じるに、《本草》では、甘草は、《別録》では「経脈を通じ、血気を通利する」と言い、《大明》では「九竅を通じ、百脈を通利する」と言い、冦宗奭は「生は微涼であり、炙は温である」と言う。思うに、四逆湯が逆冷を治療し、復脈湯が失脈を回復させるのは、その効能は専ら甘草にある。《傷寒類要》では、「傷寒に罹患し、心悸し、脈が結代する場合は、甘草二両、水三升を用いて一升半に煮詰め、七合を服用し、日に一回服用する」とある。これは、単味の甘草湯である。これから、その義は知るべきである。

【解説】 本条文は、虚労病に罹患し結脈が出現する場合の証候と治療法について論述している。

《金匱要略輯義》が引用する尤在涇の説では、「虚労不足」、「汗出でて悶う」に対して明確な注釈がない。また、炙甘草湯の処方解説は、充分ではない。

虚労病に罹患し、営気が不足して行らなくなると、脈は結になる。血が欠けて心が養われなくなると、動悸が出現する。本証は、陰が亡われ、陽が途絶えた状態にあるので、行動は正常のようであるが、百日を出ずに死亡する。そこで、炙甘草湯を与え、陽を陰中に行らせて脈を回復させる。

炙甘草湯は、甘草、桂枝、生姜、麦門冬、麻子仁、人参、阿膠、大棗、生地黄からなる処方である。方中の炙甘草、人参、桂枝、生姜は身体の陽を行らせ、阿膠、麦門冬、麻子仁、地黄は身体の陰を行らせる。

【原文】　　肘後獺肝散：治冷労。又主鬼疰一門相染。
【本文】　　《肘後》獺肝散：冷労を治す。又鬼疰一門相い染むるを主る。
【語釈】　　○《肘後》獺肝散：冷労を治す云々：呂志杰の説「獺肝は、《別録》では「久嗽を止める」と言う。冷労は、寒性の虚労の証である。「療疰一門相い染むるを主る」は、伝染性の疾患を主ることが解る。即ち、今のいわゆる「肺結核」の類である。獺肝は性温で、温陽化陰し、療虫を殺す。そこで、よく伝染性の虚労の労療を治療する。《医学心悟》の月華丸は、獺肝を用いる」《金匱雑病論治全書》。王廷富の説「この方の病証の主治は、本篇に論じる所の虚労とは同じでない。それが同じでない点は、本篇の論じる所の虚労はいずれも伝染しないが、本方の治療する所の病証は伝染し、「鬼疰一門相い染むるを主る」のようなものがこれである。冷労は、労療で虚冷に属する病証であり、その病変は多くが骨にある。即ち、今に称する所の骨結核がこれである。《肘後》では「冷労を治す」の文がなく、宋人が増す所に属している。療は、病であり、また癆療と言い、今の称する所の肺癆病である。疰は疰病であり、一人が死ぬと一人がまた発病し、（邪）気が相互に注ぐことである。即ち、いわゆる「飛尸鬼疰」で害を生じている」《金匱要略指難》
【通釈】　　《肘後》獺肝散：寒性の虚労病を治療する。また、鬼疰が一族に感染する場合もこれを主治する。
【本文】　　獺肝一具、炙り乾かして之を末とし、水もて方寸匕を服し、日に三服す（「炙」は、《肘後》は「陰」に作る）。
【語釈】　　○獺肝散：聶恵民の説「獺肝（だっかん）は、獺（かわうそ）の肝臓を乾燥した品である。その味は甘平であり、養陰、除熱、寧嗽、止血の効能がある。骨蒸潮熱、盗汗、咳嗽、気喘、活血する場合に用いるのがよい。本文が「冷労を治す」と指摘するのもまた虚労の証の一つである。ただ、獺肝が「鬼疰一門相い染むる」の疾患を治療するのは、その道理はなお明確でなく、今後の検討を待つべきである」《経方方論薈要》
【通釈】　　獺（かわうそ）の肝を一個用い、火であぶり乾かしてこれを粉末にし、水で方寸匕を服用し、日に三回服用する（「炙」の字は、《肘後》では「陰」の字に

作る）。

【本文】　案ずるに、《本草》に、獺肝は甘温にて毒有り。《別録》に、鬼疰を治すと。而るに《肘後》は「冷労を治す」の文無く、云う、「尸疰、鬼疰なる者は、即ち是れ五尸の中なり。尸疰は、又諸々の鬼邪を挟み害を為すなり。其の病は変動し、乃ち三十六種有り、九十九種に至る。大略は、人をして寒熱、沈沈嘿嘿とし、的らかに其の苦しむ所を知らざさしむ。而れども悪まざる処無く、累年積月、漸く沈み頓に滞り、以て死に至る。後復た傍人に注ぎ易く、乃ち門を滅するに至る。此くの如き候を覚ゆる者は、宜しく急ぎて之を療すべし」と。《千金》、《外臺》は、崔氏を引き、並びに同じ。

【語釈】　〇五尸：伝尸労（結核性の伝染病）の類。飛尸、遁尸、沈尸、風尸、伏尸を言う。　〇尸疰：病名。労瘵に同じ。　〇沈沈：静まりひっそりしたさま。　〇嘿：静か。だまる。　〇頓に：遽かに。

【通釈】　案じるに、《本草》では、獺肝は甘温で毒がある。《別録》では、鬼疰を治療するとある。ところが、《肘後》では「冷労を治療する」の文がなく、「尸疰や鬼疰は、五尸の中の一つである。尸疰は、また諸々の鬼邪を挟み害を生じる。その病は変動し、三十六種類があり、九十九種類に至る。大略は、人に寒熱を生じ、静かにして言葉を喋らず、明らかに苦しい所が解らないようにする。しかし、悪まない所がなく、長い年月を経て、漸く沈潜し遽かに停滞し、死亡するに至る。その後はまた傍らの人に注ぎ易く、一門を破滅するようになる。このような証候を感じる場合は、急いでこれを治療すべきである」と言う。《千金》、《外臺》では、崔氏を引用し、並びに同じである。

【本文】　《巣源・鬼疰候》に云う、「注の言は、住むなり。其れ連なり滞り停まり住むを言うなり。人先に他病無くして忽ち鬼の排撃を被ること有り。当時或は心腹刺痛し、或は悶絶して地に倒れ、中悪の類の如し。其れ差ゆるを得るの後、余気歇きず、停まり住み積もりて久しく、時有りて発動し、連なり滞り停まり住み、乃ち死に至る。死後、傍人に注ぎ易し。故に之を鬼注と謂う」と。劉熙の《釈名》に云う、「注は、注ぐなり。相い灌ぎ注ぐなり。疰は、即ち注の广に従う者なり」と。

【語釈】　〇排撃：排斥し攻撃する。　〇悶絶：苦しみ悶えて気絶する。　〇中悪：不正の気に触れたり、突然奇怪なものをみて非常に驚き恐れることにより、急に手足は逆冷し、面色は蒼白となり、精神は恍惚とし、頭や目は昏み、あるいは錯言妄語し、甚だしい場合は口噤、昏厥などの症状を表わす病証。

- 368 -

血痺虚労病脈証并治第六

【通釈】 《諸病源候論・鬼疰候》では、「注と言うものは、住むことである。それが連なり滞り停まり住むことを言う。人は先に他病がないが、忽ち鬼の排斥と攻撃を被ることがある。その当時はあるいは心腹部に刺痛が出現し、あるいは悶絶して地面に倒れ、中悪の類のようである。それが治癒した後、余気が尽きず、停まり住み積もって久しくなると、ある時に発動し、連なり滞り、停まり住み、死亡するに至る。死後、傍らの人に注ぎ易い。そこで、これを鬼注と言う」と言う。劉熙の《釈名》では、「注は、注ぐことである。相互に灌ぐことである。疰は、注の字で疒に従うものである」と言う。

【解説】 本条文は、寒性の虚労病と鬼疰の治療法について論述している。

《肘後》では、「冷労を治す」の文がない。鬼疰は、《諸病源候論・鬼疰候》によれば、先に他病はないが、忽ち鬼の排斥と攻撃を受け、心腹部に刺痛が出現し、悶絶して地面に倒れ、病が一旦治癒した後は体内に停滞し、遂に発動して死亡し、死後傍らの人に伝染する病証である。獺肝は獺の肝臓であり、甘温で有毒であり、《別録》では鬼疰を治療するとある。

- 369 -

肺痿肺癰咳嗽上気病脈証治第七

肺痿肺癰咳嗽上気病脈証治第七（《脈経》は、下の飲病咳嗽を合して一篇と為す）

論三首　脈証四条　方十六首

【原文】　問曰、熱在上焦者、因咳為肺痿。肺痿之病、何従得之。師曰、或従汗出、或従嘔吐、或従消渇、小便利数、或従便難、又被快薬下利、重亡津液、故得之。曰、寸口脈数、其人咳、口中反有濁唾涎沫者何。師曰、為肺痿之病。若口中辟辟燥、咳即胸中隠隠痛、脈反滑数、此為肺癰、咳唾膿血。脈数虚者為肺痿、数実者為肺癰。（1）

【本文】　問いて曰く、熱上焦に在る者は、咳するに因りて肺痿と為る。肺痿の病は、何に従りて之を得るやと。師曰く、或は汗出づるに従り、或は嘔吐するに従り、或は消渇にて小便利すること数なるに従り、或は便難く、又快薬を被りて下利するに従り、重ねて津液を亡う故に之を得と。曰く、寸口の脈数、其の人咳し、口中反って濁唾涎沫有る者は何ぞやと。師曰く、肺痿の病と為す。若し口中辟辟として燥き、咳すれば即ち胸中隠隠として痛み、脈反って滑数なるは、此れを肺癰の咳唾膿血と為す。脈数虚の者は肺痿と為し、数実の者は肺癰と為すと（《脈経》に、「曰く」の上に「問いて」の字有り、分かちて一条と為す。「快薬」は、「駃薬」に作る。「咳唾膿血」は、《脈経》、《千金》は分かちて另の条と為す。程本、《金鑑》に上の肺癰に接するを是と為す）。

【語釈】　〇熱上焦に在る者は、咳するに因りて肺痿と為る：王廷富の説「肺は清潤を喜み、燥を悪み熱を悪む。そこで、熱が上焦にあると、肺が先ずこれを受け、肺が熱の灼傷を被り、肺陰が損傷され、肺陰が損傷されて肺が清粛を失うと、咳になる。咳が久しくなって肺を傷り、肺気が愈々虚すと、肺痿を形成する」《金匱要略指難》。　〇快薬：猛烈な攻下薬を指す。　〇寸口の脈数、其の人咳す：呂志杰の説「肺痿の主症は、寸口の脈が数になり、時に常に咳嗽することである。これは、上焦に熱があり、肺が熏灼を被り、肺気が上逆するからである。陰が虚して熱があり、肺臓が枯れて萎縮する。道理を按じると、乾咳が出現して痰がないはずであるが、今反って濁唾涎沫を吐出するのは、どのように解釈するのであろうか。肺気が振るわず、（水道の）通調が失調し、津液が熱で灼かれ、肺気に随って上逆するので、咳唾涎沫が多くなる」《金匱雑病論治全書》。　〇濁唾涎沫：濁唾は粘稠な痰、涎沫は希薄な痰を指す。

〇辟辟として燥く：辟辟は、乾燥を形容する。「辟辟として燥く」は、口中の乾燥が比較的甚だしいことを指す。王廷富の説「もし風熱の邪が営分を過ぎ、

－ 371 －

肺気を阻碍して不利になる場合は、営血が壅滞し、熱邪が散じなくなり、瘀熱が肺に蘊結し、津液が必ず傷られる。そこで、口中は辟辟として燥き、咳をすると胸中が隠隠として痛み、脈象は反って滑数を見わすのは、痰と血が打ち合う脈証である。これは、肺癰が既に形成されているが、いまだ潰えていない徴候である」《金匱要略指難》。　○咳唾膿血：呂志杰の説「「咳唾膿血」の症状に対しては、古来より二種類の見解がある。その一つは、肺癰だけにあると認識する。もう一つは、咳唾膿血は肺癰だけに見られるのではなく、並びに肺痿にも見られるはずであると認識する。例えば《脈経》では「咳唾膿血」の四字を捕らえて下の段落に帰属させ、《千金》も同じである。筆者が考えるに、もし西医学を結合させて分析すると、肺痿と「気管支拡張症」とは非常に類似し、気管支拡張症の主要な症状は慢性の咳嗽、膿痰、反復性の喀血などである。これによって肺痿もまた「咳唾膿血」を見わすはずであると見るべきである。ただ、肺癰の病因、病程とは同じでなく、虚実も区別がある」《金匱雑病論治全書》。　○駃：速い。

【通釈】　ある人が質問し、「熱が上焦にある病人は、咳嗽が持続すると肺痿の病になる。肺痿の病は、どのような原因で発症するのであろうか」と言った。師はこれに答え、「この種の病を引き起こす原因は、発汗が過多になり、頻回に嘔吐し、消渇に罹患して尿量が増加し、あるいは便秘に峻下剤を使用して下痢になり、いずれも著しい津液の消耗を引き起こすことによる」と言った。また、ある人が質問し、「病人の寸口の脈が数になり、その人は咳嗽が出現する場合は、通常は乾咳になるはずであるが、口中は予想に反して粘稠な喀痰、あるいは希薄な喀痰があるのは、どのような病であろうか」と言った。師はこれに答え、「これは、肺痿の病である。もし口中が乾燥し、咳をすると胸中が微かに痛み、脈が反って滑数になるのは、肺癰の病であり、咳とともに膿血を吐出するはずである。脈が数虚になるのは肺痿であり、数実になるのは肺癰である」と言った（《脈経》では、「曰う」の字の上に「質問し」の字があり、分けて一条とする。「快薬」の字は、「駃薬」の字に作る。「咳唾膿血」は、《脈経》、《千金》では分けて別の条とする。程本、《医宗金鑑》で上の肺癰に接続するのが正しい）。

【本文】　［尤］　此れ、設けて問答を為し、答うるに以て肺痿肺癰の異なりを辨ず。「熱、上焦に在り」の二句は、《五藏風寒積聚篇》に見わる。蓋し、師に是の語有りて之に因りて以て問いを為すなり。汗出で、嘔吐し、消渇し、

- 372 -

肺痿肺癰咳嗽上気病脈証治第七

二便下ること多きは、皆以て津液を亡いて燥熱を生ずるに足る。肺虚し且つ熱すれば、則ち痿と為す。口中反って濁唾涎沫有る者は、肺中の津液、熱の為に迫られて上を行ればなり。或るひと、「肺は既に痿して用いざれば、則ち飲食游溢するの精気は諸経に分布すること能わずして但だ上は口に溢る」と云うも亦通ず（案ずるに、此れ徐の註なり）。口中辟辟として燥く者は、魏氏は以て肺癰の痰涎膿血、倶に肺臓の内に蘊蓄結聚すと為す。故に口中反って乾燥して但だ辟辟として空響燥咳を作すのみ。然れども下の肺癰の条を按ずるに亦「其の人咳し、咽燥きて渇せず、多く濁沫を唾す（2）」と云えば、則ち肺痿と肺癰の二証は多くは同じなり。惟だ胸中痛み、脈滑数、膿血を唾すは、則ち肺癰の独りする所なり。此れにして之を論ずれば、痿なる者は萎ゆるなり（案ずるに、《巣源》は「肺萎」に作る）。草木の萎えて栄えざるが如く、津鑠けて肺焦がると為すなり。癰なる者は、壅ぐなり。土の壅ぎて通ぜざるが如く、熱聚まりて肺癀を為すなり（案ずるに、《急就篇》の顔註に、「癰の言は、壅なり。気壅がり痞結し、重ねて腫れて潰ゆるなり」是れなり）。

【語釈】　○《五藏風寒積聚篇》：《金匱要略・五藏風寒積聚病脈証并治第十一》の第19条を参照。　○萎ゆ：なえる。しおれる。　○癀：陰病。陰部の病。

【通釈】　［尤］　これは、問答を設けて肺痿と肺癰の異同を弁別して答えている。「熱が上焦にある」の二句は、《五藏風寒積聚篇》に見われている。思うに、師にこの言葉があるので、これによって質問する。汗が出て、嘔吐し、消渇に罹患し、二便が多く下るなどは、いずれも津液を亡って燥熱を生じるには充分である。肺が虚し、かつ熱する場合は、痿を生じる。口中に反って濁唾や涎沫があるのは、肺中の津液が熱のために迫られ上を行るからである。ある人が、「肺が既に痿えて用いられなくなる場合は、飲食より游溢する精気が諸々の経に分布することができず、ただ上は口に溢れる」と言うのもまた通じる（案じるに、これは徐氏の注釈である）。口中が辟辟として燥くのは、魏氏は肺癰の痰涎や膿血がともに肺臓の中に蓄積して結集するからであるとする。そこで、口中は反って乾燥し、ただ辟辟として空しく響く燥咳を生じるだけである。しかし、下の肺癰の条文を按じると、また「その人は咳をし、咽は燥くが、口渇はなく、多くは粘稠の痰や希薄な痰を吐出する（2）」と言うので、肺痿と肺癰の二つの証は多くは同じである。ただ、胸中が痛み、脈が滑数になり、膿血を吐出するのは、肺癰だけにある所である。これによってこれを論じると、痿は萎えることである（案じるに、《諸病源候論》では「肺萎」に作る）。草

－ 373 －

木が萎えて栄えないように、津が溶けて肺が焦れることである。癃は、塞ぐことである。土が塞がって通じないように、熱が集まって肺の陰病を生じることである（案じるに、《急就篇》の顔氏の注釈に「癃と言うものは、塞がることである。気が塞がり痞えて結び、重ねて腫れて潰えることである」とあるのがこれである）。

【本文】　案ずるに、肺痿は此れ別の一病に非ず。即ち、是れ後世の所謂「労嗽」のみ。《外台・蘇遊伝屍論》に云う、「其の初めに半臥半起を得るは、号して瘀瘵と為す。気急に咳する者は、名づけて肺痿と曰う」と。許仁則の論に云う、「肺気嗽なる者は、老少に限らず、宿するに上熱多く、後飲食消息熱に傷らるに因りて則ち常に嗽して断たず、積年累歳肺気衰え、便ち気嗽を成す。此の嗽、早く療せざれば、遂に肺痿を成す。若し此れ将に成さんとすれば、多くは救えず」と。又云う、「肺気嗽は、久しきを経て将に肺痿を成さんとす。其の状、四時の冷熱を限らず、昼夜嗽常に断たず、唾白く雪の如く、細沫稠粘、喘息の気上り、乍ち寒え乍ち熱し、発作に時有り、脣口喉舌乾きて焦がれ、亦時に唾血する者有り、漸く痩悴を覚え、小便赤く、顔色青白、毛聳つ。此れも亦蒸を成す」と。又云う、「肺気嗽は、久しきを経て肺癰を成す者有り。其の状、前の肺痿と多く異ならず。但だ唾悉く膿を成して出づ」と。陳氏の《婦人良方》の劫労散の証治に云う、「労嗽は、寒熱し、盗汗し、唾の中に紅線有り。名づけて肺痿と曰う」と。註家、倶に別の病と為して之を詮釈する者は、何ぞや。快は、駃と同じ。《梁書》に姚僧垣の「大黄は快薬なり」と曰う是れなり。魏の「辟辟は唾の声」と云うは、恐らくは非なり。辟辟は、乾燥する貌なり。《張氏医通》に云う、「咳と言う者は、口中乾燥せざるなり。若し咳して口中辟辟として燥けば、則ち肺已に癰を結び、火熱の毒口に出づ」と。此の説、是に近し。

　程氏の《医径句測》に云う、「気虚すれば、血を化すこと能わず。故に血乾きて流れず。祇火の勢いに随いて沸上し、火亢ぶりて金に乗じ、気血を生ぜずして痰を生ず。知る可し、血無く液無くんば而ち枯金、火を被るを。肺葉安くんぞ焦げざるを得んや。故に彼の火を退けんと欲す。須く是れ我の金を補うべし。金補を得てして液を生ずれば、則ち水は液に従いて滋し、火は液に従いて化するなり。蓋し、肺は藏の最高に処し、葉間は布くに細竅有り。此の竅は、泉眼と名づく。凡そ五藏の蒸溽は、肺筦従り吸いて之に入る。祇是れ気は泉眼従り之を呼出し、便ち液を成し、息息として窮まらず、以て周身を灌漑する

肺痿肺癰咳嗽上気病脈証治第七

者は、皆此れ従り出づ。此れ、即ち人身の星宿海なり。一たび火炎を受くれば、呼する処は吸を成し、血即ち此の眼従り滲入し、竅道を碍げ去ること有り。便ち、人をして咳せしめ、咳すれば則ち血を見わし、愈々咳すれば愈々滲み、愈々滲めば愈々嗽し、久しければ則ち泉眼倶に閉ざさしむ。吸する時に徒に火を引きて喉の間に升れば、或は痒く或は嗆し、呼する時に并びに液出づること無くんば、六葉遂に枯れ遂に焦がる。此れ、肺痿の由なり」と。

【語釈】　○奄殗：じっとしているさま。　　○累：重ねる。　　○瘦悴：瘦は、やせる。悴は、やつれる。　　○詮釈：説きあかす。　　○沸：わく。湧き上がる。　　○蒸溽：むしあつい。　　○筦：管楽器。笛などの管。ここでは、「気管」の意。　　○星宿：星座。　　○嗆：食物や水などが気管に入ってむせる。

【通釈】　案じるに、肺痿は別の病ではない。即ち、これは後世のいわゆる「労嗽」である。《外台・蘇遊伝屍論》では、「その初めに半ばは臥せ半ばは起きる場合は、奄殗と呼ぶ。気が急迫して咳をする場合は、名づけて肺痿と言う」と言う。許仁則の論述では、「肺気嗽は、老人や小児に限らず、元々上熱が多く、その後、飲食の消息で熱に傷られ、常に嗽が出現して途絶えることがなく、何年にも渉って肺気が衰え、気嗽を形成する。この嗽は早く治療しなければ、遂に肺痿を形成する。もしこれが今にも完成しようとしている場合は、多くは救えない」と言い、また「肺気嗽は、久しい期間を経て今にも肺痿を形成しようとする。その症状は、四時の冷熱に限らず、昼夜に嗽が出現して常に途絶えることがなく、唾液は白くて雪のようであり、細かな泡沫で粘り、喘息の気が上り、忽ち寒え、忽ち熱し、発作に時があり、唇、口、喉、舌が乾いて焦がれ、また時に血を唾く場合があり、次第に痩せてやつれ、小便は赤くなり、顔色は青白色になり、毛は聳つ。これもまた蒸熱を形成する」と言い、また「肺気嗽は、久しい期間を経て肺癰を形成する場合がある。その症状は、前の肺痿とは多くが異ならない。ただ、唾液は悉く膿を形成して出る」と言う。陳氏の《婦人良方》の劫労散の証治では、「労嗽は、寒熱が出現し、盗汗し、唾液の中に紅色の血の線がある。名づけて肺痿と言う」と言う。注釈家がともに別の病としてこれを注釈するのは、どうしてであろうか。「快」の字は、「駃」の字と同じである。《梁書》に姚僧垣が「大黄は、快薬である」と言うのがこれである。魏氏が「辟辟は、唾液の音である」と言うのは、恐らくは誤りである。辟辟は、乾燥する貌である。《張氏医通》では、「咳と言えば、口の中は乾燥しない。もし咳をして口の中が辟辟として燥く場合は、肺は既に癰

を結び、火熱の毒が口に出ている」と言う。この説は、正解に近い。

程氏の《医径句測》では、「気が虚すと、血を化すことができなくなる。そこで、血は乾いて流れなくなる。ただ、火の勢いに随って湧き上がり、火が亢ぶって金に乗じ、気血を生じることがなく、痰を生じる。血がなく、液がなければ、枯れた金は火を被ることを知るべきである。これでは、肺葉はどうして焦がれないことがあろうか。そこでその火を退けたくなる。これは、自分の金を補うべきである。金が補われて液を生じる場合は、水は液に従って滋し、火は液に従って除かれる。思うに、肺は五臓の最も高い位置にあり、肺葉の間は細い竅が布散されている。この竅は、泉眼と名づける。およそ五臓が蒸される場合は、気管より吸われて肺に入る。ただ、気は泉眼よりこれを呼出し、液を形成し、息息として窮まることがなく、これによって全身を灌漑する場合は、いずれもこれより出る。肺は、人身の星座の海である。一たび火炎を受けると、呼出する所は吸気を形成し、血はこの眼より滲入し、竅道を礙（さまた）げて去ることがある。即ち、人に咳を生じ、咳をする場合は血が見われ、愈々咳をすると愈々血が滲み、愈々血が滲むと愈々嗽が出現し、久しくなる場合は泉眼をともに閉ざす。吸気時に徒に火を引いて喉の間に升ると、あるいは痒くなり、あるいはむせび、呼気時に並びに液が出なくなると、六葉は遂に枯れ遂に焦がれる。これが肺痿の原因である」と言う。

【解説】　本条文は、肺痿の病因、肺痿と肺癰の主な証候、および肺痿と肺癰の鑑別点について論述している。

肺痿の「痿」は萎（な）えることであり、津液が溶けて肺が焦がれることを言う。一方、肺癰の「癰」は塞がることであり、熱が集まって肺の陰部が病むことを言う。本条文は、問答形式に従って肺痿と肺癰の異同を弁別する。

熱が上焦にある場合は、肺が虚して熱するので、肺痿が発症して咳嗽が出現する。本証は、発汗、嘔吐、消渇、下剤の服用による下痢などにより、津液が重ねて亡われ、燥熱が生じた状態にある。燥熱が肺中の津液に迫ると、口中に反って濁唾や涎沫が出現する。

一方、肺癰に罹患する場合は、痰涎や膿血が肺に蓄積して集結するので、口中は反って乾燥する。本証では、胸中が微かに痛み、脈が滑数になり、膿血を吐出するのが特徴である。

肺痿では、虚熱が原因であるので、脈は数虚になる。一方、肺癰では、実熱が原因であるので、脈は数実になる。

肺痿肺癰咳嗽上気病脈証治第七

【原文】　問曰、病咳逆、脈之、何以知此為肺癰。当有膿血、吐之則死。其脈何類。師曰、寸口脈微而数、微則為風、数則為熱。微則汗出、数則悪寒。風則中於衛、呼気不入。熱過於営、吸而不出。風傷皮毛、熱傷血脈。風舎於肺、其人則咳、口乾喘満、咽燥不渇、多唾濁沫、時時振寒。熱之所過、血為之凝滞、畜結癰膿、吐如米粥。始萌可救、膿成則死。（2）

【本文】　問いて曰く、咳逆を病み、之を脈するに、何を以て此れを肺癰と為すを知るや。当に膿血有りて、之を吐すれば則ち死ぬべし。其の脈何の類ぞやと。師曰く、寸口の脈微にして数、微は則ち風と為し、数は則ち熱と為す。微なれば則ち汗出で、数なれば則ち悪寒す。風は則ち衛に中れば、呼気入らず。熱営に過ぐれば、吸して出でず。風は皮毛を傷り、熱は血脈を傷る。風は肺に舎り、其の人則ち咳し、口乾きて喘満し、咽燥くも渇せず、濁沫を唾すること多く、時時振寒す。熱の過ぐる所、血之が為に凝滞し、癰膿を畜結し、米粥の如きを吐す。始萌は救う可く、膿成れば則ち死すと（「多唾濁沫」の「多」の字は、趙本は「時」に作る。《脈経》は、「血為之凝滞」の「之」の字無し）。

【語釈】　〇問いて曰く、咳逆を病み云々：呂志杰の説「本条は、肺癰の病因、およびその違った段階の証候の表現について論述している。肺癰の主要な成因は、風熱の病毒が侵襲することである。その病理機転は、三種類の段落に分けることができる。先ず「風は皮毛を傷る」は表証期であり、更に一歩進んで「風は肺に舎る」は醸膿期であり、最後の「熱は血脈を傷る」は膿瘍を形成し、潰膿期である。衛にあって邪が浅く病が軽い場合は、治療は容易であり、予後は良好である。膿が形成されるに及んでは、邪が深く病が重く、治療は比較的困難であり、予後もまた較差がある。最初の「風は皮毛を傷る」の段落では、多くが悪寒発熱し、汗があり、咽喉は乾燥して痒みがあり、咳嗽するなどの症が見われる。これは、風熱が衛分を犯すことによる。そこで、初めに先ず表証が出現する。衛分で解されず、内は肺に舎る場合は、風熱が内を塞ぎ、肺気が不利になり、気は津を布散せず、痰涎が内に結ぶ。そこで、振寒し、燥熱し、咳嗽は劇しさを加え、粘液あるいは膿性の痰を咳とともに吐出し、口は乾き、喘満し、あるいは胸痛などの症が見われ、並びに精神の疲労、乏力、食欲不振などを伴う。この時に当たり、宣散清肺して邪を外に達すると、病は治癒するはずである。もしいまだ時に及んで治療せず、数日あるいは十数日を経ると、必ず病毒は蔓延して発展する。一旦病状が発展し、条文のいわゆる「熱は血脈

を傷る」の段階に至ると、ただ咳嗽、喘満、痰が多いなどの症は依然として存在するだけではなく、かつ濁った痰が変化して臭い痰になり、米の粥のようになり、あるいは痰の中に血を帯び、甚だしい場合は完全に膿血になる。このような変化は、いずれも邪熱が肺を塞ぎ、結んで散じなくなり、血脈が凝滞腐敗し潰えて引き起こす所である。病状がここに至り、気血が消耗されると、肺癰は既に完成し、治療は比較的困難になる」《金匱雑病論治全書》

【通釈】　ある人が質問し、「咳嗽が出現して気の上逆を患う病人では、どのようにして脈を診て肺癰に罹患していると診断するのであろうか。肺癰では膿血が形成されるが、吐法を使用すると病人は死亡する。この場合は、脈象はどのようになるのであろうか」と言った。師はこれに答え、「肺癰に罹患した病人では、寸口の脈は微で数になる。微脈は裏の脈が微かであり浮で無力の脈であり、風邪が侵入するからである。数脈は、発熱があるからである。脈が浮で無力である場合は汗が出、脈が数である場合は発熱すると同時に悪寒が出現する。風邪が衛分に侵入する場合は、病邪は呼気に従って排出されるので、体内に侵入することはない。熱邪が営分深くに侵入する場合は、病邪は吸気に従って体内深くに侵入するので、排出されなくなる。風邪は容易に皮毛を損傷し、熱邪は容易に血脈を損傷する。風邪が肺に留まると、病人は咳をし、口が乾き、気喘が出現して胸部は脹満し、咽は乾燥するが、水を飲みたいとは思わず、粘稠な喀痰や希薄な喀痰を吐出することが多く、常に悪寒戦慄する。病状が更に進展して熱邪が体内深くに侵入すると、臓腑の血はこれによって凝滞し、蓄積されて癰膿を形成し、米の粥のような臭いがする喀痰を吐出する。肺癰の初期は治療が可能であり予後は良好であるが、膿が形成された後は治療が困難になり予後は不良である（「多唾濁沫」の「多」の字は、趙本では「時」の字に作る。《脈経》では、「血為之凝滞」の「之」の字がない）。

【本文】　［尤］　此れ、肺癰の由を原（たず）ぬれば、風熱畜結して解せずと為すなり。凡そ風と言えば、脈は多くは浮、或は緩なり。此れ「微」と云う者は、風営に入りて熱を増す。故に脈は浮ならずして反って微、且つ数と倶に見わるなり。「微なれば則ち汗出づ」る者は、気は熱に傷らるればなり。「数なれば則ち悪寒す」る者は、陰反って外に在ればなり。「呼気入らず」の者は、気は風を得てして浮き、出づるに利して入るに艱（かた）ければなり。「吸して出でず」の者は、血は熱を得てして壅がり、気も亦之が為に伸びざればなり。肺熱して壅がる。故に口乾きて喘満す。熱は血中に在り。故に咽燥きて渇せず、且つ肺は熱

- 378 -

肺痿肺癰咳嗽上気病脈証治第七

迫を被りて反って熱化に従い、多くは濁沫を唾すと為す。熱裏に盛んにして外は反って気無くんば、時時振寒を為す。是れに由りて熱畜して解せず、血凝りて通ぜざれば、而ち癰膿成る。米粥の如きを吐するは、未だ必ずしも便ち是れ死証ならず。浸淫して已えず、肺葉腐敗するに至れば、則ち治す可からず。故に「萌芽は救う可く、膿成れば則ち死す」と曰う。

【通釈】　［尤］　これは、肺癰の原因を尋ねると、風熱が蓄積して結び、解されなくなっている。およそ「風」と言う場合は、脈は多くが浮、あるいは緩である。これが「微」と言うのは、風が営に入って熱を増すからである。そこで、脈は浮ではなくて反って微になり、かつ数とともに見われる。「微である場合は、汗が出る」は、気が熱に傷られるからである。「数である場合は、悪寒がする」は、陰が反って外にあるからである。「呼気が入らない」は、気が風を得て浮き、出るのに有利であり、入るのに困難になるからである。「吸って出ない」は、血が熱を得て塞がり、気もまたこのために伸びなくなるからである。肺が熱して塞がる。そこで、口が乾き、喘満する。熱は血中にある。そこで、咽は燥くが口渇はなく、かつ肺は熱に迫られて反って熱化に従うので、多く濁沫を吐出する。熱が裏で盛んになり、外は反って気がない場合は、常に振寒する。これによって熱が蓄積して解されず、血が凝滞して通じなくなると、癰膿が形成される。米の粥のような膿を吐出するのは、いまだ必ずしも死証ではない。浸淫して治癒せず、肺葉が腐敗するようになると、治療はできない。そこで、「初期は救うことができるが、膿が形成される場合は死亡する」と言う。

【本文】　案ずるに、《金鑑》に云う、「「肺癰」の上は、当に「肺痿」の二字有るべし。然らずんば、本文に肺痿を論ずるの義は、則ち著落無し。必ず是れ脱簡なり」と。蓋し、多く濁沫を唾すは、肺痿と肺癰と倶に之有り。而れども《金鑑》は以て独り肺痿のみ之有りて肺癰は無き所と為す。因りて脱文と為すは、誤りも甚だし。又云う、「「脈微」の三つの「微」の字は、当に是れ三つの「浮」の字なるべし。「微」の字の文義は属さず、必ず是れ伝写の訛りなり」と。未だ原文果たして然るか否かを知らずと雖も、此れ以て一説を備う可きなり。

　危氏の《得効方》に云う、「始萌は治し易く、膿成れば治し難し。其の脈を診るに、数にして実なるは已に成り、微にして濇なるは漸く愈ゆ。面色白く、膿を嘔して止む者は自ら愈え、膿有りて食を嘔し、面色赤く、膿を吐して糯米

- 379 -

粥の如き者は治せず。男子は、気を以て主と為す。之を得れば十に二三を救う。婦女は、血を以て主と為す。之を得れば十に七八を全うす。歴試するに屢々験あり」と。

李氏の《入門》に云う、「肺癰、脈数にして虚し、口燥き咽乾き、胸脇隠痛し、二便赤く渋り、咳唾膿血腥臭し、之を水中に置けば、則ち沈む」と。

潘氏の《続焔》に云う、「肺癰を試みる法は、凡そ人胸中隠隠として痛むを覚え、咳嗽して臭痰有り、吐きて水の内に在り、沈む者は是れ癰膿、浮く者は是れ痰なり」と。案ずるに、今験すに、果たして其の言の如し。又双つの箸を以て之を断ち、其れ断ちて両段と為す者は、是れ膿なり。其れ粘り著き、断てざる者は、是れ痰なり。亦一つの試法なり。

《蘭臺軌範》に云う、「肺癰の疾は、膿成るも亦愈ゆる者有り。全ては用薬の変化に在り。漢の時の治法は、或は未だ全たからざるのみ」と。

【語釈】　〇著落：落着。おちつく。　〇糯：もちごめ。　〇歴：あまねく。ことごとく。

【通釈】　案じるに、《医宗金鑑》では、「「肺癰」の上には、「肺痿」の二字があるはずである。そうでなければ、本文に肺痿を論述する義は、落着がない。必ずこれは脱簡である」と言う。思うに、多く濁沫を吐出するのは、肺痿と肺癰でともにこれがある。しかし、《医宗金鑑》ではただ肺痿だけがこれがあり、肺癰はこれがないとする。これによって文章の脱落とするのは、誤りも甚だしい。また、「「脈微」の三つの「微」の字は、三つの「浮」の字であるはずである。「微」の字の文の意義は所属しないので、必ずこれは伝写の誤りである」と言う。いまだ原文が果たしてそのようであるのか、そうでないのかは解らないが、これを一つの説として備えるべきである。

危氏の《得効方》では、「初期は治療し易いが、膿が形成されると治療し難い。その脈を診て、数で実である場合は既に膿が形成されているが、微で濇である場合は漸く治癒する。顔面の色調が白く、膿を嘔吐して止む場合は自然に治癒し、膿があり、食物を嘔吐し、顔面の色調が赤く、膿を吐出して餅米の粥のようになる場合は治療ができない。男子は、気をもって主とする。これを得る場合は、十人で二三を救える。婦女は、血をもって主とする。これを得る場合は、十人で七八を救える。色々試してみたが、屢々明らかである」と言う。

李氏の《入門》では、「肺癰に罹患し、脈が数で虚し、口が燥き、咽が乾き、胸脇部がしくしくと痛み、二便が赤く渋り、膿血で腥い臭いがするのを喀出し、

- 380 -

あるいは吐出し、これを水中に置くと、沈む」と言う。

潘氏の《続焔》では、「肺癰であるかどうかを試みる方法は、およそ人が胸中にしくしくとして痛むのを覚え、咳嗽が出現して臭いのある痰があり、痰を吐いて水の中に入れ、沈むものは癰膿であり、浮くものは痰である」と言う。案じるに、今これを試すと、果たしてその言葉のようである。また、二本の箸でこれを断ち、それが断って両つになる場合は、膿である。それが粘って付着し、断てない場合は、痰である。また、これも一つの試みる方法である。

《蘭臺軌範》では、「肺癰の疾患は、膿が完成してもまた治癒する場合がある。全ては用薬の変化にある。漢の時代の治療法は、あるいはいまだ完全ではなかっただけである」と言う。

【解説】　本条文は、肺癰の病因、病機、証候、および病の予後について論述している。

風熱の邪が肺に蓄積して結び、解されなくなると、肺癰が発症する。風邪が営分に侵入して熱を増すと、脈は浮ではなく、反って微で数になる。（衛）気が熱で傷られると、汗が出る。陰気が反って外にあると、悪寒がする。（邪）気が風を得て浮くと、邪気は呼気で排出され、吸気で入ることができなくなる。血が熱を得て塞がり、邪気が外に伸びなくなると、邪気は吸入されて外に出ず、肺の中で癰膿を形成する。肺が熱して塞がると、口が乾き、喘満する。熱が血中にあると、咽は燥くが口渇はない。肺が熱に迫られると、多くが濁沫を吐出する。熱が裏で盛んになり、外は反って陽気がなくなると、常に振寒する。熱が肺に蓄積し、血が凝滞して通じなくなると、癰膿が形成され、米の粥のような膿を吐出する。肺癰の初期は必ずしも死証でないが、邪が浸淫して治癒せず、肺葉が腐敗して膿が形成されると、治療はできなくなる。

【原文】　上気、面浮腫、肩息、其脈浮大、不治。又加利、尤甚。(3)

【本文】　上気、面浮腫、肩息し、其の脈浮大なるは、治せず。又利を加うれば、尤も甚だし。

【語釈】　〇上気、面浮腫云々：陳紀藩の説「腎気が虚衰し、納気して元に帰ることができなくなる。そこで、呼気が多く、吸気が少なく、気逆して喘が出現し、甚だしい場合は、肩息が出現する。陽が虚して気化できず、水気が上に溢れる場合は、顔面に浮腫が出現する。陽が虚して気が衰え、上に脱しようとする。そこで、脈は浮大で必ず無力になり、かつこれを按じると無根になる。

- 381 -

上気でもしこの脈を見わす場合は、腎気が衰竭し、陽が今にも上に脱しようとしていることを表示し、病は危篤であり、予後は往々にして好ましくない。そこで、「治せず」と言う。この際にもし更に下痢を見わす場合は、必ず陰が下に竭きる患いがあり、陰陽が既に離れようとし、病勢が更に険悪な状態になる。そこで、「不治」の証に比較して「尤も甚だし」になる」陳紀藩主編《金匱要略》

【通釈】　気が上逆して呼吸困難になり、顔面に浮腫が出現し、肩を挙げて呼吸し、病人の脈が浮大になる場合は、治療は困難である。また、もし下痢を伴う場合は、病状は更に険悪になる。

【本文】　［魏］　面浮腫は、陽中に衰えて気上に散ずればなり。肩息なる者は、至人の息は息するに踵を以てするも、今息するに肩を以てするは、気元已に其の根を劂り、而して浮游の気は胸膈の上に呼吸すればなり。之を診るに脈浮大なるは、必ず浮大にして沈微、且つ絶せんと欲するなり。倶に上盛んに下絶すと為す。加うるに下利を以てするは、陰も又下に洩るれば、陽は必ず上に越え、其の死するは尤も速きなり。此れ、上気の陽虚し、気脱するの重き者なり。

【語釈】　〇至人：じゅうぶんに道を修めた人。

【通釈】　［魏］　顔面に浮腫が出現するのは、陽が中で衰え、気が上に散じるからである。肩で息をするのは、至人の息は息をするに踵をもってするが、今息をするに肩をもってするのは、気の元が既にその根を削り、浮游する気が胸膈の上に呼吸するからである。これを診察し、脈が浮大であるのは、必ず浮大で沈微であり、かつ途絶えようとしている。ともに上が盛んになり下が途絶えている。これに加えるに下痢をもってするのは、陰もまた下に洩れるので、陽は必ず上に越え、それが死亡するのは最も速い。これは、上気病で陽が虚し、気が脱する重症例である。

【本文】　案ずるに、上気は諸家は釈せず。攷うるに、《周礼・天官疾医職》に云う、「嗽し上気す」と。鄭玄の註に、「上気は、逆喘なり」と。此の一節は、即ち是れ肺脹不治の証なり。

【語釈】　〇肺脹不治の証：咳嗽上気病は、虚証と実証の二種類に分類される。肺脹は上気の実証の一病型である。本証は、上気の虚証に分類されるので、多紀元簡の説は正しくない。李克光の説「咳嗽上気は、三種類の内容を包括している。①症状：咳嗽、気の急迫。喘逆。②病機：気機の上逆。③病名：咳嗽上

気病。総じて言えば、この病は咳嗽、気喘、平臥できない、あるいは喉中に痰の鳴る声があるなどが主証であり、病機は比較的複雑で、多くは水飲が内に停まり、風寒を外感して誘発され、典型的な例では、内外が邪を合わせて病が引き起こされる。本篇では、咳嗽上気病の中に肺脹の病名を提出している。肺脹と咳嗽上気とは、同一の概念ではない。咳嗽上気病は肺脹を内に包括し、肺脹は僅かに咳嗽上気病の中の一つの病型に属している」《金匱要略譯釋》。なお、詳細は、《金匱臟腑弁証解説》、《金匱要略大成》を参照のこと。

【通釈】　案じるに、上気は、諸家は解釈していない。考えるに、《周礼・天官疾医職》では、「嗽が出現して上気する」と言う。鄭玄の註では、「上気は、逆喘である」とある。この一節は、肺脹で不治の証である。

【解説】　本条文は、咳嗽上気病で正気が虚して脱する場合の証候と治療法について論述している。

　本証は、咳嗽上気病に罹患し、陽気が虚し、気が上に脱する重症例である。即ち、上気病に罹患し、陽気が中で衰え、気が上に散じると、顔面に浮腫が出現する。気の下元が根を削られ、気が浮遊して胸膈の上で呼吸すると、肩を挙げて息をする。気が上で盛んになり、下が途絶えると、脈は浮大で沈微になり、かつ途絶えようとするので、死証になる。本証は陽気が上に越える状態にあるが、更に下痢が加わると、陰気が下に洩れるので、病状は更に重篤になる。

【原文】　上気、喘而躁者、属肺脹。欲作風水。発汗則愈。(4)

【本文】　上気、喘して躁する者は、肺脹に属す。風水を作さんと欲す。汗を発すれば、則ち愈ゆ。

【語釈】　○上気、喘して躁する者云々：呂志杰の説「もし上気して喘逆し、煩躁して不安になり、病が急激に発症する場合は、病因は風寒を外束し、水飲が内に停まり、肺が宣発と粛降を失調し、邪気が内に閉ざされるのであり、これが肺脹である。肺は、水道を通調することを主る。肺気が塞がって閉ざされると、水もまた逆行する。そこで、肺脹は治癒せず、病は風水に類似する。肺脹の病状は、主に邪が塞がり、気が閉ざされ、肺気が脹満することにある。もし祛邪して肺を開く場合は、粛降に権限があるので、病状は迅速に解除されるはずである。そこで、「汗を発すれば、則ち愈ゆ」と言う」《金匱雑病論治全書》

【通釈】　気が逆上し、気喘が出現して煩躁を伴う場合は、肺脹に属している。

本証は、今にも風水による浮腫を形成しようとしている。汗法を使用する場合は、病は治癒する。

【本文】　［沈］　此れ、肺癰に当に肺脹の弁有るべきを見わすなり。邪衛を傷り、後営に入れば、而ち肺癰を為す。此れ、風衛を傷り、内は痰涎を挟み、肺気を壅逆し、上逆し奔迫す。故に喘して躁す。是れ肺脹と為す。然して肺気壅逆し、水道を通調するを得ず、水即ち皮膚に泛濫すること有り。故に「風水を作さんと欲す」と曰う。治するに宜しく汗を発して風を駆るべし。表従りして出づれば、水即ち下に滲む。即ち、下条の小青龍の証なり。

【語釈】　〇下条の小青龍の証：本篇の第14条の小青龍加石膏湯証を参照。

【通釈】　［沈］　これは、肺癰には肺脹の弁別があるはずであることを見わしている。邪が衛を傷り、その後に営に入ると、肺癰を発生する。これは、風が衛を傷り、内は痰涎を挟み、肺気を塞いで逆上し、上逆して奔って迫る。そこで、気喘が出現して煩躁する。これが肺脹である。そして肺気が塞がって逆上し、水道を通調できなくなると、水は皮膚に汎濫することがある。そこで、「風水を発生しようとする」と言う。治療は、発汗して風を駆るべきである。表より出ると、水は下に滲む。即ち、下の条文の小青龍加石膏湯の証である。

【本文】　案ずるに、肺脹の一証、諸家は未だ後世の某証と云う者有らず。攷うるに、下文に云う、「肺脹、咳して上気す（14）」と。又云う、「咳して上気す。此れを肺脹と為す（13）」と。此れに由りて之を観れば、即ち後世の所謂「呷嗽、哮嗽」の属なり。《巣源》に云う、「痰気相い撃ち、嗽に随いて動息し、呼呷に声有り。之を呷嗽と謂う」と。《本事続方》に云う、「哮嗽は、鋸を拽くが如し是れなり」と。

【語釈】　〇呷嗽：痰が胸膈に集まり、肺気が阻まれて塞がり、痰と気が打ち合って起こる病証。　〇哮嗽：口を開いた時も口を閉じた時も喘鳴を発生する病証。　〇呷：吸う。

【通釈】　案じるに、肺脹の一証は、諸家はいまだ後世の「この証である」と言うものがない。これを考えるに、下文では、「肺脹に罹患し、咳をして上気する（14）」と言い、また「咳をして上気する。これを肺脹とする（13）」と言う。これによってこれを観ると、後世のいわゆる「呷嗽、哮嗽」の属である。《諸病源候論》では、「痰と気が打ち合い、嗽に随って息をし、呼吸をする時に声がある。これを呷嗽と言う」と言う。《本事続方》では、「哮嗽は、鋸を拽くようになるのがこれである」と言う。

肺痿肺癰咳嗽上気病脈証治第七

【解説】　本条文は、咳嗽上気病で邪が実し気が閉ざされる場合の証候と治療法について論述している。

　　風邪が衛を傷り、内は痰涎を挟み、肺気を塞いで逆上すると、気喘が出現して煩躁する。これが肺脹である。肺気が塞がって逆上し、水道を通調できなくなると、水が皮膚に汎濫するので、風水を発生しようとする。本証の治療は、発汗して風邪を駆るべきであり、邪が表より出ると水は下に滲むはずである。

【原文】　肺痿吐涎沫而不咳者、其人不渇、必遺尿、小便数。所以然者、以上虚不能制下故也。此為肺中冷。必眩、多涎唾。甘草乾姜湯以温之。若服湯已渇者、属消渇。(5)

【本文】　肺痿涎沫を吐して咳せざる者は、其の人渇せず、必ず遺尿し、小便数なり。然る所以の者は、上虚して下を制すること能わざるを以ての故なり。此れを肺中冷と為す。必ず眩し、涎唾多し。甘草乾姜湯以て之を温む。若し湯を服し已りて渇する者は、消渇に属す（「若し」以下の九字は、《脈経》は無し。《千金》は、「若し渇する者は、消渇の法に属す」の六字に作り、細註と為す）。

【語釈】　○肺痿涎沫を吐して咳せざる者云々：王廷富の説「本条の重点は、弁証にある。本篇は、虚寒と虚熱の両証に分けているが、涎沫を吐出するのはともに共有する所である。同じでない点は、虚寒の肺痿では、透明で希薄な涎沫が出現し、甚だしい場合は冷たい感じがあり、あるいは咳とともに冷たい痰を吐き、舌質は淡白、舌苔は薄白で湿潤し、脈象は虚緩あるいは緩滑である。治療は、脾肺を温補する甘草乾姜湯を用い、並びに佐けるに燥湿祛痰の品を用いるのがよい。虚熱の肺痿では、必ず咳をし、咳とともに粘稠な涎沫を吐き、あるいは乾咳で痰は少ないが、ただ生臭い臭いはなく、舌質は紅、舌苔は少なく、津に乏しく、脈象は虚数である。治療は、益気養陰、潤肺祛痰するのがよく、本篇の麦門冬湯加減を借用して主治すべきである」《金匱要略指難》。

○若し湯を服し已りて渇する者は、消渇に属す：李克光の説「「若し湯を服し已りて渇する者は、消渇に属す」の九字は、歴代医家の認識は頗る一致しないので、その部分の観点を列挙して参考に供する。①喩嘉言：「もし初めに先ず口は渇かず、温薬を服用して口渇に転じる場合は、明らかに消渇で飲が一で尿が二の証であり、更にこれを消息すべきである」《医門法律》。②尤怡：「甘草、乾姜は、甘辛を合用し、肺を温め気を復する方剤となる。服用した後、病

- 385 -

は多く去るが、反って口渇を加える場合は、消渇に属している」《金匱要略心典》。③呉謙：「もし湯を服用した後に口が渇く場合は、消渇に属しているとは、始めは先ず口が渇かず、温薬を服用した後に口渇に転じる場合は、ただ肺の中が熱していないだけではなく、また肺の中が冷えているのでもなく、胃の中が熱していることを言う。肺の中が冷えている寒飲としてこれを治療すべきでなく、胃の中が熱している消渇としてこれを治療すべきである」《医宗金鑑》。④唐容川：「あるいは湯液を服用して口が渇く場合は、また飲が一で尿が二の下消の証であり、また肺痿ではない。幾重にも絡み合ってそれが肺痿でないのを弁じるのであり、仲師が肺痿の真の姿を弁じているのが尽く見われている」《金匱要略浅注補正》」《金匱要略譯釋》

【通釈】　肺痿に罹患し、希薄な痰を吐出するが、咳をしない場合は、病人は口渇がなく、必ず尿失禁を来たし、小便は頻尿になる。このようになるのは、上焦の肺気が虚弱になり、下焦の膀胱を収縮させることができなくなるからである。これは、肺の中が冷える**虚寒証**である。病人は必ず眩暈がし、頻りに希薄な痰を吐出する。この場合は、甘草乾姜湯を用いて肺を温める。もし湯液を服用した後に口渇が出現する場合は、消渇病に属している（「もし」より以下の九字は、《脈経》ではない。《千金》では、「もし口が渇く場合は、消渇の方法に属している」の六字に作り、細注とする）。

【本文】　［魏］　肺痿は、虚熱の証と為す。然れども又肺痿にして之を虚寒に属する者有れば、則ち辨ぜざる可からざるなり。乃ち、涎沫を吐して咳せず、其の人既に渇せず、又遺尿し、**小便数の者**は、上虚して水を制すること能わざるを以ての故なり。肺気既に虚し□□□□の力無し。但だ脱泄の勢いに趣く。膀胱の陽気下に脱すれば、而ち肺金益々清冷し、乾燥し以て痿を成すなり。肺葉は、草木の花葉の如し。熱有るの痿は、日之を炙れば則ち枯るるが如し。冷有るの痿は、霜之を殺せば則ち乾□□□□□□此れ、肺冷の痿を成す所以なり。

　　［尤］　頭眩し、涎唾多き□□□□□□に云う、「上虚すれば則ち眩す」と。又云う、「上焦に寒有り、其の口涎多きなり（《水気病篇》第2条）」と。甘草、乾姜は、甘辛合用し、肺を温め気を復するの剤と為す。服して後、去らずして渇を加うる者は、則ち消渇に属す。蓋し、小便数にして渇する者は、消と為す。渇せざる者は、下虚に非□□則ち□□肺冷ゆるなり。

【語釈】　○上虚すれば則ち眩す：出典は、《霊枢・衛気》。

【通釈】　［魏］　肺痿は、虚熱の証である。しかし、また肺痿でこれを虚寒

肺痿肺癰咳嗽上気病脈証治第七

に属する場合があるので、弁別しない訳にはいかない。即ち、涎沫を吐出して咳はなく、その人は既に口渇がなく、また遺尿し、小便が数になるのは、上が虚して水を制することができなくなるからである。肺気が既に虚して収摂の力がない。ただ、脱して泄れる勢いに趣いている。膀胱の陽気が下に脱すると、肺金は益々清冷になり、乾燥して肺痿を形成する。肺葉は、草木の花や葉のようなものである。熱がある肺痿は、太陽がこれを炙る場合は枯れるようなものである。冷えがある肺痿は、霜がこれを殺す場合は乾くようなものである。これが、肺が冷えて肺痿を形成する理由である。

　[尤]　頭が眩み、涎唾が多くなるのは、《経》では「上が虚す場合は、眩暈がする」と言い、また「上焦に寒えがあると、その口は涎が多い（《水気病篇》第2条）」と言う。甘草と乾姜は、甘辛を合用し、肺を温め気を回復させる方剤となる。服用した後に病が去らず、口渇を加える場合は、消渇に属している。思うに、小便が数で口渇がある場合は、消渇である。口渇がない場合は、下が虚すのではない。即ち、肺が冷える。

【本文】　甘草乾姜湯方

　甘草（四両、炙る）　乾姜（二両、炮ず）

　右㕮咀し、水三升を以て、煮て一升五合を取り、滓を去り、分かち温め再服す。

【語釈】　〇甘草乾姜湯：聶恵民の説「本方は、温中回陽の方剤である。上焦の気が虚し、肺中が虚して寒え、胃陽が不足するので、陽が虚して水を化すことができない場合は、小便は不利になる。肺が虚して津を摂めることができない。そこで、多く涎沫を吐出する。甘草をもって補脾益気、温中培土し、乾姜は温中散寒、通陽温肺し、肺と胃が温を得、気化して水が行る場合は、虚寒の肺痿は治療することができる」《経方方論薈要》

【通釈】　甘草乾姜湯方

　甘草（四両、あぶる）　乾姜（二両、炮じる）

　右の二味を㕮咀し、水三升を用い、煮て一升五合を取り、滓を除き、二回に分けて温めて服用する。

【本文】　案ずるに、此れ即ち傷寒、之を得て便ち厥する者を用って、以て其の陽を復すの甘草乾姜湯を用う。理中の半ばを取りて其の陽を回らす者なり。此の証、肺中冷と云うと雖も、其の源は未だ曾て胃陽の虚乏に由らざるにあらず。故に主るに此の方を以てす。蓋し、大病差えて後、喜唾する者は、主るに

－ 387 －

理中湯を以てすの意と略ぼ同じ。

【語釈】　〇傷寒、之を得て便ち厥す云々：《傷寒論》第29条を参照。　〇大病差えて後、喜唾する者云々：《傷寒論》第396条を参照。

【通釈】　案じるに、これは、傷寒に罹患し、これを獲得して四肢が厥冷する場合にその陽気を回復させる甘草乾姜湯を用いる。理中湯の半ばを取り、その陽気を回らせるものである。この証は肺中冷と言うが、その源はいまだかつて胃陽の虚乏によらないことがない。そこで、主るのにこの処方をもってする。思うに、大病が治癒した後、喜唾が出現する場合は、主るのに理中湯をもってする意とほぼ同じである。

【解説】　本条文は、虚寒による肺痿の証候と治療法について論述している。

　上焦の肺気が虚して冷え、水を制することができなくなると、涎沫を吐出し、咳はなく、病人は口渇がなく、遺尿し、小便は数になる。肺気が虚して収摂する力がなく、膀胱の陽気が下に脱し、肺金が益々冷えると、虚寒による肺痿が形成される。上焦に虚寒が発生すると、眩暈がし、涎唾が多くなる。そこで、甘草乾姜湯を与えて肺を温め、陽気を回復させる。

　甘草乾姜湯は、甘草と乾姜からなる処方である。方中の甘草と乾姜は、辛甘化陽して肺を温める。

　もし甘草乾姜湯を与えた後、口渇が出現する場合は、頻尿、多飲、口渇などの症状を伴う消渇病である。一方、口渇がない場合は、肺に虚寒がある肺痿である。

【原文】　咳而上気、喉中水鶏声、射干麻黄湯主之。(6)

【本文】　咳して上気し、喉中水鶏の声するは、射干麻黄湯之を主る（《外台》は《小品》を引き、「水」の上に「如」の字有り、云う「此れ、本仲景の《傷寒論》の方」と）。

【語釈】　〇咳して上気し、喉中水鶏の声す云々：陳紀藩の説「本条は、寒飲が肺を欝滞させ、咳嗽して上気する証治を論じている。この所の「咳して上気す」は、咳嗽、気逆が出現して喘になるのを包括する。しかし、前に論じたように、「咳して上気す」には虚実の区分がある。これは既に「喉中の水鶏の声」を特徴とし、また祛邪の処方を用いてこれを治療しているので、明らかに邪が実した証に属している。「喉中の水鶏の声」が形成されるのを観ると、多くは気道の中に比較的多くの希薄な痰液と呼吸の気が相互に打ち合って産生さ

－ 388 －

肺痿肺癰咳嗽上気病脈証治第七

れる。更に射干麻黄湯の温肺化飲を主とするのを観ると、本条の咳嗽上気は寒飲が肺を壅滞させ、肺が宣発と粛降を失調し、気が逆上することを知るべきである。飲が気道を阻み、気がその飲を撃つ。そこで、喉の間に痰が鳴る声が出現し、蛙が鳴いて連綿として途絶えることがないようになる。寒飲が肺にあり、表寒が重くないので、治療は開結降逆、温肺化飲すべきである。後世では、本証を哮喘病に帰属させている。そこで、本条は哮喘の発作時に対して具体的に記載された最も早期のものであり、射干麻黄湯は寒哮を治療する祖方と見なすことができる」陳紀藩主編《金匱要略》

【通釈】　咳嗽が出現して呼吸困難になり、喉中が蛙の声のようにげろげろと音を立てる場合は、射干麻黄湯がこれを主治する（《外台》では《小品》を引用し、「水」の字の上に「如」の字があり、「これは、元々は仲景の《傷寒論》の処方である」と言う）。

【本文】　［鑑］　咳逆上気は、咳すれば則ち気上に衝逆するを謂うなり。水鶏の声なる者は、水と気と相い触るるの声、喉中に在りて連連として絶えざるを謂うなり。

　　［徐］　凡そ咳の上気なる者は、皆邪有りと為すなり。其の喉中水鶏の声は、乃ち痰は火の為に吸う所にして下ること能わず、然れども火は乃ち風の生ずる所、水は風に従い戦いて声を作すのみ。故に麻黄、細辛を以て其の外邪を駆るを主と為し、射干を以て結熱の気を開き、水湿の毒を行らし、尤も善く肺気を清する者を臣と為す。而して余は皆逆を降ろし痰を消し、宣散するの薬なり。唯だ五味の一品は、以て其の既に耗るの気を収め、正気をして自ら斂めしめて邪気をして自ら去らしむるは、肺気久しく虚すれば劫散に堪えざるを恐るればなり。

【語釈】　○連連：連なり絶えないさま。

【通釈】　［鑑］　咳逆上気は、咳をする場合は気が上に衝いて逆することを言う。水鶏の声は、水と気が相互に触れる声であり、喉中にあって連続して途絶えないことを言う。

　　［徐］　およそ咳で上気する場合は、皆邪がある。その喉中に水鶏の声があるのは、痰は火のために吸われて下ることができないが、しかし火は風が生じる所であり、水が風に従って戦って声を生じることである。そこで、麻黄、細辛をもってその外邪を駆ることを主とし、射干をもって結んだ熱気を開き、水湿の毒を行らせ、最もよく肺気を清する品を臣とする。そしてその他は皆逆を

- 389 -

降ろし痰を消し、宣散する薬である。ただ、五味子の一品は、これをもって既に消耗した気を収め、正気を自ら斂めさせ、邪気を自ら去らせるのは、肺気が久しく虚すと劫かして散じるのに堪えられないことを恐れるからである。

【本文】　《巣源》に云う、「肺病、人をして上気せしめ、兼ねて胸膈に痰満ち、気の行り壅滞し、喘息して調わず、咽喉に声有り、水鶏の鳴くが如きを致すなり」と。案ずるに、水鶏は二種なり。《本草》に蘇頌云う、「黽は、即ち今の水鶏」是れなり。又《司馬相如伝》の顔註に、「庸渠は、一名水鶏なり。即ち、《本草》の所謂「鶺なり」と。此れ水鶏と云うは、蓋し黽を指して言う。其の鳴き声連連として絶えざるを取るのみ。

【語釈】　○黽：蛙の本字。

【通釈】　《諸病源候論》では、「肺が病むと、人を上気させ、兼ねて胸膈に痰が満ち、気の行りが壅滞し、喘息して調和せず、咽喉に声があり、水鶏の鳴くようになる」と言う。案じるに、水鶏には二種類がある。《本草》で蘇頌が言う「黽は、今の水鶏である」がこれである。また、《司馬相如伝》の顔氏の注釈では、「庸渠は、一名が水鶏である。即ち、《本草》のいわゆる「鶺である」とある。これが水鶏と言うのは、思うに蛙を指して言う。その鳴き声が連続して途絶えないのを取るだけである。

【本文】　射干麻黄湯方

　　射干（十三枚、一に三両と云う）　　麻黄（四両）　　生姜（四両）　　細辛　紫菀　款冬花（各三両）　　五味子（半升）　　大棗（七枚）　　半夏（大なる者八枚、洗う、一法に半斤とす）

　　右九味、水一斗二升を以て、先ず麻黄を煮て両沸し、上沫を去り、諸薬を内れ、煮て三升を取り、分かち温め三服す（《千金》は、射干三両、半夏半升を用う。《外台》は、「水」の上に「東流」の二字有り）。

【語釈】　○射干麻黄湯：聶恵民の説「本方は、小青龍湯より桂枝、芍薬、甘草を除き、射干、紫菀、款冬花、大棗を加えて組成され、散寒降気、祛痰開結して主治する。水寒が肺を射り、寒飲の咳喘証が引き起こされる場合にこれを用いるのがよい。射干は降逆開痰散結し、麻黄は温肺散寒止喘し、主とする。紫菀、款冬花は、温肺降痰止咳する。細辛、生姜は、散寒して表邪を解する。半夏は、降気豁痰する。更に五味子の酸収をもって、肺気を斂める。大棗は、和中培土し、扶正して祛邪する。風寒を外感し、水飲が肺を阻む咳喘気逆証に対しては、甚だ有効である」《経方方論薈要》

【通釈】　射干麻黄湯方
　射干（十三枚、ある本では、三両と言われている）　　麻黄（四両）　　生姜
（四両）　　細辛　紫菀　款冬花（各々三両）　　五味子（半升）　　大棗（七枚）
　半夏（大きいもの八枚、洗う、ある処方では半斤としている）
　右の九味に水一斗二升を用い、先ず麻黄を煮て二回沸騰させ、上に浮かんだ
泡沫を除去し、諸薬を入れ、煮て三升を取り、三回に分けて温めて服用する
（《千金》では、射干三両、半夏半升を用いる。《外台》では、「水」の字の
上に「東流」の二字がある）。
【本文】　案ずるに、これは、肺脹を治するの方なり。凡そ本篇の諸条は、肺
痿、肺癰の外は悉く肺脹に属す。読者は、宜しく自ら知るべきのみ。
　《千金》の麻黄湯は、上気、脈浮、咳逆し、喉中水鶏の声あり、喘急して通
ぜず、呼吸して死せんと欲するを治す（《外台》は《深師》を引きて同じ）。
　本方の内に於いて生姜、細辛、紫菀、款冬花、五味、半夏を去る。
　《聖恵》の射干散は、小児の咳嗽、心胸痰塞し、咽喉を攻めて呀呷の声を作
すを治す。
　本方に於いて大棗、細辛、款冬、五味を去り、桂心を加え、用うるに臨みて
蜜を入る。
【語釈】　○呀呷：口をあけてののしるさま。大波があれくるうさま。
【通釈】　案じるに、これは、肺脹を治療する処方である。およそ本篇の諸々
の条文は、肺痿、肺癰の外は悉く肺脹に属している。読者は、自ら知るべきで
ある。
　《千金》の麻黄湯は、上気し、脈が浮になり、咳逆し、喉中に水鶏の声があ
り、喘急して通じなくなり、呼吸をして死にそうになる場合を治療する（《外
台》では、《深師》を引用して同じである）。
　本方の中より生姜、細辛、紫菀、款冬花、五味子、半夏を除く。
　《聖恵》の射干散は、小児の咳嗽で、心胸部に痰が塞がり、咽喉を攻めて荒
れ狂う声を発生する場合を治療する。
　本方より大棗、細辛、款冬花、五味子を除き、桂心を加え、使用する時に臨
んで蜜を入れる。
【解説】　本条文は、寒飲が肺に欝滞するために発症する哮証の証候と治療法
について論述している。
　寒飲が肺に欝滞すると、咳をする場合に気が上に衝いて逆上する。水と気が

－ 391 －

喉中で触れ合うと、蛙が鳴くように、喉中に声が出現し、連続して途絶えなくなる。そこで、射干麻黄湯を与えてこれを治療する。

射干麻黄湯は、射干、麻黄、生姜、細辛、紫苑、款冬花、五味子、大棗、半夏からなる処方である。方中の麻黄、細辛は外邪を駆り、射干は結気を開いて水湿の毒を行らせ、生姜、紫苑、款冬花、半夏、大棗は降逆消痰宣散し、五味子は消耗した気を収める。

【原文】　咳逆上気、時時唾濁、但坐不得眠、皁莢丸主之。(7)

【本文】　咳逆上気、時時濁を唾し、但だ坐して眠るを得ざるは、皁莢丸之を主る(「唾」は、趙本は「吐」に作る)。

【語釈】　〇咳逆上気、時時濁を唾し云々：陳紀藩の説「本条は、濁痰が肺を壅ぐ咳嗽上気の証治を論じている。即ち、「咳逆上気」と言う。そこで、本証は、なお咳嗽上気病に属し、かつ頻りに膠のように粘稠な濁痰を吐出し、ただ坐っているだけで、安眠できないのが特徴である」陳紀藩主編《金匱要略》。王廷富の説「この条は、濁痰が肺を壅ぐ証治である。肺気が上逆する場合は、咳になる。上逆の原因は、痰にある。濁痰が肺を壅ぐので、常に咳をし粘稠な涎、濁った痰を吐出する。かつ気道が不利になるので、ただ坐っていて眠ることができなくなる。これは、濁痰が肺を壅ぐ肺脹証である。そこで、開関利竅、導滞攻痰の方法を用いる」《金匱要略指難》

【通釈】　咳嗽と気喘が出現し、常に粘稠で混濁した喀痰を吐出し、ただ坐っていることは可能であるが、床に伏せて安眠できなくなる場合は、皁莢丸がこれを主治する(「唾」の字は、趙本では「吐」の字に作る)。

【本文】　［徐］　此れ、水鶏の声(6)に比し、乃ち咳して上気する中の逆甚だしき者なり。

［尤］　濁は、濁痰なり。時時濁を吐する者は、肺中の痰、上気に随いて時に出づるなり。然して痰出づと雖も、満減ぜざれば、則ち其の本固まりて抜けずの勢い有り、迅くして之を掃わざれば去らざるなり。皁莢は、味辛にて肺に入り、痰を除くの力最も猛し。飲むに棗膏を以て其の正を安んずるなり。

［魏］　皁莢は、風を駆り痺を理め、正しく其れ瘀を除き垢を滌くの能有るなり。如今皁莢を用いて澡浴し、以て垢膩を除くは、即ち此の理なり。

［沈］　皁莢は、能く諸竅を開きて風痰を駆るは最も疾し。三丸を服する者は、是れ峻薬もて緩く散ずるの意を取ればなり。

肺痿肺癰咳嗽上気病脈証治第七

【語釈】　○如今：いま。ただいま。　　○澡：あらう。すすぐ。　　○垢膩：あかや汗のよごれ。

【通釈】　　［徐］　　これは、第6条の水鶏の声の内容に比較すると、咳をして上気する中で上逆が甚だしい場合である。

　　［尤］　　濁は、濁痰である。時々濁を吐出するのは、肺中の痰が上気に随って時に出ることである。しかし、痰は出るが、脹満が軽減しない場合は、その本は固まって抜けない勢いがあり、迅速にこれを一掃しなければ除けない。皂莢は、味が辛で肺に入り、痰を除く力は最も猛烈である。飲むのに大棗の膏を用いてその正気を安らかにする。

　　［魏］　　皂莢は、風を駆り痺を理め、正しく瘀を除き垢を滌（のぞ）く効能がある。現在では皂莢を用いて身体を洗い、これによって垢や油を除くのは、この道理である。

　　［沈］　　皂莢は、よく諸々の竅を開き、風痰を駆る効能は最も速い。三丸を服用するのは、峻薬を用いて緩やかに散じる意を取るからである。

【本文】　皂莢丸方

　皂莢（八両、皮を刮（け）り去り、酥（そ）を用いて炙る。○《外台》は、《深師》を引き、「長大の皂莢一挺」に作り、皮子を去りて炙り、酥を用いて炙らず）

　右一味、之を末にし、蜜もて梧子大に丸じ、棗膏を以て湯に和し、三丸を服す。日に三たび、夜に一たび服す（《外台》は、「三丸」を「一丸」に作りて云う、「《千金》の《経心録》、《延年》に同じ。此れ、本仲景の《傷寒論》の方、一に棗膏丸と名づく」と。○案ずるに、酥は《本草》に胸中の客熱を除くと）。

【語釈】　○皂莢丸：聶恵民の説「皂莢は、味辛鹹温で、小毒がある。祛痰開竅、破積攻堅を主る。痰濁が肺を阻み、咳喘し、気逆し、床に臥せることができない場合は、これを用いるのがよい。それが祛痰し瘀濁を破る力は猛烈であるので、大棗の膏を用いてこれを調和し、安胃和脾して扶正する。体質が虚弱な人に対しては、使用を慎むべきである」《経方方論薈要》

【通釈】　皂莢丸方

　皂莢（八両、皮を削って除き、牛あるいは羊で作った油を塗ってあぶる。○《外台》では、《深師》を引用し、「長く大きな皂莢一挺」に作り、皮や実を除いてあぶり、油を用いてあぶらない）

　右の一味を粉末にし、蜜であおぎりの大きさの丸剤を作り、大棗の膏を用い

て湯に混和し、一回三丸を服用する。日に三回、夜に一回服用する（《外台》
では、「三丸」を「一丸」に作り、「《千金》の《経心録》、《延年》に同じ
である。これは、元々が仲景の《傷寒論》の処方であり、一つには棗膏丸と名
づける」と言う。〇案じるに、酥は、《本草》では、胸中の客熱を除くとあ
る）。

【本文】　《蘭臺軌範》に云う、「稠痰肺に粘り、清滌すること能わざれば、
此れに非ざれば可ならず」と。

　《外台》の《必効》に、喘息気急を病み、喉中水鶏の声の如き者を療す。年
月遠近を問うこと無き方なり。

　肥皂莢（両挺）　好酥（一両）

　右二味、火の上に於いて炙り、火を去ること高さ一尺許り、酥を以て細細に
之を塗り、数々翻覆して所を得せしめ、酥尽くれば止む。刀を以て軽く黒皮を
刮り、然る後に之を去り、子皮筋脈を去り、擣きて篩い、蜜もて和して丸を為
し、毎日食後に一丸を服す。如し熟豆なれば、日に一服し訖わり、一行の微利
を取る。如し利せざれば、時に細細の量、加えて微利を以て度と為し、日に止
一服す。

【語釈】　〇翻覆：ひっくり返す。

【通釈】　《蘭臺軌範》では、「粘稠な痰が肺に粘り、清して除くことができ
なければ、これでなければ駄目である」と言う。

　《外台》の《必効》では、喘息で気の急迫を病み、喉中に水鶏の声のような
ものがある場合を治療する。年月や遠近を問うことがない処方である。

　肥えた皂莢（二挺）　上等の酥（一両）

　右の二味を火の上であぶり、火より離れて高さは一尺ばかりにし、酥を用い
て細々とこれを塗り、数々ひっくり返して火でよくあぶり、酥が尽きる場合は
中止する。刀で軽く黒い皮を削り、その後にこれを除き、種、皮、筋脈を除き、
擣いて篩い、蜜に混和して丸剤を作り、毎日食後に一丸を服用する。もし熟し
た豆である場合は、日に一服し終わると、一回の微かな下痢になる。もし下痢
しない場合は、時に少量づつ加えて微かな下痢が出現するのを適度とし、日に
ただ一回服用する。

【解説】　本条文は、痰濁が肺を塞いで発症する哮証の証候と治療法について
論述している。

　《金匱要略輯義》が引用する尤在涇の説では、「坐して眠るを得ず」の注釈

- 394 -

がない。

　濁は、濁痰を言う。咳嗽上気病に罹患し、肺の中の痰が上気に随って時に出ると、時々濁痰を吐出する。痰は出るが、脹満が軽減しなくなると、ただ坐ったままであり、床に臥せることができなくなる。そこで、皀莢丸を与えて濁痰を一掃する。

　皀莢丸は、皀莢一味からなる処方である。皀莢は、味辛で肺に入り、痰を除く。本方は、大棗の膏を用いて服用し、正気を安らかにする。

【原文】　咳而脈浮者、厚朴麻黄湯主之。(8)
　脈沈者、沢漆湯主之。(9)
【本文】　咳して脈浮の者は、厚朴麻黄湯之を主る。
　脈沈の者は、沢漆湯之を主る（「脈沈」の上に尤は「咳而」の二字を補う。原本は、「脈沈」以下を別に厚朴麻黄湯の方後に列す。今徐、程の諸家の註本に依りて此に移す）。
【語釈】　〇咳して脈浮の者は、厚朴麻黄湯之を主る：呂志杰の説「本条は、寒飲が化熱する咳喘の証治を論述している。「咳して脈浮の者」は、寒飲が肺に迫り、上逆して咳喘するのを概括した言葉であり、肺の脈は浮を主り、寒飲が上に迫るのもまた表に近いからである。寒飲が肺に迫ると、多くは咳喘し、気逆し、肺が脹り胸満し、咽喉が不利になり、痰の声が漉漉とし、倚息して平臥ができず、脈は浮、舌苔が滑などの症が見われる。もし飲が欝滞して化熱する場合は、煩躁が見われる。治療は祛寒化飲、利気降逆し、佐けるに清熱すべきであり、厚朴麻黄湯を用いる」《金匱雑病論治全書》。　〇脈沈の者は、沢漆湯之を主る：呂志杰の説「本条は、肺病の痼疾で正気が虚し邪気が盛んな証治を論述している。「脈沈の者」は、水飲が内に停まり、喘咳し、身体が腫れるのを概括した言葉であり、脈沈は裏を主り、また水があることを主るからであり、咳嗽上気の証が見われ、水飲が肺に迫ると身体の浮腫が見われるはずであることが解る。治療は、沢漆湯を用いて逐水通陽、止咳平喘する」《金匱雑病論治全書》
【通釈】　咳嗽が出現し、脈が浮になる場合は、厚朴麻黄湯がこれを主治する。
　脈が沈になる場合は、沢漆湯がこれを主治する（「脈沈」の字の上に尤本では「咳而」の二字を補っている。原本は、「脈沈」より以下を別に厚朴麻黄湯の方後に配列する。今徐氏、程氏の諸家の注釈本によってここに移動する）。

【本文】　〔尤〕　此れ、見証を詳らかにせずして但だ脈の浮沈を以て辨を為して其の治を異にす。按ずるに、厚朴麻黄湯は、小青龍加石膏湯と大いに同じにして則ち邪を散じて飲を蠲（のぞ）くの力多きに居る。而して厚朴は辛温、亦能く表を助け、小麦は甘平なれば、則ち五味と同じくして正気を斂め安んずる者なり。沢瀉湯は、沢漆を以て主と為す。而して白前、黄芩、半夏を以て之を佐くれば、則ち下に趨くの力較（やや）猛し。生姜、桂枝の辛と雖も、亦祇（ただ）気を下し逆を降ろすの用と為すのみ。表を発すること能わざるなり。仲景の意は、蓋し咳は皆肺邪なるを以てして脈浮の者は気多くは表に居る。故に之を駆るに外従り出だしむるを易しと為す。脈沈の者は、気多くは裏に居る。故に之を駆るに下従り出だしむるを易しと為す。亦因勢利導の法なり。

　　〔鑑〕　李彣曰く、「咳なる者は、水寒肺を射ればなり。脈浮の者は、水を停めて又風を挟みて以て之を鼓すればなり。麻黄は、風を去り肺逆を散じ、半夏、細辛、乾姜、五味子、石膏と同じく用うれば、即ち前の小青龍加石膏にして解表行水の剤と為るなり。然れども土は能く水を制するも、地道壅塞すれば、則ち水も亦行らず。故に厚朴を用いて敦阜の土を疏し、脾気をして健運して水をして自ら下泄せしむ。杏仁は、気を下して逆を去る。小麦は、心経に入り、能く火気を通じ、火は能く脾を生ずるを以て、脾を助けて水を決するの功を成すなり」と。又云う、「脈沈を水と為す。沢漆を君と為す者は、其の功痰を消し水を行らすを専らするに因ればなり。水の性は陰寒なり。桂枝は、陽気を行らせて以て之を導く。然れども水を停まらす所以の者は、脾土衰えて水を制すること能わず、肺気逆して水道を通調すること能わざるを以てなり。故に人参、紫参、白前、甘草を用いて脾を補い肺に順い、同じく水を制して水を利するの方と為すなり。黄芩は、苦を以て之を泄す。半夏、生姜は、辛を以て之を散ずるなり」と。

【語釈】　○敦阜：出典は、《素問・五常政大論》。「土は、敦阜と曰う」とある。元々は運気論の中の土の気を指して言う。　○決す：堤を切って水を導く。

【通釈】　〔尤〕　これは、見証を詳らかにせず、ただ脈の浮沈をもって弁別し、その治療を異にしている。按じるに、厚朴麻黄湯は、小青龍加石膏湯と大いに同じであり、邪を散じて飲を蠲（のぞ）く力が多い。そして厚朴は辛温であり、またよく表を助け、小麦は甘平であるので、五味子と同じく用いて正気を斂め安らかにするものである。沢瀉湯は、沢漆を主とする。そして白前、黄芩、半夏

－ 396 －

肺痿肺癰咳嗽上気病脈証治第七

をもってこれを佐ける場合は、下に趣く力がやや猛烈になる。生姜、桂枝は辛であるが、またただ気を下げて逆を降ろす作用であるだけである。表を発することはできない。仲景の意は、思うに咳は皆風邪によるので、脈が浮である場合は気は多くは表にある。そこで、これを駆る場合は、外より出すのは容易である。脈が沈である場合は、気は多くは裏にある。そこで、これを駆る場合は、下より出すのは容易である。また、因勢利導の方法である。

　　[鑑]　李彣は、「咳をするのは、水寒が肺を射るからである。脈が浮であるのは、水を停め、また風を挟んでこれを鼓動するからである。麻黄は、風を除き肺の上逆を散じ、半夏、細辛、乾姜、五味子、石膏と同じく用いると、前の小青龍加石膏湯であり、解表行水の方剤となる。しかし、土はよく水を制するが、地道が塞がる場合は、水もまた行らない。そこで、厚朴を用いて敦阜の土を疏し、脾気を健運させて水を自然に下に泄らす。杏仁は、気を下げて逆を除く。小麦は、心経に入り、よく火気を通じ、火はよく脾を生じるので、脾を助けて水を導く効能を完成する」と言う。また、「脈が沈であるのは、水である。沢漆を君とするのは、その効能が痰を消し水を行らせることを専らにするからである。水の性は、陰寒である。桂枝は、陽気を行らせてこれを導く。しかし、水を停滞させる理由は、脾土が衰えて水を制することができず、肺気が上逆して水道を通調することができなくなるからである。そこで、人参、紫参、白前、甘草を用いて脾を補い肺に順い、同じく水を制して水を通利する処方となる。黄芩は、苦でこれを泄らす。半夏、生姜は、辛でこれを散じる」と言う。

【本文】　厚朴麻黄湯方

　厚朴（五両）　　麻黄（四両）　　石膏（鶏子大の如し。○《千金》は、「三両」に作る）　杏仁（半升）　半夏（半升）　乾姜（二両）　細辛（二両）小麦（一升）　五味子（半升）

　右九味、水一斗二升を以て、先ず小麦を煮て熟し、滓を去り、諸薬を内れ、煮て三升を取り、一升を温服し、日に三服す。

【語釈】　○厚朴麻黄湯：聶恵民の説「本方は、祛寒化飲、利気降逆、除煩の方剤である。寒飲が肺を犯し、気が逆して咳喘し、表証がいまだ清せられず、内に鬱熱があるので、小青龍加石膏湯より桂枝、芍薬、甘草を除き、厚朴、杏仁、小麦を加える。厚朴、麻黄、杏仁をもって宣肺利気降逆、潤肺止咳平喘する。細辛、半夏、乾姜は、祛寒温中、降逆化飲する。石膏は、鬱熱を清する。五味子は、肺気を斂める。小麦は、正気を養い心を護る。これは、表裏を兼ね

- 397 -

て治め、寒温を並べて除く方剤である」《経方方論薈要》

【通釈】　厚朴麻黄湯方

　厚朴（五両）　　麻黄（四両）　　石膏（鶏卵大のもの。○《千金》では、「三両」に作る）　　杏仁（半升）　　半夏（半升）　　乾姜（二両）　　細辛（二両）　小麦（一升）　　五味子（半升）

　右の九味に水一斗二升を用い、先ず小麦を煮て熟し、滓を除き、諸薬を入れ、煮て三升を取り、一升を温めて服用し、日に三回服用する。

【本文】　　《千金》の厚朴麻黄湯は、咳して大逆上気し、胸満し、喉中利せず、水鶏の声の如く、其の脈浮の者を治す。方は、本篇と同じ。案ずるに、本篇に唯だ「咳して脈浮」と云うは、恐らくは是れ脱遺にして、《千金》に載す所は却って是れ旧文ならん。

　《外台》の《深師》の授杯湯は、久逆上気、胸満し、口中水鶏の鳴くが如きを療す。

　本方に於いて半夏、乾姜、細辛、小麦、五味子を去る。方後に云う、「咳嗽甚だしき者は、五味子、半夏、洗いて各々半升、乾姜三絫（るい）、経に用うるに甚だ良し」と（《千金》は、麻黄石膏湯と名づけ、主療加味は並びに同じ）。

【語釈】　○脱遺：脱は、脱落。抜ける。遺は、すてる。遺脱（もれる）、遺漏と同じ。　　○絫：かさねる。積む。

【通釈】　　《千金》の厚朴麻黄湯は、咳嗽が出現して気が大いに逆上し、胸満し、喉中が通利せず、水鶏の声のようになり、その脈が浮になる場合を治療する。処方は、本篇と同じである。案じるに、本篇にただ「咳をして脈が浮」と言うのは、恐らくは遺脱であり、《千金》に記載する所は反って旧文であろう。

　《外台》の《深師》の授杯湯は、久しく肺気が逆上し、胸満し、口中に水鶏の鳴くような音がする場合を治療する。

　本方より半夏、乾姜、細辛、小麦、五味子を除く。方後では、「咳嗽が甚だしい場合は、五味子、半夏は洗って各々半升を用い、乾姜は三個を用い、常に使用するに甚だ良好である」と言う（《千金》では、麻黄石膏湯と名づけ、主治と加味方は並びに同じである）。

【本文】　沢漆湯方

　半夏（半斤）　　紫参（五両、一に「紫苑」に作る。○案ずるに、《千金》は、「紫苑」に作る）　　沢漆（三斤、東流水五斗を以て煮て一斗五升を取る）　　生姜（五両）　　白前（五両）　　甘草　黄芩　人参　桂枝（各三両）

－ 398 －

肺痿肺癰咳嗽上気病脈証治第七

右九味、咬咀し、沢漆汁の中に内れ、煮て五升を取り、五合を温服す。夜に至りて尽くす。

【語釈】　〇沢漆湯：聶恵民の説「本方は、逐水降気、止咳平喘の方剤である。水飲が内に停まり、肺気が降りなくなって咳喘が引き起こされる場合に用いるのがよい。病は裏にある。そこで、その脈は沈である。沢漆は行水消痰を主とし、桂枝は通陽化飲し、半夏、生姜は降気豁痰する。紫苑、白前は、止咳平喘する。人参、甘草は、扶正培土、補中益気、行気化飲する。黄芩は、清熱し、飲邪を除き、肺気が降りる場合は、咳喘は平らかになる」《経方方論薈要》

【通釈】　沢漆湯方

半夏（半斤）　紫参（五両、一つには「紫苑」に作る。〇案じるに、《千金》では、「紫苑」に作る）　沢漆（三斤、東に向かって流れる水五斗を用い、煮て一斗五升を取る）　生姜（五両）　白前（五両）　甘草　黄芩　人参　桂枝（各々三両）

右の九味を咬咀し、沢漆汁の中に入れ、煮て五升を取り、五合を温めて服用する。夜になってすべてを服用する。

【本文】　案ずるに、《千金》の沢漆湯は、上気、其の脈沈の者を治す。本篇も亦「上気」の二字を脱するに似たり。且つ《本草》を攷うるに、紫参は嗽を治するの能を載さず。其の紫苑に作る者は、是に似たり。白前は、《本草別録》に云う、「甘微温無毒、胸脇の逆気、咳嗽上気、呼吸絶せんと欲すを治す」と。

【通釈】　案じるに、《千金》の沢漆湯は、上気し、その脈が沈になる場合を治療する。本篇もまた「上気」の二字を脱落したようである。かつ《本草》を考えると、紫参は嗽を治療する効能が記載されていない。それが紫苑に作るのは、正しいようである。白前は、《本草別録》では、「甘微温で無毒であり、胸脇の逆気で、咳嗽し上気し、呼吸が途絶えようとする場合を治療する」と言う。

【解説】　本条文は、咳嗽上気病で飲邪が肺に迫り病が表に偏る場合と病が裏に偏る場合の証候と治療法について論述している。

咳嗽上気病に罹患し、水寒が肺を射ると、咳嗽が出現する。飲邪が停滞し、風を挟んで鼓動すると、脈は浮になる。脈が浮になる場合は、邪気が表に多いので、これを駆って外に出すのは容易である。そこで、厚朴麻黄湯を与えて散邪蠲飲する。

- 399 -

厚朴麻黄湯は、厚朴、麻黄、石膏、杏仁、半夏、乾姜、細辛、小麦、五味子からなる処方である。本方は、小青龍加石膏湯の加減法である。方中の麻黄は風を除いて肺気の上逆を散じ、半夏、細辛、乾姜、五味子、石膏は行水し、厚朴は敦阜の土を疏通して脾気を健運し、杏仁は気を下げて逆を除き、小麦は五味子とともに正気を斂めて安らかにし、脾を助けて水を導く。

　もし咳嗽が出現し、脈が沈になる場合は、邪気が裏に多いので、これを駆って下に出すのは容易である。そこで、沢漆湯を与えて水飲を通利する。

　沢漆湯は、半夏、紫参、沢漆、生姜、白前、甘草、黄芩、人参、桂枝からなる処方である。方中の沢漆は、痰を消して水を行らせる。桂枝は、陽気を行らせる。人参、紫参、白前、甘草は、脾を補い肺に従って水を制する。黄芩は苦で泄らし、半夏、生姜は辛で水気を散じる。

【原文】　大逆上気、咽喉不利。止逆下気者、麦門冬湯主之。(10)

【本文】　大逆上気、咽喉不利す。逆を止め気を下す者は、麦門冬湯之を主る（徐以下の諸註は、「大逆」を「火逆」に改む。唯だ程は原文に仍る。案ずるに、「大」を「火」に作るは、原《樓氏綱目》に見わる）。

【語釈】　○大逆上気、咽喉不利す云々：陳紀藩の説「「大逆上気」は、病機を概括し、また症状を代表する。肺胃の津が傷られ液が耗るので、必ず陰虚火旺が引き起こされ、虚火が上炎し、肺を薫灼し、肺が清粛を失うと、気は上逆する。そこで、咳喘が出現する。虚火が上を溶かすと、肺と胃の門戸である咽喉は必ず不利になる。そこで、乾燥して爽快ではなく、あるいは痰が粘って爽やかではなく、あるいは時に痒くなって舒びず、あるいは物があって塞がった感じがするなどが見われるはずである。このように気が火によって逆上し、火は陰虚による上気証に対しては、麦門冬湯を用いて養陰清熱、降逆下気すべきである」陳紀藩主編《金匱要略》。　○麦門冬湯之を主る：呂志杰の説「前人は、多くが本条の方証は虚熱による肺痿の証治であると言う。筆者は、必ずしも拘泥しない。およそ肺胃陰虚で引き起こされる諸々の症は、いずれも本方をもってこれを主ることができる」《金匱雑病論治全書》

【通釈】　肺と胃の虚火が上逆して咳嗽と気喘が出現し、咽喉が乾燥して不利になる場合は、逆を止め気を下す麦門冬湯がこれを主治する（徐氏以下の諸々の注釈では、「大逆」を「火逆」に改める。ただ、程氏だけは原文に従っている。案じるに、「大」の字を「火」の字に作るのは、元々は《樓氏綱目》に見

肺痿肺癰咳嗽上気病脈証治第七

われている）。

【本文】　［程］　大逆上気すれば、則ち喘を為し咳を為し、咽喉は之が為に利せず。麦門冬、半夏は以て気を下し、粳米、大棗は以て脾を補い、甘草、人参は以て肺を補い、脾と肺と相い生ずれば、則ち気は原に帰るを得てして大逆上気は自ら止む。

　　［沈］　余窃かに擬（なぞら）えるに、肺痿の主方と為すなり。

【通釈】　［程］　大逆上気では、喘を生じ、咳を生じ、咽喉はこのために通利しなくなる。麦門冬、半夏は気を下し、粳米、大棗は脾を補い、甘草、人参は肺を補い、脾と肺が相互に生じると、（肺）気は元に帰ることができ、大逆上気は自然に停止する。

　　［沈］　私は窃かに肺痿の主方であると考える。

【本文】　《巣源・上気鳴息候》に云う、「肺は、気を主る。邪肺に乗ずれば、則ち肺脹る。脹れば、則ち肺管利せず。利せざれば、則ち気道渋る。故に気上り喘逆し、鳴りて息通ぜず」と。

【通釈】　《諸病源候論・上気鳴息候》では、「肺は、気を主る。邪が肺に乗じる場合は、肺は脹満する。脹満する場合は、肺の気管は通利しなくなる。通利しなくなる場合は、気道は渋る。そこで、気は上って喘逆し、鳴って息が通じなくなる」と言う。

【本文】　麦門冬湯方

　麦門冬（七升。〇《千金》、《外台》は、「三升」に作る）　半夏（一升）

　人参（二両）　甘草（二両）　粳米（三合）　大棗（十二枚）　（《外台》は、「半夏」の下に「洗う」の字有り、「甘草」の下に「炙る」の字有り）

　右六味、水一斗二升を以て、煮て六升を取り、一升を温服し、日に三たび、夜に一たび服す。

【語釈】　〇麦門冬湯：聶恵民の説「本方は、生津益胃、降逆下気の方剤である。肺胃陰虚で虚火が上炎し、咳逆を来す証に用いる。麦門冬をもって生津潤燥し、肺胃を清養し、止逆下気して君とする。佐けるに人参、甘草、粳米、大棗は、養胃益気、培土生金する。更に半夏をもって降逆化痰し、胃気を壮んにして肺津を生じる場合は、気陰はともに長じ、虚火は自ら平らかになる」《経方方論薈要》

【通釈】　麦門冬湯方

　麦門冬（七升。〇《千金》、《外台》では、「三升」に作る）　半夏（一

－ 401 －

升）　人参（二両）　甘草（二両）　粳米（三合）　大棗（十二枚）（《外台》では、「半夏」の字の下に「洗う」の字があり、「甘草」の字の下に「あぶる」の字がある）

　右の六味に水一斗二升を用い、煮て六升を取り、一升を温めて服用し、日に三回、夜に一回服用する。

【本文】　案ずるに、《外台》は《千金》を引き、方は同じにして云う、「此れ、本仲景の《傷寒論》の方」と。

　《玉函経・傷寒差後病篇》に云う、「病後、労復にて発熱する者は、麦門冬湯之を主る」と。方は、同じ。

　《肘後方》の麦門冬湯は、肺痿、咳唾、涎沫止まず、咽燥きて渇するを治す。方は同じ。

　《聖済総録》の麦門冬湯は、肺胃の気壅がり、風客し咽喉に伝え、妨げ悶ゆるを治す。方は同じ。

　喩氏の《法律》に云う、「此れ、胃中の津液乾きて枯れ、虚火上炎の証にして本を治するの良法なり。麦門、人参、甘草、粳米、大棗もて大いに中気を補い、大いに津液を生ずる隊中に於いて、半夏の辛温一味を増入す。其の咽を利し気を下すは、半夏の功に非ず。実は善く半夏の功を用い、古今に未だ有らざるの奇を擅（ほしいまま）にす」と。

　《張氏医通》に云う、「此れ、胃中の津液乾きて枯れ、虚火上炎するの証なり。凡そ肺病み、胃気有れば則ち生き、胃気無くんば則ち死す。胃気なる者は、肺気の母気なり。故に竹葉石膏湯の中に於いて偏に方名の二味を除きて麦冬を用うること数倍にて君と為す。参、草、粳米を兼ね、以て肺の母を滋し、水穀の精微をして皆肺に上り注ぐを得れば、自然に沃沢（よくたく）に慮（おもんばか）り無からしむ。当に火逆上気は皆是れ胃中の痰気清ならず、肺隧に上りて溢れ、津液流行するの道を占拠して然らしむるを知るべし。是を以て半夏を倍用い、更に大棗を加えて津を通じ飲を滌（のぞ）くを先と為す。奥義は全ては此に在り。若し濁飲除かず、津液致さざれば、日に潤肺生津の剤を用うと雖も、烏（いず）くんぞ能く逆を止め気を下すの勣（せき）を建てんや。俗に半夏の性燥を以て用いざるは、殊に仲景の立方の旨を失す」と。

　《外台》の麦門冬湯は、傷寒、下して後を治す。熱を除き渇を止む。

　本方に於いて半夏、大棗、粳米を去り、石膏、五味子を加う。

　《活人》の麦門冬湯は、労して気絶せんと欲するを治す。

肺痿肺癰咳嗽上気病脈証治第七

本方に於いて半夏、人参無く、竹葉を加う。

【語釈】　○擅にす：もっぱら。占有する。　○沃沢：沃は、注ぐ。沢は、うるおう。　○勣：功績。

【通釈】　案じるに、《外台》では《千金》を引用し、処方は同じであり、「これは、元々仲景の《傷寒論》の処方である」と言う。

《玉函経・傷寒差後病篇》では、「病後に労復で発熱する場合は、麦門冬湯がこれを主治する」と言う。処方は同じである。

《肘後方》の麦門冬湯は、肺痿で咳唾が出現し、涎沫は停止せず、咽が燥いて口が渇く場合を治療する。処方は同じである。

《聖済総録》の麦門冬湯は、肺と胃の気が塞がり、風が客して咽喉に伝わり、妨げて悶える場合を治療する。処方は同じである。

喩氏の《医門法律》では、「これは、胃中の津液が乾いて枯れ、虚火が上炎する証であり、本を治療する良法である。麦門冬、人参、甘草、粳米、大棗で大いに中気を補い、大いに津液を生じる品の中に半夏の辛温一味を増入する。それが咽を通利して気を下すのは、半夏の効能ではない。実はよく半夏の効能を用い、古今にいまだなかった奇異な作用を　擅　にする」と言う。

《張氏医通》では、「これは、胃中の津液が乾いて枯れ、虚火が上炎する証である。およそ肺が病み、胃気がある場合は生き、胃気がない場合は死ぬ。胃気は、肺気の母気である。そこで、竹葉石膏湯の中に偏に方名の二味を除き、麦門冬を数倍用いて君とする。人参、甘草、粳米を兼ね、これによって肺の母を滋し、水穀の精微を皆肺に上って注ぎ、自然に潤沢に苦慮することがないようにする。火逆の上気は皆胃中の痰気が清らかではなく、肺の通路に上って溢れ、津液が流行する道を占拠してそのようにすることを知るべきである。ここをもって半夏を倍使用し、更に大棗を加えて津を通じて飲を滌く（のぞく）ことを先とする。奥義は全てはここにある。もし濁飲が除かれず、津液を生じない場合は、日毎に潤肺生津の方剤を用いても、どうしてよく逆を止めて気を下す功績を建てることがあろうか。俗に半夏の性が燥であるのをもって用いないのは、殊に仲景の立方の旨を失っている」と言う。

《外台》の麦門冬湯は、傷寒で下した後を治療する。熱を除いて口渇を止める。

本方より半夏、大棗、粳米を除き、石膏、五味子を加える。

《活人》の麦門冬湯は、労働して気が途絶えようとする場合を治療する。

- 403 -

本方では半夏、人参がなく、竹葉を加える。

【解説】　本条文は、虚熱による肺痿の証候と治療法について論述している。

　虚熱による肺痿に罹患し、大いに肺気が上逆すると、喘や咳が出現し、咽喉はこのために通利しなくなる。そこで、麦門冬湯を与えて脾肺を生じ逆を止めて気を下す。

　麦門冬湯は、麦門冬、半夏、人参、甘草、粳米、大棗からなる処方である。方中の麦門冬、半夏は、気を下す。粳米、大棗は、脾を補う。甘草、人参は、肺を補う。

【原文】　肺癰、喘不得臥、葶藶大棗瀉肺湯主之。(11)

【本文】　肺癰、喘して臥すことを得ざるは、葶藶大棗瀉肺湯之を主る。

【語釈】　○肺癰、喘して臥すことを得ざるは云々：王廷富の説「この条は、肺癰の初期の証治である。主証には、発熱、自汗、口中の乾燥、咳をすると直ちに胸中が隠隠として痛む、濁沫の吐出が多い、脈は滑数などがあり、これに加えて気喘が出現して臥せることができなくなる。これは、肺癰が今にも形成しようとしているがいまだ形成していないことを標示する。その病理は、熱邪と濁痰が肺を塞いで滞り、肺気が不利になり、気機が阻まれることにある。これは、痰と熱が搏って結んだ実証である。そこで、瀉熱滌痰の方法を用いてこれを治療する」《金匱要略指難》

【通釈】　肺癰に罹患し、気喘が出現し、床に伏せて寝ることができなくなる場合は、葶藶大棗瀉肺湯がこれを主治する。

【本文】　［尤］　肺癰、喘して臥すを得ざれば、肺気迫られ、亦已に甚だし。峻薬の頓服を須いて以て其の邪を逐う。葶藶は苦寒、肺に入りて気閉を洩らせ、大棗の甘温を加えて以て薬力を和すも亦猶卓莢丸の飲むに棗膏を以てするがごときなり。

　　［鑑］　趙良曰く、「此れ、肺癰を治するの喫緊の方なり。肺中に癰を生じて瀉せざれば、何をか待たん。恐らくは日久しくして癰膿已に成れば、之を瀉するも益無し。日久しく肺気已に索れば、之を瀉せば傷に転ず。其の血結びて膿未だ成らざるに乗じ、当に急ぎて之を瀉すの法を以て之を奪うべし。況や喘し臥すを得ざるをや。亦甚だしからずや」と。

【語釈】　○喫緊：さしせまる。　　○索：散る。

【通釈】　［尤］　肺癰に罹患し、気喘が出現して床に臥せることができない

－ 404 －

肺痿肺癰咳嗽上気病脈証治第七

場合は、肺気が迫られ、また既に甚だしい状態にある。峻薬を頓服してその邪を逐う。葶藶子は、苦寒で肺に入って気の閉塞を洩らし、大棗の甘温を加えて薬力を調和するのもまた丁度皂莢丸を飲む場合に大棗の膏を用いるようなものである。

　　［鑑］　趙良は、「これは、肺癰を治療する場合に差し迫った病状に対する処方である。肺の中で癰を生じる場合にこれを瀉さなければ、何を待つことがあろうか。恐らくは日が久しくなって癰膿が既に形成されていると、これを瀉しても益がない。日が久しくなって肺気が既に散っていれば、これを瀉すと損傷される。その血は結んでいるが、膿はいまだ形成されていないのに乗じ、急いでこれを瀉す方法を用いてこれを奪うべきである。ましてや気喘が出現し床に臥せることができないのはなおさらである。また、甚だしくはないのであろうか」と言う。

【本文】　葶藶大棗瀉肺湯方（《千金》は、「瀉肺湯」に作る）

　　葶藶（熬りて黄色ならしめ、搗きて丸にすること弾丸大の如し。○案ずるに、《本綱附方》に「搗く」の下に「末蜜」の二字有り、義始めて通ず）　　大棗（十二枚）

　　右先ず水三升を以て、棗を煮て二升を取り、棗を去り葶藶を内れ、煮て一升を取り、頓服す。

【語釈】　　○葶藶大棗瀉肺湯：聶恵民の説「本方は、開肺逐邪、排痰去飲の方剤である。肺癰の初期で、痰涎が肺を壅ぐ時に用いる。葶藶子は、辛苦大寒で肺と大腸に入り、その性は滑利で、肺気を開いて泄し、袪痰定喘、瀉肺行水する。ただ、それが猛烈に瀉して正気を傷ることを恐れる。そこで、佐けるに大棗をもって扶正安中し、邪を去らせて正気を傷らなくさせる」《経方方論薈要》

【通釈】　　葶藶大棗瀉肺湯方（《千金》では、「瀉肺湯」に作る）

　　葶藶（熬って黄色にし、搗いて弾丸大の丸剤にする。○案じるに、《本草綱目附方》に「搗く」の字の下に「末にして蜜をもって」の二字があり、義は始めて通じる）　　大棗（十二枚）

　　右の中で先ず水三升を用いて大棗を煮て二升を取り、大棗を除き、葶藶子を入れ、煮て一升を取り、頓服で服用する。

【本文】　　《千金》に云う、「葶藶三両、末と為す。大棗二十枚。右二味、先ず水三升を以て棗を煮て二升を取り、棗を去り、薬一棗大を内れ、煎じて七合

－ 405 －

を取り、頓服にて尽くせしむ。三日に一剤を服し、三四剤に至る可し」と。

《外台》は《千金》を引きて云う、「葶藶三両、熬りて色紫せしむ。右一味、擣きて丸とす可からしむ。水三升を以て擘きし大棗二十枚を煮て、汁二升を得、薬を内ること弾丸一枚の如く、煎じて一升を取り頓服す。《古今録験》、《刪繁》は、仲景《傷寒論》と。《范汪》は同じ」と。

《樓氏綱目》に云う、「孫兆、雷道矩の吐痰を病むを視る。頃間に已に一升に及び、喘嗽已まず、面色鬱黯、精神快からず。兆、仲景の葶藶大棗湯を与え服し、一服し訖わり、已に胸中快利を覚え、略痰唾無し」と。

【語釈】　○擘：さく。わけさく。つんざく。　○頃：しばらく。　○黯：くろい。

【通釈】　《千金》では、「葶藶は三両で、粉末にする。大棗は二十枚である。右の二味は、先ず水三升を用いて大棗を煮て二升を取り、大棗を除き、葶藶子は棗一個の大きさを入れ、煎じて七合を取り、頓服で尽く服用させる。三日に一剤を服用し、三四剤に至るべきである」と言う。《外台》では《千金》を引用し、「葶藶は三両で、熬って紫色にする。右の一味を擣いて丸にすべきである。水三升を用いて裂いた大棗二十枚を煮て、汁二升を取り、弾丸大の一個の葶藶子を入れ、煎じて一升を取り、頓服で服用する。《古今録験》、《刪繁》では、仲景の《傷寒論》の処方であるとする。《范汪》は同じである」と言う。

《樓氏綱目》では、「孫兆は、雷道矩が吐痰を病んでいるのを視た。暫くの間に既に吐痰は一升に及び、気喘や咳嗽が停止せず、顔面の色調は黒色に鬱滞し精神は爽快ではなかった。兆は仲景の葶藶大棗湯を与えて服用させ、一服の服用が終わると、既に胸中は快く通利する感じがし、ほぼ痰や唾液はなくなった」と言う。

【解説】　本条文は、肺癰の初期で邪気が実し肺気が閉ざされた実証の証候と治療法について論述している。

肺癰に罹患し、血は既に結んでいるが、膿はいまだ形成されていない初期で、肺気が迫られて甚だしくなると、気喘が出現して床に臥せることができなくなる。そこで、葶藶大棗瀉肺湯を与えて邪気を逐う。

葶藶大棗瀉肺湯は、葶藶子と大棗からなる処方である。方中の葶藶子は、苦寒で肺に入って気の閉塞を洩らす。大棗は、甘温で薬力を調和する。

【原文】　咳而胸満、振寒、脈数、咽乾不渴、時出濁唾腥臭、久久吐膿如米粥

者、為肺癰。桔梗湯主之。（12）

【本文】　咳して胸満、振寒し、脈数、咽乾くも渇せず、時に濁唾腥臭を出だし、久久にして膿の米粥の如きを吐す者は、肺癰と為す。桔梗湯之を主る（《千金》は、「粳米粥」に作る。《外台》は、《集験》を引きて同じ）。

【語釈】　〇咳して胸満、振寒し云々：王廷富の説「この条は、肺癰が今にも潰えようとし身体が弱い証治である。第2条と基本的に同じであり、これは肺癰の初期、中期、末期の病変の過程を論述している。その中の咳をして胸満し、振寒し、脈が浮数であるのは、肺癰の初期の段階である。そこで、脇痛の症状はない。咽が乾き、口渇はなく、時に生臭い膿痰を吐出するのは、熱が営を過ぎ、熱が痰血と打ち合うのであり、肺癰が既に完成した象であり、必ず胸痛の主証がある。「久久にして膿の米粥の如きを吐す者」は、熱毒が腐敗化膿し、肺癰が既に完成し、今にも潰えようとする証候であり、必ず咳をする場合は胸が刺すように痛み、白色で粘稠な臭いのある痰を吐出し、脈象は滑数などの脈証を兼ねる。これは、肺癰が今にも潰えようとしているがいまだ潰えていない証候である。そこで、排膿解毒の方法を用いて主治する」《金匱要略指難》

【通釈】　咳嗽が出現して胸部は脹満し、悪寒戦慄し、脈は数になり、咽は乾燥するが口渇はなく、時に膿性で腥い臭いのする痰を吐出し、病は長期に持続して米の粥のような膿血を吐出する場合は、肺癰である。この場合は、桔梗湯が主治する（《千金》では、「粳米粥」に作る。《外台》では、《集験》を引用して同じである）。

【本文】　［鑑］　咳して胸満し、振寒し、脈数、咽乾き渇せず、時に濁唾腥臭を出だし、久久にして膿を吐し、米粥の如き者は、此れ肺癰の証と為すなり。肺癰尚未だ膿を成さざるは、実邪なるが故に葶藶の剤を以て之を瀉す。今已に潰えて後は、虚邪なるが故に桔梗の苦、甘草の甘を以て肺毒を解し癰膿を排するなり。此れ、已に肺癰を成して死せざる者を治するの法なり。

　　［魏］　或は其れ癰成ると雖も、膿未だ大いに成さず、肺葉完全にして尚未だ腐敗せざるも亦生を回らす可きなり。

【通釈】　［鑑］　咳嗽が出現して胸部が脹満し、身体は悪寒戦慄し、脈は数になり、咽が乾燥し、口渇はなく、時に生臭い臭いのする膿性の痰を吐出し、久しくなると米の粥のような膿を吐出するのは、肺癰の証である。肺癰がなおいまだ膿を形成していないのは実邪であるので、葶藶大棗瀉肺湯の方剤を用いてこれを瀉す。今既に癰膿が潰えた後は虚邪であるので、桔梗の苦と甘草の甘

－　407　－

を用いて肺毒を解し、癰膿を排出する。これは、既に肺癰を形成して死亡しない場合を治療する方法である。

　　［魏］　　あるいは肺癰は完成しているが、膿はいまだ大いに形成されておらず、肺葉は完全であり、なおいまだ腐敗していない場合もまた生を回らすべきである。

【本文】　桔梗湯方（原註は、「亦血痺を治す」と。○案ずるに、《千金》、《外台》は、並びに此の四字無し。程、尤、《金鑑》も亦之を刪るを是と為す）

　桔梗（一両。○《千金》は、「三両」に作り、注して云う、「《集験》は二両を用い、《古今録験》は一両を用う」と。《外台》は《集験》を引き、二両を用う）　甘草（二両。○《外台》は《集験》を引き、「炙る」の字有り）

　右二味、水三升を以て、煮て一升を取り、分かち温め再服すれば、則ち膿血を吐するなり（「則ち」は、《千金》は「必ず」に作り、《千金翼》は「不」の字に作る。《外台》は「朝暮に膿血を吐すれば、則ち差ゆ」に作り、云う「張文仲、《千金》、《備急》、《古今録験》、《范汪》に同じ。此れ、本仲景の《傷寒論》の方なり」と。《千金》に云う、「一方に款冬花一両半有り」と。○《和剤》は如聖湯と名づけ、《元戎》は甘桔二生湯と名づく。詳らかに《傷寒輯義》に見わる）。

【語釈】　○桔梗湯：聶恵民の説「本方は、排膿解毒の方剤であり、肺癰で既に膿を形成している場合に用いるのがよい。桔梗は、苦辛平で肺経に入り、肺気を開提し、祛痰排膿し、生甘草は清火解毒する。服用した後、膿血を吐出させるはずである。ただ、薬味が比較的少ないので、斟酌して清熱解毒、去瘀排膿の品を加えると、効果は更によくなるはずである」《経方方論薈要》

【通釈】　桔梗湯方（原注では、「また、血痺を治療する」とある。○案じるに、《千金》、《外台》では、並びにこの四字がない。程本、尤本、《医宗金鑑》でまたこれを刮るのが正しい）

　桔梗（一両。○《千金》では、「三両」に作り、注釈して「《集験》では二両を用い、《古今録験》では一両を用いる」と言う。《外台》では《集験》を引用し、二両を用いる）　甘草（二両。○《外台》では《集験》を引用し、「あぶる」の字がある）

　右の二味に水三升を用い、煮て一升を取り、二回に分けて温めて服用する場合は、膿血を吐出する（「則ち」の字は、《千金》では「必ず」の字に作り、

《千金翼》では「不」の字に作る。《外台》では「朝や暮に膿血を吐出する場合は、治癒する」に作り、「張文仲、《千金》、《備急》、《古今録験》、《范汪》に同じである。これは、元々は仲景の《傷寒論》の処方である」と言う。《千金》では、「ある処方では、款冬花一両半がある」と言う。○《和剤局方》では如聖湯と名づけ、《医壘元戎》では甘桔二生湯と名づける。詳らかに《傷寒論輯義》に見われてる）。

【本文】　《医壘元戎》の如聖丸は、風熱の毒気上を攻め、咽喉痛みて痺れ、腫塞妨悶し、及び肺癰、喘嗽して膿血を唾し、胸満し、振寒し、咽乾きて渇せず、時に濁沫を出だし、気の臭うこと腥(なまぐさ)く、久久にして膿を喀き、状米粥の如きを治す。

竜脳（另に研ぐ(と)）　牛黄（另に研ぐ）　桔梗　甘草（生用す、各々一銭）

右細末と為し、煉蜜もて丸じ、両毎に二十丸を作り、毎に一丸を用い嚥化す。

【語釈】　○嚥：ふくむ(きん)。口中に物を含む。

【通釈】　《医壘元戎》の如聖丸は、風熱の毒気が上を攻め、咽喉部が痛んで痺れ、腫れて塞がれ、妨げられて悶え、および肺癰で、気喘や咳嗽が出現し、膿血を吐出し、胸満し、身体は悪寒戦慄し、咽は乾くが、口渇はなく、時に濁沫を吐出し、気が生臭く臭い、久しくなると膿を喀き(は)、性状は米の粥のようになる場合を治療する。

竜脳（別に研磨する）　牛黄（別に研磨する）　桔梗　甘草（生で用いる、各々一銭)

右の薬味を細かな粉末にし、煉って蜜で丸剤にし、両ごとに二十丸を作り、常に一丸を用いて口に含んで溶解させる。

【解説】　本条文は、肺癰の醸膿期と潰膿期の証候と治療法について論述している。

肺癰に罹患し、癰膿が形成されて潰(つい)えると、咳嗽が出現して胸満し、身体は悪寒戦慄し、脈は数になり、咽が乾き、口渇はなく、特に生臭い臭いのする膿性の痰を吐出し、久しくなると米の粥のような膿を吐出する。本証は、肺癰に罹患し、膿が既に形成され、あるいは膿が潰えて吐出される状態にある。そこで、桔梗湯を与えてこれを治療する。

桔梗湯は、桔梗と生甘草からなる処方である。方中の桔梗は苦、甘草は甘で肺毒を解して癰膿を排出する。

【原文】　咳而上気、此為肺脹。其人喘、目如脱状、脈浮大者、越婢加半夏湯主之。(13)

【本文】　咳して上気するは、此れを肺脹と為す。其の人喘し、目脱状の如く、脈浮大の者は、越婢加半夏湯之を主る（《外台》は仲景の《傷寒論》を引き、「肺脹の者は、病人喘し、目脱状の如く、脈浮大なり。肺脹りて咳する者は、此の方之を主る」に作る）。

【語釈】　○咳して上気するは、此れを肺脹と為す。其の人喘し云々：陳紀藩の説「本条は、風熱を外感し、水飲が内に起こって咳嗽上気病を生じる証治を論述している。本証の「咳して上気す」は、既に「肺脹」に属している。そこで、内外が邪を合わせて胸中を塞ぎ、肺気が脹満する実証であることが解る。元々水飲があり、また外の風熱の引動を被り、水飲が熱を挟んで上に迫り、肺は宣発と粛降を失調し、気が逆して降りなくなるので、咳嗽し、気喘が出現し、並びに喘症が突出する。「目脱状の如し」もまた肺気が塞がり逆上して引き起こす所であり、本証は肺気の上に迫る熱が非常に急迫していることを暗示している。風熱が肺を乱し、邪が実して気が盛んになる。そこで、脈の到来は浮大でかつ必ず有力である。治法は、宣肺泄熱、降気平喘であり、越婢加半夏湯を選用して主治する」陳紀藩主編《金匱要略》

【通釈】　咳嗽が出現して気が上逆する場合は、肺脹病である。病人は気喘を病み、両目が腫大して突出し、脈が浮大である場合は、越婢加半夏湯がこれを主治する（《外台》では仲景の《傷寒論》を引用し、「肺脹は、病人は気喘が出現し、目は脱出するようであり、脈は浮大である。肺が脹満し、咳嗽が出現する場合は、この処方がこれを主治する」に作る）。

【本文】　［尤］　外邪内飲、肺中を填塞し、脹を為し、喘を為し、咳を為して上気す。越婢湯は散邪の力多くして蠲飲の力少なし。故に半夏を以て其の未だ逮ばざるを輔く。小青龍を用いざる者は、脈浮にして且つ大、病陽熱に属するを以ての故に辛寒に利して辛熱に利せざればなり。目脱状の如き者は、目睛脹りて突くこと脱落せんと欲するの状の如く、壅気然らしむるなり。

【通釈】　［尤］　外邪と内飲が肺中を填めて塞ぎ、肺の脹満を生じ、気喘を生じ、咳を生じて気が上逆する。越婢湯は散邪の力が多く、蠲飲の力が少ない。そこで、半夏をもってそれがいまだ及ばない点を助ける。小青龍湯を用いないのは、脈が浮でかつ大であり、病が陽熱に属しているので、辛寒の品に有利であり、辛熱の品に有利でないからである。目が脱出するようになるのは、目睛

が脹満し、脱落しようとする性状のように突出することであり、壅がった気が
そのようにする。

【本文】　《巣源》に云う、「肺虚し、微寒を感ずれば、而ち咳を成し、咳し
て気環りて肺に聚まれば、則ち脹る。是れ咳逆を為すなり。邪気と正気と相い
搏ち、正気は宣通するを得ず、但だ喉咽の間に逆上す。邪伏すれば則ち気静か
に、邪動けば則ち気奔り上り、煩悶して絶せんと欲す。故に之を咳逆上気と謂
うなり」と。

【通釈】　《諸病源候論》では、「肺が虚し、微かな寒邪を感じると、咳を形
成し、咳をして気が環って肺に集まる場合は、脹満する。これは、咳逆を生じ
る。邪気と正気と搏ち合い、正気は宣通することができず、ただ咽喉の間に逆
上する。邪が伏している場合は気は静かであるが、邪が動く場合は気は奔って
上り、煩悶して途絶えようとする。そこで、これを咳逆上気と言う」と言う。

【本文】　　越婢加半夏湯方

　　麻黄（六両。○《外台》は、「節を去る」の二字有り）　　石膏（半斤）　　生
姜（三両）　　大棗（十五枚）　　甘草（二両。○《外台》は、「炙る」の字有
り）　　半夏（半升。○《外台》は、「洗う」の字有り）

　　右六味、水六升を以て、先ず麻黄を煮て、上沫を去り、諸薬を内れ、煮て三
升を取り、分かち温め三服す。

【語釈】　　○越婢加半夏湯：聶恵民の説「本方は、宣肺瀉熱、降気平喘の方剤
である。水と熱が互結し、肺に壅滞して咳喘を引き起こすのを主治する処方で
ある。麻黄の辛温をもって石膏の甘寒に配し、裏熱を清して水邪を除く。生姜、
半夏は、降逆散水除痰する。甘草、大棗は、安中補虚して諸薬を調和する」
《経方方論薈要》

【通釈】　　越婢加半夏湯方

　　麻黄（六両。○《外台》では、「節を去る」の二字がある）　　石膏（半斤）
　　生姜（三両）　　大棗（十五枚）　　甘草（二両。○《外台》では、「あぶる」
の字がある）　　半夏（半升。○《外台》では、「洗う」の字がある）

　　右の六味に水六升を用い、先ず麻黄を煮て、上に浮かんだ泡沫を除き、諸薬
を入れ、煮て三升を取り、三回に分けて温めて服用する。

【解説】　　本条文は、肺脹病に罹患し、熱邪が飲邪より重い証候と治療法につ
いて論述している。

　　肺脹病に罹患し、外邪と内飲が肺の中を塞ぎ、陽熱が旺盛になると、肺は脹

－　411　－

満し、気喘が出現し、脈は浮で大になる。肺気が塞がると、眼球が脹満して脱
落しようとする。そこで、越婢加半夏湯を与えてこれを治療する。

　越婢加半夏湯は、越婢湯に半夏を加えた処方である。方中の越婢湯は辛寒で
邪を散じ、半夏は蠲飲する。

【原文】　　肺脹、咳而上気、煩躁而喘、脈浮者、心下有水。小青龍加石膏湯主
之。(14)

【本文】　　肺脹、咳して上気し、煩躁して喘し、脈浮の者は、心下に水有り。
小青龍加石膏湯之を主る（原註は、「《千金》は証治同じ。外に更に「脇下痛
み、缺盆に引く」を加う」と。○案ずるに、今の《千金》は「缺盆」の下に更
に「若し実する者有らば、必ず躁し、其の人常に倚伏す」の十一字有り。《外
台》は仲景の《傷寒論》を引き、本文と同じ）。

【語釈】　　○肺脹、咳して上気し云々：王廷富の説「この条は、外が寒え裏に
飲がある証治である。その病因は、風寒が外束し、裏飲が欝熱を挟むことであ
る。その病理は、外寒と内飲が打ち合い、肺気が壅滞し、膈が熱して肺気が上
逆する。咳は多くはこれを肺気の上逆に責め、喘は多くはこれを寒に責め、煩
躁は多くはこれを熱に責める。もし脈が浮で滑の場合は、外寒が内飲を引動す
る。そこで、「心下に水有り」と言う。心下に寒飲があるので、温薬でなけれ
ばこれを除くことができない。表に風寒がある場合は、辛温でなければこれを
散じることはできない。これは、外が寒え裏に飲がある肺脹証である。そこで、
散寒蠲飲の方法を用いて主治する」《金匱要略指難》。　　○倚：よる。すがる。

【通釈】　　肺脹に罹患し、咳嗽が出現して気が上逆し、煩躁して気喘が出現し、
脈が浮になる場合は、心下に水飲がある。この場合は、小青龍加石膏湯がこれ
を主治する（原註では、「《千金》では、証治が同じである。この外に更に
「脇下が痛み、缺盆に牽引する」の句を加えている」とある。○案じるに、今
の《千金》では「缺盆」の字の下に更に「もし実する場合は、必ず煩躁し、そ
の人は常に寄りすがって俯せになる」の十一字がある。《外台》では、仲景の
《傷寒論》を引用し、本文と同じである）。

【本文】　　〔尤〕　　此れも亦外邪内飲相い搏つの証にして煩躁を兼ぬれば、則
ち挟みて熱邪有り。麻桂の薬中に必ず石膏を用うるは、大青龍の例の如きなり。
又此の条の見証は、上条と頗る同じにして心下の寒飲は則ち温薬に非ざれば開
いて之を去ること能わず。故に越婢加半夏を用いずして小青龍加石膏を用い、

- 412 -

肺痿肺癰咳嗽上気病脈証治第七

温と寒と並びに進め、水と熱と倶に捐つるは、法に於いて尤も密と為す。

【通釈】　［尤］　これもまた外邪と内飲が打ち合う証であり、煩躁を兼ねる場合は、熱邪を挟んでいる。麻黄と桂枝の薬の中に必ず石膏を用いるのは、大青龍湯の例のようなものである。また、この条の見証は、上条と頗る同じであるが、心下の寒飲は温薬でなければ開いてこれを除くことができない。そこで、越婢加半夏湯を用いずに小青龍加石膏湯を用い、温と寒の品を並びに進め、水と熱をともに捨てるのは、法において最も緻密である。

【本文】　小青龍加石膏湯方

　麻黄　芍薬　桂枝　細辛　甘草　乾姜（各三両）　　五味子　半夏（各半升）

　石膏（二両）

　右九味、水一斗を以て、先ず麻黄を煮て、上沫を去り、諸薬を内れ、煮て三升を取り、強人は一升を服し、羸者は之を減じ、日に三服し、小児は四合を服す（《外台》は仲景の《傷寒論》を引きて云う、「強人は一升、痩人、及び老小は意を以て之を減じ、日に三たび夜に一たびす。《千金》は本文と同じ」と）。

【語釈】　○小青龍加石膏湯：聶恵民の説「本方は、解表化飲、止咳平喘、清熱除煩の方剤である。寒飲で熱を挟んだ喘咳の証に対して用いるのがよい。麻黄、桂枝は、宣肺解表平喘する。桂枝は、芍薬とともに営衛を和やかにし、陰陽を調える。細辛、半夏、乾姜は、温中散寒、降逆除飲する。五味子は、酸収にて肺気を斂め、散の中に収があり、これによって肺気が耗散する太過を防ぎ、石膏の甘寒を加えて裏熱を清して平喘する。そこで、寒温を並用し、水と熱がともに去る処方である」《経方方論薈要》

【通釈】　小青龍加石膏湯方

　麻黄　芍薬　桂枝　細辛　甘草　乾姜（各々三両）　　五味子　半夏（各々半升）　石膏（二両）

　右の九味に水一斗を用い、先ず麻黄を煮て、上に浮かんだ泡沫を除き、諸薬を入れ、煮て三升を取り、強健な人は一升を服用し、痩せた人は服用量を減らし、日に三回服用し、小児は四合を服用する（《外台》では、仲景の《傷寒論》を引用し、「強健な人は一升を服用し、痩せた人、および老人、子供は意をもってこれを減らし、日に三回、夜に一回服用する。《千金》では、本文と同じである」と言う）。

【本文】　《千金》の麻黄湯は、肺脹、咳嗽上気し、咽燥き、脈浮、心下に水

－　413　－

気有るを治す。

　本方の内に於いて甘草、乾姜を去り、生姜を用う。

　《外台》の《古今録験》沃雪湯は、上気し、息臥するを得ず、喉中に水鶏の声の如く、気絶せんと欲すを療するの方。

　小青龍方の内に於いて芍薬、甘草を去り、柸を投ずれば則ち臥す。一名投柸麻黄湯。

【語釈】　○柸：うらむ。ここでは、「杯」の意。　○臥：横になる。ここでは、「起坐呼吸が消失して安臥できる」の意。

【通釈】　《千金》の麻黄湯は、肺脹で、咳嗽が出現して気が逆上し、咽が燥き、脈が浮になり、心下に水気がある場合を治療する。

　本方の中より甘草、乾姜を除き、生姜を用いる。

　《外台》に記載された《古今録験》の沃雪湯は、上気し、健やかに安臥することができず、喉中で水鶏の声のような音がし、気が途絶えようとする場合を治療する処方。

　小青龍湯の処方の中より芍薬、甘草を除き、一服する場合は平臥ができる。一つには投柸麻黄湯と名づける。

【解説】　本条文は、肺脹病に罹患し、飲邪が熱邪より重い証候と治療法について論述している。

　肺脹病に罹患し、外邪と内飲が打ち合い、更に熱邪を挟むと、見証は第13条と同じになり、更に煩躁を兼ねる。心下の寒飲は、温薬でなければ除くことができない。そこで、小青龍湯を与えてこれを治療する。

　小青龍加石膏湯は、小青龍湯に石膏を加えた処方である。本方は、温と寒の品を併用し、水と熱をともに除去する。

　　附方：

【原文】　外台炙甘草湯：治肺痿涎唾多、心中温温、液液者。

【本文】　《外台》炙甘草湯：肺痿、涎唾多く、心中温温、液液たる者を治す（原註は、「方は、《虚労》の中に見わる」と。○案ずるに、《外台》は仲景の《傷寒論》を引き、甘草乾姜湯の後に列して云う、「並びに第八巻の中に出づ」と）。

【語釈】　○肺痿、涎唾多く云々：陳紀藩の説「本条は、肺痿で陰陽がともに虚した証治を提出している。肺痿には、虚熱と虚寒の区別がある。ただ、総じ

－ 414 －

て肺気が萎えて弱まり振るわなくなることから離れることがない。肺気が萎えて弱まり、気が津液を布散せず、集まって涎を形成し、上逆すると、涎唾が多くなる。胃を乱す場合は、心中は蕭々として舒びず、泛泛として吐きそうになる。本証は効能に陰陽を補益する炙甘草湯を選用して治療し、陰陽がともに虚した肺痿に属することを表明する。ある注釈家は、本証は虚熱の肺痿であると認識する。徐淋のようなものである。しかし、方中の桂枝と甘草は畢竟辛温で燥に偏るので、「重ねて津液を亡う」ことによる虚熱の肺痿には結局は甚だ好ましい処方でない」陳紀藩主編《金匱要略》。 ○温温、液液：蕭々として舒びず、泛々として嘔吐しそうになることを指す。

【通釈】 《外台》炙甘草湯：肺痿に罹患し、希薄な喀痰が多くなり、心中から溢れ出るように嘔吐しそうになる場合を治療する（原註では、「処方は、《血痹虚労病篇》の中に見われている」とある。○案じるに、《外台》では仲景の《傷寒論》を引用し、甘草乾姜湯の後ろに配列し、「並びに第八巻の中に出ている」と言う）。

【本文】 ［沈］ 温温液液は、即ち泛泛として悪心するの意なり。

　［徐］ 肺痿の証は、概ね津枯れ熱燥くに属す。此の方、乃ち桂枝湯より芍薬を去り、参、地、阿膠、麻仁、麦冬を加うなり。熱を去るに急がずして津を生じ燥を潤すを主と為す。蓋し、虚回れば而て津生じ、津生ずれば而ち熱自ら化するなり。桂枝に至りては、乃ち熱剤なるも、峻を嫌わざる者は、桂枝は甘草を得れば正しく其の熱を行らす所以なり。

【語釈】 ○泛泛：うかびただようさま。

【通釈】 ［沈］ 温温液液は、泛泛として（満ち溢れるように）悪心がする意である。

　［徐］ 肺痿の証は、概ね津が枯れて熱が燥かす状態に属している。この処方は、桂枝湯より芍薬を除き、人参、地黄、阿膠、麻子仁、麦門冬を加える。急いで熱を除かず、津を生じて乾燥を潤すことを主とする。思うに、虚が回復すると津液が生じ、津液が生じると熱は自然に除かれる。桂枝に至っては熱剤であるが、峻を嫌わないのは、桂枝は甘草を得ると正しくその熱を行らせるからである。

【解説】 本条文は、虚熱による肺痿の証候と治療法について論述している。

　虚熱による肺痿に罹患すると、津液が枯れて熱が乾燥させるので、泛泛として悪心が出現する。そこで、《外台》炙甘草湯を与えて津液を生じて乾燥を潤

－ 415 －

す。

【原文】　千金甘草湯：

【本文】　《千金》甘草湯（案ずるに、此れ本《肘後》に出づ。而して《千金》の主療は《外台》炙甘草湯と同じ。但だ「唾多し」の下に「出血」の二字有り。《千金翼》は、温液湯と名づく）：

【語釈】　○《千金》甘草湯：陳紀藩の説「本方は、虚熱の肺痿証の治法に属している。原文は、主証を欠いている。ただ、《千金方・巻十七・肺痿》の「肺痿、涎唾し、出血多く、心中温温液液たるを治す甘草湯方。甘草二両。咬咀し、水三升を以て煮て一升半を取り、滓を去り、分かちて三服す」の記載によれば、元々は肺痿を治療することを知るべきである。肺気が虚弱になって用いられず、津液が布散されなくなるので、涎唾が多くなる。肺陰が虚して内が熱し、脈絡を灼傷する場合は、出血する。津が肺に集まり胃を乱す。そこで、心中が温温液液となる。合わせてこれを視ると、これは肺の気陰がともに傷られる虚熱の肺痿の軽症である。そこで、甘草湯を用いて清熱潤肺益気する」陳紀藩主編《金匱要略》

【通釈】　《千金》甘草湯（案じるに、これは元々《肘後》に出ている。そして《千金》の主治は、《外台》の炙甘草湯と同じである。ただ、「唾が多い」の字の下に「出血」の二字がある。《千金翼》では、温液湯と名づける）：

【本文】　甘草（案ずるに、《肘後》、《千金》は二両を用い、《外台》に同じ。《千金翼》は、三両を用う）

右一味、水三升を以て、煮て半ばを減じ、分かち温め三服す。

【語釈】　○《千金》甘草湯：聶恵民の説「生甘草は、ともに清熱解毒の効能があり、瘡瘍腫毒の証に対しては、これを単独で用いることができる。例えば《傷寒論》では少陰病の咽痛を治療し、《直指方》では乳癰の初期を治療し、《外科精義》では癰腫の発熱などを治療する。そこで、甘草湯は、肺痿、肺癰の初期で症状が軽微である場合にこれを用いることができる。ただ、薬力は単独で薄いので、多くはその他の清熱解毒薬の中に合用され、復方として使用すべきである」《経方方論薈要》

【通釈】　甘草（案じるに、《肘後》、《千金》では二両を用い、《外台》では同じである。《千金翼》では、三両を用いる）

右の一味に水三升を用い、煮て半分を減らし、三回に分けて温めて服用する。

－　416　－

肺痿肺癰咳嗽上気病脈証治第七

【本文】　〔徐〕　肺痿の熱は虚に由れば、則ち直ちに攻む可からず。故に生甘草の甘寒を以て頻頻に之を呷えば、熱自ら漸く化すなり。余の妾曾て此れを病み、初めの時涎沫碗を成す。服すること半月を過ぎ、痰少なくして愈ゆ。但だ最も喫み難し。三四日の内に猝に捷効すること無きのみ。

【語釈】　○呷う：吸う。　○捷：速い。

【通釈】　〔徐〕　肺痿の熱は虚によるので、直ちに攻めるべきでない。そこで、生甘草の甘寒を用いて頻繁にこれを吸うと、熱は自ら次第に除かれる。私の妻はかつてこれを病み、初めの時は涎沫が碗を形成した。服用が半月を過ぎ、痰が少なくなって治癒した。ただ、最も服用し難い。三四日の内では遽かに速やかな効果はないだけである。

【本文】　《外台》は《集験》を引き、肺痿、時時寒熱し、両頬赤気を療するの方。童子の小便、毎日晩に之を取り、初と末少し許りを去れば、小便は五合有る可し。上好の甘草を取り、病人の中指の節を量り、男は左、女は右、長短之を截り、炙りて熟せしめ、破りて四片に作り、小便の中に内れ、閑浄の処に置き、露にて一宿し、器の上に一小刀を横たえ、明日の平旦に甘草を去り、之を頓服し、毎日一剤とす。其の童子は、五辛を喫せしむること勿かれ。

【語釈】　○閑浄：閑は、しずか。浄は、きよい。　○五辛：五種類の辛味のある野菜。一説に大蒜、小蒜、韭、胡荽、芸薹。また、一説に蒜、葱、薤、韭、姜。

【通釈】　《外台》では《集験》を引用し、肺痿に罹患し、時に悪寒発熱が出現し、両頬が紅潮する場合を治療する処方。子供の小便を毎日晩に取り、初めと末の少量を除くと、小便は五合になるはずである。上等の甘草を取り、病人の中指の節を量り、男は左、女は右の長さで長短をはかってこれを切り、あぶって熟し、破って四片に作り、小便の中に入れ、静かで清潔な所に置き、露に一晩当て、器の上に一つの小刀を横たえ、明日の早朝に甘草を除き、これを頓服で服用し、毎日一剤とする。その童子は、五辛を摂取させてはならない。

【解説】　本条文は、虚熱による肺痿の軽症例の治療法について論述している。
　虚熱による肺痿に罹患する場合は、直ちに攻めることはできないので、《千金》甘草湯を与え、生甘草の甘寒で熱を除く。

【原文】　千金生姜甘草湯：治肺痿咳唾、涎沫不止、咽燥而渴。

【本文】　《千金》生姜甘草湯：肺痿咳唾、涎沫止まず、咽燥きて渇するを治

- 417 -

す（《外台》は、一に「渇せず」と云う）。

【語釈】　〇肺痿咳唾、涎沫止まず云々：王廷富の説「病理は、脾が健運を失調し、肺気が虚弱になり、これによって気が津を化すことがなく、津液が敷布を失し、反って集まって痰涎になる。そこで、咳唾涎沫が止まず、久しくなる場合は、津液を消耗する。脾が健運を失調し、津液を布達して上潮するには不足する。そこで、咽は乾燥する。胃に熱邪がないので、口は渇かない。これは、脾と肺が虚して寒える肺痿の証である。そこで、補脾益肺、散寒化飲の方法を用いて主治する」《金匱要略指難》

【通釈】　《千金》生姜甘草湯：肺痿に罹患し、咳嗽が出現し、希薄な痰を吐出して停止せず、咽が乾燥して口渇がある場合を治療する（《外台》では、一つには「口は渇かない」と言う）。

【本文】　生姜（五両）　人参（三両）　甘草（四両）　大棗（十五枚）
　右四味、水七升を以て、煮て三升を取り、分かち温め三服す（《外台》は《集験》を引きて云う、「仲景の《傷寒論》なり。《備急》、《范汪》、《千金》、《経心録》は同じ」と）。

【語釈】　〇《千金》生姜甘草湯：聶恵民の説「本方は、益気補虚、清熱解毒の方剤である。肺痿で身体が虚し、気が弱まった者に対してこれを用いる。生姜は、温肺止咳、和中健胃する。甘草は、清熱解毒、潤肺止咳する。人参、大棗は、益気補虚し、中気を壮んにする場合は肺陰が生じ、扶正益気、養陰潤肺する場合は肺気は平らかになり、咳唾は止む」《経方方論薈要》

【通釈】　生姜（五両）　人参（三両）　甘草（四両）　大棗（十五枚）
　右の四味に水七升を用い、煮て三升を取り、三回に分けて温めて服用する（《外台》では《集験》を引用し、「仲景の《傷寒論》である。《備急》、《范汪》、《千金》、《経心録》は同じである」と言う）。

【本文】　［沈］　即ち、炙甘草湯の変方なり。甘草、人参、大棗は、脾胃を扶けて津液を生じ、生姜の辛潤を以て滞気を宣行し、胃中の津液をして肺に灌漑せしむれば、則ち槁れを澤し枯れを回らせ、肺熱して葉焦がるるを致さず、肺痿を治するの良法と為すなり。

　　［徐］　一二剤の以て効を期す可きに非ず。

【通釈】　［沈］　即ち、炙甘草湯の変方である。甘草、人参、大棗は、脾胃を扶けて津液を生じ、生姜の辛潤をもって欝滞した気を宣行させ、胃中の津液を肺に灌漑させる場合は、乾燥を潤して回復させ、肺が熱して葉が焦がれるよ

－ 418 －

うにはせず、肺痿を治療する良い方法となる。

　　［徐］　　一二剤で効果を期待することができるものではない。

【解説】　　本条文は、虚寒による肺痿の証候と治療法について論述している。

　　《金匱要略輯義》が引用する沈明宗の説では、本証に出現する証候の病機の解説がない。詳細は、《金匱要略大成》を参照のこと。

　　《千金》生姜甘草湯は、炙甘草湯の変方である。方中の甘草、人参、大棗は、脾胃を扶けて津液を生じる。生姜は、辛潤で欝滞した気を宣行させ、胃中の津液を肺に灌漑させる。

【原文】　　千金桂枝去芍薬加皁莢湯：治肺痿吐涎沫。

【本文】　　《千金》桂枝去芍薬加皁莢湯：肺痿、涎沫を吐するを治す。

【語釈】　　〇肺痿、涎沫を吐す：王廷富の説「一般的に言えば、肺痿は虚が多く実が少ないが、本が虚し標が実し、本が熱し標が寒え、本が寒え標が熱するなどの違った証候がある。この所は薬をもって証を測ると、寒痰の涎沫が胸膈を壅塞する証である。そこで、咳嗽や涎沫の吐出が停止しなくなる。そこで、辛温通陽、利竅攻痰の方法を用いて主治する」《金匱要略指難》

【通釈】　　《千金》桂枝去芍薬加皁莢湯：肺痿に罹患し、希薄な痰を吐出する場合を治療する。

【本文】　　桂枝　生姜（各三両）　　甘草（二両）　　大棗（十枚。〇《千金》は、十五枚）　皁莢（乙枚、皮子を去り、炙ぶり焦がす。〇《千金》は、「二両」に作る。《外台》は《千金》を引き、「一挺、皮子を去り、炙る」に作る）

　　右五味、水七升を以て、微微火もて煮て三升を取り、分かち温め三服す（《千金》は、「微微火」の三字無し）。

【語釈】　　〇《千金》桂枝去芍薬加皁莢湯：聶恵民の説「本方は、解肌散邪、祛痰開竅の方剤である。桂枝、生姜の辛温をもって解表行陽消陰する。甘草、大棗の甘潤は、補中生液する。並びに皁莢をもって祛痰開竅、破堅通瘀する。そこで、肺痿の初期で兼ねて表邪があり、肺気が壅滞する証に用いる」《経方方論薈要》。　　〇乙：一に同じ。

【通釈】　　桂枝　生姜（各々三両）　　甘草（二両）　　大棗（十枚。〇《千金》では、十五枚）　皁莢（一枚、表皮と種子を除き、あぶって焦がす。〇《千金》では、「二両」に作る。《外台》では《千金》を引用し、「一挺、表皮と種子を除き、あぶる」に作る）

右の五味に水七升を用い、微かなとろ火で煮て三升を取り、三回に分けて温めて服用する（《千金》では、「微微火」の三字がない）。

【本文】　［沈］　桂枝湯を用い、芍薬の酸収を嫌う。故に之を去る。皂莢を加え、利涎通竅して涎沫をして肺気を壅遏して喘瘻を致さざらしむ。桂枝は営衛を和調し、営衛をして宣行せしむれば、則ち肺気は振るいて涎沫止む。

　［徐］　此れ、肺瘻の中の壅閉有る者を治す。故に皂莢を加えて以て桂、甘、姜、棗の勢いを行らす。此の方、必ず略上気し眠るを得ずを兼ぬる者に之に宜し。

【通釈】　［沈］　桂枝湯を用い、芍薬の酸収を嫌う。そこで、これを除く。皂莢を加え、利涎通竅し、涎沫が肺気を壅遏して気喘や肺瘻を引き起こさないようにする。桂枝は営衛を調和し、営衛を宣行させる場合は、肺気は振奮し、涎沫は停止する。

　［徐］　これは、肺瘻の中で壅閉がある場合を治療する。そこで、皂莢を加えて桂枝、甘草、生姜、大棗の勢いを行らせる。この方は、必ず幾らか上気して眠ることができない症状を兼ねる場合に用いるのがよい。

【解説】　本条文は、虚寒による肺瘻の証候と治療法について論述している。

　《金匱要略輯義》が引用する沈明宗、徐忠可の説には、本証が虚寒による肺瘻であるとの認識がない。

　肺瘻に罹患し、涎沫が肺気を壅遏すると、涎沫が吐出される。本証は、肺瘻に罹患し、壅閉が甚だしい状態にある。そこで、《千金》桂枝去芍薬加皂莢湯を与えてこれを治療する。

　《千金》桂枝去芍薬加皂莢湯は、桂枝、生姜、甘草、大棗、皂莢からなる処方である。桂枝湯の中の芍薬は酸で収めるので、これを除去する。方中の桂枝湯去芍薬は営衛を調和して宣行させ、皂莢は涎沫を通利して通竅する。

【原文】　外台桔梗白散：治咳而胸満、振寒、脈数、咽乾不渇、時出濁唾腥臭、久久吐膿如米粥者。為肺癰。

【本文】　《外台》桔梗白散：咳して胸満、振寒し、脈数、咽乾くも渇せず、時に濁唾腥臭を出だし、久久にして膿の米粥の如きを吐す者を治す。肺癰と為す（《外台》は仲景の《傷寒論》を引き、「粳米粥」に作りて云う、「第十八巻の中に出づ」と）。

【語釈】　〇咳して胸満、振寒し云々：王廷富の説「本方の主治は、桔梗湯が

- 420 -

主治する証候と相同するので、なお肺癰で膿が形成され、今にも潰えようとしていまだ潰えていない際に属している。もし咳が出現する場合は胸痛は忍び難く、白色で粘稠な臭いのする痰を吐出し、その人の形気がなお充実している場合は、本方を用いて開肺破膿すべきである。この方は、貝母、巴豆をもって甘草に易えて除くので、更に峻利になる」《金匱要略指難》

【通釈】　《外台》桔梗白散：咳嗽が出現して胸部が脹満し、悪寒戦慄し、脈は数になり、咽は乾燥するが口渇はなく、時に膿性で腥い臭いのする痰を吐出し、病が長期に持続して米の粥のような膿血を吐出する場合を治療する。これが肺癰である（《外台》では仲景の《傷寒論》を引用し、「米粥」を「粳米粥」に作り、「第十八巻の中に出ている」と言う）。

【本文】　桔梗　貝母（各三分）　巴豆（一分、皮を去り、熬り、研りて脂の如くす）

　右三味、散と為し、強人は半銭匕を飲服し、羸者は之を減らす。病膈上に在る者は膿血を吐し、膈下の者は瀉出す。若し下ること多くして止まざれば、冷水一杯を飲めば則ち定まる。

【語釈】　〇《外台》桔梗白散：聶恵民の説「本方は、開肺排痰通閉の方剤であり、急いで救う方法である。肺癰で既に化膿し、膿血が塞がるので、排膿する場合は気が通暢する。そこで、桔梗をもって肺気を開提し、祛痰排膿し、貝母は清熱化痰し、巴豆は瀉下去積し、急いでその膿を攻め、瀉して排出させ、ともに邪を攻める品に属している。そこで、体質が肥えて壮んな者では用いることができるが、ただまた反覆して使用すべきでない。体質が虚弱な者に対しては、軽々しく投与すべきでない」《経方方論薈要》

【通釈】　桔梗　貝母（各々三分）　巴豆（一分、表皮を除き、火で熬り、すりつぶして脂のようにする）

　右の三味を散剤とし、壮健な人は半銭匕を湯で服用し、痩せた人は使用を減量する。病が膈上にある場合は膿血を吐出し、膈下にある場合は下痢になる。もし下痢が多くなって止まらない場合は、冷水一杯を飲むと下痢は停止する。

【本文】　［徐］　此れ、即ち前の桔梗湯証なり。然して此れ貝母、巴豆を以て甘草を易えて去れば、則ち迅利極まる。蓋し、此れ等の証は、危うきこと呼吸に在り。以て悠忽として禍を遺すこと、勝げて数う可からず。故に確かに人強くして或は証危うきを見れば、正しく当に此れを以て急ぎて之を救うべし。其の峻を嫌いて坐して以て斃るるを待つを得ざるなり。

[沈]　桔梗を以て肺気を開提し、貝母は清熱して痰涎を化し、巴霜は峻猛なる熱剤にして急ぎて其の膿を破りて膿を駆りて下に出だす。

　[尤]　亦毒を以て毒を攻むるの意に似たり。然れども病盛んに気実すれば、峻薬に非ざれば功を為こと能わざる者に非ず。一試を僥倖（ぎょうこう）す可からざるなり。是れ其の形の肥瘠（ひせき）と病の緩急とを審らかにして其の用を善くするに在り。

【語釈】　○悠忽：のんびりしていて物事をなおざりにする。　○僥倖：思いがけない幸い。こぼれざいわい。また、それを求めること。

【通釈】　[徐]　これは、前の桔梗湯証である。そしてこれが貝母、巴豆をもって甘草を易えて除く場合は、迅速な下痢は極まる。思うに、これらの証は、危険が呼吸にある。のんびりとしていて禍を遺すことは、数え挙げることができない。そこで、確かに人は強健であるが、あるいは証が危険であるのを見る場合は、正しくこれをもって急いでこれを救うべきである。その薬が猛烈であるのを嫌って坐して斃れる（たお）のを待つべきでない。

　[沈]　桔梗をもって肺気を開提し、貝母は清熱して痰涎を除き、巴豆は猛烈な熱剤であり、急いでその膿を破って膿を駆って下に出す。

　[尤]　また、毒をもって毒を攻める意のようである。しかし、病が盛んで気が実する場合は、（全てが）峻薬でなければ効果を発揮できない場合ではない。ただ、これ幸いと一回試みるべきでない。これは、その形が肥えているのか痩せているのか、緩やかであるのか急迫しているのかなどを審らかにしてその使用を最善にすることが重要である。

【解説】　本条文は、肺癰の醸膿期と潰膿期の証候と治療法について論述している。

　本証は、第12条と同文であり、桔梗湯証である。本方は、桔梗湯の中の甘草を貝母と巴豆に代えた処方である。即ち、本証は、肺癰に罹患し、呼吸が急迫した状態にある。そこで、《外台》桔梗白散を与えてこれを治療する。

　《外台》桔梗白散は、桔梗、貝母、巴豆からなる処方である。方中の桔梗は肺気を開提し、貝母は清熱して痰涎を除き、巴豆は膿を破って下に駆る。

【原文】　千金葦茎湯：治咳有微熱、煩満、胸中甲錯。是為肺癰。

【本文】　《千金》葦茎湯：咳して微熱有り、煩満し、胸中甲錯するを治す。是れを肺癰と為す（《千金》は、「胸心甲錯」に作る。《千金》は、方名無し。《外台》は《古今録験》を引き、葦茎湯と名づけ、葦茎一升を用いて云う、

「仲景の《傷寒論》に云う、「葦茎切る、二升」と。《千金》の《范汪》に同
じ」と）。

【語釈】　〇咳して微熱有り云々：陳紀藩の説「本条は、肺癰で膿が既に形成
されている証治を論述している。本方が咳をして微熱があり、煩満し、胸中が
甲錯する肺癰を主治するのは、本証では肺癰が既に形成され、熱象が劇しくな
く、病勢が比較的緩和な場合であることを表明する。痰熱が肺に蓄積し、肺気
が不利になるので、咳嗽、胸満が見われる。熱が肺家の営分に入り、内は心神
を乱す場合は、心煩する。瘀熱が蓄積して結び、癰膿が既に形成され、熱毒が
局部に集まると、微熱がある。癰膿が既に形成され、気血が腐敗し、胸部の皮
膚は営血の濡養を失う。そこで、胸中は甲錯する。この時に当たっては、清肺
泄熱、化瘀排膿の治療を用いるべきである」陳紀藩主編《金匱要略》

【通釈】　《千金》葦茎湯：咳嗽が出現して微熱があり、煩躁して胸部が脹満
し、胸部の皮膚が鱗状になる場合を治療する。これが肺癰である（《千金》で
は、「胸心甲錯」に作る。《千金》では、処方の名がない。《外台》では《古
今録験》を引用し、葦茎湯と名づけ、葦茎一升を用い、「仲景の《傷寒論》で
は、「葦茎切る、二升」と言う。《千金》の《范汪》に同じである」と言う）。

【本文】　葦茎（二升）　薏苡仁（半升）　桃仁（五十枚）　瓜瓣（半升）

右四味、水一斗を以て、先ず葦茎を煮て五升を得、滓を去り、諸薬を内れ、
煮て二升を取り、一升を服す。再服すれば、当に膿の如きを吐すべし（《千
金》は、「一升を服すれば、当に膿血を吐すを見わす所有るべし」に作る）。

【語釈】　〇《千金》葦茎湯：聶恵民の説「本方は、清肺化痰、逐瘀排膿の方
剤である。葦茎は、清肺去痰し、肺癰を治療する要薬である。桃仁は、活血逐
瘀、行滞通気する。薏苡仁は、清熱利湿除痰する。瓜瓣は、開結逐瘀排膿する。
肺癰で痰涎が塞がって盛んになり、膿血で生臭い臭いがし、痰と熱が互結する
証では、治療効果が甚だ有効であり、臨床上常用する方剤である」《経方方論
薈要》

【通釈】　葦茎（二升）　薏苡仁（半升）　桃仁（五十枚）　冬瓜仁（半升）

右の四味に水一斗を用い、先ず葦茎を煮て五升に煮詰め、滓を除き、諸薬を
入れ、煮て二升を取り、一升を服用する。再度服用すると、膿血のようなもの
を吐出するはずである（《千金》では、「一升を服用すると、膿血を吐出する
所見があるはずである」に作る）。

【本文】　［魏］　肺癰成らんと欲して未だ成らざるの際、治を図るは当に早

くすべき者なり。葦は小、蘆は大にて一物なり。葦茎は、蘆根と性を同じくし、清熱利水、解渇除煩す。佐くるに薏苡仁を以て下気寛中し、桃仁は潤肺滑腸し、瓜瓣も亦潤燥清熱の品なり。再服すれば当に膿の如きを吐すべし。見る可し、癰は結ぶと雖も、膿未だ成らずと為すは、治す可き所以なるを。之を葶藶大棗湯、皂莢丸に較ぶれば、皆予め治するの治を得。仲景の所謂「始萌は救う可し（2）」の者なり。

　　　［尤］　　此の方、下熱散結通瘀の力を具え、而して重けれども峻に傷らず、緩やかなるも懈に傷らず、以て桔梗湯、桔梗白散の二方の偏りを補う可く、亦良法なり。

【語釈】　○蘆：あし。角川《新字源》では、「葦は蘆の生長したもの」とある。　○懈：おこたる。

【通釈】　　［魏］　肺癰が形成されようとしていまだ形成されていない際は、治療を図るのは、早くすべき場合である。葦は小であり、蘆は大であり、同一の物である。葦茎は、蘆根と性が同じであり、清熱利水、解渇除煩する。佐けるに薏苡仁をもって下気寛中し、桃仁は潤肺滑腸し、瓜瓣もまた潤燥清熱の品である。再服すると、膿のようなものを吐出するはずである。癰は結ぶが、膿がいまだ形成されていないのは、治療が可能になる理由であることを見るべきである。これを葶藶大棗瀉肺湯や皂莢丸に比較すると、いずれも（膿が形成される前に）予め治療する治療法である。仲景のいわゆる「病の初期は、救うことができる（2）」場合である。

　　　［尤］　　この処方は、下熱、散結、通瘀の力を備え、重いが速やかに傷ることがなく、緩やかであるが傷ることを怠らず、桔梗湯と桔梗白散の二方の偏りを補うことができ、また良い方法である。

【本文】　案ずるに、《樓氏綱目》に云う、「葦茎は、即ち汀州の蘆・荻の粗種なり」と。葦は、即ち蘆なり。審らかに《沈括補筆談》に見わる。魏註を是と為す。《聖恵方》は、「青葦」に作る（《三因》に葦の葉を用うるは、恐らくは是に非ず）。瓜瓣は、《聖恵方》に「甜瓜子」に作る。《太平御覧》は、《呉晋本草》を引き、「瓜瓣は、瓜子なり」と。張氏の《本経逢原》に云う、「甜瓜子は、即ち甜瓜瓣にして腸胃の内癰の要薬と為す」と。《千金》は、肺癰を治するに葦茎湯有り、腸癰は大黄牡丹湯有り。予嘗て之を用う。然れども必ず黄熟し味甜き者、方に胃を傷らず是れなり。而して《本草》に馬志云う、「諸方は、惟だ冬瓜を用い、甘瓜子を用うる者を見わさず」と。《潘氏続

－ 424 －

焔》に改めて絲瓜瓣を用うるは、憑る可からざるなり。

　《外台》の蘇遊に、骨蒸肺痿、煩躁し、食すること能わざるを療する蘆根飲子の方。

　　蘆根（切り訖わりて秤る）　麦門冬　地骨白皮（各十両）　生姜（十両、皮を合して切る）　橘皮　茯苓（各五両）

　右六味、切り、水二斗を以て、煮て八升を取り、絞りて滓を去り、分かち温め五服す。服別は相い去ること八九里、昼に三服、夜に二服す。覆いて汗を取る。酢の物を忌む。未だ好く差えざれば、更に作る。若し兼ねて服し、其の人或は胸中寒え、或は直ちに悪寒し、及び虚脹し、并びに痛む者は、呉茱萸八両を加う。○案ずるに、此れも亦蘆根を用いて肺痿を治す。見る可し、癰と痿とは虚実同じならずと雖も、然れども熱欝し津枯るるに至れば、則ち一なるを。故に此に附して以て備考す。

【語釈】　○汀州：なぎさと中州。　○荻：おぎ。いね科の多年生草木。葦に似た草。

【通釈】　案じるに、《樓氏綱目》では、「葦茎は、汀や中州の蘆や荻の粗種である」と言う。葦は、蘆である。審らかに《沈括補筆談》に見われている。魏氏の注釈は正しい。《聖恵方》では、「青葦」に作る（《三因》に葦の葉を用いるのは、恐らくは正しくない）。瓜瓣は、《聖恵方》では「甜瓜子」に作る。《太平御覧》では、《呉晋本草》を引用し、「瓜瓣は、瓜子である」とある。張氏の《本経逢原》では、「甜瓜子は、甜瓜瓣であり、腸胃の内癰の要薬である」と言う。《千金》では、肺癰を治療する場合は葦茎湯があり、腸癰では大黄牡丹湯がある。私はかつてこれを用いた。しかし、必ず黄色に熟し味が甜いもので、方に胃を傷らないのがこれである。そして《本草》では、馬志は、「諸々の諸方は、ただ冬瓜子を用い、甘瓜子を用いる場合は見られない」と言う。《潘氏続焔》で改めて絲瓜瓣を用いるのは、頼るべきでない。

　《外台》の蘇遊では、骨蒸で肺痿に罹患し、煩躁し、食事を摂取できなくなるのを治療する蘆根飲子の方がある。

　　蘆根（切り終わってから秤る）　麦門冬　地骨白皮（各々十両）　生姜（十両、皮を合わせて切る）　橘皮　茯苓（各々五両）

　右の六味を切り、水二斗を用い、煮て八升を取り、絞って滓を除き、五回に分けて温めて服用する。服用の間隔は人が八九里を歩く時間とし、昼に三回服用し、夜に二回服用する。衣類で覆って汗を取る。酢の食物の摂取を禁じる。

いまだよく治癒しない場合は、更に作る。もし兼ねて服用し、その人があるい
は胸中が寒え、あるいは直ちに悪寒がし、および虚脹が出現し、並びに痛む場
合は、呉茱萸八両を加える。○案じるに、これもまた蘆根を用いて肺痿を治療
する。肺癰と肺痿は虚実が同じでないが、しかし熱が欝滞し津液が枯れるよう
になると、病状は同一になるのを見るべきである。そこで、ここに附して参考
に備える。

【解説】　本条文は、肺癰の醸膿期の証候と治療法について論述している。
　本証は、肺癰に罹患し、膿が形成されようとするが、いまだ形成されていな
い状態にある。そこで、《千金》葦茎湯を与えて熱を下し結を散じ瘀を通じる。
　《千金》葦茎湯は、葦茎、薏苡仁、桃仁、冬瓜仁からなる処方である。方中
の葦茎は、清熱利水、解渇除煩する。薏苡仁は、下気寛中する。桃仁は、潤肺
滑腸する。冬瓜仁は、潤燥清熱する。

【原文】　肺癰、胸満脹、一身面目浮腫、鼻塞清涕出、不聞香臭酸辛、咳逆上
気、喘鳴迫塞、葶藶大棗瀉肺湯主之。(15)
【本文】　肺癰、胸満脹し、一身面目浮腫し、鼻塞がりて清涕出で、香臭酸辛
を聞かず、咳逆上気し、喘鳴迫塞するは、葶藶大棗瀉肺湯之を主る（原註は、
「方は上に見ゆ。三日に一剤、三四剤に至る可し。此れ先ず小青龍湯一剤を服
して乃ち進む。小青龍湯方は、《咳嗽門》中に見ゆ」と。○《千金》、《外
台》は、此の条、前の瀉肺湯の条（11）に接す。案ずるに、「方は上に見ゆ」
の三字は、衍なり。「三日に一剤」自り「乃ち進む」に至るの二十字は《千
金》の文にして《外台》は《千金》を引きて此の二十字無く、方後に云う、
「仲景の《傷寒論》、范汪に同じ」と。《脈経》も亦此の条を載せば、明らか
に是れ仲景の旧文なり。今附方の後に列する者は、必ず後人の編次の誤りなり。
程氏、《金鑑》に掲げて原文と為し、註の三十二字を刪るを是と為す。沈、魏、
尤の諸家、以て附方と為すは、蓋し考えざるのみ）。
【語釈】　○肺癰、胸満脹し、一身面目浮腫し云々：呂志杰の説「本条は、詳
らかに葶藶大棗瀉肺湯の臨床症状を論述している。肺気が塞がって閉じる。そ
こで、胸満して脹る。肺が病む場合は、通調が失職し、水気が逆行する。そこ
で、一身、顔面、目に浮腫が出現する。肺の竅が不利になる。そこで、鼻は塞
がって清涕を流し、香り、臭い、酸味、辛味が解らなくなる。肺が粛降を失調
する。そこで、咳逆上気し、喘鳴し迫って塞がる。およそこの諸々の症は、皆

- 426 -

肺痿肺癰咳嗽上気病脈証治第七

肺部の邪気が壅がって実した状態に属している。そこで、葶藶大棗瀉肺湯を用いて肺気を開泄する」《金匱雑病論治全書》。陳紀藩の説「本方は解表の効能がなく、かつ薬性は猛烈に攻下する。もし本証で表邪がいまだ尽きていない場合は、先ず小青龍湯を服用して解表宣肺し、表が解されるのを待って後に再びこの方を服用する」陳紀藩主編《金匱要略》

【通釈】　肺癰に罹患し、胸部は脹満し、全身、顔面、および目に浮腫が出現し、鼻が塞がり、水様性の鼻水が出て、香り、臭い、酸味、あるいは辛味が解らなくなり、咳嗽が出現して気が上逆し、気喘が出現して痰が鳴り、胸部が塞がった感じがする場合は、葶藶大棗瀉肺湯がこれを主治する（原註では、「処方は上に見われている。三日に一剤を服用し、三四剤にまで増量できる。本方を服用する前に先ず小青龍湯一剤を服用し、その後本方を服用する。小青龍湯の処方は、《痰飲咳嗽病篇》の中に見われている」とある。〇《千金》、《外台》では、この条は、前の葶藶大棗瀉肺湯の条（11）に接続する。案じるに、「処方は上に見われている」の三字は、衍文である。「三日に一剤」より「即ち進める」に至るまでの二十字は《千金》の文であり、《外台》では《千金》を引用してこの二十字がなく、方後では「仲景の《傷寒論》であり、范汪に同じである」と言う。《脈経》もまたこの条文を記載しているので、明らかにこれは仲景の旧文である。今附方の後に配列するのは、必ず後人の編次の誤りである。程氏や《医宗金鑑》で掲げて原文とし、注釈の三十二字を削るのが正しい。沈氏、魏氏、尤氏などの諸家が附方とするのは、思うに考察しないからである）。

【本文】　［程］　癰肺に在れば、則ち胸脹満す。肺は、百脈を朝めて皮毛を主る。肺病めば、則ち一身面目浮腫するなり。肺は、鼻に開竅す。肺気壅滞すれば、則ち畜門開かず、但だ清涕滲出するも、濁膿猶鼻と肺との間に塞がるがごとし。故に香臭酸辛を聞かざるなり。其の気上焦に逆するを以てすれば、則ち喘鳴迫塞の証有り。葶藶大棗湯を与えて以て肺を瀉す。

　　［鑑］　是れ邪外は皮毛を塞ぎ、内は肺気を壅ぐ。之を喘して臥すを得ず（11）に比すれば、殆ど尤も甚だし。亦葶藶大棗瀉肺湯を以てする者は、其の膿未だ成らざるに因るが故なり。

【語釈】　〇畜門：鼻の外鼻孔。

【通釈】　［程］　癰が肺にある場合は、胸は脹満する。肺は、百脈を朝めて皮毛を主る。肺が病む場合は、一身、顔面、目に浮腫が出現する。肺は、鼻に

開竅する。肺気が塞がって滞る場合は、外鼻孔が開かず、ただ清涕が滲出するが、濁膿は丁度鼻と肺の間に塞がるようになる。そこで、香り、臭い、酸味、辛味が解らなくなる。その気が上焦に逆上するので、喘鳴が出現して胸部が塞がる証がある。葶藶大棗瀉肺湯を与えて肺を瀉す。

　　［鑑］　　これは、邪が外は皮毛を塞ぎ、内は肺気を壅いでいる。これを「気喘が出現して平臥ができなくなる（11）」場合に比較すると、殆ど最も甚だしい。また、葶藶大棗瀉肺湯を用いるのは、その膿がいまだ形成されていないことによるからである。

【解説】　　本条文は、葶藶大棗瀉肺湯の臨床症状と運用方法について論述している。

　肺癰に罹患し、濁痰や涎沫が肺にあると、胸部は脹満する。肺は百脈を朝め、皮毛を主る。肺が病むと、全身、顔面、目に浮腫が出現する。肺は、鼻に開竅する。肺気が塞がると、外鼻孔は開かず、水様性の鼻水が滲出する。濁膿が鼻と肺の間に塞がると、香り、臭い、酸味、辛味は解らなくなる。肺気が上焦に上逆すると、喘鳴が出現し、胸部は塞がる。本証は、肺癰に罹患するが、膿がいまだ形成されていない状態にある。そこで、葶藶大棗瀉肺湯を与えて肺を瀉す。

奔豚気病脈証治第八

論二首　方三首

【原文】　師曰、病有奔豚、有吐膿、有驚怖、有火邪、此四部病、皆従驚発得之。師曰、奔豚病従少腹起、上衝咽喉、発作欲死、復還止。皆従驚恐得之。(1)

【本文】　師曰く、病に奔豚有り、吐膿有り、驚怖有り、火邪有り、此の四部の病は、皆驚従り発して之を得と。師曰く、奔豚病は少腹従り起こりて、咽喉に上衝し、発作すれば死せんと欲し、復た還り止む。皆驚恐従り之を得と。

【語釈】　〇師曰く、病に奔豚有り云々：王廷富の説「この条は、奔豚気病の成因と主証を論述している。前の段落では、四種類の病の病因はいずれも驚より発生してこれを得ると認識する。その中の奔豚と驚怖の二つの証は、驚より発生することができる。突然驚を受けることによって驚く場合は、心は依る所がなく、神は帰る所がなく、思慮は定まる所がなくなる。ここにおいて心神は寧らかでなく、驚怖を発生する。驚く場合は恐れ、恐れる場合は腎を傷って腎気が乱れ、腎気が治まらない場合は上を衝いて奔豚気病になる。その中には吐膿がある。例えば瘀熱が久しく肺や胃（上脘部）に積もって癰を形成すると、膿を吐出するが、驚とは関係がないようである。火邪は、古代に温針あるいは火灸を用いて病を治療し、容易に津液を傷り、これによって心を養うのに不足すると、神は寧らかではなくなり、これによって驚を発生するはずである。並びに驚が火邪を引き起こすことができるのではない。本段には恐らくは脱簡がある。そこで、《医宗金鑑》では「篇の中にはただ奔豚の一証があるだけであり、吐膿、驚怖、火邪は皆竹簡が脱している。これは必ず欠けた文章がある」と言う。後の段落では、奔豚気の発作時の主証と病因である。奔豚は気の病であり、突然発作する証であり、発作時は気が少腹部より上って咽喉を衝き、非常に激烈であり、肺気は制することができず、呼吸は阻まれる。そこで、発作が出現すると死にそうになる。病は下より起こり、肝と胃の主る所であり、時に気が降り、また下に還る場合は衝気は平らかになり、上衝が止む場合は通常の人のようになる。そこで、「復た還りて止む」と言う。それが病を引き起こす原因は、驚が心を傷り、恐が腎を傷り、心腎が不調になり、腎気を妄動し、衝脈に随って上を衝いて形成することである」《金匱要略指難》

【通釈】　師が言われた。病には奔豚があり、吐膿があり、驚怖があり、火邪があるが、この四種類の病はいずれも驚きなどの精神の刺激によって引き起こ

される。師が言われた。奔豚病では、気が少腹より起こって上に向かい、咽喉を突き上げる感じがし、発作が出現すると今にも死にそうな感じがあり、発作が停止するとまた病状は消失する。この種の病は、いずれも驚きや恐れなどの精神の刺激によって引き起こされる。

【本文】　［程］　篇目は止奔豚の一証有りて吐膿、驚怕（はく）、火邪は、皆簡脱し、必ず欠文有り。《経》に曰く、「太陽の傷寒なる者は、温針を加うれば必ず驚くなり（119）」、「若し針する処、寒を被り、核起こりて赤き者は、必ず奔豚を発す（117）」、「汗を発して後、臍下悸する者は、奔豚を作さんと欲す（65）」と。故に奔豚病は驚従り発して得。

　［尤］　吐膿は、咳と嘔との別有り。其れ驚従り之を得るは、旨未だ詳らかならず。驚怖は、即ち驚恐なり。蓋し、病驚従り得てして驚気は即ち病気を為すなり。火邪は、後の《驚悸》の部、及び《傷寒・太陽篇》に見われて云う、「太陽病、火を以て之を熏じ、汗するを得ず、其の人必ず躁す。経に到りて解せず、必ず圊血す。名づけて火邪と為す（114）」と。然れども未だ嘗て「驚従り発す」と云わざるなり。《驚悸篇》に云う、「火邪の者は、桂枝去芍薬加蜀漆牡蛎龍骨救逆湯之を主る（12）」と。此れも亦是れ火邪に因りて驚を発し、驚に因りて火邪を発するに非ざるなり。即ち、後の奔豚の証治の三条も亦必ずしも定めて驚恐従りして得ず。蓋し、是れ証は雑病、傷寒の異なり有り。驚恐従り得る者は、雑病なり。発汗、及び焼針にて寒を被るに従る者は、傷寒なり。其の吐膿、火邪の二病は、仲景必ず別に謂うこと有り。姑く此を闕（けつ）して以て智者を俟つ。前に「驚より発す」と云い、後に「恐れ」を兼ねて言う者は、腎は恐れに傷られて奔豚は腎病と為せばなり。狦は、水畜なり。腎は、水蔵なり。腎気内に動き、上りて咽喉を衝き、豕（し）の突くが如し。故に奔豚と名づく。亦肝病従り得る者有るは、腎と肝とは同じく下焦に処すを以てして其の気は並びに善く上逆すればなり。

　［鑑］　張従政曰く、「驚なる者は、自ら知らずと為すが故なり。恐なる者は、自ら知ると為すなり」と。

【語釈】　○怕：おそれる。　○《驚悸篇》：《金匱要略・驚悸吐衄下血胸満瘀血病脈証治第十六》を指す。　○闕：除く。　○狦：豚。　○豕：いのこ。ぶた。

【通釈】　［程］　本篇の題目にはただ奔豚の一証があり、吐膿、驚恐、火邪はいずれも脱簡であって必ず文章が欠けている。《経》では、「太陽傷寒証で

奔豚気病脈証治第八

は、温針を加えると、必ず驚く（119）」、「もし針刺した所が寒邪を被り、核が起こって発赤する場合は、必ず奔豚を発生する（117）」、「発汗した後、臍下に動悸が出現する場合は、奔豚を発生しようとしている（65）」と言う。そこで、奔豚病は驚より発生してこれを得る。

　［尤］　吐膿は、咳嗽と嘔吐との区別がある。それが驚よりこれを得るのは、その主旨はいまだ詳らかでない。驚怖は、驚きと恐れのことである。思うに、病は驚きよりこれを得るのであり、驚気が病気を発生させる。火邪は、後の《驚悸篇》の部分と、および《傷寒論・太陽篇》に見われ、「太陽病に罹患し、火法を用いてこれを熏じ、発汗できなくなると、その人は必ず煩躁する。病が七日持続してなお解されない場合は、必ず下血が出現する。これを火邪と名づける（114）」と言う。しかし、いまだかつて「驚より発生する」とは言わない。《驚悸篇》では、「火邪によって驚証が出現する場合は、桂枝去芍薬加蜀漆牡蛎龍骨救逆湯がこれを主治する（12）」と言う。これもまた火邪によって驚を発生するのであり、驚によって火邪を発生するのではない。即ち、後の奔豚の証治に関する三つの条文もまた必ずしも驚恐より発生するとは定められない。思うに、証には雑病と傷寒の異同がある。驚恐より得られる場合は、雑病である。発汗し、および焼針して寒邪を被ることによる場合は、傷寒である。吐膿と火邪の二つの病は、仲景は必ず別に論述している。暫くこれを除いておいて知者が解釈するのを待つ。前に「驚より発生する」と言い、後に「恐れ」を兼ねて言うのは、腎は恐れに傷られ、奔豚は腎病であるからである。豚は、水畜である。腎は、水臓である。腎気が内に動き、上って咽喉を衝き、豚が突き挙げるようになる。そこで、奔豚と名づける。また、肝の病より得られる場合があるのは、腎と肝は同じく下焦に位置するので、その気はいずれもよく上逆するからである。

　［鑑］　張従政は、「驚は、（原因を）自らが知らないからである。恐は、（原因を）自らが知っている」と言う。

【本文】　《巣源》に云う、「夫れ奔豚気なる者は、腎の積気なり。驚恐憂思の生ずる所より起く。若し驚恐すれば、則ち神を傷る。心は、神を蔵するなり。憂思すれば、則ち志を傷る。腎は、志を蔵するなり。神志傷られ動き、気腎に積れば、而ち気下り上りて遊走し、豚の奔るが如し。故に奔豚と曰う。其の気心に乗ずれば、心中踊踊とするが若く、車の驚かす所の如く、人の恐るる所の如し。五藏定まらず、食飲すれば輒ち嘔し、気胸中に満ち、狂い痴かにして定

まらず、妄りに言い、妄りに見る。此れ、驚恐の奔豚の状なり。若し気満ちて心を支え、心下悶乱し、人の声を聞くを欲せず、休作に時有り、乍ち瘥え乍ち極まり、吸吸短気し、手足厥逆し、内煩結痛し、温温として嘔せんと欲す。此れ、憂思の奔豚の状なり。其の脈を診るに、来ること触祝なり。触祝なる者（《外台》は、両つの「触」の字無し）は、奔豚を病むなり」と。

案ずるに、《霊・邪気蔵府病形篇》に云う、「沈厥奔豚は、足収まらず、前後するを得ず」と。蓋し、本篇に論ずる所は即ち是れなり。而して《難経》は腎積を名づけて奔豚と為す。然れども此れとは自ら別なり。故に楊玄操は《難経》に註して云う、「又奔豚の義有るなり。此の積病に非ざるなり」と。名は同じにして病異なるは以て見る可きのみ。後世奔豚疝気の称有り（《和剤》、《指南》、《直指方》等に見わる）。即ち、《内経》の所謂「衝疝」は（《骨空論》に出づ）、疝病にして奔豚気を成す者なり。張氏の《医説》に云う、「腎気奔り衝くを以て奔豚と為す。豚は能く奔逸するも、遠ざくること能わざるを謂うなり」と。此の解、之を得。沈註に云う、「状江豚の如し」と。此の説、《丹溪心法》に本づく。決して従う可からず。

【語釈】　〇踊：おどる。とびあがる。　〇触祝：脈を診るとぴんぴんと跳動する感じがすることを指す。　〇沈厥奔豚：本証の病機は、腎の寒気の上逆である。本証は、下肢が重だるくなり、逆冷して屈伸し難くなり、大小便が不通になるので、本篇の奔豚気とは同じでない。詳細は、《金匱臓腑弁証解説》を参照。　〇衝疝：気が小腹より上って心を衝き、腹部が痛み、動くこともできないほど激しいもの。急性腹証の時などに見られる。　〇奔逸：走り逃げる。　〇江豚：スメリナ。イルカの類。

【通釈】　《諸病源候論》では、「そもそも奔豚気は、腎の積気である。驚き、恐れ、憂い、思いが生じる所より起こる。もし驚き恐れる場合は、神を傷る。心は、神を蔵している。憂い思う場合は、志を傷る。腎は、志を蔵している。神志が傷られて動き、気が腎に積ると、気が下り、あるいは上って遊走し、豚が走るようになる。そこで、奔豚と言う。その気が心に乗じると、心中が踊るようになり、車が驚かす所のようになり、人が恐れる所のようになる。五臓が定まらなくなり、食事を摂取すると、直ちに嘔吐し、気が胸中に満ち、精神は狂い、あるいは痴呆のようになって一定せず、妄りに言葉を喋り、妄りに物を見る。これは、驚恐による奔豚の症状である。もし気が満ちて心を支えると、心下は悶乱し、人の声を聞きたくなく、発作と休止に一定の時があり、忽ち症

状は治癒し、あるいは忽ち症状は極まり、呼吸は息切れがし、手足は厥逆し、内は心煩して結んで痛み、温温として嘔吐したくなる。これは、憂思による奔豚の症状である。その脈を診ると、到来はぴんぴんと跳動する。脈の到来がぴんぴんと跳動する場合（《外台》では、両つの「觸」の字がない）は、奔豚を病む」と言う。

　案じるに、《霊枢・邪気藏府病形篇》では、「沈厥奔豚は、足が収まらなくなり、大小便が不通になる」と言う。思うに、本篇に論じる所がこれである。そして《難経》では、腎積を名づけて奔豚とする。しかし、これとは自ら区別がある。そこで、楊玄操は《難経》に注釈し、「また　奔豚の義がある。それは、この積病ではない」と言う。名は同じであるが、病が異なるのは、これによって見ることができる。後世では、奔豚疝気の名称がある（《和剤局方》、《指南》、《直指方》などに見われている）。即ち、《内経》のいわゆる「衝疝」は（《素問・骨空論》に出ている）、疝病で奔豚気を形成する場合である。張氏の《医説》では、「腎気が奔って衝くのをもって奔豚とする。豚はよく走って逃げるが、遠くへ行くことができないことを言う」と言う。この解釈は、要領を得ている。沈氏の注釈では、「性状は、イルカのようになる」と言う。この説は、《丹溪心法》に基づいている。決して従うべきでない。

【解説】　本条文は、奔豚病の病因、病機、および症状について論述している。

　奔豚、吐膿、驚怖、火邪からなる四種類の病証は、いずれも驚きなどの精神の刺激で発症するとされているが、本篇では奔豚の証だけが記載され、吐膿、驚恐、火邪の三種類の病証については記載がない。

　吐膿は、咳嗽によって膿血を吐出する場合と嘔吐によって膿血を吐出する場合の区別がある。ただ、いずれも驚きによって吐膿する旨は明らかでない。

　驚怖は、驚きや恐れのことを言う。即ち、驚きや恐れによって発症する病である。驚は、自分が原因を知らない場合に突然驚くことを言う。一方、恐は、自分が原因を知っている場合に恐れを自覚することを言う。

　火邪は、驚きによって発生するのではい。即ち、火邪が原因となって驚きを発生する。

　本篇では、奔豚に関する三つの条文が記載されているが、これらの奔豚は必ずしも全てが驚恐より発生するのではない。本条文では、先ず奔豚、吐膿、驚怖、火邪は「驚従り発す」と言い、後に奔豚は「驚恐従り之を得」と言う。五志の中の恐は、腎に属している。恐れが腎を傷ると、奔豚が腎より発生する。

豚は、水畜である。腎は、水臓である。腎気が傷られて内に動くと、豚が突っ走るように、上って咽喉を衝き、発作が発生すると死にそうになるが、発作が停止すると病状はまた停止する。これが奔豚気である。

【原文】　奔豚、気上衝胸、腹痛、往来寒熱、奔豚湯主之。(2)
【本文】　奔豚、気胸に上衝し、腹痛、往来寒熱するは、奔豚湯之を主る。
【語釈】　○奔豚、気胸に上衝し、腹痛、往来寒熱す云々：陳紀藩の説「本条は、血が虚し肝が欝滞し、化熱して上を衝く奔豚気の証治を論述している。肝は血を蔵し、疏泄を主る。そこで、陰を体として陽を用とする。肝血が充足する場合は肝気は疏泄条達し、肝血が虚す場合は肝気は欝滞し易い。気が欝滞して日が久しくなると、次第に化熱する。もし突然情志の刺激に遇う場合は、よく奔豚気病を発生できる。肝気が衝脈に随って上逆すると、遂に気が少腹部より上を衝き胸に至る感じがする。これは、「気が上衝して咽喉に至る」場合に比較すると、幾らか軽い。肝気が横逆し、乗じて脾胃を犯す。そこで、腹が痛む。これは、肝欝奔豚の主症である。往来寒熱は少陽病の主症であるが、これは反って内傷の雑病の症に属している。肝胆は表裏の関係にあるので、肝が欝滞して化熱すると少陽に影響し、その枢機を不利にさせるので、また往来寒熱が見られるはずである。ただ、外感の病邪が少陽に入り、正気と邪気が相争する往来寒熱とは、病理と表現上はいずれも区別がある。これを総合すると、血が虚し、肝が欝滞し、化熱し、上逆して引き起こされる奔豚気病であり、「気上りて胸を衝く」は必ず「発作すれば死せんと欲す」を伴うが、これが奔豚気病を診断する場合の特徴であり、「腹痛」が主症であり、「往来寒熱」は兼症に属している」陳紀藩主編《金匱要略》
【通釈】　奔豚病に罹患し、発作時に気が少腹より上って胸部を衝き、腹痛が出現し、往来寒熱を伴う場合は、奔豚湯がこれを主治する。
【本文】　［徐］　此れ、乃ち奔豚の気と表に在るの外邪と相い当たる者なり。故に状奔豚の如くにして気上りて胸を衝く。未だ咽喉に至らずと雖も、亦驚より発するの奔豚の如し。但だ腹痛を兼ぬるは、是れ客邪腹に在ること有ればなり。且つ往来寒熱するは、是れ客邪半ば表裏に在ること有ればなり。

　　［沈］　是れ芎、帰、姜、芍を以て厥陰と少陽の気血の正を疏養して邪を駆りて外出し、生葛、李根を以てして専ら表裏の風熱を解して奔豚逆上の邪を清し、黄芩は能く風化するの熱を清し、半夏は以て脾胃を和して客痰を化す。

- 434 -

[尤]　　桂、苓は、奔豚の主薬と為す。而るに用いざる者は、病腎発に由らざればなり。

【語釈】　○病腎発に由らざればなり：《金匱要略輯義》では「病由腎発也」に作るが、《金匱要略心典》に従って「病不由腎発也」に改める。なお、《金匱要略心典》では、「これは、奔豚気で肝邪に発生する場合である。往来寒熱するのは、肝臓に邪があって気が少陽に通じるからである。肝は、散を欲する。生姜、半夏、生葛をもってこれを散じる。肝は、急を苦しむ。甘草をもってこれを緩める。川芎、当帰、芍薬は、その血を理める。黄芩、甘李根白皮は、その気を下す。…」とある。

【通釈】　　[徐]　　これは、奔豚の気と表にある外邪とが相互に当たる場合である。そこで、性状は奔豚のようになり、気が上って胸を衝く。いまだ咽喉に至らないが、また驚より発生する奔豚のようである。ただ、腹痛を兼ねるのは、客邪が腹にあるからである。かつ往来寒熱が出現するのは、客邪が半表半裏にあるからである。

　　[沈]　　これは、川芎、当帰、生姜、芍薬をもって厥陰と少陽の気血の正を疏して養い、邪を駆って外に出し、生葛、甘李根白皮をもって専ら表裏の風熱を解して奔豚で逆上する邪を清し、黄芩はよく風が変化した熱を清し、半夏は脾胃を調和して客痰を除く。

　　[尤]　　桂枝と茯苓は、奔豚の主薬である。ところが、用いないのは、病が腎に発生するのでないからである。

【本文】　　奔豚湯方（《外台》は《集験》を引き、主療、薬味は並びに同じ）
　甘草　芎藭　当帰（各二両）　半夏（四両）　黄芩（二両）　生葛（五両）
　芍薬（二両）　生姜（四両）　甘李根白皮（一升）
　右九味、水二斗を以て、煮て五升を取り、一升を温服し、日に三たび、夜に一たび服す。

【語釈】　○奔豚湯：聶恵民の説「本方は、調肝和血、疏解降逆の方剤である。驚恐が肝を傷り、肝気が欝結し、気が逆して上を衝くので、奔豚の証を発生する。そこで、甘李根白皮をもって心煩を止め、奔豚気を降ろして主とする。当帰、川芎、芍薬は、調肝和血止痛する。甘草は、緩急和中する。黄芩、生葛は、清熱生津する。生姜、半夏が逆気を降ろす場合は、気逆や肝は平らかになり、奔豚の気は治癒する」《経方方論薈要》

【通釈】　　奔豚湯方（《外台》では、《集験》を引用し、主治と薬味は並びに

－ 435 －

同じである）

甘草　川芎　当帰（各々二両）　半夏（四両）　黄芩（二両）　生葛（五両）　芍薬（二両）　生姜（四両）　甘李根白皮（一升）

右の九味に水二斗を用い、煮て五升を取り、一升を温めて服用し、日に三回、夜に一回服用する。

【本文】　案ずるに、《本草別録》に「李根皮は、大寒無毒。消渇を治し、心煩し逆せし奔豚気を止む」と云えば、是れ李根皮は乃ち本方の主薬たるを知る。

《外台》の《小品》奔豚湯は、虚労、五藏の気乏損し、遊気上に帰り、上に走る時は、群狐相い逐うこと憧憧、時気来れば便ち自如、坐して驚き夢精し、光竭きて澤わず、陰痿し上は少腹に引きて急痛し、面乍ち熱して赤色、喜しば怒りて常無く、耳聾い目視るも精光無きを療す。

本方の内に於いて芎藭、黄芩を去り、桂心、人参を加う。

又《廣済》に奔豚気心に在り、吸吸短気し、人の語声を聞くを欲せず、心下煩乱して安からず、発作に時有り、四肢煩疼、手足逆冷す。

本方の内に於いて芎藭、当帰、黄芩、生葛、芍薬、生姜を去り、乾姜、茯苓、人参、附子、桂心を加う（案ずるに、本方の奔豚湯証にして虚寒に属する者は、此の方を用うるに宜し）。

又《集験》の奔狐茯苓湯は、短気し、五藏不足し、寒気厥逆し、腹脹満し、気賁りて胸膈を衝き、発作すれば気絶せんと欲して人を識らず、気力羸痩し、少腹起くこと騰踊、狐の子の上に走り下に走り、馳せ往き馳せ来るが如く、寒熱し、陰器に拘引し、手足逆冷し、或は煩熱する者を療す。

本方の内に於いて黄芩、芍薬を去り、茯苓、人参を加う。

又賁狐気、下従り上る者を療するの湯方。

本方の内に於いて甘草、芎藭、当帰を去り、人参、桂心を加う。

又《小品》の賁狐湯は、手足逆冷し、胸満し、気促く、臍の左右従り起こりて欝冒する者を療す。

本方の内に於いて当帰、芍薬、半夏、生姜を去り、桂心、括樓、人参を加う。

又牡蛎賁狐湯は、賁狐の気少腹従り起こりて胸を撞き、手足逆冷するを療す。

牡蛎（三両、熬る）　桂心（八両）　李根白皮（一斤、切る）　甘草（三両、炙る）

右四味、切り、水一斗を以て、煮て李根皮を取り、七升を得、滓を去り、余の薬を内れ、煮て三升を取り、分かちて五合を服し、日に三たび、夜に再びす。

《活人》の李根湯は、気上を衝き、正しく心の端に在るを治す。

本方の内に於いて川芎、生葛を去り、茯苓、桂枝を加う。

【語釈】 ○犹：豚に同じ。 ○憧憧：心が定まらないさま。一説に、往来の絶えないさま。ここでは、後者の意。 ○自如：もとのまま。 ○賁：はしる。奔に同じ。 ○騰踊：おどり上がる。はね上がる。

【通釈】 案じるに、《本草別録》に「李根皮は、大寒で無毒である。消渇を治療し、心煩し、逆上する奔豚気を停止させる」と言えば、李根皮は本方の主薬であることが解る。

《外台》の《小品》奔豚湯は、虚労に罹患し、五臓の気が欠乏して損傷され、浮遊した気が上に帰って上に走る時は、多くの豚が逐いあって往来が絶えないようになり、回復する時期になると直ちに元のようになり、坐って驚き、夢に遺精し、光が竭きて潤いがなく、陰茎は痿えて上は少腹に引いて急痛し、顔面は忽ち発熱して赤色になり、数々怒って一定せず、耳は聾い、目は視てもあざやかな光がなくなる場合を治療する。

本方の中より川芎、黄芩を除き、桂心、人参を加える。

また、《廣済》では、奔豚気が心にあり、呼吸は息切れがし、人の音声を聞きたくなく、心下は煩乱して不安になり、発作に時があり、四肢は煩わしく疼み、手足が逆冷する（場合を治療する処方）。

本方の中より川芎、当帰、黄芩、生葛、芍薬、生姜を除き、乾姜、茯苓、人参、附子、桂心を加える（案じるに、本方の奔豚湯の証で虚寒に属する場合は、この処方を用いるのがよい）。

また、《集験》の奔犹茯苓湯は、息切れがし、五臓が不足し、寒気が厥逆し、腹部は脹満し、気は奔って胸膈を衝き、発作が出現すると気は途絶えようとして人を識別できず、気力は痩せ衰え、少腹は躍り上がるように起こり、豚の子が上に走り下に走り、馳せて往来するようになり、寒熱が出現し、陰器に引き攣れ、手足は逆冷し、あるいは煩熱する場合を治療する。

本方の中より黄芩、芍薬を除き、茯苓、人参を加える。

また、賁犹気が下より上る場合を治療する湯液の処方。

本方の中より甘草、川芎、当帰を除き、人参、桂心を加える。

また、《小品》の賁犹湯は、手足が逆冷し、胸部が脹満し、気が促くなり、臍の左右より気が起こり、欝冒する場合を治療する。

本方の中より当帰、芍薬、半夏、生姜を除き、桂心、栝樓、人参を加える。

また、牡蛎奔豚湯は、奔豚の気が少腹より起こって胸を撞き、手足が逆冷する場合を治療する。

　牡蛎（三両、熬る）　桂心（八両）　李根白皮（一斤、切る）　甘草（三両、あぶる）

　右の四味を切り、水一斗を用いて煮て李根皮を取り、七升に煮詰め、滓を除き、他の薬を入れ、煮て三升を取り、五回に分けて五合を服用し、日に三回、夜に二回服用する。

　《活人》の李根湯は、気が上を衝き、正しく心の端にある場合を治療する。

　本方の中より川芎、生葛を除き、茯苓、桂枝を加える。

【解説】　本条文は、肝気欝結によって引き起こされる奔豚病の証候と治療法について論述している。

　《傷寒論輯義》が引用する徐忠可の説では、本証は外邪が半表半裏に侵入し、裏の奔豚の気と打ち合うことによって発症するとするが、少陽に客した邪気は正しくは外邪でない。そこで、ここでは解説しない。詳細は、《金匱要略大成》を参照のこと。

【原文】　発汗後、焼針令其汗、針処被寒、核起而赤者、必発奔豚。気従少腹上至心、灸其核上各一壮、与桂枝加桂湯主之。(3)

【本文】　汗を発して後、焼針もて其れをして汗せしめ、針する処寒を被り、核起こりて赤き者は、必ず奔豚を発す。気少腹従り上りて心に至るは、其の核上に各一壮を灸し、桂枝加桂湯を与えて之を主る（《太陽中篇》（117）は、「汗を発して後」の三字無く、「心」の下に「者」の字有り）。

【語釈】　○汗を発して後、焼針もて其れをして汗せしめ云々：呂志杰の説「本条は、誤汗して奔豚を引き起こす証治を論述している。本条が論じる所の証治は、《傷寒論》の第117条とほぼ同じである。発汗した後、また焼針を加えることにより、外邪が針をした所より侵入し、邪熱が塞がって集まる。そこで、核が起こって赤くなり、局部は紅色に腫れる。汗が出て陽気が傷られると、衝気を引動し、少腹より上って心胸部を衝く場合は、奔豚の病を発生する。治療方法は、外は核の上に灸をすえて消腫散邪し、内は桂枝加桂湯を服用して陽気を助けて衝逆を止める」《金匱雑病論治全書》

【通釈】　太陽病に罹患し、汗法を用いて発汗した後、更に焼針法を用いて発汗し、針刺した部位が寒邪の侵襲を受けて核状に発赤腫脹する場合は、必ず奔

－ 438 －

豚病を発症する。病人は気が少腹より上衝して心胸部に達するように感じる場合は、腫脹した部位に各々一個ずつ灸をすえ、同時に桂枝加桂湯を与えてこれを主治する（《太陽中篇》（117）では、「汗を発した後」の三字がなく、「心」の字の下に「者」の字がある）。

【本文】　[鑑]　焼針は、即ち温針なり。焼針して汗を取るも亦汗法なり。針する処は、宜しく当に寒を避くべし。若し謹むことを知らず、外は寒の襲を被り、火は血中に蓄し、血は流行せざるは、核を結び腫れて赤しの患い有る所以なり。夫れ温針して汗を取るは、其の法も亦迅烈と為す。既に針して営奉行して解を作さざれば、必ず其の人素寒陰盛んなり。故に温針の火有りと雖も、但だ核赤を発し、又寒の侵を被る。故に但だ解せざるのみならず、反って陰邪を召す。而して針を加うるの時、心は既に驚き虚すは、腎水は陰邪にして上は心陽を凌ぎて奔豚を発するを得る所以なり。奔豚なる者は、腎水の陰邪の気、少腹従り上りて心を衝くこと豚の奔るが若きなり。先ず核上に灸すること各一壮なる者は、外は其の寒邪を祛き、継いで桂枝加桂湯を与うる者は、内は其の腎邪を伐つなり。

　　[魏]　灸して後、桂枝加桂湯を与えて之を主る。意に陽を升らせ邪を散じ、衛を固めて中を補うに取るは、汗して後に寒を感じ、陽衰え陰乗ずるの奔豚の為に法を立つ所以なり。前条の心動き気馳せ、気結び熱聚まるの奔豚とは、源流大いに別なり。

【語釈】　○迅烈：迅は、速い。烈は、はげしい。　○奉行：うやうやしく行う。

【通釈】　[鑑]　焼針は、温針である。焼針をして汗を取るのもまた発汗法である。針をする所は、寒を避けるべきである。もし謹むことを知らず、外は寒の侵襲を被り、火は血中に蓄滞し、血が流行しなくなるのは、核を結び腫れて赤くなる患いがある理由である。そもそも温針をして汗を取るのは、その方法もまた迅速で激しい。既に針をして営が行って解されなくなる場合は、必ずその人は元々陰寒が盛んである。そこで、温針の火はあるが、ただ赤い核を発生し、また寒の侵入を被る。そこで、ただ解されないだけではなく、反って陰邪を招聘する。そして針を加える時に心が既に驚いて虚しているのは、腎水は陰邪であり、上は心陽を凌いで奔豚を発生する理由である。奔豚は、腎水の陰邪の気が少腹より上り、心を衝くのが豚の奔るようなものである。先ず核上に灸を各々一壮すえる場合は外はその寒邪を除き、継いで桂枝加桂湯を与える場

合は内はその腎邪を伐つ。

　　［魏］　灸をすえた後に桂枝加桂湯を与えてこれを主治する。その意が陽を
升らせて邪を散じ、衛を固めて中を補うのに取るのは、発汗した後に寒を感じ、
陽が衰え陰が乗じる奔豚のために法を立てる理由である。前条で心が動いて気
が馳せ、気が結んで熱が聚まる場合の奔豚とは、源流は大いに別である。
【本文】　桂枝加桂湯方
　　桂枝（五両）　　芍薬（三両）　　甘草（二両、炙る）　　生姜（三両）　　大棗
（十二枚）
　　右五味、水七升を以て、微火もて煮て三升を取り、滓を去り、一升を温服す。
【語釈】　〇桂枝加桂湯：聶恵民の説「本方は、升陽散邪、固衛降逆の処方で
ある。発汗した後、焼針してそれを発汗したので、その表陽を虚し、陽が虚し
て邪が入り、下焦の腎気を引動して上を衝き、奔豚を発症する。そこで、桂枝
をもって調営和衛、升陽散邪し、桂を加えて陽を助けて腎邪を泄して衝逆を止
める。桂を加える場合に肉桂を加えるのがよいとする者は、それが温中壮陽、
益火消陰の力を取る。この説もまた通じる」《経方方論薈要》
【通釈】　桂枝加桂湯方
　　桂枝（五両）　　芍薬（三両）　　甘草（二両、あぶる）　　生姜（三両）　　大棗
（十二枚）
　　右の五味に水七升を用い、とろ火で煮て三升を取り、滓を除き、一升を温め
て服用する。
【本文】　柯氏方論に云う、「更に桂を加うる者は、火の陽を益して陰自ら平
らかなればなり。桂枝に更に桂を加え、陰邪の上攻を治す。只一味の中に分両
を加うるに在り。本方の外に於いては他味を求めず、即かず離れずの妙は此く
の如し。茯苓桂枝甘草大棗湯証は、已に裏に在りて奔豚未だ発せず。此の証は
尚表に在りて奔豚已に発す。故に同じならざること有り」と。
【通釈】　柯氏の方論では、「更に桂枝を加えるのは、火の陽を益して陰が自
ら平らかになるからである。桂枝に更に桂枝を加え、陰邪の上攻を治療する。
ただ、一味の中で分量を増量することにある。本方の外においては他の味を求
めず、就かず離れずの妙味はこのようなものである。茯苓桂枝甘草大棗湯証は、
既に裏にあって奔豚はいまだ発生していない。この証はなお表にあって奔豚は
既に発生している。そこで、同じでないことがある」と言う。
【解説】　本条文は、誤汗によって引き起こされる奔豚病の証候と治療法につ

いて論述している。

　焼針は、温針である。発汗し、また焼針して汗を取り、心が驚いて虚すと、腎水が上は心陽を凌ぐので、奔豚病が発症する。奔豚病は、腎水の陰邪が少腹より上り、豚が奔るように、心を衝く病証を言う。針刺するが、寒を避けない場合は、寒邪が針刺した部に侵襲する。針刺した部位で火が血中に欝滞し、血が流行しなくなると、赤い核が生じて腫脹する。そこで、先ず核上に各々一壮灸をすえて外は寒邪を除き、継いで桂枝加桂湯を与えて内は腎邪を伐つ。

　桂枝加桂湯は、桂枝湯の中の桂枝を二両増量した処方である。本証は、発汗した後に寒邪を感じ、陽気が衰え陰寒がこれに乗じて奔豚を発症した状態にある。そこで、桂枝加桂湯を与えて陽気を升らせて邪気を散じ、衛陽を固めて中を補う。

【原文】　発汗後、臍下悸者、欲作賁豚。茯苓桂枝甘草大棗湯主之。(4)

【本文】　汗を発して後、臍下悸する者は、賁豚を作さんと欲す。茯苓桂枝甘草大棗湯之を主る（《太陽中篇》(65)は、「後」の下に「其の人」の二字有り）。

【語釈】　〇汗を発して後、臍下悸する者云々：王廷富の説「この条は、水飲が妄動し、今にも奔豚を発生しようとする証治である。発汗した後、心陽が傷られ、心陽が下は腎水を制するのに不足すると、腎水の気が妄動する。そこで、臍下に動悸がする。臍下は、腎気が源を発する部位である。腎水の気が虚に乗じて動くので、臍下に先ず動悸がする。これは、水飲が心を凌ぎ、今にも奔豚を発生しようとする前兆である。そこで、化気利水の方法を用いて主治する」《金匱要略指難》

【通釈】　発汗した後、臍下に動悸が出現する場合は、奔豚病を発生しようとする前兆である。この場合は、茯苓桂枝甘草大棗湯がこれを主治する（《太陽中篇》(65)では、「後」の字の下に「その人」の二字がある）。

【本文】　［鑑］　周揚俊曰く、「汗は、心の液に本づく。汗を発して臍下に悸を病む者は、心気虚して腎気動けばなり」と。

　　　［程］　汗して後、臍下悸する者は、陽気虚して腎邪上逆すればなり。臍下は、腎気の発源するの地と為す。茯苓は水を泄して以て腎邪を伐ち、桂枝は陽を行らせて以て逆気を散じ、甘草、大棗は甘温にて脾土を助けて以て腎水を制す。煎じるに甘爛水を用うる者は、之を揚ぐれば力無く、全く水の性無く、其

の腎邪を助けざるを取ればなり。

　　［鑑］　　奔豚を作さんと欲する者は、奔豚の状に似ること有りて将に作さんとするも未だ作さざるなり。

【通釈】　　［鑑］　　周揚俊は、「汗は、心の液に基づいている。発汗して臍下に動悸を病むのは、心気が虚して腎気が動くからである」と言う。

　　［程］　　発汗した後、臍下に動悸がするのは、陽気が虚して腎邪が上逆するからである。臍下は、腎気が発生する源の部位である。茯苓は水を泄らせて腎邪を伐ち、桂枝は陽を行らせて逆気を散じ、甘草、大棗は甘温で脾土を助けて腎水を制する。煎じるのに甘爛水を用いるのは、これを掬い上げると力がなくなり、全く水の性質がなく、その腎邪を助けない効能を取るからである。

　　［鑑］　　奔豚を発生しようとするのは、奔豚の症状に似ていて今にも発生しようとするが、いまだ発生していないことである。

【本文】　　茯苓桂枝甘草大棗湯方

　　茯苓（半斤）　　甘草（二両、炙る）　　大棗（十五枚）　　桂枝（四両）

　　右四味、甘爛水一斗を以て、先ず茯苓を煮て、二升を減じ、諸薬を内れ、煮て三升を取り、滓を去り、一升を温服し、日に三服す。甘爛水の法は、水二斗を取り、大盆の内に置き、杓を以て之を揚げ、水上に珠子五六千顆相い逐うもの有らば、取りて之を用う（甘爛水の法は、原文は細註と為す。今《傷寒論》に據りて大書す。「爛」は、徐、沈、《金鑑》は「瀾」に作る。蓋し、《玉函》に本づく。甘爛の義は、詳らかに《傷寒論輯義》に見わる）。

【語釈】　　○茯苓桂枝甘草大棗湯：聶恵民の説「本方は、通陽利水、補中降逆の方剤である。発汗した後、心陽が内に虚し、下焦の水飲が衝逆して奔豚を発生しようとしているので、茯苓をもって滲湿利水して心気を保ち、桂枝は通陽化気して腎邪を泄らし、甘草、大棗は和中補虚して中土を安らかにし、逆気を緩める。そこで、奔豚の発作を予防する方剤となる」《経方方論薈要》。　　○爛：煮る。にくずれる。ただれる。　　○瀾：なみ。おおなみ。

【通釈】　　茯苓桂枝甘草大棗湯方

　　茯苓（半斤）　　甘草（二両、あぶる）　　大棗（十五枚）　　桂枝（四両）

　　右の四味に甘爛水一斗を用い、先ず茯苓を煮て二升を減らし、諸薬を入れ、煮て三升を取り、滓を除き、一升を温めて服用し、日に三回服用する。甘爛水を作る方法は、水二斗を取り、大盆の中に入れ、杓を用いて何度も掬い上げ、水面に水滴が五六千個転がるようになる場合は、取ってこれを用いる（甘爛水

奔豚気病脈証治第八

を作る方法は、原文では細註である。今《傷寒論》によって大書にする。「爛」の字は、徐本、沈本、《医宗金鑑》では「瀾」の字に作る。思うに、《玉函》に基づいている。甘爛水の意義は、詳らかに《傷寒論輯義》に見われている）。

【本文】　　［徐］　　仲景、証を論ずるに、毎に数条を合わせ、以て其の変を尽くす。奔豚は驚に由ると言い、又其れ少腹従り衝きて咽喉に至ると言い、又其れ腹痛を兼ねて往来寒熱すと言い、又其れ核起を兼ねて他病無きと言い、又汗して後臍下悸し、奔豚を作さんと欲すと言う。而して未だ成さざる者は、其れ浅深瞭然たり。和解を用い、腎を伐つを用い、桂を用い、桂を用いず、酌みて治するは微妙なり。奔豚の一証、病は証に因りて治し、復た剰義無し。苟も仲景の立方の意を会さざれば、則ち峻薬は用うるを畏れ、平剤は効寡（すく）なし。豈古方は今より宜しからずや。

【語釈】　〇瞭然：明らかなさま。はっきりしているさま。　〇剰：あまり。

【通釈】　　［徐］　　仲景が証を論じる場合は、常に数条を合わせてその変化を尽くしている。奔豚は驚きが原因であると言い、またそれは少腹より衝いて咽喉に至ると言い、またそれは腹痛を兼ねて往来寒熱が出現すると言い、またそれは核が起こるのを兼ねて他の病はないと言い、また発汗した後に臍下悸が出現し、奔豚を発生しようとしていると言う。そして奔豚がいまだ形成されていない場合は、その病の浅深は明らかである。和解の方法を用い、腎を伐つ方法を用い、桂枝を用い、あるいは桂枝を用いず、病状を斟酌して治療をするのは微妙である。奔豚の一証は、病は証によって治療をするのであって、また余分な意義はない。苟も仲景が処方を立てる意を理解しない場合は、峻薬は用いることを恐れ、平剤は治療効果が少ない。どうして古方は今より好ましくないことがあろうか。

【本文】　　《肘後》に卒かに厥逆上気し、気は両脇を支え、心下痛みて満ち、淹淹（えん）として絶せんと欲し、此れ奔豚病と謂い、卒かに驚怖、憂迫に従り之を得、気下従り上り、上りて心胸を衝き、臍の間築築として発動し、時有りて療せず、人を殺すを治するの方。

　　甘草（二両、炙る）　　人参（二両）　　呉茱萸（一升）　　生姜（一斤）　　半夏（一升）　　桂心（三両）

　　右六味、切り、水一斗を以て、煮て三升を取り、分かちて三服す。〇《千金》に奔気湯と名づけ、大気上りて胸膈中に奔り、諸病発する時、迫満、短気、

- 443 -

臥すを得ず、劇しき者は便ち悁として死せんと欲し、腹中冷湿の気、腸鳴相い逐いて結気を成すを治す。桂五両、甘草三両を用う（《外台》の《廣済》は、奔豚気、胸心に在り、迫満し、脇を支えるを療するの方。半夏四両、呉茱萸一両を用う）。

　《聖恵方》に奔豚気、上下に衝きて走り、悶乱し面青きを治す。此の方を服するに宜し。

　甘李根皮（三両）　　生姜（二両、炒りて乾かす）　　呉茱萸（一両）

　右擣きて細にし羅して散と為し、毎服一銭、水一中盞もて煎じて六分に至り、滓を去り、熱服す（案ずるに、以上の二方は、蓋し奔豚の要薬なり。品味も亦単捷にして之を験すに頗る効く。故に之を附して攷に備う）。

　又の方。檳榔（三枚、擣きて羅して末と為す）　　生姜汁（半合）

　右童子の小便一大盞を以て微しく過し、前薬の二味を入れ、撹ぜて匀しくせしめ、分かちて三服と為し、人の五六里を行くが如きに一服を進め、須臾にして下利するを効と為す（案ずるに、此れ《外台》の《廣済》は、脚気心を衝き、悶えて死せんと欲するを療するの方なり。今移して以て奔豚気を治するは、正しく運用の妙を見る。故に亦之を附す）。

【語釈】　〇淹淹：気力のないさま。　　〇悁：うれえる。いかる。　　〇盞：杯。　　〇過：ここでは、「濾過」の意。

【通釈】　《肘後》では、遽かに厥逆して上気し、気が両脇を支え、心下が痛んで満ち、気力がなく途絶えようとするのは、これを奔豚病と言い、遽かに驚怖や憂いが迫ることによってこれを獲得し、気が下より上り、上って心胸部を衝き、臍の間がぴくぴくと動揺し、時に治療できず、人を殺す場合を治療する処方である。

　甘草（二両、あぶる）　　人参（二両）　　呉茱萸（一升）　　生姜（一斤）　　半夏（一升）　　桂心（三両）

　右の六味を切り、水一斗を用いて、煮て三升を取り、三回に分けて服用する。〇《千金》では、奔気湯と名づけ、大気が上って胸膈の中に奔り、諸病が発生する時に迫って脹満し、息切れがし、平臥ができず、劇しい場合は憂いがあって死にそうになり、腹中には冷湿の気があり、腸がごろごごと鳴って伝わり、気が結ばれる場合を治療する。桂五両、甘草三両を用いる（《外台》の《廣済》では、奔豚気が胸心部にあり、迫って脹満し、脇を支える場合を治療する処方である。半夏四両、呉茱萸一両を用いる）。

－ 444 －

奔豚気病脈証治第八

《聖恵方》では、奔豚気が上下に衝いて走り、悶乱し顔面が青くなる場合を治療する。この処方を服用するのがよい。

甘李根皮（三両）　生姜（二両、炒って乾燥させる）　呉茱萸（一両）

右の薬を擣いて細かくし、網を通して散剤とし、毎回一銭を服用し、水一中盞で煎じて六分に至り、滓を除き、熱くして服用する（案じるに、以上の二方は、思うに奔豚では重要な薬である。品味もまた数が少なくて作用が鋭く、これを患者に試すと非常に有効である。そこで、これを附して参考に備える）。

またの方。檳榔（三枚、擣いて網を通して粉末にする）　生姜汁（半合）

右に子供の小便一大盞を用いて微かに濾過し、前の薬の二味を入れ、撹ぜて均一にし、三回に分けて服用し、人が五六里を歩く時間を隔てて一回服用させ、暫くして下痢する場合を有効とする（案じるに、これは、《外台》の《廣済》では、脚気で心を衝き、悶えて死にそうになるのを治療する処方である。今移して奔豚気を治療する場合は、正しく運用の妙味を見る。そこで、またこれを附す）。

【解説】　本条文は、水飲によって引き起こされる奔豚病の前駆症状と治療法について論述している。

汗は、心の液である。発汗して心の陽気が虚すと、腎邪が陽気の虚に乗じて上逆するので、臍下に動悸が出現する。本証は、今にも奔豚病が発生しようとするが、いまだ発生していない状態にある。そこで、茯苓桂枝甘草大棗湯を与えてこれを治療する。

茯苓桂枝甘草大棗湯は、茯苓、甘草、大棗、桂枝からなる処方である。方中の茯苓は水飲を泄らせて腎邪を伐ち、桂枝は陽気を行らせて逆気を散じ、甘草、大棗は甘温で脾土を助けて腎水を制する。甘瀾水は、水を掬い上げることによって無力になり、全く水の性質がなく、腎邪を助けない効能を取る。

胸痺心痛短気病脈証治第九

論一首　証一首　方十首

【原文】　師曰、夫脈当取太過不及。陽微陰弦、即胸痺而痛。所以然者、責其極虚也。今陽虚知在上焦。所以胸痺心痛者、以其陰弦故也。(1)

【本文】　師曰く、夫れ脈は当に太過不及を取るべし。陽微陰弦なれば、即ち胸痺して痛む。然る所以の者は、其の極虚を責むればなり。今陽虚、上焦に在るを知る。胸痺心痛する所以の者は、其の陰弦なるを以ての故なり（「過」と「不」の間に《脈経》は「与」の字有り）。

【語釈】　○呂志杰の説「本条は、脈象の上から胸痺と心痛の病機を説明する。条文は先ず初めに脈を診る場合は「太過不及」に注意すべきであると指摘する。太過と不及はいずれも病態であるので、これは脈を診る場合の要訣である。下文ではまた「陽微陰弦」を挙げる。陽微は、陽が不足することである。陰弦は、陰が太過になることである。陽は開を主り、陰は閉を主る。陽が虚して陰が盛んになり、邪気と正気が打ち合うと、胸痺が出現して痛む。痺は、閉じることである。そもそも上焦は陽の位であり、微脈は虚が甚だしい。そこで、「其の極虚を責む」と言う。これを総合すると、本条は胸痺と心痛の病機は胸陽が不足し陰邪が搏結することを反覆して説明する」《金匱雑病論治全書》。　○太過不及：陳紀藩の説「脈証が改変され、正常より旺盛になるのが太過であり、例えば浮、大、弦、滑、数などであり、邪が盛んであることを主り、あるいは脈証が正常よりも不足するのが不及であり、例えば沈、遅、微、弱、渋などであり、正気の虚を主ることを指す」陳紀藩主編《金匱要略》。　○陽微陰弦：陳紀藩の説「関の前は陽であり、関の後ろは陰である。陽微は、寸脈が微であることを指す。陰弦は、尺脈が弦であることを指す。脈の部分に従って陰陽に分ける問題に関しては、別に浮と沈、左と右の脈で分析する場合があり、ともに参考にすべきである」陳紀藩主編《金匱要略》。　○極虚：陳紀藩の説「ここでは、陽気が虚して疲れ、困憊して不足することを指す」陳紀藩主編《金匱要略》。

【通釈】　師が言われた。そもそも脈を診る場合は、脈が正常よりも旺盛であるのか、あるいは正常よりも微弱であるのかについて注目すべきである。例えば寸部の脈が微で尺部の脈が弦である場合は、胸痺や心痛である。寸部の脈が微になるのは、胸部の陽気が著しく虚弱であるからである。今陽虚が上焦にあることが解る。そこで、病人に胸痺や心痛が出現するのは、同時に尺部の脈が

弦になり陰が下で旺盛になっているからである（「過」と「不」の字の間には《脈経》では「与」の字がある）。

【本文】　［鑑］　脈太過なれば則ち病み、不及なれば亦病む。故に脈は太過不及を取りて病を候うべきなり。陽微は、寸口の脈微なり。陽、陰脈を得るは、陽不足と為し、上焦の陽虚すなり。陰弦は、尺中の脈弦なり。陰、陰脈を得るは、陰太過と為し、下焦の陰実するなり。凡そ陰実するの邪は、皆以て上り陽虚の胸に乗ずるを得るは、胸痺、心痛を病む所以なり。胸痺の病は、軽き者は即ち今の胸満、重き者は即ち今の胸痛なり。李彣曰く、「《内経》に云う、「胃脈平らかなる者は、見る可からず。太過不及なれば、則ち病見わる」と。寸脈は陽と為し、以て上焦を候い、正しく胸中の部分に応ず。若し陽脈不及にして微なれば、則ち陽虚と為し、上焦を病むを主る。故に胸痺を病むを受く。尺脈太過にして弦なれば、則ち陰盛んと為し、下焦に在るを知る。故に上逆して痛みを為す」と。

　　［尤］　陽は開を主り、陰は閉を主る。陽虚して陰之を干せば、即ち胸痺して痛む。痛なる者は、閉づるなり。

【通釈】　［鑑］　脈が太過である場合は病み、不及である場合もまた病む。そこで、脈は太過と不及を取って病を候うべきである。陽微は、寸部の脈が微のことである。陽が陰脈を得る場合は、陽が不足であり、上焦の陽が虚している。陰弦は、尺部の脈が弦のことである。陰が陰脈を得る場合は、陰が太過であり、下焦の陰が実している。およそ陰が実した邪は、いずれも上って陽が虚した胸に乗じることができるのは、胸痺や心痛を病む理由である。胸痺の病は、軽い場合は今の胸満、重い場合は今の胸痛である。李彣は、「《内経》では、「胃脈が平常である場合は、見ることはできない。太過や不及である場合は、病が（始めて）見われる」と言う。寸部の脈は陽であり、上焦を候い、正しく胸中の部分に対応する。もし陽脈が不及で微である場合は、陽虚であり、上焦を病むことを主る。そこで、胸痺を病む。尺部の脈が太過で弦である場合は、陰が盛んであって下焦にあることが解る。そこで、陰が上逆して痛みを生じる」と言う。

　　［尤］　陽は開を主り、陰は閉を主る。陽が虚して陰がこれを犯す場合は、胸痺が出現して痛む。痛は、閉じることである。

【本文】　案ずるに、《霊・本藏篇》に云う、「肺大なれば則ち飲多く、善く胸痺、喉痺、逆気を病む」と。《巣源》に云う、「胸痺の候、胸中愊愊^{ふく}として

- 448 -

満つるが如く、噎塞して利せず、習習として痒きが如く、喉の裏渋り唾燥き、甚だしき者は心の裏強ばり否して急痛し、肌肉は痺を苦しみ、絞急して刺すが如く、俛仰するを得ず、胸の前皮皆痛み、手は犯すこと能わず、胸満し、短気し、咳唾引痛し、煩悶し、自汗出で、或は背脊に徹し、其の脈浮にして微の者是れなり。治せずして数日なれば人を殺す」と。《三因》は、胸痞に作る。

【語釈】　○愊：気がふさぐ。　○噎：ふさがる。　○習習：風がそよそよと吹くさま。　○否：ふさがる。ここでは、痞に同じ。　○俛仰：うつむくこととあおむくこと。　○脊：背骨。

【通釈】　案じるに、《霊枢・本藏篇》では、「肺が大きい場合は飲が多くなり、よく胸痺、喉痺、逆気を病む」と言う。《諸病源候論》では、「胸痺の証候は、胸中が塞がって脹満するようであり、塞がって通利せず、風がそよそよと吹くように痒く感じられ、喉の裏は渋り、唾液は燥き、甚だしい場合は心の裏が強ばり痞えて急に痛み、肌肉は痺れを苦しみ、刺すように絞って拘急し、仰向いたり俯いたりすることができず、胸の前の皮膚は皆痛み、手で触れることができず、胸満し、息切れがし、咳唾で痛みが牽引し、煩悶し、自汗が出て、あるいは背骨に放散し、その脈が浮で微の場合がこれである。治療をせずに数日が経過すると、病人は死亡する」と言う。《三因》では、胸痞に作る。

【解説】　本条文は、胸痺と心痛が発症する病機について論述している。

　胸痺や心痛を脈象で診断する場合は、脈の太過と不及を候うべきである。「陽微陰弦」は、胸痺や心痛が発生する病機を概括する。陽微は、寸部の脈が微であることを言う。寸部の脈が陰脈の微になる場合は、上焦の陽気が不足している。陰弦は、尺部の脈が弦であることを言う。尺部の脈が陰脈の弦になる場合は、下焦の陰寒が実している。下焦で実した陰寒の邪が上って胸部に乗じると、胸痺や心痛が出現する。このようになるのは、上焦の陽気が虚し、下焦の陰寒の邪が上焦に上逆して痛みを生じるからである。

【原文】　平人、無寒熱、短気不足以息者、実也。(2)

【本文】　平人、寒熱無く、短気して以て息するに足らざる者は、実なり（「平」は、趙本は「凡そ」に作る）。

【語釈】　○平人、寒熱無く云々：陳紀藩の説「正常で健康で病がない者を指すのではなく、病人が通常の時は病んで床に臥せることがなく、飲食や起居などが正常人と同様であり、外見上は病状がなく、あるいはその他の疾患の苦痛

を自覚することがない者を指す」、「「平人」は、例えば尤在涇などの注釈家は、平素は健康で疾患がない人を指すと認識する。ただ、息切れがして息をするのに不足する症状が発生する場合は、またどうしてこれが無病の人であろうか。これは平素はその他の疾病が留まっていて、いまだ治癒していない人を指す。息切れは、呼吸が急迫して促くなり、甚だしくなると阻まれて通じなくなることであり、呼吸不利の病変に属している。その他の発病の原因の一つは、新感の外邪によって気機が宣びなくなることである。その二は、内邪が滞って留まることによって裏気が暴かに実することである。外邪が引き起こす場合は、必ず悪寒、発熱などの表証を兼ねる。本病は寒熱がないので、外感が引き起こすのではなく、本病は痰飲が阻み、あるいは宿食が停滞して呼吸の気機の昇降を阻んでいることを知るべきであり、突然発生するのは暴病で裏が実した証候に属している」陳紀藩主編《金匱要略》。李克光の説「本条は短気の実証であり、多くは食の停滞、あるいは痰が凝り気が滞ることによって引き起こされる。もし食が上脘部に停まる場合は、瓜蒂散である。食が中脘部に停まる場合は、保和丸あるいは平胃散である。食が下脘部に停まる場合は、承気湯あるいは枳実導滞丸である。痰が凝り気が滞る場合は、半夏厚朴湯である」《金匱要略譯釋》

【通釈】　外見上健康な人で悪寒発熱はないが、息切れがして気が接続できなくなる場合は、実証に属している（「平」の字は、趙本では「凡そ」の字に作る）。

【本文】　［尤］　平人は、素疾無きの人なり。寒熱無きは、新邪無きなり。而るに仍お短気して以て息するに足らざるは、当に是れ裏気暴かに実し、或は痰、或は食、或は飲、其の升降の気を碍げて然るべし。蓋し、短気は素虚し宿疾従りして来る者有り、新邪暴かに過めて得る者有り。二端並びに否なれば、其れ裏実と為すこと疑い無し。此れ、**因を審**らかにして病を察するの法なり。

　　［鑑］　平人は、無病の人なり。寒熱無きは、表邪無きなり。平人故無くして短気して以て息するに足らざるの証有れば、其の虚を責む可からざるなり。此れ、必ず邪胸中に在り、痺して通ぜず、呼吸を阻碍すれば、当に其の実を責むべきなり。李ビ曰く、「上節は「其の極虚を責む」と云い、此れも亦「実」と云うは何ぞや。《経》に云う、「邪の湊まる所、其の気必ず虚す」、「留まりて去らざるは、其の病実を為す」是れなり」と。

【語釈】　○邪の湊まる所、其の気必ず虚す：出典は、《素問・評熱病論》。

- 450 -

胸痺心痛短気病脈証治第九

【通釈】 ［尤］ 平人は、元々疾患がない人である。寒熱がないのは、新邪がないことである。ところが、なお息切れがして呼吸をするのに充分でないのは、裏気が遽かに実し、あるいは痰、あるいは食、あるいは飲がその昇降の気を妨げてそのようになるはずである。思うに、息切れは、元々虚して宿疾より来る場合があり、新たな邪が遽かに留めて生じる場合がある。これらの二端がいずれもそうでない場合は、それが裏実であるのは疑いがない。これは、原因を審らかにして病を察知する方法である。

　［鑑］ 平人は、無病の人である。寒熱がないのは、表邪がないことである。平人で原因がなく息切れがし、これによって呼吸をするのに充分でない証があれば、病人の虚を責めるべきでない。これは、必ず邪が胸中にあり、痺れて通じなくなり、呼吸を阻碍しているので、その実を責めるべきである。李彣は、「上節は「その極虚を追求する」と言い、これもまた「実」と言うのはどうしてであろうか。《経》では、「邪が集まる所では、その気は必ず虚している」、「留まって去らない場合は、その病は実証である」と言うのがこれである」と言う。

【本文】 《明理論》に云う、「短気なる者は、呼吸は数と雖も、相い続くこと能わず、喘に似るも肩を揺すらず、呻吟するに似るも、痛むこと無き者是れなり」と。

【語釈】 〇呻吟：うめく。うなる。

【通釈】 《傷寒明理論》では、「短気は、呼吸は数であるが、次々と連続できず、気喘に似るが肩を揺することがなく、うめくようであるが、痛みがない場合がこれである」と言う。

【解説】 本条文は、胸痺や心痛に伴って出現する短気の実証について論述している。

　「平人」は、今日の中医学の参考書によれば、一般に病状が発作に至っていない場合は正常の人のように見えることを指すと解釈する。

　平人は、元々疾患がなく、無病の人を言う。「寒熱無し」は、新たな表邪がないことを言う。この種の平人で裏気が遽かに実し、痰、食、飲などが昇降する気を妨げると、息切れがして充分に呼吸をすることができなくなる。即ち、訳もなく息切れがして充分に呼吸ができなくなる場合は、胸中にある実邪を責めるべきである。

- 451 -

【原文】　胸痺之病、喘息咳唾、胸背痛、短気、寸口脈沈而遅、関上小緊数、括樓薤白白酒湯主之。(3)

【本文】　胸痺の病、喘息咳唾し、胸背痛み、短気し、寸口の脈沈にして遅、関上小緊数なるは、括樓薤白白酒湯之を主る。

【語釈】　○胸痺の病、喘息咳唾し云々：王廷富の説「この条は、胸痺の主要な脈証と主方である。胸痺の病と言うものは、多くは気が欝滞し痰が停滞して胸中を阻碍し、肺気が不利になるので、喘息し痰涎を咳唾する。諸陽は気を胸に受け、転じて背に行らせる。気機が不利になる場合は、胸痛は背に徹する。ここにおいて往来する気機が阻まれるので、息切れがする。寸口は、胸中を候う。胸中は、気海である。胸中の気が滞り、痰が凝り、あるいは気滞血瘀になる。そこで、寸口の脈は沈で遅滞して不利になる。関上は、中焦を候う。下焦の陰邪は中焦を循って上は陽位に入り、膈間に陰邪が結集するので、関上は小緊の脈が見われる。「数」は、程氏は誤りがあると認識する。その実、五至以上の数脈ではなく、これは躁がしく動いて静かでない象であり、邪が盛んである。これは胸陽が痺れて塞がり、痰が滞る胸痺証である。そこで、通陽開痺、開欝豁痰の方法を用いて主治する」《金匱要略指難》

【通釈】　胸痺に罹患し、喘息が出現し、咳をして痰を吐出し、胸背部が痛み、息切れがし、寸部の脈が沈で遅になり、関部の脈が小緊数になる場合は、括樓薤白白酒湯がこれを主治する。

【本文】　［程］　《内経》に曰く、「肺痺なる者は、煩満し喘して嘔す。心痺なる者は、脈通ぜず。煩すれば、則ち心下鼓し、暴かに上気して喘す」と。胸中なる者は、心肺の分なり。故に喘息、咳唾を作すなり。諸陽は気を胸に受けて転じて背に行る。気痺れて行らざれば、則ち胸と背は痛を為して気は短を為すなり。寸脈沈遅、関脈小緊なるは、皆寒上焦に客するの脈なり。数の字は、誤りなり。

【語釈】　○肺痺なる者は、煩満し喘して嘔す。心痺なる者は、脈通ぜず。煩すれば、則ち心下鼓し、暴かに上気して喘す：出典は、《素問・痺論》。全句は、「肺痺の症状は、煩悶、䐜満、喘逆、嘔吐である。心痺の症状は、血脈が通暢せず、煩躁する場合は心悸が出現し、突然気が逆上して塞がり、喘息が出現する」の意。　○数の字は、誤りなり：程林は、寒邪が上焦に客すると、遅脈あるいは緊脈が出現し、数脈が出現するはずはないとする。一説に、緊数は脈象が緊しく拘急し躁がしく動く形態を指すとする。李克光の説「筆者は次の

ように認識する。本条の脈象の中の「遅」と「数」の二字は、脈の調律の遅速として理解することはできない。この所の「遅」は遅く滞り進まない象であり、「数」は躁がしく動いて寧らかでない象である」《金匱要略譯釋》

【本文】　［程］　《内経》では、「肺痺は、煩悶し、脹満し、嘔吐する。心痺は、脈が通じなくなる。心煩する場合は、心悸が出現し、暴かに気が逆上して気喘が出現する」と言う。胸中は、心と肺の区分である。そこで、喘息し、咳唾を発生する。諸陽は気を胸に受け、転じて背を行る。気が痺れて行らなくなる場合は、胸と背は痛みを生じ、気は短かくなる。寸脈が沈遅になり、関脈が小緊になるのは、皆寒が上焦に客する脈である。「数」の字は、誤りである。

【本文】　案ずるに、沈云う、「「遅」の字の下に当に一の「若しくは」の字有るべし。蓋し、此の論、当に寸口の脈沈にして遅を以て虚寒の証と為し、関上小緊数、括樓薤白白酒湯を寒実の証と為し、別に一節と作して解すべし。否なれば、則ち豈遅と数との二脈同じく見わるの理有らんや」と。此の説理有るに似たり。然れども程の誤文と為すの義の長ずるに如かず。

　《張氏医通》に云う、「寸口の脈沈遅の者は、陽気衰微すればなり。関上小緊の者は、胃以上に陰寒結聚すること有ればなり。所以に胸中喘息咳唾し、胸背痛みて短気す。括樓は性潤、専ら以て垢膩の痰を滌く。薤白は臭穢、用いて以て穢濁の気を通ずるは、同気相い求むればなり。白酒は熟穀の液にして、色白く上は胸中に通じ、薬力を佐けて上行極まりて下らしむるのみ」と。案ずるに、張は数脈を註して及ばず。其の意は、蓋し程と同じ。

【語釈】　〇垢膩：あかや汗のよごれ。あかがつき、あぶらじみる。

【通釈】　案じるに、沈氏は、「「遅」の字の下には、一つの「若しくは」の字があるはずである。思うに、この論述は、寸口の脈が沈で遅であるのをもって虚寒の証とし、関上の脈が小緊数であるのは括樓薤白白酒湯が主治するのをもって寒実の証とし、別に一節として解釈すべきである。そうでなければ、どうして遅と数の二つの脈が同時に見われる道理があろうか」と言う。この説は、道理があるようである。しかし、程氏が文章を誤るとする優れた義には及ばない。

　《張氏医通》では、「寸口の脈が沈遅であるのは、陽気が衰微するからである。関上の脈が僅かに緊であるのは、胃以上に陰寒が結集するからである。そこで、胸中は喘息して咳唾し、胸や背が痛んで息切れがする。括樓は性が潤であり、専ら粘稠な痰を滌く。薤白は臭いが悪く、用いて穢濁の気を通じるのは、

同じ気が相互に求めるからである。白酒は熟した穀物の液であり、色は白く、上は胸中に通じ、薬力を佐けて上行が極まると下らせるだけである」と言う。案じるに、張氏は数脈を注釈していない。その意は、思うに程氏と同じである。

【本文】　括樓薤白白酒湯方

括樓実（一枚、搗く）　薤白（半升）　白酒（七升）

右三味、同じく煮て二升を取り、分かち温め再服す。

【語釈】　○括樓薤白白酒湯：聶恵民の説「本方は、宣痺通陽、散結豁痰の方剤である。胸陽が不足し、水飲が停滞するので、胸痺の証が引き起こされる。そこで、栝樓実は、寛中散結、清熱化痰する。薤白は、辛温で通陽し、豁痰下気、寛胸散結する。白酒は、辛温で営衛を行らせ、その性は軽く揚がり、また薬勢を行らせることができる。そこで、胸痺を治療する正方となる」《経方方論薈要》

【通釈】　括樓薤白白酒湯方

括樓実（一枚、搗いて砕く）　薤白（半升）　白酒（七升）

右の三味を同じく煮て二升を取り、二回に分けて温めて服用する。

【本文】　案ずるに、薤白は、《本草》に「辛苦温」と。《別録》に云う、「中を温め、結気を散ず」と。杜甫の《薤詩》に云う、「衰年、膈の冷えを開き、味は暖かく、併せて憂い無し」と。見る可し、其れ辛温を以てして胸膈の中の結気を散ずるを。白酒は、註家に解無し。指して酒の白き者と為すに似たり。然れども《霊枢・筋篇》に白酒を以て桂を和す云々、且つ美酒を飲むと。此れに由りて之を観れば、白酒は常の酒に非ず。《千金方》に白醝漿一升を用うと。《外台》に亦仲景の《傷寒論》を引き、本条を載せて云う、「括樓薤白白酒湯之を主る」と。白酒は即ち是れ酢漿なるを知る。今米醋を用うれば極めて験あり。

《千金》の括樓湯は、主療は本文と同じ。

括樓実（一枚）　半夏（半升）　薤白（一斤）　枳実（二両）　生姜（四両）

右五味、㕮咀し、白醝漿一斗を以て、煮て四升を取り、一升を服し、日に二たびす。仲景、《肘後》に生姜、枳実、半夏を用いず（《外台》は、《千金》を引きて同じ）。

【語釈】　○衰年：老年。　○醝：おもゆ。米のとぎ汁。

【通釈】　案じるに、薤白は、《本草》では「辛苦温」とある。《別録》では、

「中を温め、結んだ気を散じる」と言う。杜甫の《薤詩》では、「老年では、膈の冷えを開き、味は暖かく、併せて憂いがない」と言う。それは辛温であるので、胸膈の中の結んだ気を散じることを見るべきである。白酒は、注釈家には解釈がない。これは、酒の白いものを指しているようである。しかし、《霊枢・筋篇》では、白酒をもって桂を混和する云々とあり、かつ美酒を飲むとある。これによってこれを観ると、白酒は通常の酒ではない。《千金方》では、白醨漿一升を用いるとある。《外台》では、また仲景の《傷寒論》を引用し、本条を記載して「括楼薤白白酒湯がこれを主治する」と言う。白酒は、酢漿であることが解る。今米醋を用いると、極めて効果がある。

《千金》の括楼湯は、主治は本文と同じである。

括楼実（一枚）　半夏（半升）　薤白（一斤）　枳実（二両）　生姜（四両）

右の五味を咬咀し、白醨漿一斗を用いて煮て四升を取り、一升を服用し、日に二回服用する。仲景や《肘後》では、生姜、枳実、半夏を用いていない（《外台》では、《千金》を引用して同じである）。

【解説】　本条文は、胸痹の主な証候と治療法について論述している。

胸中は、心と肺の区分である。胸痹に罹患すると、暴かに気が逆上するので、喘息が出現し、咳嗽が出現するとともに痰を吐出する。諸陽は、気を胸に受け、背を行る。気が痹れて行らなくなると、胸と背は痛み、息切れがする。寒邪が上焦に客すると、寸部の脈は沈で遅、関部の脈は僅かに緊になる。条文に言う「小緊数」の「数」の字は、衍文である。そこで、括楼薤白白酒湯を与えてこれを治療する。

括楼薤白白酒湯は、括楼実、薤白、白酒からなる処方である。方中の括楼実は、性潤で専ら粘稠な痰を除く。薤白は、辛温で胸膈の中に結んだ穢濁の気を通じる。白酒は米酢であり、薬力を佐けて行らせる。

【原文】　胸痹、不得臥、心痛徹背者、括楼薤白半夏湯主之。(4)

【訓読】　胸痹、臥すことを得ず、心痛背に徹する者は、括楼薤白半夏湯之を主る（《外台》は仲景の《傷寒論》を引き、「半夏」の下に「白醨漿」の三字有り）。

【語釈】　○胸痹、臥すことを得ず云々：呂志杰の説「本条は、更に一歩進んで比較的重い胸痹の証治を論述している。胸痹で平臥できなくなるのは、上条

の「喘息咳唾」と比較すると重い。心痛が背に放散するのは、上条の「胸背痛」に比較すると劇しく、その痺は最も甚だしい。そのようになるのは、痰飲が塞がっているからである。そこで、上条の処方の中に半夏を加えて痰飲を逐う」《金匱雑病論治全書》。　○括樓薤白半夏湯之を主る：王廷富の説「以上の二方は僅かに一味の差であるが、効能は区別がある。上の処方は苦と辛を同じく配伍し、解欝祛痰し、胸痺で胸背が痛む場合を主治するのが主である。本方は苦と温を同じく配伍し、通陽解痺祛痰の力が更に強く、胸痺で気喘が出現し臥せることができず、心痛が背に放散する証を主治する」《金匱要略指難》

【通釈】　胸痺に罹患し、床に臥せて寝ることができず、心部の痛みが背部に放散する場合は、括樓薤白半夏湯がこれを主治する（《外台》では仲景の《傷寒論》を引用し、「半夏」の字の下に「白截漿」の三字がある）。

【本文】　［尤］　胸痺し臥すことを得ずは、是れ肺気上りて下らざればなり。心痛み背に徹するは、是れ心気塞がりて和せざればなり。其の痺は尤も甚だしと為す。然る所以の者は、痰飲以て之を援<ruby>援<rt>たす</rt></ruby>くと為す。故に胸痺の薬中に於いて半夏を加えて以て痰飲を逐う。

【通釈】　［尤］　胸痺に罹患し、臥せることができなくなるのは、肺気が上って下らなくなるからである。心が痛み、背部に放散するのは、心気が塞がって調和しなくなるからである。その痺は、最も甚だしい。そのようになる理由は、痰飲がこれを援<ruby>援<rt>たす</rt></ruby>けるからである。そこで、胸痺を治療する薬の中に半夏を加えて痰飲を逐う。

【本文】　《張氏医通》に云う、「心痛背に徹する者は、胸中の痰垢積満し、脈を循りて背に溢る。背なる者は、胸の府なり。故に前薬に於いて但だ半夏を加えて以て痰積の痺逆を<ruby>祛<rt>のぞ</rt></ruby>くなり」と。

【通釈】　《張氏医通》では、「心痛が背に放散する場合は、胸中の痰垢が積って満ち、脈を循って背に溢れる。背は、胸の腑である。そこで、前の薬にただ半夏を加え、痰が積った胸痺の逆上を除く」と言う。

【本文】　括樓薤白半夏湯方

括樓実（一枚、搗く）　薤白（三両）　半夏（半斤）　白酒（一斗。○《外台》は「白截漿」に作りて云う、「《古今録験》、《范汪》に同じ」と）

右四味、同じく煮て四升を取り、一升を温服し、日に三服す。

【語釈】　○括樓薤白半夏湯：聶恵民の説「本方もまた通陽散結、降気豁痰の方剤である。そこで、上の諸方に半夏一味を加える。その痰涎の壅塞が比較的

- 456 -

胸痺心痛短気病脈証治第九

重く、胸痺で臥せることができなくなるので、半夏を加えて豁痰降逆し、陰陽を通じて胃気を調和し、宣痺通陽、寛胸散結の効能を増強する。正しく《別録》の中に「心腹、胸膈の痰熱の満結、咳嗽上気、心下急痛、堅痞、時気の嘔逆を消す」と言い、《薬性本草》に「痰を消し、肺気を下げ、…胸中の痰満を去る」と指摘するようなものである」《経方方論薈要》

【通釈】　括樓薤白半夏湯方

括樓実（一枚、搗く）　　薤白（三両）　　半夏（半斤）　　白酒（一斗。〇《外台》では「白截漿」に作り、「《古今録験》と《范汪》に同じである」と言う）

右の四味を同時に煮て四升を取り、一升を温めて服用し、日に三回服用する。

【本文】　　《聖恵方》に、胸痺し臥すことを得ず、心痛背に徹するの方。

蒟蔞（一枚）　　桂心（三分）　　半夏（一両、湯もて洗うこと七遍、滑を去る）

右の件、薬搗き、篩いて散と為し、毎服三銭、漿水一中盞を以て薤白七茎、生姜半分を入れ、煎じて六分に至り、滓を去り、稍熱して頻りに服す。

【語釈】　　〇蒟：栝、括樓に同じ。

【通釈】　　《聖恵方》では、胸痺に罹患し、臥せることができず、心痛が背部に放散するのを治療する方がある。

蒟蔞（一枚）　　桂心（三分）　　半夏（一両、湯で七回洗い、ぬめりを除く）

右の件は、薬を搗き、篩って散剤とし、毎回三銭を服用し、漿水一中盞を用い、薤白七茎、生姜半分を入れ、煎じて六分に至り、滓を除き、幾らか熱くして頻繁に服用する。

【解説】　　本条文は、痰濁が胸中を塞ぐ胸痺の証候と治療法について論述している。

胸痺に罹患し、肺気が上って下らなくなると、床に臥せることができなくなる。心気が塞がって調和しなくなると、心が痛み、背部に放散する。本証は、痰飲が胸中に積もり、脈を循って背部に溢れた状態にある。そこで、括樓薤白半夏湯を用いてこれを治療する。

括樓薤白半夏湯は、括樓薤白白酒湯の薤白の量を半斤より三両に減じ、半夏を加えた処方である。方中の半夏は、痰飲を駆逐する。

【原文】　　胸痺、心中痞気、気結在胸、胸満、脇下逆搶心、枳実薤白桂枝湯主

之。人参湯亦主之。(5)

【訓読】　胸痺、心中の痞気、気結んで胸に在り、胸満し、脇下より心に逆搶するは、枳実薤白桂枝湯之を主る。人参湯も亦之を主る（趙本は、「心中痞、留気結んで胸に在り」に作り、徐、沈は同じ。《外台》は、「心中痞して堅く、留気胸に結ぶ」に作り、「逆」の下に「気」の字有り）。

【語釈】　○胸痺、心中の痞気云々：呂志杰の説「本条は、胸痺の変証の証治を論述している。本条は、喘息咳唾、胸背疼痛の外に、また心中の痞気、胸満、脇下より心に逆搶するなどの症が増える。これは、ただ病勢が胸部より下に向かって拡大して発展し、胃脘部、および両脇に至り、かつ脇下の気もまた逆上して胸を衝いている。この種の情況下では、四診を合参すべきであり、病機が虚に偏っているのか、実に偏っているのかの違い、あるいは主として実を治療するのか、あるいは主として虚を補うのか、あるいは先ず実を治療した後に虚を補うのかなどに基づくべきである。実を治療するには、枳実薤白桂枝湯（即ち、括樓薤白白酒湯より白酒を除き、桂枝、枳実、厚朴を加える）を用いて通陽開結、泄満降逆すべきである。虚を補うには、人参湯を用いて補中助陽して陽気を振奮すべきである。尤在涇は、「これは急いでその痞結した気を通じるべきである。そうでなければ、速やかにその振るわない陽を回復させる。思うに、邪の実を去るのは、正気を安らかにするからである。陽の虚を補うのは、陰を逐うからである。これは、その病の久暫と気の虚実を審らかにしてこれを決定することにある」と言う」《金匱雑病論治全書》

【通釈】　胸痺に罹患し、心中に気が痞え、気が結んで胸中にあり、胸部は脹満し、脇下より気が逆上して心胸部を衝く場合は、枳実薤白桂枝湯がこれを主治する。人参湯もまたこれを主治する（趙本では、「心中が痞え、寒飲が胸中に稽留して結び、胸中にある」に作り、徐本と沈本では同じである。《外台》では、「心中が痞えて堅くなり、稽留した気が胸中に結ぶ」に作り、「逆」の字の下に「気」の字がある）。

【本文】　［魏］　胸痺は、自ら是れ陽微かに陰盛んなり。心中の痞気、気結んで胸に在るは、正しく胸痺の病状なり。再に脇下に連ぬるの気は倶に逆して心を搶けば、則ち痰飲、水気は倶に陰寒の邪に乗じ、動きて上逆し、胸胃の陽気は全く支えて拒ぎ難し。故に枳実薤白桂枝湯を用いて陽を行らせ欝を開き、中を温め気を降ろす。猶必ず先後に煮治し、以て其の気味を融和し、緩緩として其の結聚するの邪を蕩除するなり。再に或は虚寒已に甚だしければ、敢えて

恣に開破を為す者無し。故に人参湯も亦之を主り、以て其の陽を温補し、正気をして旺んならしむれば而ち邪気は自ら消ゆ。又胸痺を治し、本に従いて治するの一法なり。

【語釈】　〇緩緩：緩やかなさま。　　〇蕩除：蕩は、とりのける。除は、のぞく。

【通釈】　［魏］　胸痺は、自ら陽気が微かで陰気が盛んである。心中に気が痞え、気が結んで胸にあるのは、正しく胸痺の病状である。更に脇下に連なる気がともに逆上して心を衝く場合は、痰飲や水気がともに陰寒の邪に乗じ、動いて上逆するのであり、胸と胃の陽気は全く正気を支えて邪気を防ぐことは困難である。そこで、枳実薤白桂枝湯を用いて陽気を行らせて欝滞を開き、中を温めて気を降ろす。なお必ず薬物を先後で煎じ、これによってその気味を融和し、緩やかに結集した邪を取り除く。更にあるいは虚寒が既に甚だしい場合は、あえて恣に開いて破る治療法を用いる者はない。そこで、人参湯もまたこれを主治し、これによってその陽気を温めて補い、正気を旺盛にすると、邪気は自然に消退する。また、胸痺を治療し、本に従って治療する一法である。

【本文】　《張氏医通》に云う、「二湯は、一つは以て胸中の実痰外に溢るるを治し、薤白、桂枝を用いて以て之を解散す。一つは以て胸中の虚痰内に結ぶを治す。即ち、人参理中を用いて以て之を清して理む。一病に二治なるは、人の素稟に因りて施し、両つながら移易せざるの法なり」と。

　案ずるに、《千金》の治中湯、胸痺方は、別に標して一条と為す。《外台》も亦仲景の《傷寒論》を引く。胸痺を療するの理中湯は、即ち並びに人参湯なり。方後に註して云う、「張仲景曰く、「胸痺し、心中痞堅し、留気胸に結び、胸満し、脇下の逆気心を搶くは、理中湯も亦之を主る」と」と。而して《范汪》を引きて枳実薤白桂枝湯方を出だし、枳実湯と名づけ、方後に云う、「此れ本仲景の《傷寒論》方」と。

【語釈】　〇稟：生まれながらの性質。　　〇移易：移し変える。

【通釈】　《張氏医通》では、「二つの湯液は、一つは胸中の実痰が外に溢れる場合を治療し、薤白、桂枝を用いてこれを解散する。一つは胸中の虚痰が内に結ぶ場合を治療する。即ち、人参湯あるいは理中湯を用いてこれを清して理める。一つの病に二つの治療法があるのは、人の元々の性質によって施すからであり、ともに移し変えることのない方法である」と言う。

　案じるに、《千金》の治中湯、胸痺方は、別に標榜して一条とする。《外

台》もまた仲景の《傷寒論》を引用する。胸痺を治療する理中湯は、いずれも人参湯である。方後に注釈し、「張仲景は言う。「胸痺に罹患し、心中が痞えて堅くなり、停留した気が胸に結び、胸部が脹満し、脇下に上逆した気が心を衝く場合は、理中湯もまたこれを主治する」と言う。そして《范汪》を引用して枳実薤白桂枝湯方を提出し、枳実湯と名づけ、方後では「これは、元々仲景の《傷寒論》の処方である」と言う。

【本文】　枳実薤白桂枝湯方

　枳実（四枚）　厚朴（四両）　薤白（半斤）　桂枝（一両）　括樓実（一枚、搗く）

　右五味、水五升を以て、先ず枳実、厚朴を煮て、二升を取り、滓を去り、諸薬を内れ、煮て数沸し、分かち温め三服す（《千金》は、厚朴三両、薤白一斤を用う）。

【語釈】　〇枳実薤白桂枝湯：聶恵民の説「本方は、通陽開結、理気寛中、消満降逆の方剤である。胸痺に罹患し、兼ねて心下の気が滞り、および脇下の気が逆上し、病勢が既に広く発展して胃脘部と両脇に及んでいるので、薤白の温中散結、豁痰下気を用いる。桂枝は、通陽化気する。枳実は、寛中理気、降逆開結する。厚朴は、味苦で下気、散満除脹、行気平喘して気逆を降ろし、気滞を行らせる。そこで、胸痺で心下痞、脇下の気逆を兼ねる場合に設けられる」《経方方論薈要》

【通釈】　枳実薤白桂枝湯方

　枳実（四枚）　厚朴（四両）　薤白（半斤）　桂枝（一両）　括樓実（一枚、搗く）

　右の五味に水五升を用い、先ず枳実と厚朴を煮て、二升を取り、滓を除き、諸薬を入れ、煮て数沸し、三回に分けて温めて服用する（《千金》では、厚朴三両、薤白一斤を用いる）。

【本文】　人参湯方

　人参　甘草　乾姜　白朮（各三両）

　右四味、水八升を以て、煮て三升を取り、一升を温服し、日に三服す。

【語釈】　〇人参湯：聶恵民の説「本方は理中湯であり、温中祛寒、補気健脾の方剤である。胸痺で四肢が厥逆し、倦怠感、息切れ、脈沈細などの中陽が不足する場合に設けられる。人参をもって補気益脾し、乾姜は温中散寒し、白朮は健脾燥湿し、甘草は和中補土する。そこで、補中助陽して中陽を振奮し、陽

気が回復する場合は陰邪は自然に散じる。そこで、虚寒の胸痺を主治する処方となる」《経方方論薈要》

【通釈】　人参湯方

　人参　甘草　乾姜　白朮（各々三両）

　右の四味に水八升を用い、煮て三升を取り、一升を温めて服用し、日に三回服用する。

【本文】　　［程］　　此れ、即ち理中湯なり。中気強ければ、則ち痞気は能く散じ、胸満は能く消え、脇気は能く下る。人参、白朮は脾を益す所以、甘草、乾姜は胃を温むる所以なり。脾胃其の和を得れば、則ち上焦の気開発して胸痺も亦愈ゆ。

【通釈】　　［程］　　これは、理中湯である。中気が強い場合は、痞えた気はよく散じ、胸満はよく消え、脇の気はよく下る。人参、白朮は脾を益す理由であり、甘草、乾姜は胃を温める理由である。脾胃がその調和を得る場合は、上焦の気が開いて発し、胸痺もまた治癒する。

【解説】　　本条文は、胸痺に罹患し、病状が実証あるいは虚証に偏る場合の証候と治療法について論述している。

　《金匱要略輯義》が引用する魏荔彤の説では、枳実薤白桂枝湯の処方解説は充分でない。《金匱要略方論本義》では、「前方は枳実、厚朴をもって欝を開いて中を温め、薤白、桂枝は陽を升らせて胃を益し、微かに括樓実を用いて根を用いず、甘をもって苦に代え、先に駆り、陽を引いて陰に入らせる」とある。

　胸痺に罹患する場合は、陽気は微かになり、陰気は盛んになるので、心中で気が痞え、気が結んで胸にある。痰飲や水気が陰寒の邪に乗じて上逆すると、更に脇下に連なる気が上逆して心を衝く。本証は、胸と胃の陽気が虚して邪気を防ぐことが困難な状態にある。そこで、枳実薤白桂枝湯を与えて陽気を行らせて欝滞を開き、中を温めて気を降ろす。

　枳実薤白桂枝湯は、枳実、厚朴、薤白、桂枝、括樓実からなる処方である。本方は先ず枳実と厚朴を煮た後、残りの薬を入れて気味を融和させ、緩やかに結集した邪気を除く。

　もし胸痺に罹患し、虚寒が甚だしい場合は、人参湯を与えて陽気を温めて補い、正気を盛んにする。

　人参湯は、人参、甘草、乾姜、白朮からなる処方である。方中の人参、白朮は脾を益し、甘草、乾姜は胃を温める。

【原文】　胸痺、胸中気塞、短気、茯苓杏仁甘草湯主之。橘枳姜湯亦主之。(6)

【本文】　胸痺、胸中の気塞がり、短気するは、茯苓杏仁甘草湯之を主る。橘枳姜湯も亦之を主る（《千金》、《外台》は、「橘枳姜湯之を主る」の七字無し）。

【語釈】　〇胸痺、胸中の気塞がり、短気す云々：陳紀藩の説「胸痺は、本来は喘息咳唾、胸背痛などの症状がある。本条は程度が軽く、ただ胸中の気の塞がりと息切れの二つの症状が突出している。この二つの症状はいずれも気機の不利に属し、相同するようであるが、ただ実際は同じでない。気の塞がりは、気機の不通を自覚し、窒塞する情況があるようである。息切れは、呼吸が微弱になり急迫して促くなるのを自覚する。肺は呼吸を司り気を主り、またよく水道を通調する。肺気が虚す場合は粛降が失調し、痰湿が内に停まり、気機が出入する通路を阻碍するので、呼気が多く吸気が少ない息切れが出現する。この種の情況は大気が虚して陥る状態には属さず、痰湿が内を阻んでいるので、《痰飲咳嗽病》の息切れ（短気）と相同する。治法は痰湿を除くことを主とすべきであり、痰湿が除かれる場合は気が疲れて欠乏する状態は通暢する。茯苓杏仁甘草湯を用いて利湿排痰して肺気を化す。胸は、気海である。胸陽が不足し、陰邪がこれに乗じる場合は、気が胃に滞り、痰湿が停留し、中焦と上焦の気道の流通を阻碍して塞ぎ、気が塞がる症状を自覚する。治法は気を行らせることを主とすべきであり、気が行る場合は痰湿は除かれる。橘枳姜湯を用いて胸胃の気を温通する」陳紀藩主編《金匱要略》

【通釈】　胸痺に罹患し、胸部の気が塞がって舒びなくなり、息切れがする場合は、茯苓杏仁甘草湯がこれを主治する。橘枳姜湯もまたこれを主治する（《千金》、《外台》では、「橘枳姜湯がこれを主る」の七字がない）。

【本文】　〔鑑〕　胸痺、胸中急痛するは、胸痺の重き者なり。胸中の気塞がるは、胸痺の軽き者なり。

　〔程〕　膻中は、気の海と為す。痺、胸中に在れば、則ち気塞がり短気するなり。《神農経》に曰く、「茯苓は胸脇の逆気を主り、杏仁は気を下すを主り、甘草は寒熱の邪気を主る」と。胸痺を治するの軽剤と為す。

【通釈】　〔鑑〕　胸痺に罹患し、胸中に急痛が出現するのは、胸痺の重症である。胸中の気が塞がるのは、胸痺の軽症である。

- 462 -

胸痺心痛短気病脈証治第九

　　［程］　膻中は、気の海である。胸痺が胸中にある場合は、気が塞がり息切れがする。《神農経》では、「茯苓は胸脇の逆気を主り、杏仁は気を下すことを主り、甘草は寒熱の邪気を主る」と言う。（茯苓杏仁甘草湯は）胸痺を治療する軽剤である。

【本文】　茯苓杏仁甘草湯方（《千金》は、茯苓湯と名づく。《外台》は《千金》を引き、方後に云う、「仲景の《傷寒論》に同じ」と）

　　茯苓（三両）　杏仁（五十枚）　甘草（一両）

　　右三味、水一斗を以て、煮て五升を取り、一升を温服し、日に三服す。差えざれば、更に服す。

【語釈】　〇茯苓杏仁甘草湯：聶恵民の説「本方は、宣肺化飲の方剤である。飲が胸膈に停まり、肺気が降りず、呼吸が促迫するので、茯苓をもって化気行水、通陽滲湿するのを主とする。佐けるに杏仁をもって開肺利気、降逆止咳し、甘草は和中補虚、培土制水する。そこで、本方は胸痺で呼吸不利に偏る軽症に選んで用いるべきである」《経方方論薈要》

【通釈】　茯苓杏仁甘草湯方（《千金》では、茯苓湯と名づける。《外台》では《千金》を引用し、方後では「仲景の《傷寒論》に同じである」と言う）

　　茯苓（三両）　杏仁（五十枚）　甘草（一両）

　　右の三味に水一斗を用い、煮て五升を取り、一升を温めて服用し、日に三回服用する。治癒しない場合は、更に服用する。

【本文】　《外台》の《古今録験》は、気忽ち発し、満ちて胸急するを療するの方。

　　本方の中に於いて甘草を去り、橘皮を加う。

【通釈】　《外台》の《古今録験》は、気が忽ち発生し、脹満して胸部が拘急する場合を治療する処方である。

　　本方の中より甘草を除き、橘皮を加える。

【本文】　橘皮枳実生姜湯方（《千金》は、方名無し。《外台》は、「橘皮枳実湯」に作る）

　　橘皮（一斤。〇《外台》は、「半斤」に作る）　枳実（三両。〇《外台》は、「四枚」に作る）　生姜（半升）

　　右三味、水五升を以て、煮て二升を取り、分かち温め再服す（原註は、「《肘後》、《千金》は云う、「胸痺、胸中愊愊として満つるが如く、噎塞し習習として癢きが如く、喉中渋燥し唾沫するを治す」と」と。〇《外台》は仲

－ 463 －

景の《傷寒論》を引き、主療は《肘後》、《千金》と同じ。方後に云う、「《肘後》、《小品》、《文仲》、《深師》、《范汪》、《古今録験》、《経心録》、《千金》に同じ」と）。

【語釈】 ○橘枳姜湯：聶恵民の説「本方は、和胃化飲、理気降逆の方剤である。胸痺で兼ねて飲邪が胃にあることにより、心下の痞塞、脹満の証が引き起こされる。そこで、枳実をもって寛中理気、消痞除満し、生姜は和胃降逆し、橘皮は止咳化痰、理気和胃する。そこで、胸痺で心下に脹満がある者に対しては、選んで用いるべきである」《経方方論薈要》。 ○幅：気がふさぐ。 ○噎：むせぶ。ふさがる。 ○習習：風がそよぐさま。

【通釈】 橘皮枳実生姜湯方（《千金》では、処方名がない。《外台》では、「橘皮枳実湯」に作る）

橘皮（一斤。○《外台》では、「半斤」に作る） 枳実（三両。○《外台》は、「四枚」に作る） 生姜（半升）

右の三味に水五升を用い、煮て二升を取り、二回に分けて温めて服用する（原註では、「《肘後》、《千金》では、「胸痺に罹患し、胸中が塞がったように脹満し、咽が塞がってむせび、さわさわと痒い感じがし、喉の中が渋って燥き希薄な痰を吐出する場合を治療する」と言う」とある。○《外台》では仲景の《傷寒論》を引用し、主治は《肘後》、《千金》と同じである。方後では、「《肘後》、《小品》、《文仲》、《深師》、《范汪》、《古今録験》、《経心録》、《千金》に同じである」と言う）。

【本文】 ［程］ 気塞がり気短かければ、辛温の薬に非ざれば、以て之を行らすに不足す。橘皮、枳実、生姜は、辛温にて同じく気を下す薬と為すなり。《内経》に曰く、「病に緩急有り、方に大小有り」と。此れ、胸痺の緩き者なり。故に君一臣二の小方を用うるなり。

【通釈】 ［程］ 気が塞がり気が短かくなる場合は、辛温の薬でなければ、これを行らせるには不足する。橘皮、枳実、生姜は辛温であり、同じく気を下す薬である。《内経》では、「病には緩急があり、処方には大小がある」と言う。これは、胸痺の緩い場合である。そこで、君薬は一、臣薬は二の小さな処方を用いる。

【解説】 本条文は、水飲あるいは気滞によって引き起こされる胸痺の軽症の治療法について論述している。

《金匱要略輯義》が引用する《医宗金鑑》、あるいは程林の説では、茯苓杏

仁甘草湯は水飲が偏盛し、主として息切れが出現する病証を治療し、橘枳姜湯は気滞が偏盛し、主として胸部の閉塞感が出現する病証を治療するとの認識がない。また、程林による茯苓杏仁甘草湯の処方解説は、適切ではない。

　胸痺の軽症に罹患すると、胸中の気が塞がり、息切れがする。もし水飲が偏盛し、主として息切れが出現する場合は、茯苓杏仁甘草湯を与えてこれを治療する。

　茯苓杏仁甘草湯は、茯苓、杏仁、甘草からなる処方である。方中の茯苓は胸脇の逆気を主治し、杏仁は気を下し、甘草は寒熱の邪気を主治する。

　一方、もし胸痺に罹患し、気滞が偏盛し、主として胸部の閉塞感が出現する場合は、橘枳姜湯を与えてこれを治療する。

　橘枳姜湯は、橘皮、枳実、生姜からなる処方である。方中の橘皮、枳実、生姜は、辛温で気を下す。

【原文】　胸痺緩急者、薏苡人附子散主之。(7)
【本文】　胸痺緩急の者は、薏苡人附子散之を主る（《外台》は《古今録験》を引き、「痺」の下に「偏る」の字有り）。
【語釈】　○胸痺緩急の者云々：呂志杰の説「本条は、胸痺の急性発作の治療を論述している。「緩急」の二字は、義が一方に偏る一つの詞であり、「急」の字に着眼すべきである。そこで、胸痺緩急は、胸背の痛みが突然ひどくなり、かつ痛みの勢いが急激になることを言う。治療は、薏苡附子散を用いる。方中の薏苡仁は筋脈を舒ばし（《本経》では、「筋急、拘攣を主る」と言う）、附子は陽痺を通じ、合用して疼痛を緩解する」《金匱雑病論治全書》
【通釈】　胸痺に罹患し、病勢が急迫する場合は、薏苡附子散がこれを主治する（《外台》では《古今録験》を引き、「痺」の字の下に「偏る」の字がある）。
【本文】　［程］　寒邪上焦に客すれば則ち痛み急に、痛み急なれば則ち神之に帰し、神之に帰すれば則ち気聚まり、気聚まれば則ち寒邪散じ、寒邪散ずれば則ち痛み緩む。此れ、胸痺の緩急有る所以の者にして、亦心痛去来するの義なり。薏苡仁は以て痺を除き気を下し、大附子は以て中を温め寒を散ず。
　［鑑］　李彣曰く、「緩急なる者は、或は緩みて痛み暫く止み、或は急にして痛み復た作るなり。薏苡仁は肺に入り気を利し、附子は中を温め陽を行らせ、散と為して服すれば、則ち其の効更に速し」と。

【通釈】　　［程］　　寒邪が上焦に客する場合は痛みは拘急し、痛みが拘急する場合は神がこれに帰り、神がこれに帰る場合は気が集まり、気が集まる場合は寒邪が散じ、寒邪が散じる場合は痛みは緩む。これは、胸痺で緩急がある場合であり、また心痛が去来する義である。薏苡仁は痺を除いて気を下し、大附子は中を温めて寒を散じる。

　　［鑑］　　李彣は、「緩急は、あるいは緩んで痛みが暫く止むが、あるいは拘急して痛みがまた発生することである。薏苡仁は肺に入って気を通利し、附子は中を温めて陽を行らせ、散剤として服用すると、その効果は更に速くなる」と言う。

【本文】　　案ずるに、緩急の義は、或るひと「絞む」の字の訛りと謂う。此の説是に似るも、却って非なり。《外台》に胸痺、心下堅く痞し緩急するの方四首を載す。《聖恵》も亦同じ。故に程、李の解の是なるを知るなり。

【語釈】　　〇絞む：しめる。くくりしめる。

【通釈】　　案じるに、緩急の義は、ある人は「絞める」の字の誤りであると言う。この説は正しいようであるが、反って間違いである。《外台》では、胸痺に罹患し、心下が堅く痞え、緩急する場合を治療する処方の四種類を記載する。《聖恵方》もまた同じである。そこで、程氏や李氏の解釈が正しいことが解る。

【本文】　　薏苡人附子散方

　　薏苡仁（十五両）　　大附子（十枚、炮ず）

　　右二味、杵きて散と為し、方寸匕を服し、日に三服す。

【語釈】　　〇薏苡附子散：聶恵民の説「本方は、逐湿散寒除痺の方剤である。胸痺の胸背疼痛が出現し、時に緩み時に急迫し、邪気と正気が打ち合うので、薏苡仁の去湿下気をもって緩急止痛して邪を除く。附子の温中散寒をもって回陽除痺して扶正する。附子と薏苡仁を合用すると、逐湿散寒、緩急止痛の効能がある」《経方方論薈要》

【通釈】　　薏苡附子散方

　　薏苡仁（十五両）　　大附子（十枚、炮じる）

　　右の二味を搗いて散剤とし、一寸四方の用量を服用し、日に三回服用する。

【本文】　　案ずるに、《外台》は《古今録験》を引き、薏苡人散二方を載す。初めの一方は薏苡人五百枚、甘草三両を用い、後の一方は本方と同じ。唯だ薏苡人一千五百枚を用いて云う、「此の方は、《僧深》に出で、《范汪》に同じ。仲景の方は、薏苡人十五両を用う」と。

胸痺心痛短気病脈証治第九

　《聖恵方》の薏苡人散は、胸痺、心下堅く痞し緩急するを治す。

　薏苡人（二両）　附子（二両、炮ず）　甘草（一両、炙る）

　右搗きて篩い散と為し、毎服三銭、水一中盞を以て生姜半分を入れ、煎じて六分に至り、滓を去り、稍熱して之を頓服す。

【通釈】　案じるに、《外台》では《古今録験》を引用し、薏苡仁散の二方を記載する。初めの一方は薏苡仁五百枚、甘草三両を用い、後の一方は本方と同じである。ただ、薏苡仁千五百枚を用い、「この処方は、《僧深》に出ていて《范汪》に同じである。仲景の処方は、薏苡仁十五両を用いる」と言う。

　《聖恵方》の薏苡仁散は、胸痺に罹患し、心下が堅く痞え緩急する場合を治療する。

　薏苡仁（二両）　附子（二両、炮じる）　甘草（一両、あぶる）

　右を搗いて篩い散剤とし、毎回三銭を服用し、水一中盞を用い、生姜半分を入れ、煎じて六分に煮詰め、滓を除き、幾らか熱してこれを頓服で服用する。

【解説】　本条文は、胸痺の重症の証候と治療法について論述している。

　条文に言う「緩急」は、ある時は痛みが緩んで暫く停止するが、またある時は拘急して痛みがまた発生することを言う。胸痺に罹患し、寒邪が上焦に客すると、痛みが発生して拘急する。痛みが発生し、心神が帰り、気が集まると、寒邪が散じるので、痛みは緩む。本証は、胸痺に罹患し、痛みが去来する状態にある。そこで、薏苡附子散を与えてこれを治療する。

　薏苡附子散は、薏苡仁と附子からなる処方である。方中の薏苡仁は肺に入って痺を除いて気を通利し、附子は中を温めて陽気を行らせる。

【原文】　心中痞、諸逆心懸痛、桂枝生姜枳実湯主之。(8)

【本文】　心中痞し、諸逆、心懸痛するは、桂枝生姜枳実湯之を主る（《肘後》は、「痛」の下に「心下牽急し懊憹す」の六字有り）。

【語釈】　○心中痞：李克光の説「本条の帰類に関しては、歴代医家には幾らか分岐点があり、多数の医家は本条を胸痺に帰類する。例えば程雲来は「心中痞は、即ち胸痺である」と言い、唐容川は本条は胸痺の軽症であると認識し、「痺と痞は、軽重の間だけである。痞はそれが塞がることを言い、痺はそれが閉じることを言う」《金匱要略浅注補正》と言う。陳修園はこの条を胸痺の類証と見なし、「これより下は胸痺と言わない。これは必ず胸痺の証がある。もし胸痺の外に、病に同類のものがあるのは、知らないでいてはならない」《金

匱要略浅注》と言う。黄樹曾は、本条は「病は心にあり、胸にない」と言う。今の人、梁運通は、《金匱釈按》の中で、本条は心痛の証治の中に帰類することを明確にした。全国で統一して編纂された第四版と第五版の教材でもまたそのようである。しかし、《金匱要略注評》では本条を「胸痺心痛」の証治に帰類した。ただ、偏重する所があり、その［提要］では本条は「邪が心脈に客した胸痺心痛証治を論述する」と言う。筆者は、梁氏の帰類法に賛成する」《金匱要略譯釋》。王廷富の説「この条は、心痛の証治である。心中痞は、胸痺である。寒気と飲邪が胸中にあって引き起こされる。寒気あるいは水飲が上逆するので、上逆して心を衝く。寒気が除かれず、水飲が散ぜず、あるいは瘀血が停滞して胸中に渋り、陽気が運行できず、病邪は凝結して散じなくなる。そこで、心懸痛が出現する。これは、寒気が飲邪を挟んで凝集した心痛証である。そこで、通陽化気、導滞散飲の方法を用いて主治する」《金匱要略指難》

【通釈】　心中が痞えて䐜満し、心下に停滞した種々の邪気が上逆し、心胸部が塞がる感じがして引き攣れて痛む場合は、桂枝生姜枳実湯がこれを主治する（《肘後》では、「痛」の字の下に「心下が引き攣れて懊憹する」の六字がある）。

【本文】　［程］　心中痞は、即ち胸痺なり。諸逆は、脇下より心を逆搶するの類の如し。邪気独り上に留まれば、則ち心懸痛す。枳実は以て痞を泄し、桂枝は以て逆を下し、生姜は以て気を散ず。

　　［尤］　諸逆は、痰飲、客気を該ねて言う。心懸痛は、物を懸（か）くるが如く動揺して痛むを謂う。逆気然らしむるなり。

　　［鑑］　心懸りて空痛するは、空中に物を懸くるが如く動揺して痛むなり。桂枝生姜枳実湯を用い、陽気を通じて逆気を破れば、痛み止み痞開く。

【通釈】　［程］　心中痞は、胸痺である。諸逆は、脇下より心を逆搶するの類のようなものである。邪気が独り上に留まる場合は、心は懸痛する。枳実は痞を泄らし、桂枝は逆を下し、生姜は気を散じる。

　　［尤］　諸逆は、痰飲や客気を兼ねて言う。心懸痛は、物を懸（か）けるように、動揺して痛むことを言う。逆気がそのようにする。

　　［鑑］　心に懸って空で痛むのは、空中に物を懸けたように、動揺して痛むことである。桂枝生姜枳実湯を用い、陽気を通じて逆気を破ると、痛みは止み、痞は開く。

【本文】　《潘氏続焔》に云う、「懸なる者は、閣（たな）を懸くるの義なり。胃に在

胸痺心痛短気病脈証治第九

らずして腹脇の間に懸かり留まるなり」と。

【語釈】　○閣：たな。

【通釈】　《潘氏続焔》では、「懸は、閣（たな）を懸ける義である。胃にはなく、腹部と脇部の間に懸かって留まることである」と言う。

【本文】　桂枝生姜枳実湯方（《外台》は仲景の《傷寒論》の心下懸痛し、諸逆、大いに虚す者は、桂心生姜枳実湯を載し、方は同じ）

　桂枝　生姜（各三両）　　枳実（五枚。○徐、沈、尤は、「枚」を「両」に作る。《外台》は、「炙る」の字有り）

　右三味、水六升を以て、煮て三升を取り、分かち温め三服す。

【語釈】　○桂枝生姜枳実湯：聶恵民の説「本方は、通陽散寒、温胃降逆の方剤である。水飲あるいは寒邪が胃に停留するので、心下が痞悶し、心の懸痛が引き起こされる。そこで、桂枝をもって心陽を通じ、痺を宣ばし、飲の逆を降ろす。生姜は、和胃散寒して降逆する。佐けるに枳実は、開結破気、寛中消痞し、痞を開き逆を平らかにすると、心懸痛は止む」《経方方論薈要》

【通釈】　桂枝生姜枳実湯方（《外台》では、仲景の《傷寒論》の「心下が懸痛し、諸逆で、大いに虚す場合は、桂心生姜枳実湯」を記載し、処方は同じである）

　桂枝　生姜（各々三両）　　枳実（五枚。○徐本、沈本、尤本では、「枚」の字を「両」の字に作る。《外台》では、「炙る」の字がある）

　右の三味に水六升を用い、煮て三升を取り、三回に分けて温めて服用する。

【本文】　《千金》の桂心三物湯は、心下痞、諸逆、懸痛するを治す。

　桂心（二両）　　膠飴（半斤）　　生姜（二両）

　右の薬切り、水四升を以て、二味を煮て、三升を取り、滓を去り、飴を内れ、分かちて三服す。

【通釈】　《千金》の桂心三物湯は、心下が痞え、諸逆で懸痛する場合を治療する。

　桂心（二両）　　膠飴（半斤）　　生姜（二両）

　右の薬を切り、水四升を用い、二味を煮て三升を取り、滓を除き、膠飴を入れ、三回に分けて服用する。

【解説】　本条文は、寒飲の上逆によって引き起こされる心痛の軽症（あるいは胸痺）の証候と治療法について論述している。

　《金匱要略輯義》が引用する程林の説では、本証を胸痺と認識する。

－ 469 －

胸痺に罹患し、陽気が衰微し、陰寒が旺盛になると、心中は痞える。諸逆は、痰飲や客気が脇下より心に向かって上逆することを言う。心懸痛は、気が逆上するために、物を空中に懸けたように、心胸部が動揺して痛むことを言う。本証は、寒飲の邪気が独り上に停留した状態にある。そこで、桂枝生姜枳実湯を与えて陽気を通じ逆気を破る。

　桂枝生姜枳実湯は、桂枝、生姜、枳実からなる処方である。方中の桂枝は逆を下し、生姜は気を散じ、枳実は痞を泄らせる。

【原文】　　心痛徹背、背痛徹心、烏頭赤石脂円主之。(9)

【本文】　　心痛背に徹し、背痛心に徹するは、烏頭赤石脂円之を主る。

【語釈】　　○心痛背に徹し、背痛心に徹す云々：王廷富の説「この条は、陽が虚し寒が凝る場合の心痛の証治である。陰寒の邪が陽位に上逆し、胸と背の経兪に及んで犯し、気血の運行を阻碍し、内は心を犯すと、その気は背兪に応じる。そこで、心痛は背に徹する。陰寒が背兪に及んで犯すと、その気は内に向かって走る。そこで、背痛は心に徹する。その主要な病理は、正しく《素問・挙痛論》に言う「寒気背兪の脈に客すれば、則ち血脈泣り、脈泣れば則ち血虚し、血虚すれば則ち痛み、其の兪は心に注ぐ。故に相い引きて痛む」のようなものである。これは、陰寒が凝結した心痛証である。そこで、温陽散寒の方法を用いてこれを治療する」《金匱要略指難》

【通釈】　　心胸部の痛みが背部に放散し、背部の痛みが心胸部に放散する場合は、烏頭赤石脂丸がこれを主治する。

【本文】　　［鑑］　心痛背に徹するは、尚休止の時有り。故に括樓薤白白酒加半夏湯の平剤を以て之を治す。此の条、心痛背に徹し、背痛心に徹す。是れ連連として痛みて休まず、則ち陰寒の邪甚だしく、浸浸として陽光熄まんと欲すと為す。薤白白酒の能く治する所に非ざるなり。故に烏頭赤石脂円を以て之を主る。方中の烏、附、椒、姜の一派は、大辛大熱にて別に他の顧みること無く、峻しく陰邪を逐うのみ。李彣曰く、「心痛内に在りて背に徹すれば、則ち内にして外に達す。背痛外に在りて心に徹すれば、則ち外にして内に入る。故に既に附子の温有りて復た烏頭の迅を用い、乾姜を佐として陽を行らせて大いに其の寒を散じ、蜀椒を佐として気を下して大いに其の欝を開く。恐らくは、大散大開に過ぐ。故に復た赤石脂を佐として心に入りて以て固渋して陽気を収むるなり」と。

- 470 -

胸痺心痛短気病脈証治第九

【語釈】　○連連：連なり絶えないさま。　　○浸：しみる。ようやく。次第に。益々。

【通釈】　〔鑑〕　心痛が背部に放散する場合は、なお休止する時がある。そこで、括樓薤白白酒湯に半夏を加えた湯液の平剤を用いてこれを治療する。この条は、心痛が背部に放散し、背痛が心胸部に放散する。これは、連続して痛んで停止しない。即ち、陰寒の邪が更に甚だしくなり、益々陽光が熄もうとしている。薤白や白酒がよく治療する所でない。そこで、烏頭赤石脂丸を用いてこれを主治する。方中の烏頭、附子、蜀椒、乾姜などの一連の品は、大辛大熱で別に他を顧みることがなく、俊敏に陰邪を逐うだけである。李彣は、「心痛が内にあって背部に放散する場合は、痛みは内より外に達する。背痛が外にあって心胸部に放散する場合は、痛みは外より内に入る。そこで、既に附子の温があり、また烏頭の迅速な性質を用い、乾姜を佐として陽を行らせて大いにその寒を散じ、蜀椒を佐として気を下して大いにその欝を開く。恐らくは、大いに散じ大いに開く効能に過ぎている。そこで、また赤石脂を佐として心に入って固渋して陽気を収める」と言う。

【本文】　赤石脂丸方（《外台》は仲景の《傷寒論》を引きて云う、「《千金》、《必効》、《文仲》、《范汪》、《経心録》等は同じ」と）

　　蜀椒（一両、一法に二分。○《外台》は、「二分」に作る）　烏頭（一分、炮ず）　附子（半両、炮ず、一法に一分。○《外台》は、「一分」に作る）　乾姜（一両、一法に一分。○《外台》は、「二分」に作る）　赤石脂（一両、一法に二分。○《外台》は、「二分」に作る）

　　右五味、之を末にし、蜜もて丸じ梧子大の如くし、食に先だちて一丸を服し、日に三服す。知らざれば、稍加えて服す（《千金》は烏頭円と名づけ、烏頭六銖、附子、蜀椒各半両を用い、註して云う、「《范汪》は、附子を用いず。崔氏は、桂半両を用いて六味と為す」と）。

【語釈】　○烏頭赤石脂丸：聶惠民の説「本方は、回陽駆寒、温中止痛の強剤である。陰寒が痼結し、陽が微かで陰が盛んになるので、厳重な胸痺証が引き起こされる。そこで、多数の辛熱で駆寒回陽温中する品をもって急いでこれを救う。烏頭は、辛温で大毒があり、強烈に温経止痛、逐湿除寒する品である。附子は、回陽救逆、補陽益火、消陰止痛する。蜀椒もまた辛熱の品に属し、陰寒を散じ、中焦を温めて疼痛を止める。乾姜もまた大辛大熱に属し、温中回陽する。また、赤石脂の酸渋をもって心血を補い、陽気を収斂することを主とす

－ 471 －

る。そこで、本方は強烈な温中止痛の作用を備え、各種の急性の疼痛に用いられる」《経方方論薈要》

【通釈】　烏頭赤石脂丸方（《外台》では、仲景の《傷寒論》を引用し、「《千金》、《必効》、《文仲》、《范汪》、《経心録》などでは同じである」と言う）

蜀椒（一両、別の処方では二分。○《外台》では、「二分」に作る）　烏頭（一分、炮じる）　附子（半両、炮じる、別の処方では一分。○《外台》では、「一分」に作る）　乾姜（一両、別の処方では一分。○《外台》では、「二分」に作る）　赤石脂（一両、別の処方では二分。○《外台》では、「二分」に作る）

右の五味を粉末とし、蜜であおぎりの大きさの丸剤にし、食前に一丸を服用し、日に三回服用する。治癒しない場合は、幾らか増量して服用する（《千金》では烏頭円と名づけ、烏頭六銖、附子、蜀椒各々半両を用い、注釈して「《范汪》では、附子を用いない。崔氏は、桂半両を用いて六味とする」と言う）。

【本文】　《外台》に云う、「此の方、丹陽に隠士有り、山より出でて云う、「華佗の法を得たり。若し久しく心痛めば、毎旦三丸を服し、稍加えて十丸に至る。一剤を尽くせば、遂に終身発せず」と」と。

【通釈】　《外台》では、「この処方は、丹陽に世を見捨てた隠士があり、山より出て「華佗の法を得た。もし長期に渡って心が痛む場合は、毎朝三丸を服用し、幾らか増量して十丸にまで増やす。一剤を服用し尽くすと、遂に終身発症しない」と言った」と言う。

【解説】　本条文は、陰寒の邪が長期に渡って凝結し陽気が衰微するために引き起こされる心痛の重症の証候と治療法について論述している。

「心痛背に徹し、背痛心に徹す」は、痛みが連続して停止しないことを言う。即ち、陰寒の邪が第4条の括樓薤白半夏湯証よりも更に甚だしくなり、益々陽光が熄もうとすると、心痛が背部に放散し、背痛が心胸部に放散する。そこで、烏頭赤石脂丸を与え、大辛大熱の品を用いて陰邪を逐う。

烏頭赤石脂丸は、蜀椒、烏頭、附子、乾姜、赤石脂からなる処方である。方中の附子、烏頭は迅速に温め、乾姜は陽を行らせて寒邪を散じ、蜀椒は気を下して欝を開き、赤石脂は心に入って固渋して陽気を収める。

胸痺心痛短気病脈証治第九

附方：

【原文】　九痛丸：治九種心痛。

【本文】　九痛丸：九種の心痛を治す（《外台》は《千金》を引き、附子丸と名づく。〇徐本は、「附方」の二字を標す。沈に同じ。程云う、「仲景の方に非ず」と。並びに是なり）。

【語釈】　〇九種の心痛云々：王廷富の説「九種の心痛の解釈は、《千金》に記載される「一は虫心痛（虫によって痛みを生じる）、二は注心痛（山林や古い廟に入って異常なものを見、驚きや恐れによって痛みを生じる）、三は風心痛（風冷の邪が痛みを生じる）、四は悸心痛（疼痛が時に起こり時に止まり、喜按になり、食事を得ると幾らか止まる）、五は食心痛（食積で痛みを生じ、腐った臭いをげっぷし、酸っぱいものを吐く）、六は飲心痛（停飲が痛みを生じ、時に清らかな涎を吐出する）、七は冷心痛（疼痛時に四肢が厥冷し、脈は細になる）、八は熱心痛（疼痛時に身熱し、脈は数になる）、九は去来心痛（疼痛が時に去り時に到来する。即ち、時に痛み時に止む）」による。心痛は九種類があるが、積聚、痰飲、瘀血、寒の凝滞に他ならずに形成される」《金匱要略指難》

【通釈】　九痛丸：九種類の心痛病を治療する（《外台》では《千金》を引用し、附子丸と名づける。〇徐本では、「附方」の二字を標榜する。沈氏に同じである。程氏は、「仲景の処方ではない」と言う。これらはいずれも正しい）。

【本文】　附子（三両。〇《千金》は、二両を用う）　生狼牙（一両、炙り香ばしくす。〇《千金》は、生狼毒四両を用う。《外台》に同じ）　巴豆（一両、皮心を去り、熬り、研りて脂の如くす）　人参　乾姜　呉茱萸（各一両。〇《千金》は、乾姜二両を用う）

　右六味、之を末とし、煉蜜もて丸じて梧子大の如くし、酒もて下す。強人は初め三丸を服し、日に三服す。弱き者は二丸とす。兼ねて卒中悪、腹脹痛、口言うこと能わざるを治す。又連年の積冷、心胸に流注して痛み、并びに冷衝上気、落馬、墜車、血疾等を治す。皆之を主る。口を忌むこと常法の如くす（「衝」を趙本に「腫」に作るは、非なり）。

【語釈】　〇九痛丸：聶恵民の説「本方は、温中散寒、破結通陽の方剤である。そこで、九痛丸と言うが、ただ陰寒の痼冷で心痛を引き起こす場合を治療するのが主体である。附子をもって温中止痛、回陽救逆する。生狼牙の辛熱は、寒結を破って停滞を通じる。巴豆の大辛は、気を下して結を通じる。乾姜は、辛

温で散寒止痛する。呉茱萸は肝経を温めて痰濁を除き、人参をもって益気扶正する。そこで、寒湿が凝滞して心痛を引き起こす病証に対して選んで用いることができる」《経方方論薈要》。　○卒中悪：陳紀藩の説「外来性の邪気を感受して突然発作が発生する疾病を指す」陳紀藩主編《金匱要略》。　○心胸に流注して痛む：李克光の説「流は、流れ散じて移動することである。注は、専ら注いで集中することである。これは、心胸部の疼痛があるいは比較的散漫して大いに積もり、あるいは一点に集中して痛むことを指す」《金匱要略譯釋》

【通釈】　附子（三両。○《千金》では、二両を用いる）　生狼牙（一両、あぶって香ばしくする。○《千金》では、生狼毒四両を用いる。《外台》では、同じである）　巴豆（一両、表皮と芯を除き、熬ってすりつぶして脂のようにする）　人参　乾姜　呉茱萸（各々一両。○《千金》では、乾姜二両を用いる）

　右の六味を粉末とし、蜂蜜で煉ってあおぎりの実の大きさの丸剤にし、酒で服用する。身体の壮健な人は最初は三丸を服用し、日に三回服用する。身体の弱い人は、一回に二丸を服用する。また、突然外来の邪気を感受し、心腹部に刺すような痛みが出現し、煩悶して今にも死にそうになり、腹部は脹満して痛み、会話ができなくなる場合を治療する。また、長年に渡り積もり積もった冷えがあり、心胸部の痛みが時に移動し時に集中し、並びに冷気が上衝する場合や馬や車から墜落して瘀血が停滞する場合をいずれも治療する。服薬期間中の禁忌は常法通りにする（「衝」の字を趙本で「腫」の字に作るのは、誤りである）。

【本文】　［程］　九痛なる者は、一は虫心痛、二は注心痛、三は風心痛、四は悸心痛、五は食心痛、六は飲心痛、七は冷心痛、八は熱心痛、九は去来心痛なり（案ずるに、以上は《千金》の本方の主療に見わる）。九種に分かると雖も、積聚、痰飲、結血、虫注、寒冷に外ならずして成る。附子、巴豆は寒冷を散じて堅積を破り、狼牙、茱萸は虫注を殺して痰飲を除き、乾姜、人参は中気を理めて胃脘を和し、相い将って九種の心痛を治す。巴豆は、邪を除き鬼を殺す。故に中悪にて腹脹満し、口言うこと能わざるを治す。連年の積冷、心胸に流注し、冷気上衝するは、皆辛熱に宜し。辛熱は、能く血を行らせ血を破る。落馬、墜車は、血凝り血積む者なり。故に并びに之に宜し。

【通釈】　［程］　九痛は、一は虫心痛、二は注心痛、三は風心痛、四は悸心痛、五は食心痛、六は飲心痛、七は冷心痛、八は熱心痛、九は去来心痛である

胸痺心痛短気病脈証治第九

（案じるに、以上は、《千金》の本方の主治に見われている）。九種類に分かれているが、それが形成されるのは積聚、痰飲、結血、虫注、寒冷に外ならない。附子、巴豆は寒冷を散じて堅い積聚を破り、生狼牙、呉茱萸は虫注を殺して痰飲を除き、乾姜、人参は中気を理めて胃脘部を調和し、合用して九種類の心痛を治療する。巴豆は、邪を除いで鬼を殺す。そこで、中悪病で腹部が脹満し、口は言葉を喋ることができなくなる場合を治療する。長年冷えが積もって心胸部に流注し、冷気が上を衝く場合は、いずれも辛熱の品を用いるのがよい。辛熱の品は、よく血を行らせて血を破る。馬や車からの墜落は、血が凝滞して血が積もる場合である。そこで、いずれもこれを用いるのがよい。

【解説】　本条文は、心胸部に出現する九種類の心痛の治療法について論述している。

　「九種の心痛」は、一は虫心痛、二は注心痛、三は風心痛、四は悸心痛、五は食心痛、六は飲心痛、七は冷心痛、八は熱心痛、九は去来心痛を言う。心痛は九種類に分かれているが、積聚、痰飲、結血、虫注、寒冷などによって形成される。そこで、九痛丸を与えてこれを治療する。

　九痛丸は、附子、生狼牙、巴豆、人参、乾姜、呉茱萸からなる処方である。方中の附子、巴豆は、寒冷を散じて堅い積聚を破る。生狼牙、呉茱萸は、虫注を殺して痰飲を除く。乾姜、人参は、中気を理めて胃脘部を調和する。

- 475 -

腹満寒疝宿食病脈証治第十

論一首　脈証十六条　方十四首

【原文】　趺陽脈微弦、法当腹満。不満者必便難、両胠疼痛。此虚寒従下上也。以温薬服之。(1)

【本文】　趺陽の脈微弦なるは、法当に腹満すべし。満せざる者は必ず便難く、両胠疼痛す。此れ虚寒下従り上るなり。温薬を以て之を服せ（《脈経》は、「必ず」の下に「下部閉塞大」の五字有り。《千金》に同じ。《千金》は、「此れ虚寒の気下従り上に向かう」に作る。趙は、「当に」の字を脱す）。

【語釈】　〇趺陽の脈微弦なるは云々：王廷富の説「この条は、虚寒の腹満と肝が寒えて気が逆する場合の弁証と治則である。趺陽は、胃脈である。脾胃は表裏の関係にあり、その脈は緩和なはずである。この所の脈が微弦であるのは、微は陽気の不足であり、弦は肝の本脈である。これは、厥陰の肝木が陰寒の気を挟み、剋して脾土に乗じる象である。これによれば、脾胃の昇降し運化する効能が不足している。その陰気は、腹に恣に集まる。そこで、腹満が出現するはずである。もし腹満がない場合は、証は明らかに陰寒が既に集まっていて、温めなければ必ず散じない。陰邪が散じなくなると、その陰竅は通じなくなる。そこで、その便は必ず困難になることが解る。両脇は、肝経の主る所に属している。厥陰の寒気がいまだ散じていない場合は、肝気は自ら欝滞し、本経が自ら病むと、その疏泄し条達する性を失う。そこで、両脇に疼痛が出現する。その主要な機序は、下焦の陽が虚し、気機が転輸するのに無力であることにある。陰寒の気が厥陰の経脈に随って上逆し、肝が欝してその疏泄する権限を失う。そこで、大便が困難になるのと両脇に疼痛が出現するのは、腹満に比較すると更に盛んになる。そこで、「此れ虚寒下従り上るなり」と言う。そこで、温薬を用いてこれを服用し、助陽散寒して陰寒の気を濁竅より出すべきである」《金匱要略指難》

【通釈】　趺陽の脈が微で弦になる場合は、道理からすると腹部が脹満するはずである。もし腹部が脹満しない場合は、必ず大便が困難になり、胸脇の両側に疼痛が出現する。これは、脾胃に虚寒があり、肝気が上に乗じるからである。この場合は、温薬を用いて治療すべきである（《脈経》では、「必ず」の字の下に「下部が閉塞して大」の五字がある。《千金》に同じである。《千金》では、「これは、虚寒の気が下より上に向かう」に作る。趙本では、「当に」の字を脱出している）。

- 477 -

【本文】　［尤］　趺陽は、胃脈なり。微弦は、陰の象なり。陰を以て陽に加え、脾胃之を受くれば、則ち腹満を為す。設し満せざれば、則ち陰邪必ず旁らより肢脇を攻めて下は穀道を閉ざし、便難を為し、両肢の疼痛を為す。然して其の寒外従り入らずして下従り上れば、則ち病内自り生ず。所謂「腎虚すれば、則ち寒中に動く」なり。故に当に散ずべからずして当に温むべし。

　　　［程］　若し寒実すれば、則ち後条の温薬を用いて之を下すなり。

【語釈】　〇肢：脇の下。

【通釈】　［尤］　趺陽は、胃脈である。微弦の脈は、陰の象である。陰をもって陽に加え、脾胃がこれを受ける場合は、腹満を生じる。もし腹満がない場合は、陰邪は必ず旁らより脇を攻め、下は穀道を閉ざし、大便の困難を生じ、両脇の疼痛を生じる。そしてその寒は外より入らず、下より上る場合は、病は内より生じる。いわゆる「腎が虚す場合は、寒が中に動く」ことである。そこで、散じるべきでなく、温めるべきである。

　　　［程］　もし寒が実する場合は、後条の温薬を用いてこれを下す。

【解説】　本条文は、虚寒による腹満の成因、証候、および治療原則について論述している。

　　趺陽の脈は胃脈であり、脾胃の気を候う。趺陽の脈が微で弦であるのは、陰脈である。即ち、虚寒が生じ、脾胃がこれを受けると、腹満が出現する。もし腹満が出現しない場合は、陰邪は必ず旁らより脇を攻めるので、両脇の疼痛が出現し、陰邪は下は穀道を閉ざすので、大便は困難になる。本証は、虚寒が内に生じ、下より上った状態にある。そこで、温薬を用いてこれを温めるべきである。

【原文】　病者腹満、按之不痛為虚、痛者為実。可下之。舌黄未下者、下之黄自去。(2)

【本文】　病者腹満し、之を按ずるに痛まざるを虚と為し、痛む者を実と為す。之を下す可し。舌黄未だ下さざる者は、之を下せば黄自ら去る（《玉函》は、「病者」を「傷寒」に作り、「去る」の下に「大承気湯に宜し」の五字有り）。

【語釈】　〇病者腹満し、之を按ずるに云々：呂志杰の説「本条は、腹満の虚実の弁証と実熱の腹満の治法を論述している。実証の腹満は、多くは宿食が胃に停滞し、あるいは燥糞が腸道に積もることによって引き起こされる。そこで、腹部を按じると、痛む感じがある。「之を按ずるに痛まざるを虚と為す」の一

- 478 -

句は挿入句であり、目的は虚実を並びに挙げることにあり、更に弁証に有利である。舌黄は、苔が黄であることを指す。これは、実熱が積滞している反応であり、内に実熱がある。そこで、舌苔は黄に転じる。腹満し、これを按じて痛み、また舌苔が黄になるのは、下すべき証が既に備わっている。これを下して熱が除かれる場合は、黄苔は自然に去る」《金匱雑病論治全書》

【通釈】　病人の腹部が脹満し、これを按じて痛まない場合は虚証であり、これを按じて痛む場合は実証である。実証は、下法を用いて治療すべきである。病人の舌苔が黄色になり、まだ下法を用いて治療していない場合は、下法を用いて導熱下行すると黄苔は自然に消退する（《玉函》では、「病者」を「傷寒」に作り、「去る」の字の下に「大承気湯を使用するのがよい」の五字がある）。

【本文】　［沈］　此れ、手を以て按じ、腹満の虚実を辨ずるなり。之を按じて痛まざるは、内に痰、食、燥屎、壅滞無し。即ち、虚寒にして満するを知る。当に温薬を以てすべし。若し之を按じて痛むは、乃ち外の手を以てして内は食、痰、燥屎を結ぶに就けば、則ち内実するを知る。是れ之を下す可し。而して又舌黄を以て虚実を験して定む。若し舌に黄胎有れば、即ち是れ湿熱内に蒸し、未だ下を経ずして過ぐると為す。必ず須く之を下すべく、則ち黄自ら去りて脹満自ら除かる。舌に黄胎無きは、是れ虚寒に近し。又下法に非ず。

　　［魏］　無形の虚気、痞塞を作せば、則ち之を按じて物無し。何ぞ痛むこと之有らんや。倘し有形の実物を挟みて患いを為すは、宿食胃に在り、疝気少腹に在り等の如き是れなり。之を按じて物有り、蔵府の側を阻碍すれば、焉くんぞ痛まざる者有らんや。是れ按ずるの痛否に於いて以て其の虚実を決するの法なり。

【語釈】　○験：ためす。検する。

【通釈】　［沈］　これは、手をもって按じ、腹満の虚実を弁別している。これを按じて痛まない場合は、内に痰、食、燥屎、壅滞などがない。即ち、虚寒で腹満が出現することが解る。温薬を用いて治療すべきである。もしこれを按じて痛む場合は、外の手をもって内は食、痰、燥屎が結んでいるのに向かうので、内が実していることが解る。これは、下法を用いて治療すべきである。そしてまた舌苔が黄であるのをもって虚実を調べて定めている。もし舌に黄苔がある場合は、湿熱が内に熏蒸し、いまだ下法を経ずに経過している。必ずこれを下すべきであり、そうすれば黄苔は自然に去り、脹満は自然に除かれる。舌

に黄苔がない場合は、虚寒に近い。また、下法を用いるのではない。

　　［魏］　　無形の虚気が痞えて塞がる場合は、これを按じても物がない。どうして痛むことがあろうか。もし有形の実物を挟んで患いを生じる場合は、宿食が胃にあり、疝気が少腹にあるなどのようなものがこれである。これを按じて物があり、臓腑の側を阻碍する場合は、どうして痛まないことがあろうか。これは、手で按じる場合に痛むか痛まないかにおいてその虚実を決定する方法である。

【本文】　　張氏の《傷寒集注》に云う、「胃に中り之を按じて痛むは、世医便ち食有りと謂う。夫れ胃は水穀の海と為し、又倉廩の官と為す。胃に果たして食有れば、按ずるに必ずしも痛まず。試みるに飽食の人を将って之を按ずれば、痛むか否か。惟だ邪気内に結び、正気膈従り出入すること能わざるに、之を按ずれば、則ち痛む。又胃に穀神無く、藏気虚して外に浮くに、之を按ずれば亦痛む。若し邪正の虚実を審らかにせざれば、概ね食有りと謂い、人を傷ること必ず多し。又按なる者は、軽く虚く平らかに按ず。若し法を得ず、加うるに手の力を以てすれば、未だ痛まざる者有らず」と。

【語釈】　　○倉廩：くら。

【通釈】　　張氏の《傷寒集注》では、「胃に中ってこれを按じて痛む場合は、世の医者は直ちに食があると言う。そもそも胃は水穀の海であり、また倉廩の官である。胃に果たして食がある場合は、按じても必ずしも痛まない。試みるに、飽食の人を按じる場合は、痛むかどうか。ただ、邪気が内に結び、正気が膈より出入できない時にこれを按じると、痛む。また、胃に穀神がなく、臓気が虚して外に浮く時にこれを按じると、また痛む。もし邪気と正気の虚実を審らかにしない場合は、概ね食があると言い、人を傷ることが必ず多くなる。また、按とは、軽く虚く平らかに按じることである。もし正しい方法で触診せず、手に力を加える場合は、いまだ痛まないものがない」と言う。

【解説】　　本条文は、腹満の虚実の弁証と実証の腹満の治療法について論述している。

　　腹満が出現する場合は、手で腹部を触診して虚実を弁別する。もし腹部を按じて痛まない場合は、内に痰、食、燥屎、壅滞などがないので、虚寒による腹満である。本証は、温薬を用いて治療すべきである。一方、腹部を案じて痛む場合は、内に食、痰、燥屎が結んでいるので、内が実した腹満である。本証は、下法を用いて治療すべきである。もし舌苔が黄になり、いまだ下法を使用して

- 480 -

いない場合は、湿熱が内に熏蒸してるので、下法を用いて攻下すべきである。
そうすれば、黄苔は自然に消退し、腹満もまた自然に除かれる。

【原文】　腹満時減、復如故、此為寒。当与温薬。(3)
【本文】　腹満時に減ずるも、復た故の如きは、此れを寒と為す。当に温薬を
与うべし（《脈経》は、「減」の下に更に「減」の字有り）。
【語釈】　○腹満時に減ずるも、復た故の如し云々：王廷富の説「本条の重点
は、証治にある。本証の治法は、もし舌が淡白で苔が白滑である場合は、確か
に虚寒に属している。更に患者の形気を視て定めるべきである。もし形気が不
足し、中陽が虚弱な状態に属している場合は、《傷寒論》の桂枝人参湯を用い
て中陽を温めて化気祛寒すべきである。もし形気がなお充実している場合は、
厚朴生姜甘草半夏人参湯を斟酌して用い、運脾散寒すべきである」《金匱要略
指難》
【通釈】　腹部が脹満し、腹満は時に軽減するが、また以前のように脹満する
場合は、寒証である。この場合は、温薬を用いて治療すべきである（《脈経》
では、「減」の字の下に更に「減」の字がある）。
【本文】　〔徐〕　腹満に増減有れば、則ち藏真粘著の病に非ず。所以に陽を
得れば即ち減じ、陰を得れば満を加う。故に「此れを寒と為す。当に温薬すべ
し」と曰う。
　〔程〕　腹満減ぜず。故に承気を用いて之を下す。此れ、腹満時に減ずれば、
則ち寒気或は聚まり、或は散ず。当に温薬を与えて以て其の寒を散ずべし。
【通釈】　〔徐〕　腹満に増減がある場合は、臓真が粘着する病ではない。そ
こで、陽を得ると軽減し、陰を得ると脹満が加わる。そこで、「これは、寒証
である。温薬を与えるべきである」と言う。
　〔程〕　腹満は、軽減しない。そこで、承気湯を用いてこれを下す。これは、
腹満が時に軽減するので、寒気があるいは集まり、あるいは散じている。温薬
を与えてその寒を散じるべきである。
【本文】　案ずるに、《金鑑》に云う、「此の篇、虚寒の腹満を治するの方無
し。「当に温薬を与うべし」の下に当に「宜しく厚朴生姜甘草半夏人参湯之を
主るべし」の十四字有るべし。必ず是れ脱簡なり。《傷寒論・太陰篇》を閲す
れば、自ら知れり」と。此の説、未だ允らざるを覚ゆ。
【語釈】　○厚朴生姜甘草半夏人参湯之を主る：《傷寒論》の第66条では、

「汗を発して後、腹脹満する者は、厚朴生姜半夏甘草人参湯之を主る」とある。本証は、太陽病に発汗過多を来したために脾陽が虚して脾の運化を主る機能が失調し、気滞と痰湿が発生した状態にある。　　〇閲す：調べる。　　〇允：允当（正しく道理にかなう）の意。

【通釈】　案じるに、《医宗金鑑》では、「この篇は、虚寒の腹満を治療する処方がない。「温薬を与えるべきである」の句の下に「厚朴生姜甘草半夏人参湯でこれを主治すべきである」の十四字があるはずである。必ずこれは脱簡である。《傷寒論・太陰篇》を調べると、自ら解る」と言う。この説は、いまだ適切でないように感じる。

【解説】　本条文は、虚寒による腹満の症状と治療原則について論述している。　寒気が腹部に集まったり、散じる場合は、腹満が出現し、時に軽減し、時に出現して増減する。本証は、寒証である。そこで、温薬を与えて寒気を散じるべきである。

【原文】　病者痿黄、躁而不渇、胸中寒実。而利不止者、死。（4）

【本文】　病者痿黄、躁して渇せざるは、胸中に寒実す。而して利止まざる者は、死す（徐、沈、尤、《金鑑》は、「躁」を「燥」に作る。今之に従う）。

【語釈】　〇病者痿黄云々：呂志杰の説「本条は、寒が実して内に結び、臓気が下に脱する証候を論述している。痿は、萎と同じである。脾気が衰敗する。そこで、顔面の色調は萎黄になる。口が渇かないのは、裏に熱がないからである。熱がなくて煩躁が見られるのは、胸中に寒が実して内に結び、陰が盛んになり陽が微かになることによって引き起こされ、陰躁に属している。もし更に下痢を併発する場合は、中気が下に脱し、正気が虚し、邪気が実した証候であり、時に随って危険が生命に及ぶはずである。そこで、「死す」と言う」《金匱雑病論治全書》。　〇躁して渇せず：ここでは、李克光の説に従い、陰躁が出現し、口渇がないことを指すと考える。李克光の説「「躁して渇せず」は、本条の弁証の重点である。これに対しては、二種類の認識がある。第一は、躁は燥の誤りであるとする。《金鑑》が代表であり、「「燥くが口は渇かない」であれば、文章は始めて通じる」《金鑑》と言う。もし果たして燥いて口が渇く場合は、熱邪で引き起こされるのであり、真が虚して仮が実している。もし攻法を用いる場合は、虚している者はいよいよ虚し、もし補法を用いる場合は、脹満する者はいよいよ脹満する。かつ胃気は養生の本である。胃気が下に脱す

ると、多くは不治で危険な徴候を形成する。第二は、躁は陰躁として読むべきであるとする。例えば五版の教材は、本条の病機を結合し、これは陰躁の証であると認識する。例えば《傷寒論》の第298条の「煩せずして躁する者は、死す」は、本条の意義と同じである。躁がしくなるが煩はなく、口が渇かないのは、熱邪が引き起こす躁動ではなく、陽気が途絶えようとし、陰寒が胸中に凝集して引き起こす所であることを証明する。《黄疸病脈証治第十五》の「腹満、舌痿黄、躁して眠るを得ざるは、黄家に属す（10）」を結合すると、そこで第二の説法が更によい」《金匱要略譯釋》

【通釈】　病人の皮膚の色調が薄暗い黄色になって潤いがなく、煩躁して口渇がない場合は、胸中に寒邪が旺盛になり実しているからである。もし更に下痢が出現して止まらなくなる場合は、死証である（徐本、沈本、尤本、《医宗金鑑》では、「躁」の字を「燥」の字に作る。今これに従う）。

【本文】　　［徐］　痿なる者は、黄の黯淡の者なり。

　　［尤］　痿黄は、脾虚して色敗るればなり。気至らざるが故に燥き、中に陽無きが故に渇せず。気竭き陽衰え、中土已に敗れ、而して復た寒上に結び、藏下に脱すれば、何をか恃みて以て之を通じ之を止む可きや。故に死す。

【語釈】　○黯：黒い。うすぐらい。

【通釈】　　［徐］　痿は、黄で暗く淡い場合である。

　　［尤］　痿黄は、脾が虚して色が敗れるからである。気が至らなくなるので、口は燥くが、中に陽がないので、口は渇かない。気が竭き、陽が衰え、中土が既に敗れ、また寒が上に結び、臓が下に脱する場合は、何を恃んでこれを通じ、あるいはこれを止めることができようか。そこで、死亡する。

【本文】　案ずるに、程、魏は躁を以て陰躁と為すも、従う可からず。本条は、腹満を言わず。而して徐註は以て虚寒の腹満と為すも、未だ然るか否かを詳らかにせず。《脈経》に、此の条を以て《嘔吐下利篇》に列するは、是に似たり。

【通釈】　案じるに、程氏や魏氏は躁をもって陰躁とするが、従うべきでない。本条は、腹満を言わない。そして徐氏の注釈では虚寒の腹満とするが、いまだどうしてそのようになるのかどうかを詳らかにしていない。《脈経》で、この条をもって《嘔吐下利篇》に配列するのは、正しいようである。

【解説】　本条文は、脾気が虚し、寒邪が胸中に実して集結する腹満の証候と死証について論述している。

　痿は、黄で暗く淡いことを言う。脾が虚して虚寒が発生し、色が敗れると、

- 483 -

病人の皮膚は枯れた黄色になり、暗く淡く光沢がなくなる。水気が口に至らなくなると、口は燥く。ただ、中焦に陽気がなく、水気が停滞すると、口は渇かない。本証は、陽気が衰えて寒邪が胸中に実した状態にある。もし中土が敗れ、臓気が下に脱する場合は、下痢が出現するので、死証になる。

【原文】　寸口脈弦者、即脇下拘急而痛、其人嗇嗇悪寒也。(5)
【本文】　寸口の脈弦の者は、即ち脇下拘急して痛み、其の人 嗇嗇^{しょく}として悪寒するなり。
【語釈】　○寸口の脈弦の者は、即ち脇下拘急して痛み云々：呂志杰の説「本条は、表裏が皆寒える証を論述している。寸口の脈が弦であるのは、寒を主り痛を主る。陽が虚し気が飢え、寒邪が表を襲う。そこで、ぞくぞくとして悪寒がする。脇下は、肝の部位である。肝経が寒を受けて病を生じる。そこで、脇下が拘急して痛む」《金匱雑病論治全書》。李克光の説「表裏がともに寒えた腹満証を論述している」、「本条は既に表裏がいずれも寒えているので、柴胡桂枝湯より黄芩を除き、芍薬を増量した処方を選んで用いて治療すべきである」《金匱要略訳釈》
【通釈】　寸部の脈が弦になる場合は、両脇の下が拘急して痛み、同時に病人は身体が縮こまるようにぞくぞくとして悪寒がする。
【本文】　［尤］　寸口の脈弦は、亦陰邪の陽に加うるの象なり。故に脇下拘急して痛む。而して寒は外従り得、趺陽の脈弦の両胕疼痛す (1) と別有り。故に彼は便難しを兼ねて此れは悪寒有るなり。
【通釈】　［尤］　寸口の脈が弦であるのは、また陰邪が陽に加わる象である。そこで、脇下が拘急して痛む。そして寒は外より得られ、趺陽の脈が弦である場合に両脇に疼痛が出現する (1) 場合とは区別がある。そこで、彼は大便が困難になり、これは悪寒がある。
【解説】　本条文は、表裏に寒えがある腹満の証候について論述している。
　　《金匱要略輯義》が引用する尤在涇の説では、両脇の下が拘急して疼痛が出現する病機が明確でない。
　　陰邪が裏で旺盛になり、上逆して陽位に加わると、寸口の脈は弦になる。裏で旺盛になった寒邪が肝経を犯すと、両脇の下が拘急して疼痛が出現する。更に寒邪が表に侵襲すると、病人はぞくぞくとして悪寒がする。

- 484 -

腹満寒疝宿食病脈証治第十

【原文】　夫中寒家喜欠。其人清涕出、発熱色和者、善嚔。(6)
【本文】　夫れ中寒家は、喜しば欠す。其の人清涕出で、発熱し色和する者は、善く嚔す。
【語釈】　○夫れ中寒家は、喜しば欠す云々：呂志杰の説「第6条の「中寒」と《傷寒論》の太陽の中風とは道理が同じであり、「中寒家」は寒邪を容易に感受する人を指す。寒邪が束表し、肺気が不利になるので、患者は水様性の鼻水を出し、発熱し、顔面の色調が調和するなどの表証を見わしている。数々欠をし、数々嚔をするのは、いずれも陽気が伸展する機序であり、邪を駆って外に出す勢いがある」《金匱雑病論治全書》。王廷富の説「本条の重点は、嚔と欠によって虚実を弁別することにある。数々欠をするのは不足の象であり、気虚の表現であり、中気と腎気の虚を包括する。もし外感を兼ねる場合は、扶正して祛邪すべきであり、単純に表を攻めるべきでない。数々嚔をするのは有余の徴候であり、正気はなお旺盛であり、祛邪外出する能力がある。嚔は肺より出るので、肺気はなお旺盛であり、軽い場合は薬を与えずに治癒するはずである」《金匱要略指難》
【通釈】　そもそも元々体内に虚寒があり、中焦の陽気が不足する人は、常に欠をする。もし病人が水様性の鼻水を流し、発熱するが、顔面の色調が正常である場合は、新たに外感病を感受するからであり、容易にくしゃみをする。
【本文】　［程］　寒と云えば、則ち面惨めにして和せず。今発熱し色和すれば、則ち寒肺経に欝して熱を為すなり。

　　［鑑］　中寒家は、素中寒病有るの人を謂うなり。

　　［尤］　陽、上らんと欲して陰之を引けば、則ち欠す。陰、入らんと欲して陽之を拒めば、則ち嚔す。寒に中る者は、陽気抑えらる。故に喜しば欠し、清涕出づ。発熱し色和すれば、則ち邪留まること能わず。故に善く嚔す。

　　［魏］　此の諸々の証は、倶に外は寒邪を感ずる者と為して言うなり。外は寒邪を感ずるは、脹満病に于ては何ぞや。脹満病は、其の中も亦内外邪を合する者有るを以ての故に必ず明らかに外は寒に中るの証を辨ずるは、内は寒に中るの応を為す所以なり。
【通釈】　［程］　寒と言う場合は、顔面は惨めになって和やかではなくなる。今発熱し顔面の色調が和やかになる場合は、寒が肺経に欝滞して熱を生じている。

　　［鑑］　中寒家は、元々中が寒えて病む人を言う。

- 485 -

［尤］　　陽が上ろうとして陰がこれを引く場合は、欠をする。陰が入ろうと
して陽がこれを拒む場合は、嚏をする。寒に中る場合は、陽気が抑えられる。
そこで、数々欠をし、水様性の鼻水が出る。発熱し、顔面の色調が和やかであ
る場合は、邪は留まることができない。そこで、数々嚏をする。

　　［魏］　　この諸々の証は、ともに外は寒邪を感じる場合を指して言う。外は
寒邪を感じるのは、脹満病ではどういうことを言うのであろうか。脹満病は、
その中もまた内外が邪を合わせる場合があるので、必ず明らかに外は寒に中る
証を弁別するのは、内は寒に中る場合に対応する理由である。

【本文】　　案ずるに、《千金》は此の次の一条に云う、「凡そ病者を<ruby>覘<rt>うかが</rt></ruby>うに、
未だ脈せずして之を望み、口燥き清涕出で、喜しば嚏し欠するは、此の人寒に
中る」と。乃ち、下条に接し、此の条に連なりて一条と為せば、此の条は下条
の嚏せんと欲するも能わざる者の為にして発するを知るのみ。

【通釈】　　案じるに、《千金》では、この次の一条は、「およそ病人を診察し、
いまだ脈診をせずに病人を望診し、口が燥き、鼻水が出て、数々嚏をし欠をし
ている場合は、この人は寒に中っている」と言う。即ち、下の条に接続し、こ
の条に連続して一条とするので、この条は下の条の「嚏をしたくなるが、でき
ない場合」のために提示されていることが解る。

【解説】　　本条文は、寒邪が虚寒の病人の表に侵入する場合に出現する証候に
ついて論述している。

　　中寒家は、元々中が寒えて病む人を言う。陽が上ろうとするが、陰がこれを
引く場合は、欠をする。中寒家が外は寒邪を感受すると、陽気が抑えられるの
で、数々欠をし、水様性の鼻水が出る。寒邪が肺経に蘊滞すると、発熱する。
陰が入ろうとするが、陽がこれを拒む場合は、嚏をする。寒邪が中寒家に侵入
するが、邪が拒まれて留まることができなくなると、顔面の色調は和やかであ
り、数々嚏をする。

【原文】　　中寒、其人下利、以裏虚也。欲嚏不能、此人肚中寒。(7)

【本文】　　中寒、其の人下利するは、裏虚するを以てなり。嚏せんと欲するも
能わざるは、此の人肚中寒ゆればなり（原註は、「一に云う、「痛む」と」と。
○《千金》は、「腹中痛む」に作る）。

【語釈】　　○中寒、其の人下利するは云々：呂志杰の説「第7条は、もし裏が
虚し陽が弱い場合は、寒邪が内を侵し、脾胃を侵犯すると、下痢が出現し、陽

- 486 -

気が伸展できなくなると、嚔をしたくなるができないことを言う。「此の人肚中寒ゆればなり」は、その元々の身体の裏が虚していることを言う」《金匱雑病論治全書》。王廷富の説「本条の重点は、下痢をすることと、嚔をしたくなるができないことの二つの症状にある。上条でしばしば嚔をするのを対照とすると、本条の下痢は中陽が虚弱であり、胃陽が振るわず、脾陽が運らないからであり、あるいは脾気が虚弱で昇が少なく降が多く、常に寒邪が内陥し、表裏がともに病む重い証を形成する。その治療は、温中昇陽、宣肺散寒の方法を応用すべきである。理中湯を斟酌して用い、葱白、蘇葉、防風の類を加えて温中止痢し表寒を散じるべきである」《金匱要略指難》

【通釈】　元々虚寒のある人が寒邪を感受した後に下痢になるのは、脾胃が虚しているからである。嚔をしたくなるが、嚔ができなくなるのは、この人の腹中に寒えがあるからである（原註では、「一説では、「痛む」と言う」とある。○《千金》では、「腹中が痛む」に作る）。

【本文】　［尤］　中寒にして下利する者は、裏気素虚し、扞蔽（かんぺい）を為すこと無く、邪は直ちに中藏を侵すを得ればなり。嚔せんと欲するも、能わざる者は、正しく邪の為に逼（せま）られ、既に却くこと能わず、又甘受せず、是に於いて陽は動こうと欲して復た止まり、邪は去ろうと欲して仍お留まればなり。

　　［沈］　陽和すれば、則ち嚔す。而るに嚔せんと欲して能わず。乃ち、陰寒裏に凝滞するは、肚中痛む所以なり。

【語釈】　○扞蔽：ふせぎおおう。守る。　○甘受：快く受ける。進んで受け入れる。

【通釈】　［尤］　中寒家で下痢をするのは、裏気が元々虚して邪気を防ぐことがなく、邪は直ちに中の臓を侵すからである。嚔をしたくなるが、できないのは、正しく邪のために迫られ、既に邪は退くことができず、また正気は邪気を甘受しないので、ここにおいて陽気は動こうとしてまた止まり、邪気は去ろうとしてなお留まるからである。

　　［沈］　陽が調和する場合は、嚔をする。ところが、嚔をしようとしてできなくなる。即ち、陰寒が裏に凝滞するのは、腹中が痛む理由である。

【解説】　本条文は、寒邪が虚寒のある病人の裏に侵入する場合に出現する証候について論述している。

　中寒家は、裏気が元々虚しているので、邪気を防ぐことができない。そこで、寒邪が中寒家に侵入する場合は、邪が直ちに中の臓に入り、下痢が出現する。

正気は邪気を甘受しないが、邪気はまた退くことができなくなると、嚔をしたくなるが、できなくなる。陰寒が裏に凝滞すると、腹中が痛む。即ち、本証は、虚寒のある病人の裏に寒邪が侵入した状態にある。

【原文】　夫痩人繞臍痛、必有風冷、穀気不行。而反下之、其気必衝。不衝者、心下則痞也。(8)

【本文】　夫れ痩人臍を繞りて痛むは、必ず風冷有りて、穀気行らず。而るに反って之を下せば、其の気必ず衝く。衝かざる者は、心下則ち痞するなり。

【語釈】　〇夫れ痩人臍を繞りて痛む云々：王廷富の説「本条の重点は、弁証にある。臍を繞って痛み、大便が不通になる場合は、熱結と寒結の弁別がある。熱結では、臍を繞って痛み、煩躁し、拒按になり、痛みは休止がなく、舌苔は燥き、脈は実になるなどの腑実証である。例えば《傷寒論》では、「病人大便せざること五六日、臍を繞りて痛み、煩躁し、発作に時有る者は、此れ燥屎有るが故に大便せざらしむるなり（239）」と言う。熱結の実証は、承気湯類を用いてこれを攻めるべきである。本条は陰結の寒証であり、臍を繞って痛み、時に起こり時に止まり、踡臥し、喜按になり、熱熨を好み、舌苔は白で潤い、脈は沈滑あるいは沈遅になる。治療は温陽化気すべきであり、理中湯に桂枝を加えたものを用いてこれを主治する。あるいは温陽通便し、例えば《本事方》の温脾湯（厚朴、乾姜、桂枝、附子、大黄、甘草）を緩急に分けて予め選んで用いる。もし既に誤下して痞を形成している場合は、また辛開苦降の半夏瀉心湯あるいは生姜瀉心湯を用い、益気温中、苦辛開痞すべきである」《金匱要略指難》。　〇穀気行らず：陳紀藩の説「大便が不通になることである」陳紀藩主編《金匱要略》

【通釈】　そもそも身体の痩せた人の臍の周囲が痛む場合は、必ず風寒の邪を感受するからであり、大便は不通になる。ところが、医者が瀉下薬を用いて誤下すると、腹中の気は必ず上を衝く。もし腹中の気が上を衝かない場合は、心下が痞満する。

【本文】　〔程〕　痩人は、虚弱な人なり。若し臍を繞りて痛みを作せば、必ず風冷有り、穀気著きて行らざること有り。痩人、未だ劇下す可からず。而るに反って之を下せば、則ち風冷の気必ず上衝す。如し上衝せざれば、必ず虚に乗じて心下に結びて痞を為すなり。

　　〔尤〕　此れ、裏実に似るも、実は虚冷と為すこと有り。是れ宜しく温薬以

て脾の行りを助くるべき者なり。乃ち、反って之を下せば、穀出でて風冷与倶（とも）に出でず。正は乃ち益々虚し、邪は乃ち制すること無くんば、勢い必ず上衝す。若し衝かざる者は、心下則ち痞す。

【通釈】　［程］　痩人は、虚弱な人である。もし臍を繞って痛みを生じる場合は、必ず風冷があり、穀気が着いて行らなくなる。痩せた人は、いまだ劇しく攻下すべきでない。ところが、反ってこれを下す場合は、風冷の気は必ず上衝する。もし上衝しない場合は、必ず虚に乗じて心下に結び、痞証を形成する。

　　［尤］　これは、裏実証に似るが、実は虚冷である。これは、温薬を用いて脾の行りを助けるべきである。ところが、反ってこれを下すと、穀物は出るが、風冷はともに出なくなる。正気は益々虚し、邪気は制することがなくなると、勢いは必ず上を衝く。もし衝かない場合は、心下が痞える。

【解説】　本条文は、裏虚証の誤下後に出現する二種類の変証について論述している。

　痩人は、虚弱な人を言う。即ち、裏に虚寒のある痩人に風寒の邪が侵入すると、大便が行らなくなるので、臍を繞って疼痛が出現する。本証は、温薬を用いて脾気を行らせるべきである。もし反ってこれを攻下する場合は、大便は出るが、風寒の邪は大便とともに出なくなる。正気が益々虚し、風寒の邪が制することがなくなると、勢いは必ず上衝する。一方、もし邪が上衝しない場合は、気が虚に乗じて心下に結ぶので、痞証が形成される。

【原文】　病腹満、発熱十日、脈浮而数、飲食如故、厚朴七物湯主之。（9）

【本文】　腹満を病み、発熱すること十日、脈浮にして数、飲食故の如きは、厚朴七物湯之を主る（《脈経》、《千金》は、此の条を以て厚朴三物湯の主療と為す。而して本方の主療は云う、「腹満、気脹るを治す」と。恐らくは是れ互いに誤る）。

【語釈】　○腹満を病み、発熱すること十日云々：呂志杰の説「本条は、表裏同病の証治を論述している。脈が浮で数であり、飲食が元のようであるのは、病邪が表にあり、化熱する勢いがある。発熱して十日前後になり、腹満を病むのは、外邪が裏に入って化熱して実証を形成している。厚朴七物湯は表裏を両解する方剤であり、本条の述べる所は表証はいまだ解されず、裏は既に実を形成している証であることを知るべきである。厚朴七物湯は、桂枝湯より芍薬を除き、厚朴三物湯を合わせて組成され、方に桂枝湯を取って解表して営衛を調

和する。腹満するが痛まないので、芍薬を除く。そして厚朴三物湯を加えて実満を除く。もし下痢する場合は、脾胃が既に傷られているので、大黄を除く。嘔吐は気が上に逆するので、半夏を加えて降逆する。寒が盛んになる場合は、生姜を重用して散寒する」《金匱雑病論治全書》。　○腹満、気脹るを治す：本篇の第11条では、「痛みて閉づる者は、厚朴三物湯之を主る」とある。

【通釈】　病人の腹部が脹満し、発熱が既に十日間持続し、脈が浮で数になり、飲食が正常である場合は、厚朴七物湯がこれを主治する（《脈経》、《千金》では、この条をもって厚朴三物湯の主治とする。そして本方の主治は、「腹部が脹満し、気が脹る場合を治療する」と言う。恐らくは互いに誤っている）。

【本文】　［徐］　此れ、表有り、復た裏有り。但だ裏は燥邪を挟む。故に小承気を主と為し、桂、甘、姜、棗を合して其の表を和す。蓋し、腹の満は、初めは微寒に因ると雖も、乃ち胃は素強し。故に表寒入らずして飲食故の如し。但だ腹満し、発熱し、且つ脈浮数、相い持すること十日なるは、此れ表裏両つながら病む。故に之を両解するのみ。此れ、即ち大柴胡の法なり。但だ脈浮数なるは、邪尚太陽に在り。故に桂枝を用い、芍薬を去り、小承気に合するのみ。

【通釈】　［徐］　これは、表証があり、また裏証がある。ただ、裏は、燥邪を挟んでいる。そこで、小承気湯を主とし、桂枝、甘草、生姜、大棗を合わせてその表を調和する。思うに、腹部の脹満は、初めは微かな寒が原因であるが、胃は元々強い。そこで、表の寒邪は裏に入らず、飲食が元のようになる。ただ、腹満し、発熱し、かつ脈が浮数になり、それぞれが持続して十日になる場合は、表裏がともに病んでいる。そこで、これを両解するだけである。これは、大柴胡湯の方法である。ただ、脈が浮数である場合は、邪はなお太陽にある。そこで、桂枝を用いて芍薬を除き、小承気湯に合わせるだけである。

【本文】　厚朴七物湯方　（《外台》は《千金》を引き、厚朴七味湯と名づけ、腹満し気脹るを療するの方と）

　厚朴（半斤）　甘草　大黄（各三両）　　大棗（十枚）　　枳実（五枚）　　桂枝（二両）　　生姜（五両）

　右七味、水一斗を以て、煮て四升を取り、八合を温服し、日に三服す。嘔する者は、半夏五合を加う。下利するは大黄を去る。寒多き者は、生姜を加えて半斤に至る（《外台》は、生姜を用いず、乾姜を用いて云う、「此れ、本仲景の《傷寒論》の方」と）。

【語釈】　○厚朴七物湯：聶恵民の説「本方は、裏実を疏泄し、解肌発表する

- 490 -

方剤である。腹満し、兼ねて表証があり、裏証が表証より重いので、厚朴、枳実を重用して理気消痞、泄満除脹を主とする。佐けるに大黄をもって裏実を蕩滌し、通便導滞するのは、厚朴三物湯の意である。ただ、小承気湯が大黄を重用するのとは区別がある。また、桂枝、生姜をもって解表散寒、退熱解肌し、甘草、大棗は内外を和解し、兼ねて補脾和中して五臓を安らかにする。そこで、本方は、表裏を双解する方剤となる。即ち、厚朴三物湯と桂枝湯の合方であり、腹痛がないので、芍薬の緩急止痛の品を除く。もし胃気が上逆する場合は、そこで半夏を加えて降逆止嘔する。もし下痢する場合は、脾胃が既に傷られているので、大黄の苦寒を除く。もし寒が盛んになる場合は、生姜を重用して通陽散寒する」《経方方論薈要》

【通釈】　厚朴七物湯方（《外台》では《千金》を引用し、厚朴七味湯と名づけ、腹満し気が脹る場合を治療する処方とする）

　　厚朴（半斤）　甘草　大黄（各々三両）　　大棗（十枚）　　枳実（五枚）　　桂枝（二両）　　生姜（五両）

　　右の七味に水一斗を用い、煮て四升を取り、八合を温めて服用し、日に三回服用する。嘔吐が出現する場合は、半夏五合を加える。下痢が出現する場合は、大黄を除く。寒えが多い場合は、生姜を加えて半斤にまで増量する（《外台》では、生姜を用いず、乾姜を用い、「これは、元々仲景の《傷寒論》の処方である」と言う）。

【本文】　《張氏医通》に云う、「之を桂枝加大黄湯に較ぶれば、枳、朴多くして芍薬少なきは、枳、朴は専ら壅滞するの気を泄するを以てなり。故に之を用う。芍薬は、専ら耗散するの気を収む。此れ、腹は但だ満ちて痛まず、陰血と与ること無し。故に之を去る」と。

　　《三因》の七物厚朴湯は、腹満し、発熱し、陽を以て陰に并されば、則ち陽実して陰虚し、陽盛んなれば外熱を生じ、陰虚すれば内熱を生じ、脈必ず浮数、浮は則ち虚と為し、数は則ち熱と為し、陰虚し宣導すること能わず、飲食故の如く、脹満を致す者は熱脹と為すを治す（即ち、本方）。

【通釈】　《張氏医通》では、「これを桂枝加大黄湯に比較すると、枳実と厚朴が多く、芍薬が少ないのは、枳実と厚朴は専ら塞がった気を泄らすからである。そこで、これを用いる。芍薬は、専ら消耗して散じる気を収める。これは、腹部はただ脹満するが痛まず、陰血と関与することがない。そこで、これを除く」と言う。

《三因》の七物厚朴湯は、腹満し、発熱し、陽をもって陰に併さる場合は、陽が実して陰が虚し、陽が盛んになると外熱を生じ、陰が虚すと内熱を生じ、脈は必ず浮数になり、浮は虚であり、数は熱であり、陰が虚して宣導することができず、飲食は元のようであり、脹満を引き起こす場合は熱脹であるのを治療する（即ち、本方である）。

【解説】　本条文は、腹満兼表証の証候と治療法について論述している。

　本証は、表裏がともに病んだ状態にある。即ち、寒邪が表に侵入すると、発熱が十日間持続し、脈は浮で数になる。寒邪が燥邪を挟んで裏に侵入すると、腹部は脹満し、大便は秘結する。本証では、胃気が元々強いので、飲食は元のように正常である。そこで、厚朴七物湯を与えて表裏を両解する。

　厚朴七物湯は、厚朴、甘草、大黄、大棗、枳実、桂枝、生姜からなる処方である。方中の厚朴、大黄、枳実は後述の厚朴三物湯であり、裏証を瀉下する。桂枝、生姜、大棗、甘草は、桂枝湯より芍薬を除いたものである。芍薬は耗散する陰気を収めるので、これを除く。桂枝、生姜、大棗、甘草は、解表する。

【原文】　腹中寒気、雷鳴切痛、胸脇逆満、嘔吐、附子粳米湯主之。（10）

【本文】　腹中寒気、雷鳴切痛、胸脇逆満、嘔吐するは、附子粳米湯之を主る（《千金》は、「腹中寒気、脹満し、腸鳴し、切痛す」に作る。《外台》は《范汪》を引き、「腹中寒気、脹り雷鳴す」に作る）。

【語釈】　○腹中寒気、雷鳴切痛云々：呂志杰の説「本条は、虚寒の腹痛の証治を論述している。腹中の寒気は病機を言い、雷鳴切痛は本条の主証である。《霊枢・五邪篇》では、「邪脾胃に在り、陽気不足し、陰気有余なれば、則ち中寒え腸鳴り腹痛む」と言う。その痛みは必ず喜按であり、脈は弦遅であるはずである。寒気が上逆してその両脇を攻める場合は、胸脇は脹満し、並びに嘔吐が見われる。附子粳米湯は、附子を用いて陽を温め、これによって寒気の本を治療する。半夏は、胃気を降ろして嘔吐を止める。甘草、大棗、粳米は、中を緩め虚を補って胃気を助ける。もし中寒が甚だしい場合は、乾姜を加えて中を温めるべきであり、寒が去る場合は腹満、嘔吐、疼痛はいずれも止む」《金匱雑病論治全書》

【通釈】　腹中に寒気が上逆し、雷が鳴るように腸雑音が亢進し、刀で切るように腹痛が甚だしくなり、胸脇に気が上逆して脹満し、嘔吐が出現する場合は、附子粳米湯がこれを主治する（《千金》では、「腹中に寒気があり、脹満し、

腸が鳴り、切るように痛む」に作る。《外台》では《范汪》を引用し、「腹中に寒気があり、脹満し雷鳴がする」に作る）。

【本文】　［程］　《霊枢経》に曰く、「邪脾胃に在り、陽気不足し、陰気有余なれば、則ち寒中り、腸鳴し、腹痛す」と。蓋し、脾胃は温を喜みて寒を悪む。寒気中に客すれば、腸胃の間を奔り迫る。故に雷鳴、切痛、胸脇逆満、嘔吐を作すなり。附子粳米湯は、散寒止逆す。

【語釈】　〇邪脾胃に在り、陽気不足し云々：出典は、《霊枢・五邪》。「寒中」は、胃に寒えがあることを指す。

【通釈】　［程］　《霊枢》では、「邪が脾胃にあり、陽気が不足し、陰気が有余になる場合は、寒えが胃にあり、腸が鳴り、腹が痛む」と言う。思うに、脾胃は温を喜み、寒を悪む。寒気が中に客すると、腸胃の間を走って迫る。そこで、雷鳴、切痛、胸脇の逆満、嘔吐などを発生する。附子粳米湯は、散寒止逆する。

【本文】　《張氏医通》に云う、「腹中の寒気、奔迫し上りて胸脇を攻め、以て胃に及びて嘔逆を増す。之を頃(しばら)くして胃気空虚、邪は砥(たいら)かなる所無く、輒ち陽位に入れば、則ち殆(あや)うし。是を以て患いを除くの機は、重んずる所全て胃気に在り。其の邪初めて胃を犯すに乗じ、尚自ら能く食すれば、而ち附子粳米を用うるの法にて其の胃を温め飽かせ、胃気温め飽きれば則ち土厚くして邪上越するに難く、胸脇逆満の濁飲、温を得て敢えて留恋すること無く、必ず還りて下竅従りして出づ」と。

【通釈】　《張氏医通》では、「腹中の寒気が奔って迫り、上って胸脇を攻め、これによって胃に及んで嘔逆を増す。暫くして胃気が空虚になると、邪は平らかになる所がなく、そこで陽位に入る場合は危険になる。ここをもって患いを除く機転で重んじる所は、全てが胃気にある。その邪が初めて胃を犯すのに乗じ、なお自然によく食事を摂取できる場合は、附子粳米湯を用いる方法によってその胃を温めて満足させ、胃気が温まって満足する場合は、土は厚くなって邪は上に越えることが困難になり、胸脇の逆満を引き起こす濁飲は温められると敢えて留恋することがなく、必ず還って下竅より出る」と言う。

【本文】　附子粳米湯方

　附子（一枚、炮ず）　半夏（半升）　甘草（一両）　大棗（十枚）　粳米（半升）

　右五味、水八升を以て、米を煮て熟し、湯成りて、滓を去り、一升を温服し、

－ 493 －

日に三服す（《外台》は、「水八升を以て、米を煮て、熟を取り、米を去り、薬を内れ、煮て三升を取り、滓を去り、寒温に適え、一升を飲む」に作り、「仲景の《傷寒論》に同じ。《集験》は乾姜二両を加う」と。案ずるに、本条の煮法は、必ず脱文有らん）。

【語釈】　○附子粳米湯：聶恵民の説「本方は、散寒、温中、回陽の方剤である。腸胃の虚寒で腹が痛み、腸鳴がする。そこで、附子をもって温中回陽、散寒止痛を主とする。粳米は、緩中補虚、扶脾益胃して輔とする。附子粳米湯を取るのは、附子をもって腎陽を温め、中陽を暖め、粳米は脾胃を補い、精血を生じ、気を益し陽を生じ、根本を治療する。更に半夏をもって胃気を降ろして止嘔し、甘草、大棗が和中補虚すると、中土は健やかになる。陽気が生じ、中気が運転すると、寒気は去り、腹痛は止む」《経方方論薈要》

【本文】　　附子粳米湯方

　　附子（一枚、炮じる）　　半夏（半升）　　甘草（一両）　　大棗（十枚）　　粳米（半升）

　　右の五味に水八升を用い、粳米を煮て熟し、湯液ができてから滓を除き、一升を温めて服用し、日に三回服用する（《外台》では、「水八升を用い、粳米を煮て、熟した粳米を取り、粳米を除き、残りの薬を入れて煮て三升を取り、滓を除き、飲みよい温度にして一升を飲む」に作り、「仲景の《傷寒論》に同じである。《集験》では、乾姜二両を加える」とある。案じるに、本条の煮法は、必ず脱文がある）。

【本文】　　［程］　寒を療するは、熱薬を以てす。腹中の寒気は、附子の辛熱に非ざれば、以て之を温むるに足らず。雷鳴し切痛するは、甘草、大棗、粳米の甘に非ざれば、以て之を和するに足らず。逆満し嘔吐するは、半夏の辛に非ざれば、以て之を散ずるに足らず。五物相い需いて佐使と為す。

【通釈】　　［程］　寒を治療するには、熱薬を用いる。腹中の寒気は、附子の辛熱でなければ、これを温めるには充分でない。雷鳴し切痛するのは、甘草、大棗、粳米の甘でなければ、これを調和するには充分でない。逆満し嘔吐するのは、半夏の辛でなければ、これを散じるには充分でない。五つの品を夫々用いて佐使薬とする。

【本文】　　《外台》の仲景の論に、霍乱、四逆、吐少なく嘔多き者は、附子粳米湯之を主る。

　　方は、本条と同じ（《千金》に同じ）。

又《刪繁》の附子湯は、肺虚し労損し、腹中寒鳴切痛し、胸脇逆満気喘する
を療す。

本方の内に於いて宿姜、白朮を加う（粳米は、倉米に作る）。

又《小品》の解急蜀椒湯は、寒疝の気、心痛刺すが如く、臍を繞りて腹中尽
く痛み、白汗出で、絶せんと欲するを主る。又心腹痛み、困急して死せんと欲
するを療す。結を解し寒を逐えば、上下の痛み良し。

本方の内に於いて蜀椒、乾姜を加う。

《三因・脹満門》の附子粳米湯は、憂怒相い乗じ、神志守れず、思慮兼ねて
并びに擾れ、臓気伝導を主らず、諸陽をして舒ばさざらしむ。順に反するを逆
と為す。中寒え気脹り、腸鳴切痛し、胸脇逆満し、嘔吐して食せざるを治す。

即ち、本方に於いて乾姜を加う。

《百一選》の附子粳米湯は、虚を補い、胃気を生じ、冷痰を逐い、五蔵を和
し、胸膈を快くし、瀉利を止む。

本方の内に於いて人参、黄耆、白朮、川姜、木香を加え、大棗を去り、陳き
倉米を用う（《活人証方》に附子倉廩湯と名づく）。

《証治要訣》の翻胃門に、若し胃寒甚だしく、薬を服して翻する者は、附子
粳米湯に宜しく、丁香拾粒、砂仁半銭を加う。大便秘する者は、更に枳殻半銭
を加う。又呃逆門に、若し胃中の寒甚だしく、呃逆已まず、或は復た嘔吐する
は、軽剤もて効を取ること能わず。附子粳米湯に宜しく、炒川椒、丁香を加え、
毎服各々三十五粒す。

【語釈】　〇翻胃：胃反に同じ。食後に脘腹部が脹満し、朝に食すると夕暮れ
に吐し、あるいは夕暮れに食すると朝に吐す病証。

【通釈】　《外台》の仲景の論述では、霍乱に罹患し、四肢が厥逆し、吐が少
なく嘔が多い場合は、附子粳米湯がこれを主治する。

処方は、本条と同じである（《千金》も同じである）。

また、《刪繁》の附子湯は、肺が虚し労損し、腹中が寒えて鳴り、切るよう
に痛み、胸脇部が逆満し、気喘が出現する場合を治療する。

本方の中に宿姜、白朮を加える（粳米は、倉米に作る）。

また、《小品》の解急蜀椒湯は、寒疝の寒気で、心が刺すように痛み、臍を
繞って腹中が尽く痛み、冷や汗が出て、途絶えようとする場合を主治する。ま
た、心腹部が痛み、困しみ急迫して死にそうになる場合を治療する。凝結を解
して寒を逐うと、上下の痛みは良くなる。

－ 495 －

本方の中に蜀椒、乾姜を加える。

《三因・脹満門》の附子粳米湯は、憂いや怒りが相互に乗じ、神志が守られず、思慮が兼ねて並びに乱れ、臓気が伝導を主らなくなり、諸陽が舒びなくなる。順に反する場合は逆である。中が寒え、気が脹り、腸鳴し、切るように痛み、胸脇が逆満し、嘔吐して食事を摂取できなくなる場合を治療する。

即ち、本方に乾姜を加える。

《百一選》の附子粳米湯は、虚を補い、胃気を生じ、冷えた痰を逐い、五臓を調和し、胸膈を快くし、瀉利を止める。

本方の中に人参、黄耆、白朮、川姜、木香を加え、大棗を除き、古い倉米を用いる（《活人証方》では、附子倉廩湯と名づける）。

《証治要訣》の翻胃門では、もし胃寒が甚だしくなり、薬を服用すると翻胃が発生する場合は、附子粳米湯を用いるのがよく、丁香十粒、砂仁半銭を加える。大便が秘結する場合は、更に枳殻半銭を加える。また、呃逆門では、もし胃中の寒が甚だしくなり、吃逆が停止せず、あるいはまた嘔吐が出現する場合は、軽剤では効果を取ることができない。附子粳米湯を用いるのがよく、炒めた蜀椒、丁香を加え、毎回各々三十五粒を服用する。

【解説】　本条文は、脾胃に虚寒があり、水湿が体内に停滞するために引き起こされる腹満の証候と治療法について論述している。

脾胃は、温を喜び、寒を悪む。陽気が虚し、寒気が中焦の脾胃に客すると、腸胃の間を走るので、雷鳴、切痛、胸脇の逆満、嘔吐などの症状が発生する。そこで、附子粳米湯を与えて散寒止逆する。

附子粳米湯は、附子、半夏、甘草、大棗、粳米からなる処方である。方中の附子は、辛熱で腹中の寒気を温める。甘草、大棗、粳米は、甘で脾胃を調和する。半夏は、辛で逆満、嘔吐を散じる。

【原文】　痛而閉者、厚朴三物湯主之。（11）

【本文】　痛みて閉づる者は、厚朴三物湯之を主る（「痛みて閉づ」は、《脈経》は「腹満し痛む」に作る）。

【語釈】　○痛みて閉づ云々：陳紀藩の説「本条は、脹満が積滞よりも重い腹満の証治を論述している。「痛みて閉づ」は、腹部が脹満して疼痛が出現し、かつ大便が秘結して通じなくなることを指す。《脈経》の中では、本条は「腹満し痛む」に作るので、本方の証は腹部の脹満疼痛が主であることを知るべき

である。その病機は、実熱が内結し、気が滞って行らず、かつ気滞が積滞よりも重いはずであり、臨床では常に脈沈実有力、舌苔黄厚が見われる。治療は、厚朴三物湯を用いて行気通下する」陳紀藩主編《金匱要略》

【通釈】　腹部が脹満して疼痛が出現し、大便が秘結して通じなくなる場合は、厚朴三物湯がこれを主治する（「痛んで閉じる」は、《脈経》では「腹満して痛む」に作る）。

【本文】　［魏］　閉なる者は、即ち胃脹り便難きの証なり。

　　［尤］　痛みて閉づるは、六府の気行らず。厚朴三物湯は、小承気と同じ。但だ承気の意は、実を蕩くに在り。故に大黄を君とす。三物は、意は気を行らすに在り。故に厚朴を君とす。

【語釈】　○蕩く：蕩滌に同じ。除き去る。

【通釈】　［魏］　「閉じる」は、胃が脹満し、大便が困難になる証である。

　　［尤］　痛んで閉じる場合は、六腑の気が行らなくなる。厚朴三物湯は、小承気湯と同じである。ただ、小承気湯の意は、実を除くことにある。そこで、大黄を君とする。厚朴三物湯は、意は気を行らせることにある。そこで、厚朴を君とする。

【本文】　厚朴三物湯方

　　厚朴（八両）　大黄（四両）　枳実（五枚）

　　右三味、水一斗二升を以て、先ず二味を煮て、五升を取り、大黄を内れ、煮て三升を取り、一升を温服す。利を以て度と為す（「三升」の下に《千金》は「滓を去る」の二字有り）。

【語釈】　○厚朴三物湯：聶恵民の説「本方は、行気泄満、消痞導滞の方剤である。腹が痛み、気が滞って脹満し、大便が不通になるので、厚朴で行気導滞、消痞散満するのを主薬とする。佐けるに枳実の破気行痰、散積通閉をもって気滞を通じ、大便を行らせる。更に大黄の蕩実泄熱、導便下行をもってする。本方の薬味は小承気湯と同じであるが、ただその効能は幾らか異なる。本方は厚朴をもって君とし、その用量は大黄の二倍である。そこで、行気導滞を主とする。小承気湯は大黄をもって君とし、その用量は厚朴の二倍である。そこで、蕩積泄実を主とする。本証の気滞は実積よりも重いので、思って知るべきである」《経方方論薈要》

【通釈】　厚朴三物湯方

　　厚朴（八両）　大黄（四両）　枳実（五枚）

右の三味に水一斗二升を用い、先ず厚朴と枳実の二味を煮て五升を取り、大黄を入れて煮て三升を取り、一升を温めて服用する。下痢が出現する量を適度とする（「三升」の字の下に《千金》では「滓を去る」の二字がある）。

【本文】　《千金》に云う、「腹中転動する者は、服すること勿れ。動かざる者は、更に服す」と。

【通釈】　《千金》では、「腹中で気が転じて動く場合は、服用すべきでない。気が動かない場合は、更に服用する」と言う。

【解説】　本条文は、腹部の脹満が便秘より甚だしい場合の腹満の治療法について論述している。

　条文に言う「閉づ」は、胃が脹満し、大便が困難になることを言う。即ち、六腑の気が行らなくなると、腹部に疼痛が出現し、大便は秘結して通じなくなる。本証は、気滞が積滞より甚だしい状態にある。そこで、厚朴三物湯を与えてこれを治療する。

　厚朴三物湯は厚朴、大黄、枳実からなる処方であり、組成は小承気湯と同じである。小承気湯は実邪を除くことを主とするので、大黄を君薬とする。一方、厚朴三物湯は気滞を行らせることを主とするので、厚朴を君薬とする。

【原文】　按之心下満痛者、此為実也。当下之。宜大柴胡湯。（12）

【本文】　之を按じて心下満痛する者は、此れを実と為すなり。当に之を下すべし。大柴胡湯に宜し（《脈経》は、「大柴胡湯に宜し」の五字無く、前の七物湯、三物湯に接して一条と為す。《傷寒論・可下篇》は、「病、腹中満痛する者」に作り、「宜」の下に「大承気」の三字有り）。

【語釈】　〇之を按じて心下満痛する者云々：王廷富の説「この条は、胆と胃の熱が結んだ証治である。脹満には虚があり、実がある。脹満し、これを按じて痛まない場合は、多くが虚に属し、脹満し、これを按じて痛む場合は、多くが実に属している。本証は、これを按じて既に脹満しかつ痛むので、実邪であるのは疑いがない。そこで、「此れを実と為すなり。当に之を下すべし」と言う。その実熱の邪を攻下すれば、満痛は解されるはずである。ただ、病位に高下の区分がある。本証の満痛は心下にあり、その病位は胃と両脇の部分にあり、少陽と陽明の範囲に属している。そこで、大承気湯を用いるのが好ましくなく、大柴胡湯を用いるのが好ましい。病機より言えば、少陽の経（の邪）が蔚滞して陽明の腑に迫っている。少陽の経は、胃口より両脇を行る。胆と胃が上逆し、

－ 498 －

経と腑が欝滞して塞がると、引き起こされる。これは、胆と胃の熱が結んだ証である。そこで、熱を除き胃を調え少陽を和解する方法を用いて主治する」《金匱要略指難》

【通釈】　手で病人の心下を按じると脹満と疼痛を感じる場合は、実証である。この場合は、下法を使用すべきである。大柴胡湯を用いるのがよい（《脈経》では、「大柴胡湯に宜しい」の五字がなく、前の厚朴七物湯、厚朴三物湯に接続して一条となる。《傷寒論・可下篇》では、「病に罹患し、腹中が脹満して痛む場合」に作り、「宜しい」の字の下に「大承気」の三字がある）。

【本文】　［尤］　之を按じて満痛する者は、有形の実と為す。邪実すれば、則ち下す可し。而れども心下満痛すれば、結ぶ処は尚高く、腹中の満痛と同じならず。故に大承気に宜しからずして大柴胡に宜し。

　　［魏］　此れ、邪実して且つ熱を挟む者の為に言うなり。仲景已に之を《傷寒論》の中の太陽篇に叙べて云う、「傷寒十余日、熱結んで裏に在る者は、大柴胡湯を与えて之を主る（136）」と。之を下すに宜し。而るに大承気を用いず、乃ち大柴胡を出だす者は、正しく《傷寒論》の篇の中に言う所と相い符すなり。

【語釈】　〇傷寒十余日云々：第136条では、「傷寒十余日、熱結んで復た往来寒熱する者は、大柴胡湯を与う」に作る。

【通釈】　［尤］　これを按じて脹満して痛む場合は、有形の実邪である。邪が実する場合は、下すべきである。しかし、心下が脹満して痛む場合は、邪が結ぶ所はなお高く、腹中の脹満・疼痛とは同じでない。そこで、大承気湯を用いるのは好ましくなく、大柴胡湯を用いるのが好ましい。

　　［魏］　これは、邪が実し、かつ熱を挟む者のために言う。仲景は既にこれを《傷寒論》の中の太陽篇に述べ、「傷寒に罹患して十数日が経過し、熱が結んで裏にある場合は、大柴胡湯を与えてこれを主治する（136）」と言う。この場合は、これを下すのがよい。ところが、大承気湯を用いず、大柴胡湯を提出するのは、正しく《傷寒論》の篇の中で言う所と相互に符合する。

【本文】　《張氏医通》に云う、「邪胸脇従り陽位に入れば、大柴胡を用いて之を両解するに合す。臍腹硬痛する承気の証とは同じならず」と。〇案ずるに、数説は是くの如し。而るに《金鑑》に謂う、「「満痛」の下に当に「潮熱有り」の三字有るべし。若し此の三字無くんば、則ち当に大柴胡湯を与うべからず」と。此れ、尤も理有り。然れども今《脈経》に據りて経旨を味わえば、此

れも亦厚朴三物湯証なり。「大柴胡湯に宜し」の五字は、恐らく是れ衍文なり。其の方も亦錯出す。

【通釈】　《張氏医通》では、「邪が胸脇より陽位に入る場合は、大柴胡湯を用いてこれを両解するのに合致する。臍腹部が硬痛する承気の証とは同じでない」と言う。〇案じるに、数説はこのようなものである。ところが、《医宗金鑑》では、「「満痛」の字の下に「潮熱がある」の三字があるはずである。もしこの三字がない場合は、大柴胡湯を与えるべきでない」と言う。これは、最も道理がある。しかし、今《脈経》によって経旨を玩味すると、これもまた厚朴三物湯証である。「大柴胡湯に宜しい」の五字は、恐らくは衍文である。その処方もまた誤って出ている。

【本文】　大柴胡湯方

柴胡（半斤）　黄芩（三両）　芍薬（三両）　半夏（半升）　枳実（四枚、炙る）　大黄（二両）　大棗（十二枚）　生姜（五両）

右八味、水一斗二升を以て、煮て六升を取り、滓を去り、再煎し、一升を温服し、日に三服す。

【語釈】　〇大柴胡湯：聶恵民の説「本方は、内は裏熱を瀉し、外は少陽を解する方剤である。邪熱が心下に内陥することにより、心下の満痛が引き起こされる。その邪は腸になく、心下（胃脘）にある。そこで、大黄、枳実で熱結を瀉すべきであり、承気湯を用いて腸胃の実を蕩滌しない。並びに柴胡、黄芩をもって清熱して少陽を和解し、芍薬は養血和陰緩急して腹痛を止め、半夏、生姜は和胃降逆止嘔し、大棗は和中安臓する。そこで、表裏双解の方剤となる。本文では、往来寒熱、胸脇苦満などの証があるはずである」《経方方論薈要》

【通釈】　大柴胡湯方

柴胡（半斤）　黄芩（三両）　芍薬（三両）　半夏（半升）　枳実（四枚、あぶる）　大黄（二両）　大棗（十二枚）　生姜（五両）

右の八味に水一斗二升を用い、煮て六升を取り、滓を除き、再び煎じ、一升を温めて服用し、日に三回服用する。

【解説】　本条文は、心下の満痛の証候と治療法について論述している。

多紀元簡は、本証を厚朴三物湯証と認識するので、大柴胡湯に関する処方解説を引用していない。

有形の実邪が心下に結ぶ場合は、これを按じると脹満して痛む。本証は、邪が実しているが、邪の結ぶ所は腹中ではなく、高位の心下にある。そこで、大

- 500 -

承気湯を与えず、大柴胡湯を与えてこれを治療する。

【原文】　腹満不減、減不足言、当須下之。宜大承気湯。(13)
【本文】　腹満減ぜず、減ずるも言うに足らざるは、当に須く之を下すべし。大承気湯に宜し（「言うに足らず」は、《千金》は「人を驚かさず」に作る）。
【語釈】　○腹満減ぜず、減ずるも言うに足らず云々：王廷富の説「この条は、実熱の腹満の証治である。腹満が軽減しないのは、腹部の脹満は急に劇しくなり、少しも軽減する時がないことを言う。軽減するが言う程でないのは、挿入句であり、実証の腹満は根本は軽減しないことを更に描写して述べる。その病理は多くは実熱が腸胃に蘊結し、あるいは宿食と実熱が内結し、腹満と疼痛が交々加わる急証を出現することによる。そこで、その実熱の邪を攻下すべきである」《金匱要略指難》
【通釈】　腹部の脹満は軽減する時がなく、軽減してもごく僅かである場合は、攻下すべきである。大承気湯を用いるのがよい（「言う程でもない」は、《千金》では「人を驚かさない」に作る）。
【本文】　［鑑］　腹満時に減じ、時に満つるは、虚満なり。腹満常常にして満つるは、実満なり。腹満減ぜず、減ずと雖も稍減ずるに過ぎず、減ずと言うに足らざるなり。虚満は当に温むべく、実満は当に下すべし。故に宜しく大承気湯もて之を下すべし。
　　　［尤］　減ずるも言うに足らずは、減ずと雖も減ずと云うに足らざるを謂い、其の満の至るを形わす所以なり。故に大いに下すに宜し。已上の三方は、緩急同じならずと雖も、攻め泄らすは則ち一なり。所謂「中満の者は、之を内に寫す」なり。
【語釈】　○中満の者は、之を内に寫す：出典は、《素問・陰陽応象大論》。
【通釈】　［鑑］　腹満が時に軽減し、時に脹満するのは、虚満である。腹満が常々脹満するのは、実満である。腹満は軽減せず、軽減するが、幾らか軽減するに過ぎず、軽減すると言う程でもない。虚満は温めるべきであり、実満は下すべきである。そこで、大承気湯を用いてこれを下すべきである。
　　　［尤］　軽減するが言う程でないのは、軽減するが、軽減したと言う程でもないことを言い、その脹満が著しいことを表わす理由である。そこで、大いに下すのがよい。以上の三方は、緩急は同じでないが、攻めて泄らすのは同じである。いわゆる「中が脹満する場合は、瀉下法を用いてこれを内に瀉すべきで

- 501 -

ある」である。

【本文】　大承気湯方（前の痙病中に見わる）

【通釈】　大承気湯方（前の《痙湿暍病篇》の第13条に見われている）

【解説】　本条文は、腹部の脹満と燥屎の形成がともに旺盛になる場合の証候と治療法について論述している。

　腹満が軽減せず、軽減するが言う程でない場合は、実証の腹満である。本証は、脹満と燥屎の積滞がともに旺盛な状態にある。そこで、大承気湯を与えてこれを攻下するのがよい。

【原文】　心胸中大寒痛、嘔不能飲食、腹中寒、上衝皮起、出見有頭足、上下痛而不可触近、大建中湯主之。(14)

【本文】　心胸中大寒痛し、嘔して飲食すること能わず、腹中の寒、上衝して皮起こり、出で見われ頭足有り、上下して痛み、触れ近づく可からざるは、大建中湯之を主る（《千金》は、「心脇中大いに寒え大いに痛み、嘔して飲食すること能わず、飲食咽を下れば、自ら偏えに一に従いて下流するを知り、声決決然とす。若し腹中の寒気上を衝き、皮起こり出で見われ、頭足有り上下して痛み、其の頭触れ近づくこと能わず」に作る。程本、《金鑑》は、「痛而」の「而」無し）。

【語釈】　○心胸中大寒痛云々：陳紀藩の説「本条は、虚寒性の腹満痛の証治を論述している。「腹中寒」の一句は、病機を明確にする。即ち、脾胃の陽気が衰弱し、中焦の陰寒が内に甚だしくなり、寒気が上下に攻めて衝くと、激烈な腹痛を発生する。本条の見証は相当厳重であり、疼痛の部位は腹部より上って心胸部に及び、「大寒痛」で疼痛の激烈な程度を強調する。寒気が上を衝き、胃が和降を失う場合は、嘔吐が頻に起こり、飲食を受納し難くなる。寒気が外を攻めて衝き、陽気が内に拒まれる場合は、気機が局部に凝滞し、腹皮が隆起し、頭や足のような線状あるいは塊状物が見われる。本条の疼痛は虚寒に属しているが、ただまた上下に痛み、触れて近づくことができないという特徴がある。これは、本篇で強調する「之を按ずるに痛まざるを虚と為し、痛む者を実と為す（2）」と食い違うようである。その実、臨床での弁証では更にその他の情況を合参すべきである。例えば本条の腹痛は並びに実証が見わす所のその部位に付着して移動しない状況を見わさず、かつ多くは手足の逆冷、舌質淡白、舌苔白滑、脈沈遅で伏などを伴う。「上衝して皮起こり、出で見われ頭足有

－ 502 －

り」の一句に対しては、その病を引き起こす原因は、純粋に寒が甚だしくなって引き起こされると認識する人があり、例えば程雲来は「寒気が腸胃の外に搏ち、衝突して皮膚・膜原の区分に出て見われ、頭や足があるようになる」と言う。また、蛔虫で引き起こされると認識する人があり、例えば尤在涇は「陰が凝滞して象を形成し、腹中の虫がこれに乗じて動く」と言う。寒気が攻めて衝いても、虫が内に動いても、総じて中焦の陽気が虚し、陰寒が内に盛んになるという一点とは無関係でない。そこで、治療は大建中湯をもって温中散寒し、大いに中気を建立すると、陰寒は散じ、腹痛は自然に安らかになる」陳紀藩主編《金匱要略》。　〇決決：水の流れるさま。

【通釈】　　心下から胸部にかけて寒邪が極めて旺盛になって激しく痛み、嘔吐が出現して食事を摂取できず、腹中の寒気が腹壁に向かって上衝し、頭や足のような塊状物が出現し、上下に移動して痛み、手で按じることができなくなる場合は、大建中湯がこれを主治する（《千金》では、「心部から脇部の中が大いに寒えて大いに痛み、嘔吐して食事を摂取することができず、飲食が咽を下ると、自然に一側に偏って下に流れる感じがあり、水が流れるような音がする。もし腹中の寒気が上を衝き、皮が起こって出て見われ、頭や足があって上下して痛み、その頭は触れたり近づくことができない」に作る。程本、《医宗金鑑》では、「痛而」の字の中の「而」の字がない）。

【本文】　　［鑑］　心胸中大寒痛は、腹中より上りて心胸に連なりて大いに痛むを謂うなり。而して大寒痛と名づくる者は、厥逆、脈伏等の大寒の証の意有るを以てなり。嘔逆し、飲食すること能わざる者は、是れ寒甚だしく、中に拒格するなり。上りて皮を衝きて起こり、頭足を出で見わす者は、是れ寒甚だしく外に聚まり堅くするなり。上下して痛み、触れ近づく可からざるは、是れ内は而ち藏府、外は而ち経絡に、痛みの甚だしきは、亦寒の甚だしきに由るなり。之を主るに大建中湯を以てし、蜀椒、乾姜は大いに寒邪を散じ、人参、膠飴は大いに中の虚を建つ。服後、温覆し、微汗有らしめば、則ち寒去りて痛み止む。此れ、心胸中の寒を治するの法なり。

　　　［程］　寒気腸胃の外に搏ち、衝突して皮膚膜原の分に出で見われ、頭足有るが如く、其の痛みは則ち外に近し。故に手を以て触れ近づく可からざるなり。

【通釈】　　［鑑］　心胸中大寒痛は、腹中から上り、心胸部に連なって大いに痛むことを言う。そして大寒痛と名づけるのは、四肢の厥逆、脈伏などの大いに寒えた証の意があるからである。嘔逆し、食事を摂取できない場合は、寒が

- 503 -

甚だしく、中で拒む。塊状物が上って皮を衝いて起こり、頭や足を出して見われる場合は、寒が甚だしくなり、外に集まって堅くする。上下して痛み、手で触れて近づくことができない場合は、内は臓腑、外は経絡に痛みが甚だしくなるのであり、また寒が甚だしくなることによる。これを主るには大建中湯を用い、蜀椒、乾姜は大いに寒邪を散じ、人参、膠飴は大いに中焦の虚を建てる。湯液を服用した後に布団を掛けて温め、微かな汗を出るようにすると、寒が去り、痛みは止まる。これが、心胸部の中の寒を治療する方法である。

　　［程］　寒気が腸胃の外に搏ち、衝突して皮膚や膜原の区分に出て見われ、頭や足があるようであり、その痛みは外に近い。そこで、手で触れて近づくことができなくなる。

【本文】　大建中湯方

　蜀椒（二合、汗を去る）　　乾姜（四両）　　人参（二両）

　右三味、水四升を以て、煮て二升を取り、滓を去り、膠飴一升を内れ、微火もて煎じて一升半を取り、分かち温め再服す。一炊頃の如きに、粥二升を飲む可し。後更に服す。当に一日糜を食して、之を温覆すべし（「一炊頃」は、《千金》は「三升の米を炊く」に作る）。

【語釈】　○大建中湯：聶恵民の説「本方は、温中補陽、散寒止痛の方剤である。脾と肺の陽が虚衰し、陰寒が内に盛んになり、上って心胸部を衝くので、胸腹部の中が寒え、攻めて衝いて痛みを生じる。そこで、蜀椒の辛熱をもって温中下気、降逆止痛する。乾姜は、温中通陽、和胃止嘔し、乾姜と蜀椒と合用すると、温中散寒、降逆止痛の効能を増強する。人参は、脾胃を補益し、培土益気し、中陽を健やかにして正気を扶ける。更に飴糖の甘温を用い、補脾健中、緩急止痛し、諸薬を調和し、ともに中陽を健やかにし、寒邪を逐い、降逆止痛する峻剤となる」《経方方論薈要》

【通釈】　大建中湯方

　蜀椒（二合、火で炒めて油を除く）　　乾姜（四両）　　人参（二両）

　右の三味に水四升を用い、煮て二升を取り、滓を除き、膠飴一升を入れ、とろ火で煎じて一升半を取り、二回に分けて温めて服用する。一回分の飯を炊きあげる程度の時間を経て、薄い粥二升を飲むのがよい。その後、更に湯液を服用する。一日は粥を食べ、布団を掛けて温かくすべきである（「一炊頃」は、《千金》では「三升の米を炊く」に作る）。

【本文】　張氏の《千金衍義》に云う、「虚寒積聚の治は、此の方最も力あり。

腹満寒疝宿食病脈証治第十

其の方中の人参は、椒、姜を輔けて温散するの法にして人皆之を得。膠飴に至りては満を助くるの首（はじめ）と為すも、列して反って用い、以て痛み嘔し食すること能わざるを治す。是れ専ら満を助くるの味を用いて椒、姜、人参を引きて領（おさ）め、満を泄するの通使と為すなり」と。

　《千金》の大建中湯は、虚労、寒澼（き）、飲脇下に在り、決決として声有り、飲已りて一辺従り下るが如く、決決然なり。頭有り、並びに皮を衝きて起こり、両乳の内に引きて痛み、裏急し善く夢み、失精し、気短く、目䀮䀮（こう）とし、惚惚（こつ）として多く忘るるを治す。

　蜀椒（二合）　　半夏（一升）　　生姜（一斤）　　甘草（二両）　　人参（三両）
　飴糖（八両）

　右六味、咬咀し、水一斗を以て、煮て三升を取り、滓を去り、糖を内れ、七合を温服す。裏急拘引するは、芍薬、桂心各三両を加う。手足厥し、腰背冷ゆるは、附子一枚を加う。労する者は、黄耆一両を加う。

【語釈】　○通使：通は、往来する。使は、使い。　○澼：腸間の水。　○䀮：䀮に同じ。䀮は、暗い。目が明らかでない。　○惚：心を奪われてうっとりとする。ぼんやりする。

【通釈】　張氏の《千金方衍義》では、「虚寒で積聚を治療する場合は、この処方は最も力がある。その処方の中の人参は、蜀椒と乾姜を助けて温散する方法であり、人は皆これを了解している。膠飴に至っては脹満を助長する始めの品であるが、配列して反って用い、これによって嘔吐し食事を摂取できなくなるのを治療する。これは、専ら脹満を助ける味を用いて蜀椒、乾姜、人参を引いて収め、脹満を泄らす場合に通じて使用する品とする」と言う。

　《千金》の大建中湯は、虚労に罹患し、寒えた腸間の水や飲が脇下にあり、流れるような音を立て、水を飲み終わると一辺より下るように、流れるような音がする。頭があり、並びに皮を衝いて起こり、両乳の中に牽引して痛み、裏が拘急し、よく夢を見、失精し、息切れがし、目は昏んで明らかでなく、ぼんやりとしてよく健忘する場合を治療する。

　蜀椒（二合）　　半夏（一升）　　生姜（一斤）　　甘草（二両）　　人参（三両）
　飴糖（八両）

　右の六味を咬咀し、水一斗を用い、煮て三升を取り、滓を除き、飴糖を入れ、七合を温めて服用する。裏が拘急して引き攣る場合は、芍薬、桂心各々三両を加える。手足が厥冷し、腰や背が冷える場合は、附子一枚を加える。疲労する

－ 505 －

場合は、黄耆一両を加える。

【解説】　本条文は、脾胃の虚寒による腹満痛の証候と治療法について論述している。

　心胸中大寒痛は、腹中から心胸部に連なり、大いに痛むことを言う。本証では、四肢の厥逆、脈伏などの大いに寒えた証がある。そこで、大寒痛と名づける。寒えが甚だしく、中で拒むと、嘔逆し、飲食を摂取できなくなる。腹中の寒えが甚だしく、外に集まって堅くなると、塊状物が上って皮を衝き、頭や足があるようになる。寒えが甚だしくなり、痛みが内は臓腑、外は経絡に出現すると、痛みが腹部で上下し、手で触れることができなくなる。そこで、大建中湯を与えてこれを治療する。

　大建中湯は、蜀椒、乾姜、人参、膠飴からなる処方である。方中の蜀椒、乾姜は、大いに寒邪を散じる。人参、膠飴は、大いに中焦の虚を建立する。

【原文】　脇下偏痛、発熱、其脈緊弦、此寒也。以温薬下之。宜大黄附子湯。（15）

【本文】　脇下偏痛、発熱し、其の脈緊弦なるは、此れ寒なり。温薬を以て之を下せ。大黄附子湯に宜し（《脈経》は、「発熱」の二字無し）。

【語釈】　○脇下偏痛、発熱し、其の脈緊弦云々：陳紀藩の説「本条は、寒が実して内に結ぶ場合の腹満痛の証治を主に論述している。「脇下偏痛」の「脇下」は、脇と腹を包括して言う。「偏痛」は、疼痛があるいは左に偏り、あるいは右に偏ることを言う。これは、陰寒の気が実邪を挟んで一か所に着き、陽気が伸展できなくなっている。脈象が緊弦であるのは寒を主り痛を主り、寒実内熱の証では常に見られる。処方の薬より推測すると、脇や腹の疼痛の外に、大便不通の症状があるはずである。そこで、「温薬を以て之を下せ」と言う。大便不通は、腑気が行らず、積滞が内に停まって引き起こされる。これもまた「脇下偏痛」と相関し、寒実が陽明の胃腸に内結し、その気が上を犯し、胆に壅逆し、少陽の胆気を疏泄させなくするので、脇が痛む。寒実内結の証では、本条に述べる所の外に、臨床上更に身体の寒え、四肢の冷え、舌苔白で粘膩などの症状がある。本条のいわゆる「発熱」の症状は、寒実が内結することにより、陽気が欝滞し、営衛が失調して引き起こされる。これは、臨床上必見の症状ではない」陳紀藩主編《金匱要略》

【通釈】　病人の脇下に疼痛が出現して一側に偏り、発熱し、その脈が緊弦に

－ 506 －

腹満寒疝宿食病脈証治第十

なる場合は、寒実証である。この場合は、温下法を用いてこれを治療すべきである。大黄附子湯を用いるのがよい（《脈経》では、「発熱」の二字がない）。

【本文】　［尤］　脇下偏痛して脈緊弦なるは、陰寒聚を成し、偏に一か処に著く。発熱有りと雖も、亦是れ陽気鬱せられて致す所なり。是を以て温に非ざれば其の寒を巳むこと能わず、下に非ざれば其の結を去ること能わず。故に「宜しく温薬を以て之を下すべし」と曰う。程氏曰く、「大黄は苦寒、走って守らず、附子、細辛の大熱を得れば、則ち寒の性散じて走泄の性存す是れなり」と。

　　　［魏］　此の発熱は、或は有形の物腸胃に積もりて皮膚の熱作る。故に下す可きの例に在り。未だ必ずしも仮熱の証と為さず。

　　　［徐］　附子、細辛は大黄と合用並行して倍（そむ）かず。此れ、即ち《傷寒論》の大黄附子瀉心湯の法なり。

【語釈】　○倍：背く。反する。

【通釈】　［尤］　脇下が偏に痛み、脈が緊弦になる場合は、陰寒が集まり、偏に一か所に着いている。発熱はあるが、またこれは陽気が鬱滞させられて引き起こされる。ここをもって温剤でなければその寒を停止させることができず、下法でなければその結を除くことができない。そこで、「温薬をもってこれを下すべきである」と言う。程氏は、「大黄は苦寒で走って守らないが、附子、細辛の大熱を得る場合は、寒の性は散じ、走泄の性は温存するのがこれである」と言う。

　　　［魏］　この発熱は、あるいは有形の物が腸胃に積もり、皮膚の熱が起こる。そこで、下すべき例にある。いまだ必ずしも仮熱の証とはしない。

　　　［徐］　附子と細辛は大黄と合用し並行しても背くことはない。これは、《傷寒論》の大黄附子瀉心湯の方法である。

【本文】　《千金衍義》に云う、「少陰病、始めて之を得て反って発熱し、脈沈なるは、麻黄附子細辛湯を用いて以て太陽と少陰の両感を治す。此れ、脇下偏痛、発熱し、脈緊を治す。表法を変じて下法と為し、大黄附子湯を立てて以て寒下従り上るの瘕積（と）を治す。附子に頼りて真陽を把りて守れば、汗下に随いて亡脱せず。設し発熱の外証無くんば、豈大黄附子甘草の治に変ず可からずや。況や食巳れば則ち吐すを治すの大黄甘草湯は具に成法有るをや。始めて権変の方は規矩の外に在らざるを知るなり」と。

《張氏医通》に云う、「色痺なる者は、身黄ばみ、額上微黄、小便利し、大

- 507 -

便黒し。此れ、房事過傷に因りて血小腹に畜えて発黄す。故に小腹より腰下に連なりて痛む。大黄附子湯より細辛を去り、肉桂を加う」と。

案ずるに、篇首の第一条に云う、「満せざる者は、必ず便難く、両胠疼痛す。此れ、虚寒下従り上るなり。当に温薬を以て之を服すべし」と。大黄附子湯は、蓋し其の方なり。《金鑑》に「偏痛」を改めて「満痛」に作るは、従う可からず。

【語釈】　○権変：臨機応変にすること。　○規矩：守るべき規律。法則。標準。

【通釈】　《千金方衍義》では、「少陰病に罹患し、始めてこれを得たが、反って発熱し、脈が沈になる場合は、麻黄附子細辛湯を用いて太陽と少陰の両感証を治療する。これは、脇下が偏痛し、発熱し、脈が緊である場合を治療する。表を治療する方法を変化させて下法とし、大黄附子湯を立てて寒が下より上る場合の癥積を治療する。附子に頼って真陽を取って守れば、汗法や下法に随って真陽が亡脱することはない。もし発熱の外証がない場合は、どうして大黄附子甘草湯の治療に変更すべきでないことがあろうか。ましてや食事の摂取が終わると直ちに嘔吐する病証を治療する大黄甘草湯は具体的に成法があるのはなおさらであり、臨機応変に対応する処方は標準の外にないことが始めて解る」と言う。

《張氏医通》では、「色痹は、身体が黄ばみ、額の上が微かに黄ばみ、小便が通利し、大便が黒くなる。これは、房事に過ぎて傷られることにより、血が小腹に蓄積されて発黄する。そこで、小腹より腰の下に連なって痛む。大黄附子湯より細辛を除き、肉桂を加える」と言う。

案じるに、本篇の首の第一条では、「もし腹部が脹満しない場合は、必ず大便は困難になり、両側の腋下に疼痛が出現する。これは、虚寒が下より上に乗じる。温薬を用いてこれを服用すべきである」と言う。大黄附子湯は、思うにその処方である。《医宗金鑑》に「偏痛」を改めて「満痛」に作るのは、従うべきでない。

【本文】　大黄附子湯方

大黄（三両）　附子（三枚、炮ず）　細辛（二両）

右三味、水五升を以て、煮て二升を取り、分かち温め三服す。強人の若きは、煮て二升半を取り、分かち温め三服す。服後、人の行くこと四五里の如きに、一服を進む（《外台》は《小品》を引きて云う、「仲景に同じ」と）。

- 508 -

腹満寒疝宿食病脈証治第十

【語釈】　○大黄附子湯：聶恵民の説「本方は、温経散寒、通便止痛の方剤である。寒が実して内は脇下に結ぶので、脇下の偏痛が引き起こされる。温でなければその寒を除くことができず、下法でなければその結を除くことができない。そこで、附子で温経散寒、回陽止痛すべきである。細辛は、辛温で内外を交通させ、散寒止痛する。大黄は、苦寒で泄下し、通便導滞すると、実結を除くことができる。また、附子、細辛の辛温大熱があるので、大黄の苦寒を佐け、寒の性を散じるが、走泄の性を温存するのは、尤怡が「大黄は苦寒で走って守らず、附子、細辛の大熱を得ると、寒の性は散じるが走泄の性は温存するのがこれである」と言うようなものである。即ち、寒熱が互いに制約し、これによって散寒して結を除く効用を発揮する」《経方方論薈要》

【通釈】　大黄附子湯方

　　大黄（三両）　　附子（三枚、炮じる）　　細辛（二両）

　右の三味に水五升を用い、煮て二升を取り、三回に分けて温めて服用する。身体の壮健な人は、煮て二升半を取り、三回に分けて温めて服用する。服用後、人が四五里を歩く時間を経て更に一回服用する（《外台》では《小品》を引用し、「仲景に同じである」と言う）。

【解説】　本条文は、寒が実して内に結ぶ証候と治療法について論述している。

　陰寒が凝集し、脇下の一側に付着すると、脇下が偏に痛み、脈は緊弦になる。陽気が陰寒によって欝滞すると、発熱が出現する。本証は、寒邪が腹中に凝結した状態にあるので、温薬を用いてこれを下すべきである。そこで、大黄附子湯を与えてこれを治療する。

　大黄附子湯は、大黄、附子、細辛からなる処方である。方中の大黄は苦寒で走って守らないが、附子、細辛の大熱を得ると、寒の性は散じ、走泄の性が残るので、寒実証を下すことができる。

【原文】　寒気厥逆、赤圓主之。(16)

【本文】　寒気厥逆するは、赤圓之を主る（此の条、《脈経》は無し）。

【語釈】　○寒気厥逆す云々：王廷富の説「この条は甚だ省略されているが、ただ薬をもって証を推測することができる。寒気はその病因を論じ、厥逆はその証候であり、また病理である。厥は、手足の厥冷である。逆は、陰寒の気が上逆することである。病理より言えば、脾腎陽虚で陰寒の気が除かれず、寒水が土を侮り、脾陽が困しめられ、四肢の末端に温めて達することができなくな

－ 509 －

るので、手足は厥冷する。水飲が上に溢れると、心悸、嘔逆などの証が出現する。これは、陰寒の厥逆の証である。そこで、温陽散寒、降逆祛飲の方法を用いて主治する」《金匱要略指難》

【通釈】　腹部に陰寒の気があり、四肢の厥冷が出現する場合は、赤丸がこれを主治する（この条は、《脈経》ではない）。

【本文】　〔鑑〕　此の条の文の方は、必ず簡脱有り。後世の法と為し難きを以て、釈せず。

　　〔程〕　温経散寒するは、辛熱の剤に非ざること無し。四逆湯の輩は、之を選用す可し。必ずしも拘泥せず。

【通釈】　〔鑑〕　この条の文の方は、必ず脱簡がある。後世の方法とし難いので、解釈しない。

　　〔程〕　経を温めて寒を散じるのは、辛熱の方剤でないことがない。四逆湯の類は、これを選んで使用すべきである。必ずしも拘泥しない。

【本文】　赤丸方（《千金》は、癇冷積熱門に載せ、主療は同じ）

　茯苓（四両）　半夏（四両、洗う、一方に桂を用う。○案ずるに、《千金》は桂枝を用い、半夏を用いず）　烏頭（二両、炮ず）　細辛（一両、《千金》は、「人参」に作る。○案ずるに、今《千金》を攷うるに、細辛を用い、人参を用いず、更に附子二両、射罔一両有り。凡そ六味）

　右四味、之を末とし、真朱を内れて色と為し、煉蜜もて丸ずること麻子大の如くし、食に先だして酒もて三丸を飲み下し、日に再び夜に一たび服す。知らざれば、稍之を増し、知るを以て度と為す（「四味」は、原本は「六味」に作る。今趙本に依りて之を改む）。

【語釈】　○赤丸：聶恵民の説「本方は、散寒止痛、化飲降逆の方剤である。脾腎陽虚で陰寒が上逆することにより、四肢が厥逆し、兼ねて腹痛、嘔逆などの証がある。そこで、烏頭の辛熱をもって温中散寒、逐湿止痛する。細辛は、温経散寒して心腎を交通させ、内より外に達する。茯苓は、健脾利湿する。半夏は、和胃降逆し、これによって化飲止嘔する。更に朱砂の重鎮をもって安神通脈し、寒気を鎮めて逆気を降ろす。そこで、寒気で厥逆し、心下悸などの証に対して一定の治療効果がある。ただ、方中では烏頭と半夏を合用しているが、元々相反する薬である。そこで、臨床で応用する時は、半夏を減らし、あるいは乾姜、肉桂などの品を斟酌して加えるべきである。そこで、一方に桂を用いるのは、その意は悟るべきである」《経方方論薈要》。　○射罔：射茜の意。

－ 510 －

腹満寒疝宿食病脈証治第十

【本文】　赤丸方（《千金》では、痼冷積熱門に記載され、主治は同じである）

　茯苓（四両）　半夏（四両、洗う、別の処方では桂枝を用いる。〇案じるに、《千金》では桂枝を用い、半夏を用いない）　烏頭（二両、炮じる）　細辛（一両、《千金》では、「人参」に作る。〇案じるに、今《千金》を考えるに、細辛を用い、人参を用いず、更に附子二両、射罔一両がある。およそ六味である）

　右の四味を粉末とし、朱砂を入れて色を付け、蜂蜜で麻の実の大きさの丸剤にし、食前に酒で三丸を飲み下し、日に二回、夜に一回服用する。治癒しない場合は、幾らか増量して服用し、治癒する量を適度とする（「四味」は、原本では「六味」に作る。今趙本によってこれを改める）。

【本文】　案ずるに、《千金》の傷寒神旦圓は、傷寒、敕濇、悪寒、発熱、体疼む者を治す。即ち、本方に人参を用い、細辛を用いず、更に附子有り、朱砂を並べ、凡そ六味なり。徐、本条を釈して云う、「此れ、即ち《傷寒論》の直中の類なり」と。蓋し、《千金》に據るか。

【語釈】　〇敕濇：敕は、いましめる。せめただす。謹む。濇は、しぶる。滞る。ここでは、「脈を診ると濇」の意。

【通釈】　案じるに、《千金》の傷寒神旦圓は、傷寒に罹患し、脈を診ると濇であり、悪寒がし、発熱し、身体が疼む場合を治療する。即ち、本方に人参を用い、細辛を用いず、更に附子があり、朱砂を併用し、およそ六味である。徐氏は本条を解釈し、「これは、《傷寒論》の直中の類である」と言う。思うに、《千金》によるのであろうか。

【解説】　本条文は、寒飲によって四肢が厥逆する場合に出現する証候と治療法について論述している。

　《金匱要略輯義》が引用する《医宗金鑑》の説では、本条文には脱簡があるとする。そこで、ここでは解説しない。なお、詳細は《金匱臓腑弁証解説》、《金匱要略大成》を参照のこと。

【原文】　腹痛、脈弦而緊、弦則衛気不行、即悪寒。緊則不欲食。邪正相搏、即為寒疝。寒疝遶臍痛、若発則白汗出、手足厥冷。其脈沈緊者、大烏頭煎主之。（17）

【本文】　腹痛、脈弦にして緊、弦は則ち衛気行らず、即ち悪寒す。緊は則ち

－ 511 －

食を欲せず。邪正相い搏ち、即ち寒疝と為る。寒疝は臍を遶りて痛み、若し発すれば則ち白汗出で、手足厥冷す。其の脈沈緊の者は、大烏頭煎之を主る（「腹痛」は、《脈経》、《千金》は「寸口」に作り、「即ち寒疝と為る」に至りては別の条と為す。《外台》は、「腹痛」以下の二十八字を載せず。「即ち寒疝と為る」の下に、《脈経》は「趺陽の脈浮にして遅、浮は則ち風虚と為し、遅は則ち寒疝と為る」の十六字有り。明らかに是れ「寒疝、臍を繞りて痛み」より以下は、別の条と為す。原本は、「若し発すれば」を「発に苦しむ」に作り、「白汗」は「白津」に作る。今程本、及び《千金》、《外台》に依りて改定す。「其の脈沈緊」は、趙本、《脈経》、《千金》、《外台》、程、徐の諸本は、「其の脈沈弦」に作る）。

【語釈】　○腹痛、脈弦にして緊云々：呂志杰の説「本条は、寒疝の病機、脈証と治療を論述している。腹が痛み、脈象が弦緊であるのは、正気と寒気が打ち合う表現である。陽気が外を衛ることができなくなる。そこで、悪寒がする。中陽が衰弱する。そこで、飲食を望まなくなる。寒疝の発作時では、主に臍を繞って疼痛が出現し、痛みが重いので、汗が出て四肢が冷える。この時の脈象が弦緊より変化して沈緊になるのは、疝痛が既に相当激烈になっていることを説明する。破積散寒止痛の大烏頭煎をもってこれを治療する」《金匱雑病論治全書》

【通釈】　病人は腹痛を病み、脈は弦で緊である。脈が弦になるのは衛気が外を行らなくなるからであり、だから悪寒が出現する。脈が緊になるのは陰気が旺盛になって胃に寒えがあるからであり、だから食欲がなくなる。内外の寒邪と正気が打ち合うと、寒疝病になる。寒疝病では、病人の臍の周囲に疼痛が出現し、発作が激しくなると冷や汗が出て、手足は厥冷する。病人の脈が沈緊になる場合は、大烏頭煎を用いて治療すべきである（「腹痛」は、《脈経》、《千金》では「寸口」に作り、「即ち寒疝となる」に至っては別の条とする。《外台》では、「腹痛」以下の二十八字を記載しない。「即ち寒疝となる」の下に、《脈経》では「趺陽の脈が浮で遅である。浮であるのは風虚であり、遅であるのは寒疝である」の十六字がある。明らかに「寒疝に罹患し、臍を繞って痛む」より以下は、別の条である。原本では、「もし発症すれば」を「発症に苦しむ」に作り、「白汗」は「白津」に作る。今程本、および《千金》、《外台》によって改定する。「その脈は沈緊」は、趙本、《脈経》、《千金》、《外台》、程氏、徐氏の諸本では、「その脈は沈弦」に作る）。

- 512 -

腹満寒疝宿食病脈証治第十

【本文】　［尤］　弦緊の脈は、皆陰なり。而して弦の陰は内従り生じ、緊の陰は外従り得。弦は則ち衛気行らずして悪寒する者は、陰出でて其の外の陽を痺すればなり。緊は則ち食を欲せざる者は、陰入りて其の胃の陽を痺すればなり。衛陽と胃陽と並びに衰え、而して外寒と内寒と交々盛んに、是れに由りて反って畏るること無くして上を衝き、陽反って治まらずして下に伏す。所謂「邪正相い搏ち、即ち寒疝と為る」者なり。

　　　［鑑］　疝病は、寒に犯されて即ち発す。故に之を寒疝と謂うなり。

　　　［魏］　平素陽虚し陰盛んなれば、積寒裏に在り、以て外寒を召し、表裏に夾雑して患いを為す者なり。表裏の寒邪既に盛んにして正陽之と相い搏ち、寒邪下従り起こり、至陰の分に結聚して寒疝成る。寒疝既に成り、少腹に伏すれば、臍を繞りて痛み、発止に時有り、発すれば則ち白津出づ。此れ、汗は本下部虚寒し、陰邪逼迫し外越するが故なり。陰寒積ること久しくして発するに及びては、四肢厥冷し、脈は沈緊を得。何ぞ寒厥の気の害を為すに非ずや。

【通釈】　［尤］　弦緊の脈は、皆陰（脈）である。そして弦の陰は内より生じ、緊の陰は外より得られる。脈が弦である場合に、衛気が行らず、悪寒がするのは、陰が出てその外の陽を痺れさせるからである。脈が緊である場合に、食欲がなくなるのは、陰が入ってその胃の陽を痺れさせるからである。衛陽と胃陽が並びに衰え、外寒と内寒が交々盛んになり、これによって反って畏れることがなくなって上を衝き、陽が反って治まらずに下に潜伏する。これが、いわゆる「邪気と正気が打ち合い、寒疝を生じる」場合である。

　　　［鑑］　疝病は、寒に犯されて直ちに発症する。そこで、これを寒疝と言う。

　　　［魏］　平素より陽が虚して陰が盛んになると、積寒が裏にあるので、これによって外寒を招聘し、表裏に挾雑して患いを生じる。表裏の寒邪が既に盛んになり、正陽がこれと打ち合い、寒邪が下より起こり、至陰の区分に結集して寒疝が形成される。寒疝が既に形成され、少腹に潜伏すると、臍を繞って痛み、発作と休止に時があり、発症する場合は冷や汗が出る。これは、汗は元々下部に虚寒があり、陰邪が迫って外に越えるからである。陰寒が積って久しくなり、一旦発症するに及んでは、四肢は厥冷し、脈は沈緊を得。どうして寒厥の気が害を生じるのでないことがあろうか。

【本文】　案ずるに、《素・長刺節論》に云う、「病少腹に在り、腹痛み、大小便を得ざるは、病名づけて疝と曰う。之を寒に得」と。王氏、《大奇論》に註して云う、「疝なる者は、寒気結聚するの為す所なり」と。《急就篇》に顔

－ 513 －

師古註して云う、「疝は、腹中の気の疾、上下に引くなり」と。《樓氏綱目》
に云う、「疝の名は七と雖も、寒疝は即ち疝の総名なり」と。《巣源》に云う、
「疝なる者は、痛なり。此れ、陰気内に積むに由り、寒気結び搏ちて散ぜず。
府藏虚弱、風冷の邪気相い搏てば、則ち腹痛み裏急す。故に寒疝にて腹痛むと
云うなり」と。

　案ずるに、《陰陽別論》の「白汗」は、王氏釈して流汗と為す。《淮南・修
務訓》に云う、「一爵の酒を奉つれば、色を知らず。一石の尊を挈れば、則ち
白汗交々流る」と。此れ、「白汗出づ」と云う者は、蓋し痛苦の甚だしきに堪
えずして汗出づるなり。程云う、「冷や汗なり」と。徐、沈、尤、魏は原文に
仍りて「白津」に作りて之を解し、趙本に「自汗」に作るは、並びに非なり。

【語釈】　○爵：さかずき。

【通釈】　案ずるに、《素問・長刺節論》では、「病が少腹にあり、腹が痛み、
大小便を得ない場合は、病は名づけて疝と言う。これを寒えに得る」と言う。
王氏は《大奇論》に注釈し、「疝は、寒気が結集して生じる所である」と言う。
《急就篇》に顔師古は注釈し、「疝は、腹中の気の疾患であり、上下に引く」
と言う。《樓氏綱目》では、「疝の名称は七つであるが、寒疝は疝の総称であ
る」と言う。《諸病源候論》では、「疝は、痛みである。これは、陰気が内に
積もることにより、寒気が結んで搏って散じなくなる。臓腑が虚弱になり、風
冷の邪気と打ち合う場合は、腹は痛み、裏は拘急する。そこで、寒疝で腹が痛
むと言う」と言う。

　案じるに、《素問・陰陽別論》の「白汗」は、王氏は解釈して流れる汗とす
る。《淮南子・修務訓》では、「一爵の酒を奉つると、色が解らなくなる。一
石の尊を取る場合は、白汗が交々流れる」と言う。ここで「白汗が出る」と言
うのは、思うに痛みや苦しみの甚だしい状態に堪えられずに汗が出ることであ
る。程氏は、「冷や汗である」と言う。徐氏、沈氏、尤氏、魏氏は、原文によ
って「白津」に作ってこれを解釈し、趙本で「自汗」に作るのは並びに誤りで
ある。

【本文】　烏頭煎方（《千金》の註に云う、「仲景は、二物烏頭煎と名づく。
《三因》は、大烏頭湯と名づく」と）

　烏頭（大なる者五枚、熬り、皮を去り、㕮咀せず。○《千金》は、「十五
枚」に作る。《外台》は仲景の《傷寒論》を引き、亦「十五枚」に作る。《千
金》は、「熬る」の下に「黒」の字有り。《三因》に云う、「大烏頭伍箇、洗

－ 514 －

浄し、細かく沙ぎ、炒めて黒くせしめ、咬咀せず」と）

　右水三升を以て、煮て一升を取り、滓を去り、蜜二升を内れ、煎じて水気を
して尽さしめ、二升を取り、強人は七合を服し、弱人は五合を服す。差えざれ
ば、明日更に服し、日に再服す可からず（「二升」は、《千金》、《外台》は
「二斤」に作る）。

【語釈】　○烏頭煎：聶恵民の説「本方は、破積散寒止痛の峻剤である。沈寒
痼冷が腹部に凝集し、正気と邪気が打ち合うので、寒疝の証が引き起こされる。
そこで、一味の烏頭の大きなもの五枚を用い、その薬味が専一で、力は大で厚
く、作用が突出し、邪を攻める力が強いのを取り、寒積を除き、陰邪を破って
除き、温中止痛する。並びに蜜の甘温で煎じて制し、一つは補中温胃、扶正祛
邪し、一つは烏頭の峻烈を監制し、大いに烏頭の毒性を減じる。そこで、煎じ
て服用する時は、慎重に従事すべきであり、軽率にすべきでない。もし四肢の
麻痺、頭暈などの症状が発現する場合は、時に及んで解毒して救い、烏頭の中
毒を防ぐべきである」《経方方論薈要》。　○沙ぐ：よなぐ。水中であらい分
けて、悪い物を取り去る。

【通釈】　烏頭煎方（《千金》の注釈では、「仲景は、二物烏頭煎と名づける。
《三因》では、大烏頭湯と名づける」と言う）

　烏頭（大きなもの五枚を用い、熬って皮を除き、咬咀しない。○《千金》で
は、「十五枚」に作る。《外台》では、仲景の《傷寒論》を引用し、また「十
五枚」に作る。《千金》では、「熬る」の字の下に「黒」の字がある。《三
因》では、「大烏頭五個を洗浄し、細かく沙ぎ、炒めて黒くし、咬咀しない」
と言う）

　右に水三升を用い、煮て一升を取り、滓を除き、蜜二升を入れ、煎じて水分
を蒸発させ、二升を取り、身体の頑丈な人は七合を服用し、身体の弱い人は五
合を服用する。病が治癒しない場合は、翌日更に服用し、一日に二回服用して
はならない（「二升」は、《千金》、《外台》では「二斤」に作る）。

【本文】　［程］　烏頭は、大熱大毒、積聚寒熱を破り、臍の間の痛みにて俛
仰す可からざるを治す。故に之を用いて以て臍を繞る寒疝の痛苦を治す。下焦
を治するの薬味は、多きに宜しからず。多ければ、則ち気は専らせず。此れ、
沈寒痼冷なり。故に一味を以て単に行れば、則ち其の力大にして厚し。甘は、
能く薬毒を解す。故に蜜を内れて以て烏頭の大熱大毒を制す。

【語釈】　○俛仰：うつむくこと、あおむくこと。　○沈寒痼冷：寒気が久し

－ 515 －

く臓腑に潜伏して局部の寒証を形成し、久しく治癒しないもの。

【通釈】　[程]　烏頭は、大熱大毒で、積聚や寒熱を破り、臍の間の痛みで俯いたり仰向いたりすることができない場合を治療する。そこで、これを用いて臍を繞る寒疝の痛苦を治療する。下焦を治療する薬味は、多くないのがよい。多い場合は、気は専らしない。これは、沈寒痼冷である。そこで、一味をもって単に行う場合は、その力は大で厚くなる。甘は、よく薬毒を解する。そこで、蜜を入れて烏頭の大熱大毒を制する。

【本文】　王冰の《至真要》の注に云う、「夫れ大寒内結し、聚、疝、瘕を積めば、熱を以て攻めて除く」と。寒は熱を拒みて反って縦いままにし、反って之を縦いままにすれば、則ち痛み発して尤も甚だし。之を攻むれば、則ち熱は前むを得ず。方に蜜煎の烏頭を以てし、之を佐くるに熱き蜜を以て其の薬を多くして服すれば、已に便ち消ゆ。是れ則ち張公之に従うは、而ち熱因寒用を以てなり。

【語釈】　〇熱因寒用：反治法の一つ。熱薬を用いて内に真寒、外に仮熱のある場合を治療する方法。

【通釈】　王冰の《素問・至真要大論》の注釈では、「そもそも大寒が内に結び、聚、疝、瘕を積む場合は、熱薬をもって攻めて除く」と言う。寒が熱を拒んで反って縦いままにし、反ってこれを縦いままにする場合は痛みが発生して最も甚だしくなる。これを攻める場合は、熱は進まなくなる。処方に蜜で煎じた烏頭を用い、これを佐けるに熱い蜂蜜を用いてその薬を多くして服用すれば、既に直ちに消える。ここで張公がこれに従うのは、熱薬を用いて真寒を治療するからである。

【解説】　本条文は、寒疝が発症する病機、証候、および治療法について論述している。

　寒疝は、寒邪に犯されて直ちに発症する病証を言う。弦緊の脈は、いずれも陰脈である。陰が内より生じると弦脈になり、陰が外より得られると緊脈になる。内の陰が外に出て衛陽を痺れさせると、脈は弦になり、悪寒がする。外の陰が内に入って胃陽を痺れさせると、脈は緊になり、食欲はなくなる。衛陽と胃陽が衰えて下に潜伏し、外寒と内寒が盛んになって上を衝き、正気と邪気が打ち合うと、寒疝が発症する。

　寒疝が発症し、寒邪が少腹に潜伏すると、臍を繞って痛み、発作と休止に一定の時がある。寒疝が発症し、陰邪が汗に迫ると、汗が外に越えるので、冷や

- 516 -

汗が出る。陰寒が久しく積もると、四肢は厥冷し、脈は沈緊になる。そこで、大烏頭煎を与えてこれを治療する。

　大烏頭煎は、烏頭と蜂蜜からなる処方である。方中の烏頭は大熱大毒で、積聚や寒熱を破り、臍を繞る寒疝の苦痛を除く。蜂蜜は、甘で薬毒を解し、烏頭の大熱大毒を制する。

【原文】　寒疝、腹中痛、及脇痛裏急者、当帰生姜羊肉湯主之。(18)
【本文】　寒疝、腹中痛み、及び脇痛裏急する者は、当帰生姜羊肉湯之を主る（《外台》は仲景の《傷寒論》を引き、「腹中痛み、脇に引きて痛み、及び腹裏急す」に作る）。
【語釈】　○寒疝、腹中痛み、及び脇痛裏急する者云々：王廷富の説「これは、寒疝が血虚に属する場合の証治である。腹痛は寒疝の主証であり、陰寒が凝滞し、気血の運行が不暢になることによって引き起こされる。これは、血虚によって温煦濡養の効能が減弱し、肝は藏する所がなく、臟腑は濡養を失う。そこで、腹中は拘急する。その病理は、寒が凝り血が滞り、気血の運行が失調し、肝が血の濡養に乏しくなることにある。そこで、腹が痛み、牽引して脇が痛む。これは、寒が多く血が少ない寒疝証である。そこで、養血散寒の法を用いて主治する」《金匱要略指難》
【通釈】　寒疝に罹患し、腹部に疼痛が出現し、同時に両脇が痛み、拘急する感じが出現する場合は、当帰生姜羊肉湯がこれを主治する（《外台》では仲景の《傷寒論》を引用し、「腹の中が痛み、脇に牽引して痛み、および腹の裏が拘急する」に作る）。
【本文】　［尤］　此れ、寒多くして血虚す者を治するの法なり。血虚すれば則ち脈栄えず、寒多ければ則ち脈紲急す。故に腹脇痛みて裏急するなり。当帰、生姜は温血散寒し、羊肉は補虚益血するなり。
　　［鑑］　李彣云う、「疝は肝病に属し、肝は血を藏し、其の経は脇肋に布く。腹脇并びに痛む者は、血気寒えて凝泣すればなり。当帰は通経活血し、生姜は温中散寒す。裏急なる者は、内虚すればなり。羊肉を用いて之を補う。《内経》に云う、「形不足する者は、之を温むるに気を以てし、精不足する者は、之を補うに味を以てす」是れなり」と。
【語釈】　○紲：ちぢまる。かがむ。　○形不足する者云々：出典は、《素問・陰陽応象大論》。全句は、「形体が虚弱である場合はその気を温めて補うべ

－ 517 －

きであり、精気が不足する場合はこれを補うに厚味をもってすべきである」の意。

【通釈】　［尤］　これは、寒が多く血が虚す場合を治療する方法である。血が虚す場合は脈は栄えず、寒が多い場合は脈は縮んで拘急する。そこで、腹部や脇部が痛んで裏が拘急する。当帰、生姜は温血散寒し、羊肉は補虚益血する。

　　［鑑］　李彣は、「疝病は肝の病に属し、肝は血を藏し、その経は脇肋に布散する。腹と脇が並びに痛むのは、血気が寒えて凝滞して渋るからである。当帰は通経活血し、生姜は温中散寒する。裏が拘急するのは、内が虚すからである。羊肉を用いてこれを補う。《内経》に「形体が不足する場合は、これを温めるには気をもってし、精が不足する場合は、これを補うには厚味をもってする」と言うのがこれである」と言う。

【本文】　当帰生姜羊肉湯方（《千金・婦人門》は当帰湯と名づけ、註して云う、「《胡洽》は、小羊肉湯と名づく」と）

　　当帰（三両）　生姜（五両）　羊肉（一斤。○《外台》に云う、「脂を去る」と）

　　右三味、水八升を以て、煮て三升を取り、七合を温服し、日に三服す。若し寒多き者は、生姜を加えて一斤と成す。痛み多くして嘔する者は、橘皮二両、白朮一両を加う。生姜を加うる者は、亦水五升を加え、煮て三升二合を取り、之を服す（《千金》は、芍薬二両を用い、註して云う、「《子母秘録》に甘草有り」と）。

【語釈】　○当帰生姜羊肉湯：聶恵民の説「本方は、養血散寒、温中止痛の方剤である。血が虚し寒が凝滞することにより腹痛が引き起こされ、あるいは産後で血が虚し、寒が凝滞して疝痛し、あるいは虚労不足などの証で選んで用いるべきである。当帰は補血治血、通経止痛し、生姜は温中散寒、通陽和胃し、更に羊肉の血肉有情の品をもって大いに気血を補って温中散寒する。そこで、血虚の腹痛、あるいは虚労不足などの証に対して顕著な治療効果がある。これは、気血を温補して散寒止痛する補益のよい方剤である」《経方方論薈要》。王廷富の説「方後の加味で「若し寒多き者は、生姜を加えて一斤と成す」は、裏の陰寒が甚だしく、外証は悪寒がし、胃陽と衛陽が並びに虚すことを指す。そこで、これを加えて温胃祛寒する。「痛み多くして嘔する者は、橘皮二両、白朮一両を加う」は、寒が胃腸に滞り、脾胃が調和しないことを指す。そこで、これを加えて調気止痛、健脾和胃する」《金匱要略指難》

【通釈】　当帰生姜羊肉湯方（《千金・婦人門》では当帰湯と名づけ、注釈して「《胡洽》では、小羊肉湯と名づける」と言う）

　当帰（三両）　生姜（五両）　羊肉（一斤。○《外台》では、「脂を除く」と言う）

　右の三味に水八升を用い、煮て三升を取り、七合を温めて服用し、日に三回服用する。もし寒えが多い場合は、生姜を加えて一斤とする。疼痛が多く嘔吐する場合は、橘皮二両、白朮一両を加える。生姜を加える場合は、また水五升を加え、煮て三升二合を取り、これを服用する（《千金》では、芍薬二両を用い、注釈して「《子母秘録》では、甘草がある」と言う）。

【本文】　王氏の《古方選註》に云う、「寒疝は、沈寒下に在りと為し、陰虚に由りて之を得。陰虚すれば、則ち辛熱燥烈の薬を用いて重ねて其の陰を劫かすを得ず。故に仲景另に一法を立つ。当帰、羊肉の辛甘重濁を以て下元を温煖にして陰を傷らず、佐くるに生姜五両を以て加えて一觔に至り、血肉有情の品に随いて引きて下焦に入り、冱寒を禦す。本方の三味は、但だ疝気の逆衝を治すのみに非ず、移して産後の下焦の虚寒を治すも亦神剤と称す」と。

　張氏の《千金衍義》に云う、「凡そ少腹疞痛するに、桂心等の薬を用いて応ぜざる者は、之を用うれば輒ち効く」と。

　寇氏の《本草衍義》に云う、「張仲景、寒疝を治するに生姜羊肉湯を用いて之を服し、応験せざること無し。一婦人有り、産は寒月に当たり、寒気産門に入り、腹臍以下脹満し、手もて敢えて犯さず。此れ、寒疝なり。師将に之を治するに抵当湯を以てせんとす。謂うに瘀血有りは、其の治に非ざるなり。張仲景の羊肉湯を服す可し。二服にて遂に愈ゆ」と。

　《外台》の《小品》に、寒疝の気、腹中虚痛し、及び諸々の脇中裏急するは、当帰生姜等の四味之を主る。

　本方の内に於いて芍薬を加う。

　《聖済総録》の四味当帰湯は、卒疝腹痛裏急を治す（即ち、本方）。

【語釈】　○觔：斤に同じ。　○冱寒：氷がこおりついて溶けない程、寒い。
　○応験：ききめ。

【通釈】　王氏の《古方選註》では、「寒疝は、沈寒が下にあり、陰虚によってこれを獲得する。陰が虚す場合は、辛熱で燥烈の薬を用いて重ねてその陰を劫かすことはできない。そこで、仲景は、別に一つの方法を立てた。当帰、羊肉の辛甘重濁の品をもって下元を温暖にして陰を傷らず、佐けるに生姜五両を

もって加えて一斤にまで増量し、血肉有情の品に随って引いて下焦に入り、凍りついて溶けない程の寒えを制御する。本方の三味は、ただ疝気の逆衝を治療するだけではなく、移して産後の下焦の虚寒を治療する場合もまた神剤と称される」と言う。

　張氏の《千金方衍義》では、「およそ少腹が疗痛し、桂心などの薬を用いて応じない場合は、これを用いると直ちに有効である」と言う。

　寇氏の《本草衍義》では、「張仲景は、寒疝を治療する場合に当帰生姜羊肉湯を用いてこれを服用させ、効目のないことがない。一婦人があり、出産は寒い月に当たり、寒気が産門に入り、腹臍部以下が脹満し、手で敢えて犯せない程痛んだ。これは、寒疝である。医者は、これを治療するのに抵当湯を使用しようとした。思うに、瘀血があるとするのは、その治療ではない。張仲景の当帰生姜羊肉湯を服用すべきである。二回の服用で遂に治癒した」と言う。

　《外台》の《小品》では、寒疝の気で腹中が虚して痛み、および諸々の脇の中や裏が拘急する場合は、当帰生姜などの四味がこれを主治する。

　本方の中に芍薬を加える。

　《聖済総録》の四味当帰湯は、卒かに寒疝に罹患し、腹が痛み、裏が拘急する場合を治療する（即ち、本方である）。

【解説】　本条文は、血虚に属する寒疝の証候と治療法について論述している。

　寒疝に罹患し、寒が多く、脈が縮んで拘急すると、腹中が痛み、脇が痛む。内が虚すと、裏が拘急する。そこで、当帰生姜羊肉湯を与えてこれを治療する。

　当帰生姜羊肉湯は、当帰、生姜、羊肉からなる処方である。方中の当帰、生姜は温血散寒し、羊肉は補虚益血する。

【原文】　寒疝、腹中痛、逆冷、手足不仁、若身疼痛、灸刺諸薬不能治、抵当烏頭桂枝湯主之。（19）

【本文】　寒疝、腹中痛み、逆冷し、手足不仁し、若し身疼痛し、灸刺諸薬も治すること能わざるは、抵当烏頭桂枝湯之を主る（《千金》、程本は、「抵当」の二字無し）。

【語釈】　〇寒疝、腹中痛み、逆冷し云々：王廷富の説「この条は、表裏がともに寒える寒疝の証治である。陰寒が内に結ぶ場合は、寒疝を形成して腹中が痛む。陰寒が盛んになり、陽気が外に痺れる。そこで、手足は逆冷し、甚だしい場合は、手足は痺れて感覚がなくなり、身体に疼痛が出現する。これは、内

外に寒えがある。寒邪が損傷して表裏に及ぶので、内外で陽気が痺れて塞がった複雑な証候を形成する。そこで、灸法、刺法を用いてその外を治療しても裏寒を除くことはできない。一般の温陽散寒の薬を用いてその裏を治療しても外に到達することはできない。これは、裏の陽気が大いに虚し、表裏がともに寒えた寒疝証である。そこで、温陽祛寒の方法を用いて主治すべきである」《金匱要略指難》

【本文】　寒疝に罹患し、腹部に疼痛が出現し、四肢は逆冷し、手足はしびれて知覚がなくなり、もし身体に疼痛が出現し、灸法、針法、あるいは一般の薬物療法のいずれも効果がない場合は、烏頭桂枝湯がこれを主治する（《千金》、程本では、「抵当」の二字がない）。

【本文】　［徐］　寒疝の腹痛を起こして逆冷、手足不仁に至れば、則ち陽気大いに痺す。加うるに身疼痛を以てするは、営衛倶に和せず。更に灸刺諸薬も治すること能わざるは、是れ或は其の内を攻め、或は其の外を攻むるも、邪気牽制して服せず。故に烏頭を以て寒を攻むるを主と為し、而して桂枝の全湯を合して以て営衛を和す。所謂「七分は裏を治し、三分は表を治す」なり。酔状の如ければ、則ち営衛温を得てして気勝る。故に「知る」と曰う。吐を得れば、則ち陰邪陽の為に客する所ならず。故に上に出でて病に中ると為す。

　　［程］　寒内に淫れば則ち腹中痛み、寒外に勝てば則ち手足逆冷し、甚だしければ則ち不仁して身疼痛するに至る。此れ、内外に寒有るなり。

　　［鑑］　「抵当」の二字は、衍文なり。

【語釈】　○牽制：引き付けて自由にさせない。

【通釈】　［徐］　寒疝の腹痛を起こして四肢が逆冷し、手足が不仁するようになる場合は、陽気は大いに痺れている。これに身体の疼痛を加える場合は、営衛がともに調和していない。更に灸法、刺法、諸薬も治療できなくなる場合は、あるいはその内を攻め、あるいはその外を攻めても、邪気は牽制して屈服しない。そこで、烏頭を用いて寒を攻めることを主とし、桂枝の全湯を合わせて営衛を調和する。いわゆる「七分は裏を治療し、三分は表を治療する」である。酒で酔ったようになる場合は、営衛が温められて陽気が勝る。そこで、「治癒する」と言う。嘔吐を得る場合は、陰邪は陽気のために客する所とはならない。そこで、上に出て病に適中する。

　　［程］　寒が内に淫れる場合は腹中が痛み、寒が外に勝る場合は手足が逆冷し、甚だしい場合は痺れて身体に疼痛が出現するようになる。これは、内外に

寒がある。

　［鑑］　「抵当」の二字は、衍文である。

【本文】　烏頭桂枝湯方

　烏頭（案ずるに、《千金》に「秋に乾かせし烏頭、実し中の者、五枚、角を除去す」と云い、《外台》に「実し中大の者十枚」に作れば、本文は枚数を脱するを知る）

　右一味、蜜二斤を以て、煎じて半ばに減じ、滓を去り、桂枝湯五合を以て之を解き、一升を得せしめて後、初め二合を服し、知らざれば、即ち三合を服し、又知らざれば、復た加えて五合に至る。其の知る者は酔状の如く、吐を得る者は病に中ると為す（「二斤」は、《千金》に「一斤」に作る。《外台》は仲景の《傷寒論》を引き、「二斤」に作りて云う、「一方に一斤」と。桂心四両を用いて云う、「右三味、先ず蜜を以て微火もて烏頭を煎じ、半ばを減じ、烏頭を去り、別の一か処にて水二升半を以て桂を煮て一升を取り、滓を去り、桂汁を以て前の蜜を和し、合して之を煎じ、一升を得。初めは二合を服し、知らざれば更に服し、三合に至り云々と。《范汪》に同じ」と。而して又五味桂枝湯方を出だして云う、「仲景の《傷寒論》、《千金》に同じ」と。其れ既に単味の桂心を用いて合わせて煎じ、又五味桂枝湯を出だすは、恐らくは誤りなり。沈の「「之を解く」を恐らくは是れ「之を煎ず」」と云うは、非なり。《金鑑》は、「後」の字を刪る）。

【語釈】　〇烏頭桂枝湯：聶恵民の説「本方は、散寒止痛、解肌発表の方剤である。内寒が盛んになり、陽気が不足するので、腹が痛み寒疝が発症し、外寒が束表すると、身体に疼痛が出現する。そこで、烏頭の辛熱をもって裏寒を駆って止痛し、桂枝湯は解肌し営衛を調和して表寒を散じる。そこで、本方は温中散寒解表し、表裏を両解する方剤となる。ただ、烏頭には大毒があるので、これを服用するのは慎むべきである。服用した後、四肢が痺れるなどの感覚があれば、直ちに減量し、あるいは服用を停止すべきである。もし頭暈、心悸、息切れが出現する場合は、解毒の品、例えば甘草、緑豆湯などをもってその毒性を緩解すべきである」《経方方論蕃要》

【通釈】　烏頭桂枝湯方

　烏頭（案じるに、《千金》に「秋に乾燥した烏頭で、実して中のもの五枚を用い、角を除去する」と言い、《外台》に「実して中から大のもの十枚」に作るので、本文では枚数を脱していることが解る）

腹満寒疝宿食病脈証治第十

　右の一味に蜜二斤を用い、煎じて半ばに減じ、滓を除き、桂枝湯五合を用い
てこれを希釈し、一升にした後、初めは二合を服用し、治癒しない場合は三合
を服用し、また治癒しない場合はまた加えて五合に増量する。治癒する場合は
酒で酔ったようになり、嘔吐が出現する場合は薬が病に作用している（「二
斤」は、《千金》では「一斤」に作る。《外台》では、仲景の《傷寒論》を引
用し、「二斤」に作り、「一方では、一斤を用いる」と言う。桂心四両を用い、
「右の三味に先ず蜜を用い、微かな火で烏頭を煎じ、半ばを減じ、烏頭を除き、
別の一か所で水二升半を用いて桂を煮て一升を取り、滓を除き、桂の汁を用い
て前の蜜を混和し、合わせてこれを煎じ、一升を得る。初めは二合を服用し、
治癒しない場合は更に服用し、三合に増量し云々と言う。《范汪》に同じであ
る」と言う。そしてまた五味桂枝湯方を提出し、「仲景の《傷寒論》、《千
金》では、同じである」と言う。それが既に単味の桂心を用いて合わせて煎じ、
また五味桂枝湯を提出するのは、恐らくは誤りである。沈氏が「「これを解
く」を恐らくは「これを煎じる」の誤りである」と言うのは、間違いである。
《医宗金鑑》では、「後」の字を削る）。

【本文】　［程］　烏頭煎は、熱薬なり。能く腹中の寒痛を散ず。桂枝湯は、
表薬なり。能く外証の疼痛を解す。二方相い合すれば、則ち能く藏府に達して
営衛を利し、血気を和して陰陽を播（う）らす。其の薬勢翕（きゅう）翕として肌肉の間を行
れば、恍として酔状の如し。此くの如ければ、則ち外の凝寒已に行る。吐を得
れば、則ち内の冷結将に去らんとす。故に病に中ると為す。

　　［徐］　「之を解く」は、恐らくは是れ煎を合するなり。

　　［鑑］　桂枝湯五合を以て之を解く者は、溶化するなり。一升を得せしむは、
烏頭の煎ずる所の蜜五合を以て、桂枝湯五合を合わせ、溶化して一升を得せし
むるを謂うなり。「知らず」は、効かざるなり。其の知る者は、已に効くなり。
酔状の如ければ、外寒方（まさ）に散ず。吐を得る者は、内寒已に伸ぶ。故に病に中る
と為すなり。

【語釈】　○播らす：散らす。放つ。　　○翕：合わせる。　　○恍：うっとりと
する。ぼんやりとする。

【通釈】　［程］　烏頭煎は、熱薬である。よく腹中の寒えと痛みを散じる。
桂枝湯は、表薬である。よく外証の疼痛を解する。二方を相互に合わせる場合
は、よく臓腑に到達して営衛を通利し、血気を調和して陰陽を散じる。その薬
勢が合わさって肌肉の間を行ると、恍惚として酒に酔ったようになる。このよ

- 523 -

うになる場合は、外の凝寒は既に行っている。嘔吐を得る場合は、内の冷結は今にも去ろうとする。そこで、病に中る。

　　［徐］　「これを解く」とは、恐らくは煎じたものを合わせることである。

　　［鑑］　桂枝湯五合をもってこれを解くのは、溶解することである。一升を得るとは、烏頭を煎じた所の蜜五合をもって桂枝湯五合を合わせ、溶解して一升を得ることを言う。「知らない」とは、効かないことである。それが知るとは、既に効いていることである。酔ったようになる場合は、外寒が今にも散じる。嘔吐を得る場合は、内寒は既に伸びている。そこで、病に中る。

【本文】　案ずるに、酔状の如きと吐を得るは、乃ち烏頭の瞑眩然らしむ。程の註は是なり。

【通釈】　案じるに、酔ったようになるのと嘔吐を得るのとは、烏頭の瞑眩反応がそのようにする。程氏の注釈は正しい。

【本文】　桂枝湯方（程、尤、《金鑑》は、並びに載せず）

　　桂枝（三両、皮を去る）　芍薬（三両）　甘草（二両、炙る）　生姜（三両）　大棗（十二枚）

　　右五味、剉み、水七升を以て、微火もて煮て三升を取り、滓を去る。

【通釈】　桂枝湯方（程本、尤本、《医宗金鑑》では、並びに記載しない）

　　桂枝（三両、皮を除く）　芍薬（三両）　甘草（二両、あぶる）　生姜（三両）　大棗（十二枚）

　　右の五味をきざみ、水七升を用い、微かな火で煮て三升を取り、滓を除く。

【本文】　《三因》の烏頭桂枝湯は、風寒、疝、腹中痛み、逆冷し、手足不仁し、身体疼痛し、灸刺諸薬も療すること能わず、及び賊風腹に入り、五藏を攻めて刺し、拘急し、転側するを得ず、発作すれば叫呼として陰縮むを治して悉く之を主る。

　　即ち、本方なり。一法に附子一箇を用い、烏頭を使わず蜜附湯と為す（《易簡》に云う、「疝気の発作は、当に附子建中湯に於いて煎ずる時に蜜一筋の頭許りを加え、蜜附子湯と名づく」と）。

【語釈】　○叫呼：大声で叫ぶ。

【通釈】　《三因》の烏頭桂枝湯は、風寒が侵入し、疝に罹患し、腹中が痛み、四肢は逆冷し、手足は痺れて麻痺し、身体に疼痛が出現し、灸法、刺法、諸薬も治療することができず、および賊風が腹部に入り、五臓を攻めて刺し、拘急し、転側することができず、発作が出現すると、大声で叫び、陰嚢が萎縮する

場合を治療し、悉くこれを主治する。

　即ち、本方である。一つの方法では、附子一個を用い、烏頭を使わずに蜜附湯とする（《易簡》では、「疝気の発作は、附子建中湯において煎じる時に一箸の頭程度の蜂蜜を加え、蜜附子湯と名づける」と言う）。

【解説】　本条文は、表証を伴う寒疝の証候と治療法について論述している。

　条文に言う「抵当」の二字は、衍文である。寒が内に溢れると、寒疝が発症し、腹痛が出現する。陽気が大いに痺れ、寒が外に勝ると、四肢は逆冷し、手足は知覚がなくなる。営衛が調和しなくなると、身体に疼痛が出現する。本証は、寒疝に罹患し、同時に表証を兼ね、内外に寒がある。そこで、烏頭桂枝湯を与えてこれを治療する。

　烏頭桂枝湯は、烏頭と桂枝湯からなる処方である。方中の烏頭は寒を攻めて腹痛を散じ、桂枝湯は解表して営衛を調和する。

【原文】　其脈数而緊、乃弦、状如弓弦、按之不移。脈数弦者、当下其寒。脈緊大而遅者、必心下堅。脈大而緊者、陽中有陰、可下之。(20)

【本文】　其の脈数にして緊、乃ち弦、状弓の弦の如く、之を按ずるも移らず。脈数弦の者は、当に其の寒を下すべし。脈緊大にして遅の者は、必ず心下堅し。脈大にして緊の者は、陽中に陰有り、之を下す可し（「其の脈数」は、《脈経》は「其の脈浮」に作る。案ずるに、《下可篇》は「緊大」を「双弦」に作り、「之を下す可し」の下に「大承気湯に宜し」の五字有り、「其の脈数」より以下の二十三字を載せざるは、是れ別に一条を為すを知る）。

【語釈】　○其の脈数にして緊、乃ち弦云々：陳紀藩の説「脈が数で緊であるのが、弦である。ここでの数は脈の至数を指すのではなく、脈の到来に迫って促くなる感じがあることを指す。脈象は拘急し、緊しく束ねる。これは、弦脈である。これを按じるに弓の弦のようであり、端直で長く、移動しないのは、緊脈が縄を捻ったようで、これを按じて左右に指を弾く象ではない。弦脈と緊脈は互いに区別があるが、ただまた常に相互に関係する。形態の上より看ると、「数で弦急である場合は、緊脈である」（《診家正眼》）であり、病機の上より看ると、二つは皆陰寒が内で盛んであるのと関係する。「脈数弦の者は、当に其の寒を下すべし」の、その寒を下すものは、温下の方剤であり、これによって数弦の脈は陰寒が腸胃に内結する証を指すことが解る。脈象に兼ねて急迫する意があるのは、寒実が内結し、邪正が相争するからであり、治療は温下し

てその寒積を除くべきである。「脈緊大にして遅」は、大で有力の遅脈を指す。「脈大にして緊」は、有力の大脈を指す。しかし、二つは必ず緊の象を兼ねて始めて陽中に陰がある寒実内結の証であると断定でき、そうして始めて温下の方法を用いることができる。寒実証は、更に臨床の所見も参考にすべきである。心下の痞堅のようなものは、寒実の邪が腸胃に凝集することによって引き起こされる。この外に本篇の第1条のいわゆる「便難く、両胠疼痛す」、第10条のいわゆる「脇下偏痛」などは、いずれも診断する時の参考にすべきである。本条はただ治法を言い、いまだ処方を提出していないが、注釈家の多くは大黄附子湯を用いるべきであると認識する」陳紀藩主編《金匱要略》。　○《傷寒論・可下篇》の第188条を参照。

【通釈】　病人の脈が数で緊であるのは弦脈であり、その脈は弓の弦のようであり、手で按じても移動しない。脈が数で弦である場合は、温下法を用いてその寒邪を下すべきである。もし脈が緊大で遅である場合は、必ず心下が堅くなる。脈が大で緊である場合は、陽中に陰がある寒実証であり、温下法を用いてこれを下すべきである（「その脈が数」は、《脈経》では「その脈が浮」に作る。案じるに、《傷寒論・下可篇》では「緊大」を「双弦」に作り、「これを下すべきである」の下に「大承気湯が宜しい」の五字があり、「その脈が数」より以下の二十三字を記載しないので、これは別に一条であることが解る）。

【本文】　［尤］　脈数は陽と為し、緊弦は陰と為す。陰陽参わり見わるるは、是れ寒熱交々至るなり。然れども寒疝に就きて言えば、則ち数は反って弦に従う。故に其の数は陰と為し、陽の数を疑い、陽気熱を生ずるの数に非ず。如し風瘡に就きて言えば、則ち弦は反って数に従う。故に其の弦は風と為し、熱発の弦に従いて陰気寒を生ずるの弦なる者に非ず、此れと適ま相い発明するなり。故に「脈数弦の者は、当に其の寒を下すべし」と曰う。緊にして遅、大にして緊も亦然り。大は陽脈と雖も、熱と為すを得ず。正しく其の陰の実を形わすを以ての故に「陽中に陰有り、之を下す可し」と曰う。

【通釈】　［尤］　脈が数であるのは陽であり、緊弦であるのは陰である。陰陽が混ざって見われる場合は、寒熱が交々至る。しかし、寒疝について言えば、数は反って弦に従う。そこで、その数は陰であり、陽の数であることを疑い、陽気が熱を生じる数ではない。もし風瘡について言えば、弦は反って数に従う。そこで、その弦は風であり、熱発の弦に従い、陰気が寒を生じる弦の場合ではなく、これと偶々発して明らかにする。そこで、「脈が数弦である場合は、そ

- 526 -

の寒を下すべきである」と言う。緊で遅、大で緊もまたそのようである。大は陽脈であるが、熱とすることができない。正しくその陰が実していることを表わすので、「陽中に陰があり、これを下すべきである」と言う。

【本文】　案ずるに、《辨脈法》に云う、「脈浮にして緊の者は、名づけて弦と曰うなり。弦の者は、状弓の弦の如く、之を按ずるも移らざるなり」と。是れ《脈経》と合すれば、則ち此の条の「数」を「浮」に作るを是と為す。《金鑑》は、「其の脈数」自り「脈数の者」に至る十九字を衍文と為し、「当に其の寒を下すべし」の四字を以て「必ず心下堅し」の下に移すは、未だ是非を知らず。

【語釈】　〇脈浮にして緊の者云々：出典は、《傷寒論・辨脈法》の第9条。

【通釈】　案じるに、《傷寒論・辨脈法》では、「脈が浮で緊である場合は、名づけて弦と言う。弦とは、性状が弓の弦のようであり、これを按じても移動しない」と言う。これは、《脈経》と合わせると、この条の「数」の字を「浮」の字に作るのが正しい。《医宗金鑑》では、「その脈が数」より「脈が数である場合」に至る十九字を衍文とし、「その寒を下すべきである」の四字を「必ず心下が堅くなる」の下に移すが、これはいまだ正しいがどうかが解らない。

【解説】　本条文は、寒実証に出現する脈象と治療原則について論述している。

《金匱要略輯義》が引用する尤在涇の説では、「其の脈数にして緊、乃ち弦、状弓の弦の如く、之を按ずるも移らず」の解説がない。また、「脈緊大にして遅の者は、必ず心下堅し」の中の「心下堅し」の解説がない。なお、本条文の詳細は、《金匱要略大成》を参照のこと。

一般に数脈は陽脈であり、緊弦脈は陰脈である。今、寒疝に罹患する場合は、数脈は陰脈に所属する。即ち、脈は陰脈の弦になり、同時に陰脈の数脈である場合は、陰寒が裏で旺盛になっているので、その寒実証を温下法を用いて下すべきである。

大脈は陽脈であるが、陰脈に属する緊遅脈と同じく出現する場合は、（陰寒の邪が心下に凝結しているので、）必ず心下は痞硬する。

脈が陽脈に属する大であるが、陰脈に属する緊である場合は、陰寒の邪が裏で実し、陽脈の中に陰脈があるので、温下法を用いてこれを下すべきである。

　　附方：

【原文】　外台烏頭湯：治寒疝腹中絞痛、賊風入攻五藏、拘急不得転側、発作有時、使人陰縮、手足厥逆。

【本文】　《外台》烏頭湯：寒疝、腹中絞痛し、賊風入りて五藏を攻め、拘急して転側するを得ず、発作時有り、人をして陰縮まり、手足厥逆せしむるを治す（方は、上に見わる。〇案ずるに、此れ、本《千金・賊風門》に出づ。「転側」の下に「叫呼」の二字有り。《外台》は、《千金》を引く。即ち、烏頭桂枝湯なり。徐、沈、魏、尤は、以て大烏頭煎と為す。何ぞ之を《外台》に検せざるや。誤りも甚だし）。

【語釈】　〇寒疝、腹中絞痛し云々：陳紀藩の説「本方はまた《外台・巻十四》に見われているが、実際上は《千金・巻八》より出ていて、林億らが誤って引用したとすることができる。具体的な薬物は、烏頭十五枚、芍薬四両、甘草二両、大棗十枚、老姜一斤、桂心六両である。本方は、仲景の烏頭桂枝湯加減より組成され、桂心をもって桂枝に易え、烏頭の用量もまた五枚より十五枚に増量していることを知るべきである。本方の証は、元々裏寒があり、また風寒を感じて発病するので、証には腹痛、四肢の冷えが見われる。これは烏頭桂枝湯証と同じであるが、ただ陰寒が更に内に甚だしい。そこで、附子、桂心をもって辛熱で散寒して止痛し、芍薬、甘草はよく緩急止痛し、老姜、大棗は和中温脾する」陳紀藩主編《金匱要略》。　〇検す：調べる。

【通釈】　《外台》烏頭湯：寒疝に罹患し、腹部が絞られるように痛み、風寒の邪が五臓に直中し、病人の腹部は拘急し、身体を転側することができず、発作性に起こり、病人の陰嚢が上に縮まり、手足が厥逆する場合を治療する（方は、上に見われている。〇案じるに、これは元々《千金・賊風門》に出ている。「転側」の字の下に「叫呼」の二字がある。《外台》では、《千金》を引用する。即ち、烏頭桂枝湯である。徐氏、沈氏、魏氏、尤氏は、大烏頭煎とする。どうしてこれを《外台》に調べないのであろうか。誤りも甚だしい）。

【原文】　外台柴胡桂枝湯方：治心腹卒中痛者。

【本文】　《外台》柴胡桂枝湯方：心腹卒中痛の者を治す（《外台》は、仲景の《傷寒論》を引き、「卒」の字無し）。

【語釈】　〇心腹卒中痛の者を治す：陳紀藩の説「本条のいわゆる「心腹卒中痛」は、《外台・巻十七》では「寒疝、腹中痛むを療す」に作る。処方をもって証を推測すると、これは風寒を感受して発症し、邪が少陽に伝わり、気血が通暢されず、肝胆が疏泄を失い、気が蘊滞して化熱している」陳紀藩主編《金

腹満寒疝宿食病脈証治第十

《匱要略》
【通釈】　《外台》柴胡桂枝湯方：突然外邪を感受し、胸腹部に疼痛が出現する場合を治療する（《外台》では、仲景の《傷寒論》を引用し、「卒」の字がない）。
【本文】　柴胡（四両）　黄芩　人参　芍薬　桂枝　生姜（各一両半）　甘草（一両）　半夏（二合半）　大棗（六枚）
　右九味、水六升を以て、煮て三升を取り、一升を温服し、日に三服す。
【語釈】　○柴胡桂枝湯：聶恵民の説「本方は、太陽と少陽の病を合わせて治療する方剤であり、太陽の表邪を外達し、少陽の裏熱を和解する。本証は、心腹が卒かに痛むのを治療すると指摘する。また、表邪が裏に入ることにより、心下支結を来たし、甚だしい場合は心腹が卒かに痛む。裏より表に達して駆邪外出すると、寒熱は並びに除かれ、表裏は両解される。そこで、桂枝、生姜は解肌散邪して表にある邪を解し、柴胡は升陽清熱して表に達し、黄芩は裏熱を清し、芍薬は和血斂陰、緩急止痛し、半夏は和胃降逆し、人参、甘草、大棗は補中開欝、益気生陽し、甘草は芍薬に合わせて更に止痛緩急の効能を増強する。そこで、表邪が内に伝わり心腹卒痛を来した病証に対して治療効果を得ることができる」《経方方論薈要》
【通釈】　柴胡（四両）　黄芩　人参　芍薬　桂枝　生姜（各々一両半）　甘草（一両）　半夏（二合半）　大棗（六枚）
　右の九味に水六升を用い、煮て三升を取り、一升を温めて服用し、日に三回服用する。
【本文】　［魏］　表邪有りて内寒を挟む者は、烏頭桂枝湯証なり。表邪有りて内熱を挟む者は、柴胡桂枝湯証なり。柴胡、桂枝、生姜を以て升陽透表し、人参、半夏、甘草、大棗は補中開欝し、黄芩、芍薬は寒中に熱有るを治し、此の表裏両解し、寒熱兼ねて除くの法を雑ざり合わすなり。
　　［沈］　予此の方を以て、毎に四時に於いて加減し、胃脘心腹の疼痛を治し、功効神の如し。
【通釈】　［魏］　表邪があり、内寒を挟む場合は、烏頭桂枝湯証である。表邪があり、内熱を挟む場合は、柴胡桂枝湯証である。柴胡、桂枝、生姜をもって升陽透表し、人参、半夏、甘草、大棗は補中開欝し、黄芩、芍薬は寒の中に熱があるのを治療し、ここで表裏を両解し、寒熱を兼ねて除く方法を混ぜて合わせる。

［沈］　私はこの処方と用い、常に四時において加減し、胃脘部や心腹部の疼痛を治療し、その効果は神のように優れている。

【本文】　《仁斎直指》に云う、「柴胡桂枝湯は、腎気の冷熱不調の証を治す」と。案ずるに、腎気は即ち疝なり。

【通釈】　《仁斎直指》では、「柴胡桂枝湯は、腎気の冷熱が調和しない証を治療する」と言う。案じるに、腎気は疝のことである。

【解説】　《金匱要略輯義》では、《外台》烏頭湯と《外台》柴胡桂枝湯の二つの条文が一節にされ、《外台》烏頭湯は《千金》烏頭湯、即ち《金匱要略》の烏頭桂枝湯であると指摘する。ただ、《千金》烏頭湯の分量と組成は、《金匱要略》の烏頭桂枝湯とは完全に同じでない。なお、詳細は、《金匱要略大成》を参照のこと。

　寒疝に罹患し、表邪があり、内寒を挟む場合は、烏頭桂枝湯を与えてこれを治療する。

　一方、表邪があり、内熱を挟む場合は、柴胡桂枝湯を与えてこれを治療する。

　柴胡桂枝湯は、小柴胡湯と桂枝湯を半量づつ加えた処方である。方中の柴胡、桂枝、生姜は升陽透表し、人参、半夏、甘草、大棗は補中開欝し、黄芩、芍薬は寒の中の熱を治療する。諸薬を合用すると、表裏を両解し、兼ねて寒熱を除く。本方は、胃脘部や心腹部の疼痛に有効である。

【原文】　外台走馬湯：治中悪心痛腹脹、大便不通。

【本文】　《外台》走馬湯：中悪、心痛、腹脹し、大便通ぜざるを治す。

【語釈】　○中悪、心痛、腹脹し云々：陳紀藩の説「本方が治療する所は、腹痛、便秘が急迫する場合である。中悪、飛尸、気撃は、均しく臭穢悪毒の気を感受し、邪が口鼻より直ちに心胸部に入り、腸胃の気機を塞ぎ、寒が実して内に結び、気機が阻まれ、発病は急で疼痛は激烈である。そこで、治療は峻薬をもって開閉通塞、破積攻堅すべきである。もし寒に犯されて発症する寒疝では、陰寒が内に閉塞し、陽気が行らなくなるので、腹痛や便秘が見われる時は、また本方を用いて一時の急を救うべきである」陳紀藩主編《金匱要略》

【通釈】　《外台》走馬湯：中悪病に罹患し、心腹部が痛み、腹部が脹満し、大便が通じなくなる場合を治療する。

【本文】　巴豆（二枚、皮心を去り、熬る）　杏仁（二枚）

　右二味、綿を以て纏み搥ちて砕かしめ、熱湯二合もて、捻りて白汁を取り、

－ 530 －

之を飲めば当に下るべし。老小は之を量る。通じて飛尸、鬼撃の病を治す。

【語釈】　○《外台》走馬湯：聶恵民の説「本方は、閉塞を開通する方剤である。中悪で心腹部が脹痛し、大便が不通になる場合にこれを用いるのがよい。巴豆は辛熱で大毒があり、瀉下去積、導気消積して閉塞を開通する。更に杏仁をもって開肺利気して大腸を通じ、ともに開結通下し、毒気を泄して水湿を逐う峻剤となる。そこで、応用する時は、身体の虚した者では服用すべきでなく、一般にもまた多く用いるべきでない」《経方方論薈要》。　○飛尸：病名。《肘後方》に見われている。その病は発作性で迅速で突然発症し、症状は心腹部に刺痛が出現し、気喘が出現して急迫し、脹満し、上は心胸部に衝く病証を指す。　○気撃：病名。《肘後方》に見われている。突然不正の気の侵襲を受け、症状は胸脇や腹中が絞急切痛し、あるいは兼ねて吐血、衄血、下血が見われる。もし臍腹部が絞ったように痛み、上は心胸部を衝いて脹悶する場合は、寒疝と称される。

【通釈】　巴豆（二枚、表皮と芯を除き、熬る）　　杏仁（二枚）

　右の二味を綿で包み、槌で打って砕き、熱湯二合に侵し、絞って白い汁を取り、これを飲むと下痢するはずである。老人と小児は、量を加減する。通じて飛尸病や鬼撃病を治療する。

【本文】　［沈］　中悪の証は、俗に絞腸烏痧と謂う。即ち、臭穢悪毒の気、直ちに口鼻従り心胸に入れば、腸胃、藏府壅塞し、正気行らず。故に心痛み腹脹り、大便通ぜず。是れ実証と為す。六淫の侵入に似るも、表裏虚実清濁の分有るに非ず。故に巴豆の極熱大毒、峻猛の剤を用い、急ぎて其の邪を攻め、杏仁を佐として以て肺と大腸の気を利し、邪をして後陰従り一掃し尽く除かしむれば、則ち病愈ゆるを得。若し須臾を緩め、正気通ぜず、営衛陰陽の機息めば、則ち死す。是れ「通ずれば、則ち痛まず」の義を取るなり。

【通釈】　［沈］　中悪の証は、世俗では絞腸烏痧と言う。即ち、臭穢で悪毒の気が直ちに口鼻より心胸部に入ると、腸胃や臓腑が塞がり、正気が行らなくなる。そこで、心が痛み、腹が脹り、大便が通じなくなる。これは、実証である。六淫の邪の侵入に似るが、表裏、虚実、清濁の区分があるのではない。そこで、巴豆の極熱大毒で俊敏猛烈な方剤を用い、急いでその邪を攻め、杏仁を佐として肺と大腸の気を通利し、邪を後陰より一掃して尽く除くと、病は治癒する。もし僅かの時間も治療せずに放置し、正気が通じなくなり、営衛や陰陽の気機が息む場合は、死亡する。これは、「通じる場合は、痛まない」の義を

取る。

【本文】　《肘後》の飛尸走馬湯は、諸々の飛尸、気撃を通治す（即ち、本方）。

　《外台》の《文仲》は、卒かに諸疝を得、少腹より陰中に及びて相い引きて絞痛し、白汗出でて死せんと欲するを療す。此れ、寒疝と名づけ、亦陰疝と名づく。張仲景の飛尸走馬湯の方に同じと。案ずるに、此れ寒疝を治すと為す。本篇の末に附す者にして主療は《外台》と異なる者は何ぞや。

【通釈】　《肘後》の飛尸走馬湯は、諸々の飛尸、気撃を通じて治療する（即ち、本方である）。

　《外台》の《文仲》では、「卒かに諸々の疝病を得、少腹より陰中に及んで牽引して絞ったように痛み、冷や汗が出て、死にそうになる場合を治療する。これは、寒疝と名づけ、また陰疝と名づける。張仲景の飛尸走馬湯の処方に同じである」とある。案じるに、これは寒疝を治療するとする。本篇の末に附し、主治が《外台》と異なるのは、どうしてであろうか。

【解説】　本条文は、中悪病に罹患した場合に出現する心腹部の疼痛、腸満、大便不通などの症状の治療法について論述している。

　中悪病は、俗に「絞腸烏痧」とも称される病証を言う。即ち、臭穢で悪毒の気が直ちに口鼻より心胸部に入ると、腸胃や臓腑が塞がり、正気が行らなくなるので、心腹部が痛み、腹部が脹満し、大便が通じなくなる。本証は、実証である。そこで、《外台》烏頭湯を与えてこれを治療する。

　《外台》烏頭湯は、巴豆と杏仁からなる処方である。方中の巴豆は極熱大毒で、急いで邪を攻め、杏仁は肺と大腸の気を通利し、ともに邪を後陰より瀉下して一掃する。

【原文】　問曰、人病有宿食、何以別之。師曰、寸口脈浮而大、按之反濇、尺中亦微而濇、故知有宿食。大承気湯主之。(21)

【本文】　問いて曰く、人病みて宿食有るは、何を以て之を別かつと。師曰く、寸口の脈浮にして大、之を按ずるに反って濇、尺中も亦微にして濇、故に宿食有るを知る。大承気湯之を主る。

【語釈】　〇問いて曰く、人病みて宿食有るは云々：王廷富の説「この条は、脈に従って宿食で下すべき証治を弁じている。宿食は、食べた所の物が消化されず、胃腸の間に停滞することを指すのに係わり、また傷食とも称される。病

－ 532 －

腹満寒疝宿食病脈証治第十

を引き起こす原因は、脾胃が虚弱になることによって腐熟し運化するのに不足することがあり、肥えたもの、甘いものを過食して脾胃を損傷することがあり、暴かに食べて過食し腸胃の実熱と互結して伝導が不利になるなどがある。本証は、正しく後者である。そこで、寸口の脈が浮で大である浮は、表証の浮緩、浮緊、あるいは浮数ではない。この浮大は皆陽脈であり、浮は穀気が盛んであるからであり、大は穀気が実するからである。有形の宿食が停滞し、気機が不暢になるので、これを按じると反って渋になる。水穀の糟粕が下に達することができなくなるので、尺部の脈もまた微渋になる。これは、実熱と宿食が交々結んだ実証である。そこで、泄熱導滞の方法を用いて主治する」《金匱要略指難》

【通釈】　ある人が質問し、「人が宿食を病む場合は、脈象上どのように弁別するのであろうか」と言った。師はこれに答え、「寸口の脈が浮取では大で有力であり、沈取では反って濇になり、尺部の脈もまた微で濇になる。そこで、宿食のあることが解る。この場合は、大承気湯を用いてこれを主治する」と言った。

【本文】　　[尤]　　寸口の脈浮大の者は、穀気多ければなり。穀多ければ、脾を益すこと能わずして反って脾を傷る。之を按ずるに反って濇の者は、脾傷られて滞り、血気之が為に利せざればなり。尺中も亦微にして濇の者は、中気阻滞して水穀の精気下に逮ぶこと能わざればなり。是れ宿食に因りて病を為せば、則ち宜しく大承気もて其の宿食を下すべし。

【通釈】　　[尤]　　寸口の脈が浮大になるのは、穀気が多いからである。穀気が多い場合は、脾を益すことができず、反って脾を傷る。これを按じると反って濇になるのは、脾が傷られて滞り、血気がこのために通利しなくなるからである。尺部の脈もまた微で濇になるのは、中気が阻滞し、水穀の精気が下に逮ぶことができないからである。これは宿食によって病を生じているので、大承気湯を用いてその宿食を下すべきである。

【本文】　　案ずるに、《金鑑》に云う、「按ずるに、「尺中も亦微にして濇」の「微」の字は、当に《傷寒論》を按じて「大」の字に作るを是とすべし」と。今《傷寒論・可下篇》を攷うるに、亦「微」の字に作る。而るに《金鑑》は又云う、「「微」の字は、当に是れ「大」の字なるべし。若し是れ「微」の字なれば、断じて当に下すべきの理無し」と。彼の註は此くの如し。今引いて以て証と為すは、誤りなり。

- 533 -

《巣源・宿食不消候》に云う、「宿穀未だ消えず、新穀又入り、脾気既に弱し。故に之を磨すること能わざれば、則ち宿を経て消えざるなり。人をして腹脹り気急に、噫気醋臭し、時に復た増寒壮熱せしむ是れなり」と。

程知云う、「滑は、食の結滞有りと為す。宿を経れば、則ち脈濇なり。尺は以て内を候い、沈は以て裏を候う。故に宿食の脈は、之を按ずるに反って濇、尺中も亦大にして濇なり」と。

【語釈】　○《傷寒論》：《傷寒論・可下篇》の第179条を参照。　○醋：酢。すっぱい。

【通釈】　案じるに、《医宗金鑑》では、「按じるに、「尺部の脈もまた微で濇」の「微」の字は、《傷寒論》を按じて「大」の字に作るのが正しいはずである」と言う。今《傷寒論・可下篇》を考えると、また「微」の字に作っている。ところが、《医宗金鑑》では、また「「微」の字は、「大」の字のはずである。もしこれが「微」の字である場合は、断じて下すべき道理はない」と言う。彼の注釈はこのようである。今引いて 証(あかし) とするのは、誤りである。

《諸病源候論・宿食不消候》では、「宿穀がいまだ消えていないが、新たな穀がまた入り、脾気が既に弱っている。そこで、これを運化することができない場合は、宿を経て消えなくなる。人は腹部が脹満し、気が急迫し、げっぷをし、酸っぱい臭いがし、時にまた寒えが増し、熱が壮んになるのがこれである」と言う。

程知は、「滑であるのは、食物が結んで停滞している。宿を経る場合は、脈は濇になる。尺部の脈は内を候い、沈脈は裏を候う。そこで、宿食の脈は、これを按じると反って濇になり、尺部の脈もまた大で濇になる」と言う。

【解説】　本条文は、慢性に経過する宿食の脈象と治療法について論述している。

宿食に罹患し、穀気が多くなると、寸部の脈は浮取で大になる。脾が穀気で傷られ、気血が通利しなくなると、寸部の脈は沈取で濇になる。中気が阻まれて停滞し、水穀の精気が下に及ばなくなると、尺部の脈は微で濇になる。本証は、宿食が慢性に停滞した状態にある。そこで、大承気湯を与えて宿食を攻下する。

【原文】　脈数而滑者、実也。此有宿食。下之愈。宜大承気湯。(22)

【本文】　脈数にして滑の者は、実なり。此れ宿食有り。之を下せば愈ゆ。大

－ 534 －

承気湯に宜し。

【語釈】　○脈数にして滑の者は、実なり云々：王廷富の説「この条は、宿食と実熱が腸にある証治である。数脈は熱であり、滑は穀気が盛んである。脈が数で滑であるのは、均しく有余の脈である。そこで、「実なり」と言う。宿食が停滞するので、積もって熱を生じ、宿食と積熱が腸胃に蘊結し、有形の実邪が腑にある証を生じる。最も積熱が化燥して津を傷ることを恐れる。そこで、下法を用いるべきである。大承気湯は、既に泄熱でき、また導滞できる。そこで、これを用いるのがよい」《金匱要略指難》

【通釈】　脈が数で滑であるのは、実証を表わす脈象である。これは、宿食が体内に停滞している。下法を用いると、病は治癒する。この場合は、大承気湯を用いるのがよい。

【本文】　　［鑑］　腹満して痛み、脈数にして滑の者は、実なり。此れ、宿食有り。故に当に之を下すべし。李彣曰く、「滑の者は、水穀の気勝るなり。若し滑にして数を兼ぬれば、則ち実熱已に胃腑に入る。故に云う、「宿食有り。之を下す可し」と」と。

　　　［魏］　滑と濇とは相反す。何を以て倶に実と為し下すに宜しや。滑の者は濇の浅にして実邪成らんと欲して未だ成らざる者なり。濇の者は滑の深にして実邪已に成る者なり。故に滑と為し濇と為すを論ぜず、大を兼ねて見わるれば、則ち物の積聚有り。宜しく攻治を施して二理無かるべきなり。

【通釈】　　［鑑］　腹部が脹満して痛み、脈が数で滑になる場合は、実証である。これは、宿食がある。そこで、これを下すべきである。李彣は、「滑である場合は、水穀の気が勝る。もし滑で数を兼ねる場合は、実熱が既に胃腑に入っている。そこで、「宿食がある。これを下すべきである」と言う」と言う。

　　　［魏］　滑と濇は、相反する。どうしてともに実証として下すのがよいのであろうか。滑である場合は濇が浅いのであり、実邪が完成しようとするが、いまだ完成していない場合である。濇である場合は滑が深いのであり、実邪が既に完成している場合である。そこで、滑であるのか濇であるのかを論じることなく、大を兼ねて見われる場合は、物が集まっている。攻める治療を施して二つの道理がないようにすべきである。

【本文】　《陽明篇》に云う、「脈滑にして数の者は、宿食有るなり。当に之を下すべし。大承気湯に宜し」と。

【語釈】　○《陽明篇》：《傷寒論・陽明篇》の第256条を参照。

【通釈】 　《陽明篇》では、「脈が滑で数である場合は、宿食がある。これを攻下すべきである。大承気湯を用いるのがよい」と言う。

【解説】 　本条文は、新たに停滞する宿食の脈象と治療法について論述している。

　水穀の気が勝る場合は、脈は滑になる。即ち、実熱が胃府に入って実証を形成すると、腹部は脹満して痛み、脈は数で滑になる。本証は、実邪が陽明の胃府に入っているが、実証がいまだ完成されていない状態にある。本証は、宿食があるので、これを攻下すべきである。そこで、大承気湯を与えてこれを治療する。

【原文】 　下利不欲食者、有宿食也。当下之。宜大承気湯。(23)

【本文】 　下利し、食を欲せざる者は、宿食有るなり。当に之を下すべし。大承気湯に宜し。

【語釈】 　〇下利し、食を欲せざる者云々：陳紀藩の説「本条は、宿食の下痢の証治を論述している。下痢して飲食を望まなくなるのは、食が脾胃を傷るからである。食が停滞し塞がり留められて太過になり、腸胃の運化が失調する場合は、水穀は下に走り、下痢になる。これとは別に、下痢もまた人体の邪に抵抗する表現の一つである。下痢した後、宿食は去るはずである。しかし、食欲がない場合は、食滞がなお留まり、いまだ去っていないことを提示する。そこで、因勢利導すべきであり、大承気湯を用いてその積滞を下す」陳紀藩主編《金匱要略》

【通釈】 　下痢が出現し、食欲がなくなる場合は、宿食が停滞している。瀉下法を用いてこれを治療すべきである。この場合は、大承気湯を用いるのがよい。

【本文】 　[尤] 　穀多ければ、則ち脾を傷りて水穀分かれず。穀停まれば、則ち胃を傷りて食臭を聞くを悪む。故に下利し、食を欲せざる者は、其れ宿食有るを知る。当に下すべきなり。夫れ脾胃なる者は、水穀を化して津気を行らせ、或は止む可からざる所以の者なり。穀止まれば則ち化絶し、気止まれば則ち機息む。化絶し機息めば、人事其れ頓かざるや。故に必ず大承気もて速やかに其の停まりし穀を去り、穀去れば則ち気行り、気行れば則ち化続きて生以て全し。若し徒に消剋を事とすれば、将に宿食未だ去らずして生気已に消えんとす。豈徒に益無きのみならんや。

　[沈] 　驟かに宿食の停滞に傷られ、胃中壅がり過められ、升降の機転ぜず、

腸中の水穀分かれずして下に奔れば、則ち利す。宿食胃に在り。故に食を欲せず。必ず当に宿食を攻めて去るべし。

【通釈】　[尤]　水穀が多い場合は、脾を傷って水穀は泌別されなくなる。水穀が停まる場合は、胃を傷って食臭を聞きたくなくなる。そこで、下痢が出現し、食欲がなくなる場合は、宿食のあることが解る。これを下すべきである。そもそも脾胃は、水穀を運化して津と気とを行らせ、あるいは止めるべきでないものである。水穀が止まる場合は運化が途絶え、気が止まる場合は気機は息む。運化が途絶え、気機が息む場合は、人の働きはつまずかないことがあろうか。そこで、必ず大承気湯を用いて速やかに停滞した水穀を除き、水穀が除かれる場合は気は行り、気が行る場合は運化は継続し、生命は完全になる。もし徒に消化に従事する場合は、宿食はいまだ除かれず、生気は既に消えようとする。どうして徒に利益がないだけであろうか。

　　[沈]　遽かに宿食の停滞に傷られ、胃中が塞がって留められ、昇降の気機が動かず、腸中の水穀が泌別されずに下に走る場合は、下痢が出現する。宿食は、胃にある。そこで、食欲はなくなる。必ず宿食を攻めて除くべきである。

【本文】　程応旄云う、「傷食は、食を悪む。故に食を欲せずは、食すること能わざる者と自ら別なり。下利は、此に有り。更に別様の虚証無し。三陰の下利に非ずして宿食の下利を為すを知るなり。故に当に之を下すべし」と。

【通釈】　程応旄は、「食に傷られる場合は、食物の摂取を嫌う。そこで、食欲がないのは、食事を摂取できない場合とは自ら別である。下痢は、このような状態に出現する。更に別の虚証はない。三陰の下痢ではなく、宿食の下痢であることが解る。そこで、これを下すべきである」と言う。

【本文】　大承気湯方（前の痓病中に見わる。）

【通釈】　大承気湯方（前の《痓湿暍病篇》の第13条に記載されている。）

【解説】　本条文は、下痢を伴う宿食の証候と治療法について論述している。
　宿食が胃中に停滞し、腸中の水穀が泌別されずに下に走ると、下痢が出現する。水穀が胃に停まると、食欲がなくなる。本証は、宿食が胃に停滞し、気機が塞がった状態にある。そこで、大承気湯を与えて速やかに宿食を除去する。

【原文】　宿食在上脘、当吐之。宜瓜蒂散。(24)

【本文】　宿食上脘に在るは、当に之を吐すべし。瓜蒂散に宜し。

【語釈】　〇宿食上脘に在るは云々：呂志杰の説「本条は、宿食が胃にある場

合の治法を論述している。宿食の病でげっげっと嘔吐しそうになるのは、第23
条の下痢と同様に、正気が邪に抵抗する反応である。そこで、吐法を用いて因
勢利導すべきである。即ち、「其の高き者は、因りて之を越す」の方法であ
る」《金匱雑病論治全書》

【通釈】　　宿食が胃の上脘部に停滞する場合は、吐法を用いて治療すべきであ
る。この場合は、瓜蔕散を用いるのがよい。

【本文】　　［鑑］　胃に三脘有り。宿食上脘に在る者は、膈間痛みて吐す。吐
す可く、下す可からざるなり。中脘に在る者は、心中痛みて吐し、或は痛みて
吐せず。吐す可く、下す可きなり。下脘に在る者は、臍上痛みて吐せず。吐す
可からず、下す可きなり。今食上脘に在り。故に当に瓜蔕散を以て之を吐すべ
きなり。

【通釈】　　［鑑］　胃には、三脘がある。宿食が上脘部にある場合は、膈間が
痛んで嘔吐する。涌吐すべきであり、攻下すべきでない。中脘部にある場合は、
心中が痛んで嘔吐し、あるいは痛むが嘔吐しない。涌吐すべきであり、攻下す
べきである。下脘部にある場合は、臍上が痛んで嘔吐しない。涌吐すべきでな
く、攻下すべきである。今宿食は、上脘部にある。そこで、瓜蔕散をもってこ
れを涌吐すべきである。

【本文】　　《千金》に云う、「凡そ宿食を病み、上脘に在れば、当に之を吐す
べし。脈数にして滑の者は、実なり。宿食消えざること有り。之を下せば愈ゆ。
胃中に澼食冷物有れば、即ち痛みて食すること能わず。熱物有れば、即ち食せ
んと欲す。大腹に宿食有れば、寒慄し発熱すること瘧の如し。宿食小腹に在る
者は、当に暮に発熱し、明旦に復た止むべし」と。

【語釈】　　○澼：腸間の水。

【通釈】　　《千金》では、「およそ宿食を病み、上脘部にある場合は、これを
涌吐すべきである。脈が数で滑の場合は、実証である。宿食の消えないことが
ある。これを攻下すると治癒する。胃中に水、食物、冷えた物があると、痛ん
で食事を摂取できなくなる。熱い物があると、食事を摂取したくなる。大腹に
宿食があると、瘧疾のように寒慄し発熱する。宿食が小腹にある場合は、暮に
発熱し、明朝にまた止むはずである」と言う。

【本文】　　瓜蔕散方

　瓜蔕（一分、熬りて黄ならしむ）　　赤小豆（一分、煮る。○案ずるに、「煮
る」の字は、《傷寒論》に據りて当に刪るべし）

- 538 -

右二味、杵きて散と為し、香豉七合を以て煮て汁を取り、散一銭匕に和して、之を温服す。吐せざる者は、少しく之を加え、快吐を以て度と為して止む。亡血、及び虚する者は、之を与う可からず（「亡血」以下の九字は、原本は細註に作る。今《傷寒論》に據りて大書す。《傷寒論》は、「杵きて散と為し、一銭匕を取り、香豉一合を以て、熱湯七合を用い、煮て稀糜を作り、滓を去り、汁を取り、散に和して温めて之を頓服す」に作る。此れ、当に改め補うべし）。

【語釈】〇瓜蔕散：聶惠民の説「本方は、痰や食を涌吐する方剤である。痰涎が上焦を塞ぎ、あるいは宿食が上脘部に停滞するので、因勢利導するのは、「其の高き者は、因りて之を越す」の意である。これは、治療八法の一つである。瓜蔕は、味は極めて苦であり、その性は涌吐する。赤小豆は、味酸で瓜蔕を佐けて心気を保つ。二つを合用するのは、「酸苦涌泄を陰と為す」の意がある。香豉の軽く浮く性質をもってその発越を助け、ともに痰や食を涌吐する処方を形成する」《経方方論薈要》

【本文】　瓜蔕散方

瓜蔕（一分、熬って黄色にする）　赤小豆（一分、煮る。〇案じるに、「煮る」の字は、《傷寒論》によって削るべきである）

右の二味を杵で搗いて散剤とし、香豉七合を用いて煮て汁を取り、その中に散剤一銭匕を加えて混和し、これを温めて服用する。嘔吐しない場合は、少々増量して服用し、心地よい嘔吐が出現する用量を適度とし、その後の服用を中止する。失血する者、および虚弱な者では、これを与えてはならない（「亡血」より以下の九字は、原本では細注に作る。今《傷寒論》によって大きな字で記載する。《傷寒論》では、「杵で搗いて散剤とし、一銭匕を取り、香豉一合、熱湯七合を用い、煮て稀薄な粥を作り、滓を除き、汁を取り、散剤に混和して温めてこれを頓服で服用する」に作る。これは、改めて補うべきである）。

【本文】　《東垣試効方》に云う、「若し宿食有りて煩する者は、仲景は梔子大黄湯を以て之を主る。気口三盛なれば、則ち食は太陰を傷り、填塞悶乱し、極まれば、則ち心胃大いに疼み、兀兀として吐せんと欲し、吐を得れば則ち已む。俗に食迷風と呼ぶ是れなり。《経》に云う、「上部に脈有り、下部に脈無くんば、其の人当に吐すべし。吐せざる者は、死す」と。宜しく瓜蔕散の類もて之を吐すべし。《経》に「高き者は、因りて之を越す」と云うは、此れの謂いなり」と。

案ずるに、宿食上脘に在れば、心腹疝痛し、頓に悶えて絶せんとし、倉猝

の際に薬辨ずるに及ばざれば、極めて鹹（しおから）き塩湯一盞を以て頓服すれば、立ちどころに吐す。此れ、《千金》の乾霍乱を療するの法なり。

【語釈】　〇気口三盛：《素問・六節蔵象論》では、「寸口…三盛なれば、病太陰に在り」とある。　〇兀兀：動かないさま。動揺してあやういさま。兀は、高く突き出たさま。「げっげっと上に向かって嘔吐する」の意。　〇疞：はらいたみ。少しの痛み。　〇倉猝：にわかなさま。

【通釈】　《東垣試効方》では、「もし宿食があって心煩する場合は、仲景は梔子大黄湯を用いてこれを主治する。寸口の脈が人迎の脈より三倍盛んである場合は、宿食は太陰を傷り、塞がって悶乱し、極まる場合は心部や胃部が大いに疼み、げっげっと嘔吐しそうになり、嘔吐する場合は症状は停止する。俗に食迷風と呼ぶのがこれである。《経》では、「上部に脈があり、下部に脈がなければ、その人は涌吐すべきである。嘔吐しない場合は、死亡する」と言う。瓜蔕散の類を用いてこれを涌吐すべきである。《経》に「邪が高い部位にある場合は、これによってこれを上に越えさせる」と言うのは、このことを言う」と言う。

　案じるに、宿食が上脘部にある場合は、心部や腹部が僅かに痛み、遽かに悶えて途絶えようとし、急な場合に薬を弁別できなければ、極めて鹹（しおから）い塩湯一盞をもって頓服すると、立ちどころに嘔吐する。これは、《千金》で乾霍乱を治療する方法である。

【解説】　本条文は、宿食が上脘部にる場合の治療法について論述している。

　《金匱要略輯義》が引用する《医宗金鑑》の説では、瓜蔕散の処方解説がない。

　胃は、上中下の三種類の脘部に別かれる。宿食が上脘部にある場合は、膈間が痛み、嘔吐が出現する。宿食が中脘部にある場合は、心中が痛んで嘔吐し、あるいは痛むが嘔吐しない。宿食が下脘部にある場合は、臍上が痛み、嘔吐しない。本証は、宿食が上脘部にあるので、因勢利導によって治療すべきである。そこで、瓜蔕散を与えてこれを涌吐する。

【原文】　脈緊如転索無常者、有宿食也。(25)

【本文】　脈緊にして転索の如く常無き者は、宿食有るなり（《脈経》は、「索」の下に「左右」の二字有り）。

【語釈】　〇脈緊にして転索の如く云々：王廷富の説「この条は、重ねて宿食

－ 540 －

の脈象を述べて上条の不足を補っている。脈が緊で縄をひねったように一定し
ないのは、緊脈で兼ねて滑の象があり、忽ち緊になり忽ち滑になり、縄が回転
して動き、一定の状態がないことを指す。そこで、「常無し」と言う。これは、
宿食が停滞し、胃気が中焦を調和する象を失っている」《金匱要略指難》

【通釈】　病人の脈が緊になり、性状が縄をねじるように、時に緊張して緊脈
になり、時に弛緩して滑脈になり、一定しない場合は、宿食がある（《脈経》
では、「索」の字の下に「左右」の二字がある）。

【本文】　［尤］　脈緊、転索の常無きが如き者は、緊中に兼ねて滑の象有り、
風寒外感の緊の緊を為して弦を帯ぶるに似ざるなり。故に寒気の束する所の者
は、緊にして移らず。食気の発する所の者は、乍ち緊、乍ち滑、指を以て縄を
転ずるの状の如し。故に「常無し」と曰う。

　　［魏］　転索は、宿食中に阻み、気道は順行し艱く、屈曲し傍らを行くの象
なり。

【通釈】　［尤］　脈が緊であり、ねじった縄が一定しなくなるようなものは、
緊脈の中に兼ねて滑の象があり、風寒を外感する場合の緊脈が緊で弦を帯びる
のとは類似しない。そこで、寒気が束ねる所では、脈は緊で移動しない。食気
が発する所では、忽ち緊になるが、忽ち滑になり、指をもって縄を捻る性状の
ようになる。そこで、「一定しない」と言う。

　　［魏］　転索は、宿食が中を阻み、気道が順行し難くなり、屈曲して傍らを
行く象である。

【本文】　案ずるに、《脈経》に據れば、「左右」の二字有り。魏の註は極め
て是なり。徐、沈は、転索常無しを以て緊脈の象と為す。此れ、《辨脈法》の
謬りを襲う。従う可からざるなり。

【通釈】　案じるに、《脈経》によれば、「左右」の二字がある。魏氏の注釈
は、極めて正しい。徐氏や沈氏は、「縄をねじり、一定しない」をもって緊脈
の象とする。これは、《辨脈法》の誤りを踏襲している。従うべきでない。

【解説】　本条文は、宿食の別の脈象について論述している。

　風寒の邪を外感する場合は、脈は緊になり、弦脈を帯びる。一方、宿食があ
る場合は、脈は緊であるが、滑の象を兼ねる。即ち、脈は忽ち緊になるが、忽
ち滑になり、手で按じると縄をひねって一定しない状態に類似する。

【原文】　脈緊、頭痛風寒、腹中有宿食不化也。(26)

【本文】　脈緊、頭痛するは、風寒、腹中に宿食有りて食化せざるなり（原註は、「一に云う、「寸口の脈緊」と」と。○《脈経》は、「寸口の脈緊」に作り、「頭」の上に「即ち」の字有り、「腹」の上に「或は」の字有り）。

【語釈】　○脈緊、頭痛するは云々：呂志杰の説「第26条は、脈が緊になり、頭痛があり、もし兼ねて表証がある場合は、外感の風寒であり、表証がなくて頭痛がある場合は、宿食の可能性がある。《脈経》に「腹中」の上に「或は」の字があるが、義においては始めて通じる」《金匱雑病論治全書》

【通釈】　脈が緊になり、頭痛が出現する場合は、風寒の邪を感受するか、あるいは腹中に宿食が停滞して消化されなくなるからである（原注では、「一説に、「寸口の脈が緊である」と言う」とある。○《脈経》では、「寸口の脈が緊」に作り、「頭」の字の上に「即ち」の字があり、「腹」の字の上に「或は」の字がある）。

【本文】　［鑑］　脈緊、頭痛するは、是れ外は風寒に傷らるるの病なり。脈緊、腹痛するは、是れ内は宿食に傷らるるの病なり。李彣曰く、「按ずるに、此れ、脈と証とは傷寒に似るも、傷寒に非ざる者なり。身疼まず、腰脊強ばらざるを以ての故なり。然れども脈緊も亦辨有り。浮にして緊の者は傷寒と為し、沈にして緊の者は傷食と為す」と。

【通釈】　［鑑］　脈が緊になり、頭痛が出現する場合は、外は風寒に傷られる病である。脈が緊になり、腹痛が出現する場合は、内は宿食に傷られる病である。李彣は、「按じるに、これは脈と証が傷寒に似るが、傷寒ではない場合である。身体は疼まず、腰や背骨が強張らないからである。しかし、脈が緊であるのもまた弁別がある。脈が浮で緊である場合は傷寒であり、沈で緊である場合は傷食である」と言う。

【本文】　案ずるに、頭痛は宿食化せず、欝滞するの気上りて頭痛を為す者有りと雖も、此れ則ち外は風寒に傷らるるに属すると腹中に宿食有るとは、自ら是れ両截なり。「腹」の上に「或は」の字有れば、義は尤も明顕なり。

【通釈】　案じるに、頭痛は、宿食が運化されず、欝滞した気が上って頭痛を生じる場合があるが、ここで外は風寒に傷られるのに属する場合と腹中に宿食がある場合とは、自ら二つの段落である。「腹」の字の上に「或は」の字があると、義は最も明らかである。

【解説】　本条文は、外感風寒と宿食との鑑別点について論述している。

外は風寒の邪を外感し、傷寒に罹患する場合は、脈は浮で緊になり、頭が痛

- 542 -

腹満寒疝宿食病脈証治第十

み、身体が疼み、腰や背骨が強張る。一方、内は宿食に罹患する場合は、脈は
沈で緊になり、腹が痛み、身体は痛まず、腰や背骨は強張らない。これが、外
感風寒と宿食との鑑別点である。

金匱玉函要略輯義巻三

東都　丹波元簡廉夫　著

五臓風寒積聚病脈証并治第十一
　論二首　脈証十七条　方二首
【原文】　肺中風者、口燥而喘、身運而重、冒而腫脹。(1)
【本文】　肺の中風なる者は、口燥きて喘し、身運れば而ち重く、冒して腫脹す。
【語釈】　〇肺の中風なる者云々：呂志杰の説「肺は気を主り、気は津を化す。肺が風邪に中る場合は、気は上逆し、津を布散できなくなる。そこで、口は燥き、気喘が出現する。肺は、一身の治節を主る。治節が失職する。そこで、身体を動かすと、重だるくなる。肺は、清粛を主る。清粛の令が行らず、濁気が上逆する。そこで、時に昏冒する。肺気が水道を通調し、下は膀胱に輸布できず、これによって気が滞り水が停まる。そこで、腫脹が出現する」《金匱雑病論治全書》
【通釈】　肺が風邪を感受すると、口は乾燥して気喘が出現し、身体が動揺する場合は自分で抑えることができず重だるくなり、頭や目が眩んで身体が腫脹する。
【本文】　[尤]　肺の中風なる者は、津結びて気壅がり、津結べば則ち上潮せずして口燥き、気壅がれば則ち下行せずして喘するなり。身運れば而ち重き者は、肺は上焦に居り、一身を治節し、肺風邪を受け、大気則ち傷るればなり。故に身動かんと欲して彌いよ其の重きを覚ゆるなり。冒なる者は、清粛降を失し、濁気反って上り、蒙冒を為せばなり。腫脹なる者は、輸化権無く、水聚まりて気停まればなり。
　　[徐]　運なる者は、車船の上に在るが如く、自ら主ること能わざるなり。重なる者は、肌中の気滞りて活動せざるが故に重きなり。
【語釈】　〇蒙：冒に同じ。犯す。覆う。
【通釈】　[尤]　肺の中風は、津が結んで気が塞がり、津が結ぶ場合は津が上に送られずに口が燥き、気が塞がる場合は下に行らずに気喘が出現する。身体を動かすと重だるくなるのは、肺は上焦に位置し、一身を治節し、肺が風邪

- 545 -

を受けると、大気が傷られるからである。そこで、身体を動かそうとすると、愈々それが重だるくなるのを覚える。冒になるのは、肺が粛降を主る機能を失調し、濁気が反って上り、覆って昏ませるからである。腫脹するのは、輸化に権限がなく、水が集まり気が停まるからである。

　　［徐］　運るとは、車や船の上にあるように、自ら主ることができなくなることである。重だるいとは、肌中の気が滞って活動しないので、重だるくなる。

【解説】　本条文は、肺中風について論述している。

　　肺が風邪の侵襲を受けると、津が結び、気が塞がる。津が結ぶと、津が上に送られなくなるので、口は燥く。気が塞がると、気が下を行らなくなるので、気喘が出現する。肺は、上焦に位置し、治節を主る。肺が風邪を感受すると、大気が傷られるので、身体を動かそうとすると重だるくなる。肺が粛降を失調し、濁気が反って上って覆うと、頭や目が昏む。肺の水道を通調する機能が失調すると、水が集まり、気が停まるので、身体は腫脹する。

【原文】　肺中寒、吐濁涕。(2)

【本文】　肺の中寒は、濁涕を吐す。

【語釈】　〇肺の中寒云々：王廷富の説「これは、肺中寒の証候である。肺の液は涕であり、肺は上焦であり、胸中に位置する。肺が寒に中る場合は、胸陽が布散されず、津液が集まって行らなくなる。肺は、鼻に開竅する。肺気が宣びなくなる場合は、鼻の竅は通じなくなる。いまだ化熱していない場合は清涕が出るが、欝滞して化熱する場合は濁涕は口より吐出される」《金匱要略指難》

【通釈】　肺が寒邪を感受すると、口の中から鼻水のような粘液を吐出する。

【本文】　　［鑑］　肺寒邪に中り、胸中の陽気治まらざれば、則ち津液聚まりて行らず。故に濁涕を吐すこと**涕の如きなり**。李彣日く、「五液肺に入れば、涕と為す。肺は皮毛を合し、鼻に開竅す。寒邪皮毛従りして肺に入れば、則ち肺竅利せずして鼻塞がり、涕唾濁涎**壅遏**して通ぜず、口より吐出するなり」と。

【本文】　　［鑑］　肺が寒邪に中り、胸中の陽気が治まらない場合は、津液が集まって行らなくなる。そこで、濁涕を吐出するのは鼻水のようになる。李彣は、「五液が肺に入ると、鼻水となる。肺は皮毛を合わせ、鼻に開竅する。寒邪が皮毛より肺に入る場合は、肺の竅が通利せずに鼻が塞がり、涕唾や濁涎が塞がり留められて通じなくなり、口より吐出される」と言う。

- 546 -

五臓風寒積聚病脈証并治第十一

【解説】　本条文は、肺中寒の症状について論述している。

　肺は皮毛を合し、鼻に開竅する。肺が寒邪の侵襲を受け、胸中の陽気が治まらなくなると、津液が集まって行らず、鼻の竅が塞がるので、鼻水、唾液、涎などが口より吐出される。

【原文】　肺死臓、浮之虚、按之弱如葱葉、下無根者、死。(3)

【本文】　肺の死臓は、之を浮にすれば虚、之を按ずれば弱なること葱葉の如く、下に根無き者は、死す。

【語釈】　〇肺の死臓云々：王廷富の説「この条は、肺の真臓脈である。これを浮にすると虚であるのは、浮取では無力で無神であり、中取ではまた葱葉の中空で何もないようなものであり、沈取では無根である。沈取では、腎と肺の気の根を候う。これは、上に浮いた気が今にも脱しようとし、元気の根が既に途絶えている。そこで、「死を主る」と言う」《金匱要略指難》

【通釈】　肺の真臓脈は、浮取では虚で無力であり、沈取では軟弱で葱の葉を按じるように中空であり、脈に根がない場合、死証である。

【本文】　［程］　《内経》に曰く、「真臓脈見わるる者は、死す」と。此れ、五蔵の死脈なり。肺蔵の死は浮にして虚、肝蔵の死は浮にして弱、心蔵の死は浮にして実、脾蔵の死は浮にして大、腎蔵の死は浮にして堅し。五蔵倶に浮を兼ぬる者は、真気渙散し収まらず根無しの謂いなり。《内経》に「真肺の脈至るは、羽毛を以て人の膚に中るが如し」と曰うは、浮の虚に非ずや。葱葉は、中空の草なり。若し之を按じて弱なること葱葉の中空の如く、下は又根無くんば、則ち浮毛虚弱にして胃気無し。此れ、真臓已に見わる。故に死す。

【語釈】　〇真臓脈見わるる者は、死す：《素問・平人気象論》では、「真臓見わるは、皆死す」とある。　〇渙：易の六十四卦の一つ。物のはなれ散るさま。　〇真肺の脈至るは云々：出典は、《素問・玉機真臓論》。

【通釈】　［程］　《内経》では、「真臓脈が見われる場合は、死亡する」と言う。これは、五臓の死脈である。肺臓の死脈は浮で虚であり、肝臓の死脈は浮で弱であり、心臓の死脈は浮で実であり、脾臓の死脈は浮で大であり、腎臓の死脈は浮で堅くなる。五臓でともに浮を兼ねるのは、真気が渙散して収まらず根がないことを言う。《内経》で「肺の真臓脈が到来する場合は、羽毛をもって人の膚に中るようになる」と言うのは、浮取で虚ではないだろうか。葱葉は、中空の草である。もし沈取では、葱葉が中空であるように弱になり、下も

- 547 -

また根がない場合は、浮取では虚、沈取では弱で胃気がない。これは、真臓脈が既に見われている。そこで、死亡する。

【解説】　本条文は、肺の真臓脈について論述している。

　肺の真臓脈が見われる場合は、真気が渙散して収まらず、根がなくなるので、脈は浮取で虚になる。また、脈が葱葉を按じるように沈取で中空で弱になり、下に根がない場合は、胃気がないので、死証になる。

【原文】　肝中風者、頭目瞤、両脇痛、行常傴、令人嗜甘。(4)

【本文】　肝の中風なる者は、頭目瞤し、両脇痛み、行くに常に傴(くぐま)り、人をして甘きを嗜ましむ（《千金》は、「甘」の下に「如阻婦状」の四字有り）。

【語釈】　〇肝の中風なる者云々：呂志杰の説「肝は風木の臓であり、その脈は脇肋に布散し、目系に連なり、上は額に出て督脈と巓に会する。肝が風邪に中ると、風の性は動くので、頭や目は瞤動する。肝は、筋を主る。風が勝つ場合は、筋脈は燥いて拘急する。そこで、両脇が痛み、歩行は常にかがむ。肝は急を苦しむ。そこで、喜んで甘味を食してこれを緩める」《金匱雑病論治全書》。　〇如阻婦状：不明。「婦を阻むが如きの状なり」と訓読し、「（甘いものを嗜むようになるのは）婦人を阻むような性状である」の意か。

【通釈】　肝が風邪を感受すると、頭が動揺し、目の肌肉がぴくぴくと痙攣し、両脇が痛み、歩行する時は常に背を曲げて肩を垂れ、好んで甘い食物を摂取する（《千金》では、「甘」の字の下に「如阻婦状」の四字がある）。

【本文】　［程］　肝は、風を主る。風勝てば、則ち動く。故に頭目瞤動するなり。肝脈は、脇肋に布く。故に両脇痛むなり。風肝に中れば、則ち筋脈急引す。故に行くに常に傴(う)る。傴なる者は、伸ぶるを得ざるなり。《淮南子》に曰く、「木気は、傴多し」と。傴の義は、正しく背曲り肩垂るの状にして、筋脈を以て前に急引するが故なり。此れ、肝は正しく急を苦しむ。急ぎて甘を食して以て之を緩む。是を以て人をして甘を嗜ましむるなり。

【通釈】　［程］　肝は、風を主る。風が勝る場合は、動く。そこで、頭や目がぴくぴくと引き攣って動く。肝脈は、脇肋に布散する。そこで、両脇が痛む。風邪が肝に中る場合は、筋脈が拘急して引き攣る。そこで、歩行する場合は常に身体をかがめる。傴とは、伸びることができないことである。《淮南子》では、「木気は、身体を屈(かが)めることが多い」と言う。傴の義は、正しく背が曲り肩が垂れる性状であり、筋脈が前に拘急して引き攣るからである。肝は正しく

- 548 -

拘急を苦しむ。急いで甘味を食してこれを緩める。ここをもって人に甘味の品を嗜ませる。

【解説】　本条文は、肝中風の症状について論述している。

　　肝は、風を主る。肝が風邪を感受すると、頭や目が引き攣って動く。肝脈は、脇肋に布散する。肝が風邪を感受すると、両脇が疼み、筋脈が拘急して引き攣る。傴るは、背が曲り、肩を垂れることを言う。筋脈が前に拘急して引き攣ると、歩行時は常に身体をかがめる。肝が拘急を苦しむ場合は、急いで甘味を食してこれを緩める。そこで、肝が風邪を感受し、筋脈が拘急する場合は、病人は甘味の品を摂取して筋脈の拘急を緩める。

【原文】　肝中寒者、両臂不挙、舌本燥、喜太息、胸中痛、不得転側、食則吐而汗出也。(5)

【本文】　肝の中寒なる者は、両臂挙らず、舌本燥き、喜しば太息し、胸中痛み、転側するを得ず、食すれば則ち吐して汗出づるなり（原註は、「《脈経》、《千金》に云う、「時に盗汗し、咳し、食已りて其の汁を吐す」と」と。○《千金》は、「舌本」を「舌大」に作る）。

【語釈】　○肝の中寒なる者云々：呂志杰の説「肝は、筋を主る。肝が寒邪に中る場合は、筋脈が収引するので、両臂が挙がらなくなる。肝脈は、喉嚨の後を循り、舌本に絡う。寒が欝滞して化熱する。そこで、舌本は、乾燥する。肝気が欝結し、その条達の性を失う。そこで、屢々太息し、胸中は痛み、転側できなくなる。肝の病が胃に伝わり、胃は食を受けなくなる。そこで、食後に嘔吐する。嘔吐が甚だしくなって陽を傷ると、汗が出る」《金匱雑病論治全書》

【通釈】　肝が寒邪を感受すると、両臂が挙らなくなり、舌本が乾燥し、屢々太息し、胸中が痛み、身体を転側することができず、食物を摂取する場合は嘔吐が出現して汗が出る（原註では、「《脈経》、《千金》では、「時に盗汗が出現し、咳をし、食事を摂取した後にその汁を嘔吐する」と言う」とある。○《千金》では、「舌本」を「舌大」に作る）。

【本文】　［魏］　肝の中寒なる者、両臂挙がらざるは、筋骨寒邪を得れば、必ず拘縮して伸びざればなり。舌本燥くは、寒欝して内熱生ぜざればなり。喜しば太息し、胸中痛む者は、肝寒の為に欝すれば、則ち条達の令失して胸膈格み阻まれ、気流暢せざればなり。転側するを得ざる者は、両脇痛み満急し、輾転すること安からざればなり。食すれば則ち吐して汗出づるは、肝木土を侮り、

－ 549 －

厥陰の寒胃を侵し、胃食を受けず、食已れば則ち吐し、《傷寒論》の中の厥陰病の云う所の如ければなり。汗出づる者は、胃の津液肝邪の為に乗じられ、侵し逼られ外に越ゆればなり。此れ、俱に肝藏外感の証なり。

【語釈】 ○輾転：寝返りをうつ。 ○厥陰病の云う所の如し：《傷寒論》の第326条を参照。

【通釈】 ［魏］ 肝の中寒で両臂が挙がらなくなるのは、筋骨が寒邪を得ると、必ず拘縮して伸びなくなるからである。舌本が燥くのは、寒が蓄滞して内熱が生じるからである。屢々太息し、胸中が痛むのは、肝が寒のために蓄滞する場合は、条達の令が失われ、胸膈が格んで阻まれ、気が流通しなくなるからである。転側できなくなるのは、両脇が痛み、胿満し、拘急し、寝返りをうつのが安らかではないからである。食事を摂取する場合に嘔吐して汗が出るのは、肝木が土を侮り、厥陰の寒が胃を侵し、胃が食物を受納せず、食事が終わる場合は直ちに嘔吐し、《傷寒論》の中の厥陰病に言う所のようであるからである。汗が出るのは、胃の津液が肝邪のために乗じられ、侵して迫られ外に越えるからである。これは、ともに肝臓が外感する証である。

【本文】 案ずるに、《金鑑》に云う、「「両臂挙がらず、舌本燥く」の二句と「而して汗出づ」の三字は、文義属せず。必ず是れ錯簡なり。釈せず」と。未だ果たして然るか否かを知らず。姑く魏注に仍る。

【通釈】 案じるに、《医宗金鑑》では、「「両臂が挙がらず、舌本が燥く」の二句と「そして汗が出る」の三字は、文義が所属しない。必ずこれは錯簡がある。解釈しない」と言う。いまだ果たしてそのようであるのかどうかは解らない。暫くは魏氏の注釈に従う。

【解説】 本条文は、肝中寒の症状について論述している。

肝が寒邪を感受し、筋骨が寒邪に侵襲され、拘急して伸びなくなると、両臂が挙がらなくなる。寒邪が蓄滞し、内熱が生じると、舌の本が燥く。肝が寒邪を感受し、肝気が蓄滞し、条達を主る機能が失調し、胸膈が阻まれると、屢々太息し、胸中が痛む。両脇が痛み、胿満して拘急すると、安らかに寝返りをうつことができなくなる。肝木は、土を侮る。厥陰肝の寒邪が胃土を侵すと、胃が受納できなくなるので、食事が終わると直ちに嘔吐する。肝邪が胃に乗じ、胃の津液が迫られて外に越えると、汗が出る。

【原文】 肝死藏、浮之弱、按之如索不来、或曲如蛇行者、死。（6）

五臓風寒積聚病脈証并治第十一

【本文】　肝の死藏は、之を浮にすれば弱、之を按ずれば索の如くにして来らず、或は曲がること蛇の行くが如き者は、死す。

【語釈】　〇肝の死藏云々：呂志杰の説「肝脈は、弦になるはずである。今軽按すると弱になり、重按すると手に応じて直ちに去り、また到来することができず、あるいは曲って蛇行するようになる。これは、肝の真気が既に途絶えている。そこで、死を主る」《金匱雑病論治全書》

【通釈】　肝の真臓脈は、浮取では軟弱で無力であり、沈取では縄が宙に浮いて漂うように、手に触れると直ちに消失して再び戻ることがなく、あるいは蛇が進むように屈曲して円滑ではなくなる。この種の脈象が出現する場合は、死証である。

【本文】　［程］　肝藏の死、之を浮にすれば弱なれば、肝の職を失して肺の刑を兼ぬ。之を按ずれば弓の弦の如くならずして索の如し。索の如ければ、則ち肝の本脈已に失う。来らざれば、則ち肝の真気已に絶す。或は蛇の行くの状有り。蛇行く者は、曲折逶迤（いい）す。此れ、脈は弦を作さんと欲して能わず。故に曲ること蛇の行くが如し。其れ死するは宜（むべ）なり。

　［尤］　按ずるに、《内経》に云う、「真肝の脈至るは、中外急にして刀刃を循ずるが如く賷賷然（きんしつ）とし、琴瑟の絃（いと）の如し」と。此れと稍異なるも、其の勁直なるは、則ち一なり。

【語釈】　〇曲折：折れ曲がる。　〇逶迤：曲りくねっている。　〇真肝の脈至る云々：出典は、《素問・玉機真藏論》。　〇賷賷然：鋭利で畏れるべき様子を言う。　〇琴瑟：琴は、ことの小さく弦の少ないもの。瑟は、大きく弦の多いもの。　〇勁直：剛直。勁は、強い。

【通釈】　［程］　肝の真臓脈は、これを浮取すると弱であり、肝の職を失い、肺の刑を兼ねる。これを沈取すると、弓の弦のようではなく、縄のようである。縄のようである場合は、肝の本脈が既に失われている。脈が到来しない場合は、肝の真気が既に途絶えている。あるいは蛇行する性状がある。蛇行するのは、折れ曲がることである。これは、脈は弦になろうとするができない。そこで、脈が曲がって蛇行するようになる。それが死亡するのは、もっともなことである。

　［尤］　按じるに、《内経》では、「肝の真臓脈が到来すると、中と外が拘急し、刀や刃の先を按じるように鋭利になり、琴や瑟の弦のようになる」と言う。これとは幾らか異なるが、それが強直するのは同じである。

- 551 -

【解説】　本条文は、肝の真臓脈について論述している。

　肝の真臓脈が見われる場合は、肝の機能が失調し、肺が剋するので、浮取では脈は弱になる。肝の本脈である弦が失われると、沈取では弓の弦のようではなく、縄のようになる。肝の真気が既に途絶えると、脈は到来しなくなる。脈は弦になろうとするが、できなくなると、脈は折れ曲がって蛇行する。そこで、本証は死証になる。

【原文】　肝著、其人常欲踏其胸上、先未苦時、但欲飲熱、旋覆花湯主之。(7)

【本文】　肝著、其の人常に其の胸上を踏むことを欲し、未だ苦しまざる時に先だちて、但だ熱きを飲まんと欲するは、旋覆花湯之を主る（原註は、「林億等諸本を校するに、旋覆花湯は、皆同じ」と。○案ずるに、註の十二字を程に「方は《婦人雑病》に見わる」の六字に作るは、非なり。「同じ」は、恐らくは「闕く」の字の訛りなり。《千金》は、「旋覆花湯之を主る」の六字無し。徐、沈は「踏む」を「搯く」に作るは、非なり）。

【語釈】　○肝著、其の人常に其の胸上を踏むことを欲し云々：呂志杰の説「本条は、肝着の証治を論述している。肝着は、肝臓の気血が欝滞し、着いて行らなくなって引き起こされる。その証は、胸脇が痞悶して舒びず、甚だしい場合はあるいは脹満して痛む。そこで、人がその胸の上を按じ、揉み、搗き、踏むことを喜ぶのは、気血の運行を促進させるからである。初期は病が気分にあるので、熱い飲みものを得るとまた気機が暫く通暢する。そこで、「但だ熱きを飲まんと欲す」である。病が久しくなり、脈が凝結して瘀滞すると、熱いものを飲んでも既に効果がない。治療は旋覆花湯を用い、下気散結、活血通絡する。方中の旋覆花湯は結んだ気を散じて血脈を通じ、輔けるに葱茎は通陽散結し、新絳は活血化瘀する。葉天士の医案では、常に旋覆花湯をもって証に随って当帰鬚（著者注：当帰尾に同じ。効能は活血）、桃仁、沢蘭、欝金の類を加え、胸脇が板のように着き、脹満して痛むのを治療し、良好な治療効果を得ている。この処方は絡が瘀滞する肝着の病証を治療し、確かに治療効果があることを見るべきである」《金匱雑病論治全書》。　○搯く：たたく。打つ。

【通釈】　肝着病では、病人は常に胸上を叩いたり摩ったりして欲しいと思い、発作が出現していない時はただ熱湯を飲みたくなる場合は、旋覆花湯がこれを主治する（原註では、「林億らが諸本を後世したが、いずれも旋覆花湯は皆同

- 552 -

じであった」とある。〇案じるに、注釈の十二字を程氏が「処方は、《婦人雑病篇》に見われている」の六字に作るのは、間違いである。「同じ」の字は、恐らくは「闕く」の字の誤りである。《千金》では、「旋覆花湯之を主る」の六字がない。徐氏と沈氏が「踏む」の字を「搯く」の字に作るのは、間違いである）。

【本文】　［尤］　肝藏の気血欝滞し、著きて行らず。故に肝著と名づく。然して肝は著くと雖も、気は反って肺に注ぐ。所謂「横の病」なり。故に其の人常に其の胸上を踏むを欲す。胸なる者は、肺の位なり。之を踏みて気をして内に鼓して出だしめんと欲して肝邪を出すは、肺は猶橐籥のごとく、之を抑えれば則ち気は反って出づるを以てなり。未だ苦しまざる時に先だちて、但だ熱きを飲まんと欲する者は、著かんと欲するの気は熱を得れば、則ち行ればなり。既に著くに迨びては、則ち亦益無し。

　　［鑑］　「旋覆花湯之を主る」の六字は、肝著の病と合せず。当に是れ衍文なるべし。

【語釈】　〇橐籥：ふいごう。　〇亦益無し：尤在涇は、《金匱要略心典》の中で、これに続いて「旋覆花湯は鹹温で気を下して結を散じ、新絳はその血を和し、葱葉はその陽を通じる。結が散じ、陽が通じ、気血がこれによって調和すると、肝着は治癒し、肝が治癒すると肺もまた調和する」とある。

【通釈】　［尤］　肝臓の気血が欝滞し、着いて行らなくなる。そこで、肝著と名づける。そして肝（の気血）は着くが、気は反って肺に注がれる。いわゆる「横の病（肝が肺を侮る病）」である。そこで、その人は常にその胸上を踏んで欲しくなる。胸は、肺の位である。これを踏んで気を内に鼓動して出させようとして肝邪を出すのは、肺は丁度「ふいごう」のようなものであり、これを抑える場合は気は反って出るからである。いまだ苦しまない時に先だって、ただ熱いものを飲みたくなるのは、着こうとする気が熱を得る場合は行るからである。既に着くようになってからは、また益がない。

　　［鑑］　「旋覆花湯がこれを主る」の六字は、肝著の病とは合致しない。これは衍文であるはずである。

【本文】　案ずるに、旋覆花湯は、徐、程の諸家は《婦人雑病》中の方と為す。然れども《千金》に載せず、《金鑑》に衍文と為す。今之に従う。

【通釈】　案じるに、旋覆花湯は、徐氏や程氏の諸家は《婦人雑病篇》中の処方とする。しかし、《千金》には記載がなく、《医宗金鑑》では衍文とする。

今これに従う。

【本文】　旋覆花湯方

　旋覆花（三両）　葱（十四茎）　新絳（少し許り）

　右三味、水三升を以て、煮て一升を取り、之を頓服す。

【語釈】　○《金匱要略輯義》では「旋覆花湯湯之を主る」を衍文とし、処方を記載していないが、今日では衍文ではないと考えられているので、ここに処方に関する条文を記載する。　○旋覆花湯：聶惠民の説「本方は、調気和血の方剤である。旋覆花は、昇ってよく降り、開結下気、行水和血、消堅軟痞する。葱白は、通陽散結、温経散寒する。新絳は、和血、疏汗通絡する。そこで、気血が瘀滞する肝著病に対しては、気血を通暢させ、解欝散結させることができ、肝気は通じ、血の滞りは行うことができるので、肝著は治癒する。また、本方は、虚寒が打ち合う婦人の半産や漏下の証に対して一定の作用があり、それが解欝して気血を行らせる効能を取り、寒を温め、気を行らせると、虚寒は自然に消退する。半産や漏下の証は、多くが肝と関係があり、肝は藏血の臓であり、条達をもって作用し、その肝欝を解すると、直ちに肝を補う目的を発揮し、その血気を行らせると、直ちにその寒を温散する効能を発揮する」《経方方論薈要》

【通釈】　旋覆花湯方

　旋覆花（三両）　葱白（十四茎）　新絳（少量）

　右の三味に水三升を用い、煮て一升を取り、これを頓服で服用する。

【解説】　本条文は、肝著病の証候と治療法について論述している。

　《金匱要略輯義》が引用する尤在涇の説は、本証が気滞血瘀で発症することを指摘する。一方、《医宗金鑑》の説は、旋覆花湯は肝著病に合致せず、衍文であるとする。これによれば、多紀元簡は本証の病態を正しく認識していないようである。ここでは、尤在涇の説に基づいて肝著病の病態のみを以下に解説する。なお、詳細は《金匱要略大成》を参照のこと。

　肝の気血が欝滞し、付着して行らなくなる場合は、肝著病と名づける。胸は肺の位にあり、胸の上を踏むと、肺気が出るので、付着した肝邪は出る。そこで、病人は常に胸の上を踏んで欲しくなる。肝気が付着しようとしている場合は、熱いものを飲むと気が行るので、肝著病は解される。一方、肝の気血が既に強く付着している場合は、熱いものを飲んでも効果がない。（そこで、旋覆花湯を与えて気血の凝結を散じるべきである。）

五臓風寒積聚病脈証并治第十一

【原文】　心中風者、翕翕発熱、不能起、心中飢、食即嘔吐。(8)

【本文】　心の中風なる者は、翕翕として発熱し、起くること能わず、心中飢え、食すれば即ち嘔吐す（《千金》は、「飢え」の下に「則ち飲」の二字有り、「即ち」の上に「飲食」の二字有り）。

【語釈】　〇心の中風なる者云々：王廷富の説「この条は、心の中風の証候である。心は陽臓であり、風は陽邪である。風が火に従って変化し、熱勢が外に蒸す。そこで、翕翕として発熱する。壮火が気を食み、気が減り、神が疲れ、力が倦み、また熱が盛んになる場合は、神は困しみ、四肢や骨は力が乏しくなる。そこで、起きることができなくなる。火が中に積もる場合は熱が上に拒まれ、熱が盛んになる場合は消穀善飢する。火の性は炎上する。胃が熱し、気が逆上する。そこで、食事が終わると直ちに嘔吐する」《金匱要略指難》

【通釈】　心が風邪を感受すると、僅かに発熱し、床から起き上がることができず、心中に飢餓感を覚え、食事を摂取すると嘔吐が出現する（《千金》では、「飢え」の字の下に「則ち飲」の二字があり、「即ち」の字の上に「飲食」の二字がある）。

【本文】　［程］　心は熱を主る。風に中れば、則ち風熱相い搏ちて翕翕として発熱し起くること能わず。心中飢うと雖も、風は上を擁ぎ逆するを以て、即ち食すれば亦嘔吐するなり。

　　［徐］　翕翕は、驟かに起こりて均齊するを言う。即ち、《論語》に謂う所の「始めて作すに翕如たり」なり。

【語釈】　〇均齊：等しい。均一。　〇始めて作すに翕如たり：出典は、《論語・八佾第三》。「翕如」は、音律の備わること。宇野哲人の説「音楽の演奏される初めには、音律が具備している」《論語新釈》

【通釈】　［程］　心は、熱を主る。風に中る場合は、風と熱が打ち合い、翕翕として発熱し、起きることができなくなる。心中は飢えるが風は上逆して塞ぐので、食事を摂取するとまた嘔吐が出現する。

　　［徐］　翕翕は、突然発生して均一であることを言う。即ち、《論語》のいわゆる「始めて演奏される場合は、音律が備わっている」ことである。

【解説】　本条文は、心中風の症状について論述している。

　心は、熱を主る。翕翕とは、突然発生して均一であることを言う。心が風邪を感受すると、侵入した風邪と心の主る熱が打ち合うので、突然発熱が出現し

て起き上ることができなくなる。心中は飢える。ただ、風邪が上逆して塞ぐと、食事を摂取した後に直ちに嘔吐が出現する。

【原文】　心中寒者、其人苦病心如噉蒜状。劇者心痛徹背、背痛徹心、譬如蠱注。其脈浮者、自吐乃愈。(9)

【本文】　心の中寒なる者は、其の人心を病むを苦しむこと蒜を噉らう状の如し。劇しき者は心痛背に徹し、背痛心に徹し、譬えば蠱注の如し。其の脈浮の者は、自ら吐せば乃ち愈ゆ（「蒜」の下に、《千金》は「齏」の字有り。「蠱」を徐は「虫」に作りて云う、「「注」は恐らく是れ「蛀」の字ならん」は、非なり。沈、魏、尤も亦「蠱注」に作る）。

【語釈】　○心の中寒なる者云々：呂志杰の説「寒は、陰邪である。心陽が斲せられる。そこで、その人は心中が煩悶して難儀し、蒜を食べた後のように辛辣な感じがする。甚だしくなると心痛が背に放散し、背痛が心に放散し、蠱注の病証のようになる。治法は、《胸痺心痛病篇》を参考にすべきである。もし脈が浮である場合は、病邪が上に越えて外に達する機転がある。そこで、自ら嘔吐すると治癒する」《金匱雑病論治全書》。　○齏：なます。　○蛀：きくいむし。

【通釈】　心が寒邪を感受すると、病人の苦痛はニンニクを食べた時のように耐え難くなる。病状が更に激しくなると、心の痛みは背部に放散し、背部の痛みは心に放散し、譬えてみると虫が咬み切るように激しく痛む。もし病人の脈が浮である場合は、自ら嘔吐すると病は治癒する（「蒜」の字の下に、《千金》では「齏」の字がある。「蠱」の字を徐氏は「虫」の字に作り、「「注」の字は、恐らくは「蛀」の字であろう」と言うのは、誤りである。沈氏、魏氏、尤氏もまた「蠱注」に作る）。

【本文】　［程］　《内経》に曰く、「心は、寒を悪む」と。寒邪心を干し、心火斂められて越ゆるを得ざれば、則ち蒜を噉らうの状の如くにして辛辣憤憤然として奈んともすること無し。故に甚だしければ、則ち心痛背に徹し、背痛心に徹し、蠱注の状の如きなり。若し其の脈浮の者は、邪上焦に在り。吐を得れば、則ち寒邪上に越え、其の病乃ち愈ゆ。

【語釈】　○心は、寒を悪む：《素問・宣明五気》では、「五藏の悪む所、心は熱を悪み、肺は寒を悪む」とある。　○辛辣：ひりりと辛い。　○憤憤：心や物事の乱れるさま。

五臓風寒積聚病脈証并治第十一

【通釈】　［程］　《内経》では、「心は、寒を悪む」と言う。寒邪が心を干し、心火が斂められて越えることができない場合は、ニンニクを食べた性状のようになり、ひりりと辛くて心が乱れ、どうすることもできなくなる。そこで、病状が甚だしい場合は、心痛が背部に放散し、背痛が心部に放散し、蠱注の性状のようなものになる。もしその脈が浮である場合は、邪は上焦にある。嘔吐を得る場合は、寒邪が上に越え、その病は治癒する。

【本文】　《巣源》に云う、「蠱注は、気力羸憊し、骨節沈重し、発すれば則ち心腹煩懊して痛み、人の食する所の物をして亦変化して蠱と為さしむ。急なる者は十数日、緩き者は歳月を延引し、漸く府藏を侵食し尽くして死す。死すれば、則ち病流注し、傍人を染著す。故に蠱注と為すなり」と。案ずるに、諸家は蠱注は病名為るを知らず、便ち解するに蠱蛀息まずと為し、蠱の往来し交々注すと為すは、抑も亦妄なり。

【語釈】　○羸憊：羸は、つかれる。よわる。憊は、つかれる。　○煩懊：煩は、わずらわしい。懊は、なやむ。　○延引：引き伸す。　○蠱注：李克光の説「病証名。発作時に心腹部は煩懊して痛み、甚だしくなると流注し伝染して死亡する。証は、《諸病源候論・蠱注候》に詳らかに見われている。本条の「譬えば蠱注の如し」は、痛みが虫の咬むような性状を形容する。「蠱」は、毒虫である。「注」は、伝染のことである」《金匱要略譯釋》。　○注：そそぐ。あつめる。撃つ。　○妄：みだり。でたらめ。道理に暗い。

【通釈】　《諸病源候論》では、「蠱注は、気力が弱まって疲れ、骨節が重だるくなり、発生する場合は心腹部は煩らわしく悩んで痛み、人が摂取する所の物をまた変化させて蠱とする。急激な場合は十数日、緩慢な場合は歳月を引き伸し、漸く臓腑を侵蝕し尽くして死亡する。死亡する場合は、病が流注し、傍の人に伝染する。そこで、蠱注とする」と言う。案じるに、諸家は蠱注は病名であることを知らず、直ちに解釈するに穀物や木につく虫が息まないとし、虫が往来して交々集まるとするのは、抑もまた道理に暗い。

【解説】　本条文は、心中寒の症状と予後について論述している。

　心が寒邪を感受すると、心火が斂められて越えることができなくなるので、ニンニクを食べたように、ひりりと辛くなって心が乱れ、どうすることもできなくなる。病状が甚だしくなると、心痛が背部に放散し、あるいは背痛が心部に放散し、蠱注のようになる。蠱注は、気力が弱まり、次第に衰弱して死亡し、死亡すると病が傍らの人に伝染する病証を言う。もし脈が浮である場合は、寒

－ 557 －

邪は上焦にあり、嘔吐すると寒邪が上に越えるので、病は治癒する。

【原文】　心傷者、其人労倦即頭面赤而下重、心中痛而自煩、発熱、当臍跳、其脈弦、此為心藏傷所致也。（10）

【本文】　心傷なる者は、其の人労倦すれば即ち頭面赤くして下重し、心中痛みて自ら煩し、発熱し、臍に当たりて跳り、其の脈弦なるは、此れ心藏傷るるの致す所と為すなり（「跳る」の下に、《千金》は「手」の字有り）。

【語釈】　○心傷なる者云々：陳紀藩の説「本条は、心傷の証候を論述している。「心傷なる者」とは、情志や労倦で心気や心血を消耗した虚証を指す。そこで、一たび労倦がある場合は、気は更に耗り、血は愈々欠き、陽は上に浮き、外に浮き、遂に頭や顔面の紅潮、発熱などが見われる。気が虚して耐えられなくなる。そこで、下が重だるくなる。気血が不足し、心が養う所を失い、心神が不安になると、心中が痛んで自ら心煩を感じる。心気が虚して下を制することができず、腎中の陰寒の濁気が下に動く。そこで、臍の所に当たって跳動して快適ではなくなる。心気が虚し、陽気が外に張り、心血が虧損して濡養されなくなる。そこで、脈の到来は長く真っ直ぐで強く拘急し、弦脈を呈する。以上の諸証は皆心の気血がともに傷られる象である。そこで、「此れ心藏傷るるの致す所と為すなり」と言う」陳紀藩主編《金匱要略》

【通釈】　心が損傷されると、病人は労働して疲弊した後に頭部や顔面が紅潮し、身体の下部が重だるくなり、心中に疼痛が出現し、自ら心煩して不安になり、発熱し、臍部に拍動感があり、その脈が弦になる場合は、心臓が損傷されるからである（「跳る」の字の下に、《千金》では「手」の字がある）。

【本文】　［尤］　其の人若し労倦すれば則ち頭面赤くして下重するは、蓋し血虚す者は其の陽浮き易く、上盛んなる者は下必ず気無ければなり。心中痛みて自ら煩し、発熱する者は、心虚し養を失いて熱中に動けばなり。臍に当たりて跳る者は、心上に虚して腎下に動けばなり。心の平脈は、累累として珠を貫くが如く、琅玕を循づるが如し。又胃多く微しく曲るを心の平と曰う。今脈弦なるは、是れ温順円利の常を変じて長直勁強の形と為す。故に曰く、「此れ、心藏傷るるの致す所と為すなり」と。

【語釈】　○心の平脈は、累累として珠を貫くが如く、琅玕を循ぐが如し：出典は、《素問・平人気象論》。累累は、物が重なり合っているさま。琅玕は、真珠や美しい玉に似て柔和で滑らかな意があることを指す。

- 558 -

五臓風寒積聚病脈証并治第十一

【通釈】　　［尤］　　その人がもし労働で疲労する場合に、頭部や顔面が赤くなって下が重だるくなるのは、思うに血が虚す場合はその陽は浮き易くなり、上が盛んになる場合は下は必ず気がないからである。心中が痛んで自ら心煩し、発熱するのは、心が虚し栄養されなくなって熱が中に動くからである。臍に当たって跳るのは、心が上に虚して腎が下に動くからである。心の平常脈は、真珠がころころと転がって流れるように、真珠や美しい玉のように、触れると柔和で滑らかである。また、胃気が多く、微かに屈曲する場合は、心の平常脈と言う。今脈が弦になるのは、温かく従順で円やかで通利する常を変化させ、長く真っ直ぐで強く強張った形である。そこで、「これは、心臓が傷られて引き起こされる所である」と言う。

【解説】　　本条文は、心傷の証候について論述している。

　　心が損傷されて血が虚し、陽が浮いて上に盛んになると、病人は労働して疲労する場合に、頭部や顔面が紅潮し、下が重だるくなる。心が虚して栄養されなくなると、熱が中に動くので、心中が痛んで自ら心煩し、発熱する。心が上に虚して腎が下に動くと、臍部に当たって拍動感が出現する。心の平常脈は、真珠がころころと転がるように、美しい玉に触れるように、柔和で滑らかな脈である。一方、心が損傷されると、長く真っ直ぐで強く強張った弦脈になる。

【原文】　　心死藏、浮之実、如丸豆、按之益躁疾者、死。(11)

【本文】　　心の死藏は、之を浮にすれば実して丸豆の如く、之を按ずれば益々躁疾の者は、死す（「丸」は、趙、徐、沈、尤は、並びに「麻」に作る。《千金》は、「豆」の下に「手を撃ち」の二字有り）。

【語釈】　　○心の死藏云々：王廷富の説「この条は、心死の脈である。これを浮取すると過分に有力で麻豆のように指を弾き、これを重按すると更に躁急を加え、浮中沈でこれを候うと、皆柔和の象を失っている。即ち、真陰が内に竭き、神が今にも渙散しようとしている。そこで、「死を主る」と言う」《金匱要略指難》

【通釈】　　心の真臓脈は、浮取では堅く実して有力であり、その性状は胡麻や豆のように動揺して一定せず、沈取では更に躁がしく疾く跳動して落ち着かなくなる場合は、死証である（「丸」の字は、趙本、徐本、沈本、尤本では並びに「麻」の字に作る。《千金》では、「豆」の字の下に「手を撃ち」の二字がある）。

- 559 -

【本文】　［程］　《内経》に曰く、「真心の脈至ること、堅くして搏ち、薏苡子を循るが如く累累然とす」と。即ち、之を浮にすれば実すること丸豆の如く、之を按ずれば益々躁疾の脈なり。

【語釈】　〇真心の脈至ること、堅くして搏ち云々：出典は、《素問・玉機真藏論》。

【通釈】　［程］　《内経》に「真臓脈が到来すると、堅く手を搏ち、薏苡仁を触るように短く丸く実する」と言うのは、浮取すると実して丸や豆のようであり、沈取すると益々躁がしく疾い脈のことである。

【本文】　案ずるに、「丸」は弾丸を謂い、豆は菽を謂うなり。

【語釈】　〇菽：まめ。豆類の総称。

【通釈】　案じるに、「丸」は弾丸のことを言い、豆は菽類のことを言う。

【解説】　本条文は、心の真臓脈について論述している。

　心の真臓脈が出現する場合は、堅く手を搏ち、薏苡仁を触れるように、短く丸く実するのであり、浮取では弾丸や豆のように実し、沈取では益々躁がしく疾い脈になる。

【原文】　邪哭使魂魄不安者、血気少也。血気少者、属於心。心気虚者、其人則畏、合目欲眠、夢遠行而精神離散、魂魄妄行。陰気衰者為癲、陽気衰者為狂。（12）

【本文】　邪哭、魂魄をして安からざる者は、血気少なきなり。血気少なき者は、心に属す。心気虚する者は、其の人則ち畏れ、目を合して眠らんと欲し、夢に遠行して精神離散し、魂魄妄行す。陰気衰うる者は癲と為し、陽気衰うる者は狂と為す（案ずるに、徐云う、「「哭」は、恐らくは是れ「入」の字ならん」と。沈に同じ。《金鑑》に云う、「癲狂互いに誤る」と。皆従う可からず）。

【語釈】　〇邪哭、魂魄をして安からざる者云々：陳紀藩の説「本条は、心の血気が虚して少なくなって出現する精神の異常の病証を論述している。心は、神志を主る。心血が充足する場合は、神志は清らかで明瞭である。心の血が虚し気が少なくなる場合は、神志は寧らかではなくなるので、精神の異常が出現し、訳もなく悲しんで傷られ泣き叫ぶなどの症状が出現する。そうではあるが、魂は肝に藏されて血が本であり、魄は肺に藏されて気を堅める作用がある。ただ、肝と肺はともに魂魄と無関係ではなく、並びに意志を兼ねる。一旦、心の

五臓風寒積聚病脈証并治第十一

血気が虚して少なくなると、統摂に権限がなくなるので、魂魄の不安になる症状が出現する。そこで、原文ではこれを概括し、「邪哭、魂魄をして安からざる者は、血気少なきなり」とするのは、血気が虚して少なくなる場合は精神の異常を引き起こすことができることを明確に指摘する。「血気少なき者は、心に属す」は、更に一歩「虚」の病位が心にあることを説明する。血が少なくなって養われなくなる。そこで、その人の神は怯えて恐れ、気が虚して充たなくなると、これによってその人の神は疲れ、目を合わせて眠りたくなる。そして神が舎を守れなくなる。そこで、眠る時は夢で盛んに乱され、常に夢で遠くに出掛け、精神は離散し、安らかになり難くなる。これを綜合すると、ただ邪が実する場合に精神の錯乱を来すことができるだけではなく、正気が虚す（例えば心の血気が虚す）場合もまた精神の異常を引き起こすことができる。もし心の陰血が欠けて虚し、心神が養われず、自ら主ることができなくなると、遂に癲病を発生することができる。心陽が衰えて少なくなり、虚陽が浮越し、心神が浮いて自ら保持できなくなると、また狂病を引き起こすことができる」陳紀藩主編《金匱要略》

【通釈】　病人は邪気に祟られたように悲しみに打ちひしがれて泣き叫び、心神が不安になるのは、気血が虚して少なくなるからである。気血が少なくなるのは、心に属する疾患である。心気が虚す病人では、常に恐れ戦（おのの）き、目を閉じて眠りたいと思い、自分が遠出する夢を見、精神は離散し、心神は不安になって散乱し妄行する。陰気が衰弱する場合は癲病であり、陽気が衰弱する場合は狂病である（案じるに、徐氏は、「「哭」の字は、恐らくは「入」の字であろう」と言う。沈氏も同じである。《医宗金鑑》では、「「癲」と「狂」の字が互いに誤っている」と言う。皆従うべきでない）。

【本文】　　［尤］　邪哭なる者は、悲傷哭泣すること邪の憑く所の如し。此れ、其の標に稠痰濁火の殊なり有るも、其の本は則ち皆心虚して血気少なきなり。是に於いて痦瘝驚怖（び）し、精神守られず、魂魄居らず、癲を為し、狂を為し、勢い必ず至る者有り。

　　　［程］　　《内経》に言う、「重陽なる者は狂し、重陰なる者は癲す」と。此れ、「陰気衰うる者は癲と為し、陽気衰うる者は狂と為す」は、彼と異なるに似たり。然れども《経》に亦「上実下虚は、厥癲疾と為す」、「陽重ねて脱する者は、狂い易し」こと有れば、則ち陰陽倶に虚すは皆癲を為し狂を為すを知るなり。

- 561 -

【語釈】　○悲傷：悲しむ。心がいたむ。　　○哭泣：泣きさけぶ。　　○寤寐：寝ても覚めても。　　○《内経》：出典は、《難経・二十難》。張登本の説「寸部と尺部にいずれも陽脈が見われる場合は、狂病の脈である。寸部と尺部にいずれも陰脈が見われる場合は、癲病の脈である」《難経通解》。　　○上実下虚は、厥・癲疾と為す：出典は、《素問・脈要精微論》。厥は、厥逆。癲疾は、癲癇で倒れる疾患。　　○陽重ねて脱する者は、狂い易し：出典は、《霊枢・通天》。馬注本、張注本では、「陽」を「陰」に作り、「陰が大いに脱する場合は、陽が盛んになって狂う」とする。

【通釈】　　［尤］　邪哭は、悲しみ、心が傷られ、邪気が取り憑いたかのように泣き叫ぶ病証である。これは、その標に粘稠な痰、あるいは濁った火の殊なりがあるが、その本はいずれも心が虚して血気が少ない。ここにおいて寝ても覚めても驚いて恐れ、精神は守られず、魂魄はその居におらず、癲を生じ、狂を生じ、勢いは必ずこのようになる場合がある。

　　［程］　《内経》では、「陽を重ねる場合は狂病になり、陰を重ねる場合は癲病になる」と言う。これが「陰気が衰える場合は癲病になり、陽気が衰える場合は狂病になる」と言うのは、彼と異なるようである。しかし、《経》ではまた「上が実して下が虚す場合は、厥冷や癲病の疾患になる」、「陽が重ねて脱する場合は、狂い易い」の条文があるので、陰陽がともに虚す場合は、いずれも癲病になり狂病になることが解る。

【解説】　　本条文は、心の気血両虚によって引き起こされる癲狂の証候について論述している。

　　邪哭は、悲しみ、心が傷られ、邪気が取り憑いたように泣き叫ぶ病証を言う。即ち、心が虚して気血が少なくなると、粘稠な痰、あるいは濁った火が原因となり、寝ても覚めても驚いて恐れ、精神は守られず、魂魄は妄行し、癲病や狂病を発生する。一般に陽気が旺盛になる場合は狂病になり、陰気が旺盛になる場合は癲病になる。ただ、狂病の中には、心の気血がともに虚して発症する病型がある。

【原文】　脾中風者、翕翕発熱、形如酔人、腹中煩重、皮目瞤瞤而短気。(13)

【本文】　脾の中風なる者は、翕翕として発熱し、形酔える人の如く、腹中煩重し、皮目瞤瞤として短気す（「目」は《千金》に「肉」に作るは、是なり）。

【語釈】　　○脾の中風なる者云々：呂志杰の説「風は、陽邪である。そこで、

－ 562 －

脾が風に中ると、僅かに発熱し、顔面が紅潮し、酔ったようになるのを見るべきである。脾は、腹中を主る。気が滞って運らなくなる。そこで、腹中は甚だ重だるくなる。目胞は、脾に属している。風が勝つ場合は、動く。そこで、皮目は瞤動する。気機が不暢になり、呼吸は不利になる。そこで、息切れがする」《金匱雑病論治全書》

【通釈】　脾が風邪を感受すると、僅かに発熱し、病状は酒に酔った人のようになり、腹部は脹満して悶え重だるくなり、眼瞼や肌肉はぴくぴくと痙攣し、息切れがする（「目」の字を《千金》に「肉」の字に作るのは、正しい）。

【本文】　［程］　風は、陽邪と為す。故に中風は必ず翕翕として発熱す。脾は、肌肉四肢を主る。風、肌肉四肢の間に行れば、則ち身懈惰し、四肢収まらず。故に形酔える人の如し。腹は、陰と為す。陰中の至陰は、脾なり。故に腹中煩重す。《内経》に曰く、「肌肉蠕動するは、命づけて微風と曰う」と。風中に入り、外に揺動するを以ての故に皮目之が為に瞤動す。腹中煩重し、其の息道を隔てば、腎肝に達すること能わず。故に短気するなり。

　　［尤］　李氏曰く、「風は陽邪に属するも、気は疏泄す。形酔える人の如きは、其の面赤くして四肢軟らかきを言うなり。皮目は、上下の眼胞なり」と。

【語釈】　〇懈惰：おこたる。なまける。　〇肌肉蠕動するは、命づけて微風と曰う：出典は、《素問・調経論》。肌肉の跳動は風に属し、蠕動が微かであるので、「微風」と称される。　〇揺動：揺れ動く。

【通釈】　［程］　風は、陽邪である。そこで、風に中ると、必ず僅かに発熱する。脾は、肌肉や四肢を主る。風が肌肉や四肢の間に行る場合は、身体は怠け、四肢は収まらなくなる。そこで、形は酔った人のようになる。腹は、陰である。陰中の至陰は、脾である。そこで、腹中は甚だ重だるくなる。《内経》では、「肌肉が蠕動する場合は、名づけて微風と言う」と言う。風が中に入り、外に揺れ動くので、皮目はこのためにぴくぴくと動く。腹中が甚だ重だるくなり、その気道を隔てると、息が腎と肝に到達できなくなる。そこで、息切れがする。

　　［尤］　李氏は、「風は陽邪に属するが、気は疏泄する。形が酔った人のようになるのは、その顔面が赤くなり、四肢が軟らかくなることを言う。皮目は、上下の眼瞼である」と言う。

【解説】　本条文は、脾中風の症状について論述している。

　風は、陽邪である。脾が風邪を感受すると、必ず僅かに発熱する。脾は、肌

肉と四肢を主る。風が肌肉や四肢の間を行くと、身体が怠け、四肢が収まらなくなるので、身体は酒で酔った人のようになり、顔面は紅潮し、四肢は軟らかくなる。腹は陰であり、陰中の至陰は脾である。皮目は、上下の眼瞼である。脾が風邪を感受すると、腹中は甚だ重だるくなり、眼瞼はぴくぴくと引き攣る。気道が隔てられると、息が腎と肝に到達できなくなるので、息切れがする。

【原文】　脾死藏、浮之大堅、按之如覆杯潔潔、状如揺者、死。(14)

【本文】　脾の死藏は、之を浮にすれば大堅、之を按ずれば覆杯の如く潔潔とし、状揺らぐが如き者は、死す（原註は、「臣億等詳びらかにするに、五藏は各々中風、中寒有り。今脾は只中風を載せ、腎の中風、中寒倶に載せざる者は、古文は簡乱極めて多く、古を去ること既に遠く、以て補綴す可き文無きを以てなり」と。〇案ずるに、「潔潔」は《千金》は「絜絜」に作る。《千金》に「脾の中寒」の三字を標して病状を載せざるは、其れ欠遺すること已に久しきを知るなり）。

【語釈】　〇脾の死藏云々：王廷富の説「この条は、脾の真臓脈である。これを浮取すると、その脈は堅く、柔和な脈気がなく、これを沈取すると覆杯のように中が空である。即ち、浮取では堅く、中取と沈取で皆空で何もないようである。その性状が揺らぐようであるのは、躁がしく急迫して乱れ、根がないことであり、本臓の真気が今にも途絶えようとしている。そこで、「死を主る」と言う」《金匱要略指難》。　〇絜：潔に同じ。きよい。　〇欠遺：欠けてなくなっている。

【通釈】　脾の真臓脈は、浮取では大で堅く、沈取では傾けた杯のように中空で何もなく、形状は動揺して一定しない脈であり、この種の脈が出現する場合は、死証である（原註では、「臣億らが詳びらかに校正したところ、五臓は各々に中風と中寒がある。ところが、今脾では中風だけしか記載がなく、腎では中風と中寒のいずれも記載がないのは、古文は錯簡や文字の乱れが極めて多く、既に長い年月が経っているので、補って綴り合わせることのできる文がないからである」とある。〇案じるに、「潔潔」は、《千金》では「絜絜」に作る。《千金》に「脾の中寒」の三字を標榜するが、病状を記載しないのは、それが欠けてなくなり既に久しい年月が経過していることが解る）。

【本文】　［鑑］　李彣曰く、「「脈弱にして以て滑なるは、是れ胃気有り」と。之を浮にして大堅なれば、則ち胃気絶し、真藏脈見わる。覆盃は、則ち内

空なり。潔潔なる者は、空にして有ること無きの象なり。状揺らぐが如き者は、脈躁疾にして寧らかならず、気将に散ぜんとす。故に死す」と。

【語釈】　○脈弱にして以て滑なるは、是れ胃気有り：出典は、《素問・玉機真蔵論》。全句は、「脈の到来が弱で流利するのは、胃気のある現象である」の意。

【通釈】　［鑑］　李彣は、「「脈が弱で滑らかである場合は、胃気がある」とある。浮取で大で堅い場合は、胃気が途絶え、真臓脈が見われている。覆盃は、内が空のことである。潔潔は、空で何もない象である。性状が動揺するようであるのは、脈が躁がしく疾くなって寧らかでなく、気が今にも散じようとすることである。そこで、死亡する」と言う。

【解説】　本条文は、脾の真臓脈について論述している。

脈が弱で滑らかである場合は、胃気がある。一方、脾の真臓脈が出現する場合は、胃気が途絶えるので、浮取では大で堅くなる。覆盃とは、内が空のことを言う。潔潔とは、空で何もない象を言う。これを沈取すると、脈は内が空で何もない感じがする。気が今にも散じようとすると、性状は動揺するように、脈は躁がしく疾くなって寧らかではなくなる。そこで、本証は死証になる。

【原文】　趺陽脈浮而濇、浮則胃気強、濇則小便数、浮濇相搏、大便則堅、其脾為約。麻子仁圓主之。(15)

【本文】　趺陽の脈浮にして濇、浮なれば則ち胃気強く、濇なれば則ち小便数、浮濇相い搏ち、大便則ち堅く、其の脾、約を為す。麻子仁圓之を主る（《千金》は、「約」の下に「脾約なる者は、大便堅く、小便利して渇せざるなり」の十三字有り）。

【語釈】　○趺陽の脈浮にして濇云々：呂志杰の説「本条は、趺陽の脈象に従って脾約病の証治を論じている。趺陽の脈は、脾胃を候う。今脈が浮で渋である。浮は、これを挙げて有余であり、陽脈であり、胃気が強くて盛んであることを主る。渋は、これを按じて滞り渋り、流利せず、陰脈であり、脾臓の津液が不足することを主る。胃中の燥熱の損傷が脾陰に及び、脾が胃のためにその津液を行らせることができず、膀胱に偏滲するので、小便は短数になり、大便は秘結する。これが脾約証である」《金匱雑病論治全書》

【通釈】　趺陽の脈が浮で濇である。脈が浮であるのは胃気が強く旺盛であることを表わし、濇であるのは脾陰が虚して小便が数になり津液が消耗されるこ

- 565 -

とを表わしている。浮脈と濇脈が同時に出現する場合は、胃気が強くなり脾陰が虚しているので、大便は堅くなる。これは、脾の津液が胃熱に制約されて行ることができなくなる脾約証である。この場合は、麻子仁丸がこれを主治する（《千金》では、「約」の字の下に「脾約は、大便が堅く、小便が通利し、口は渇かない」の十三字がある）。

【本文】　［鑑］　趺陽は、胃脈なり。若し脈濇にして浮ならざるは、脾陰虚すなり。則ち、胃気も亦強からず、下に堪えられず。今脈浮にして濇なるは、胃陽実するなり。則ち、胃気強しと為し、脾陰も亦虚すなり。脾陰虚すれば、胃の為に上りて精気を輸ること能わず、水独り下行す。故に小便数なり。胃気強く、其の脾を約束し、津液を化せず。故に大便難きなり。麻仁丸を以て之を主り、液を養い燥を潤し、熱を清し幽を通ず。敢えて恣に承気を行らざる者は、蓋し脈濇は終に是れ虚邪に因ればなり。

【語釈】　○幽：閉じこめる。

【通釈】　［鑑］　趺陽は、胃脈である。もし脈が濇であるが、浮でない場合は、脾陰は虚している。即ち、胃気もまた強くなく、下法に堪えられない。今脈が浮で濇である場合は、胃陽が実している。即ち、胃気が強く、脾陰もまた虚している。脾陰が虚す場合は、胃のために上って精気を輸布することができず、水は独り下行する。そこで、小便は数になる。胃気が強く、その脾を約束し、津液を生じなくなる。そこで、大便は困難になる。麻子仁丸をもってこれを主治し、液を養って乾燥を潤し、熱を清して閉ざされた所を通じる。敢えて恣に承気湯を行らないのは、思うに脈が濇であるのは終に虚邪が原因であるからである。

【本文】　麻子仁丸方（《明理論》は、脾約丸と名づく）

麻子仁（二升）　芍薬（半斤）　枳実（一斤）　大黄（一斤）　厚朴（一斤）　杏仁（一升）　（《陽明篇》は、枳実半斤、厚朴一尺を用う）

右六味、之を末とし、煉蜜もて和して梧子大に丸じ、十丸を飲服し、日に三たびす。知るを以て度と為す。

【語釈】　○麻子仁丸：聶恵民の説「本方は、泄熱潤燥、導滞通便の方剤である。胃が強く脾が弱く、脾陰が不足するので、大便は堅くなる。そこで、麻子仁をもって潤燥滑腸、滋養補虚する。杏仁は脂が多く、降泄、潤燥導滞、開肺行気して大便を通じる。芍薬は、養陰和裏する。更に小承気湯の瀉下通便、導滞去実をもって津液を回復させると、燥結は去る。最も蜂蜜をもって丸剤とし、

－ 566 －

既にその薬力を緩め、また潤腸補虚する。そこで、慢性の便秘で大便が乾燥し、飲食が正常の者に対しては、多くがよく効果を取る。ただ、老人あるいは精が欠け液が少ない者に対しては、また軽々しく投与すべきでない。本方は、また《傷寒論》に見われている。これは、臨床では常用する潤腸緩下の良い処方である」《経方方論薈要》

【通釈】　麻子仁丸方（《傷寒明理論》では、脾約丸と名づける）

　　麻子仁（二升）　　芍薬（半斤）　　枳実（一斤）　　大黄（一斤）　　厚朴（一斤）　　杏仁（一升）　（《陽明篇》では、枳実半斤、厚朴一尺を用いる）

　　右の六味を粉末にし、煉蜜を用いて混和してあおぎりの実の大きさの丸剤にし、十丸を水で服用し、日に三回服用する。治癒する量を適度とする。

【本文】　　［程］　《内経》に曰く、「脾は孤藏と為し、中央の土、以て四旁に灌ぎ」、「胃の為にして津液を行らす」と。胃熱すれば、則ち津液枯れて小便も又偏滲し、大腸伝送の職を失す。《内経》に曰く、「燥く者は、之を濡す」と。潤すに麻子、芍薬、杏仁を以てす。「結ぶ者は、之を攻む」。下すに大黄、枳実、厚朴を以てす。共に潤下の剤を成す。

【語釈】　　○脾は孤藏と為し云々：出典は、《素問・玉機真藏論》。　　○胃の為にして津液を行らす：出典は、《素問・太陰陽明論》。　　○燥く者は、之を濡す：出典は、《素問・至真要大論》。　　○結ぶ者は、之を攻む：《素問・至真要大論》では、「結ぶ者は、之を散ず」に作る。

【通釈】　　［程］　　《内経》では、「脾は孤臓であり、中央の土で四方を灌漑し」、「胃のために津液を行らせる」と言う。胃が熱する場合は、津液が枯れて小便もまた偏滲し、大腸は伝送の職を失調する。《内経》では、「燥く場合は、これを濡す」と言う。潤すには、麻子仁、芍薬、杏仁を用いる。「結ぶ場合は、これを攻める」と言う。下すには、大黄、枳実、厚朴を用いる。ともに潤下の方剤を形成する。

【本文】　　《外台》の《古今録験》の麻子人丸は、大便難く、小便利して反って渇せざる者の脾約を療するの方。

　　即ち、本方にして云う、「此れ、本仲景の《傷寒論》の方なり」と。

　　《肘後》は、脾胃和せず、常に大便堅強にて難きを患うを療す。

　　本方の中に於いて杏仁を去る。

　　《産育実慶集》の麻仁圓は、産後に大便秘して渋る者を治す。

　　本方の中に於いて芍薬、厚朴、杏仁を去り、人参を加う。

【通釈】 《外台》の《古今録験》の麻子人丸は、大便が困難になり、小便が通利し、反って口が渇かない場合の脾約証を治療する処方である。

即ち、本方であり、「これは、元々仲景の《傷寒論》の処方である」と言う。

《肘後》は、脾胃が調和せず、常に大便が堅くて困難になる病状を患う場合を治療する。

本方の中より杏仁を除く。

《産育実慶集》の麻仁圓は、産後で大便が秘結して渋る場合を治療する。

本方の中より芍薬、厚朴、杏仁を除き、人参を加える。

【解説】 本条文は、脾約証の脈象、症状、および治療法について論述している。

趺陽の脈は、胃脈である。胃陽が実すると、趺陽の脈は浮になる。脾陰が虚すと、趺陽の脈は濇になる。脾陰が虚すと、胃のために精気を輸布できず、水は独り下行するので、小便は数になる。胃気が強くなって脾を約束すると、津液が生じなくなるので、大便は困難になる。そこで、麻子仁丸を与えて養液潤燥、清熱幽通する。

麻子仁丸は、麻子仁、芍薬、枳実、大黄、厚朴、杏仁からなる処方である。方中の麻子仁、芍薬、杏仁は滋潤し、大黄、枳実、厚朴は攻下し、合用して潤下の方剤となる。

【原文】 腎著之病、其人身体重、腰中冷、如坐水中、形如水状、反不渇、小便自利、飲食如故、病属下焦。身労汗出、衣裏冷湿、久久得之。腰以下冷痛、腰重如帯五千銭、甘姜苓朮湯主之。(16)

【本文】 腎著の病は、其の人身体重く、腰中冷え、水中に坐するが如く、形水状の如くして、反って渇せず、小便自利し、飲食故の如きは、病下焦に属す。身労して汗出で、衣(原註は、「一に表に作る」と)裏冷湿し、久久にして之を得。腰以下冷痛し、腰重きこと五千銭を帯ぶるが如きは、甘姜苓朮湯之を主る(「水状の如し」は、《千金》は「水もて洗うの状の如し」に作る。「身」の字は、《千金》、《外台》は「従りて作す」の二字に作る。「久久にして之を得」は、《外台》は「久しきの故に之を得るなり」に作る。「腰重きこと」は、原本、及び《外台》は「腹重きこと」に作る。今趙本に依りて改正す。《千金・腎藏脈論》は「腰」に作り、《腰痛門》は「腹」に作る。徐、程の諸註は、並びに「腹」に作る)。

五臓風寒積聚病脈証并治第十一

【語釈】　○腎著の病云々：王廷富の説「この条は、腎着の証治である。腰は、腎の外府である。病邪が腰に留まり着く。そこで、腎着でこれを名づける。寒湿の邪が、経絡あるいは肌膚を阻滞する。そこで、その人の身体は重だるくなる。陽気が腰に布散し到達することができなくなる。そこで、腰の中が水中に坐っているように冷える。寒湿の陰が淫れた邪が肌膚にあり、並びに腎臓本身の病変ではなく、水道はなお通調し、僅かに寒湿の気が除かれなくなるので、身体は水気病の病状のように重だるくなる。津液は、よく布散される。そこで、口は反って渇かなくなる。腎の気化が正常である場合は、小便は自利する。胃気は、損傷がない。そこで、飲食は通常のようである。その病位は、下にある。そこで、「病下焦に属す」と言う。その病因は、身体は労働して汗が出て、汗がその衣を湿らせ、湿が滞って久しくなることであり、そこで腰以下が冷えて痛む。その病位は腎の臓になく、腎の府にあり、腰の筋骨になく、腰の肌肉にある。帯脈の職に影響するだけではなく、かつ督脈の陽気の運行を阻碍する。そこで、腰は五千の銭を帯びたように重だるくなる。これは、寒湿が腰に付着した腎着証である。そこで、土を温め湿に勝つ方法を用いて主治する」《金匱要略指難》

【通釈】　腎著病では、病人の身体は重だるくなり、水中に坐っているように腰部が冷え、外形は水気病のようになる。反って口渇がなく、小便が通利し、飲食が正常である場合は、下焦の病に属している。労働した後に汗が出ると、衣服（原註では、「一説に表に作る」とある）の裏に冷えと湿気が生じ、慢性に経過すると、この病が発症する。腰以下は冷えて疼痛が出現し、腰部は紐に通した五千個の銅銭を巻き付けたように重だるく感じられる場合は、甘姜苓朮湯がこれを主治する（「水状のようになる」は、《千金》では「水で洗ったようになる」に作る。「身」の字は、《千金》、《外台》では「これによって…になる」の二字に作る。「久しくなってこれを得る」は、《外台》では「久しくなるので、これを得る」に作る。「腰が重くなる」は、原本、および《外台》では「腹が重くなる」に作る。今趙本によって改正する。《千金・腎藏脈論》では「腰」の字に作り、《腰痛門》では「腹」の字に作る。徐氏や程氏などの諸々の注釈では、並びに「腹」の字に作る）。

【本文】　［尤］　腎冷湿を受けて著きて去らざれば、則ち腎著と為し、身重く、腰中冷え、水中に坐するが如く、腰の下冷え、腹重きこと五千銭を帯ぶるが如し。皆冷湿腎に著きて陽気化せざるの徴なり。渇せざるは、上に熱無けれ

－ 569 －

ばなり。小便自利するは、寒下に在ればなり。飲食故の如きは、胃に病無ければなり。故に曰く、「病下焦に属す」と。身労して汗出で、衣の裏冷えて湿り、久久にして之を得るは、蓋し所謂「清湿は虚を襲い、病下より起くる者」なり。然れども其の病は腎の中藏に在らずして腎の外府に在り。故に其の治法は腎を温めて以て散寒するに在らずして土を煖めて以て水に勝つに在り。甘姜苓朮は、辛温甘淡にて本腎薬に非ず。腎著と名づくる者は、其の病を原ぬればなり。

【通釈】　［尤］　腎が冷えや湿を受け、これが着いて去らなくなる場合は、腎着病を発症し、身体が重だるくなり、腰の中が冷え、水中に坐っているようであり、腰の下が冷え、腹が五千の銭を帯びているように重だるくなる。いずれも冷えや湿が腎に着いて陽気が生じない徴候である。口が渇かないのは、上に熱がないからである。小便が自利するのは、寒が下にあるからである。飲食が元のままであるのは、胃に病がないからである。そこで、「病は、下焦に属している」と言う。身体は労働して汗が出て、衣類の裏が冷えて湿り、久しくなってこれを得るのは、思うにいわゆる「清らかな湿は虚した部位を襲い、病が下より起こる場合」である。しかし、その病は腎の本臓にはなく腎の外府にある。そこで、その治法は、腎を温めて散寒するのではなく、土を煖めて水に勝つことにある。甘姜苓朮湯は、辛温甘淡であり、元々腎の薬ではない。腎著と名づけるのは、その病の原因を尋ねるからである。

【本文】　甘草乾姜茯苓白朮湯（《千金》は、腎著湯と名づく。《外台》は《古今録験》を引き、甘草湯と名づく）

　　甘草　白朮（各二両。〇《千金》、《外台》は、四両を用う）　乾姜（四両。〇《千金》、《外台》は、三両を用う）　茯苓（四両）

　　右四味、水五升を以て、煮て三升を取り、分かち温め三服す。腰中即ち温かなり。

【語釈】　〇甘姜苓朮湯：聶恵民の説「本方は、健脾燥湿の方剤である。甘草は補中温脾し、乾姜は温中助陽し、茯苓は健脾補中、利水滲湿し、白朮は補脾益気、燥湿利水する。そこで、ともに扶土制水、散寒滲湿の効能を発揮する。寒湿が腰部に停滞する病証に対しては、甚だ有効である。本条は腎著の病であると指摘する。ただ、病は腎の本臓にはなく、腎の外府にあり、腰は腎の府である。そこで、治療は扶土制水、散寒滲湿するのがよく、温腎助陽にはない。そこで、尤怡は「その治法は温腎して寒を祛くのではなく、煖土して水に勝つことにある」と言う。もし腎を補う場合は、火を助けて陰を傷る」《経方方論

- 570 -

五臓風寒積聚病脈証并治第十一

薈要》

【通釈】　甘草乾姜茯苓白朮湯（《千金》では、腎著湯と名づける。《外台》では《古今録験》を引用し、甘草湯と名づける）

　甘草　白朮（各々二両。〇《千金》、《外台》では、四両を用いる）　乾姜（四両。〇《千金》、《外台》では、三両を用いる）　茯苓（四両）

　右の四味に水五升を用い、煮て三升を取り、三回に分けて温めて服用する。湯液を服用すると、腰部は直ちに温かくなる。

【本文】　《千金》の腎著散（《外台》は《経心録》を引き、並びに主療無く、上方の後に載す）

　杜仲　桂心（各三両）　甘草　沢瀉　牛膝　乾姜（各一両）　白朮　茯苓（各四両）

　右八味、治むるに篩に下して粗き散と為し、三方寸匕を一服し、酒一升もて煮て五六沸し、滓を去り、頓服にて日に再びす。

　《千金翼》の温腎湯は、腰脊膝脚、浮腫し随わざるを主る（《脚気》に出づ）

　茯苓　乾姜　沢瀉（各二両）　桂心（三両）

　右四味、切り、水六升を以て、煮て二升を取り、分かちて三服と為す。

　又腎間に水気有り、腰脊疼痛し、腹背拘急絞痛するを治するの方。

　本方より甘草を去り、沢瀉を加う。

　《三因》の茯苓白朮湯は、暑毒に冒され、加うるに著湿を以てし、或は汗未だ乾かずに即ち浴し、皆暑湿を成すを治す。

　本方に桂心を加え、各壱両。

　又除湿湯は、雨に冒され、湿を著け、経絡に欝し、血溢れて衄を作し、或は脾和せず、湿経絡に著き、血流胃に入り、胃満ち吐血するを治す。

　即ち、本方なり。頭疼むは、川芎二銭を加う。最も浴室中の衄を発するを止む。

【通釈】　《千金》の腎著散（《外台》では《経心録》を引用し、並びに主治がなく、上方の後ろに記載する）

　杜仲　桂心（各々三両）　甘草　沢瀉　牛膝　乾姜（各々一両）　白朮　茯苓（各四両）

　右の八味を篩にかけて粗い散剤とし、三方寸匕を一回に服用し、酒一升で煮て五六回沸湯させ、滓を除き、頓服で日に二回服用する。

《千金翼》の温腎湯は、腰、脊柱、膝、脚に浮腫が出現し、不随になる場合を主治する（《脚気門》に出ている）

　茯苓　乾姜　沢瀉（各々二両）　　桂心（三両）

　右の四味を切り、水六升を用い、煮て二升を取り、三回に分けて服用する。

　また、腎間に水気があり、腰や脊柱に疼痛が出現し、腹部や背部が拘急し絞ったように痛む場合を治療する処方。

　本方より甘草を除き、沢瀉を加える。

　《三因》の茯苓白朮湯は、暑毒に冒され、加えるに湿が着き、あるいは汗がいまだ乾かないうちに直ちに沐浴し、いずれも暑湿を形成する場合を治療する。

　本方に桂心を加え、各々一両を用いる。

　また、除湿湯は、雨に冒されて湿を着け、経絡に欝滞し、血が溢れて衄を生じ、あるいは脾が調和せず、湿が経絡に着き、血流が胃に入り、胃が満ちて吐血する場合を治療する。

　即ち、本方である。頭が疼む場合は、川芎二銭を加える。最も浴室中で衄を発生するのを止める。

【解説】　本条文は、腎着病の成因、証候、および治療法について論述している。

　《金匱要略輯義》が引用する尤在涇の説には、甘姜苓朮湯の処方解説がない。そこで、ここでは腎着病の成因と証候を以下に解説する。

　冷えや湿が腎の外府に着いて去らなくなると、身体は重だるくなり、水中に坐っているように腰の中が冷え、身体は水気病のように浮腫が出現し、腰の下が冷えて痛み、五千の銅銭を腰に帯びたように腹部は重だるくなる。本証では、身体の上に熱がない。そこで、口は渇かない。寒が下にある。そこで、小便は自利する。胃に病がない。そこで、飲食は元のように正常である。即ち、本証の病は、下焦に属している。本証の発症には、労働して身体に汗が出ること、これによって衣類の裏が冷えて湿ること、病状が長期に渡って持続するなどの三種類の成因が関与する。本証の病は下焦にあるが、病は腎の本臓にはなく、腎の外府にある。そこで、甘姜苓朮湯を与えて土を煗めて水に勝つ。

【原文】　腎死藏、浮之堅、按之乱如転丸、益下入尺中者、死。(17)

【本文】　腎の死藏は、之を浮にすれば堅く、之を按ずれば乱るること丸を転ずるが如く、益々下りて尺中に入る者は、死す（「益」は、《千金》は「溢」

五臓風寒積聚病脈証并治第十一

に作る）。

【語釈】　〇腎の死藏云々：李克光の説「腎脈は、元々は沈実で有力のはずである。今反って軽取で堅く実し、脈が沈でなく外に鼓動するのは、腎が胃気の助けを失うことを説明する。そこで、脈は柔和でない。これを重按すると弾丸が乱れるように転じるのは、沈実の脈を変化させ、躁がしく動いて静かでない象になる。「益々下りて尺中に入る者」は、上述した脈形が満ち溢れ、涌いて尺部に入って更に明らかになることである。即ち、真気が固まらず、搏って踊って外に越え、元陰と元陽が今にも脱しようとしているのであり、その封蟄の性に反する。そこで、死を主る」《金匱要略譯釋》

【通釈】　腎の真臓脈は、浮取では堅くなり、沈取では弾丸が転がるように躁がしく動いて乱れ、その脈が溢れて尺部に出現する場合は、死証である（「益々」の字は、《千金》では「溢れる」の字に作る）。

【本文】　［尤］　腎脈は、本石なり。之を浮にすれば堅ければ、則ち石ならずして外に鼓す。之を按ずれば乱るること丸を転ずるが如きは、是れ石の体を変じて躁動と為す。真陽将に搏ち躍りて出でんとす。益々下りて尺に入るは、之を按ずれば尺沢に至りて脈猶大いに動くを言うなり。尺の下の脈は、伏するに宜し。今反って動くは、真気固まらずして将に外に越えんとし、其の封蟄の常に反す。故に死す。

　　　［程］　以上の真藏は、《内経》と互いに異同有り。然れども非常の脈を得れば、必ず非常の病を為す。若し未だ病まざる者は必ず病進み、已に病む者は必ず死す。之を総ずれば、脈は胃気無く、三部の中に現われ、脈象の形容は一ならざるなり。

【語釈】　〇封蟄：封は、封じる。閉じこめる。封藏（封じ固め藏し閉じる）。蟄は、かくれる。

【通釈】　［尤］　腎脈は、元々は石、即ち沈である。これを浮取すると堅くなる場合は、石ではなく、外に鼓動している。これを沈取すると弾丸を転がすように乱れる場合は、石の体を変化させて躁がしく動く。真陽が今にも搏って躍って出ようとしている。益々下って尺に入るのは、これを沈取すると尺沢に至って脈がなお大いに動くことを言う。尺部の下の脈は、潜伏するはずである。今反って動くのは、真気が固まらずに今にも外に越えようとしているのであり、それが封藏して隠れる通常の性質に反している。そこで、死亡する。

　　　［程］　以上の真臓脈は、《内経》とは互いに異同がある。しかし、非常の

脈を得る場合は、必ず非常の病を生じる。もしいまだ病んでいない場合は必ず病は進み、既に病んでいる場合は必ず死亡する。これを総合すると、脈は胃気がなく、三部の中に現われ、脈象の形容は一つではない。

【解説】　本条文は、腎の真臓脈について論述している。

　腎の脈は、元々は石、即ち沈である。浮取で堅くなるのは、脈が沈ではなく、外に鼓動することを言う。沈取で弾丸を転じるように乱れるのは、脈は沈ではなく、躁がしく動くことを言う。即ち、真陽が今にも搏って躍り出ようとする場合は、脈は浮取で堅くなり、沈取で躁がしく動く。益々下って尺に入るのは、沈取では尺沢に至って脈がなお動くことを言う。即ち、真気が固まらずに今にも外に越えようとすると、尺部の下の脈が反って動く。以上の脈が出現する場合は、腎の封蔵して隠れる性質に反するので、死証になる。

【原文】　問曰、三焦竭部、上焦竭善噫、何謂也。師曰、上焦受中焦気未和、不能消穀。故善噫耳。下焦竭、即遺尿失便、其気不和、不能自禁制。不須治、久則愈。（18）

【本文】　問いて曰く、三焦の竭部、上焦竭すれば善く噫すとは、何の謂ぞやと。師曰く、上焦は中焦の気を受けて未だ和せず、消穀すること能わず。故に善く噫するのみ。下焦竭すれば、即ち遺尿失便し、其の気和せず、自ら禁制すること能わず。治を須いずとも、久しくして則ち愈ゆと。

【語釈】　○問いて曰く、三焦の竭部…故に善く噫するのみ：呂志杰の説「本条は、上中下の三焦の各部の臓腑の生理機能が衰退し、相互に影響し、あるいは直接発生する病変を論述している。例えば上焦は気を中焦より受ける。もし中焦の脾胃の機能が衰退し、水穀を消化できなくなる場合は、上焦の受ける所は胃中の陳腐の気であり、常に食気をげっぷする。これは、上焦が中焦の影響を受けて発生する所の病変である」《金匱雑病論治全書》。　○下焦竭すれば…久しくして則ち愈ゆ：王廷富の説「下焦は、肝腎がこれを主る。腎は封蟄閉蔵を主り、肝は疏泄を主り、気化に頼って尿を化し精粗を伝える。もし下焦が虚衰する場合は、腎気が固まらず、摂納に権限がなく、膀胱は約束を失し、疏泄は過度になる。そこで、遺尿し失便する。その気が調和しない場合に至って自ら禁止することができないのは、「肺痿、涎沫を吐して咳せず、其の人渇せず、必ず遺尿し、小便数なり。然る所以の者は、上虚して下を制すること能わざればなり（《肺痿肺癰咳嗽上気病篇》第5条）」、また脾約証で「大便則ち

－ 574 －

堅く、其の脾、約を為す（《五臓風寒積聚病篇》第15条）」を根拠とする。その気が調和しないのは、既に上が虚して下を制することができないことを包括し、また脾気が摂められず、腎気が固まらずに内にあり、肺脾腎がともに虚し、三焦が調和しないことを概括する。そこで、遺尿し失便する。「治を須いず、久しければ則ち愈ゆ」は、三種類の義を含んでいる。第一は、形気がいまだ衰えていないが、ただ三焦が失調している場合は、治療を用いずとも三焦の気が調和すると、病は自然に治癒するはずである。第二は、臓気は虚しているが、下元が甚だ虚していない場合は、下焦を治療せず、補脾益気を用い、中と上を治療して下を制するべきである。第三は、形気が既に衰え、脾腎がともに虚している場合は、また脾腎より論治すべきであり、そうすれば治癒に向かうはずである」《金匱要略指難》

【通釈】　ある人が質問し、「三焦に所属する臓腑の機能が減弱する場合に、上焦の機能が減弱するとよくげっぷが出るのは、どのような原因からであろうか」と言った。師はこれに答え、「上焦は、中焦の気を受けているが、もし中焦の気が虚して胃気が調和しなくなる場合は、水穀を腐熟して運化することができなくなる。そこで、水穀は中焦に停滞して上逆し、数々げっぷを発生する。下焦の機能が減弱する場合は、遺尿や大便の失禁が出現する。これは、下焦の気が調和しなくなり、自ら制約することができなくなるからである。そこで、治療をするまでもなく、久しくして正気が回復する場合は、病は治癒する。

【本文】　　［鑑］　三焦の竭部なる者は、三焦虚竭するに因りて各々其の部に帰さず、相い用を為さざるを謂うなり。

　　［尤］　　上焦は胃の上口に在り、其の治は膻中に在るも、気は中焦より受く。今胃未だ和せず、消穀すること能わざれば、則ち上焦の受くる所の者は、精微の気に非ずして陳滞の気と為す。故に噫を為す。噫は、食気を噯するなり。下焦は膀胱の上口に在り、其の治は臍下に在り。故に其の気乏竭すれば、即ち遺溺失便す。

　　［程］　　《内経》に曰く、「膀胱約せざれば、遺尿を為す」と。其の気和せざれば、則ち溲便約せず。故に遺失して自ら禁制すること能わず。之を治するを須いずとも、久しければ則ち正気復して自ら愈ゆ。

【語釈】　〇噫：げっぷ。　〇噯：噫に同じ。おくび。げっぷ。　〇膀胱約せざれば、遺尿を為す：出典は、《素問・宣明五気》。　〇禁制：差し止める。

【通釈】　　［鑑］　三焦の竭部とは、三焦が虚して竭きることによって、各々

－ 575 －

がその部位に帰らず、ともに作用を発揮しなくなることを言う。

　　［尤］　　上焦は胃の上口にあり、その治療は膻中にあるが、気は中焦より受ける。今胃がいまだ調和せず、水穀を運化できなくなる場合は、上焦が受ける所のものは、精微の気ではなく、陳くて停滞した気である。そこで、噫を生じる。噫とは、食気をおくびすることである。下焦は膀胱の上口にあり、その治療は臍下にある。そこで、その気が乏しくなって竭きると、遺尿し大便は失禁する。

　　［程］　　《内経》では、「膀胱が約束しなくなると、遺尿になる」と言う。その気が調和しない場合は、大小便は約束されなくなる。そこで、失われ、自ら止めることができなくなる。これに対する治療は用いないが、久しくなると、正気が回復するので、病は自然に治癒する。

【本文】　　案ずるに、尤云う、「上焦の気未だ和せず、約束し禁制すること能わざるも亦遺溺失便せしむ。所謂「上虚すれば、下を制すること能わざる者」なり。「治を須いず」と云う者は、其の下焦を治するを須いずを謂う。上焦の気和するを俟ち、久しくなれば、当に自ら愈ゆべし」と。《金鑑》に云う、「「治を須いず久しければ、則ち愈ゆ」とは、善く噫すに在りては可なり。遺溺失便の若きは、未だ治さずして能く愈ゆる者有らず。恐らく是れ錯簡ならん」と。二説は、并びに理有り。然れども程の穏妥なるに如かず。故に姑く之に仍る。

【語釈】　　〇穏妥：穏は、おだやか。穏当。妥は、おだやか。妥当。

【通釈】　　案じるに、尤氏は、「上焦の気がいまだ調和せず、約束して止めることができなくなる場合もまた遺尿させ、大便を失禁させる。いわゆる「上が虚して下を制することができなくなる場合」である。「治療を用いない」と言うのは、その下焦を治療する方法を用いないことを言う。上焦の気が調和するのを待ち、久しくなると、自然に治癒するはずである」と言う。《医宗金鑑》では、「「治療を用いず、久しくなる場合は、治癒する」とは、よくげっぷをする場合は可能である。遺尿や大便の失禁のようなものは、いまだ治療せずによく治癒する場合はない。恐らくこれは錯簡であろう」と言う。二つの説は、並びに道理がある。しかし、程氏の穏当な説には及ばない。そこで、暫くはこれに依って理解する。

【解説】　　本条文は、三焦に所属する臓腑の機能が一時的に減弱する場合に相互に影響を及ぼして発生する病変、あるいは直接発生する病変について論述し

－ 576 －

ている。

　三焦の竭部とは、三焦の機能が虚して竭きることによって、各々が作用を発揮しなくなることを言う。上焦は胃の上口にあるが、気を中焦より受ける。今中焦の脾胃が調和せず、水穀の精微を運化できなくなると、上焦は精微の気を受けず、陳くて停滞した気を受ける。噫は、食気をげっぷすることを言う。即ち、上焦の機能が虚して竭きると、中焦の脾胃の症状である噫気が出現する。

　下焦は、膀胱の上口にある。下焦の機能が虚して竭きると、大小便が約束されなくなるので、遺尿し、大便は失禁する。本証に対しては治療法を用いないが、もし久しくなって三焦の機能が調和する場合は、正気が回復するので、病は自然に治癒する。

【原文】　師曰、熱在上焦者、因咳為肺痿。熱在中焦者、則為堅。熱在下焦者、則尿血、亦令淋秘不通。大腸有寒者、多鶩溏、有熱者、便腸垢。小腸有寒者、其人下重便血、有熱者必痔。（19）

【本文】　師曰く、熱上焦に在る者は、咳に因りて肺痿と為る。熱中焦に在る者は、則ち堅と為る。熱下焦に在る者は、則ち尿血し、亦淋秘して通ぜざらしむ。大腸に寒有る者は、多く鶩溏し、熱有る者は、便腸垢す。小腸寒有る者は、其の人下重便血し、熱有る者は必ず痔すと。

【語釈】　〇師曰く、熱上焦に在る者云々：陳紀藩の説「本条は、熱が三焦にある場合、および大腸、小腸に寒があり熱がある場合の病証を列挙している。熱が上焦にあり、肺が清粛を失うと、遂に咳嗽を生じる。もし邪熱が熏灼し、咳が久しく止まらなくなると、肺の気陰を消耗して傷るので、肺痿を形成するはずである。熱が中焦にある場合は、脾胃の津液を消耗し、腸道は濡養を失う。そこで、大便は硬くなる。熱が下焦にあり、腎と膀胱の陰絡を灼傷する場合は、尿血になる。もし熱が気分に結び、膀胱の気化が不利になる場合は、小便は滴って疼痛が出現し、甚だしい場合は尿閉になって通じなくなる。大腸の作用である燥化が不及になり、残渣の中の余分の水を収摂できなくなると、水と糞が雑ざり、大便は鴨の糞便のように下る。もし大腸に熱がある場合は、燥化が太過になり、熱が大腸に迫り、遂に大腸の中の粘液、垢、脂を排便し、大便に随って出る。小腸は、受盛と化物を主る。その病もまた寒熱の区別がある。もし小腸に寒があり、陰が盛んになり陽が虚し、気が陥って挙がらない場合は、肛門は重だるくなって墜落し、気が虚して摂められなくなる。そこで、大便は下

－ 577 －

血になる。もし小腸に熱があり、下って大腸に移り、熱が結び血が瘀滞する場合は、痔瘡を生じる」陳紀藩主編《金匱要略》。　○鶩：あひる。

【通釈】　師が言われた。熱邪が上焦にある場合は、咳嗽が出現して持続すると肺痿になる。熱邪が中焦にある場合は、大便が硬くなる。熱邪が下焦にある場合は、尿血し、また小便は渋って痛み、尿閉が出現して通じなくなる。大腸に寒えがある場合は、多くはあひるの糞のように大便に水が混ざって下痢になり、熱がある場合は、粘液が垢のように厚く付着した大便になる。小腸に寒えがある場合は、病人は腹部と肛門が下に墜落する感じがして下血し、熱がある場合は、必ず痔瘡を発生する。

【本文】　［尤］　熱上焦に在る者は、肺之を受く。肺は清粛を喜みて煩熱を悪む。肺熱すれば、則ち咳す。咳久しければ、則ち肺傷れて痿すなり。熱中焦に在る者は、脾胃之を受く。脾胃なる者は、水穀を化して陰陽を行らす所以の者なり。胃熱すれば、則ち実して鞕し。脾熱すれば、則ち燥きて悶ゆ。皆堅を為すなり。下焦熱有る者は、大小の腸、膀胱之を受く。小腸は、心の府と為す。熱すれば、則ち尿血す。膀胱は、腎の府と為す。熱すれば、則ち癃(りゅうひ)閉して通ぜざるなり。鶩溏は、鶩の後の如く、水糞雑ざり下る。大腸に寒有り。故に泌別職せず。其れ熱有る者は、則ち腸中の垢迫られて下るなり。下重は、腹中重くして下墜するを謂う。小腸に寒有る者は、能く腐して化すること能わざるなり。故に下重す。陽化せざれば、則ち陰下に溜まる。故に便血す。其れ熱有る者は、則ち広腸に下注して痔を為す。痔は、熱疾なり。

　　［徐］　直腸なる者は、大腸の頭なり。門は、肛と為す。小腸に熱有れば、則ち大腸其の熱を伝えて気肛門に結ぶ。故に痔す。

【語釈】　○癃閉：癃は、小便の通じない病気。閉は、閉じる。　○墜：落ちる。　○広腸：直腸。

【通釈】　［尤］　熱が上焦にある場合は、肺がこれを受ける。肺は清粛を喜み、煩熱を悪む。肺が熱する場合は、咳嗽が出現する。咳嗽が久しくなる場合は、肺は傷れて肺痿になる。熱が中焦にある場合は、脾胃がこれを受ける。脾胃は、水穀を運化して陰陽を行らせる作用を発揮するものである。胃が熱する場合は、実して硬くなる。脾が熱する場合は、燥いて悶える。皆堅くなる。下焦に熱がある場合は、大腸、小腸、膀胱がこれを受ける。小腸は、心の府である。熱する場合は、尿血が出現する。膀胱は、腎の府である。熱する場合は、小便は通じなくなる。鶩溏は、鶩(あひる)の便のように、水と糞が雑ざって下ること

- 578 -

五臓風寒積聚病脈証并治第十一

である。大腸に寒がある。そこで、泌別は失職する。大腸に熱がある場合は、腸中の垢が迫られて下る。下重は、腹の中が重くなって下に墜落することを言う。小腸に寒がある場合は、よく腐熟するが、運化することはできなくなる。そこで、下重する。陽が作用しない場合は、陰は下に溜まる。そこで、便血になる。小腸に熱がある場合は、直腸に下注して痔を生じる。痔は、熱の疾患である。

　　［徐］　　直腸は、大腸の頭である。門は、肛門のことである。小腸に熱がある場合は、大腸はその熱を伝え、熱気が肛門に結ぶ。そこで、痔になる。

【本文】　　案ずるに、「堅を為す」を沈、及び《金鑑》に「腹脹堅満」に作るは、従う可からざるなり。腸垢は、《巣源》に云う、「腸垢なる者は、腸間の津汁垢膩なり。熱痢蘊積するに由りて腸間虚滑するは、下痢に因りて腸垢を便する所以なり」と。下重なる者は、後重なり。《傷寒論》の四逆散に「泄利下重す（318）」、《下利篇》に「熱利下重するは、白頭翁湯之を主る（371）」と。劉熙の《釈名》に云う、「泄利下重して赤白なるは、滯と曰う」是れなり。

【語釈】　　〇滯：あかなめ（赤痢）としろなめ（白痢）。

【通釈】　　案じるに、「堅くなる」を沈本、および《医宗金鑑》に「腹部が脹って堅く脹満する」に作るのは、従うべきでない。腸垢は、《諸病源候論》では、「腸垢は、腸の間の津液、汁、垢、脂である。熱痢が蓄積することによって腸間が虚ろに滑らかになるのは、下痢によって腸垢を便する理由である」と言う。下重は、後重のことである。《傷寒論》の四逆散の条では「泄利下重する（318）」とあり、《下利篇》では「熱利で下重する場合は、白頭翁湯がこれを主治する（371）」とある。劉熙の《釈名》に「下痢し、赤白の便を下すのは、滯と言う」と言うのがこれである。

【解説】　　本条文は、三焦の熱証、大腸と小腸の寒証と熱証について論述している。

　熱が上焦にある場合は、肺が熱を受け、咳嗽が出現する。咳嗽が出現すると、肺が傷られるので、肺痿になる。

　熱が中焦にある場合は、脾胃が熱を受ける。胃が熱すると実して硬くなり、脾が熱すると燥いて悶え、大便はこれによって秘結して堅くなる。

　熱が下焦にある場合は、大腸、小腸、膀胱が熱を受ける。小腸は、心の府である。小腸が熱する場合は、熱が膀胱に送られるので、血尿が出現する。膀胱は、腎の府である。膀胱が熱する場合は、小便は通じなくなり、尿閉になる。

－ 579 －

鶩溏は、鴨（あひる）の便のように、水と糞が雑ざって下ることを言う。大腸に寒がある場合は、泌別が失職するので、多くが鶩溏になる。大腸に熱がある場合は、腸中の垢が迫られて下る。

　下重は、肛門に重圧感があることを言う。即ち、下重は後重である。小腸に寒がある場合は、水穀を腐熟できるが、運化ができなくなるので、下重になる。また、陽気が作用せず、陰寒が下に溜まると、便血になる。小腸に熱がある場合は、熱が直腸に下注するので、痔疾になる。

【原文】　問曰、病有積、有聚、有䅽気、何謂也。師曰、積者、藏病也。終不移。聚者、府病也。発作有時、展転痛移、為可治。䅽気者、脇下痛、按之則愈、復発、為䅽気。諸積大法、脈来細而附骨者、乃積也。寸口、積在胸中。微出寸口、積在喉中。関上、積在臍傍。上関上、積在心下。微下関、積在少腹。尺中、積在気衝。脈出左、積在左。脈出右、積在右。脈両出、積在中央。各以其部処之。(20)

【本文】　問いて曰く、病に積有り、聚（じゅ）有り、䅽気（こく）有りとは、何の謂いぞやと。師曰く、積なる者は、藏の病なり。終に移らず。聚なる者は、府の病なり。発作に時有り、展転として痛み移り、治す可しと為す。䅽気なる者は、脇下痛み、之を按ずれば則ち愈え、復た発するを、䅽気と為す。諸積の大法、脈来ること細にして骨に附く者は、乃ち積なり。寸口は、積胸中に在り。微しく寸口を出づるは、積喉中に在り。関上は、積臍傍に在り。関上を上るは、積心下に在り。微しく関を下るは、積少腹に在り。尺中は、積気衝に在り。脈左に出づるは、積左に在り。脈右に出づるは、積右に在り。脈両出するは、積中央に在り。各々其の部を以て之を処すと（「䅽」は、《千金》は「穀」に作る。「則ち愈え」の下に更に「愈」の字有り。「寸口、積」の「口」の下に「結」の字有り。「関上」の下に「結」の字有り。「尺中」の下も同じ。魏は、「䅽」を「穀」に作りて云う、「穀の字為る、本此くの如し。若し夫れ穀なれば、乃ち悪木なり。後人改めて䅽と為し、遂に穀を並べて亦改めて䅽と為し、又訛りて䅽と為すは、皆誤筆なり」と。案ずるに、《通雅》に云う、「䅽は即ち穀、乃ち䅽なり」と。《山海経》に「百穀生ず」と。《荀子》の「五䅽蕃」是れなり」と。〇「諸々の大法」以下は、徐、沈、尤は、提（さ）げて一条と為す）。

【語釈】　〇問いて曰く、病に積有り、聚有り云々：王廷富の説「この条は、積、聚、穀気の鑑別と積病に対する判断である。積は、物が堆積するようなも

五臓風寒積聚病脈証并治第十一

のである。有形で跡があり、堅牢で移動せず、推したり揉んだりしても散じる
ことがなく、痛みは一定の所があり、その病変は血分にあって陰に属し、五臓
は陰に属している。即ち、瘀血、痰、毒が凝結して形成される癥塊がこれであ
る。聚は、集まることである。時に集まり時に散じ、痛みに一定の所がなく、
時に痛み時に止まる。その病は気分にあって陽に属し、六腑もまた陽に属して
いる。即ち、気機が壅滞して引き起こす所であり、瘕証がこれである。穀気は、
飲食の気であり、損傷は脾胃に及び、肝気に影響して舒びなくなる。そこで、
痛みは脇下にあり、これを按じるとその気機を舒ばすことができ、気が行ると
痛みは止まり、気が滞ると痛みはまた発生するはずである。そこで、また発生
する場合を穀気と言う。諸々の積の大法を判断するに至っては、単に脈象より
論じる。脈の到来が細で骨に附すのは、細で沈が極まる伏脈である。諸々の積
は皆陰であり、積があれば必ず気機が不暢になるのは、このことからである。
例えば寸口は、上焦を候う。積が胸中にあるのは、胸痺、息奔（肺積）の類の
ようなものである。微かに寸口より出るのは、積が喉中にあり、陰陽毒、梅核
気の類のようなものである。関部は中焦を候い、関脈を上中下に分けて推測す
る。関上は関の正中部を指し、積は臍旁にあり、臍の上の両側に係わり、瘕母、
肥気（脇下の塊状物）の類のようなものである。寸部と関部が交わる所では、
積は心下にあり、胃脘部の腫瘤の病のようなものである。関部と尺部の交わる
所では、積は少腹にあり、腸覃（下腹部の腫瘤）、卵巣膿腫の類のようなもの
である。尺中は尺脈の正中部を指し、積は気衝にあり、石瘕（子宮内の腫瘤）、
子宮筋腫の類のようなものである。もし細伏の脈が左に出現する場合は、積は
体内の左側にあり、脈気は左に布達できない。右手に出現する場合は、積は体
内の右側にあり、その脈気は右に布達できない。両手に出現する場合は、積は
体内の中央にあり、その脈気は左右に布達できないからである。以上は、細伏
脈の部位に従って積の所在を推測する。ただ、参考にすべきであって、更に触
診やその他の検査方法を結合し、その積の所在に従い、弁証の基礎の上にあっ
て分けてこれを治療すべきである」《金匱要略指難》

【通釈】　ある人が質問し、「病には積病があり、聚病があり、榖気病があ
るが、これはどのようにして弁別するのであろうか」と言った。師はこれに答え、
「積病は、五臓に属する病である。これは、発病部位が終始移動しない。聚病
は、六腑に属する病である。これは、発作が一定の時間に起こり、疼痛の部位
は固定されずに移動し、治療が可能な病である。榖気病の主な症状は、脇下が

- 581 -

痛み、手で按じると痛みは消失し、その後にまた痛みが発生する。これが檕気病である。各種の積病を診断する基本的な方法について見ると、脈が沈細で沈取して骨に達すると始めて触れる場合は、積病である。沈細脈が寸部にある場合は、積病は胸中にある。沈細脈が微かに寸部の上に出る場合は、積病は喉中にある。沈細脈が関部にある場合は、積病は臍の周辺にある。沈細脈が微かに関部の上に出る場合は、積病は心下にある。沈細脈が微かに関部の下に出る場合は、積病は少腹にある。沈細脈が尺部にある場合は、積は気衝穴にある。沈細脈が左手に出る場合は、積病は身体の左側にある。沈細脈が右手に出る場合は、積病は身体の右側にある。沈細脈が両手に出る場合は、積病は中央の部位にある。積病のある部位に基づいて診断と治療を行うべきである」と言った

（「檕」の字は、《千金》では「穀」の字に作る。「則ち愈え」の字の下に更に「愈」の字がある。「寸口、積」の「口」の字の下に「結」の字がある。「関上」の字の下に「結」の字がある。「尺中」の字の下も同じである。魏氏は、「檕」の字を「穀」の字に作り、「穀の字と言うものは、元々このようなものである。もしそれが穀である場合は、悪い版木である。後人は改めて檕とし、遂に穀を並べてまた改めて檕とし、また誤って檕とするのは、皆誤筆である」と言う。案じるに、《通雅》では、「檕は穀であり、即ち檕である」と言う。《山海経》では、「百檕が生じる」とある。《荀子》の「五檕蕃」がこれである」と言う。○「諸々の大法」以下は、徐氏、沈氏、尤氏は提示して一条とする）。

【本文】　［徐］　積は、迹(あと)なり。病気の陰に属する者なり。藏は陰に属す。両陰相い得るが故に移らず。移らざる者は、専ら痛む処有りて遷改無きなり。聚は、則ち市中の物の如く、偶々聚まるのみ。病の陽に属する者なり。府は陽に属す。故に陽に相い比すれば、則ち陰の凝るが如きに非ず。故に寒気感ずれば則ち発し、否なれば則ち已む。所謂「時有る」なり。既に定著無ければ、則ち痛み常の処無し。故に「輾転として痛み移る」と曰う。其の根深からず。故に積に比して治す可しと為す。檕気の若きは、檕なる者は穀なり。乃ち、食気なり（案ずるに、《三因》に檕気門を立てて宿食論治を載す。当に並びに攷うべし）。食は太陰を傷り、敦阜の気は肝気を抑え遏む。故に痛み脇下に在りて痛む。藏府に由らず。故に之を按ずれば、則ち気行りて愈ゆ。然れども病気は軽しと雖も、之を按じて其の病原を絶つこと能わず。故に復た発す。中気強ければ、治せずして自ら愈ゆ。

- 582 -

五臓風寒積聚病脈証并治第十一

　　［尤］　　諸々の積は、気血痰食を該ねて言う。脈来ること細にして骨に附す
を、細にして沈の至りと謂うは、諸々の積は皆陰なるが故なり。又積みて移ら
ざるの処は、其の気血営衛は復た上行して外に達せざれば、則ち其の脈之が為
に沈み、細にして起きず。故に其の脈の出づる所を歴挙し、以て其の積を受く
るの処を決す。而して復た之に益して曰く、「脈両出するは、積中央に在り」
と。中央に積有り、其の気左右に分布すること能わざるを以ての故に脈の両手
に見わる者は、倶に沈細にして起きざるなり。各々其の部を以て之を処すは、
各々其の積の在る所の処に随いて之を分けて治すを謂うのみ。
【語釈】　○迹：跡に同じ。ありか。ある場所。　○遷改：移り変わる。　○
歴挙：歴は、あまねく。挙は、あげる。
【通釈】　　［徐］　積は、迹である。病気が陰に属する場合である。臓は、
陰に属している。両つの陰が相互に得られるので、移動しない。移動しないと
は、専ら痛む所があって移り変わらないことである。聚は、市の中の物のよう
に、偶々集まるに過ぎない。病が陽に属する場合である。腑は、陽に属してい
る。そこで、陽に対比すると、陰が凝るようなものではない。そこで、寒気を
感じる場合は発症し、そうでない場合は病は止む。いわゆる「時がある」であ
る。既に一定の部位に着くことがない場合は、痛みは常の所がない。そこで、
「転々と痛みは移動する」と言う。その根は、深くない。そこで、積に比較し
て治療が可能である。檕気のようなものは、檕は穀である。即ち、食気のこと
である（案じるに、《三因》では、檕気門を立て、宿食の論治を記載している。
並びに考えるべきである）。食は太陰を傷り、敦阜（太陰）の気は肝気を抑え
て留める。そこで、痛みは脇下にあって痛む。臓腑によることがない。そこで、
これを按じる場合は、気が行って治癒する。しかし、病気は軽いが、これを按
じてその病源を絶つことはできない。そこで、また発症する。中気が強い場合
は、治療せずに自然に治癒する。
　　［尤］　諸々の積は、気、血、痰、食を兼ねて言う。脈の到来が細で骨に付
着し、細で沈が極まると言うのは、諸々の積は皆陰であるからである。また、
積んで移動しない所では、その気血や営衛はまた上行して外に到達しなくなる
ので、その脈はこのために沈み、細で起きなくなる。そこで、その脈が出る所
を遍く挙げ、これによってその積を受けている所を決定する。そしてまたこれ
に益し、「脈が両側で出る場合は、積は中央にある」と言う。中央に積があり、
その気が左右に分布できなくなるので、脈が両手に見われる場合は、ともに沈

細で起きなくなる。各々その部位をもってこれに対処するのは、各々その積の
ある所に随ってこれを分けて治療することを言うだけである。

【本文】　《五十五難》に曰く、「積なる者は、陰気なり。聚なる者は、陽気
なり。故に陰は沈にして伏し、陽は浮にして動くなり。気の積もる所を名づけ
て積と曰い、気の聚まる所を名づけて聚と曰う。故に積なる者は五藏の生ずる
所、聚なる者は六府の成る所なり。積なる者は、陰気なり。其の始めて発する
は、常の処有り、其の痛み其の部を離れず、上下に終始する所有り、左右に窮
まる所の処有り。聚なる者は、陽気なり。其の始めて発するは、根本無く、上
下に留止する所無く、其の痛み常の処無きは、之を聚と謂う。故に是れを以て
積聚を別かち知る」と。

　　邵氏の《明医指掌参補》に云う、「痞塊は、多くは皮の裏、膜の外に在り。
並びに腸胃の間に係わらず。而れども医者恎恎にして峻剤を以て之を下せば、
安くんぞ能く此の塊をして腸胃に入れて大便従りして出だしむるや。吾、病未
だ必ずしも去らずして元気已に耗り、経年累月遂に不治に至る者多きを見る。
歴代の医家は、皆「左に在るは、死血と為し、右に在るは食積と為し、中に在
るは痰飲と為す」と曰う。蓋し、左は肝に属し、肝は血を藏し、右は脾に属し、
脾は穀を化し、而して痰飲は則ち中焦に結び聚まればなり。殊に知らず、肝と
脾とは左右の分と雖も、実は界限の隔たり無く、肝は左に偏りて右に与かるこ
と無く、脾は右に偏りて左に与かること無しと謂うに非ず。左に在りては死血
と為せば、而ち右に在りては独り死血無きや。中に在りては痰飲と為せば、而
ち左右は独り痰飲無きや。但だ左に在り、右に在り、中に在るは、皆虚の在る
所に因りて之に入るのみ。死血、痰飲、食積を以て之を分かつ可からざるなり。
然れども当に之を診て以て其の病を察すべし。弦滑は痰と為し、芤濇は血と為
し、沈実は食と為し、三脈並びに見わるれば、則ち当に兼ねて治すべきなり」
と。

【語釈】　○恎：往に同じ。　○経年：年数を過ごす。　○累月：月を重ねる。
　○界限：限界に同じ。境。区切り。

【通釈】　《難経・五十五難》では、「積は、陰気である。聚は、陽気である。
そこで、陰は沈で潜伏し、陽は浮で動く。気が積もる所を名づけて積と言い、
気が集まる所を名づけて聚と言う。そこで、積は五臓が生じる所であり、聚は
六腑が形成する所である。積は、陰気である。それが始めて発生する場合は、
常の所があり、その痛みはその部位を離れず、上下に終始する所があり、左右

に窮まる所がある。聚は、陽気である。それが始めて発生する場合は、根本が
なく、上下に留まり停止する所がなく、その痛みが常の所がないのは、これを
聚と言う。そこで、これをもって積と聚を区別することが解る」と言う。

邵氏の《明医指掌参補》では、「痞塊は、多くは皮の裏で膜の外にある。
並びに腸胃の間に係わらない。ところが、医者が往々にして峻剤を用いてこれ
を下すので、どうしてよくこの塊を腸胃に入れて大便より出すことができよう
か。私は、病はいまだ必ずしも去っていないが、元気は既に消耗し、長年、あ
るいは月日を重ねて遂に不治に至る場合を多く見ている。歴代の医家は、皆
「左にあるのは死血であり、右にあるのは食積であり、中にあるのは痰飲であ
る」と言う。思うに、左は肝に属し、肝は血を藏し、右は脾に属し、脾は水穀
を運化し、痰飲は中焦に結んで集まるからである。殊に一体、肝と脾は左右の
区分があるが、実は区切って隔てることがなく、肝は左に偏って右に与（あず）かるこ
とがなく、脾は右に偏って左に与かることがないと言うのではない。左にあっ
て死血とするのであれば、右にあっては独り死血がないのであろうか。中にあ
って痰飲とするのであれば、左右は独り痰飲がないのであろうか。ただ、左に
あり、右にあり、中にあるのは、皆虚がある所によってこれに入るだけである。
死血、痰飲、食積をもってこれを区分すべきでない。しかし、これを診察して
その病を察知すべきである。弦滑は痰であり、芤濇は血であり、沈実は食積で
あり、三つの脈が並びに見われる場合は、兼ねて治療すべきである」と言う。

【解説】　本条文は、積病、聚病、穀気病の鑑別点と積病の主な脈象について
論述している。

《金匱要略輯義》が引用する尤在涇の説では、沈細脈が出現する部位と寸口
の脈との関係が解説されていない。

積病の「積」は、物が積み上げられる跡（ありか）のことを言う。即ち、病は陰に属
している。五臓は、陰である。陰に属する五臓に陰の病である積病が発生する
場合は、痛む所は移動しない。

聚病は、市の品物のように、物が偶々集まることを言う。即ち、病は陽に属
している。六腑は、陽である。陽に属する六腑に陽の病である聚病が発生する
場合は、寒を感じると発症し、寒を感じなくなると病は止む。聚病では、痛み
は一定の部位に固定されることがなく、また根は深くない。そこで、聚病は、
積病に比較して治療が可能である。

穀気病は、食気が太陰を傷る病証である。食物が太陰を傷り、太陰の気が肝

気を抑えると、脇下が痛む。本証では、病は臓腑になく、手で按じると気が行る。そこで、手で按じると痛みは治癒する。ただ、病は軽いが、手で按じるだけでは病源を絶つことができない。そこで、手で按じた後に痛みが再発する。

「諸々の積」とは、気、血、痰、食などを兼ねて言う。諸々の積は、皆陰に属している。そこで、脈は沈細になり、骨に付く部位で脈が触れる。積病のある部位では、気血や営衛が上行して外に達しなくなり、脈は沈細になる。そこで、沈細脈が出現する寸口の部位で積病の所在を決定する。

積病が中央にある場合は、脈気が左右に分布できなくなるので、両手に沈細脈が見われる。あるいは沈細脈が右に見われる場合は積病は右にあり、沈細脈が左に見われる場合は積病は左にある。「各々其の部を以て之に処す」とは、各々積のある所に従って分けてこれを治療することを言う。

痰飲咳嗽病脈証并治第十二

痰飲咳嗽病脈証并治第十二
論一首　脈証二十一条　方十九首
（此の篇、《脈経》は前の《肺痿肺癰咳嗽上気》に接して一篇と為し、「痰飲」は「淡飲」に作る。下は並びに同じ）
（この篇は、《脈経》では前の《肺痿肺癰咳嗽上気篇》に接続して一篇とし、「痰飲」の字は「淡飲」の字に作る。下は、並びに同じである）
【原文】　問曰、夫飲有四、何謂也。師曰、有痰飲、有懸飲、有溢飲、有支飲。(1)
　　問曰、四飲何以為異。師曰、其人素盛今痩、水走腸間、瀝瀝有声、謂之痰飲。飲後水流在脇下、咳唾引痛、謂之懸飲。飲水流行、帰於四肢、当汗出而不汗出、身体疼重、謂之溢飲。咳逆倚息、気短不得臥、其形如腫、謂之支飲。(2)
【本文】　問いて曰く、夫れ飲に四有りとは、何の謂ぞやと。師曰く、痰飲有り、懸飲有り、溢飲有り、支飲有りと。
　　問いて曰く、四飲は、何を以て異なると為すかと。師曰く、其の人素盛んに今痩せ、水腸間を走りて、瀝瀝として声有るは、之を痰飲と謂う。飲みて後、水流れて脇下に在り、咳唾引痛するは、之を懸飲と謂う。飲水流行して、四肢に帰し、当に汗出づべくして汗出でず、身体疼重するは、之を溢飲と謂う。咳逆倚息、気短かく臥すを得ず、其の形腫るるが如きは、之を支飲と謂うと
　（「瀝瀝」は、《巣源》は「漉漉」に作る。「気短」は、諸本は「短気」に作る）。
【語釈】　〇問いて曰く、夫れ飲に四有り云々：呂志杰の説「以上の二条は、痰飲病の分類、およびその主証を論述し、全篇の提綱とする。広義の痰飲病は、それが停留する部位と表現の違いに基づいて痰飲、懸飲、溢飲、支飲の四種類の違った類型に区分できる」《金匱雑病論治全書》。　〇問いて曰く、四飲は、何を以て異なると為すか云々：王廷富の説「この条は、四飲の主証と病変である。狭義の痰飲の形成は、脾胃が壅滞して運らなくなり、あるいは肺気が滞り渋って不暢になり、これによって水液は正常の運化と敷布を失うことにある。もし腸胃の気機が不利になる場合は、水は腸間に入る。大腸は金に属し気を主り、小腸は火に属し、水と火気が打ち合い、気と火が皆動く。そこで、流れて腸間を走り、ごろごろと音がするのは、痰飲と名づける。そして腸胃と肌膚は相互に合わさり、元々水穀の精微を受け、長養すると、肥満体になる。今水の病む所となり、水穀の精気が濡養しなくなる。そこで、肌肉は痩せ衰える。懸

- 587 -

飲の主証と病理は、水が胃に入り、脾気が運化を失調し、肺気が水道の通調を失調し、三焦の気機が阻滞され、水液の全部が下って膀胱に輸布されて尿となることができなくなることにある。僅かの水液が脇下に注ぎ、昇降の気機が更に不利になる場合は、上逆して咳となり、咳唾し、停滞した飲が相互に激しくなる。そこで、脇下に牽引して痛む。これは、有形の水が脇下にぶら下がって集まる。そこで、懸飲と名づける。溢飲の主証と病理は、四肢は諸陽の本であり、脾が主る所に係わり、汗孔は肺が主る所であり、衛陽が司る所である。肺気が不利になり、あるいは脾気が運らなくなることにより、飲んで入った水は全部が下って膀胱に輸布できず、反って四肢に流行し、あるいは滲んで肌表に及ぶ。もし衛陽が旺盛である場合は、毛竅は開く。「当に汗出づべし」であれば、水は汗に従って解される。「而るに汗出せず」であれば、水湿は甚だ旺盛になり、反ってその衛陽に勝つ。ここにおいて玄府は閉塞する。そこで、汗は出なくなる。衛陽が既に水に勝つことができず、反って経絡や営衛の運行を妨げる。そこで、身体に疼痛が出現して重だるくなる。即ち、水飲が肌膚の表に溢れる。そこで、溢飲と名づける。支飲の主証と病理は、水飲が胸に停滞して集まり、宗気に影響して不利になり、肺気は降りず、心気は寧らかにならなくなることにある。そこで、咳逆し、倚息して喘息し、平臥ができなくなる。いわゆる「其の形腫るるが如し」は、並びに水腫でない。即ち、陽が虚して陰が盛んになり、今にも三焦の内外の陽がともに水湿が浸淫する中に沈もうとし、軀殻の内外はともに陰寒で固く凍り、駆除できない勢いがある」《金匱要略指難》。　○其の形腫るるが如し：李克光の説「「其の形腫るるが如し」とは、水飲が軀殻の内外に浸淫し、陽気が運らなくなり、肺は皮毛を合するので、飲邪が肺を犯して皮膚に走り、気が逆し、水もまた逆することを説明する。「腫るるが如し」と言うのは、外形は浮腫のようであるが、これは飲邪が肺を犯し、反覆して咳喘することによって引き起こされるのであり、水気病で必ず腫れて実するのとは軽重がある」《金匱要略譯釋》。　○漉漉：汗や血がたらたらと流れるさま。

【通釈】　ある人が質問し、「そもそも痰飲病には四種類があるが、これはどのようなものであろうか」と言った。師はこれに答え、「痰飲病には、痰飲があり、懸飲があり、溢飲があり、支飲がある」と答えた。

　ある人が質問し、「四種類の痰飲病は、どのような違いがあるのであろうか」と言った。師はこれに答え、「病人の身体は元々肥満体であったが今は痩

せ衰え、水飲が腸間を走って、ごろごろと音を立てる場合は、これを痰飲と言う。水を飲んだ後に水が流れて脇下に停滞し、咳嗽が出現し、痰を吐出する時に脇下に痛みが放散する場合は、これを懸飲と言う。飲んだ水が流れて四肢に溢れ、汗は出るはずであるが汗は出ず、身体に疼痛が出現して重だるくなる場合は、これを溢飲と言う。咳嗽が出現して気が上逆し、物に寄り掛かって起坐呼吸し、息切れがして床に臥せることができず、身体が浮腫状になる場合は、これを支飲と言う」と言った（「瀝瀝」は、《諸病源候論》では「漉漉」に作る。「気短」は、諸本では「短気」に作る）。

【本文】　［程］　《聖済総録》に曰く、「三焦なる者は、水穀の道路、気の終始する所なり。三焦調い適い、気脈平匀すれば、則ち能く水液を宣通し、化して血と為り、周身を灌漑す。若し三焦の気塞がり、脈道壅閉すれば、則ち水飲停滞し、宣行するを得ず、聚まりて痰飲を成し、病を為すは多端なり」と。又脾土宣達すること能わざるに因りて、水飲中に流溢し外に布散するを致し、甚だしければ則ち五藏病を受くなり。痰飲なる者は、何ぞや。平人の水穀の気胃に入り精微に変化し、以て肌肉を充たすを以て、則ち形盛んなり。今精微を変化すること能わず、但だ化して痰飲と為す。此れ、其の人素盛んに今痩せる所以なり。故に水腸間に走り、瀝瀝として声を作すなり。

　　［沈］　飲みて後、水流れて脇下に在る者は、乃ち飲胃に積もり、腠理密ならず、汗の蟄蟄とするが如く、胃の外に横溢し、脇下に流るれば、而ち懸飲を為す。懸飲なる者は、猶物の其の処に懸掛るの義のごときなり。脇は、乃ち陰陽の道路なり。懸飲は、飲往来の気を阻み抑え、咳すれば則ち気吸いて脇に吊り動き、咳唾すれば則ち痛を引く。蓋し、脾肺の気転運すること能わず、飲水流行し、四肢、皮膚、肌肉の間に泛く。即ち、当に汗出でて散ずべし。設し汗出でざれば、経隧に凝逆し、身体疼重して溢飲を為す。《経》に謂う「溢飲なる者は、渇し暴かに多飲して溢れて肌皮腸胃の外に入る」是れなり。若し溢れて胃に出で、下従り上に注ぎ、胸膈の間に貯え、肺気を壅遏し、上逆すれば、而ち内は則ち咳逆倚息し、短気し、臥すを得ず。外は皮毛に応じ、肺気壅がりて行らざれば、則ち腫るるが如し。故に支飲を為すなり。

　　［鑑］　痰飲、懸飲、溢飲、支飲は、飲病の情状を言うなり。四飲も亦留飲、伏飲の理に外ならず。但だ其の流水の処に因りて四を為すのみ。其の情に由りて之が名を命づく。故に四有るなり。李彣曰く、「夫れ飲に四有りて此れ独り痰飲の名を以て之を総ず。水陰に積もり或は飲と為り、飲陽に凝り或は痰と為

れば、則ち分けて之を言えば飲に四有り、合して之を言えば総じて痰飲と為すのみ」と。

【語釈】　〇三焦なる者は、水穀の道路、気の終始する所なり：出典は、《難経・三十一難》。全句は、「三焦は、水穀が運化され転輸される通路であり、人体の気機の活動が終始する」の意。　〇漐漐：微かな汗が潤うさま。　〇懸掛：懸と掛は、かける。つりさげる。　〇溢飲なる者は、渇し云々：出典は、《素問・脈要精微論》。　〇情状：様子。有様。

【通釈】　［程］　《聖済総録》では、「三焦は、水穀の道路であり、気機の活動が終始する所である。三焦が調和して適切になり、気脈が平均する場合は、よく水液を宣通し、変化して血となり、全身を灌漑する。もし三焦の気が塞がり、脈道が塞がって閉じる場合は、水飲が停滞して宣行できず、集まって痰飲を形成し、病を生じて多端になる」と言う。また、脾土が宣達できないことにより、水飲が中に流溢して外に布散し、甚だしい場合は五臓が病を受ける。痰飲とは、何であろうか。正常の人の水穀の気が胃に入って精微に変化し、これによって肌肉を充たす場合は、形体は旺盛である。今精微を変化させることができず、ただ変化して痰飲となる。これが、その人は元々旺盛であるが、今痩せる理由である。そこで、水が腸間にあり、ごろごろと音を発生する。

　　［沈］　水を飲んだ後に水が流れて脇下にある場合は、飲は胃に積もり、腠理が緻密ではなく、汗がじわっと滲むようになり、胃の外に恣に溢れ、脇下に流れ、懸飲を生じる。懸飲は、丁度物がその所に掛かる義のようなものである。脇は、陰陽の道路である。懸飲は、飲が往来する気を阻んで抑えるので、咳する場合は気が吸われ、脇にぶら下がって動き、咳唾する場合は痛みが牽引する。思うに、脾と肺の気が転ることができなくなると、飲んだ水は流行し、四肢、皮膚、肌肉の間に浮く。この場合は、汗が出ると散じるはずである。もし汗が出ない場合は、経隧に凝滞して逆上し、身体は疼んで重だるくなり、溢飲を生じる。《経》に言う「溢飲は、口が渇き、暴かに多飲し、水が溢れて肌、皮、腸胃の外に入る」がこれである。もし溢れて胃に出て下より上に注ぎ、胸膈の間に貯留し、肺気を壅遏して上逆する場合は、内は咳逆し、倚息し、息切れがし、床に臥せることができなくなる。水が外は皮毛に応じ、肺気が塞がって行らなくなる場合は、浮腫状になる。そこで、支飲を生じる。

　　［鑑］　痰飲、懸飲、溢飲、支飲は、飲病の様子を言う。四飲もまた留飲や伏飲の道理に外ならない。ただ、その水が流れる所によって四飲となるだけで

－ 590 －

ある。その様子によってこれを名づける。そこで、四種類がある。李梴は、「そもそも水飲には四種類があり、これはただ痰飲の名称をもってこれを総括する。水が陰に積もってあるいは飲となり、飲が陽に凝滞してあるいは痰となる場合は、分けてこれを言えば飲に四種類があり、合わせてこれを言えば総合して痰飲とするだけである」と言う。

【本文】　案ずるに、「痰」は、本「淡」に作る。王義之の《初月帖》に「淡悶し乾嘔す」と。宋の黄伯思の《法帖刊誤》に云う、「淡は、古の淡液の淡。干は、古の干湿の干。今人、淡を以て痰に作り、干を以て乾に作るは、非なり」と。而して《肘後方》に痰癮諸方有り。即ち、痰飲なり。攷うるに、唐恵琳の《一切経音義》に云う、「淡陰は、胸上の液を謂うなり。医方は、淡飲に作ること多し」と。又云う、「痰癮は、上は音談、下は陰禁の反」と。案ずるに、「痰」と「癮」の字は、定体無く、胸膈中の気の病なり。津液、気に因りて凝結して散ぜず、筋の膠の如く、引挽して断ぜざるは、名づけて痰癮と為す。蓋し、「痰」の字は始めて《神農本経》の巴豆の条に見われ、「留飲は、痰癖」と云う。而して「飲」の字は則ち《内経・刺志論》に見われ、「脈小、血多き者は、飲中熱するなり」と云う。王の註に「溜飲なり」と。又溢飲は、《脈要精微論》に見わる。以上の数義に依りて之を攷うれば、痰飲は即ち津液の病為るの総称なり。故に本経は以て篇目を題す。而して又腸間に瀝瀝と声有るを以て痰飲と為す者は、猶傷寒は外邪の統名にして又麻黄湯の一証を以て呼びて傷寒と為すの類のごときなり。本条の痰飲は、又「稀なれば則ち飲と曰い、稠なれば則ち痰と曰う」の義とは亦自ら異なれり。程云う、「痰飲は、《脈経》、《千金翼》は倶に「淡飲」に作る。当に淡飲を以て是と為すべし。痰飲の若きは、則ち稠粘にして、腸間を走りて瀝瀝として声を作すこと能わざるなり」と。此の説、是に似るも却って非なり。知らず、痰は乃ち淡の疒に従う者なり。況や《千金翼》の淡飲は五飲の一つにして、本条の謂う所とは頗る異なり、「大五飲圓は、五種の飲を主る。一は留飲と曰い、停水心下に在り。二は澼飲と曰い、水両脇の下に澼す。三は淡飲と曰い、水胃中に在り。四は溢飲と曰い、水膈上五藏の間に在り。五は流飲と曰い、水腸間に在り、動揺して声有り」と云う（《千金》に同じ）。所謂「流飲」は、乃ち本条の痰飲に似たり。《巣源》に「流飲なる者は、水を飲むこと多きに由り、水流れて腸胃の間に走り、轆轆として声有り。之を流飲と謂う」と云うも亦本条の痰飲なり。

　《巣源》に云う、「懸飲は、謂うに水を飲むこと過多、脇下に留まり注ぎ、

脇間をして懸痛せしめ、咳唾して脇に引きて痛む。故に懸飲と云う」と。又「支飲は、水を飲むこと過多、胸膈の間に停まり積もり、心に支え乗ず。故に支飲と云う」と。案ずるに、「支」の字は、徐は肺の支脈と為し、程は支え散ずの義と為す。魏云う、「分かつなり」と。尤云う、「水の派有り、木の枝有り」と。並びに通ぜず。今《巣源》に依れば、支と枝は同じ。心膈の間に支撐（とう）するを謂う。支満、支結の義は、皆同じ。王、《六元正紀》の支痛に註し、「支は、拄（さ）え妨ぐるなり」と云うは、是と為す。

【語釈】　〇引挽：ともに「ひく。ひっぱる」の意。　〇癖：消化不良。さしこみ。胸腹部におこる激痛。肩から頸にかけて筋のひきつるもの。　〇澼：腸間の間の水。晒し打つ。　〇派：わかれ。川の支流。　〇撐：ささえる。手でつっぱりささえる。　〇拄え妨ぐ：拄は、支える。妨は、さまたげる。

【通釈】　案じるに、「痰」の字は、元々は「淡」の字に作る。王義之の《初月帖》では、「淡で悶え乾嘔する」とある。宋の黄伯思の《法帖刊誤》では、「淡は、古の淡液の淡である。干は、古の干湿の干である。今の人は「淡」の字をもって痰に作り、「干」の字をもって乾に作るのは、誤りである」と言う。そして《肘後方》では、痰癊（いん）に対する諸々の処方がある。即ち、痰飲である。考えるに、唐恵琳の《一切経音義》では、「淡陰は、胸上の液のことを言う。医方では、淡飲に作ることが多い」と言い、また「「痰癊」の字は、上は音が談であり、下は音が陰禁の反である」と言う。案じるに、「痰」と「癊」の字は一定の字体がなく、胸膈の中の気の病である。津液が気によって凝結して散じなくなり、膠のように筋を引（ひ）いて切れなくなるのは、痰癊と名づける。思うに、「痰」の字は、始めて《神農本経》の巴豆の条に見われ、「留飲は、痰癖である」と言う。そして「飲」の字は、《内経・刺志論》に見われ、「脈が小になり、血が多い場合は、飲の中が熱している」と言う。王氏の注釈では、「溜飲である」とある。また、溢飲は、《素問・脈要精微論》に見われている。以上の数義によってこれを考えると、痰飲は津液の病の総称である。そこで、本経ではこれをもって篇の題目とする。そしてまた腸間にごろごろと音がするのをもって痰飲とするのは、丁度傷寒は外邪の総称であるが、また麻黄湯の一証をもって呼んで傷寒とする類のようなものである。本条の痰飲は、また「稀薄である場合は飲と言い、粘稠である場合は痰と言う」の義とはまた自ら異なる。程氏は、「痰飲は、《脈経》や《千金翼》では、ともに「淡飲」に作る。淡飲が正しいはずである。痰飲のようなものは粘稠であり、腸間を走ってごろ

ごろと音を発生することはできない」と言う。この説は正しいようであるが、反って間違いである。一体、「痰」の字は淡が疒に従うものである。ましてや《千金翼》の淡飲は五飲の中の一つであり、本条が言う所とは頗る異なるのであり、「大五飲圓は、五種類の飲を主治する。第一は留飲と言い、停水が心下にある。第二は澼飲と言い、水が両脇の下に打つ。第三は淡飲と言い、水が胃中にある。第四は溢飲と言い、水が膈上と五臓の間にある。第五は流飲と言い、水が腸間にあり、動揺して音がする」と言う（《千金》では、同じである）。いわゆる「流飲」は、本条の痰飲に類似する。《諸病源候論》に「流飲は、水を飲むことが多くなるので、水が流れて腸胃の間に走り、ごろごろと音がする。これを流飲と言う」と言うのもまた本条の痰飲である。

　《諸病源候論》では、「懸飲は、思うに水を飲むのが過多になり、脇下に留まって注ぎ、脇の間がぶら下がって痛み、咳嗽が出現し、涎唾を吐出して脇に牽引して痛む。そこで、懸飲と言う」と言い、また「支飲は、水を飲むのが過多になり、胸膈の間に停まって積もり、心に支えて乗じる。そこで、支飲と言う」と言う。案じるに、「支」の字は、徐氏は肺の支脈とし、程氏は支えて散じる義であるとする。魏氏は、「分けることである」と言う。尤氏は、「水に支流があり、木に枝があることである」と言う。並びに通じない。今《諸病源候論》によれば、支と枝は同じである。心膈の間を支えて突っ張ることを言う。支満や支結の義は、皆同じである。王氏は《素問・六元正紀大論》の支痛に注釈し「支は、拄えて妨げることである」と言うのは、正しい。

【解説】　本条文は、痰飲病の分類、病機、および主証について論述している。

　痰飲病は、水飲の流れる部位の違いによって（狭義の）痰飲、懸飲、溢飲、支飲からなる四種類に分類される。

　脾が虚して水穀の精微を運化できなくなると、病人は元々豊満であったが、今は痩せ衰え、水が腸間にあってごろごろと音を立て、狭義の痰飲が発症する。

　飲んだ水が脇下に流れると、懸飲が発症する。懸飲は、丁度物がその所に掛かる義のようなものである。水飲が脇下に流れ、往来する気を阻んで抑えると、咳嗽が出現し、痰涎を吐出し、脇下に牽引して疼痛が出現する。

　脾と肺の気が運らなくなると、飲んだ水は四肢、皮膚、肌肉の間に流行する。本証では、汗が出ると水は散じるはずであるが、汗が出なくなると、水飲が経隧に凝滞するので、身体は疼んで重だるくなり、溢飲が発症する。

　水飲が胸膈の間に貯留し、肺気を壅遏して上逆すると、咳嗽が出現し、起坐

呼吸になり、息切れがし、床に臥せることができず、浮腫状になり、支飲が発症する。

【原文】　水在心、心下堅築、短気、悪水、不欲飲。(3)

【本文】　水心に在れば、心下堅築し、短気し、水を悪み、飲むことを欲せず（《千金》は、「心下堅く築築とす」に作る）。

【語釈】　○水心に在れば云々：呂志杰の説「水飲が心を凌ぎ、心下に停留する。そこで、心下が痞えて堅くなる。心陽が水飲を被って遏められる。そこで、息切れがする。水飲が除かれなくなる。そこで、水を悪み、飲みたくなくなる」《金匱雑病論治全書》。　○心下堅築：陳紀藩の説「飲が心下に凝り、心陽を抑えて遏める。そこで、心下は堅く実して凝結し、動悸がして寧らかにならなくなる」陳紀藩主編《金匱要略》

【通釈】　水飲が心にある場合は、心下が痞え堅く脹満して動悸がし、息切れがし、水を嫌って飲みたくなくなる（《千金》では、「心下が堅くなってぴくぴくと動悸がする」に作る）。

【本文】　［尤］　水は、即ち飲なり。堅築は、悸動き力有り、築築然とするなり。短気なる者は、心は火に属して水を畏れ、水気上に逼れば、則ち火気伸びざればなり。

　　［徐］　臓中に真に能く有形の水を蓄するに非ず。飲気之を侵すに過ぎず。泥む可からず。

【通釈】　［尤］　水は、飲である。堅築は、動悸がして力があり、ぴくぴくすることである。息切れがするのは、心は火に属して水を畏れ、水気が上に迫る場合は、火気が伸びなくなるからである。

　　［徐］　臓の中に真によく有形の水を蓄積するのではない。飲気がこれを侵すに過ぎない。拘泥すべきでない。

【解説】　本条文は、水飲が心に波及する場合に出現する症状について論述している。

　水は、飲である。水飲が心に波及すると、心下に動悸が出現して有力になる。心は火に属し、水を畏れる。水気が上に迫り、火気が伸びなくなると、息切れがし、水を悪み、飲みたくなくなる。

【原文】　水在肺、吐涎沫、欲飲水。(4)

- 594 -

痰飲咳嗽病脈証并治第十二

【本文】　水肺に在れば、涎沫を吐し、水を飲まんと欲す。

【語釈】　〇水肺に在れば云々：呂志杰の説「水飲が肺を射り、肺気が上逆する。そこで、咳をして涎沫を吐出する。咳をして吐出すると、津を傷る。そこで、水を飲みたくなる」《金匱雑病論治全書》

【通釈】　水飲が肺にある場合は、泡沫状の白い喀痰を絶え間なく吐出し、水を飲みたくなる。

【本文】　［程］　聯綿として断たざる者は涎と曰い、軽く浮きて白の者は沫と曰う。涎なる者は津液の化す所、沫なる者は水飲の成る所なり。肺経に醸せば、則ち吐す。吐多ければ、則ち津液も亦乾く。故に水を飲まんと欲す。

【語釈】　〇聯綿：連なるさま。連綿に同じ。

【通釈】　［程］　連なって途絶えないものは涎と言い、軽く浮いて白いものは沫と言う。涎は津液が変化する所であり、沫は水飲が形成する所である。肺経に醸成される場合は、吐出される。吐出が多くなる場合は、津液もまた乾く。そこで、水を飲みたくなる。

【解説】　本条文は、水飲が肺に波及する場合に出現する症状について論述している。

　水飲が肺に波及し、肺経に醸成されると、涎や泡沫が吐出される。吐出が多くなり、津液が乾くと、水を飲みたくなる。

【原文】　水在脾、少気身重。(5)

【本文】　水脾に在れば、少気して身重し。

【語釈】　〇水脾に在れば云々：王廷富の説「この条は、水飲が脾を侮る病変である。脾は土に属し、土は元々水を制する。脾陽が虚して水を制することができなくなるので、反って水飲の侮る所を被る。脾陽が困しめられる場合は、脾の精は健運できず、日が久しくなる場合は、中気が不足する。そこで、倦怠して少気するのは、倦怠感が出現して息切れがすることである。同時に脾は肌肉を主り、湿を悪む。脾が虚して湿が盛んになる。そこで、身体は重だるくなって爽やかではなくなる」《金匱要略指難》

【通釈】　水飲が脾にある場合は、息切れがして身体が重だるくなる。

【本文】　［徐］　脾は肌肉を主り、且つ湿を悪む。水気を得れば、則ち濡滞して重し。脾精運らざれば、則ち中気不足して倦怠し少気す。

【語釈】　〇濡滞：とどまる。

－ 595 －

【通釈】　［徐］　脾は肌肉を主り、かつ湿を悪む。水気を得る場合は、留まって重だるくなる。脾精が運らなくなる場合は、中気が不足し、身体がだるくなって息切れがする。

【解説】　本条文は、水飲が脾に波及する場合に出現する症状について論述している。

　脾は、肌肉を主る。水飲が脾に波及すると、脾の主る肌肉は重だるくなる。脾が運化する水穀の精微が運らなくなると、中気が不足するので、息切れがする。

【原文】　水在肝、脇下支満、嚔而痛。(6)

【本文】　水肝に在れば、脇下支満し、嚔すれば而ち痛む。

【語釈】　○水肝に在れば云々：陳紀藩の説「これは、水飲が肝に波及する証候を論じている。肝は脇下に居り、その経脈は脇に布き、膈を貫き、上は肺に注ぐ。今飲邪が肝を侵し、肝気が不利になり、肝絡は調和を失う。そこで、脇下が突っ張って脹満する。水飲が肝の支脈を循り、上は肺を犯す場合は、肺気が上逆するので、嚔がする。飲邪が肝と肺の経脈に流注し、飲と気が相互に激しくなる。そこで、嚔をする時に脇下に牽引して疼痛が出現する」陳紀藩主編《金匱要略》

【通釈】　水飲が肝にある場合は、脇下が突っ張って脹満する感じがし、嚔をすると脇肋に疼痛が放散する。

【本文】　［程］　肝脈は、脇肋に布く。故に脇下支満す。水肝に在れば、則ち条達の性は水の為に欝す。其の気は、上は頏顙に走り、畜門に至りて鼻孔に出で、因りて嚔を作すなり。嚔すれば、則ち痛み脇肋に引く。故に嚔すれば而ち痛む。

【語釈】　○頏顙：上顎の奥にある鼻道。足厥陰肝経がめぐる。　○畜門：外鼻孔。

【通釈】　［程］　肝脈は、脇肋に布散する。そこで、脇下は支満する。水が肝にある場合は、条達の性が水のために欝滞する。その気は、上は頏顙に走り、畜門に至って鼻孔に出て、これによって嚔を発生する。嚔をする場合は、痛みが脇肋に牽引する。そこで、嚔をすると、痛む。

【解説】　本条文は、水飲が肝に波及する場合に出現する症状について論述している。

－ 596 －

肝脈は、脇肋に布散する。水飲が肝に波及すると、肝の条達する性が欝滞するので、脇下が支満する。肝脈は、頏顙から畜門に至り、鼻孔に出る。水飲が肝に波及すると、嚔が出現する。嚔が出ると、肝脈の絡う脇肋に牽引して痛む。

【原文】　水在腎、心下悸。(7)
【本文】　水腎に在れば、心下悸す。
【語釈】　〇水腎に在れば云々：陳紀藩の説「本条は、水飲が腎を犯す証候を論じている。腎は元々水を主り、腎陽に頼って化気行水する。今水飲が腎を犯し、陰が盛んになり陽が虚し、気化が失調し、水飲は制することがなく、遂に上は心を凌ぎ、心陽が遏められる。そこで、「心下悸す」になる」陳紀藩主編《金匱要略》
【通釈】　水飲が腎にある場合は、心下で動悸がする。
【本文】　　［程］　水腎に在れば、則ち腎気心を凌ぐ。故に築築然として悸するなり。
【通釈】　　［程］　水が腎にある場合は、腎気が心を凌ぐ。そこで、ぴくぴくと動悸がする。
【解説】　本条文は、水飲が腎に波及する場合に出現する症状について論述している。
　　水飲が腎に波及すると、腎気が心を凌ぐので、心下に動悸が出現する。

【原文】　夫心下有留飲、其人背寒冷如手大。(8)
【本文】　夫れ心下に留飲有れば、其の人背寒冷すること手大の如し（「手」は、原本は「水」に作る。今諸本に依りて改訂す。徐、沈、尤は、「掌」に作る）。
【語釈】　〇夫れ心下に留飲有れば云々：呂志杰の説「およそ飲邪が留まって積もる所では、陽気が阻遏されて伸展して布達することができなくなる。飲が心下に留まり、背に手掌大の寒冷があるのは、飲が留まる所は陽気が達しないからである」《金匱雑病論治全書》
【通釈】　そもそも心下に留飲が停留している場合は、病人の背部が寒え、その大きさは手掌大である（「手」の字は、原本では「水」の字に作る。今諸本によって改訂する。徐本、沈本、尤本では、「掌」の字に作る）。
【本文】　　［尤］　留飲は、即ち痰飲の留まりて去らざる者なり。背寒冷する

こと掌大の如き者は、留飲の処は陽気の入らざる所なればなり。

　　〔程〕　諸陽は、気を胸上に受けて転じて背に行く。心下に留飲有れば、則ち陽気抑遏されて行らず。故に背の寒冷すること手大の如き者は、其れ尽くは寒えざるを言うなり。

【通釈】　〔尤〕　留飲は、痰飲が留まって去らないものである。背に寒冷があって手掌大のようであるのは、留飲の所は陽気が入らない所であるからである。

　　〔程〕　諸陽は気を胸上に受け、転じて背に行く。心下に留飲がある場合は、陽気が抑えられ遏められて行らなくなる。そこで、背に寒冷が手の大きさのようにあるのは、それが尽くは寒えないことを言う。

【本文】　《医学六要》に、「仲景曰く、「心下に留飲有れば、其の人背悪寒し、冷ゆること氷の如し」と。茯苓丸（茯苓一両、半夏二両、枳殻五銭、風化硝二銭半。共に末とし、姜汁の糊もて梧子大に丸じ、姜湯にて三十丸を下す）」と。案ずるに、此れ指迷茯苓丸なり。而して仲景を引く者は、何ぞや。又王隠君の滾痰丸の主療に、脊上一条線の如きの寒起くの証有り、亦此れと同じなり。

【通釈】　《医学六要》では、「仲景は、「心下に留飲があれば、その人は背に悪寒がし、氷のように冷える」と言う。茯苓丸（茯苓一両、半夏二両、枳殻五銭、風化硝二銭半。ともに粉末にし、姜汁の糊であおぎりの実の大きさの丸剤とし、生姜の湯液で三十丸を下す）」とある。案じるに、これは指迷茯苓丸である。そして仲景を引用するのは、どうしてであろうか。また、王隠君の滾痰丸の主治には、背骨の上に一条の線のような寒えが起こる証があり、またこれと同じである。

【解説】　本条文は、水飲が心下に停留する場合に出現する症状について論述している。

　　留飲は、痰飲が留まって去らなくなることを言う。心下に痰飲が停滞して去らなくなると、陽気が抑えられて遏められるので、手掌大の寒えが背部に出現する。

【原文】　留飲者、脇下痛引缺盆、咳嗽則輒已。（9）

【本文】　留飲なる者は、脇下の痛み缺盆に引き、咳嗽すれば則ち輒ち已む（原註は、「一に「転ずること甚だし」に作る」と。○案ずるに、《脈経》、

《千金》は「転ずること甚だし」に作る。程、《金鑑》は之に従う）。

【語釈】　〇留飲なる者は、脇下の痛み缺盆に引き云々：王廷富の説「この条は、水飲が停留して脇下にある病変である。痛む部位と経脈から看ると、缺盆は肩の下の横骨の陥った中にあり、足少陽の脈は缺盆より季肋を過ぎ、足厥陰の脈は膈を貫き脇の下に出るので、肝胆の経脈が循行する部位である。その病理機序は、水飲が停留して脇下にあるので、ただ肝と肺に影響して不和になるだけではなく、かつ厥陰と少陽の二経の経脈の通暢を阻碍することである。咳嗽が出現する時は、病む所を振動させる。そこで、胸痛は激しさを増し、缺盆に牽引してまた痛む」《金匱要略指難》

【通釈】　留飲がある病人は、脇下の痛みが缺盆に放散し、咳をして留飲が出る場合は、疼痛は直ちに停止する（原註では、「一説に「咳をすると疼痛は更に甚だしくなる」に作る」とある。〇案じるに、《脈経》、《千金》では「疼痛は更に甚だしくなる」に作る。程本、《医宗金鑑》では、これに従う）。

【本文】　［程］　缺盆なる者は、五藏六府の道なり。故に飲脇下に留まれば而ち痛み上りて缺盆に引き、缺盆に引けば則ち咳嗽し、咳嗽すれば則ち痛み脇下に引きて転じて甚だし。此れ、懸飲に属す。「転じて甚だし」は、一本に「輒ち已む」に作る。未だ咳嗽して脇下痛み、缺盆に引きて輒ち愈ゆること有らざるなり。

【通釈】　［程］　缺盆は、五臓六腑の通路である。そこで、飲が脇下に留まる場合は、痛みが上って缺盆に引き、缺盆に引く場合は咳嗽が出現し、咳嗽が出現する場合は痛みは脇下に引き、疼痛は更に甚だしくなる。これは、懸飲に属している。「転じて甚だしくなる」は、ある本では「直ちに治癒する」に作る。いまだ咳嗽が出現して脇下が痛み、痛みが缺盆に放散して直ちに治癒する場合はない。

【解説】　本条文は、水飲が脇下に停留する場合に出現する症状について論述している。

　懸飲に罹患し、水飲が脇下に留まると、脇下の痛みは缺盆に放散する。痛みが缺盆に放散し、咳嗽が出現すると、痛みは脇下に放散するので、疼痛は更に甚だしくなる。

【原文】　胸中有留飲、其人短気而渴、四肢歴節痛。脈沈者、有留飲。(10)

【本文】　胸中に留飲有り、其の人短気して渴し、四肢歴節痛む。脈沈の者は、

留飲有り（「脈沈」以下は、程は另の条と為す）。

【語釈】　〇胸中に留飲有り、其の人短気して渇し云々：呂志杰の説「飲が胸中に留まる場合は、肺気が不利になり、気が津を布散しなくなる。そこで、息切れがして口が渇く。留飲が四肢に溢れ、痺れて関節に着き、陽気が通じなくなる。そこで、四肢や歴節が痛む。以上の種々の留飲の脈は、多くが沈脈になる」《金匱雑病論治全書》

【通釈】　胸中に留飲がある場合は、病人は息切れがし、口渇が出現し、四肢や歴節が痛む。脈が沈になる場合は、留飲がある（「脈沈」より以下は、程氏は別の条文とする）。

【本文】　［程］　胸中なる者は、上焦に属するなり。今留飲の為に隔たれ碍げらるれば、則ち気之が為に短し。津液上潮すること能わざれば、則ち口之が為に渇するなり。飲なる者は、湿の類なり。関節に流る。故に四肢歴節痛むなり。《経》に曰く、「脈諸を沈に得る者は、当に水有るを責むべし」と。故に脈沈の者は、水飲と為す。

　　［尤］　四肢歴節痛むは、風寒湿関節に在りと為す。若し脈浮ならずして沈、而して又短気して渇すれば、則ち是れ留飲、病を為して外入の邪に非ざるを知る。

【語釈】　〇《経》：《金匱要略・水気病脈証并治第十四》の第10条を参照。

【通釈】　［程］　胸中は、上焦に属している。今留飲のために隔てられ碍げられる場合は、気はこのために短くなる。津液を上に送ることができなくなる場合は、口はこのために渇く。飲は湿の類であり、関節に流れる。そこで、四肢や歴節は痛む。《経》では、「脈はこれを沈に得る場合は、水があることを責めるべきである」と言う。そこで、脈が沈である場合は、水飲である。

　　［尤］　四肢や歴節が痛む場合は、風寒湿が関節にある。もし脈が浮ではなくて沈になり、また息切れがして口が渇く場合は、留飲が病を生じたのであり、外から入った邪ではないことが解る。

【解説】　本条文は、水飲が胸中あるいは四肢の関節に停留する場合に出現する症状と脈象について論述している。

　胸中は、上焦に属している。胸中に留飲が停留すると、気が阻まれるので、息切れがする。津液が上に送られなくなると、口は渇く。水飲が関節に流れると、四肢や歴節は痛む。脈が沈になる場合は、外から入った邪ではなく、留飲の病であることが解る。

痰飲咳嗽病脈証并治第十二

【原文】　膈上病痰、満喘咳吐、発則寒熱、背痛腰疼、目泣自出、其人振振身瞤劇、必有伏飲。(11)

【本文】　膈上痰を病めば、満喘咳吐し、発すれば則ち寒熱し、背痛み腰疼み、目泣自ら出で、其の人振振として身瞤すること劇しきは、必ず伏飲有り（「病痰」は、《脈経》、《千金》は「之病」に作る。《脈経》に註して云う、「「目泣出づ」は、一に「目眩」に作る」と）。

【語釈】　○膈上痰を病めば、満喘咳吐し云々：王廷富の説「この条は、伏飲が膈にある病変である。「膈上痰を病む」は、痰飲の病位を指摘する。満喘咳吐は、常にある証候を指す。その機序は、膈上は肺の居る所であり、脾気が運化を失調し、あるいは肺気が布散を失調する場合は、膈上が痰を病むことにある。痰は有形の濁邪であり、胸膈の気機を阻碍して不暢になる場合は、胸膈は満悶する。肺が痰で塞がり、肺気が上逆する場合は、喘を生じ、咳を生じる。喘と咳が甚だしくなる場合は、胃気もまた逆上する。そこで、痰涎を嘔吐する。自然に発生するのは、寒熱、背の痛み、腰の疼み、目から涙が自然に出るなどであり、これらは外邪が伏飲を引動する一時的な病変である。元々伏飲があるので、容易に外邪を感じ、邪が太陽の表を傷り、経兪が不利になり、営衛が調和しなくなる。そこで、悪寒がし、発熱し、背が痛み、腰が疼む。外邪と内飲が打ち合う場合は、咳と喘は劇しくなって涙の竅が疏になる。そこで、目から涙を抑えることができず自然に出る。その人がぶるぶると身体を激しく震わせる場合は、二種類の病理で引き起こされるはずである。第一は外寒の損傷が経兪に及び、伏飲を引動し、衛陽が衛ることができなくなる場合は、ぶるぶると寒慄する。第二は内飲が陽を傷り、日が久しくなると精血が不足し、身体の肌肉の跳動を引き起こすはずである。そこで、「必ず伏飲有り」と言う。いわゆる「伏飲」とは、また四飲の外に別に伏飲の名があるのではない。即ち、飲邪が潜伏して患いを生じるのであり、日が久しくなると容易に正気と精血を傷り、肺衛が布散して固める職に影響し、また容易に外と内で邪を合わせて喘咳が劇しくなる」《金匱要略指難》。　○必ず伏飲有り：陳紀藩の説「本証の弁証と治療に至っては、支飲と言う者（徐林、陸淵雷）があり、吼哮病を指すと言う者（呉謙）や、哮喘病を指すと言う者（陳念祖）がある。徐林や陳念祖は、いずれも「表裏を並びに治療する。小青龍湯、および木防己湯去石膏加芒硝茯苓の類のようなものである」と言う。高学山は、苓桂朮甘湯を用いて伏飲を除き、

腎気丸で腎陽を補って飲邪が再度潜伏するのを防ぐべきであると指摘する。曹家達は、真武湯に五味子、乾姜、細辛を加えたものを選ぶべきであると言う。上述した諸家の言葉は、いずれも臨床時の参考になるはずである」陳紀藩主編《金匱要略》

【通釈】　膈上に痰があると、胸満、気喘、咳嗽が出現して痰涎を吐出し、発作時は悪寒発熱が出現し、背が痛み、腰が痛み、泪が目から自然に溢れ、病人は身体をぶるぶると震わせる場合は、必ず伏飲がある（「病痰」は、《脈経》、《千金》では「之病」に作る。《脈経》では、注釈して「「目泣が出る」は、ある本では「目眩」の字に作る」と言う）。

【本文】　［尤］　伏飲は、亦即ち痰飲の伏して覚えざる者なり。発すれば、則ち始めて見わるなり。身熱し、背疼み、腰疼むは、外感に似ること有るも、兼ねて喘満咳唾を見わせば、則ち是れ《活人》の所謂「痰の病為る、能く人をして憎寒発熱せしめ、状傷寒に類する者」なり。目泣自ら出で、振振として身瞤動する者は、飲発して上は液道に迫り、外は経隧を攻むればなり。

【通釈】　［尤］　伏飲は、また痰飲が潜伏して自覚されない場合である。発症すると、始めて見われる。身熱が出現し、背が疼み、腰が疼むのは、外感に似るが、兼ねて喘満咳唾を見わす場合は、《活人書》のいわゆる「痰の病と言うものは、よく人に悪寒発熱を生じ、性状は傷寒に類似する場合」である。涙が自然に出て、身体がぶるぶると震えるのは、伏飲が発症し、上は液道に迫り、外は経隧を攻めるからである。

【本文】　案ずるに、《金鑑》に云う、「今の或は秋寒に値い、或は春風を感じ、発すれば則ち必ず喘満咳吐し、痰盛んに寒熱し、背痛み腰疼む。咳劇しければ則ち目泣自ら出で、咳甚だしければ則ち振振として身動くは、世俗の所謂「哮喘の病」なり」と。今哮喘を験するに、未だ振振として身瞤ずる者を見ず。故に「瞤」の字を欠いて解せず。蓋し、其れ妥んぜざる所有るを以ての者なるか。況や哮喘は乃ち前篇の肺脹の中の一証にして此れとは自ら異なるをや。

【語釈】　〇妥：やすんじる。落ち着く。穏やかである。

【通釈】　案じるに、《医宗金鑑》では、「今のあるいは秋の寒えに会い、あるいは春の風を感じ、発作が出現する場合は、必ず気喘、脹満、咳嗽、涎沫の吐出が出現し、痰が盛んになり、悪寒発熱し、背が痛み、腰が疼む。咳が劇しくなる場合は涙が自然に出て、咳が甚だしい場合は、身体がぶるぶると震えるのは、世俗のいわゆる「哮喘の病」である」と言う。今哮喘を調べてみると、

- 602 -

痰飲咳嗽病脈証并治第十二

いまだ身体がぶるぶると震える場合を見ない。そこで、「瞤」の字を欠いてこの字を解釈しない。思うに、穏やかでないところがあるからであろうか。ましてや哮喘は前篇の肺脹の中の一証であり、これとは自ら異なるのはなおさらである。

【解説】　本条文は、膈上の伏飲が発作性に出現する場合の症状について論述している。

　伏飲は、痰飲が潜伏して自覚されず、発症すると始めて見われる病証を言う。膈上の伏飲が発症すると、外感に類似して身熱が出現し、背が痛み、腰が痛み、兼ねて気喘、胸満、咳嗽、痰涎の吐出などの症状が出現する。伏飲が発症し、上は液道に迫ると、涙が自然に出、また外は経隧を攻めると、身体はぶるぶると震える。

【原文】　夫病人飲水多、必暴喘満。凡食少飲多、水停心下、甚者則悸、微者短気。脈双弦者寒也。皆大下後喜虚。脈偏弦者飲也。(12)

【本文】　夫れ病人水を飲むこと多ければ、必ず暴かに喘満す。凡そ食少なく飲多ければ、水心下に停まり、甚だしき者は則ち悸し、微の者は短気す。脈双弦の者は、寒なり。皆大いに下して後喜みて虚す。脈偏弦の者は、飲なり（《千金》、《外台》は、「虚」の下に「耳」の字有り。「脈双弦」より以下は程は別の条と為し、《金鑑》に同じきは、是なり。沈、徐は、「喜」の字無し。程、魏、《金鑑》は、「大いに下して後裏虚す」に作る）。

【語釈】　○夫れ病人水を飲むこと多ければ云々：呂志杰の説「本条は、痰飲の病因、および常に見られる脈証を論述している。上条は、水飲が膈上に伏し、外邪によって引き起こされる急性発作の症状を説明する。本条は、水が心下に停まり、飲水が多くなることによって引き起こされる急性発作の症状を論述する。中陽の運化が不足するので、水が心下に停まり、飲邪が上に迫り、軽い場合は肺気が不利になると息切れがし、重い場合は水飲が心を凌ぐと動悸がして不安になる。更にこれに加えるに飲水が過多になると、急性発作が引き起こされる。そこで、突然気喘、胸満などの証が発生する。飲病の脈は弦であり、陰寒の証もまた弦脈が見われる。これによって一たび弦脈が見われた場合は直ちに飲病と認定すべきでなく、注意して鑑別すべきである。寒証を引き起こす原因は、非常に多い。条文のいわゆる「皆大いに下して後喜みて虚す」は、一例を挙げるに過ぎない。「脈偏弦の者は、飲なり」もまた確定した辞ではないの

で、脈と証を合参して診断を確定すべきである」《金匱雑病論治全書》

【通釈】　そもそも病人が水を飲み過ぎると、必ず突然気喘と脹満が出現する。およそ食事の摂取は少ないが、反って水を飲み過ぎる場合は、水は容易に心下に停留し、病状が重い場合は動悸が出現し、軽い場合は息切れがする。両手の脈がいずれも弦になる場合は、虚寒証である。これは、大いに下した後に好んで裏が虚すからである。一側の手の脈が弦になる場合は、飲病である（《千金》、《外台》では、「虚」の字の下に「耳」の字がある。「脈双弦」より以下は、程本では別の条文とし、《医宗金鑑》に同じであるのは、正しい。沈本、徐本では、「喜」の字がない。程本、魏本、《医宗金鑑》では、「大いに下した後に裏が虚す」に作る）。

【本文】　［程］　飲水多ければ、則ち水気胸膈に泛溢し、必ず暴かに喘満するなり。凡そ人食少なく飲多ければ、則ち胃土精気を游溢すること能わず。甚だしき者は、必ず心下に停まりて悸を為す。微の者は、則ち胸膈を填めて短気を為すなり。

　　［鑑］　凡そ病人食少なく飲多き者は、消渇病を為す。小便不利の者は、留飲を為す。留飲なる者は、即ち今の停水の飲病なり。

　　［尤］　水溢れて肺に入る者は、則ち喘満を為す。水心下に停まる者、甚だしければ則ち水気心を凌ぎて悸し、微なれば則ち気は飲の抑えを被りて短きなり。双弦の者は、両手皆弦にして、寒気体を周（あまね）くなり。偏弦の者は、一手独り弦にして、飲気偏えに注ぐなり。

【通釈】　［程］　飲水が多くなる場合は、水気が胸膈に泛いて溢れ、必ず暴かに喘満が出現する。およそ人は食が少なく飲が多くなる場合は、胃土は精気を游溢することができなくなる。甚だしい場合は、必ず心下に停まって動悸を生じる。微かな場合は、胸膈を填めて息切れを生じる。

　　［鑑］　およそ病人は食が少なく飲が多くなる場合は、消渇病である。小便が不利になる場合は、留飲である。留飲は、今の水を停める飲病である。

　　［尤］　水が溢れて肺に入る場合は、喘満を生じる。水が心下に停まり、甚だしくなる場合は水気が心を凌いで動悸が出現し、微かである場合は気が飲に抑えられて短くなる。「双弦」とは、両手の脈が皆弦になることであり、寒気が体を周流している。「偏弦」とは、一側の手の脈だけが弦になることであり、飲気が偏って注いでいる。

【本文】　案ずるに、徐云う、「一手に両条の脈有れば、亦双弦と曰う。此れ、

乃ち元気壮んならざるの人往々にして多く此の脈を見わし、亦虚に属す。適ま愚概ね中気を温補し、兼ねて化痰すれば、手に応じて愈ゆ」と。此れ、呉氏の《脈語》に「双弦の者は、脈来ること二線を引くが如きなり」と云うに本づく。然れども経文の双弦とは逈（たが）いに別なり。

【通釈】　案じるに、徐氏は、「一つの手に二本の脈があれば、また双弦と言う。これは、元気が壮んでない人に往々にして多くこの脈が見われ、また虚に属している。私は偶々概ね中気を温補し、兼ねて化痰すると、手に応じて病は治癒する」と言う。これは、呉氏の《脈語》に「双弦とは、脈の到来が二つの線を引くようなものである」と言うのに基づいている。しかし、経文の双弦とは互いに別である。

【解説】　本条文は、広義の痰飲の病因、病機、および脈象について論述している。

飲水が多くなると、水飲が胸膈に浮いて溢れるので、必ず暴かに気喘と胸満が出現する。一般に食物の摂取は少ないが、飲水が多くなると、水気が心下に停まって心を凌ぐので、甚だしい場合は動悸が出現する。一方、水気の停滞が微かである場合は、気が水飲に抑えられるので、息切れが出現する。

「双弦」は、両側の手の脈がいずれも弦になることを言う。即ち、寒気が体を周流すると、脈は双弦になる。これらは、いずれも大いに下した後に虚すことが原因である。「偏弦」は、一側の手の脈が弦になることを言う。即ち、飲気が一側に偏って注ぐと、脈は偏弦になる。

【原文】　肺飲不弦、但苦喘短気。(13)

【本文】　肺飲は弦ならず、但だ喘を苦しみ短気す（「苦」は、《脈経》、《千金》は「喜」に作る）。

【語釈】　〇肺飲は弦ならず云々：王廷富の説「この条は、飲邪が肺を犯す脈証である。弦脈は、寒を主り、痛を主り、気滞を主る。気が滞る場合は、飲が停まる。そこで、停飲の脈は、弦が多い。肺飲が弦でない機序は、水飲が肺を射ることにあり、肺は呼吸を司り、一刻も息むことがなく、飲は積もることができないので、脈は弦ではない。水飲が肺を射り、肺気に影響して降りなくなり、肺気が上逆する。そこで、喘に苦しみ、呼吸は短促になる。即ち、支飲の証候である。いわゆる「肺飲」は、水飲が肺を犯すのであり、支飲の類に属している。並びに四飲の外に別に肺飲があるのではない」《金匱要略指難》

【通釈】　肺中に水飲が停留すると、脈は弦にならず、ただ気喘を苦しみ息切れがする（「苦」の字は、《脈経》、《千金》では「喜しば」の字に作る）。

【本文】　［尤］　肺飲は、飲の肺中に在る者なり。五藏に独り肺飲有るは、其れ虚して能く受くるを以てなり。肺は、気を主りて呼吸を司る。喘、短気を苦しむは、肺病已に著しく、脈は弦ならずと雖も、以て其れ飲有りと知る可し。

【通釈】　［尤］　肺飲は、飲が肺の中にある場合である。五臓に肺飲だけがあるのは、それが虚してよく飲を受けるからである。肺は気を主り、呼吸を司る。気喘と息切れを苦しむ場合は、肺病が既に著しい状態であり、脈は弦ではないが、肺に飲があることを知るべきである。

【解説】　本条文は、水飲が肺にある場合に出現する証候について論述している。

　肺飲は、水飲が肺の中にあることを言う。肺は気を主り、呼吸を司る。水飲が肺の中に停滞し、病が著しくなると、脈は弦ではないが、気喘が出現し、息切れに苦しむ。

【原文】　支飲亦喘而不能臥、加短気、其脈平也。(14)

【本文】　支飲も亦喘して臥すこと能わず、短気を加え、其の脈平なり（「臥」は、《千金》、《外台》は「眠」に作る）。

【語釈】　○支飲も亦喘して臥すこと能わず云々：呂志杰の説「心下の支飲は、上は肺に迫る。即ち、肺飲と同じである。そこで、また気喘が出現して息切れがし、かつ平臥することができず、その脈もまた平であり、必ずしも弦でない」《金匱雑病論治全書》。　○臥すこと能わず：王廷富の説「支飲は、飲邪が膈にあり、既に影響が肺気に至り、また波及して心気に至る。そこで、気喘が甚だしくなって平臥することができず、呼気は更に短促を加える」《金匱要略指難》。　○其の脈平なり：李克光の説「本条の「其の脈平」に関しては、二種類の見方がある。（1）病脈がないのではない。これは、上条の「脈偏弦の者は、飲なり（12）」に相対して言い、その脈が弦でないのは、飲邪が留まって潜伏しているが、いまだ深くないことを説明する。そこで、弦脈をもって飲病を診断する唯一の根拠とすることはできない。（2）脈は平和で常のようであり、人は病んでいるが、脈は病んでいないことを指し、《婦人妊娠病篇》の第1条の「婦人平脈を得」が指摘する所の平和で無病の脈の意義と同じであり、臨床の中ではその脈が平常の人のようであることによって誤診することは

－ 606 －

痰飲咳嗽病脈証并治第十二

できない」《金匱要略譯釋》

【通釈】　支飲もまた気喘が出現して平臥することができず、息切れが加わり、その脈は正常であり、弦脈ではない（「臥」の字は、《千金》、《外台》では「眠」の字に作る）。

【本文】　［尤］　支飲は、上は肺に附す。即ち、肺飲と同じなり。故に亦喘して短気し、其の脈も亦平にして必ずしも弦ならざるなり。按ずるに後の十四条に云う、「咳家、其の脈弦なるは、水有りと為す」と。夫れ咳は肺病と為す。而して水は即ち是れ飲にして其の脈弦なり。此れ、肺飲は弦ならず、支飲の脈は平なるを云う。未だ何の謂いなるかを詳らかにせず。

【語釈】　○十四条：本篇の第32条を参照。　○肺飲は弦ならず：本篇の第13条を参照。

【通釈】　［尤］　支飲は、上は肺に附着する。即ち、肺飲と同じである。そこで、また気喘が出現して息切れがし、その脈もまた平常であり、必ずしも弦ではない。按じるに、後の十四条（本篇の第32条）では、「常に咳をする人の脈が弦である場合は、水がある」と言う。そもそも咳は、肺の病である。そして水は飲であり、その脈は弦である。これは、「肺飲では脈は弦でなく、支飲の脈は平常である」ことを言う。いまだどのようなことを言うのかは、詳らかでない。

【本文】　案ずるに、「脈平」は諸註は紛紜、多くは附会に属す。尤の「未だ詳らかならず」と為すは、卓見と謂う可し。

【語釈】　○紛紜：盛んなさま。　○附会：こじつける。

【通釈】　案じるに、「脈平」については、諸々の注釈は盛んであるが、多くはこじつけに属している。尤氏が「いまだ詳らかでない」とするのは、卓見と言うべきである。

【解説】　本条文は、支飲の軽症の証候について論述している。

支飲は、病位は上は上焦の肺にある。そこで、支飲の病証は、第13条に言う肺飲と同じであり、気喘が出現し、息切れがし、脈は平常であり、必ずしも弦ではない。「脈平」については、いまだ詳らかではない。

【原文】　病痰飲者、当以温薬和之。(15)

【本文】　痰飲を病む者は、当に温薬を以て之を和すべし。

【語釈】　○痰飲を病む者云々：呂志杰の説「本条は、広義の痰飲病の治療の

－ 607 －

大法を指摘している。痰飲は陰邪であり、陽でなければ運らず、温でなければ除けない。そこで、治療は温薬を用いて陽気を振奮することを本を治療する方法とすべきであり、並びに病状を斟酌して小便を利し、大便を通じ、水気を逐い、肺気を宣ばすなどの方法を配合すべきであり、目的は痰飲の邪を除去し身体を回復させて健康にすることである」《金匱雑病論治全書》。王廷富の説「本条の重点は、また「之を和す」にある。魏氏の解釈する所は、なお完全さを欠いている。痰飲による転化は、第一は気が欝する場合は痰が滞る。第二は、水が集まる場合は飲が積もる。第三は、脾気が虚して飲が膈間に滞る場合は肺気が不利になる。第四は、腎気の温め升らせる効能が不足し、痰が胸膈に滞る場合は気が滞り痰が凝る。第五は、痰飲が欝滞して久しくなる場合は化熱する。いわゆる「之を和す」と言う意は、温薬の中に佐けるに行（行気）、消（消飲）、開（開肺）、導（導痰）、清（清熱）の方法が内にあることがこれである。これが痰飲を治療する総則である」《金匱要略指難》

【通釈】　痰飲病に罹患した場合は、温性の薬物を用いて治療すべきである。

【本文】　［沈］　此れ、痰飲は陰に属すれば、当に温薬を用うべきを言うなり。脾は健運を失し、水湿は痰飲を醸成し、其の性は湿に属して陰邪と為す。故に当に温薬もて之を和すべし。即ち、陽を助けて脾湿に勝ち、陽をして運化せしむれば、湿は自ら除かる。

　　［魏］　「之を和す」と言えば、則ち崇ら温補を事とせず、即ち行消の品も亦其の義例を温薬の中に概す。方に「之を和す」と謂いて「之を補い之を益す」と謂う可からざるなり。蓋し、痰飲の邪は虚に因りて成る。而して痰も亦実物なれば、必ず少しく開導有るは、総じて「温薬もて之を和す」の四字より出でず、其の法尽くせり。

【語釈】　○概す：概括する。

【通釈】　［沈］　これは、痰飲は陰に属しているので、温薬を用いるべきであることを言う。脾が健運を失調すると、水湿は痰飲を醸成し、その性は湿に属し陰邪である。そこで、温薬を用いてこれを調和すべきである。即ち、陽を助けて脾湿に勝ち、陽を運化させると、湿は自然に除かれる。

　　［魏］　「これを調和する」と言えば、専ら温補するのではない。即ち、飲を行らせて消す品もまたその意義の例を温薬の中に概括している。まさに「これを調和する」とは言っても、「これを補ってこれを益す」と言うべきでない。思うに、痰飲の邪は、虚によって形成される。そして痰もまた実邪そのもので

痰飲咳嗽病脈証并治第十二

あるので、必ず少し開いて導びく品を使用するのは、総じて「温薬を用いてこれを調和する」の四字より出ることがなく、そうであればその治療法は尽くされている。

【本文】　《外台》は、《范汪》の「痰を病む者は、当に温薬を以て之を和すべし。半夏湯」を引く。即ち、《千金》の小半夏湯にして後に附す。

【通釈】　《外台》では、《范汪》の「痰を病む場合は、温薬を用いてこれを調和すべきである。この場合は、半夏湯を用いる」を引用する。即ち、《千金》の小半夏湯であり、後に附している。

【解説】　本条文は、広義の痰飲病の治療原則について論述している。

　脾が健運を失調すると、水湿が停滞して痰飲を醸成する。痰飲の性は湿に属し、陰邪である。そこで、痰飲病に罹患する場合は、温薬を用いてこれを調和すべきである。「温薬を以て之を和す」は、専ら温補の品を用いることを指すのではなく、水飲を行らせて消す品や水飲を開いて導く品も同時に用いることを指す。即ち、陽を助けて脾湿に勝つと、痰飲の湿邪は自然に除かれる。

【原文】　心下有痰飲、胸脇支満、目眩、苓桂朮甘湯主之。(16)

【本文】　心下に痰飲有り、胸脇支満、目眩するは、苓桂朮甘湯之を主る（《脈経》は、「甘草湯」に作る）。

【語釈】　○心下に痰飲有り、胸脇支満、目眩す云々：陳紀藩の説「これは、痰飲の証で飲が心下に停まる証治を論じている。心下は、胃のある所に相当する。そこで、「心下に痰飲有り」は、実は飲邪が胃に停まり、痰飲の証に属していることである。脾胃の位は中焦に居り、気機の昇降の中枢に属している。飲が中焦に停まると、必ず気機の昇降を阻碍し、濁陰が降りず、気機が不利になる。そこで、胸脇は突っ張って脹満する。清陽が昇らない場合は、目眩がする。本証は、総じて飲が心下に停まり、気機の昇降が失調して引き起こされる」陳紀藩主編《金匱要略》

【通釈】　心下に痰飲が停留し、胸脇が突っ張って脹満し、眩暈がする場合は、苓桂朮甘湯がこれを主治する（《脈経》では、「甘草湯」に作る）。

【本文】　[徐]　「心下に痰飲有り」の「心下」は、即ち胃に非ざるなり。乃ち、胃の上、心の下、上焦の主る所なり。唯だ其の気は寒湿の陰邪を挟みて胸及び脇に冲びて支満を為す。支なる者は、撐定して去らず、痞状の如きなり。陰邪上升の陽を抑遏すれば、而ち目は玄色を見る。故に眩む。苓桂朮甘湯は、

－ 609 －

正しく所謂「温薬」なり。桂甘の温は気を化し、朮の温は脾を健やかにし、苓の平にして下に走るは以て飲気を消し、茯苓は独り多くして任せて君を以てするなり。

【語釈】　○沖ぶ：跳ぶ。　○撑定：撑は、ささえる。手で突っ張って支える。定は、さだめる。

【通釈】　［徐］　「心下に痰飲がある」の「心下」は、胃ではない。即ち、胃の上、心の下で、上焦が主る所である。ただ、その気は寒湿の陰邪を挟み、胸および脇に衝いて支満を生じる。支は、支えて一定したものが除かれず、痞の性状のようなものである。陰邪が上昇する陽気を抑えて遏めると、目は黒色を見る。そこで、目は眩む。苓桂朮甘湯は、正しくいわゆる「温薬」である。桂枝、甘草の温は気を化し、白朮の温は脾を健やかにし、伏苓の平で下に走るのは飲気を消し、茯苓は独り多く用い、これに任せて君薬とする。

【本文】　《霊・経脈篇》に云う、「包絡是動すれば、則ち胸脇支満し、心中憺憺として大いに動く」と。

【語釈】　○包絡是動すれば云々：憺は、「澹」の字に作るべきである。澹は、水が揺れることである。全句は、「本経の脈気によって発生する所の病変は、胸脇が支満し、心中は動揺して不安になる」の意。

【通釈】　《霊枢・経脈篇》では、「心包絡の脈気によって発生する病変は、胸脇が満悶し、心中は動揺して不安になる」と言う。

【本文】　茯苓桂枝白朮甘草湯方（《千金》は、甘草湯と名づく）

　　茯苓（四両）　　桂枝　白朮（各三両）　　甘草（二両）

　　右四味、水六升を以て、煮て三升を取り、分かち温め三服す。小便則ち利す。

【語釈】　○苓桂朮甘湯：聶惠民の説「本方は、温陽化飲、健脾滲湿の方剤である。中陽が不足し、水飲を温化することができなくなるので、心下に停まって蓄積し、湿を集めて痰を形成する。そこで、茯苓をもって健脾利湿し、桂枝は温陽化気し、二つの薬は相互に助けて温陽化水、蠲飲除湿する。白朮は健脾燥湿し、甘草は和中益気し、二つの薬を合用して扶土制水、益気温中する。ともに健脾滲湿して痰飲を温化する方剤となる。即ち、これが「温薬もて之を和す」の方法であり、痰飲の正治の方法、基礎の方剤である」《経方論薈要》

【通釈】　茯苓桂枝白朮甘草湯方（《千金》では、甘草湯と名づける）

　　茯苓（四両）　　桂枝　白朮（各々三両）　　甘草（二両）

　　右の四味に水六升を用い、煮て三升を取り、三回に分けて温めて服用する。

－ 610 －

小便は、通利する。

【本文】　《聖済総録》の茯苓湯は、三焦に水気有り、胸脇支満し、目眩するを治す（即ち、本方なり）。

【通釈】　《聖済総録》の茯苓湯は、三焦に水気があり、胸脇が支満し、目が眩む場合を治療する（即ち、本方である）。

【解説】　本条文は、水飲が心下に停留するために発症する狭義の痰飲の症状と治療法について論述している。

「心下に痰飲有り」の「心下」とは、胃ではなく、胃の上、心の下で上焦が主る所を言う。即ち、心下の気が寒湿の陰邪を挟み、胸部や脇部を衝くと、胸脇は支満する。「胸脇支満」の「支」とは、突っ張って支え、痞証のようなものを言う。水飲の陰邪が陽気を抑えて遏めると、目は眩む。そこで、苓桂朮甘湯を与えてこれを治療する。

苓桂朮甘湯は、茯苓、桂枝、白朮、甘草からなる処方である。方中の桂枝、甘草は温で陽気を化し、白朮は温で健脾し、茯苓は平で下に走って飲気を消し、茯苓は多く用い利水して君薬とする。

【原文】　夫短気有微飲、当従小便去之。苓桂朮甘湯主之。腎気丸亦主之。（17）

【本文】　夫れ短気して微飲有るは、当に小便従り之を去るべし。苓桂朮甘湯之を主る（方は上に見わる）。腎気丸も亦之を主る（方は《婦人雑病》中に見わる）。

【語釈】　〇夫れ短気して微飲有るは云々：王廷富の説「この条は、寒飲を治療する場合に脾と腎に分ける違った治法である。短気は、呼吸が不利になることである。短気は、飲邪に阻まれて形成される。これは、「水心下に停まり、…微の者は短気す」と同じである。飲邪は微かであるが、三焦の水道を通調する効能に影響しないことがない。同時に飲は水邪の集まる所であり、その飲を除こうとするには必ずその水を通利する。これは、利水が飲を治療する一大法則である。そこで、「当に小便従り之を去るべし」と言う。ただ、飲邪の形成には、脾陽が虚して水湿を運化できない場合と腎陽が虚して化気行水できない場合の違いがある。苓桂朮甘湯は、脾陽を温めて化飲する。腎気丸は、腎陽を温めて化飲する」《金匱要略指難》

【通釈】　そもそも息切れがして少量の水飲が停留する場合は、小便より水飲

を除くべきである。この場合は、苓桂朮甘湯がこれを主治する（処方は、上の第16条に見われている）。腎気丸もまたこれを主治する（処方は、《婦人雑病篇》の中の第19条に見われている）。

【本文】　［徐］　短気して微飲有るは、即ち上文の「微の者は、短気す（12）」なり。然して支飲（2）、留飲（10）、水心に在り（3）は、皆短気す。総じて是れ水心下に停まる。故に曰く、「当に小便従り之を去るべし」と。

　　［尤］　気は飲の為に抑えらるれば、則ち短し。其の気を引かんと欲すれば、必ず其の飲を蠲（のぞ）く。飲は、水の類なり。水を治するは、必ず小便自り之を去る。苓桂朮甘は、土気を益して以て水を行らす。腎気丸は、陽気を養いて以て陰を化す。主る所は同じならずと雖も、小便を利するは則ち一なり。

【通釈】　［徐］　息切れがして微かな水飲があるのは、上文の「微かである場合は、息切れがする（12）」である。そして支飲（2）、留飲（10）、水が心にある（3）などでは、皆息切れがする。総じて水が心下に停まっている。そこで、「小便よりこれを除くべきである」と言う。

　　［尤］　気が飲のために抑えられる場合は、短くなる。その気を引こうとする場合は、必ずその飲を除く。飲は、水の類である。水を治療するには、必ず小便よりこれを除く。苓桂朮甘湯は、土気を益して水を行らせる。腎気丸は、陽気を養って陰を除く。主る所は同じでないが、小便を通利するのは同じである。

【本文】　案ずるに、喩氏の《法律》に云う、「苓桂朮甘湯は、飲は陽に在り、呼気の短を主る。腎気丸は、飲は陰に在り、吸気の短を主る。蓋し、呼なる者は心肺より出で、吸なる者は腎肝に入る」と。此の説、甚だ鑿つ。蓋し、苓桂朮甘は、胃陽不足し水を行らすこと能わずして微飲心下に停まり、以て短気するを治す。腎気丸は、腎虚して水を収摂すること能わず、水心下に泛れて以て短気するを治す。必ず其の人の形体、脈状を察して治を施すと為す。一証に二方、各々に主る所有り、其の別は蓋し斯に在るや。

　　厳氏の《済生方》に云う、「病喜しば痰唾を吐し、八味圓を服して効を作す者有るも亦意有り。王叔和云う、「腎寒ゆれば、唾多し」と。蓋し、腎は水の官と為し、腎は能く水を摂す。腎気温和なれば、則ち水液運り下り、腎気虚寒なれば、則ち邪水上り溢る。其の間に山茱萸、山薬の輩を用いて其の補を取り、附子、肉桂は其の温を取り、茯苓、沢瀉は其の利を取り、理は亦当たれり」と。

【通釈】　案じるに、喩氏の《医門法律》では、「苓桂朮甘湯は、飲が陽位に

－ 612 －

あり、呼気が短かい場合を主る。腎気丸は、飲が陰位にあり、吸気が短かい場合を主る。思うに、呼気は心肺より出て、吸気は腎肝に入るからである」と言う。この説は、甚だ整った見方である。思うに、苓桂朮甘湯は、胃陽が不足して水を行らせることができず、微飲が心下に停まり、これによって息切れがする場合を治療する。腎気丸は、腎が虚して水を収摂することができず、水が心下に溢れて息切れがする場合を治療する。必ずその人の形体や脈の性状を察知して治療を施す。一つの証に二つの処方があり、各々に主る所があり、これを鑑別するのは思うにここにあるのではないだろうか。

　厳氏の《済生方》では、「病に罹患し数々痰や唾液を吐出し、八味丸を服用して効果が得られる場合があるのもまた意義がある。王叔和は、「腎が寒える場合は、唾液が多い」と言う。思うに、腎は水の官であり、腎はよく水を収摂する。腎気が温和である場合は水液は運って下り、腎気が虚して寒える場合は邪である水は上って溢れる。その間に山茱萸、山薬の品を用いてその補を取り、附子、肉桂はその温を取り、茯苓、沢瀉はその利を取るので、道理はまた当たっている」と言う。

【解説】　本条文は、微飲の証候と二種類の治療法について論述している。

　微かな水飲があり、気が水飲で抑えられると、息切れがする。飲は水の類であり、水を治療する場合は、小便よりこれを除くべきである。この場合は、二種類の方法がある。胃陽が不足し、微飲が心下に停まる場合は、苓桂朮甘湯を与え、土気を益して水を行らせる。一方、腎が虚して水を収摂できず、水が心下に溢れる場合は、腎気丸を与え、陽気を養って陰気を除く。これら二種類の処方は、脾と腎に作用するので、主る所は同じでないが、小便を通利するのは同じである。

【原文】　病者脈伏、其人欲自利、利反快。雖利、心下続堅満、此為留飲、欲去故也。甘遂半夏湯主之。（18）

【本文】　病者脈伏し、其の人自利せんと欲し、利反って快し。利すと雖も、心下続いて堅満するは、此れ留飲去らんと欲すと為すが故なり。甘遂半夏湯之を主る（《脈経》、《千金》、《外台》は、「反って」の上に「者」の字有り）。

【語釈】　○病者脈伏し、其の人自利せんと欲し云々：呂志杰の説「本条は、留飲の証治を論述している。水飲が久しく留まって去らなくなる場合は、これ

を留飲と言う。水飲が停留し、陽気が通じなくなるので、病人の脈は伏になる。もし留飲がいまだ攻下を経ず、その人が自ら下痢しそうになる場合は、留飲は去ろうとする勢いがある。飲邪が去るのは、下痢した後に快適に感じる理由である。ただ、病は深く日は長く、正気は虚衰しているので、下痢するが、病根は並びにいまだ除かれない。これによって去るものは去るが、新飲が日に積もる。そこで、その人は心下が続いて痞えて固く脹満する。飲邪は既に去ろうとする勢いがあるが、留飲はまた攻めるのでなければ除かれない。この時に当たり、攻破利導の方剤を用いて下してこれを去るべきである。そこで、治療は甘遂半夏湯を用いる」《金匱雑病論治全書》

【通釈】　痰飲病に罹患した病人の脈が伏になり、自然に下痢しそうになり、下痢すると反って爽快になる。下痢は出現するが、心下が依然として堅く脹満するのは、留飲は去ろうとするが、まだ去っていないからである。甘遂半夏湯がこれを主治する（《脈経》、《千金》、《外台》では、「反って」の字の上に「者」の字がある）。

【本文】　〔魏〕　病者脈伏なるは、水邪圧え溷（みだ）すと為し、気血通ずること能わず。故に脈反って伏して見われざるなり。其の人自利せんと欲し、利反って快きは、水は湿を流して下に就（つ）き、下は暫（しばら）く其の勢いを洩らすと為す。故に暫く安適なり。然れども旋（また）利して心下続きて堅満するは、此れ水邪根蔕（てい）有り、以て之に維繫（いけい）し、以て其の下利の勢いに順いて削減を為す可からざるなり。故に曰く、「此れ、留飲去らんと欲すと為すが故なり」と。蓋し、陰寒の気其の基を立て、水飲の邪其の穴を成せば、之を開き破り導き利するに非ざれば可ならざるなり。

【語釈】　○溷：乱す。にごす。　○安適：安は、安らか。適は、かなう。ほどよい。　○維繫：維は、つなぐ。繫は、つなぐ。

【通釈】　〔魏〕　病人の脈が伏になるのは、水邪が圧えて乱すからであり、気血は通じることができなくなる。そこで、脈は反って潜伏して見われなくなる。その人は自利しそうになり、下痢が反って快くなるのは、水は湿を流して下に向かい、下は暫くの間その勢いを洩らすからである。そこで、暫くは安らかである。しかし、また下痢が出現し、心下が続いて堅く脹満するのは、水邪は根蔕（てい）があってこれに繫がり、これによってその下痢の勢いに順って削減できないからである。そこで、「これは、留飲が去ろうとするからである」と言う。思うに、陰寒の気がその基礎を立て、水飲の邪がその穴を形成する場合は、こ

－ 614 －

れを開き破り導き通利するのでなければ、駄目である。

【本文】　案ずるに、《金鑑》に云う、「「此れ、留飲去らんと欲すと為すが故なり」の句は、当に「利反って快し」の下に在るべし。必ず伝写の訛りなり」と。蓋し、此の一句は、上文を釈す。必ずしも伝写の訛りに非ず。

【通釈】　案じるに、《医宗金鑑》では、「「これは、留飲が去ろうとするからである」の句は、「下痢は反って快くなる」の下にあるはずである。必ずこれは伝写の誤りである」と言う。思うに、この一句は、上文を解釈している。必ずしも伝写の誤りではない。

【本文】　甘遂半夏湯方（《外台》は《千金》を引きて云う、「此れ、本仲景の《傷寒論》の方」と）

甘遂（大なる者、三枚）　半夏（十二枚、水一升を以て、煮て半升を取り、滓を去る）　芍薬（五枚。〇《千金》は「二枚」に作り、《外台》は「一両」に作る）　甘草（指大の如きもの一枚、炙る、一本に「无し」に作る。〇《千金》は、「一枚、指の大きさの如し。水一升もて煮て半升を取る」と。案ずるに、「一本に无しに作る」の四字は、未だ詳らかならず）

右四味、水二升を以て、煮て半升を取り、滓を去り、蜜半升を以て、薬汁に和して煎じて八合を取り、之を頓服す（《千金》は、「右四味、蜜半升を以て二つの薬汁を内れ、合して一升半を得、煎じて八合を取り、之を頓服す」に作る。案ずるに、《千金》は是に近し）。

【語釈】　〇甘遂半夏湯：聶恵民の説「本方は、痰飲を攻逐する方剤である。留飲は去ろうとするが、病根はいまだ除かれず、飲は既に去ろうとする勢いにあるが、留飲はまた攻めなければ除かれない。そこで、因勢利導して飲邪を攻逐すべきである。治療は甘遂をもって水飲を攻逐し、直ちに病む所に達する。半夏は、下気散結、燥湿除痰する。甘遂は半夏と合用し、攻堅消痞、逐飲除痰して病根を除く。佐けるに芍薬をもって収陰和営し、甘草は緩中安臓する。甘遂と甘草は、元々相反する。ただ、この処方でこれを用いるのは確かに相反相成があり、それが宿痰の根を剋伐し、激しく留飲を発して尽く除かせる。そこで、甘遂と甘草の相反に対しては、疑わしいものを残しておいて考察を待つべきである。ただ、臨床上は慎重にするのが好ましい」《経方方論蕾要》

【通釈】　甘遂半夏湯方（《外台》では《千金》を引用し、「これは、元々は仲景の《傷寒論》の処方である」と言う）

甘遂（大きなもの、三枚）　半夏（十二枚、水一升を用い、煮て半升を取り、

滓を除く）　芍薬（五枚。〇《千金》では「二枚」に作り、《外台》では「一両」に作る）　甘草（指の大きさのもの一枚、あぶる、ある本では「ない」に作る。〇《千金》では、「一枚、指の大きさのようなものである。水一升を用い、煮て半升を取る」とある。案じるに、「一本に无いに作る」の四字は、いまだ詳らかでない）

　右の四味に水二升を用い、煮て半升を取り、滓を除き、蜜半升を用い、薬の汁に混和して煎じて八合を取り、これを頓服で服用する（《千金》では、「右の四味は、蜜半升を用いて二つの薬汁を入れ、合わせて一升半にし、煎じて八合を取り、これを頓服で服用する」に作る。案じるに、《千金》は正しいようである）。

【本文】　［程］　留まる者は、之を行らす。甘遂を用いて以て水飲を決す。結ぶ者は、之を散ず。半夏を用いて以て痰飲を散ず。甘遂の性は直ちに達すれば、其の水を行らすに過ぐるを恐る。緩めるに甘草、白蜜の甘を以てし、収むるに芍薬の酸を以てす。甘草、甘遂は相反すと雖も、実は以て相使有り。此れ（酸収甘緩）之を約するの法なり。《霊枢経》に「約方は、猶嚢を約するがごとし」と曰うは、其れ斯の謂いなるか。

【語釈】　〇決す：水を導く。　〇約：たばねる。　〇《霊枢経》：出典は、《霊枢・禁服》。約方は、医道の中の沢山の診断と治療法の要点をつかんで帰納したものを指す。全句は、「約方とは、丁度袋の口をしばるようなものである」の意。

【通釈】　［程］　留まる場合は、これを行らせる。甘遂を用いて水飲を導く。結ぶ場合は、これを散じる。半夏を用いて痰飲を散じる。甘遂の性は直ちに達するので、それが水を行らせるのに過ぎることを恐れる。緩めるには甘草、蜂蜜の甘を用い、収めるには芍薬の酸を用いる。甘草、甘遂は相反するが、実は相使することがある。これは（酸で収め甘で緩めるのは）、これを束ねる方法である。《霊枢》に「約方とは、丁度嚢をしばるようなものである」と言うのは、このことを言うのであろうか。

【解説】　本条文は、留飲の証候と治療法について論述している。

　留飲に罹患し、水邪が脈を圧え、気血が通じなくなると、病人の脈は伏になる。水が湿を流して下に向かうと、病人は自利しそうになる。水邪が下に洩れると、下痢が出現し、暫くの間は反って快くなる。水邪に根蔕があり、下痢の勢いによって水邪を削減できなくなると、また下痢が出現し、心下は続いて堅

－ 616 －

く脹満する。本証は、留飲が去ろうとするが、完全に去っていない状態にある。そこで、甘遂半夏湯を与え、水邪を開き破り導き通利する。

　甘遂半夏湯は、甘遂、半夏、芍薬、甘草からなる処方である。方中の甘遂は水飲を導き、半夏は痰飲を散じる。甘遂の性は直ちに到達するので、行水に過ぎることを恐れる。そこで、甘草、蜂蜜は甘で緩め、芍薬は酸で収める。

【原文】　脈浮而細滑、傷飲。(19)
【本文】　脈浮にして細滑なるは、飲に傷らる。
【語釈】　○脈浮にして細滑云々：陳紀藩の説「これは、水飲に傷られる脈象を論じている。裏の病で脈が浮で細になるのは、多くは気血の不足を主る。気が虚して外に浮き、血が少なく脈が充たなくなると、遂にこの脈が見われる。そして脾胃は気血生化の源であり、気血の不足は多くが脾虚を責める。脈が滑であるのは、内に痰飲のある徴候である。元々身体に脾虚のある人では、もし飲水が過多になると、津液が遽かに集まって飲を形成するはずである。そこで、「飲に傷らる」と言う。即ち、徐林の「外飲の驟かに傷る所と為す」の意である」陳紀藩主編《金匱要略》
【通釈】　病人の脈が浮で細滑になる場合は、水飲に傷られるからである。
【本文】　［鑑］　凡そ飲病、脈浮にして細滑を得る者は、痰飲の初病と為し、水邪未だ深からざるの診なり。李彣曰く、「飲脈は、当に沈なるべし。今脈浮の者は、水肺に在るなり」と。
　　［徐］　「飲有り」と曰わずして「飲に傷らる」と曰うは、外飲驟かに傷る所と為して停積の水に非ざるなり。
【通釈】　［鑑］　およそ飲病に罹患し、脈が浮で細滑を得る場合は、痰飲の初病であり、水邪がいまだ深くないことを診断する。李彣は、「飲病の脈は、沈になるはずである。今脈が浮になる場合は、水が肺にある」と言う。
　　［徐］　「飲がある」と言わず、「飲に傷られる」と言うのは、外飲が遽かに傷る所であり、停まり積もった水ではない。
【解説】　本条文は、傷飲の脈象について論述している。
　飲病の脈は、沈になるはずである。ところが、飲病に罹患し、脈が浮で細滑になる場合は、痰飲の初病であり、水邪はいまだ深くない。即ち、本証は、外飲によって遽かに傷られた状態にある。

【原文】　脈弦数、有寒飲、冬夏難治。(20)

【本文】　脈弦数にして寒飲有るは、冬夏は治し難し。

【語釈】　〇脈弦数にして寒飲有るは云々：李克光の説「原文は既に「寒飲有り」と言っているので、容易に陽気を傷り、脈は「弦」を見わすが、「数」脈を見わさないはずである。飲が集まって化熱し傷陰する場合は、「数」脈は見われることができるが、ただ寒飲で「弦数」の痰熱の脈を見わせば、明らかに脈と証とが符合しない。治療の用薬より論じると、温薬を用いて寒飲を治療するのは、熱に不利である。寒薬を用いて熱を治療するのは、また寒飲に不利である。時令より言うと、冬の寒の季節は熱に有利であるが、飲に不利であり、飲邪を温化する薬を用いようとすると、必ず陰を傷って脈数は更に甚だしくなる。夏の熱の季節は飲に有利であるが、熱に不利である。苦寒で清熱する薬を用いようとすると、容易に陽を傷って寒飲は益々甚だしくなり、弦脈に不利である。寒温の用薬はともに困難であることを見るべきである。そこで、「冬夏は治し難し」と言う」《金匱要略譯釋》

【通釈】　脈が弦数になり、寒飲がある場合は、冬季と夏季では治療が困難である。

【本文】　［尤］　脈弦数にして寒飲有れば、則ち病は脈と相い左る。魏氏の所謂「飲自ら寒えて自ら熱を挟む」是れなり。夫れ相い左る者は、必ず相い持す。冬は則ち時寒は飲を助け、熱を以て攻めんと欲すれば、則ち脈数必ず甚だし。夏は則ち時熱は脈を助け、寒を以て治さんと欲すれば、則ち寒飲碍を為す。故に曰く、「治し難し」と。

【通釈】　［尤］　脈が弦数で寒飲がある場合は、病は脈と相互に悖る。魏氏のいわゆる「飲は自ら寒え、自ら熱を挟む」がこれである。そもそも相互に悖る場合は、必ず相互に持続する。冬はその時の寒が飲を助けるので、熱を用いて攻めようとすると、脈数は必ず甚だしくなる。夏はその時の熱が脈を助けるので、寒を用いて治療しようとする、寒飲が障害される。そこで、「治療は困難である」と言う。

【本文】　案ずるに、此の条、解し難し。《金鑑》に「数」を改めて「遅」に作るは、肆（ほしいまま）にせり。

【通釈】　案じるに、この条は、解釈し難い。《医宗金鑑》に「数」の字を改めて「遅」の字に作るのは、勝手気ままである。

【解説】　本条文は、飲病の予後と気候との関係について論述している。

痰飲咳嗽病脈証并治第十二

　寒飲に罹患し、脈が弦数になる場合は、飲は自ら寒えているが、自ら熱を挟んだ状態にある。冬季は、寒が飲を助ける。そこで、熱の品を用いて寒飲を攻めようとすると、数脈は必ず甚だしくなる。夏季は、熱が数脈を助ける。そこで、寒の品を用いて数脈を治療しようとすると、寒飲は必ず甚だしくなる。そこで、寒飲に罹患し、脈が弦数になる場合は、冬季と夏季では治療が困難になる。

【原文】　　脈沈而弦者、懸飲内痛。(21)
　病懸飲者、十棗湯主之。(22)
【本文】　　脈沈にして弦の者は、懸飲内痛す。
　懸飲を病む者は、十棗湯之を主る。
【語釈】　　〇脈沈にして弦の者は、懸飲内痛す云々：呂志杰の説「以上の二条は、懸飲の証治を論述している。懸飲の病は、水が脇下に流れ、肝絡が不和になり、陰陽の昇降する気が阻まれる。そこで、胸脇が痛む。脈が沈弦を見わすのは、水飲が既に内結を経ている。破積逐飲すべきである。そこで、十棗湯を用いてこれを主る」《金匱雑病論治全書》
【通釈】　　脈が沈で弦である場合は、懸飲によって胸脇に疼痛が放散する。
　懸飲を病む場合は、十棗湯がこれを主治する。
【本文】　　［鑑］　趙良曰く、「脈沈は、病裏に在るなり。凡そ弦の者は、痛を為し、飲を為し、癖を為す。懸飲の結積、内に在り。故に脈は沈弦を見わす」と。
　［尤］　脈沈にして弦なるは、飲気内に聚まればなり。飲内に聚まりて気之を撃てば、則ち痛む。
　［徐］　十棗湯を主る者は、甘遂は性苦寒にて能く経隧の水湿を瀉して性更に迅速にて直ちに達し、大戟は性苦寒にて能く臓腑の水湿を瀉して涎を控くの主と為し、芫花は性苦温にて能く水飲の窠の嚢を破る。故に曰く、「癖を破るは須く芫花を用うべし」と。大棗を合して用うる者は、大戟棗を得れば、即ち脾を損ぜざればなり。蓋し、懸飲は原驟かに得るの証と為す。故に之を攻むるは峻にして驟かなるを嫌わず。若し稍緩くすれば、而ち水気、喘息、浮腫を為す。《三因方》は十棗湯の薬を以て末とし、棗肉もて和して丸にし、以て之を治するは、変通に善くする者と謂う可し。
【語釈】　　〇癖：さしこみ。胸腹部に起こる激痛。

－ 619 －

【通釈】　　［鑑］　趙良は、「脈が沈であるのは、病が裏にあるからである。およそ弦である場合は、痛であり、飲であり、癖である。懸飲が結んで積もり、内にある。そこで、脈は沈弦が見われる」と言う。

　　［尤］　脈が沈で弦であるのは、飲気が内に集まるからである。飲が内に集まって気がこれを撃つ場合は、痛む。

　　［徐］　十棗湯を主るのは、甘遂は性が苦寒でよく経隧の水湿を瀉して性は更に迅速に直ちに達し、大戟は性が苦寒でよく臓腑の水湿を瀉して涎を控く主となり、芫花は性が苦温でよく水飲の窠の嚢を破る。そこで、「癖を破る場合は、芫花を用いるべきである」と言う。大棗を合わせて用いるのは、大戟が棗を得ると、脾を損傷しないからである。思うに、懸飲は元々遽かに発症する証である。そこで、これを攻むる場合に峻で遽かであることを嫌わない。もし幾らか緩くする場合は、水気病、喘息、浮腫を生じる。《三因方》では、十棗湯の薬を粉末にし、棗肉に混和して丸剤とし、これを治療するのは、よく変通する場合と言うべきである。

【本文】　十棗湯方（《外台》は《千金》を引きて云う、「此れ、本仲景の《傷寒論》の方なり」と）

　　芫花（熬る）　甘遂　大戟（各等分）

　右三味、搗きて篩い、水一升五合を以て、先ず肥なる大棗十枚を煮て、八合を取り、滓を去り、薬末を内る。強人は一銭匕を服し、羸人は半銭を服し、平旦に之を温服す。下らざる者は、明日更に半銭を加え、快下を得たる後、糜粥もて自ら養う（「搗きて篩い」は、《太陽下篇》は「各々別に散と為す」に作る。「快下」は、原本は「快之」に作る。今改む）。

【語釈】　○十棗湯：聶恵民の説「本方は、水飲を攻逐する峻剤である。水飲が胸脇に停まるので、攻めて衝いて痛みを生じる。胸脇は、陰陽が昇降し気機が運転する道路である。水が脇下に流れ、飲が窠の嚢に結ぶ。そこで、温薬はその飲を調和することができず、瀉下はその癖を攻めることができず、直ちに病む所に達して破積逐水する十棗湯でなければ、その水飲を除くことはできない。そこで、甘遂、芫花、大戟の苦寒で峻下し、瀉水逐飲、消腫散結の品を用い、単刀直入して水を集めた窠の嚢に達し、逐飲破積する。ただ、苦寒で峻攻すると脾を傷り正気を損なう恐れがある。そこで、十枚の大棗を用い、中土を安らかにして脾胃を調和し、緩中扶正する。ただ、虚弱な体質で気血が不足する者に対しては、慎んで使用すべきであり、かつ反覆して応用すべきでない」

痰飲咳嗽病脈証并治第十二

《経方方論薈要》

【通釈】　十棗湯方（《外台》では《千金》を引用し、「これは、元々仲景の《傷寒論》の処方である」と言う）

　芫花（熬る）　甘遂　大戟（各々等分）

　右の三味を搗いて篩い、水一升五合を用い、先ず肥えた大棗十枚を煮て八合を取り、滓を除き、他の薬の粉末を入れる。身体の頑丈な人は一銭匕を服用し、痩せた人は半銭を服用し、早朝にこれを温めて服用する。下痢が出現しない場合は、翌日更に半銭を加え、快い下痢が出現した後は、薄い粥を食べて養生する（「搗いて篩い」は、《傷寒論・太陽下篇》では「各々別に散とする」に作る。「快下」の字は、原本では「快之」の字に作る。今改める）。

【本文】　《千金》に云う、「十棗湯は、懸飲を病む者を治す。若し下して後は、与う可からざるなり。凡そ上気し汗出でて咳する者は、此れを飲と為すなり」と。又云う、「銭匕なる者は、大銭の上を以て全て之を抄る。若し半銭匕と云う者は、則ち是れ一銭の抄の一辺を取るのみ。並びに五銖銭を用うるなり」と。

　《外台》の《深師》の朱雀湯は、久病の癖飲、停痰消えず、胸膈の上に在り、液液として時に頭眩み痛み苦しみ攣り、眼晴、身体、手足、十指の甲尽く黄ばむを療す。亦脇下支満し、飲めば輒ち脇下に引きて痛むを療す。

　即ち、本方なり。甘遂、芫花各一分、大戟三分、大棗十二枚を用う。

　《聖済総録》の三聖散は、久病飲癖停痰、及び脇支満し、輒ち脇下に引きて痛むを治す（即ち、本方なり）。

　又芫花湯は、水腫、及び支満癖飲を治す。

　本方に於いて大黄、甘草、五味各一両を加う。右羅く搗きて篩い、毎服三銭匕、水二盞、棗二枚、擘きて破り、同じく煎じて九分に至り、芒硝半銭を下し、更に煎じて一沸し、滓を去り、温服し、利を以て度と為す。

　《宣明論》に云う、「此の湯、兼ねて水腫腹脹、並びに酒、食積、腸垢、積滞、痃癖、堅積、畜熱、暴痛、瘧気久しく已えず、或は表の正気と邪熱と并せて裏に甚だしく、熱極まりて陰に似、反って寒戦し、表気裏に入り、陽厥極めて深く、脈微にして絶し、并びに風熱燥甚だしく、下焦に結び、大小便通ぜず、実熱腰痛、及び小児の熱結、乳癖、積熱、風を発して潮搐し、斑疹、熱毒、了絶すること能わざるを下す」と。

　《宣明論》の三花神祐丸は、壮実の人、風痰欝熱、支体麻痺し、走注疼痛、

湿熱腫満、気血壅滞して宣通するを得ず、及び積痰、翻胃を治す。三丸を服して後、転じて痛悶を加う。此れ、痰涎壅塞し、頓に攻めて開かず。更に二丸を加え、快利なれば則ち止む。

　本方より大棗を去り、大黄、黒丑の軽粉を加え、水もて丸ず。

　《丹溪心法》の小胃丹は、胸膈腸胃の熱痰湿痰を治す。

　本方に黄柏、大黄を加えて粥もて丸ず。

　《嘉定縣志》に云う、「唐杲、字は徳明は、医を善くす。太倉武指揮の妻、起立するは常の如きも、臥せば則ち気絶して死せんと欲す。杲言う、是れ懸飲と為す。飲喉の間に在り、之に坐れば則ち墜つ。故に害無し。臥せば、則ち諸竅を壅塞し、出入するを得ずして死せんと欲するなりと。投ずるに十棗湯を以てして而ち平らかなり」と。

【語釈】　〇液液：《外台》炙甘草湯の条に言う「心中温温液液」は、心中から溢れ出るように嘔吐しそうになることを指す。ここでは、「（水が滴るように）嘔吐しそうになる」の意。　〇澼：腸の間の水。　〇痃癖：臍腹部あるいは脇肋部に癖塊があるものの総称。　〇乳癖：中老年の女性で、乳房に腫れ物ができる病証。乳腺繊維腫の類。　〇搐：筋肉の引き攣け。　〇了：終わる。

　〇翻胃：胃反に同じ。食後に脘腹部が脹満し、朝に食事を摂取すると夕方に嘔吐し、あるいは夕方に食事を摂取すると朝に嘔吐する病証。

【通釈】　　《千金》では、「十棗湯は、懸飲を病む場合を治療する。もし下した後は、与えるべきでない。およそ上気して汗が出て、咳をする場合は、これを飲とする」と言い、また「銭匕は、大銭の上をもって全てこれを抄る。もし半銭匕と言う場合は、一銭に載せた一辺を取るだけである。並びに五銖銭を用いる」と言う。

　《外台》の《深師》の朱雀湯は、久病の癖飲で、停滞した痰が消えず、胸膈の上にあり、吐きそうになり、時に頭が眩み、痛み、苦しみ、引き攣り、眼球、身体、手足、十指の爪甲が尽く黄ばむ場合を治療する。また、脇下が支満し、飲むと直ちに脇下に引いて痛む場合を治療する。

　即ち、本方である。甘遂、芫花各々一分、大戟三分、大棗十二枚を用いる。

　《聖済総録》の三聖散は、久病の飲癖、停痰、および脇が支満し、直ちに脇下に引いて痛む場合を治療する（即ち、本方である）。

　また、芫花湯は、水腫、および支満、澼飲を治療する。

　本方に大黄、甘草、五味子各々一両を加える。右の品を粗く搗いて篩い、毎

- 622 -

回三銭ヒ、水二盞を用い、大棗二枚を擘（さ）いて破り、同じく煎じて九分に至り、芒硝半銭を下し、更に煎じて一回沸湯させ、滓を除き、温めて服用し、下痢が出現するのを適度とする。

《宣明論》では、「この湯は、兼ねて水腫、腹部の脹満、並びに酒、食積、腸垢、積滞、痃癖、堅積、蓄積した熱、暴かに出現する痛み、癥気が久しく治癒せず、あるいは表の正気と邪熱が併さって裏に甚だしくなり、熱が極まって陰に類似し、反って寒戦し、表気が裏に入り、陽厥が極めて深くなり、脈は微で途絶え、並びに風熱燥が甚だしくなって下焦に結び、大小便が通じなくなり、実熱で腰が痛み、および小児の熱結、乳癖、積熱、風を発生して潮のように引き攣り、斑疹、熱毒で途絶えることができない場合を下す」と言う。

《宣明論》の三花神祐丸は、壮んで実した人に風痰や欝熱が生じ、四肢や身体が麻痺し、痛みは走注し、湿熱で腫れて脹満し、気血が塞がり停滞して宣通できず、および積痰や翻胃を治療する。三丸を服用した後、転じて痛みや悶えが加わる。これは、痰涎が塞がり、遽かに攻めても開かないからである。更に二丸を加え、快い下痢が出現する場合は病は止まる。

本方より大棗を除き、大黄、黒牛の軽粉を加え、水で丸剤にする。

《丹溪心法》の小胃丹は、胸膈や腸胃の熱痰、湿痰を治療する。

本方に黄柏、大黄を加えて粥で丸剤にする。

《嘉定縣志》では、「唐杲、字は徳明は、医学が得意であった。太倉武指揮の妻は、起立する場合は常のようであったが、平臥する場合は気は途絶えて死にそうになった。杲は、「これは、懸飲である。飲が喉の間にあり、坐る場合は墜ちる。そこで、害はない。平臥する場合は、諸竅を壅塞し、出入できず、死にそうになる」と言った。投与するのに十棗湯を用い、病は平らかになった」と言う。

【解説】　本条文は、懸飲の証候と治療法について論述している。

沈脈は病が裏にあることを主り、弦脈は痛、飲、癖を主る。懸飲に罹患し、水飲が結んで積もり、内にあると、脈は沈弦になる。正気が水飲を撃つと、胸脇に牽引して痛む。そこで、十棗湯を与えてこれを治療する。

十棗湯は、芫花、甘遂、大戟、大棗からなる処方である。方中の甘遂は苦寒で経隧の水湿を瀉して迅速に病巣に達し、大戟は苦寒で臓腑の水湿を瀉して涎を除き、芫花は苦温で水湿の嚢を破り、大棗は大戟による脾の損傷を予防する。

【原文】　病溢飲者、当発其汗。大青龍湯主之。小青龍湯亦主之。（23）

【本文】　溢飲を病む者は、当に其の汗を発すべし。大青龍湯之を主る。小青龍湯も亦之を主る（《脈経》、《千金》は、「大青龍湯之を主る」の六字、及び「亦」の字無し。《千金》に云う、「《范汪》に大青龍湯を用う」と）。

【語釈】　〇溢飲を病む者云々：王廷富の説「この条は、溢飲を表邪が盛んな場合と裏飲が盛んな場合の違った治法に分けている。溢飲は、本篇の第2条に既に論述した。この条を更に方薬より看ると、また風寒の邪の損傷が太陽の表に及んだ状態に属し、経兪が不利になる場合は身体が疼み、寒気が肌膚を浸す場合は身体が重だるくなり、水飲が四肢に溢れる場合は四肢は微かに腫れる。病邪は、表にある。そこで、その汗を発すべきである。表邪が偏重する場合は大青龍湯を用い、裏飲が偏盛する場合は小青龍湯を用いて主治する」《金匱要略指難》

【通釈】　溢飲を病む場合は、発汗すべきである。本証は、病状に従って大青龍湯を用いて主治し、また小青龍湯を用いて主治する（《脈経》、《千金》では、「大青龍湯がこれを主る」の六字、および「また」の字がない。《千金》では、「《范汪》では、大青龍湯を用いる」と言う）。

【本文】　［程］　《内経》に云う、「溢飲なる者は、渇して暴かに多飲して肌膚腸胃の外に入り易きなり」と。其の病表に属するを以ての故に大小の青龍湯以て汗を発す可し。

　　［鑑］　溢飲なる者は、飲みて後、水流行して四肢に帰す。当に汗出づべくして汗出でず、経表を壅塞し、身体疼重す。即ち、今の風水水腫の病なり。

　　［徐］　溢飲なる者は、水已に流行して四肢に帰し、汗せざるを以てして身体疼重を致す。蓋し、表は寒気の侵す所と為して疼み、肌体は湿を著けて重し。全ては是れ表なり。但だ水と寒と相い雑ざるは、猶之が風寒両つながら傷られ、内に水気有るがごとし。故に大青龍、小青龍を以て之を主る。然して大青龍は麻桂を合して芍を去り、石膏を加うれば、則ち水気甚だしからずして熱を挟む者之に宜し。倘し咳多くして寒伏すれば、則ち必ず小青龍当たると為す。蓋し、麻黄より杏仁を去り、桂枝より生姜を去りて五味、乾姜、半夏、細辛を加え、表散と雖も、実は其の寒飲の下に出ださんと欲するなり。

【語釈】　〇溢飲なる者云々：出典は、《素問・脈要精微論》。

【通釈】　［程］　《内経》では、「溢飲は、口が渇いて暴かに多く飲み、水が肌膚や腸胃の外に入り易くなっている」と言う。その病は表に属しているの

－ 624 －

で、大小の青龍湯を用いて発汗すべきである。

　　［鑑］　溢飲は、水を飲んだ後に水が流行して四肢に帰る。汗が出るはずであるが、汗は出ず、経の表を塞ぎ、身体は疼んで重だるくなる。即ち、今の風水、水腫の病である。

　　［徐］　溢飲は、水が既に流行して四肢に帰り、汗が出ないことによって身体は疼くて重だるくなる。思うに、表は寒気のために侵されて疼み、肌体は湿を着けて重だるくなる。全ては表である。ただ、水と寒が相互に雑ざるのは、丁度風寒の邪でともに傷られ、内に水気があるようなものである。そこで、大青龍湯や小青龍湯を用いてこれを主治する。そして大青龍湯は麻黄湯と桂枝湯を合方して芍薬を除き、石膏を加えた処方であるので、水気は甚だしくなく、熱を挟む場合にこれを用いるのがよい。もし咳が多くなり、寒邪が潜伏する場合は、必ず小青龍湯がこれに当たる。思うに、麻黄湯より杏仁を除き、桂枝湯より生姜を除き、五味子、乾姜、半夏、細辛を加えるのであり、表を散じるが、実はその寒飲を下に出そうとするものである。

【本文】　大青龍湯方（《外台》に云う、「《范汪》に、溢飲なる者は、当に其の汗を発すべし。大青龍湯之を主る」と）

　　麻黄（六両、節を去る）　桂枝（二両、皮を去る）　　甘草（二両、炙る）
杏仁（四十箇、皮尖を去る）　　生姜（三両）　　大棗（十二枚）　　石膏（鶏子大の如し、砕く）

　　右七味、水九升を以て、先ず麻黄を煮て、二升を減じ、上沫を去り、諸薬を内れ、煮て三升を取り、滓を去り、一升を温服し、微しく汗に似たるを取る。汗多き者は、温粉もて之を粉く（詳らかに《傷寒輯義》に見わる。下に同じ）。

【語釈】　〇大青龍湯：聶恵民の説「本方は、発汗解表、清熱除煩の方剤である。水飲が浮いて肌表に溢れ、内は欝熱があるので、汗が出るはずであるが、汗は出ない。そこで、肌表の水飲を因勢利導で汗に従って解する。石膏をもって裏熱を清して除煩し、麻黄、桂枝の辛熱を佐とする。ただ、石膏の量は麻黄より小さいので、麻黄と桂枝が表に走って発汗するのを妨げない。杏仁は、肺気を開き、麻黄と桂枝の解表を助け、生姜、大棗、甘草は中気を和し、営衛を調え、兼ねてよく発汗解表を助ける。そこで、溢飲で兼ねて内熱があるものに対しては、これを用いるのがよい」《経方方論薈要》

【通釈】　大青龍湯方（《外台》では、「《范汪》では、溢飲は、その汗を発すべきである。大青龍湯がこれを主治する」と言う）

麻黄（六両、節を除く）　桂枝（二両、皮を除く）　甘草（二両、あぶる）
杏仁（四十個、渋皮と胚芽を除く）　生姜（三両）　大棗（十二枚）　石膏
（鶏卵大のもの、砕く）

　右の七味に水九升を用い、先ず麻黄を煮て、二升を減らし、上に浮かんだ泡
沫を除き、諸薬を入れ、煮て三升を取り、滓を除き、一升を温めて服用し、微
かに汗ばむ程度に発汗させる。発汗が多くなる場合は、炒めて温かくした米粉
を振りかける（詳らかに《傷寒論輯義》に見われている。下に同じである）。

【本文】　小青龍湯方

麻黄（三両、節を去る）　芍薬（三両）　五味子（半斤）　乾姜（三両）
甘草（三両、炙る）　細辛（三両）　桂枝（三両、皮を去る）　半夏（半升、
湯もて洗う）

　右八味、水一斗を以て、先ず麻黄を煮て、二升を減じ、上沫を去り、諸薬を
内れ、煮て三升を取り、滓を去り、一升を温服す。

【語釈】　○小青龍湯：聶恵民の説「本方は、発汗解表し、内は寒飲を除く方
剤である。水飲が浮いて肌表に溢れ、内は寒飲があるので、小青龍湯を用いて
表裏を兼顧すべきである。麻黄、桂枝の辛温をもって解表発汗、温経散寒し、
芍薬は桂枝を佐けて調営和衛し、更に乾姜、細辛、半夏をもって温中散寒、降
逆蠲飲し、裏の飲を変化させて内より除く。五味子の酸収は、肺気の耗散太過
を防いで斂肺滋腎し、麻黄と桂枝の止咳平喘を助ける。そこで、本方は溢飲の
表寒裏飲、支飲、および婦人が涎沫を吐出し、誤下した後に上焦になお水飲の
停留があるものに対して皆応用すべきである」《経方方論薈要》

【通釈】　小青龍湯方

麻黄（三両、節を除く）　芍薬（三両）　五味子（半斤）　乾姜（三両）
甘草（三両、あぶる）　細辛（三両）　桂枝（三両、皮を除く）　半夏（半升、
湯で洗う）

　右の八味に水一斗を用い、先ず麻黄を煮て二升を減らし、上に浮かんだ泡沫
を除き、諸薬を入れ、煮て三升を取り、滓を除き、一升を温めて服用する。

【本文】　《外台》に云う、「《千金》に、溢飲なる者は、当に其の汗を発す
べし。青龍湯に宜し」と。

　《直指》の桂朮湯は、気分を治す。

　本方より芍薬、五味子、半夏を去り、白朮、枳殻を加う（水飲門に出づ）。

【通釈】　《外台》では、「《千金》では、溢飲は、その汗を発すべきである。

青龍湯にを用いるのがよい」と言う。

　《直指》の桂朮湯は、気分を治療する。

　本方より芍薬、五味子、半夏を除き、白朮、枳殻を加える（水飲門に出ている）。

【解説】　本条文は、溢飲の治療法について論述している。

　溢飲に罹患すると、水を飲んだ後に水が四肢に流行し、汗が出なくなるので、身体は疼み、重だるくなる。本証は、水飲が表に停留した状態にある。もし水気が甚だしくなく、熱を挟む場合は、大青龍湯を与えて発汗する。

　大青龍湯は、麻黄、桂枝、甘草、杏仁、生姜、大棗、石膏からなる処方である。本方は、麻黄湯と桂枝湯を合用し、芍薬を除き、石膏を加えた処方である。

　一方、溢飲に罹患し、表は寒気で侵され、咳が多くなり、寒邪が潜伏する場合は、小青龍湯を与えて発汗する。

　小青龍湯は、麻黄、芍薬、五味子、乾姜、甘草、細辛、桂枝、半夏からなる処方である。本方は、麻黄湯と桂枝湯を合用し、大棗、杏仁を除き、生姜に代えて乾姜を用い、五味子、半夏、細辛を加えた処方であり、表を散じて寒飲を下に出す。

【原文】　膈間支飲、其人喘満、心下痞堅、面色黧黒、其脈沈緊、得之数十日、医吐下之不愈、木防己湯主之。虚者即愈、実者三日復発。復与不愈者、宜木防己湯去石膏加茯苓芒硝湯主之。(24)

【本文】　膈間の支飲、其の人喘満、心下痞堅し、面色黧黒、其の脈沈緊、之を得て数十日、医之を吐下して愈えざるは、木防己湯之を主る。虚する者は即ち愈え、実する者は三日に復た発す。復た与えて愈えざる者は、木防己湯去石膏加茯苓芒硝湯に宜しく之を主る（《千金》は、「膈間」の下に「有」の字有り、「復た発す」の下に「発すれば則ち」の二字有り。「去石膏」の上の「湯」の字を衍とす）。

【語釈】　○膈間の支飲云々：呂志杰の説「本条は、支飲の証治を論述している。膈間に支飲があると、その人は上は喘満し、心下は痞堅する。これは、水が心下に停まり、上は肺に迫って引き起こされる。寒飲が潜伏して裏に留まり、結集して散じなくなる。そこで、その脈は沈緊になる。正気は虚し、飲は盛んになり、気血が上を栄養できなくなる。そこで、顔面の色調は黧黒になる。病程は日に久しくなり、失治し、誤治するので、「愈えず」になる。これは、虚

実が挟雑した支飲の重症であり、治療は木防己湯を用いる。方中の木防己、桂枝は一苦一辛で、水飲を行らせて結気を散じ、心下の痞堅を消散させることができる。石膏は、辛涼で鬱熱を清する。人参は、扶正補虚する。全方は、邪正を兼顧している。服薬した後、痞堅が虚して軟らかになるのは、水が去り、気が行り、結集が既に散じている表現である。そこで、「虚する者は即ち愈ゆ」と言う。もし数日の後、なお心下が痞悶して堅く実するのは、水が停まり気が阻まれ、病状が反覆し、かつ病機に変化がある。そこで、原方の中より石膏の辛涼を除き、茯苓を加えて利小便し、芒硝をもって大便を通じ、飲邪を二便より除き、これによって病状を緩解させる」《金匱雑病論治全書》

【通釈】　膈間に支飲があり、病人は気喘を発生して胸部は脹満し、心下は痞えて堅くなり、顔面の色調は黄色味を帯びた薄暗い黒色になり、脈は沈緊になり、病を発症して既に数十日が経ち、医者は以前に吐法と下法を使用したが治癒しない場合は、木防己湯がこれを主治する。心下が虚して軟弱になる場合は、直ちに治癒する。心下が痞えて堅く結実する場合は、三日が経過すると再び発症する。もし再び木防己湯を与えて治癒しない場合は、木防己湯去石膏加茯苓芒硝湯がこれを主治する（《千金》では、「膈間」の字の下に「有」の字があり、「また発症する」の字の下に「発症すると則ち」の二字がある。「去石膏」の字の上の「湯」の字は衍文である）。

【本文】　［尤］　支飲は、上は喘満を為し、下は痞堅を為せば、則ち特に其の肺を碍ぐ（さまた）るのみにあらず、抑も且つ其の胃を滞らす。面色黧黒の者は、胃中に聚を成し、営衛行らざればなり。脈浮緊の者は外寒と為し、沈緊の者は裏実と為す。裏実は、下す可からず。而れども飲気の実は、常法の下す可きに非ず。痰飲は、吐す可し。而れども飲の心下に在る者は、吐の去る可きに非ず。宜しく之を得て数十日、医之を吐下して愈えざるべきなり。木防己、桂枝は、一は苦、一は辛、並びに能く水気を行らせて結気を散ず。而して痞堅の処は、必ず伏陽有り、吐下しての余は、定めて完気無し。書は言を尽くさず。而れども意は会す可きなり。故に又石膏を以て熱を治し、人参は虚を益すは、法に於いて密と謂う可し。其れ虚する者は、外は痞堅すと雖も、中は結聚無し。即ち、水去り、気行りて愈ゆ。其れ実する者は、中実して物有り、気暫く行りて復た聚まる。故に三日に復た発するなり。魏氏曰く、「後方にて石膏を去り、芒硝を加うる者は、其れ既に散じて復た聚まるを以て、則ち堅く定まる物有り、留まりて包嚢を作す。故に堅を以て堅に投じて破れざる者は、即ち芒（ぜん）を以て堅

に投ずれば、而ち破るなり。茯苓を加うる者は、飲を引きて下行するの用のみ」と。

　　［鑑］　　之を得て数十日、医或は之を吐して愈えざる者は、是れ水邪単に結びて上に在るにあらず。故に之を越して愈えざるなり。或は之を下して愈えざる者は、是れ水邪単に結びて下に在るにあらず。之を竭くすと雖も、亦愈えざるなり。心下痞堅するは、飲結びて中に在るを知る可し。故に木防己湯を以て三焦の水結を開き、上中下の気を通ず。方中に人参を用うるは、吐下して後に正を傷るを以てなり。故に水邪虚結する者は、之を服せば即ち愈ゆ。若し水邪実結する者は、愈ゆと雖も復た発するなり。即ち、復た前方を与うるも亦愈ゆること能わず。当に前方を以て石膏の寒凝を減じ、芒硝の堅結を峻解するを加え、茯苓を加えて直ちに水道を輸れば、未だ愈えざる者有らざるなり。

【語釈】　　○痞堅の処は、必ず伏陽有り：尤在涇は、石膏を使用する意義として「伏陽」でこれを説明するが、痞堅の病理機序の説明に関しては不十分である。李克光の説「水飲が内に結び、脾が津を散じなくなり、欝熱がある。そこで、「心下」（膈膜および胃の上脘部を包括する）が痞えて堅く板のような硬い感じが見われる」《金匱要略譯釋》。　　○書は言を尽くさず：文字は、口で言い表わすべき事を充分に表現することができない。　　○㽭：軟らかい。

【通釈】　　［尤］　　支飲は、上は喘満を生じ、下は痞堅を生じるので、ただその肺を礙げるだけではなく、抑もかつその胃を滞らせる。顔面の色調が黧黒になるのは、胃中に聚を形成し、営衛が行らなくなるからである。脈が浮緊であるのは外寒であり、沈緊であるのは裏実である。裏実は、下すべきである。しかし、飲気が実する場合は、常法で下すことができるものではない。痰飲は、吐かすべきである。しかし、飲が心下にある場合は、吐法で除くことができるものではない。これを得て数十日が経過し、医者がこれを吐下しても、治癒しないはずである。木防己と桂枝は、一つは苦、一つは辛であり、いずれもよく水気を行らせて結んだ気を散じる。そして痞えて堅い所には、必ず潜伏した陽があり、吐下した後は、定めて完全な気がない。文字では、充分に表現することができないが、意は理解すべきである。そこで、また石膏をもって熱を治療し、人参が虚を益すのは、道理においては緻密であると言うべきである。それが虚す場合は、外は痞えて堅いが、中は結聚がない。即ち、水が去り、気が行って治癒する。それが実する場合は、中が実して物があり、気が暫く行ってまた集まる。そこで、三日にまた再発する。魏氏は、「後方で石膏を除き、芒硝

を加えるのは、それが既に散じてまた集まるので、堅く定まった物があり、留まって包んだ嚢を形成する。そこで、堅をもって堅に投与して破れない場合は、軟をもって堅に投与すると、破れる。茯苓を加えるのは、飲を引いて下行する作用であるに過ぎない」と言う。

　　［鑑］　これを得て数十日が経過し、医者があるいはこれを吐かせて治癒しない場合は、水邪が単に結んで上にあるのではない。そこで、これを涌吐させても治癒しない。あるいはこれを下して治癒しない場合は、水邪が単に結んで下にあるのではない。これを竭くすが、また治癒しない。心下が痞えて堅くなるのは、飲が結んで中にあることを知るべきである。そこで、木防己湯を用いて三焦の水結を開き、上中下の気を通じる。方中に人参を用いるのは、吐下した後に正気を傷るからである。そこで、水邪が虚結する場合は、これを服用すると直ちに治癒する。もし水邪が実結する場合は、治癒するが、また再発する。即ち、また前方を与えるが、また治癒させることはできない。前方を用い、石膏の寒で凝滞させる品を減らし、芒硝の堅結を峻解する品を加え、茯苓を加えて直ちに水道を輸ると、いまだ治癒しない場合はない。

【本文】　木防己湯方

　　木防己（三両）　石膏（十二枚、鶏子大。〇《千金》は、「鶏子大十二枚」に作る。《外台》は、「鶏子大三枚」に作る。案ずるに、《外台》は是に似たり）　桂枝（二両）　人参（四両）

　　右四味、水六升を以て、煮て二升を取り、分かち温め再服す。

【語釈】　〇木防己湯：聶恵民の説「本方は、行水散結、清熱補虚の方剤である。支飲が膈間に停まるので、上は肺に迫り、病は久しく身体は虚し、飲は伏して化熱する。そこで、木防己の苦寒を以て行水散結し、桂枝は辛温で温陽化気し、一つは苦、一つは辛で、辛開苦降、散結して行水し、消痞して化堅し、膈間の水飲を消散すると、肺気は降り、咳喘は平らかになる。更に石膏をもって肺熱を清して逆気を降ろし平喘し、人参は益気扶正し、気が化し津が生じる。そこで、膈間の水飲は行り、肺気は平らかになる」《経方方論薈要》

【通釈】　木防己湯方

　　木防己（三両）　石膏（十二枚、鶏卵大のもの。〇《千金》では、「鶏子大十二枚」に作る。《外台》では、「鶏子大三枚」に作る。案じるに、《外台》は正しいようである）　桂枝（二両）　人参（四両）

　　右の四味に水六升を用い、煮て二升を取り、二回に分けて温めて服用する。

痰飲咳嗽病脈証并治第十二

【本文】　木防己加茯苓芒硝湯方
　木防己　桂枝（各二両）　　芒硝（三合）　　人参　茯苓（各四両）
　右五味、水六升を以て、煮て二升を取り、滓を去り、芒硝を内れ、再び微し
く煎じ、分かち温め再服す。微利すれば則ち愈ゆ（案ずるに、《千金》、《外
台》に木防己三両を用うるを是と為す。《千金》に云う、「一方に茯苓を加え
ず」と。《外台》に云う、「此れ、本仲景の《傷寒論》の方なり。《深師》に
同じ」と）。
【語釈】　○木防己湯去石膏加茯苓芒硝湯：聶恵民の説「本方は、逐水軟堅、
導水散結の方剤である。膈間の支飲で木防己湯を用いて病を治療しようとした
が、ただ三日後に再び発症するのは、水が停まり気が結んで比較的重くなるか
らであり、更に木防己湯を用いても無効である。そこで、前方より石膏の辛涼
を除いてそれが寒を滞らせて気を妨げるのを予防する。茯苓を加えて健脾利湿、
導水下行する。実結が比較的重くなっているので、更に芒硝の軟堅破結を加え、
潤燥導滞し、蕩滌逐水の力を補強する」《経方方論薈要》
【通釈】　木防己加茯苓芒硝湯方
　木防己　桂枝（各々二両）　　芒硝（三合）　　人参　茯苓（各々四両）
　右の五味に水六升を用い、煮て二升を取り、滓を除き、芒硝を入れ、再び微
かに煎じ、二回に分けて温めて服用する。微かな下痢が出現する場合は、治癒
する（案じるに、《千金》や《外台》で木防己三両を用いるのが正しい。《千
金》では、「ある処方では、茯苓を加えない」と言う。《外台》では、「これ
は、元々仲景の《傷寒論》の処方である。《深師》に同じである」と言う）。
【本文】　　［程］　防己は大小便を利し、石膏は心下の逆気を主り、桂枝は水
道を宣通し、人参は補気温中し、正気王ずれば則ち水飲散ずるを待たずして自
ら散ず。芒硝の鹹寒を加え、以て痞堅を奕げ、茯苓の甘淡は以て痰飲を滲ます
可く、石膏の辛寒は肌を解するに近ければ、必ずしも方内に雑えず。故に
之を去る。
【通釈】　　［程］　防己は大小便を通利し、石膏は心下の逆気を主り、桂枝は水
道を宣通し、人参は補気温中し、正気が旺盛になる場合は、水飲は散じるの
を待たずに自然に散じる。芒硝の鹹寒を加えて痞堅を軟らかくし、茯苓の甘淡
は痰飲を滲湿でき、石膏の辛寒は肌を解する効能に近いので、必ずしも処方の
中に雑えない。そこで、これを除く。
【本文】　案ずるに、防己は古は木防己と称し、漢と木とに分かれて二種と為

- 631 -

す者は、蘇敬の《陳藏器》以後の説なり。《太平御覧》は、呉氏の《本草》を載せ、「木防己は、一は解離と名づけ、一は解燕と名づく。《神農》は辛。黄帝、岐伯、桐君は苦、無毒。李氏は大寒。葛の如く茎は蔓延し、芄の如し。白の根、外は黄なるは、桔梗に似る。内の黒き文は、車輻の解の如し」と曰うは、以て証す可し。又案ずるに、防己は、飲を散じ水を洩らす。石膏は、肺熱を清し喘満を止む。桂枝、人参は、陽を通じ気を補う。若し夫れ水邪結び実する者は、石膏の能く治する所に非ず。代うに芒硝を以て堅結を峻開し、茯苓を加えて水道を利するなり。

【語釈】　〇芄：ががいも。山野に自生する多年生のつる草。　〇輻：車の矢。〇解：きひはなす。分割する。わける。ちりぢりになる。

【通釈】　案じるに、防己は古は木防己と称され、漢防己と木防己に分かれて二種類になったのは蘇敬の《陳藏器》以後の説である。《太平御覧》では、呉氏の《本草》を記載し、「木防己は、一つには解離と名づけられ、一つには解燕と名づけられる。《神農》では辛。黄帝、岐伯、桐君では苦で無毒。李氏は大寒である。葛のように茎は蔓延し、芄のようである。白の根で外が黄であるのは、桔梗に類似する。内の黒い模様は、車の矢が分割するようなものである」と言うのは、証拠とすべきである。また、案じるに、防己は、飲を散じて水を洩らす。石膏は、肺熱を清して喘満を止める。桂枝、人参は、陽を通じて気を補う。もし水邪が結んで実する場合は、石膏がよく治療する所でない。これに代えるに芒硝を用いて堅く結んだ所を遽かに開き、茯苓を加えて水道を通利する。

【解説】　本条文は、支飲の重症型の証候と治療法について論述している。

飲邪が胸膈に停留して支飲を発症すると、肺を妨げ、胃を滞らせるので、上は喘満し、下は心下が痞えて堅くなる。水飲が胃中に集まり、営衛が行らなくなると、顔面の色調は黧黒になる。水飲が裏に実すると、脈は沈緊になる。水飲が裏に実する場合は、吐法あるいは下法で治療できないので、医者がこれを吐下しても、病は治癒せず、数十日間持続する。そこで、木防己湯を与えて三焦の水結を開き、上中下の気を通じる。

木防己湯は、木防己、石膏、桂枝、人参からなる処方である。方中の木防己、桂枝は、一つは苦、一つは辛で、水気を行らせて結んだ気を散じる。石膏は心下の伏熱を治療し、人参は虚を益す。

水邪が虚結する場合は、外は痞えて堅いが、中は結聚がないので、木防己湯

- 632 -

を投与すると、水が去り、気が行って治癒する。一方、水邪が実結する場合は、中が実して物があり、気は暫く行るが、また集まるので、病は三日後にまた再発する。もし木防已湯を与えて病が治癒しない場合は、木防已湯去石膏加茯苓芒硝湯を与えてこれを治療する。

　木防已湯去石膏加茯苓芒硝湯は、木防已湯より石膏を除き、茯苓と芒硝を加えた処方である。木防已湯より石膏を除くのは、石膏が寒で水飲を凝滞させるからである。方中の茯苓は水飲を引いて下行し、芒硝は心下の痞堅を峻解する。

【原文】　心下有支飲、其人苦冒眩、沢瀉湯主之。(25)
【本文】　心下に支飲有り、其の人冒眩に苦しむは、沢瀉湯之を主る。
【語釈】　○心下に支飲有り、其の人冒眩に苦しむ云々：王廷富の説「これは、支飲で眩冒する証治である。病因は水飲であり、病位は心下にあり、眩冒が主要な症状である。いわゆる「眩冒」の冒は、昏み冒われて神が清らかさを欠き、物でこれを覆われるようなものである。眩は、目がくらんであえて物を視ないことである。その病理は、水飲が膈にあり、中焦の升降の職に影響することであり、清陽は清らかであるはずであるが、清らかではなく、濁陰は降りるはずであるが、降りなくなり、反って上は清陽を犯して引き起こす所である。これは、脾が虚して水飲が生じた眩暈証である。そこで、補脾利水の方法を用いて主治する」《金匱要略指難》
【通釈】　心下に支飲があり、病人は頭や目が眩む場合は、沢瀉湯がこれを主治する。
【本文】　［程］　《内経》に曰く、「清陽は、上竅より出づ」と。支飲心膈に留まれば、則ち上焦の気濁りて清からず、清陽頭目に走ること能わず。故に其の人眩冒を苦しむなり。
　　［尤］　冒なる者は、昏冒（おか）して神清らかならず、物有りて之を冒（おお）し蔽うが如きなり。眩なる者は、目眩転して乍ち玄黒を見るなり。
【語釈】　○《内経》：出典は、《素問・陰陽応象大論》。　○眩転：眩冒に同じ。目がくらむ。　○玄：黒色。赤みを帯びた黒色。
【通釈】　［程］　《内経》では、「清陽は、上竅より出る」と言う。支飲が心と膈に留まる場合は、上焦の気は濁って清らかではなく、清陽は頭や目に走ることができなくなる。そこで、その人は目眩に苦しむ。
　　［尤］　冒とは、昏み冒（おか）されて神が清らかにならず、物があってこれを冒し

て蔽うようなものである。眩とは、目が眩んで忽ち黒色を見ることである。

【本文】　沢瀉湯方（《外台》は《深師》を引きて云う、「是れ本仲景の《傷寒論》の方なり」と）

　　沢瀉（五両）　　白朮（二両）

　右二味、水二升を以て、煮て一升を取り、分かち温め再服す。

【語釈】　○沢瀉湯：聶恵民の説「本方は、補土鎮水の方剤である。水が心下に停まるので、清陽は昇らなくなり、濁陰は上を冒し、昇降が失調し、中焦の膈が阻まれ、飲邪が上に迫ると、眩冒に苦しむ。そこで、沢瀉の甘寒をもって利水滲湿、泄熱除飲する。白朮の苦温は、健脾益気、燥湿利水し、中陽を運転させ、水湿が行り、気が昇降すると、眩冒は自然に止まる」《経方方論薈要》

【通釈】　沢瀉湯方（《外台》では《深師》を引用し、「これは、元々仲景の《傷寒論》の処方である」と言う）

　　沢瀉（五両）　　白朮（二両）

　右の二味に水二升を用い、煮て一升を取り、二回に分けて温めて服用する。

【本文】　［程］　白朮の甘苦、以て脾を補えば、則ち痰生ぜず、沢瀉の甘寒、以て腎に入れば、則ち飲蓄えず、小剤以て支飲の軽き者を治す（《外台》は、「煮て取る」の下に「又水一升を以て、煮て五合を取り、此の二汁」の十三字有り）。

【通釈】　［程］　白朮の甘苦で脾を補う場合は痰は生じなくなり、沢瀉の甘寒で腎に入る場合は飲は蓄積せず、小剤を用いて支飲の軽い場合を治療する（《外台》では、「煮て取る」の字の下に「また、水一升を用い、煮て五合を取り、この二つの汁」の十三字がある）。

【解説】　本条文は、目眩を伴う支飲の症状と治療法について論述している。

　支飲に罹患し、水飲が心と膈に留まると、上焦の気は濁って清らかではなく、清陽が頭や目に走ることができなくなるので、病人は目眩に苦しむ。そこで、沢瀉湯を与えてこれを治療する。

　沢瀉湯は、沢瀉と白朮からなる処方である。方中の沢瀉は甘寒で腎に入り、白朮は甘苦で脾を補うと、痰は生じなくなり、飲は蓄積しなくなる。

【原文】　支飲胸満者、厚朴大黄湯主之。（26）

【本文】　支飲胸満する者は、厚朴大黄湯之を主る。

【語釈】　○支飲胸満する者云々：王廷富の説「支飲の病位は胸にあり、膈に

あり、その中には水があり、飲があり、痰があるの違いがある。証候は、寒があり、熱があり、寒熱兼挟があり、虚があり、実があり、虚の中に実を挟むなどの違いがある。本証の病理は、飲熱が交々上焦の気分に結び、上焦の壅塞が過度に甚だしくなると、地道が通じなくなる。これは、飲と熱が交々胸に結んだ支飲の実証である。そこで、行気消飲、蕩熱通便の方法を用いる」《金匱要略指難》

【通釈】　支飲に罹患して胸満が出現する場合は、厚朴大黄湯がこれを主治する。

【本文】　［尤］　胸満は、疑うらくは腹満に作る。支飲は胸満多し。此れ、何を以てか独り下法を用いん。厚朴、大黄は、小承気と同じ。設し腹中痛みて閉づる者に非ざれば、未だ此れを以て軽々しく試みる可からざるなり。

　　　［鑑］　「胸」の字は、当に是れ「腹」の字なるべし。若し是れ「胸」の字ならば、承気湯を用うるの理無し。是れ伝写の訛りなり。支飲、胸満するは、邪肺に在るなり。宜しく木防己湯、葶藶大棗湯を用うべし。支飲、腹満するは、邪胃に在るなり。故に厚朴大黄湯を用う。即ち、小承気湯なり。

【語釈】　○支飲、腹満するは：《金匱要略輯義》では「飲満腹満」に作るが、《医宗金鑑》に従って「支飲腹満」に改める。

【通釈】　［尤］　胸満は、恐らくは腹満に作るべきである。支飲は、胸満が多い。これは、どうして独り下法を用いるのであろうか。厚朴大黄湯は、小承気湯と同じである。もし腹中が痛んで閉じる場合でなければ、いまだこれをもって軽々しく試みるべきでない。

　　　［鑑］　「胸」の字は、「腹」の字であるはずである。もしこれが「胸」の字である場合は、承気湯を用いる道理はない。これは、伝写の誤りである。支飲に罹患し、胸満する場合は、邪は肺にある。木防己湯、葶藶大棗瀉肺湯を用いるべきである。支飲に罹患し、腹満する場合は、邪は胃にある。そこで、厚朴大黄湯を用いる。即ち、小承気湯である。

【本文】　《千金》に云う、「厚朴大黄湯。夫れ酒客、咳する者は、必ず吐血を致す。此れ、久飲過度にて致す所に坐すなり。其の脈虚の者は、必ず冒す。胸中本支飲有り。支飲胸満するは之を主るの方なり」と。

【通釈】　《千金》では、「厚朴大黄湯。そもそも酒客で咳をする場合は、必ず吐血が引き起こされる。これは、久しく飲んで過度になることによって引き起こされる。その脈が虚の場合は、必ず眩暈がする。胸中に元々支飲がある。

支飲に罹患し胸満する場合にこれを主治する処方である」と言う。

【本文】　厚朴大黄湯方（《外台》は《千金》を引きて云う、「此れ、本仲景の《傷寒論》の方」と）

　厚朴（一尺）　大黄（六両）　枳実（四枚。〇《千金》は、「四両」に作る。《外台》は、「厚朴」、「枳実」の下に俱に「炙る」の字有り）

　右三味、水五升を以て、煮て二升を取り、分かち温め再服す。

【語釈】　〇厚朴大黄湯：聶恵民の説「本方は、導滞蕩実の方剤である。厚朴をもって君とするのは、重点は温開苦降、行気導滞、化湿散満にある。枳実は、破気散満、通陽して痺気を宣ばす。二味を合用すると、胸中の気滞は行り、胸満は除かれる。大黄をもって蕩実泄下して大便を通じる。そこで、また支飲で胸満を兼ねる証を治療することができる。ただ、この条に対する諸家の見方は入り乱れているので、暫くは疑いを残して今後の臨床における実践の験証とする」《経方方論薈要》

【通釈】　厚朴大黄湯方（《外台》では《千金》を引用し、「これは、元々仲景の《傷寒論》の処方である」と言う）

　厚朴（一尺）　大黄（六両）　枳実（四枚。〇《千金》では、「四両」に作る。《外台》では、「厚朴」、「枳実」の字の下にともに「炙る」の字がある）

　右の三味に水五升を用い、煮て二升を取り、二回に分けて温めて服用する。

【本文】　《張氏医通》に云う、「此れ、即ち小承気なり。大黄多きを以て遂に厚朴大黄湯と名づく。若し厚朴多ければ、則ち厚朴三物湯と名づく。此れ、支飲胸満する者は、必ず其の人素湿熱多く、濁飲上逆して致す所に縁る。故に中焦を蕩滌する薬を用いて之を治す」と。

【通釈】　《張氏医通》では、「これは、小承気湯である。大黄が多いので、遂に厚朴大黄湯と名づける。もし厚朴が多い場合は、厚朴三物湯と名づける。支飲で胸満する場合は、必ずその人は元々湿熱が多く、濁飲が上逆して引き起こす所による。そこで、中焦を蕩滌する薬を用いてこれを治療する」と言う。

【解説】　本条文は、胸満あるいは腹満を伴う支飲の治療法について論述している。

　本条文に関しては、二種類の解釈がなされている。《金匱要略輯義》では、尤在涇、《医宗金鑑》の説を引用し、本証は支飲に罹患し、腹満が出現した状態にあると認識する。ただ、同時に引用された《千金》の内容は、支飲に罹患

して胸満が出現する場合の治療法を述べた条文であるとする。そこで、ここでは解説しない。なお、詳細は《金匱要略大成》を参照のこと。

【原文】　支飲不得息、葶藶大棗瀉肺湯主之。(27)

【本文】　支飲息することを得ざるは、葶藶大棗瀉肺湯之を主る（原註は、「方は《肺癰》中に見わる」と。〇《外台》は《千金》を引きて云う、「此れ、本仲景の《傷寒論》の方」と）。

【語釈】　〇支飲息することを得ず云々：呂志杰の説「本条は、飲が胸と肺を阻む証治を論述している。支飲は、痰涎が胸中を壅塞し、肺気が不利になる。そこで、胸満、喘咳、呼吸困難などが発生する。治療は、葶藶大棗瀉肺湯を用いて肺気の閉塞を瀉して痰飲を逐うべきである」《金匱雑病論治全書》

【通釈】　支飲に罹患し、呼吸困難が出現する場合は、葶藶大棗瀉肺湯がこれを主治する（原註では、「処方は、《肺痿肺癰咳嗽上気病篇》の第11条に記載されている」とある。〇《外台》では、《千金》を引用し、「これは、元々仲景の《傷寒論》の処方である」と言う）。

【本文】　［徐］　肺は、支飲に因りて満ちて気閉づるなり。一呼一吸を息と曰う。是れ気既に閉じて肺気の布は常度の如くなること能わざるなり。葶藶は、苦寒、体軽く、陽に象る。故に能く陽分の肺中の閉を洩らし、唯だ其の閉を洩らすが故に善く水を逐う。今気と水と相い擾れ、肺は邪実すと為せば、葶藶を以て之を洩らす。故に「瀉肺」と曰う。大棗は、其の甘能く胃を補うを取り、且つ以て葶藶の苦を制して胃を傷らざらしむるなり。

　　［鑑］　喘咳し臥すこと能わず、短気し息するを得ざるは、皆水肺に在るの急証なり。故に葶藶大棗湯を以て直ちに肺水を瀉すなり。

【通釈】　［徐］　肺は、支飲によって脹満し、気が閉じる。一回呼気し一回吸気するのを息と言う。これは、気が既に閉じ、肺気の布散は通常のようになることができなくなる。葶藶は、苦寒で体は軽く、陽に象る。そこで、よく陽分の肺中の閉塞を洩らし、ただその閉塞を洩らすので、よく水を逐う。今気と水が相互に乱れ、肺は邪が実しているので、葶藶をもってこれを洩らす。そこで、「瀉肺」と言う。大棗は、その甘味がよく胃を補う効能を取り、かつこれをもって葶藶の苦を制して胃を傷らないようにする。

　　［鑑］　喘咳が出現して平臥することができず、息切れがし、呼吸困難になるのは、いずれも水が肺にある場合の急証である。そこで、葶藶大棗瀉肺湯を

用いて直ちに肺水を瀉す。

【本文】　《張氏医通》に云う、「支飲留結し、気胸中を塞ぐ。故に息するを得ず。其の気壅がれば則ち液聚まり、液聚まれば則ち熱結ぶを以て、肺癰と治を同じくする所以なり」と。

【通釈】　《張氏医通》では、「支飲が留まり結び、気が胸中を塞ぐ。そこで、呼吸困難になる。その気が塞がると液が集まり、液が集まると熱が結ぶので、肺癰と治療を同じにする理由である」と言う。

【解説】　本条文は、支飲が肺を塞いで化熱した証候と治療法について論述している。

支飲に罹患し、水気が肺気を閉ざすと、喘咳が出現し、平臥することができず、息切れがし、呼吸は困難になる。水気が留まって結び、気が塞がると液が集まり、熱が結ぶ。即ち、支飲に罹患し、呼吸困難が出現する場合は、肺癰と治療が同じになる。そこで、葶藶大棗瀉肺湯を与えて直ちに肺水を瀉す。

【原文】　嘔家本渇。渇者為欲解。今反不渇、心下有支飲故也。小半夏湯主之。(28)

【本文】　嘔家は本渇す。渇する者は、解せんと欲すと為す。今反って渇せざるは、心下に支飲有るが故なり。小半夏湯之を主る（原註は、「《千金》に云う、小半夏加茯苓湯と」と。○案ずるに、《千金》は、小半夏湯を用う。《外台》は《千金》を引きて云う、「茯苓を加うる者是なり」と。此の註は、当に刪り去るべし）。

【語釈】　○嘔家は本渇す云々：呂志杰の説「本条は、支飲の嘔吐の証治を論述している。嘔吐は、津液を傷る。そこで、嘔家は元々口が渇く。飲病で嘔吐し、また口渇を発生する場合は、飲は嘔吐に随って去り、かつ津を傷って口が渇く。そこで、「渇する者は、解せんと欲すと為す」と言う。もし嘔吐した後、反って口が渇かない場合は、水飲はなお胃に停留し、嘔吐は水飲の一部分を排除するが、支飲は並びにいまだ尽くは除かれていないことが解る。そこで、口は渇かない。治療は小半夏湯を用い、和胃止嘔、散飲降逆する」《金匱雑病論治全書》

【通釈】　元々よく嘔吐する人は、本来口渇が出現するはずである。口渇が出現するのは、病が解されようとする症状である。今反って口渇が出現しなくなるのは、心下に支飲が停留しているからである。この場合は、小半夏湯がこれ

－ 638 －

を主治する（原註では、「《千金》では、小半夏加茯苓湯であると言われている」とある。○案じるに、《千金》では、小半夏湯を用いる。《外台》では、《千金》を引用し、「茯苓を加えるものがこれである」と言う。この注釈は、削って除くべきである）。

【本文】　［沈］　此れ、支飲上に溢れて嘔するの方なり。凡そ外邪上逆すれば嘔を作し、必ず津液を傷る。応に当に渇を作すべし。故に謂う、「嘔家は本渇す」と。渇すれば、則ち病嘔に従いて去る。之を「解せんと欲す」と謂う。若し心下に支飲有れば、胸膈に停まりて燥きを制す。故に嘔して渇せざれば、則ち当に飲を治すべし。

　　［尤］　半夏は味辛性燥、辛は結を散ず可く、燥は能く飲を滌（のぞ）く。生姜は、半夏の悍（かん）を制し、且つ以て逆を散じ止嘔するなり。

【語釈】　○悍：あらあらしい。

【通釈】　［沈］　これは、支飲が上に溢れて嘔吐する場合の処方である。およそ外邪が上逆すると嘔吐を発生し、必ず津液を傷り、口渇を発生するはずである。そこで、「常に嘔吐する人は、元々口が渇く」と言う。口が渇く場合は、病は嘔吐に従って去る。これを「病は解されようとする」と言う。もし心下に支飲がある場合は、胸膈に停まって乾燥を抑制する。そこで、嘔吐して口が渇かない場合は、飲を治療すべきである。

　　［尤］　半夏は味は辛、性は燥であり、辛は結を散じることができ、燥はよく飲を除く。生姜は、半夏の荒々しい性質を抑制し、かつこれをもって逆を散じて止嘔する。

【本文】　小半夏湯方

　半夏（一升）　生姜（半斤）

　右二味、水七升を以て、煮て一升半を取り、分かち温め再服す。

【語釈】　○小半夏湯：聶恵民の説「本方は、降逆止嘔、燥湿化飲の方剤である。心下に支飲があるので、嘔吐して口は渇かない。そこで、半夏をもって降逆止嘔、化飲燥湿し、生姜は散寒通陽して化飲する。本方は、支飲が心下に停まる軽症にこれを用いるべきである」《経方方論薈要》

【通釈】　小半夏湯方

　半夏（一升）　生姜（半斤）

　右の二味に水七升を用い、煮て一升半を取り、二回に分けて温めて服用する。

【本文】　《外台・虚煩門》の《小品》杯水湯の方後に云う、「方に半夏有り。

必ず須く生姜を著くべし。爾らざれば、人の咽を戟す」と。《千金》に云う、「生姜は、嘔家の聖薬」と。

《千金》に云う、「人常に積気結びて死すること有り。其の心の上暖かければ、此の湯少し許りの汁を以て口に入れば、遂に活く」と（《傷寒発黄門》に出づ）。

《千金》の小半夏湯は、病心腹虚冷し、遊痰の気上り、胸脇満ちて食を下さず、嘔逆する者の方。

即ち、本方の中に於いて橘皮を加う（一方に桂心、甘草有り）。

《楊氏家藏方》の玉液湯は、七情傷感し、気欝して涎を生じ、気に随いて上逆し、頭目眩暈し、心嘈松悸し、眉稜骨痛むを治す。

即ち、本方に沈香水一呷を入れ、温服す。

《直指》の半夏丸は、吐血下血、崩中帯下、喘急痰嘔、中満虚腫を治し、亦宿瘀を消し、百病に通用す。

圓白半夏（刮り、浄し、槌ち、扁し、生姜汁を以て調和し、飛白麪もて軟餅を作り、半夏を包み裛い、慢火もて炙りて色をして黄ならしめ、麪を去り、半夏を取り、末と為す）

右末とし、米の糊もて菉豆大に丸じ、日にて乾かし、毎に三四十圓、温熱水にて下す。

【語釈】　○戟：刺す。　○嘈：嘈雑。　○松：驚く。　○呷：のむ。一呷は、一口。　○崩中：子宮出血。　○浄：清らかにする。　○扁：平たくする。○慢：ゆるやか。

【通釈】　《外台・虚煩門》の《小品》杯水湯の方後では、「処方には半夏がある。必ず生姜を着けるべきである。そうでなければ、人の咽を刺激する」と言う。《千金》では、「生姜は、嘔家の聖薬である」と言う。

《千金》では、「人は、常に積気が結んで死亡することがある。その心の上が暖かい場合は、この湯の少量の汁を用いて口に入れると、遂に活きる」と言う（《傷寒発黄門》に出ている）。

《千金》の小半夏湯は、病に罹患し心腹部が虚冷し、遊痰の気が上り、胸脇部が脹満し、食物を下さず、嘔逆する場合の処方である。

即ち、本方の中に橘皮を加える（ある処方では、桂心、甘草がある）。

《楊氏家藏方》の玉液湯は、七情に傷られて感じ、気が欝滞して涎を生じ、気に随って上逆し、頭や目が眩み、心は嘈雑して驚悸し、眉稜骨が痛む場合を

治療する。

　即ち、本方に沈香水一口を入れ、温めて服用する。

　《直指》の半夏丸は、吐血、下血、子宮出血、帯下、気喘の急迫、痰の嘔吐、中焦の瞋満、虚腫などを治療し、また宿瘀を消し、百病に通用する。

　圓白半夏（削り、洗浄し、打って平たくし、生姜汁を用いて調和し、飛白麺で軟らかい餅を作り、半夏を包んで覆い、緩やかな火であぶって黄色にし、麺を除き、半夏を取り、粉末とする）

　右を粉末とし、米の糊で菉豆大の丸剤を作り、日で乾かし、常に三四十丸を温かく熟した水で服用する。

【解説】　本条文は、嘔吐を伴う支飲の証候と治療法、および予後について論述している。

　常に嘔吐する人は、嘔吐が出現すると津液が傷られるので、常に口渇が出現する。口渇が出現する場合は、水飲が嘔吐で除かれているので、病は治癒しようとする。今嘔吐が出現するが、反って口渇が出現しなくなるのは、心下に停留した支飲が乾燥を抑制するからである。即ち、嘔吐が出現して口渇がない場合は、小半夏湯を与えて心下の水飲を除くべきである。

　小半夏湯は、半夏と生姜からなる処方である。方中の半夏は辛燥で結を散じて飲を除き、生姜は半夏の荒々しい性質を抑制して逆を散じて止嘔する。

【原文】　腹満口舌乾燥、此腸間有水気。己椒歴黄丸主之。(29)

【本文】　腹満口舌乾燥するは、此れ腸間に水気有るなり。己椒歴黄丸之を主る。

【語釈】　〇腹満口舌乾燥す云々：王廷富の説「この条は、狭義の痰飲の証治である。第2条の「水腸間を走り、瀝瀝として音有り、之を痰飲と謂う」と互いに参照すべきである。腸胃の転輸が不利になるので、下行する水液を捕らえ、分消転輸して膀胱に至ることができず、少量の水が腸間に停留する。そこで、「此れ腸間に水気有り」と言う。水が腸間にあり、気機が阻滞し、清濁が分かれず、集まると痰を生じ、欝滞すると熱を生じ、痰と熱が積もって腸に結び、腑気が塞がり、昇降する気機が更に滞り、津液が上に布散できなくなる。そこで、腹満が出現し、口や舌が乾燥する。これは、痰と熱が交々結んで腸にある実証である。そこで、泄熱滌痰の方法を用いて主治する」《金匱要略指難》

【通釈】　腹満し、口や舌が乾燥する場合は、腸間に水気がある。この場合は、

己椒歴黄丸がこれを主治する。

【本文】　［程］　痰飲中に留まれば、則ち腹満す。水穀胃に入るも、但だ痰飲を為して津液を為さず。故に口舌乾燥するなり。上証に曰く、「水腸間に走り、瀝瀝として声有り。之を痰飲と謂う（2）」と。此れ、腸間に水気有り、亦痰飲と殊ならず。故に此の湯を用いて以て水飲を分消す。

　　［尤］　水既に下に聚まれば、則ち復た上を潤すこと無し。是を以て腸間に水気有りて口舌反って乾燥するなり。後水飲の入ること有りと雖も、祇^{ただ}下に趨くの勢いを益し、口の燥き除かれずして腹満益々甚だし。

【通釈】　［程］　痰飲が中に留まる場合は、腹満が出現する。水穀は胃に入るが、ただ痰飲となり、津液とならない。そこで、口や舌は乾燥する。上の証では、「水が腸間に走り、ごろごろと音がする。これを痰飲と言う（2）」と言う。これは、腸間に水気があり、また痰飲と異ならない。そこで、この湯を用いて水飲を分消する。

　　［尤］　水が既に下に集まる場合は、また上を潤すことがない。ここをもって腸間に水気があり、口や舌は反って乾燥する。その後に水飲の入ることはあっても、ただ下に趨く勢いを益すだけであり、口の燥きは除かれず、腹満は益々甚だしくなる。

【本文】　防己椒目葶藶大黄圓方（《千金》は、椒目圓と名づく）

　防己　椒目　葶藶（熬る。〇《千金》は、二両を用う。余は、同じ）　大黄（各一両）

　　右四味、之を末とし、蜜もて丸ずること梧子大の如くし、食に先だちて一丸を飲服し、日に三服す。稍増せば、口中に津液有り。渇する者は、芒梢半両を加う。

【語釈】　〇防己椒目葶藶大黄丸：聶恵民の説「本方は、分消利水の方剤である。痰飲の水が腸間を走ることにより、腹満、口や舌の乾燥が引き起こされる。そこで、防己をもって利水逐湿し、椒目の苦寒泄降で利気行水、導水下行し、小便より出す。葶藶は瀉肺行水、逐湿開欝し、大黄は苦寒で泄熱攻堅、決壅逐水し、大便より除く。前後に分消し、脾気を転輸させ、腸間の水が去り、邪気が去り、正気が回復すると、飲は去り、病は解される。もし飲が阻み、気が結び、津が傷られて口が渇く場合は、芒硝を加えて蕩実破結、瀉熱存陰する」《経方方論薈要》

【通釈】　防己椒目葶藶大黄圓方（《千金》では、椒目圓と名づける）

- 642 -

防己　椒目　葶藶（熬る。○《千金》では、二両を用いる。その他は、同じである）　大黄（各々一両）

右の四味を粉末とし、蜂蜜を用いてあおぎりの実の大きさの丸剤とし、食前に一丸を湯で服用し、日に三回服用する。少し増量すると、口の中に津液が出現する。口渇がある場合は、芒梢半両を加える。

【本文】　［程］　此れ、水気小腸に在るなり。防己、椒目は、飲を前に導く。清なる者は、小便従りして出るを得。大黄、葶藶は、飲を後に推す。濁なる者は、大便従りして下るを得るなり。此れ、前後に分消すれば、則ち腹満減じて水飲行り、脾気転じて津液生ず。若し渇すれば、則ち口舌乾燥に甚だしければ、芒硝を加え、諸薬を佐けて以て腹満を下して脾土を救う。

【通釈】　［程］　これは、水気が小腸にある。防己、椒目は、飲を前に導く。清らかなものは、小便より出ることができる。大黄、葶藶は、飲を後に推す。濁ったものは、大便より下ることができる。これは前後に分消するので、腹満は軽減し、水飲は行り、脾気は転じ、津液は生じる。もし口渇が出現する場合は、口や舌が更に甚だしく乾燥するので、芒硝を加え、諸薬を佐けて腹満を下し脾土を救う。

【解説】　本条文は、狭義の痰飲の症状と治療法について論述している。

痰飲が中に留まると、腹満が出現する。水穀が胃に入り、下に集まると、上を潤すことがないので、口や舌は反って乾燥する。本証は、痰飲が腸間に停滞した状態にある。そこで、己椒藶黄丸を与えて水飲を分消する。

己椒藶黄丸は、防己、椒目、葶藶子、大黄からなる処方である。方中の防己、椒目は、水飲を前陰に導く。大黄、葶藶は、水飲を後陰に推す。もし口渇が更に甚だしくなる場合は、芒硝を加え、腹満を下して脾土を救う。

【原文】　卒嘔吐、心下痞、膈間有水。眩悸者、半夏加茯苓湯主之。(30)

【本文】　卒かに嘔吐し、心下痞するは、膈間に水有り。眩悸する者は、半夏加茯苓湯之を主る（「卒」は、《千金》に「諸」に作る。《千金》、《外台》に據れば、「半夏」の上に「小」の字を脱す）。

【語釈】　○卒かに嘔吐し、心下痞す云々：陳紀藩の説「これは、支飲で嘔吐し、痞え、眩暈がし、動悸がする証治を論じている。「膈間に水有り」は、本証の病因が水飲の膈間への停滞であることを概括する。「膈間」は膈にあることを主るが、実際は更に胸や胃に及ぶ。飲邪が胃を乱し、気が逆して和を失う。

そこで、卒かに嘔吐する。飲が阻み気が滞る場合は、心下痞が出現する。飲邪が膈間を阻み、清陽が上に達することができなくなる。そこで、目眩がする。水飲が心を凌ぐと、動悸がする。諸々の症状は、全てが飲が膈間に集まり、上は凌ぎ下は乱し、気が逆して和を失うことによる。そこで、小半夏加茯苓湯を用いて蠲飲降逆、和胃止嘔する」陳紀藩主編《金匱要略》

【通釈】　突然嘔吐が出現し、心下が痞えて脹満するのは、膈間に水があるからである。同時に眩暈と動悸が出現する場合は、小半夏加茯苓湯がこれを主治する（「卒」の字は、《千金》では「諸」の字に作る。《千金》、《外台》によれば、「半夏」の字の上に「小」の字を脱出している）。

【本文】　　［尤］　飲気胃に逆すれば則ち嘔吐し、気を滞らせば則ち心下痞し、心を凌げば則ち悸し、陽を蔽えば則ち眩む。半夏、生姜は止嘔降逆し、茯苓を加えて其の水を去るなり。

　　［鑑］　趙良曰く、「《経》に云う、「辛を以て之を散ず」と。半夏、生姜は、皆味辛なり。《本草》に、「半夏は、膈上の痰を治す可し」と。心下堅く、嘔逆し、眩む者は、亦上焦の陽気虚し、升発すること能わず。所以に半夏、生姜は並びに之を治す。悸すれば、則ち心は水の凌ぎを受く。半夏の独り治す可きに非ず。必ず茯苓を加えて水を去り、腎の逆を下して以て神を安んじ、神安んずれば、則ち悸愈ゆるなり」と。

【通釈】　　［尤］　飲気が胃に逆する場合は嘔吐し、気を滞らせる場合は心下は痞え、心を凌ぐ場合は動悸がし、陽を蔽う場合は眩暈がする。半夏、生姜は止嘔降逆し、茯苓を加えてその水を除く。

　　［鑑］　趙良は、「《経》では、「辛をもってこれを散じる」と言う。半夏、生姜は、皆味が辛である。《本草》では、「半夏は、膈上の痰を治療することができる」とある。心下が堅く、嘔逆し、目が眩む場合は、また上焦の陽気が虚し、升発することができない。そこで、半夏、生姜は、いずれもこれを治療する。動悸が出現する場合は、心は水の凌ぎを受ける。半夏だけが治療できるのではない。必ず茯苓を加えて水を除き、腎の上逆を下して神を安らかにし、神が安らかになる場合は、動悸は治癒する」と言う。

【本文】　小半夏加茯苓湯方

　半夏（一升）　　生姜（半斤）　　茯苓（三両、一法に四両とす。○《外台》は《千金》を引き、「四両」を用い、方後に云う、「仲景の《傷寒論》は、茯苓三両。余は並びに同じ」と。案ずるに、今本の《千金》は、「三両」を用う）

- 644 -

右三味、水七升を以て、煮て一升五合を取り、分かち温め再服す（《千金》
に、注して云う、「胡洽は、茯苓を用いず、桂心四両を用う」と。《三因方》
は、大半夏湯と名づく）。

【語釈】　○小半夏加茯苓湯：聶恵民の説「本方は、小半夏湯に茯苓を加えた
ものである。用いて和胃止嘔、通陽行水し、これによって胃脘にある水飲を除
く」《経方方論薈要》

【通釈】　小半夏加茯苓湯方

半夏（一升）　生姜（半斤）　茯苓（三両、ある本では四両にする。○《外
台》では《千金》を引用し、「四両」を用い、方後では、「仲景の《傷寒論》
では、茯苓は三両である。その他は、並びに同じである」と言う。案じるに、
今本の《千金》では、「三両」を用いる）

右の三味に水七升を用い、煮て一升五合を取り、二回に分けて温めて服用す
る（《千金》では、注釈して「胡洽は、茯苓を用いず、桂心四両を用いる」と
言う。《三因方》では、大半夏湯と名づける）。

【本文】　《千金》の茯苓湯は、胸膈の痰満を主る。

本方の中に於いて桂心を加え、方後に云う、「冷極まる者は、附子を加う。
気満つるは、檳榔を加う」と。

《聖済総録》の半夏加茯苓湯は、三焦順わず、心下痞満し、膈間に水有り、
目眩み悸動するを治す（即ち、本方）。

《和剤局方》の茯苓半夏湯は、停痰留飲、胸膈満悶、咳嗽嘔吐、気短く悪心
し、以て飲食下らずを致すを治す（即ち、本方）。

《易簡方》の消暑圓は、傷暑発熱頭痛を治す。

半夏（一斤、醋五升にて煮て乾かす）　茯苓（半斤）　甘草（半斤）

右細末と為し、生姜汁を以て薄き糊を作り、圓と為すこと梧桐子大の如く、
毎服五拾粒を下す。

又二陳湯は、痰飲の患い為る、或は嘔吐悪心し、或は頭眩心悸し、或は中脘
快からず、或は発して悪寒を為し、或は生冷を食するに因りて脾胃和せざるを
治す。

本方に於いて甘草、陳皮、烏梅を加う。

《直指》に云う、「暑家気虚し脈虚し、或は飲水過多、或は冷薬度無く、其
の中を傷り動かし、嘔吐し食せず、自利し渇せず。此れ、則ち外熱裏寒、傷暑
の伏熱の説に惑うこと無く、理中湯に非ざれば可ならざるなり。又冷薬過度、

胃寒え水を停め、潮熱して嘔し、或は身熱微煩すること有り。此れ、則ち陽は外に浮きて内らず。小半夏加茯苓湯に非ざれば可ならざるなり」と。

《直指》の大半夏湯は、痰飲を治す（即ち、本方）。

【通釈】　《千金》の茯苓湯は、胸膈の痰の脹満を主治する。

本方の中に桂心を加え、方後では「冷えが極まる場合は、附子を加える。気が脹満する場合は、檳榔を加える」と言う。

《聖済総録》の半夏加茯苓湯は、三焦が順わず、心下が痞えて脹満し、膈間に水があり、目が眩み、動悸がする場合を治療する（即ち、本方である）。

《和剤局方》の茯苓半夏湯は、停痰や留飲があり、胸膈は満悶し、咳嗽や嘔吐が出現し、息切れがし悪心し、これによって飲食が下らなくなる場合を治療する（即ち、本方である）。

《易簡方》の消暑圓は、傷暑で発熱し頭が痛む場合を治療する。

半夏（一斤、酢五升で煮て乾燥させる）　茯苓（半斤）　甘草（半斤）

右を細かな粉末とし、生姜の汁をもって薄い糊を作り、あおぎりの実の大きさの丸剤を作り、毎回五十粒を服用する。

また、二陳湯は、痰飲の患いが生じ、あるいは嘔吐し悪心し、あるいは頭が眩み心悸が出現し、あるいは中脘部が不快になり、あるいは悪寒を発生し、あるいは生ものや冷たいものを食べることによって脾胃が調和しなくなる場合を治療する。

本方に甘草、陳皮、烏梅を加える。

《直指》では、「暑病に罹患し、気が虚し、脈が虚し、あるいは飲水が過多になり、あるいは冷めたい薬を際限なく飲み、その中を傷って動かし、嘔吐し食欲はなく、自利が出現し、口渇はない。これは、外は熱し、裏は寒えているので、傷暑の伏熱の説に惑うことなく、理中湯でなければ駄目である。また、冷めたい薬を際限なく服用し、胃が寒えて水を停め、潮熱して嘔吐し、あるいは身熱し、微かな煩躁が出現することがある。これは、陽が外に浮いて入らなくなる。小半夏加茯苓湯でなければ、駄目である」と言う。

《直指》の大半夏湯は、痰飲を治療する（即ち、本方である）。

【解説】　本条文は、嘔吐、眩暈、動悸を伴う支飲の症状と治療法について論述している。

水飲が胃に上逆すると、卒かに嘔吐が出現する。水飲が気を停滞させると、心下は痞えて堅くなる。水飲が心を凌ぐと、動悸が出現する。水飲が陽気の上

昇を覆うと、眩暈がする。本証は、膈間に水飲が停滞した状態にある。そこで、小半夏加茯苓湯を与えてこれを治療する。

　小半夏加茯苓湯は、半夏、生姜、茯苓からなる処方である。方中の半夏、生姜は止嘔降逆し、茯苓は水を除く。

【原文】　仮令痩人、臍下有悸、吐涎沫而癲眩、此水也。五苓散主之。(31)

【本文】　仮令えば痩人、臍下に悸有り、涎沫を吐して癲眩するは、此れ水なり。五苓散之を主る（「癲」は、徐、沈、尤、魏は並びに「顛」に作る。《金鑑》に云う、「「癲」は当に是れ「巓」の字なるべし。巓なる者は、頭なり。文義相属す。此れ、伝写の訛りなり」と。案ずるに、「顛」に作るを是と為す。此れ、乃ち顛倒、眩暈の謂いなり）。

【語釈】　〇仮令えば痩人、臍下に悸有り云々：王廷富の説「この条は、下焦の水飲が上逆する証治である。痩せた人では、陽が常に有余であり、陰が常に不足するので、水があるはずがない。そこで、冠するに「仮令えば」の詞をもって学ぶ者に常の中に変があることを啓示する。臍下に動悸があれば、水は下に動く。涎沫を吐出する場合は、水は中に動く。証に顛眩を現す場合は、水飲が上に溢れる。主要な病理は、水飲が下に滞り、膀胱の気化が不利になり、水が集まって妄動し、下より上って中焦を犯す病変にある。これは、水飲が上逆する眩暈証である。そこで、化気利水の方法を用いてその本を治療する」《金匱要略指難》。　〇顛倒：転倒に同じ。

【通釈】　例えば平素より痩せた人が臍下に動悸を感じ、涎沫を吐出して頭や目が眩む場合は、水飲が停留しているからである。この場合は、五苓散がこれを主治する（「癲」は、徐本、沈本、尤本、魏本では、並びに「顛」に作る。《医宗金鑑》では、「「癲」の字は、「巓」の字であるはずである。巓は、頭である。そうであれば、文義が相互に属する。これは、伝写の誤りである」と言う。案じるに、「顛」に作るが正しい。これは、顛倒し、眩暈がすることを言う）。

【本文】　［尤］　痩人、水有るに応ぜずして臍下悸すれば、則ち水下に動く。涎沫を吐すれば、則ち水中に逆す。甚だしくして顛眩すれば、則ち水且つ上を犯す。形体痩せると雖も、病実は水と為す。乃ち、病機の変なり。顛眩は、即ち頭眩なり。苓、朮、猪、沢は甘淡滲泄し、腸間の水をして小便従り出だしむ。桂を用うる者は、下焦の水気は陽に非ざれば化せざればなり。「多く煖水を服

し汗出づ」と曰う者は、蓋し表裏をして其の水を分消せしめんと欲すればなり。挟みて表邪有りて両解せんと欲すの謂いに非ず。

　　［鑑］　此の条、臍下に悸有り。是れ水臍下に停まりて病を為せばなり。若し奔豚を作さんと欲すれば、則ち陽虚と為す。当に茯苓桂枝甘草大棗湯を以て之を主るべし。

【通釈】　　［尤］　痩せた人では水があるはずはないが、臍下に動悸が出現する場合は、水が下に動く。涎沫を吐出する場合は、水が中に逆上する。甚だしくなって眩暈がする場合は、水はかつ上を犯す。形体は痩せるが、病は実は水である。即ち、病機が変化する。顛眩は、頭眩である。茯苓、白朮、猪苓、沢瀉は甘淡で滲泄し、腸間の水を小便より出す。桂枝を用いるのは、下焦の水気は陽でなければ除けないからである。「多く煖かい水を服用して汗が出る」と言うのは、思うに表裏の水を分消させようとするからである。表邪を挟んで両解しようとすることを言うのではない。

　　［鑑］　この条は、臍下に動悸がある。これは、水が臍下に停まって病を生じるからである。もし奔豚を発生しようとする場合は、陽が虚している。茯苓桂枝甘草大棗湯をもってこれを主治すべきである。

【本文】　五苓散方

沢瀉（一両一分）　猪苓（三分、皮を去る）　茯苓（三分）　白朮（三分）
桂（二分、皮を去る）

右五味、末と為し、白飲もて方寸匕を服し、日に三服す。多く煖水を飲めば、汗出でて愈ゆ（「白飲」は、《外台》は「水」に作り、《医壘元戎》は「白米飲」に作る。〇詳らかに《傷寒論輯義》に見わる）。

【語釈】　〇五苓散：聶恵民の説「本方は、化気利水の方剤である。飲が下焦に停まり、小便が不利になり、水飲が上逆するので、茯苓をもって淡滲利湿し、猪苓は利水滲湿し、沢瀉は清熱利水し、白朮は健脾勝湿し、更に桂枝をもって通陽化気し、膀胱の府を通じて水道を通じ、小便が通利すると、飲邪は去る」《経方方論薈要》

【通釈】　五苓散方

沢瀉（一両一分）　猪苓（三分、皮を除く）　茯苓（三分）　白朮（三分）
桂（二分、皮を除く）

右の五味を粉末とし、重湯で一寸四方の用量を服用し、日に三回服用する。多く温かい水を飲むと、汗が出て治癒する（「白飲」は、《外台》では「水」

に作り、《医壘元戎》では「白米の飲」に作る。〇詳らかに《傷寒論輯義》に見われている）。

【本文】　《朱氏集験方》に、偏墜 弔 疝を治するの方。

即ち、本方。煎ぜし蘿苖子の煎湯もて調下す（《吉州彭履仲方》）。

《直指方・便毒門》の五苓散は、小便を疎利し、以て敗精を泄す。葱二茎を用いて湯を煎じて調下す。

《得効方・小児門》の五苓散は、陰核の気結び、腫大し釣痛し、多くは啼怒止まざるに因り、陰気を傷動し、結聚し散ぜずして之を得、或は胎婦啼泣過傷し、児をして生下せしめ、小腸の気閉じ、加うるに風冷を以て血と水と相い聚まり、水気上は肺に乗ずるが故に先ず喘し、而る後に疝痛し、外腎硬からず、臍下痛楚し忍ぶ可からざるを治す。惟だ二便を利すれば、則ち安らかなり。木通、葱白、茴香、食塩を以て湯を煎じて調下し、小便利するを得るを効くと為す。

《経験良方》に云う、「衡陽屈朝奉、小児上は吐し下は瀉すを治すに、五苓を用いて末と為し、生姜の自然汁もて丸と為すこと麻子大、児の大小を量り、米飲もて送下す」と。

【語釈】　〇弔：いたむ。あわれむ。　〇疝：腹の痛む病気。　〇蘿苖子：莱菔子、蘿葡子の意。蘿は、だいこん。蘿蔔。苖は、華、草花が白い。　〇釣痛：「釣ったように痛む」の意。　〇痛楚：ひどい苦しみ。

【通釈】　《朱氏集験方》で、偏えに墜ち悼むべき疝気を治療する処方。

即ち、本方である。煎じた蘿苖子の湯液で調えて服用する（《吉州彭履仲方》）。

《直指方・便毒門》の五苓散は、小便を通利し、敗れた精を外泄する。葱二茎を用いて湯を煎じて調えて服用する。

《得効方・小児門》の五苓散は、陰核の気が結び、腫大して釣ったように痛み、多くは啼いたり怒ったりして止まないことが原因で陰気を傷って動かし、結集して散じなくなってこれを獲得し、あるいは妊婦がひどく泣いて小児を出産し、小腸の気が閉じ、これに加えるに風冷の気が侵入して血と水が相互に集まり、水気が上は肺に乗じるので先ず気喘が出現し、その後に疝痛が出現し、外の腎は硬くなく、臍下のひどい苦しみで忍ぶことができない場合を治療する。ただ、二便を通利する場合は、安らかになる。木通、葱白、茴香、食塩をもって湯を煎じて調えて服用し、小便が通利すると効果がある。

《経験良方》では、「衡陽屈朝奉は、小児で上は嘔吐し下は瀉下するのを治療する場合に、五苓散を用いて粉末とし、生姜の自然汁で麻の実の大きさの丸剤とし、小児の大小を量り、重湯で服用する」と言う。

【解説】　本条文は、水飲が中焦と下焦に停滞して上逆する狭義の痰飲の証候と治療法について論述している。

水飲が下焦で動くと、痩せた人では臍下に動悸が出現する。水飲が中焦に逆上すると、涎沫を吐出する。水飲が上焦を犯すと、眩暈が出現する。癲眩は、頭眩のことを言う。本証は、水飲が臍下に停まって病を発生した状態にある。そこで、五苓散を与えてこれを治療する。

五苓散は、沢瀉、猪苓、茯苓、白朮、桂枝からなる処方である。方中の茯苓、白朮、猪苓、沢瀉は甘淡で滲泄し、腸間の水飲を小便より排泄する。桂枝は、性温で水気を除く。

附方

【原文】　外台茯苓飲：治心胸中有停痰宿水、自吐出水後、心胸間虚、気満、不能食。消痰気、令能食。

【本文】　《外台》茯苓飲：心胸中に停痰、宿水有り、自ら水を吐出して後、心胸の間虚し、気満ち、食すること能わざるを治す。痰気を消し、能く食せしむ（《外台・痰飲食不消及嘔逆不下食門》は、《延年》を引きて云う、「仲景の《傷寒論》に同じ」と）。

【語釈】　○《外台》茯苓飲云々：陳紀藩の説「「心胸に停痰宿水有り」は、本証の病機が痰飲が停まって心胸部に集まることを概括する。この所の「心」の字は、実は胃の部門を指す。停痰や宿飲が胸胃にあれば、必然的に胃気の和降を妨げ、飲は気に従って逆する。そこで、嘔吐する。そして嘔吐は飲を除くことができるが、反って飲邪を完全に除くことはできず、嘔吐の後もまた必然的に胃気を損傷する。脾は運化を主り、胃は受納を主る。脾胃の気が虚し、受納と運化が失調する。そこで、脘腹部は満悶して食事を摂取できなくなる。これを総合すると、本証は痰飲が阻滞し、脾胃の気が虚した証に属している。そこで、治療は消痰理気、益気健脾すべきであり、《外台》茯苓飲を用いる。痰を除き飲を消し、脾胃が健運すると、自然に病は治癒し、食事を摂取できるようになる」陳紀藩主編《金匱要略》

【通釈】　《外台》茯苓飲：心胸部に元々痰飲や水液が停留し、病人が自然に

痰飲咳嗽病病証并治第十二

水液を吐出した後に心胸部の間が空虚になり、この部位に気が脹満し、食事を摂取することができなくなる場合を治療する。茯苓飲は、痰気を除去し、食欲を増進させる（《外台・痰飲食不消及嘔逆不下食門》は、《延年》を引きて云う、「仲景の《傷寒論》に同じ」と）。

【本文】　茯苓　人参　白朮（各三両）　枳実（二両）　橘皮（二両半）　生姜（四両）

　右六味、水六升もて、煮て一升八合を取り、分かち温め三服す。人の八九里を行くが如きに、之を進む（「味」の下に、《外台》は「切りて以て」の二字有り、「合」の下に「滓を去る」の二字有り）。

【語釈】　○《外台》茯苓飲：聶恵民の説「本方は、健脾益気、補虚去飲の方剤である。水飲が心胸部に停まり、嘔吐した後は津が傷れ正気が虚し、飲邪がいまだ尽きていないので、人参をもって益気補中、扶正生津する。茯苓、白朮は、健脾利水、導水下行する。枳実、橘皮は、理気化痰する。生姜は、温中散寒、和胃降逆する。これは、痰飲病の後、余飲がいまだ尽きない場合に、扶正去邪し、調理して後を善くする良剤である」《経方方論薈要》

【通釈】　茯苓　人参　白朮（各々三両）　枳実（二両）　橘皮（二両半）　生姜（四両）

　右の六味に水六升を用い、煮て一升八合を取り、三回に分けて温めて服用する。人が八九里を行く時間が経過した場合は、更に服用する（「味」の字の下に、《外台》では「切って以て」の二字があり、「合」の字の下に「滓を去る」の二字がある）。

【本文】　［沈］　脾虚し、胃の為に津液を行らさず、水蓄えて飲と為し、胸膈の間に貯え、満ちて上に溢る。故に自ら水を吐出す。後、邪去り正虚し、虚気上逆し、満ちて食すること能わざるなり。所以に参、朮は大いに脾気を健やかにして新飲をして聚まらざらしめ、姜、橘、枳実以て胃家未だ尽きざるの飲を駆り、日に痰気を消し、能く食せしむるのみ。

【通釈】　［沈］　脾が虚して胃のために津液を行らさなくなると、水が蓄積して飲となり、胸膈の間に貯留し、満ちて上に溢れる。そこで、自ら水を吐出する。その後、邪気は去り、正気は虚すが、虚気が上逆し、脹満して食事を摂取できなくなる。そこで、人参、白朮は大いに脾気を健やかにして新飲を集まらなくし、生姜、橘皮、枳実は胃でいまだ尽きていない飲を駆り、日に痰気を消し、よく食事を摂取させるだけである。

【本文】　《外台》の延年茯苓飲は、風痰の気、水を吐し嘔するを主る者なり（即ち、本方。《風痰門》に出づ）。

又茯苓湯は、風痰の気発し、即ち嘔吐し欠呿し、煩悶して安らかならず、或は痰水を吐す者を主る。

即ち、本方より枳実を去る。

【語釈】　○欠呿：欠は、あくびをする。呿は、口を開ける。

【通釈】　《外台》の延年茯苓飲は、風痰の気があり、水を吐出し嘔吐する場合を主治するものである（即ち、本方である。《風痰門》に出ている）。

また、茯苓湯は、風痰の気が発生し、即ち嘔吐し欠をして口を開き、煩悶して不安になり、あるいは痰水を吐出する場合を主治する。

即ち、本方より枳実を除く。

【解説】　本条文は、痰飲に罹患し、嘔吐した後に飲邪は軽減するが、正気が著しく虚す場合に出現する症状と治療法について論述している。

痰飲に罹患し、脾が虚して胃のために津液を行らさなくなると、水が蓄積し水飲となって胸膈の間に貯留し、満ちて上に溢れるので、自然に水を吐出する。水を吐出した後、邪気は去り、正気は虚すが、虚気が上逆して満ちると、食事を摂取できなくなる。そこで、《外台》茯苓飲を与えて痰気を消して食欲を増進させる。

《外台》茯苓飲は、茯苓、人参、白朮、枳実、橘皮、生姜からなる処方である。方中の人参、白朮は、脾気を健やかにして新飲を集まらなくし、生姜、橘皮、枳実はいまだ尽きていない水飲を駆り、茯苓は淡滲利水する。

【原文】　咳家其脈弦、為有水。十棗湯主之。(32)

【本文】　咳家其の脈弦なるは、水有りと為す。十棗湯之を主る（方は上に見わる。○「之を主る」の下に、《千金》は「臥せ出づること能わざる者は、陰は邪を受けざるが故なり」の十一字有り）。

【語釈】　○咳家其の脈弦なるは云々：陳紀藩の説「これは、久咳で水飲の邪が実した証治を論じている。「咳家」は久しく咳をする人であり、外感の咳嗽とは区別がある。そして「其の脈弦」は、飲が停まるのと裏の虚寒との区別がある。もし脈が双弦でかつ無力である場合は裏の虚寒であり、その脈が偏弦でかつ有力である場合は飲病である。本証は、既に「水有りと為す」であり、また十棗湯を用いて主治するが、明らかに水飲の邪が実し、上は凌いで肺を射り、

痰飲咳嗽病病証并治第十二

肺が清粛を失調して引き起こす所である。そこで、水飲を攻逐し、実邪を峻下すべきであり、十棗湯を用いる」陳紀藩主編《金匱要略》

【通釈】　平素より咳嗽が持続する病人の脈が弦になる場合は、体内に水飲がある。この場合は、十棗湯がこれを主治する（処方は、上の第22条に記載されている。○「これを主る」の下に、《千金》では「臥せて出ることができなくなるのは、陰が邪を受けないからである」の十一字がある）。

【本文】　［魏］　咳家は、崇ら痰飲内に在り、逆気上衝するの咳嗽の為に言うなり。故に其の脈必ず弦にして、外感家の浮無く、虚労家の数無し。但だ弦を見わす者は、水飲有り中に在りて患いを為すを知るなり。

　　［尤］　脈弦は、水と為す。咳して脈弦なるは、水飲漬かりて肺に入ると為すを知るなり。十棗湯は、水気を逐い、大小便自り去る。水去れば、則ち肺寧らかにして咳愈ゆ。按ずるに、許仁則は飲気咳なる者を論ず。飲む所の物、停まり澄みて胸に在り。水気上を衝き、肺此の気を得れば、便ち咳嗽を成す。久しきを経て已えず、漸く水病を成す。其の状、四時昼夜を限らず、諸々の嗽を動かす物に遇えば、即ち劇し。乃ち、双眼突出し、気断たんと欲するが如くに至り、汗出で、大小便利せず、痰飲涎沫を吐して限り無く、上気喘急し、肩息し、毎旦眼腫れ、平眠するを得ず。此れ、即ち咳家に水有りの証なり。著くに乾棗三味丸有るもまた佳し。大棗六十枚、葶藶一升、杏仁一升、合して搗きて丸を作り、桑白皮の飲もて七八丸を下し、日に再びし、稍稍之を加え、大便利するを以て度と為す。

【語釈】　○稍稍：すこしずつ。だんだん。

【通釈】　［魏］　咳家は、専ら痰飲が内にあり、逆気が上を衝く咳嗽のために言う。そこで、その脈は必ず弦であり、外感家の浮はなく、虚労家の数はない。ただ、弦を見わす場合は、水飲が中にあって患いを生じていることが解る。

　　［尤］　脈が弦であるのは、水である。咳をして脈が弦である場合は、水飲が漬かって肺に入っていることが解る。十棗湯は、水気を逐い、大小便より除く。水が去る場合は、肺は寧らかになり、咳は治癒する。按じるに、許仁則は、飲気咳を論じている。飲む所の物は、停まり澄んで胸にある。水気が上を衝き、肺がこの気を得ると、咳嗽を形成する。久しい期間を経て治癒しなくなると、漸く水病を形成する。その病状は、四時や昼夜を限らず、諸々の嗽を動かす物に遇うと、直ちに劇しくなる。即ち、両眼は突出し、気は途絶えようとするようになり、汗が出て、大小便は通利せず、痰飲や涎沫を吐出して限りがなく、

- 653 -

上気し、喘急し、肩息し、毎朝眼が腫れ、平らかに睡眠できなくなる。これは、咳家に水がある証である。これを治療するのに乾棗三味丸があるものまた佳い。大棗六十枚、葶藶一升、杏仁一升を合わせて搗いて丸剤を作り、桑白皮の飲で七八丸を服用し、日に二回服用し、少しずつこれを増量し、大便が通利するのを適度とする。

【本文】　案ずるに、《外台》は更に巴豆牽牛五味丸有り。当に参考にすべし。

【通釈】　案じるに、《外台》では更に巴豆牽牛五味丸がある。参考にすべきである。

【解説】　本条文は、咳家に水飲がある場合の証候と治療法について論述している。

　咳家は、専ら内に痰飲があり、逆気が上を衝いて咳嗽が出現する人を言う。即ち、水飲が肺に入ると、咳嗽が出現して脈は弦になる。そこで、十棗湯を与えて水気を逐い、大小便よりこれを除く。

【原文】　夫有支飲家、咳煩、胸中痛者、不卒死、至一百日或一歳、宜十棗湯。（33）

【本文】　夫れ支飲家有り、咳煩し、胸中痛む者は、卒かに死せず、一百日、或は一歳に至るは、十棗湯に宜し（方は上に見わる。○趙本は、「或は」の字無し）。

【語釈】　○夫れ支飲家有り、咳煩し云々：呂志杰の説「水飲が肺に停まって蓄積すると、咳嗽によって並びに心煩、胸中の痛みを発生する。これは、肺が病み飲邪が心に及び、心肺がともに病み、病状が加重する表現である。もし大きな変証を発生せず、遷延して百日、甚だしくなると一年に至り、正気がなおいまだ甚だしく虚していない場合は、十棗湯を用いてその水飲を逐うべきであり、そうすれば咳嗽は緩解することを望むことができる」《金匱雑病論治全書》

【通釈】　そもそも平素より支飲に罹患している病人に咳嗽が出現して心煩し、胸中が痛み、もし突然死亡せず、百日、あるいは一年もの間病が持続する場合は、十棗湯を用いるのがよい（処方は、上の第22条に見われている。○趙本では、「或は」の字がない）。

【本文】　［徐］　夫れ支飲家有りとは、乃ち原を逐うの詞なり。謂うに、支飲は本痛まず、蔓延して胸痺して痛むに至り、気上逆して咳を為し、火上に壅

痰飲咳嗽病病証并治第十二

がりて煩を為せば、已に死道有り。卒死せず、甚だしければ一百日、或は経年の久しきに至れば、其の虚すること知る可し。幸いに元気未だ竭きざるなり。其の病を原ぬれば、支飲は本と為し、病は本抜かず、終に愈ゆるの期無く、逡巡して愈えず。正しく医家、虚するが故を以て畏縮す。故に因りて十棗湯に宜しく、以て病を攻むるは峻を嫌わず、悠悠として以て斃るるを待つを得ずを見わすなり。

　　［魏］　　卒死せずは、仲景の意は、早く治するは十棗湯を以てするに宜しなり。一百日、或は一歳に至れば、則ち治し難し。十棗湯に宜しき者は、百日、一歳の前に宜しきなり。若し日久しく飲深きは十棗湯に宜しと謂うは、恐らくは聖人の霜を履みて堅氷の意に非ず。之を総ずれば、白文に涵泳するは自ら明らかなり。

【語釈】　　○蔓延：のびひろがる。はびこる。　　○逡巡：ぐずぐずする。　　○悠悠：のんびりとしたさま。　　○涵泳：水に浸っておよぐ。転じて恩恵にあずかること。

【通釈】　　［徐］　　そもそも支飲家があるとは、元を逐う詞である。思うに、支飲は元々痛まないが、蔓延すると胸が痺れて痛むようになり、気が上逆すると咳を生じ、火が上に塞がると煩を生じるので、既に死亡する道理がある。卒かに死亡せず、甚だしくなると百日、あるいは年を経て久しくなる場合は、それが虚していることを知るべきである。幸いなことに元気はいまだ竭きていない。その病を尋ねると、支飲は本であり、病は本が抜かれず、遂に治癒する時期がなく、逡巡して治癒しなくなる。正しく医家は、虚しているので、治療に畏縮する。これによって十棗湯を用いるのがよく、病を攻めるには峻剤を嫌わず、悠悠として斃れるのを待つ訳にはいかないことを見わしている。

　　［魏］　　卒かに死亡しないとは、仲景の意は、早く治療するには十棗湯を用いるのがよいことである。百日、あるいは一年に至る場合は、治療がし難くなる。十棗湯を用いるのがよいのは、百日や一年の前に使用するのがよいことである。もし日が久しくなり飲が深くなる場合に十棗湯を用いるのがよいと言うのは、恐らくは聖人が霜を履んで堅氷が到る意ではない。これを総合すると、白文に恩恵を受けているのは自ら明らかである。

【本文】　　案ずるに、《千金》は本条の後に一条有りて云う、「咳して脇下に引きて痛む者も亦十棗湯之を主る」と。是れ本経の旧文なるか否かを知らず。

【通釈】　　案じるに、《千金》では、本条の後に一条があり、「咳をして脇下

－ 655 －

に牽引して痛む場合もまた十棗湯がこれを主治する」と言う。これが本経の旧文であるのかどうかは解らない。

【解説】　本条文は、慢性の咳嗽が出現する支飲の重症型の証候と治療法について論述している。

　支飲に罹患し、病が蔓延すると、胸が痺れて痛む。肺気が上逆すると、咳嗽が出現する。火が上に塞がると、心煩が出現する。本証では、元気がいまだ竭きていないので、卒かには死亡せず、甚だしい場合は百日、あるいは年を経て病が持続する。本証は、病の本が抜かれていない。そこで、十棗湯の峻剤を与えて病を攻める。

【原文】　久咳数歳、其脈弱者、可治。実大数者、死。其脈虚者、必苦冒。其人本有支飲在胸中故也。治属飲家。(34)

【本文】　久咳数歳、其の脈弱の者は、治す可し。実大数の者は、死す。其の脈虚の者は、必ず冒を苦しむ。其の人本支飲有りて胸中に在るが故なり。治は飲家に属す。

【語釈】　○久咳数歳、其の脈弱の者云々：王廷富の説「この条は、脈に従って支飲の予後を判断している。久咳が数年持続するのは、多くは脾と肺がともに虚し、あるいは脾腎両虚の状態にあり、飲邪が胸膈に充斥し、肺気が不利になる。そこで、咳唾や痰涎が止まなくなる。もし外邪に遇う場合は、更に甚だしくなる。そこで、久咳が数年持続して治癒しなくなる。即ち、支飲が胸膈に滞って引き起こす所である。その脈が弱である場合は、久咳は正気が虚すが、飲邪もまた微かであり、脈と証が相互に符合する。そこで、治療は可能である。もし実大数の脈が見われる場合は、脈と証が符合せず、正気は虚すが、邪が盛んな局面である。そこで、「死を主る」と言う。その脈が虚になる場合に必ず冒を苦しむ病理は、脾と肺がともに虚して水飲を運化するのに不足し、飲邪が上に溢れ、清陽が覆われるので、眩冒に苦しむ。それが久咳と冒を引き起こす原因は、支飲が胸中にあり、影響が心と肺に至り、肺気が不利になり、あるいは濁陰の邪が上に溢れて引き起こすからである。その治法は飲を治療すべきであり、飲が消える場合は肺気が通利し、胸陽が布散し、清陽が清らかになり、咳あるいは冒は自然に除かれる。そこで、「治は飲家に属す」と言う」《金匱要略指難》

【通釈】　慢性の咳嗽が数年間持続し、病人の脈が弱である場合は、治療は可

能である。脈が実大数である場合は、死亡する。病人の脈が虚である場合は、必ず頭や目が眩む。これは、元々その人に支飲があって胸中にあるからである。この場合は、水飲病の治療を採用すべきである。

【本文】　〔沈〕　久咳数歳は、是れ虚労の咳嗽に非ず。乃ち、脾肺素本不足し、肺気滞りて利せず、津化して飲と為し、上は胸中肺葉空窾の処に溢る。即ち、支飲、伏飲の類なり。内の伏飲相い招き、風寒襲い入り、内外邪を合して発するは、世に痰火、屢屢挙げて発する者と謂う是れなり。然れども久咳は必ず是れ邪正両つながら衰え、其の脈故に弱なり。脈と証と相い応ず。故に治す可しと為す。実大数なる者は、邪熱熾盛、陰気大いに虧け、甚だしき者は必ず亡に造る。故に死を主るなり。脈虚の者は、乃ち上焦の膻中、宗気布かず、痰飲濁陰上は胸中に溢れ、気逆して上を衝く。所以に冒を苦しむ。冒なる者は、瞑眩、黒花、昏暈の類なり。其の人本支飲有り、胸中に存し蓄するに因りて、則ち当に其の支飲を治すべく、而ち咳自ら寧らかなり。故に治は飲家に属す。

【語釈】　〇瞑眩：目がくらむ。　〇昏暈：昏は、目がくらむ。暈は、めまい。目がくらむ。

【通釈】　〔沈〕　久咳が数年持続するのは、虚労の咳嗽ではない。即ち、脾と肺が元々不足し、肺気が滞って通利せず、津が変化して飲となり、上は胸中の肺葉の空窾の所に溢れる。即ち、支飲や伏飲の類である。内の伏飲が招き、風寒の邪が襲って入り、内外が邪を合わせて発症する場合は、世俗に痰火が屢々挙って発生する場合であると言うのがこれである。しかし、久咳は必ず邪気と正気がともに衰えているので、その脈はそこで弱になる。脈と証と相応する。そこで、治療は可能である。脈が実大数になる場合は、邪熱が旺盛になり、陰気が大いに欠け、甚だしくなると死亡するに至る。そこで、死を主る。脈が虚になる場合は、上焦の膻中で宗気が布散されず、痰飲や濁陰が上は胸中に溢れ、気が上逆して上を衝く。そこで、冒を苦しむ。冒は、瞑眩、黒花、昏暈の類である。その人は元々支飲があり、胸中に存在し蓄積しているので、その支飲を治療すべきであり、そうすれば咳は自然に安らかになる。そこで、治療は水飲病を患う人と同じになる。

【解説】　本条文は、慢性の咳嗽を伴う支飲の脈象と予後について論述している。

　脾と肺が元々虚し、肺気が停滞して通利しなくなると、津液が変化して飲となり、上は肺葉に溢れるので、久咳が数年の間持続する。即ち、本証は、支飲

や伏飲の類である。病が久しく持続すると、邪気と正気がともに衰えるので、脈は弱になる。本証は、脈と証が相応する。そこで、治療は可能である。

　もし脈が実大数になる場合は、邪熱が旺盛になるが、陰気が大いに欠けているので、死証になる。

　もし脈が虚になる場合は、宗気が布散されず、痰飲や濁陰が上は胸中に溢れ、気が上逆して上を衝くので、冒を苦しむ。冒は、目が眩むことを言う。本証は、元々支飲が胸中に蓄積した状態にある。そこで、支飲を治療すると、咳嗽は自然に治癒する。

【原文】　咳逆倚息、不得臥、小青龍湯主之。(35)

【本文】　咳逆倚息し、臥すを得ざるは、小青龍湯之を主る。

【語釈】　○咳逆倚息し、臥すを得ず云々：陳紀藩の説「これは、支飲に外寒を兼ねた証治を論じている。咳逆、倚息、臥すを得ずは、支飲の主証である。即ち、水飲が胸中に停滞して集まり、肺が清粛を失って引き起こされる。もしまた外寒を感じ、肺気を閉ざして欝滞させ、内飲を壅逆させると、諸々の証は必然的に劇しくなる。辛で外寒を散じ、裏飲を温化し、これによって肺気を宣降する。そこで、小青龍湯を用いて主治する」陳紀藩主編《金匱要略》

【通釈】　咳嗽が出現して気が上逆し、起坐呼吸になり、平臥することができなくなる場合は、小青龍湯がこれを主治する。

【本文】　［尤］　倚息は、几に倚りて息し、能く俯すも、仰(あお)ぐこと能わざるなり。

　　［沈］　此れ、表裏邪を合するの治なり。肺は声を主り、変動は咳を為す。胸中素支飲を積み、邪を招きて内に入り、肺気を壅逆すれば、則ち咳逆倚息し、臥すを得ず。是れ喘逆し、撑持(とう)すること能わず、体躯舒び難く、呼吸の状を形容するなり。故に小青龍の麻、桂、甘草を用いて腠理を開発して以て外邪を駆り、表従りして出だす。半夏、細辛は、内伏の風寒を温散して痰飲を逐い下行す。乾姜は、肺を温め陽を行らせて裏寒を散ず。五味、芍薬は、以て肺気の逆を収め、表風内飲をして一斉にして解さしむ。此れ、乃ち寒風飲を挟み咳嗽するの主方なり。

【語釈】　○撑：ささえる。手でつっぱる。

【通釈】　［尤］　倚息は、几(つくえ)に寄り掛かって息をし、よく伏せることはできるが、仰向けになることができないことである。

－ 658 －

痰飲咳嗽病病証并治第十二

　　［沈］　　これは、表裏が邪を合わせる場合の治療である。肺は声を主り、変
動は咳である。胸中に元々支飲を積み、邪を招いて内に入り、肺気を塞いで逆
上する場合は、咳嗽が出現して気が上逆し、起坐呼吸になり、平臥することが
できなくなる。これは、気喘が出現して上逆し、支えて保持することができず、
躯幹は舒び難くなる呼吸の性状を形容する。そこで、小青龍湯の麻黄、桂枝、
甘草を用い、腠理を開発して外邪を駆り、表よりこれを出す。半夏、細辛は、
内に潜伏した風寒の邪を温散して痰飲を逐って下行させる。乾姜は、肺を温め
陽を行らせて裏寒を散じる。五味子、芍薬は、肺気の上逆を収め、表の風邪と
内の飲邪を一斉に解する。これは、風寒の邪が飲を挟み咳嗽が出現するのを治
療する主方である。

【解説】　　本条文は、支飲の症状と治療法について論述している。

　　元々支飲に罹患していたが、新たに風寒の邪を感受し、外邪が胸中の飲邪を
挟み、肺気を塞いで逆上すると、気喘が出現して気が上逆し、起坐呼吸になり、
平臥することができなくなる。そこで、小青龍湯を与えてこれを治療する。

　　小青龍湯は、麻黄、芍薬、五味子、乾姜、甘草、細辛、桂枝、半夏からなる
処方である。方中の麻黄、桂枝、甘草は腠理を開発して外邪を駆り、半夏、細
辛は内に潜伏した風寒の邪を温散して痰飲を逐い、乾姜は肺を温め陽を行らせ
て裏寒を散じ、五味子、芍薬は肺気の上逆を収める。

【原文】　　青龍湯下已、多唾口燥、寸脈沈、尺脈微、手足厥逆、気従小腹、上
衝胸咽、手足痺、其面翕熱如酔状、因復下流陰股、小便難、時復冒者、与茯苓
桂枝五味甘草湯、治其気衝。(36)

【本文】　　青龍湯を下し已り、唾多く、口燥き、寸脈沈、尺脈微、手足厥逆し、
気小腹従り上りて胸咽を衝き、手足痺し、其の面翕熱すること酔状の如く、因
りて復た陰股に下流し、小便難く、時に復た冒する者は、茯苓桂枝五味甘草湯
を与えて、その気衝を治す（程本は、「若し面熱すること酔えるが如し」に作
る。程云う、「「下し已る」は、当に「汗し已る」に作るべし」と。《金鑑》
之に従うは、誤りなり）。

【語釈】　　○青龍湯を下し已り、唾多く、口燥き云々：王廷富の説「これは、
小青龍湯を服用した後に衝気に変化する証治である。小青龍湯は辛温大散であ
り、辛温は既によく内飲を除き、かつよく外寒をのぞき、外寒は既に解され、
内陰は今にも去ろうとしている。そこで、唾や痰涎が多くなり、口は乾燥する。

－ 659 －

これは、本篇の第28条の「嘔家は、本渇す。渇する者は、解せんと欲すと為す」の機序と相同する。元陽が元々虚し、内陰が元々盛んであるので、小青龍湯はよく温飲解表するが、使用が適切でないと、更にその陽を傷り、他の変証を生じるはずである。寸脈が沈であるのは、上焦の陽が虚すからである。停飲はなおいまだ尽きず、胸陽が布散されなくなる。そこで、手足は逆冷する。尺脈が微であるのは、下焦の陽が虚すからである。腎気が治まらなくなる。そこで、衝気が妄動して上は胸や咽を衝く。ここにおいて営衛の運行は滞り、ただ手足が逆冷するだけではなく、甚だしい場合は麻痺して不仁する。その顔面が僅かに熱して酔ったようになるのは、陰陽が失調し、真陽が潜まず、仮熱が上に浮く象である。衝気は、時に発生し時に止まる。衝気が一逆すると、周身の気は皆逆し、腎気は摂納に権限がなく、その衝気を制約できなくなる。また、気の上衝に戻り、これによって陰股に下流するのは、衝気が帰らず、なお上を衝く勢いがあることを証明する。下焦の気化が不利になる。そこで、小便は困難になる。上を衝く場合は、飲邪はこれに随って上り清陽を犯す。そこで、また時に冒になる。主要な病理は、元陽が元々虚し、外寒は軽微であるが、発散して更に元陽を傷り、腎気が治らなくなり、衝気の妄動を引き動かしてこのようになる。これは、衝気が上を衝く変証である。そこで、化気平衝の方法を用いて主治する」《金匱要略指難》。　○手足痺す：陳紀藩の説「身体が虚し、汗が出て、陰血が傷られ、四肢が濡養を失うと、手足の麻痺が見われる」陳紀藩主編《金匱要略》

【通釈】　病人は小青龍湯を服用した後に痰や唾を多く吐出し、口は乾燥し、寸部の脈は沈になり、尺部の脈は微になり、手足は厥逆し、気が小腹より上昇して胸部と咽部に突き上げる感じがし、手足は痺れ、病人の顔面は時に僅かに発熱して酒に酔ったようになり、気が上衝した後にまた下に向かって流れて大腿の内側に達し、小便は困難になり、時にまた頭や目が眩む場合は、桂苓五味甘草湯を与えて衝気の上逆を治療する（程本では、「もし顔面が酔ったように熱する」に作る。程氏は、「「下し已る」は、「汗が已る」に作るべきである」と言う。《医宗金鑑》がこれに従うのは、誤りである）。

【本文】　［沈］　此れより下は、皆小青龍湯を服し、外邪解して裏飲未だ除かれず、内陽を擾動するの変なり。表邪退くと雖も、内飲未だ消えず、胸間に拒格し、心火下に達するを得ず、反って肺金を刑すれば、則ち唾多く口燥き、猶肺痿の類の如きなり。但だ飲は陰邪と為して内に僻すれば、則ち陽気衰微す。

- 660 -

故に寸脈沈なり。下焦の陽微なり。故に尺脈微にして手足厥逆す。因りて青龍の散剤を服して下焦を擾乱し、虚陽即ち衝任の脈に随いて厥して上行す。故に気小腹従り上りて胸咽を衝く。手足痺して用いざるに至りては、真陽胃熱を挟みて上衝するを以て、其の面翕熱すること酔状の如し。衝気復た反って陰股に下流し、腎間に帰りて決瀆を行わず。故に小便難し。衝気往きて返り、胸中の留飲を擾動すれば、則ち時に復た冒す。故に桂、苓に易えて以て衝気を逐いて源に帰し、五味は肺気の逆を収斂し、甘草は脾胃を安和し、虚陽をして上に浮かせざさしむ。此れ、乃ち逆を救うの変方なり。

　　［徐］　発散して其の衝気を動じて以て肺燥を致し、痿の如くにして唾多きに堪えず。唾なる者は、其の痰薄く唾の如きなり。又口燥く。燥なる者は、口乾くを覚ゆるも、渇に非ざるなり。陰股に下流するは、面に浮きし陽、旋りて復た両股の陰に在り、熱気を作すを謂うなり。

【語釈】　○拒格：こばみさからう。　○僻：かたよる。　○厥：のぼせる。ここでは、上逆するの意。　○其の面翕熱すること酔状の如し：ここでの沈明宗の説は第40条を引用しているが、この解釈は正しくない。顔面が紅潮するのは、陰寒が下で旺盛になり、虚陽を上に拒むことが原因である。

【通釈】　　［沈］　これより下は、皆小青龍湯を服用し、外邪は解されたが、裏飲はいまだ除かれず、内の陽を乱す変証である。表邪は退くが、内飲はいまだ消えず、胸の間に拒み、心火が下に達することができず、反って肺金を刑する場合は、唾液は多く、口は燥き、丁度肺痿の類のようなものである。ただ、飲は陰邪であり、内に偏る場合は、陽気は衰微する。そこで、寸部の脈は沈になる。下焦の陽は、微かである。そこで、尺部の脈は微になり、手足は厥逆する。これによって小青龍湯の散剤を服用して下焦を乱し、虚陽が直ちに衝任の脈に随って逆して上行する。そこで、気が小腹より上って胸部と咽部を衝く。手足が痺れて用いられなくなるに至っては、真陽が胃熱を挟んで上を衝くので、その顔面は僅かに発熱し、酒で酔ったようになる。衝気がまた反って大腿の内側に下って流れ、腎の間に帰って決瀆の職を行わなくなる。そこで、小便は困難になる。衝気が往って返り、胸中の留飲を乱して動かす場合は、時にまた目が眩む。そこで、桂枝と茯苓に易えて衝気を逐って源に帰し、五味子は肺気の逆上を収斂し、甘草は脾胃を安らかに調和し、虚陽を上に浮かないようにする。これは、逆を救う変方である。

　　［徐］　発散してその衝気を動かして肺の乾燥を引き起こし、肺痿のように

唾液が多くなって堪えられなくなる。唾は、その痰が薄く、唾のようになることである。また、口が燥く。燥は、口が乾くのを覚えるが、渇ではない。陰股に下流するのは、顔面に浮いた陽が旋ってまた両股の陰にあって熱気を生じることを言う。

【本文】　桂苓五味甘草湯方

　茯苓（四両）　桂枝（四両、皮を去る。〇《千金》は、二両を用う。《外台》は、一両を用う）　甘草（三両、炙る。〇《千金》は、二両とす）　五味子（半升）

　右四味、水八升を以て、煮て三升を取り、滓を去り、分かち温め三服す（《外台》に云う、「《千金》を以て之を校するに、亦此の方を脱す。今仲景方に於いて之を録して附す」と。案ずるに、今《千金》に此の方を載すは、疑う可し）。

【語釈】　〇桂苓五味甘草湯：聶恵民の説「本方は、扶陽抑陰、平衝降逆の方剤である。小青龍湯を服用した後、表邪を発散し、陽気を温散すると、真陽が上に越え、衝気が上逆する。そこで、斂気平衝、扶陽抑陰をもってこれを救う。桂枝、甘草は、辛甘化陽し、扶陽して逆気を降ろし、水寒を散じる。茯苓は、滲湿利水し、逆気を引きて下行し、腎邪を伐つ。五味子の酸は、浮いた陽を降ろし、陰気を斂め、衝気を平らかにする」《経方方論薈要》

【通釈】　桂苓五味甘草湯方

　茯苓（四両）　桂枝（四両、皮を除く。〇《千金》では、二両を用いる。《外台》では、一両を用いる）　甘草（三両、あぶる。〇《千金》では、二両とする）　五味子（半升）

　右の四味に水八升を用い、煮て三升を取り、滓を除き、三回に分けて温めて服用する（《外台》では、「《千金》をもってこれを校正すると、またこの処方を脱している。今仲景方においてこれを記録して附す」と言う。案じるに、今《千金》にこの処方を記載するのは、疑うべきである）。

【解説】　本条文は、第35条を承けて小青龍湯の服用後に発生する衝気の証候と治療法について論述している。

　《金匱要略輯義》が引用する沈明宗の説の中では、「其の面翕熱すること酔状の如し」の解説は、正しくない。また、「手足痺す」の解説がない。詳細は、《金匱要略大成》を参照のこと。

　小青龍湯を服用し、外邪は解されたが、裏飲がいまだ除かれなくなると、唾

液を多く吐出する。内飲が消えず、胸の間に拒み、心火が下に達することができず、反って肺金を刑すると、口は燥く。飲が内に偏り、陽気が衰微すると、寸部の脈は沈になる。下焦の陽気が微かになると、尺部の脈は微になり、手足は厥逆する。虚陽が衝任の脈に随って上逆すると、気が小腹より起こって胸部と咽部を衝く。顔面に浮いた虚陽が回旋して下行すると、大腿の内側に熱気が生じる。衝気が大腿の内側に流れ、決瀆の職が行われなくなると、小便は困難になる。衝気が胸中の留飲を乱すと、時に目眩がする。そこで、桂苓五味甘草湯を与えて衝気の妄動を治療する。

　桂苓五味甘草湯は、茯苓、桂枝、甘草、五味子からなる処方である。方中の桂枝、茯苓は衝気を逐って源に帰し、五味子は肺気の逆上を収斂し、甘草は脾胃を調和して虚陽を上に浮かないようにする。

【原文】　衝気即低、而反更咳、胸満者、用桂苓五味甘草湯、去桂加乾姜、細辛、以治其咳満。(37)

【本文】　衝気即ち低く、而るに反って更に咳し、胸満する者は、桂苓五味甘草湯、去桂加乾姜、細辛を用い、以て其の咳満を治す。

【語釈】　〇衝気即ち低く、而るに反って更に咳し、胸満す云々：呂志杰の説「前方を服用した後、衝気は直ちに下降した。ただ、咳嗽、胸満の証がまた発作性に出現した。これは、衝逆は平らげられたが、支飲がまた発生したのである。再び飲を除いて咳を治療すべきであり、苓甘五味姜辛湯を用いる。衝逆は既に平らかであるので、桂枝を用いない。ただ、咳と胸満がまた加わるので、乾姜、細辛の辛を用いて散寒泄満し、五味子を合して蠲飲止咳する」《金匱雑病論治全書》

【通釈】　桂苓五味甘草湯の服用後に上逆した衝気は平らげられたが、反って更に咳嗽が出現し、胸部が脹満する場合は、桂苓五味甘草湯より桂枝を除き、乾姜、細辛を加え、その咳嗽と胸満を治療する。

【本文】　［尤］　前湯を服し已り、衝気即ち低し。而るに反って更に咳し、胸満する者は、下焦衝逆の気既に伏するも、肺中伏匿（ふくとく）の寒飲続出すればなり。故に桂枝の辛にして気を導くを去り、乾姜、細辛の辛にして肺に入る者を加え、茯苓、五味、甘草に合し、飲を消し寒を駆り、以て満を洩し咳を止むなり。

【語釈】　〇伏匿：かくれる。ひそむ。

【通釈】　［尤］　前の湯液を服用した後、衝気は直ちに低くなった。ところ

が、反って更に咳嗽が出現し、胸部が脹満するのは、下焦の衝逆する気は既に潜伏したが、肺中に隠れていた寒飲が続出するからである。そこで、桂枝の辛で気を導く品を除き、乾姜、細辛の辛で肺に入る品を加え、茯苓、五味子、甘草に合わせて飲を消し寒を駆り、これによって胸満を洩らし咳を止める。

【本文】　案ずるに、成無己云う、「桂枝は、奔豚を泄す。故に桂枝加桂湯は五両を用い、以て奔豚気小腹従り上りて心に至る者を主る」と。今衝気即ち低きは、乃ち桂枝の功 著る。故に之を去る。沈氏、《金鑑》並びに「桂は、表に走る。故に之を去る」と云うは、非なり。

【通釈】　案じるに、成無己は、「桂枝は、奔豚を泄らす。そこで、桂枝加桂湯は、桂枝五両を用い、これによって奔豚気が小腹より上って心に至る場合を主治する」と言う。今衝気が直ちに低くなる場合は、桂枝の効能が現われている。そこで、これを除く。沈氏や《医宗金鑑》が並びに「桂枝は、表に走る。そこで、これを除く」と言うのは、誤りである。

【本文】　苓甘五味姜辛湯方

　　茯苓（四両）　　甘草　乾姜　細辛（各三両）　　五味子（半升）

　　右五味、水八升を以て、煮て三升を取り、滓を去り、半升を温服し、日に三服す（「服」の字は、俞本に依りて補う）。

【語釈】　○苓甘五味姜辛湯：聶恵民の説「本方は、温陽化飲、止咳除満の方剤である。桂苓五味甘草湯を服用した後、衝気は漸く平らかになったが、胸中の支飲がまた発生した。そこで、茯苓、甘草をもって化飲除湿、和中益気する。桂枝の降気し衝逆を平らげる力を除き、細辛、乾姜を加えて散寒泄満し、五味子の肺気を斂める効能に合わせて止咳除飲する」《経方方論薈要》

【通釈】　苓甘五味姜辛湯方

　　茯苓（四両）　　甘草　乾姜　細辛（各々三両）　　五味子（半升）

　　右の五味に水八升を用い、煮て三升を取り、滓を除き、半升を温めて服用し、日に三回服用する（「服」の字は、俞本によって補う）。

【解説】　本条文は、第36条を承けて衝気は既に消退したが、支飲が再び出現する症状と治療法について論述している。

　桂苓五味甘草湯を服用した後、衝気は直ちに消退した。ただ、肺中に隠れていた寒飲が続出すると、反って咳嗽が出現し、胸部は脹満する。そこで、桂苓五味甘草湯去桂加乾姜細辛を与えて咳嗽と胸満を治療する。

　苓甘五味姜辛湯は、桂苓五味甘草湯より桂枝を除き、乾姜、細辛を加えた処

方であり、その組成は茯苓、甘草、乾姜、細辛、五味子からなる。本証は既に衝気が消退しているので、桂枝を除く。方中の乾姜、細辛は辛で肺に入り、茯苓、五味子、甘草と合して飲を消し、寒を駆る。

【原文】　咳満即止、而更復渇、衝気復発者、以細辛、乾姜為熱薬也。服之当遂渇。而渇反止者、為支飲也。支飲者、法当冒。冒者必嘔。嘔者復内半夏、以去其水。(38)

【本文】　咳満即ち止み、而るに更に復た渇し、衝気復た発する者は、細辛、乾姜熱薬為るを以てなり。之を服せば、当に遂に渇すべし。而るに渇反って止む者は、支飲と為すなり。支飲なる者は、法当に冒すべし。冒する者は、必ず嘔す。嘔する者は、復た半夏を内れ、以て其の水を去る。

【語釈】　〇咳満即ち止み、而るに更に復た渇し、衝気復た発す云々：王廷富の説「この条は、衝気と水飲が上逆する場合の鑑別とまた嘔と冒に変化する証治である。苓甘五味姜辛湯を服用した後、上焦の寒飲が辛温を得ると散じる。そこで、咳満は直ちに止まる。ところが、更にまた口が渇き、衝気がまた発生するのは、細辛と乾姜が熱薬であるからである。衝気がまた発生するのは水飲ではなく、辛温が胃陰を傷り、化燥する象があるからである。そこで、口が渇く。衝気に表薬を誤用してこれを発する場合は、動く（例えば第35条の小青龍湯のようなものは、使用が適切でない）。熱を得てもってこれに迫る場合もまた妄動する。これは、乾姜と細辛の熱に責めるべきである。もし乾姜と細辛の熱で引き起こされる場合は、これを服用すると連続して口が渇くはずである。この所は幾らか口渇が見われて停止する。そこで、「反って」と言う。元々飲邪があり、陰寒が内に盛んになり、中陽が日に衰え、水飲が上逆することにあり、並びに衝気の上逆ではなく、渇は見われるが、遂に口は渇かない。そこで、「支飲と為すなり」と言う。その変証は、嘔と冒である。嘔と冒の病理は、水飲がいまだ尽きず、濁陰が上逆し、胃気が虚して抑制できなくなって形成される。これは、水飲が上逆する嘔冒証である。そこで、半夏を加えて諸薬と同じく配伍し、これによって温陽化飲、降逆止嘔する」《金匱要略指難》

【通釈】　苓甘五味姜辛湯の服用後に咳嗽と胸満は停止したが、再び口渇が出現し、衝気がまた発生するのは、細辛と乾姜が熱薬に属するからである。これを服用すると、口渇が出現するはずである。ところが、反って口渇が出現しなくなるのは、支飲があるからである。支飲の病人は、道理からすると頭や目が

－ 665 －

眩むはずである。頭や目が眩む場合は、必ず嘔吐が出現する。嘔吐が出現する場合は、更に半夏を加えて心下の水飲を除去する。

【本文】　［沈］　此れ、支飲内に蓄して復た発するなり。咳満即ち止むは、肺の風寒已に去る。而るに更に渇を発し、衝気復た発する者は、飲外邪を滞らせ、胸膈に留まらせて未だ除かざればなり。即ち、細辛、乾姜の熱薬を以て之を推せば、若し痰飲の内蓄無くして細辛、乾姜の熱薬を服して其の燥熱を助くれば、応当に遂に渇すべし。而るに渇反って止む者は、是れ内飲上は喉の間に溢れ、燥熱を浸潤す。故に渇を作さず。但だ胸中の陽気を阻み、反って逆して上行すれば而ち冒す。然して冒家は、陽気上逆し、飲も亦之に随いて上る。故に冒なる者は、必ず嘔す。嘔する者は、前の桂を去りし茯苓五味甘草湯に於いて復た半夏を内れ、其の水を消去すれば、嘔即ち止む。

　　［尤］　渇を治して衝気動く所以の者は、惜しむらくは未だ之に及ばざるなり。約して之を言えば、衝気の麻黄の為に発する所の者は、之を治するは桂苓五味甘草の如く、其の気に従いて之を導く。其の姜、辛の為に発する所の者は、則ち宜しく甘淡鹹寒にて其の陰を益して以て之を引くべきも亦自然の道なり。若し更に桂枝を用うれば、必ず捍格して下らず、即ち下るも亦復た衝す。然る所以の者は、其の陰を傷るが故なり。

【語釈】　○捍格：こばむ。捍は、ふせぐ。まもる。格は、こばむ。

【通釈】　［沈］　これは、支飲が内に蓄積してまた発生している。咳満が直ちに止むのは、肺の風寒が既に去ったからである。ところが、更に口渇を発生し、衝気がまた発生するのは、飲が外邪を停滞させ、胸膈に留まらせていまだ除かれないからである。即ち、細辛、乾姜の熱薬をもってこれを推すと、もし痰飲の蓄積が内になく、細辛、乾姜の熱薬を服用してその燥熱を助ける場合は、遂に口が渇くはずである。ところが、口渇が反って止む場合は、内飲が上は喉の間に溢れ、燥熱を滋潤している。そこで、口渇を生じない。ただ、胸中の陽気を阻み、反って逆上すると、冒が出現する。そして冒家は、陽気が上逆し、飲もまたこれに随って上る。そこで、冒が出現する場合は、必ず嘔吐する。嘔吐する場合は、前の桂枝を除いた茯苓五味甘草湯にまた半夏を入れ、その水を消去すると、嘔吐は直ちに止まる。

　　［尤］　口渇を治療して衝気が動く理由は、惜しいことに、いまだこれに言及していない。要約してこれを言うと、衝気が麻黄のために発生する場合は、これを治療するには桂苓五味甘草湯のようなものを用い、その気に従ってこれ

- 666 -

を導く。それが乾姜、細辛のために発生する場合は、甘淡鹹寒の品でその陰を益してこれを引くべきであるのもまた自然の道である。もし更に桂枝を用いる場合は、必ず拒まれて下らなくなり、即ち下ってもまた衝く。そのようになる理由は、その陰を傷るからである。

【本文】　桂苓五味甘草去桂加乾姜細辛半夏湯方

　　茯苓（四両）　甘草　細辛　乾姜（各二両。○《千金》に同じ。《外台》は、「三両」に作る）　五味子　半夏（各半升）

　　右六味、水八升を以て、煮て三升を取り、滓を去り、半升を温服し、日に三服す（「服」の字は、兪本に依りて補う）。

【語釈】　○苓甘五味姜辛半夏湯：聶恵民の説「本方は、温陽化飲、降逆止嘔の方剤である。苓甘五味姜辛湯を服用した後、咳満は解されるが、下焦の水飲が逆し衝がまた発生した。そこで、眩冒し嘔吐が見われた。そこで、苓甘五味姜辛湯を与えて温陽化飲すべきであり、更に半夏を加えて降逆止嘔、燥湿祛痰、下気散結し、これによって下にある飲を除く場合は、飲邪は消え、逆気は平らげられ、陽は昇り陰は降り、眩冒は止まる」《経方方論薈要》

【通釈】　桂苓五味甘草去桂加乾姜細辛半夏湯方

　　茯苓（四両）　甘草　細辛　乾姜（各々二両。○《千金》では、同じである。《外台》では、「三両」に作る）　五味子　半夏（各々半升）

　　右の六味に水八升を用い、煮て三升を取り、滓を除き、半升を温めて服用し、日に三回服用する（「服」の字は、兪本によって補う）。

【本文】　案ずるに、《金鑑》は甘草を去り、桂苓五味甘草去甘草去桂加乾姜細辛半夏湯と名づく。未だ據る所を詳らかにせず。

【通釈】　案じるに、《医宗金鑑》では甘草を除き、桂苓五味甘草去甘草去桂加乾姜細辛半夏湯と名づける。いまだ根拠とする所を詳らかにしていない。

【解説】　本条文は、第37条を承けて衝気と支飲の鑑別点、および苓甘五味姜辛湯の服用後に出現する眩冒と嘔吐を発生する変証の治療法について論述している。

　苓甘五味姜辛湯を服用し、肺の寒飲が消退すると、咳嗽と胸満は直ちに停止する。ところが、細辛、乾姜の熱薬を継続して服用し燥熱を助けると、口渇が出現するはずである。また、熱薬が陰気を損傷すると、衝気が再発するはずである。一方、内飲が上は喉の間に溢れて燥熱を滋潤すると、口渇は反って止む。即ち、口渇が停止するのは、支飲が発生するからである。支飲が発生し、胸中

－ 667 －

の陽気を阻み、飲邪が逆上すると、眩冒が出現すると同時に必ず嘔吐が出現する。衝気が上逆する場合は、眩冒、口渇が出現するが、嘔吐は出現しない。本証は、支飲の飲邪が上逆した状態にある。そこで、苓甘五味姜辛半夏湯を与えて水飲の上逆を治療する。

　苓甘五味姜辛半夏湯は、茯苓、甘草、細辛、乾姜、五味子、半夏からなる処方である。本方は、桂苓五味甘草湯より桂枝を除き、乾姜、細辛、半夏を加えた処方である。本方は、桂枝を除いた茯苓五味甘草湯に半夏を入れて水を除く。

【原文】　水去嘔止、其人形腫者、加杏仁主之。其証応内麻黄、以其人遂痺、故不内之。若逆而内之者、必厥。所以然者、以其人血虚、麻黄発其陽故也。(39)

【本文】　水去り嘔止み、其の人形腫るる者は、杏仁を加えて之を主る。其の証応に麻黄を内るるべきも、其の人遂に痺するを以ての故に之を内れず。若し逆して之を内るる者は、必ず厥す。然る所以の者は、其の人血虚し、麻黄其の陽を発するを以ての故なり。

【語釈】　〇水去り嘔止み、其の人形腫る云々：王廷富の説「この条は、また腫に変化する証治である。上方を服用した後、上逆した水飲は去り、嘔と冒は停止した。その人の身体が腫れる病理は、脾気は基本的に健やかで旺盛であり、津を肺に輸布するが、肺気が不利になり水道を通調できず、肺衛の気が滞ることにある。これは、水飲が肺を犯す浮腫の証である。そこで、前方の中に杏仁を加え、温陽散飲、宣肺消腫する。その証に身体が腫れる場合は、麻黄を加えて宣肺消腫すべきである。その人が遂に痺れるのは、第36条で小青龍湯を服用した後、手足の痺れがいまだ治癒していないことである。汗した後に気血がともに虚し、営の運行が不利になり、経脈を濡潤するのに不足して引き起こされるので、更に麻黄を用いて発汗し、更にその営血を消耗させることができない。そこで、これを入れない。汗は心の液であり、血が変化する所であり、血と汗は源が同じであるので、もし誤ってこれを入れる場合は、更にその血中の陽と衛外の陽を発し、陽気の虚が甚だしくなる。そこで、必ず厥逆が現われる」《金匱要略指難》

【通釈】　苓甘五味姜辛半夏湯の服用後に水飲は消退し、嘔吐は停止したが、病人の身体に浮腫が出現する場合は、前方に杏仁を加えてこれを主治する。この証候は本来麻黄を入れるべきであるが、病人は元々手足が麻痺していたので

－ 668 －

用いない。もし病状に逆らって麻黄を用いる場合は、必ず四肢の厥冷が出現する。このようになるのは、病人は血虚があり、麻黄が陽気を発越して亡陽を来すからである。

【本文】　［徐］　形腫るは、身腫るを謂うなり。肺気已に虚し、遍布することの能わざれば、則ち滞りて腫る。故に杏仁を以て之を利す。気滞らざれば、則ち腫自ら消ゆるなり。其の証応に麻黄を内るべき者は、《水腫篇》に云う、「水無く虚腫する者は、之を気水と謂う。其の汗を発すれば、則ち已む（26）」と。汗を発するは、麻黄に宜しきなり。其の人遂に痺するを以てするは、即ち前の「手足痺す（36）」なり。逆して之を内るは、誤りて麻黄を用うるを謂う。則ち、陰陽倶に虚して厥す。然れども厥の意は、尚未だ明らかならず。故に曰く、「必ず厥する所以の者は、其の人血虚するに因りて気を附すること能わざるを以てなり」と。故に気の行濇にして痺するに、更に麻黄湯の薬を以て其の陽気を発洩すれば、則ち亡血するに復た汗し、温気去りて寒気多し。焉くんぞ厥せざるを得んや。正しく新産亡血するに復た汗すれば、血虚して厥するが如きなり。

【語釈】　〇遍布：あまねく行き渡る。

【通釈】　［徐］　形が腫れるのは、身体が腫れることを言う。肺気が既に虚して遍く布散できなくなる場合は、滞って腫れる。そこで、杏仁をもってこれを通利する。気が滞らない場合は、腫れは自然に消える。その証が麻黄を入れるべきであるのは、《水腫篇》では、「水がなく虚腫する場合は、これを気水と言う。その汗を発する場合は、治癒する（26）」と言う。発汗するのは、麻黄を用いるのがよい。その人が遂に痺れるのは、前の「手足が痺れる（36）」である。逆にしてこれを入れるのは、誤って麻黄を用いることを言う。即ち、陰陽がともに虚して厥冷する。しかし、厥冷の意は、なおいまだ明らかではない。そこで、「必ず厥冷する理由は、その人は血が虚すことによって、気を付着させることができなくなるからである」と言う。そこで、気の運行が渋って痺れているが、更に麻黄湯の薬を用いてその陽気を発して洩らす場合は、亡血しているのにまた発汗し、温気が去って寒気が多くなる。どうして厥冷しないことがあろうか。正しく新産の婦人で亡血しているが、また発汗すると、血が虚して厥冷するようなものである。

【本文】　苓甘五味加姜辛半夏杏仁湯方

　　茯苓（四両）　　甘草（三両）　　五味子（半升）　　乾姜（三両）　　細辛（三

両）　半夏（半升）　杏仁（半升、皮尖を去る）

　　右七味、水一斗を以て、煮て三升を取り、滓を去り、半升を温服し、日に三服す（「服」の字は、兪本に依りて補う）。

【語釈】　〇苓甘姜味辛夏仁湯：聶恵民の説「本方は、温陽化飲、宣肺消腫の方剤である。苓甘五味姜辛半夏湯を服用した後、水は去り嘔は止まり、裏気は転じて和やかになった。ただ、表邪はいまだ散じておらず、水が肌表に浮くと形が腫れる。そこで、前方をもって温陽化飲し、更に杏仁を加えて辛開苦泄し、内は肺気を通じて表に達し、化気行水し、外は皮毛を宣ばして腠理を開き、水飲を去る。水飲が表にあれば、元々は麻黄を加えて発汗解表し、水邪を宣散すべきである。ただ、気が弱く血が虚し、麻黄は発汗して陽を傷るので、麻黄の使用を忌む」《経方方論薈要》

【通釈】　苓甘五味加姜辛半夏杏仁湯方

　　茯苓（四両）　甘草（三両）　五味子（半升）　乾姜（三両）　細辛（三両）　半夏（半升）　杏仁（半升、渋皮と胚芽を除く）

　　右の七味に水一斗を用い、煮て三升を取り、滓を除き、半升を温めて服用し、日に三回服用する（「服」の字は、兪本によって補う）。

【解説】　本条文は、第38条を承けて嘔吐は停止したが浮腫が出現する場合の治療法、および浮腫に対して麻黄が禁忌になる機序について論述している。

　　苓甘五味姜辛半夏湯を服用すると、水飲は消失し、嘔吐は停止する。今肺気が虚して水飲を布散できなくなると、病人は身体が腫れる。水気が皮膚に汎濫する場合は、通常は麻黄を用いて発汗すべきである。一方、病人は既に血虚によって手足が痺れているので、更に麻黄を用いて陽気を発泄することはできない。もし誤って麻黄を使用する場合は、温気が去って寒気が多くなるので、必ず四肢が厥冷する。そこで、苓甘姜味辛夏仁湯を与えてこれを治療する。

　　苓甘姜味辛夏仁湯は、苓甘五味姜辛半夏湯に杏仁を加えた処方である。方中の杏仁は、肺気を通利して利水消腫する。

【原文】　若面熱如酔、此為胃熱上衝、熏其面。加大黄以利之。（40）

【本文】　若し面熱して酔えるが如きは、此れ胃熱上衝して其の面を熏ずと為す。大黄を加えて以て之を利す（《外台》は、「酔う」の下に「状」の字有り）。

【語釈】　〇若し面熱して酔えるが如き云々：呂志杰の説「「若し」の字は、

－　670　－

痰飲咳嗽病病証并治第十二

上文を承けて言い、前証が悉く備わり、また兼ねて顔面が発熱して酔ったようになる症状があることを言う。「此れ胃熱上衝して其の面を熏ずと為す」の一句は、意に二つがある。一つは、顔面が発熱する一証は胃熱の上衝であり、また水飲が熱を挟む証であると解釈する。もう一つは、前の第36条の「其の面翕熱して酔えるが状の如し」の陽が浮いた衝気に属する場合と区別を加える。病は既に胃熱の上衝に属し、飲邪が熱を挟んでいる。そこで、温化蠲飲の方中に大黄の一味を加え、苦寒で泄熱する」《金匱雑病論治全書》

【通釈】　もし病人の顔面が紅潮して酒に酔ったようになるのは、胃熱が上衝して顔面を熏蒸するからである。この場合は、前方に大黄を加えて胃熱を清して通利すべきである（《外台》では、「酔う」の字の下に「状」の字がある）。

【本文】　　［徐］　面は、陽明に属す。胃気盛んなれば、則ち面熱して酔えるが如し。是れ胃気の熱上りて之を熏ずるなり。既に酒に因らずして酔えるが如きは、其の熱勢当たる可からず。故に大黄を加えて以て之を利す。姜、辛の熱有りと雖も、各自功を為して妨げ無し。

　　［尤］　衝気上逆し、其の面翕熱して酔えるが如き者とは、同じならず。衝気上行する者は、病下焦に属し、陰中の陽なるが故に酸温を以て之を止む。此れ、中焦に属し、陽明の陽なるが故に苦寒を以て之を下す。

【通釈】　　［徐］　顔面は、陽明に属している。胃気が盛んである場合は、顔面は発熱して酒に酔ったようになる。これは、胃気の熱が上ってこれを熏蒸している。既に酒によらずに酔ったようになる場合は、その熱勢は当たることができない。そこで、大黄を加えてこれを通利する。乾姜、細辛の熱薬はあるが、各自が効果を発揮して妨げることはない。

　　［尤］　衝気が上逆し、その顔面が僅かに発熱して酒で酔ったようになるのとは、同じでない。衝気が上を行く場合は、病は下焦に属し、陰中の陽であるので、酸温の品を用いてこれを止める。これは、病が中焦に属し、陽明の陽であるので、苦寒の品を用いてこれを瀉下する。

【本文】　苓甘五味加姜辛半杏大黄湯方

　茯苓（四両）　甘草（三両）　五味（半升）　　乾姜（三両）　　細辛（三両）　半夏（半升）　杏仁（半升）　大黄（三両）

　右八味、水一斗を以て、煮て三升を取り、滓を去り、半升を温服し、日に三服す（「服」の字は、兪本に依りて補う）。

【語釈】　〇苓甘姜味辛夏仁黄湯：聶恵民の説「本方は、温陽化飲に泄熱降濁

を兼ねた方剤である。支飲で熱を挟み、上は顔面を熏じるので、苓甘姜味辛夏仁湯の中に大黄一味を加え、これによって苦寒泄熱、和胃去飲する。これを総合すると、上述した五方はいずれも支飲の証であり、小青龍湯を服用した後の種々の変証を病状を根拠として更にその方を易えたものであり、この証があればこの薬を用いる」《経方方論薈要》

【通釈】　苓甘五味加姜辛半杏大黄湯方

　茯苓（四両）　甘草（三両）　五味子（半升）　乾姜（三両）　細辛（三両）　半夏（半升）　杏仁（半升）　大黄（三両）

　右の八味に水一斗を用い、煮て三升を取り、滓を除き、半升を温めて服用し、日に三回服用する（「服」の字は、兪本によって補う）。

【本文】　《千金方衍義》に云う、「趙以徳曰く、「前の四篇は、証に随いて加減して治を施す。猶未だ本来の縄墨を離れずと雖も、第五変に至りては、其の証頗る戴陽に似たり。而れども能く独り陽明の胃熱と断じ、乃ち大黄を加えて以て之を利す。按ずるに、陽明病、面赤色を合すれば、之を攻む可からず。其の腎虚し陽気藏せざるが為に故に攻めを以て戒めと為す。而して此れ平昔より陰虧き血虚す。反って大黄を用いて之を利する者は、其の証変じて畳ねて見（かさ）われ、面熱して酔えるが如きこと有りと雖も、脈は寸沈尺微を見わせば、洵に表邪の佛欝に非ずして胃中の熱蘊むと為すこと疑い無きを以て、竟に滌飲攻熱を行り、陰虚を以て慮りを為すも扼腕（やくわん）を致さざるなり」と」と。

　案ずるに、以上証を叙ぶるの五変は、変に応じて加減す。其の意は、殆ど《傷寒論》の「証は陽旦に象る」の一則と同じく、人に示すに変に通ずるの法を以てするなり。

【語釈】　○縄墨：規則。　○陽明病、面赤色を合すれば、之を攻む可からず：《傷寒論》の第206条を参照。本証は陽明熱証であり、陽明腑実証は完成されているので、承気湯類を用いて攻下すべきでない（《傷寒六経弁証解説》）。　○扼腕：残念がったり喜んだりして、左腕で右の腕を強くにぎりしめる。　○証は陽旦に象る：《傷寒論》の第30条を参照。

【通釈】　《千金方衍義》では、「趙以徳は、「前の四篇は、証に随って加減して治療を施している。なおいまだ本来の規則を離れていないが、第五変に至っては、その証は頗る戴陽証に似ている。しかし、よく独り陽明の胃熱と断定し、直ちに大黄を加えてこれを通利する。按じるに、陽明病で、顔面が赤色を合わせる場合は、これを攻めるべきでない。その腎が虚し、陽気が藏されない

－ 672 －

ためであるので、攻めることを戒めとする。そしてこれは平素より陰が虧け、血が虚している。反って大黄を用いてこれを通利する場合は、その証が変化して重ねて見われ、顔面が発熱して酔ったようになるが、脈は寸部が沈、尺部が微を見わせば、誠に表邪の怫欝ではなく、胃中に熱が蓄積しているのは疑いがないので、遂に飲を除き熱を攻める治療を行い、陰虚に配慮するが、腕を握りしめたりはしない」と言う」と言う。

　案じるに、以上の証を叙述する五変は、変化に応じて加減している。その意は、殆ど《傷寒論》の「証は、陽旦に象る」の一条と同じであり、人に示すのに変化に通じる方法をもってする。

【解説】　本条文は、支飲がまだ解されず水飲が胃熱を挟んで上衝する証候と治療法について論述している。

　顔面は、陽明に属している。胃熱が生じて上を熏蒸すると、顔面は発熱して酒で酔ったようになる。そこで、苓甘姜味辛夏仁黄湯を与えてこれを治療する。

　苓甘姜味辛夏仁黄湯は、苓甘姜味辛夏仁湯に大黄を加えた処方である。方中の大黄は、苦寒で胃熱を瀉下する。

【原文】　先渇後嘔、為水停心下。此属飲家。小半夏加茯苓湯主之。（方見上。）（41）

【本文】　先ず渇し後に嘔するは、水心下に停まると為す。此れ飲家に属す。小半夏加茯苓湯之を主る（方は上に見わる。○《千金》、《外台》に、此の条を以て上文の「卒かに嘔吐し心下痞す云々（30）」の前に載すは、是に似たり。「後嘔す」は、「却って嘔す」に作る）。

【語釈】　○先ず渇し後に嘔す云々：王廷富の説「この条は、水飲で引き起こされる嘔吐の証治である。先に口が渇き、後に嘔吐するのは、既に嘔吐によって口が渇くのではなく、また胃熱の渇飲ではなく、水が熱のために消える所でない。そこで、「水心下（胃の上脘）に停まる」と言う。そこで、上逆して嘔吐するのは、嘔吐を来し口渇を来す原因である。その病理は、元々飲邪があり、脾肺の輸布を阻碍し、胃気が下降せず、気が津を化さないで引き起こす所である。これは、水飲が上逆する嘔証である。そこで、降逆祛飲、和胃止嘔の方法を用いて主治する」《金匱要略指難》

【通釈】　先に口渇があり、後に嘔吐が出現するのは、水飲が心下に停滞しているからである。これは、水飲病を患う病人に常に見られる現象である。この

- 673 -

場合は、小半夏加茯苓湯がこれを主治する（処方は、上の第30条に記載されている。〇《千金》や《外台》では、この条をもって上文の「卒かに嘔吐し心下が痞える云々（30）」の前に記載するのは、正しいようである。「後に嘔吐する」は、「却って嘔吐する」に作る）。

【本文】　［尤］　先に渇し後に嘔する者は、本嘔病無し。渇して水を飲むに因りて水多く下らずして反って上逆するなり。故に曰く、「此れ飲家に属す」と。小半夏は、嘔を止め逆を降ろし、茯苓を加えて其の停水を去る。蓋し、始めは渇すと雖も、遂に飲と為せば、但だ当に飲を治すべくして必ずしも其の渇を治さざるなり。

　［魏］　水心下に停まり、正気を阻隔し、津液を化生して胸咽に上らさず。故に渇するなり。渇すれば必ず水を飲み、水は水を得て愈々其の衝逆を恣にするは、先に渇して後に嘔する所以なり。此れ飲家に属す。当に其の飲を治すべし。以て渇家と為して其の渇を治す可からざるなり。

【語釈】　〇阻隔：防ぎ止める。じゃまをする。

【通釈】　［尤］　先に口が渇き、後に嘔吐する場合は、元々嘔吐の病はない。口が渇いて水を飲むことにより、水は多くが下らず反って上逆する。そこで、「これは、飲家に属している」と言う。小半夏湯は、嘔吐を止めて上逆を降ろし、茯苓を加えてその停水を除く。思うに、始めは口が渇くが、遂に飲となれば、ただ飲を治療すべきであり、必ずしもその口渇を治療しない。

　［魏］　水が心下に停まって正気を阻み、津液を化生して胸部や咽部に上らなくさせる。そこで、口が渇く。口が渇くと必ず水を飲み、水が水を得て愈々その衝逆を恣にするのは、先に口が渇き、後に嘔吐する理由である。これは、飲家に属している。その飲を治療すべきである。口が渇く病人としてその口渇を治療すべきでない。

【本文】　案ずるに、《脈経》に載す所の三条は、恐らくは本経の旧文にして脱漏に係る。今左に備録す。

　《脈経》に云う、「咳して時に発熱し、脈卒かに弦（《千金》は、「九菽に在り」に作る）の者は、虚に非ざるなり。此れ、胸中に寒実して致す所なり。当に之を吐すべし」と。

　又云う、「咳家、其の脈弦なるは、吐薬を行らんと欲す。当に人の強弱を相るべし。而ち、熱無くんば乃ち之を吐す可し。其の脈沈の者は、汗を発す可からず」と。

痰飲咳嗽病病証并治第十二

又云う、「病人の一臂随わず、時に復た転移して一臂に在り。其の脈沈細なるは、風に非ざるなり。必ず飲上膲に在り。其の脈虚の者は、微労と為す。営衛の気周らざるが故なり。久久にして自ら差ゆ」と。

【語釈】　○菽：まめ。　○上膲：上焦に同じ。

【通釈】　案じるに、《脈経》に記載する所の三条は、恐らくは本経の旧文であり、脱漏に関係する。今左に備えて記録する。

《脈経》では、「咳をして時に発熱し、脈が卒かに弦（《千金》では、「九菽にある」に作る）になる場合は、虚ではない。これは、胸中に寒が実して引き起こす所である。これを涌吐すべきである」と言う。

また、「常に咳をする病人で、その脈が弦である場合は、吐薬を投与したくなる。この場合は、病人の強弱を見るべきである。即ち、熱がない場合は、これを涌吐すべきである。その脈が沈である場合は、発汗すべきでない」と言う。

また、「病人の一側の肘が不随になり、時にまた転移して別の一側の肘にある。その脈が沈細である場合は、風ではない。必ず飲が上焦にある。その脈が虚である場合は、微かな過労である。営衛の気が周らなくなるからである。久しくなると、自然に治癒する」と言う。

【解説】　本条は、水飲が心下に停まる場合の証候と治療法について論述している。

水が心下に停まると、正気が阻まれ、津液が化生して胸部や咽部に上らなくなるので、先ず口が渇く。口が渇くと、多く水を飲み、水が反って上逆するので、嘔吐が出現する。本証は、水飲が心下に停滞した状態にある。そこで、小半夏加茯苓湯を与え、小半夏湯は止嘔降逆し、茯苓は停滞した水飲を除く。

- 675 -

消渇小便利淋病脈証并治第十三

脈証九条　方六首

【原文】　厥陰之為病、消渇、気上衝心、心中疼熱、飢而不欲食、食即吐蛔、下之不肯止。(1)

【本文】　厥陰の病為る、消渇し、気上りて心を衝き、心中疼み熱し、飢えて食を欲せず、食すれば即ち蛔を吐し、之を下せば肯えて止まず。

【語釈】　〇厥陰の病為る、消渇し云々：陳紀藩の説「本条は、厥陰病の消渇は下法を使用すべきでないことを論述している。厥陰病は、一般に表現の多くが二種類の類型に分かれる。その一つは、厥と熱が相互に勝復する。もう一つは、寒熱が錯雑し、上が熱し下が寒える。本条の証候より見ると、後者に属している。消渇は、内熱が津液を灼傷して引き起こされる。足厥陰経は、小腹を循って心に絡る。肝気が上逆し、熱邪が上にある場合は、心中が痛んで熱する。胃中に寒があり水穀を消化できない場合は、飢えて食事を摂取したくなく、食後に直ちに嘔吐する。蛔虫を吐出するに至っては、必ずそのようになる証ではない。もし下法を用いて重ねて脾胃を傷る場合は、上熱はいまだ去らず、下寒は転じて甚だしくなる。そこで、下痢は止まらなくなる。この種の消渇は、雑病の消渇と同じでない。厥陰病の消渇は、熱性病の過程の中の一種の症状に過ぎず、これは一時的である。雑病の消渇病は、勢いは緩やかであり、次第に積もって完成する」陳紀藩主編《金匱要略》

【通釈】　厥陰の病と言うものは、口渇が出現して水を飲み、気が逆上して心を衝き、心中が痛んで灼熱し、飢餓感はあるが食欲はなく、食事を摂取すると直ちに蛔虫を嘔吐し、下法を用いて治療すると下痢は止まらなくなる。

【本文】　［鑑］　按ずるに、此の条は是れ《傷寒論》の厥陰経の正病にして雑病の消渇の義とは同じならず。必ず是れ錯簡ならん。

【通釈】　［鑑］　按じるに、この条は《傷寒論》の厥陰経の正病であり、雑病の消渇の義とは同じでない。必ずこれは錯簡であろう。

【本文】　喩氏の《法律》に云う、「消渇の証は、《内経》に其の論有りて其の治無し。《金匱》に論有り治有り。而るに書を集むる者は、《傷寒論》の厥陰経の消渇の文を採りて湊めて入る。後人決し択ぶこと能わず、斯に又用に適せざるなり。蓋し、傷寒の熱邪、厥陰に至りて尽き、熱勢入りて深し。故に渇して水を飲む。熱解するに及べば、則ち渇せず、且つ消せず。豈雑証積みて漸くにして患いを為すの比ならんや」と。

【通釈】　喩氏の《医門法律》では、「消渇の証は、《内経》ではその論述があってその治療法がない。《金匱要略》では論述があり、治療法がある。ところが、書を集めた者は、《傷寒論》の厥陰経の消渇の文を採って集めて入れた。後人は決定し選択することができず、ここにまた使用に適さなくなった。思うに、傷寒の熱邪が厥陰に至って尽きると、熱勢は入って深くなる。そこで、口が渇いて水を飲む。熱が解されるに及んでは、口は渇かず、かつ水は消えることがない。実際、雑証が積んで漸く患いを生じる場合の比であろうか」と言う。

【解説】　本条文は、厥陰病の消渇証の証候と下法の禁忌について論述している。

　　《金匱要略輯義》が引用する《医宗金鑑》の説では、本条文は《傷寒論》の条文が錯簡でここに記載されたとする。篇題の「消渇」は、消渇病と消渇証の二種類の病型を包括する。本条文を錯簡と認識すると、消渇証の理解が不十分になる。なお、詳細は《金匱臓腑弁証解説》、《金匱要略大成》を参照のこと。

【原文】　寸口脈浮而遅、浮即為虚、遅即為労。虚則衛気不足、労則営気竭。（2-1）

【本文】　寸口の脈浮にして遅、浮は即ち虚と為し、遅は即ち労と為す。虚は則ち衛気不足、労は則ち営気竭く（諸本は、下の条に接して一条と為す。今《金鑑》に依りて分かちて出だす）。

【語釈】　〇寸口の脈浮にして遅云々：陳紀藩の説「寸口は、心肺を候う。心は血を主り営に属し、肺は気を主り衛に属している。寸口は、主に営衛を候う。浮である場合は衛気が不足し、遅である場合は営気が虧損する。浮と遅が並びに見われる場合は、営衛両虚である。脈象の主病の問題に関しては、一般に浮は表を主り、遅は寒を主る。そしてここでは浮は衛の不足を主り、遅は営気の竭きるのを主ると言うのは、どうしてであろうか。浮は表を主り、遅は寒を主るのは、多くは外感病に見われる。消渇病は内傷の範囲の疾患に属し、病は次第に積もって完成される。そしてかつ正気は既に傷られている。そこで、ここでの浮は浮で無力のはずであり、陽が虚し気が浮く象である。衛は陽気の一部分に属している。そこで、条文は「浮は即ち虚と為す」、「虚は則ち衛気不足す」と言う。遅は、営血の不足により血脈が充たなくなる。そこで、条文は「遅は即ち労と為す」、「労は則ち営気竭く」と言う。営衛気血がともに不足し、衛が虚し気が浮いて斂められず、営が虚し燥熱が内に生じ、心が熱を肺に

消渇小便利淋病脈証并治第十三

移し、ここに消渇病の上消の証が形成される」陳紀藩主編《金匱要略》

【通釈】　　寸口の脈が浮で遅である。脈が浮であるのは虚に属し、遅であるのは労に属している。虚は衛気の不足を表わし、労は営気が衰えて尽きることを表わしている（諸本は、下の条に接続させて一つの条とする。今《医宗金鑑》によって分けて提出する）。

【本文】　　［鑑］　按ずるに、此の条、当に《虚労篇》の中に在るべし。錯簡此に在り。寸口は、左右の三部を指して言うなり。浮にして有力なるは風と為し、浮にして無力なるは虚と為す。之を按じて遅を兼ぬるは、虚労の診と為す。故に衛外営内の虚竭を主るなり。

【通釈】　　［鑑］　按じるに、この条は、《虚労篇》の中にあるはずである。錯簡がここにある。寸口は、左右の三部を指して言う。脈が浮で有力であるのは風であり、浮で無力であるのは虚労である。これを按じて遅を兼ねるのは、虚労病を診断する。そこで、浮で遅の脈は衛の外、営の内の虚竭を主る。

【解説】　　本条文は、上消の消渇病が形成される病機について論述している。
　　《金匱要略輯義》が引用する《医宗金鑑》の説では、本条文は虚労病の脈象を説明し、錯簡がここにあるとする。《医宗金鑑》の説は筋道が通っているが、上述した陳紀藩の説には及ばない。そこで、ここでは解説しない。なお詳細は、《金匱臓腑弁証解説》、《金匱要略大成》を参照のこと。

【原文】　　趺陽脈浮而数、浮即為気、数即消穀而大堅。気盛則溲数、溲数即堅。堅数相搏、即為消渇。(2-2)

【本文】　　趺陽の脈浮にして数、浮は即ち気と為し、数は即ち穀を消して大堅し（一に「緊」に作る）。気盛んなれば則ち溲数、溲数なれば即ち堅し。堅数相い搏ち、即ち消渇と為す（《脈経》は、「堅」の字は並びに「緊」に作る。《金鑑》に云う、「「而大堅」の句は、文を成さず。「大」の字の下に当に「便」の字有るべし。必ず是れ伝写の訛りなり」と。魏云う、「「大堅」は、即ち「大便堅し」なり。一に「緊」に作るは、非なり」と）。

【語釈】　　○趺陽の脈浮にして数云々：呂志杰の説「趺陽の脈は、胃を候う。今脈が浮で数であるのは、胃が熱し気が盛んであるからである。熱はよく穀を殺らし、またよく津を消耗する。そこで、消穀して大便は硬くなる。気が有余であるのは、火である。水は、火で迫られる。そこで、小便は頻尿で数になる。尿が数になる場合は、津液は偏滲し、腸道は濡養されず、大便はこれによって

- 679 -

硬くなる。胃が熱し大便が堅くなり、気が盛んで尿が数になる。そこで、消渇を病む。本段の述べる所は、後世ではこれを中消証と称している」《金匱雑病論治全書》

【通釈】　趺陽の脈が浮で数である。脈が浮であるのは胃気が盛んであることを表わし、脈が数であるのは胃熱があり容易に消穀して大便が堅くなることを表わしている（一説に、「緊」の字に作る）。胃気が盛んになると頻尿になり、頻尿になると大便は堅くなる。大便が堅く尿が数になって相互に影響すると、消渇病が発生する（《脈経》では、「堅」の字は並びに「緊」の字に作る。《医宗金鑑》では、「「而大堅」の句は、文章を形成していない。「大」の字の下に「便」の字があるはずである。必ずこれは伝写の誤りである」と言う。魏氏は、「「大堅」は、「大便が堅い」ことである。一説に「緊」の字に作るのは、誤りである」と言う）。

【本文】　［程］　趺陽は、胃脈なり。《内経》に曰く、「二陽結まるは、之を消と謂う」と。胃と大腸は、之を「二陽」と謂う。其の熱中に結ぶを以てすれば、則ち脈浮にして数なり。《内経》に又曰く、「中熱すれば、則ち胃中穀を消す」と。是れ数は即ち穀を消すなり。「気盛ん」は、熱気盛んなり。穀消え熱盛んなれば、則ち水膀胱に偏滲す。故に小便数なれば而ち大便硬く、胃に津液無くんば則ち消渇を成す。此れ、中消の脈なり。

【語釈】　〇二陽結まるは、之を消と謂う：出典は、《素問・陰陽別論》。全句は、邪気が二陽（足陽明胃と手陽明大腸）に蘊結する場合は、腸胃がともに熱するので、多くが消渇の証になる」の意。《金匱要略輯義》は「三陽」に作るが、「二陽」に改める。　〇之を「二陽」と謂う：《金匱要略輯義》は「三陽」に作るが、「二陽」に改める。　〇中熱すれば、則ち胃中穀を消す：《霊枢・師伝》では、「胃中熱すれば、則ち消穀す」に作る。

【通釈】　［程］　趺陽は、胃脈である。《内経》では、「足陽明胃と手陽明大腸の二陽が蘊結する場合は、これを消渇と言う」と言う。胃と大腸は、これを「二陽」と言う。その熱が中焦に結ぶ場合は、脈は浮で数になる。《内経》では、また「胃中が熱する場合は、胃は穀を消す」と言う。このように数は穀を消す。「気が盛んである」とは、熱気が盛んであることである。穀が消え熱が盛んである場合は、水が膀胱に偏滲する。そこで、小便が数になる場合は大便は硬くなり、胃に津液がない場合は消渇を形成する。これは、中消の脈である。

消渇小便利淋病脈証并治第十三

【本文】　《外台・古今録験論》に云う、「消渇病に三有り。一は、渇して水を飲むこと多く、小便数にて脂有り、麩片に似て甘き者は、是れ消渇病なり。二は、喫食多く、甚だしくは渇せず、小便少なく油有るに似て数の者は、此れ是消中病なり。三は、渇して水を飲むも、多くすること能わず、但だ腿腫れ脚先ず痩小、陰痿弱し数々小便する者は、此れ是れ腎消病なり」と。又《東垣試効方》に云う、「高消なる者は、舌上赤く裂け、大渇して飲を引く。《逆調論》に云う、「心、熱を肺に移し、伝えて鬲消を為す者」是れなり。白虎加人参湯を以て之を治す。中消なる者は、善く食して痩せ、自汗し、大便硬く、小便数なり。叔和云う、「口乾き水を飲み、食多きも飢えて虚し、癉成り消中の者」是れなり。調胃承気、三黄丸を以て之を治す。下消なる者は、煩渇して飲を引き、耳輪焦がれ乾き、小便膏の如し。叔和云う、「焦煩し水虧き易し」と。此れ、腎消なり。八味丸を以て之を治す。《総録》の所謂「末に伝わり能く食する者は、必ず脳疽背瘡を発す」なり。食すること能わざる者は、必ず中満虚脹を得。皆不治の証を謂う」と。○案ずるに、此の論に據れば、本節の証は即ち是れ消中の謂いなり。

【語釈】　○麩：ふすま。小麦の粉をとった残りの滓。　○中満虚脹を得：《金匱要略輯義》では「得」の字を「伝」に作るが、《東垣医集・東垣試効方・消渇門》に従って「得」の字に改める。

【通釈】　《外台・古今録験論》では、「消渇病には三つがある。一つは、口が渇いて水を飲むことが多く、小便は数で脂があり、麩の破片に似て甘い場合は、消渇病である。二つは、飲食が多くなり、甚だしく口は渇かず、小便が少なくなって油があるようで数になる場合は、消中病である。三つは、口が渇いて水を飲むが、多く飲むことができず、ただ大腿が腫れ、脚が先ず痩せて小さくなり、陰が萎えて弱まり、数々小便する場合は、腎消病である」と言う。また、《東垣試効方》では、「高消は、舌上が赤く裂け、大いに口が渇いて飲を引く。《素問・逆調論》に「心が熱を肺に移し、伝えて鬲消を生じる場合」がこれである。白虎加人参湯を用いてこれを治療する。中消は、よく食事を摂取するが痩せ、自汗が出て、大便は硬く、小便は数になる。王叔和が言う「口が乾き、水を飲み、摂取は多いが、飢えて虚し、癉が生じて消中になる場合」がこれである。調胃承気湯、三黄丸を用いてこれを治療する。下消は、煩渇して飲を引き、耳輪が焦がれて乾き、小便が膏のようになる。王叔和は、「焦がれて心煩し、水が欠け易い」と言う。これは、腎消である。八味丸を用いてこ

れを治療する。《総録》のいわゆる「末に伝わり、食欲がある場合は、必ず脳
疽や背瘡を発生する」である。食欲がない場合は、必ず中満や虚脹を得る。皆
不治の証を言う」とある。〇案じるに、この論述によれば、本節の証は消中の
ことを言う」と言う。

【解説】　本条文は、中消の消渇病が形成される病機と証候について論述して
いる。

　跗陽の脈は、胃脈である。胃と大腸に熱が結ぶと、跗陽の脈は浮で数になる。
胃熱があると、消穀する。「気盛ん」は、熱気が盛んであることである。熱気
が盛んになると、水が膀胱に偏滲するので、大便は硬くなり、小便は数になる。
胃に津液がなくなると、消渇が形成される。即ち、跗陽の脈が浮で数であるの
は、中消の脈である。

【原文】　男子消渇、小便反多、以飲一斗、小便一斗、腎気圓主之。(3)
【本文】　男子の消渇、小便反って多く、飲一斗を以て、小便一斗なるは、腎
気圓之を主る（方は、《婦人雑病》中に見わる）。
【語釈】　〇男子の消渇云々：呂志杰の説「本条は、腎虚の下消の証治を論述
している。消渇して小便が反って多くなるのは、腎が虚して陽気が衰微し、既
に津液を蒸騰して上を潤すことができず、また化気して水を摂することができ
ないからである。そこで、飲が一斗で小便もまた一斗になるのは、下消である。
治療は、腎陰の虚を補い、その陽を温養し、その津を蒸し化気する効能を回復
させるべきであり、そうすれば消渇は自然に緩解するはずである」《金匱雑病
論治全書》
【通釈】　男子が消渇病に罹患し、小便が反って多くなり、水を一斗飲むと、
小便が一斗出る場合は、腎気丸がこれを主治する（処方は、《婦人雑病篇》の
中の第19条に見われている）。
【本文】　［程］　小便多ければ、則ち消渇す。《内経》に曰く、「飲一溲二
の者は、治せず」と（《気厥論》に出づ）。今飲一溲一なり。故に腎気丸を与
えて之を治す。腎中の気は、猶水火の火、地中の陽のごとし。其の精微の気を
蒸し、上焦に達すれば、則ち雲昇りて雨降り、上焦は以て雨露の漑の如きを得、
肺金滋潤し、以て水精四に布し、五経并びに行るを得れば、斯に消渇の患い無
し。今其の人や、摂養宜しきを失し、腎水衰竭し、龍雷の火下に安んぜず、但
だ上に炎えて肺金を刑し、肺熱し葉焦がるれば、則ち消渇して飲を引き、其の

飲胃に入るも、下は火の化無く、直ちに膀胱に入れば、則ち飲一斗、溺も亦一斗なり。此れ、下消に属す。

　　［尤］　蓋し、水液は陰に属し、気に非ざれば至らず。気は陽に属すと雖も、中は実は水を含む。水と気とは、未だ嘗て相い離れざるなり。腎気丸の中に桂、附有るは、腎中頽墮の気を斡旋して上は心肺の分に行らせしむる所以なり。故に名づけて腎気と曰う。然らずんば、則ち滋陰潤燥の品は、水を飲むに同じくして済くること無し。但だ下に趣くの勢いを益すのみ。馴れて陽気全く消ゆるに至りては、降有りて升無し。飲一溲二なれば、而ち死して治せず。夫れ豈飲胃に入れば、腎中の真陽を得るに非ざれば、焉くんぞ能く精気を游溢して上は脾肺に輸るを知るや。

　　［沈］　「男子」の二字は、是れ房労腎を傷り、火旺んに水虧けて消渇を成す者を指す。

【語釈】　○摂養：摂は、収める。養は、やしなう。　○頽墮：くずれおちる。だらしがなくなる。　○斡旋：めぐらせる。

【通釈】　　［程］　小便が多い場合は、消渇になる。《内経》では、「水を飲むのが一であるが、尿の出るのが二である場合は、治療ができない」と言う（《素問・気厥論》に出ている）。今水を飲むのが一で、尿の出るのが一である。そこで、腎気丸を与えてこれを治療する。腎中の気は、丁度水火の中の火、地の中の陽のようなものである。その精微の気を熏蒸し、上焦に達する場合は、雲が昇って雨が降り、上焦は雨や露で灌漑されるようになり、肺金は滋潤し、これによって水精は四方に布散し、五経が並びに行るようになると、ここに消渇の患いがない。今その人は、摂生し養生するのが好ましくなくなると、腎水が衰えて竭き、龍雷の火が下に安らかにならず、ただ上炎して肺金を刑し、肺が熱し葉が焦がれると、消渇が出現して飲を引き、その飲は胃に入るが、下は火による気化がなく、直ちに膀胱に入ると、飲が一斗で尿もまた一斗になる。これは、下消に属している。

　　［尤］　思うに、水液は陰に属し、気でなければ到来しない。気は陽に属しているが、中は実は水を含んでいる。水と気は、いまだかつて相互に離れない。腎気丸の中に桂枝と附子があるのは、腎中のだらしのない陽気を巡らせて上は心肺の区分に行らせる理由である。そこで、名づけて腎気丸と言う。そうでなければ、滋陰潤燥する品は、水を飲むのと同様に、済けることがない。ただ、下に趣く勢いを益すだけである。馴れて陽気が全く消える病証に至っては、降

があって昇がない。飲が一で尿が二であれば、死亡して治療することができない。そもそも飲が胃に入る場合は、腎中の真陽を得なければ、どうしてよく精気を溢れさせて上は脾と肺に送ることが解るであろうか。

　　［沈］　　「男子」の二字は、房労が腎を傷り、火が旺んになり水が欠けて消渇を形成する場合を指す。

【本文】　　《外台・近効祠部李郎中論》に云う、「消渇なる者は、其の発動に原づけば、此れ則ち腎虚して致す所なり。発する毎に即ち小便甜きに至る。按ずるに、《洪範》に「稼穡は、甘きを作る」と。物の理を以て之を推せば、餳、醋酒を淋ぎて脯を作るの法、須臾にして即ち皆能く甜きなり。人食して後は、滋味皆甜きを明かすに足る。流るれば、膀胱に在り。若し腰腎の気盛んなれば、則ち上は精気を蒸し、気は則ち下は骨髄に入る。其の次は以て脂膏を為し、其の次は血肉と為すなり。其の余は別かれて小便と為る。故に小便の色黄なるは、血の余なればなり。臊気なる者は、五藏の気なり。鹹く潤う者は、則ち下の味なり。腰腎、既に虚冷すれば、則ち上を蒸すこと能わず、穀気は則ち尽く下りて小便と為る者なり。故に甘味は変らず、其の色清冷なれば、則ち肌膚枯槁するなり。又肺は五藏の華蓋と為す。若し下に暖気有れば、即ち肺潤う。若し下冷えて極まれば、即ち陽気は昇ること能わず。故に肺乾けば、則ち熱す。譬うるに釜の中に水有るが如く、火を以て之を暖め、其の釜若し板を以て之を蓋えば、則ち暖気上騰す。故に板能く潤うなり。若し火力無くんば、水気は則ち上らず。此れ、板終に潤いを得る可からざるなり。火力なる者は、則ち腰腎強く盛んと為すなり。常に須く暖め消息すべし。其の水気は、即ち食気と為す。食気若し暖気を得れば、即ち上を潤して消下し易く、亦乾渇から免るなり。是の故に仲景は、「宜しく此の八味腎気丸を服すべし」と云う。又張仲景云う、「足太陽なる者は、是れ膀胱の経なり。膀胱なる者は、是れ腎の腑なり。而して小便数なるは、此れ気盛んと為す。気盛んなれば、則ち穀を消し、大便硬し。衰うれば、則ち消渇と為す。男子の消渇、飲一斗、小便も亦一斗を得れば、宜しく八味腎気丸もて之を主るべし」と。神方なり。消渇の人、宜しく常に之を服すべし」と。

　　即ち、本方。但だ山茱萸五両、桂附各三両を用う。

　　呉氏《方考》に云う、「是れ陰に陽無くして昇らず。陽に陰無くして降りず。水下り火上り、相い既済せざるのみ。故に肉桂、附子の辛熱を用いて其の少火を壮んにし、六味地黄丸を用いて其の真陰を益し、真陰益せば則ち陽は降る可

消渇小便利淋病脈証并治第十三

し。少火壮んなれば、則ち陰自ら昇る。故に竈の底に薪を加うれば、枯れし籠（かご）は蒸溽（じょく）し、稿（わら）と禾（いね）は雨を得、生意惟れ新たなり。明者は之を知り、昧き者は以て迂と為さざること鮮なし」と。

陳氏の《外科精要》に云う、「一士大夫、渇を病み、治療累歳なるも安らかならず。一名医、八味圓を服せしめ、半載ならずして疾瘳ゆ。因りて其の病源を疏して云う、「今の医、多く脾を醒まし津を生じ渇を止むの薬を用いて誤る。其の疾、本腎水の枯竭に起き、止潤（ただ）すること能わず。是を以て心火上炎し、既済すること能わず、煎熬して渇を生ず。今此の薬を服して心火を降ろし、其の腎水を生ずれば、則ち渇自ら止む」と」と。

即ち、本方。真北の五味子を以て附子に代う。《聖済》、《直指》に同じ。朱氏の《集験》に云う、「消渇を治すは、八味圓。附子を去り、五味子を加う。繭（まゆ）の空、及び茄（なす）の空を用い、湯を煎じて下す」と。

厳氏の《済生方》の加減腎気圓は、腎経を労傷し、腎水不足し、心火自ら用い、口舌焦がれ乾き、渇多くして飲を引き、精神恍惚とし、面赤く心煩し、腰痛み脚弱く、肢体羸痩し、起止すること能わざるを治す。

本方より附子を去り、五味子、鹿角、沈香を加え、弱甚だしき者は附子を加う。

《方勺泊宅編》に云う、「提點鑄銭朝奉郎（てん）、黄沔（べん）、久しく渇を病み、極めて疲悴（すい）す。予見る毎に必ず勧めて八味丸を服せしむ。初め甚だしくは信ぜず、後医を累ぬるも瘥（かさ）えず、謾（あなど）りて数両を服して遂に安らかなり。或るひと問う、「渇して八味元を以て之を治するは何ぞや」と。対えて曰く、「漢の武帝渇す。張仲景、為に此の方を処す。蓋し、渇は多くは是れ腎の真水不足して然りと致す。若し其の勢い未だ痛（しょう）に至らざるも、但だ此の剤を進むるは殊に佳し。且つ薬性は温平にて害無きなり」と」と。案ずるに、漢の武と仲景とは相い去ること数百年なり。蓋し、一時に此の杜撰の言を作りて信を俗士に取るに過ぎざるのみ。

【語釈】　○稼穡：作物の植え付けと取り入れ。農業。　○餳：糖の本字。○醋：酢。すい。すっぱい。　○脯：ほじし。乾し肉。　○淋：そそぐ。　○須臾：しばらく。少しの間。　○滋味：味わい。　○脂膏：脂肪。　○臊気：臊は、臊に同じ。臊は、《説文》では「豕の膏の臭いである」とある。高文鋳校注の《外台秘要方》（華夏出版社、1993年）では、臊気に作る。注に「程本は、「臊」を「騒」に作る。一説に、騒気は五臓が運動する気であるとする。

- 685 -

○鹹：しおから。塩けが多い。　○蒸溽：蒸は、むす。溽は、うるおす。
○稿：わら。　○禾：いね。　○迂：さからう。たがう。そむく。　○士大
夫：官職についている役人。　○載：年。　○疏：説きあかす。　○空：くり
ぬく。ほらあな。空の繭と刳り貫いた茄の意。　○悴：やつれる。　○瘠：消
渇。　○俗士：通常の人。世間並みの人。

【通釈】　《外台》の《近効祠部李郎中論》では、「消渇は、それが発動する
ところに基づくと、これは腎が虚して引き起こされる。発するごとに小便は甘
くなる。按じるに、《洪範》では、「農業は、甘いものを作る」とある。物の
道理でこれを推し量ると、糖と酸っぱい酒を注いで乾し肉を作る方法では、少
しの間に皆よく甘くなる。人が食べた後は、味わいが皆甘くなるのを明らかに
するには充分である。流れると、膀胱にある。もし腰と腎の気が盛んである場
合は、上は精気を熏蒸し、気は下は骨髄に入る。その次は脂肪を生じ、その次
は血肉になる。その余は、別かれて小便になる。そこで、小便の色が黄になる
のは、血の余であるからである。臊気は、五臓の気である。鹹く潤うものは、
下の味である。腰と腎が既に虚して冷えている場合は、上を熏蒸することがで
きず、穀気は尽く下って小便となる。そこで、甘味は変化せず、その色が清ら
かで冷える場合は、肌膚は枯れる。また、肺は、五蔵の華蓋である。もし下は
暖かい気が熏蒸する場合は、肺は潤う。もし下が冷えて極まる場合は、陽気は
昇ることができなくなる。そこで、肺が乾く場合は、熱する。これを譬えると、
釜の中に水があるようなものであり、火でこれを暖め、その釜がもし板をもっ
てこれを覆う場合は、暖かい気が上騰する。そこで、板はよく潤う。もし火力
がない場合は、水気は上らなくなる。これは、板は終に潤いを得ることができ
なくなる。火力は、腰や腎を強く盛んにする。常に暖めて消息すべきである。
その水気は、食気である。食気がもし暖かい気を得ると、上を潤して消えて下
り易く、また口の乾燥や口渇から免れる。そこで、仲景は、「この八味腎気丸
を服用すべきである」と言う。また、張仲景は、「足太陽は、膀胱の経である。
膀胱は、腎の腑である。そして小便が数になる場合は、気が盛んである。気が
盛んである場合は、消穀して大便は硬くなる。気が衰える場合は、消渇になる。
男子の消渇で、飲が一斗になり、小便もまた一斗になる場合は、八味腎気丸を
用いてこれを主治すべきである」と言う。神のように有効な処方である。消渇
の人は、常にこれを服用すべきである」と言う。
　即ち、本方である。ただ、山茱萸五両、桂枝と附子各々三両を用いる。

呉氏の《医方考》では、「これは、陰に陽がなくて昇らない。陽に陰がなくて降りない。水が下り火が上り、相互に既済しないだけである。そこで、肉桂、附子の辛熱の品を用いてその少火を壮んにし、六味地黄丸を用いてその真陰を益し、真陰が益す場合は、陽は降りるはずである。少火が壮んである場合は、陰は自ら昇る。そこで、竈の底に薪を加えると、枯れた籠は蒸されて潤い、稿や禾は雨を得て、生き生きとする意がここに新たになる。これに明るい人はこれを知っているが、暗い人は間違いだとしないことが少ない」と言う。

陳氏の《外科精要》では、「一人の役人が口渇を病み、治療は年を重ねたが安らかにならなかった。一人の名医が八味丸を服用させ、半年にもならずに疾病は治癒した。これによってその病源を述べ、「今の医者は、脾を醒まして津液を生じ口渇を止める薬を用いて誤ることが多い。その疾患は、元々腎水の枯渇に生じ、ただ潤すことができないだけである。ここをもって心火が上炎し、既済することができず、煎熬して口渇を生じる。今この薬を服用して心火を降ろし、その腎水を生じる場合は、口渇は自然に止まる」と言った」と言う。

即ち、本方である。真北の五味子を用いて附子に代える。《聖済》や《直指》に同じである。朱氏の《集験》では、「消渇を治療するのは、八味丸である。附子を除き、五味子を加える。空の繭や刳り貫いた茄を用い、湯を煎じてこれを飲む」と言う。

厳氏の《済生方》の加減腎気丸は、腎経を過労で損傷し、腎水が不足し、心火が自ら生じ、口や舌が焦がれて乾き、口渇が多くなって飲を引き、精神は恍惚とし、顔面は赤くなって心煩し、腰が痛み脚が弱まり、四肢や身体が羸痩し、起きあがることができない場合を治療する。

本方より附子を除き、五味子、鹿角、沈香を加え、衰弱が甚だしい場合は附子を加える。

《方勺泊宅編》では、「提點鑄銭朝奉郎の黄沔は、久しく口渇を病み、極めて疲弊してやつれた。私が診察する毎に必ず勧めて八味丸を服用させた。初めは甚だしくは信じなかった。後、医者を何人も替えたが治癒せず、謾って数両を服用して遂に安らかになった。ある人が、「口が渇く場合に八味丸を用いてこれを治療するのはどうしてであろうか」と質問した。これに答え、「漢の武帝は、口が渇いた。張仲景は、彼のためにこの処方をした。思うに、口渇は多くは腎の真水が不足してそのようにする。もしその勢いはいまだ消渇になっていなくても、ただこの剤を進めるのはことによい。かつ薬性は温平で害がな

い」と言った」と言う。案じるに、漢の武帝と仲景とは数百年が隔たっている。思うに、一時にこの杜撰な言葉を発して世俗の人に信用を取るに過ぎないだけである。

【解説】　本条文は、腎陽虚による下消の消渇病の証候と治療法について論述している。

冒頭の「男子」の二字は、房労によって腎が傷られて消渇を形成することを言う。病人は摂生や養生が不適切になると、腎水が衰え、龍雷の火が上炎して肺金を刑するので、消渇が出現して水を飲む。飲んだ水は胃に入るが、下焦で腎陽による気化がなくなると、水が直ちに膀胱に入るので、飲が一斗で尿も一斗になる。本証は、消渇病の中の下消に属している。そこで、腎気丸を与えて腎中の陽気を心肺に行らせる。

【原文】　脈浮小便不利、微熱消渇者、宜利小便、発汗。五苓散主之。（4）

【本文】　脈浮、小便不利、微熱、消渇する者は、宜しく小便を利し、汗を発すべし。五苓散之を主る（方は、上に見わる）。

【語釈】　〇脈浮、小便不利云々：王廷富の説「この条は、小便不利の証治である。脈が浮になり、小便が不利になるのは、客邪が患いとなって引き起こす所である。主な病理は、太陽経の表気が透らなくなる場合は、膀胱の気化が不利になり、ここにおいて津液が昇らなくなって引き起こすことにある。これは、気が欝し水が滞る小便不利証である。そこで、化気利水の方法を用いて主治する。方中の桂枝は膀胱の気を温化し、気化する場合は水が行り、汗が解され、表裏が透達し、気化が正常になり、口渇を治療しなくても津液は自然に生じる」《金匱要略指難》

【通釈】　病人の脈が浮になり、小便が通利せず、微熱と口渇が出現する場合は、小便を通利して発汗すべきである。この場合は、五苓散を用いてこれを主治する（処方は、《痰飲咳嗽病篇》の第31条に記載されている）。

【本文】　［徐］脈浮、微熱は、是れ表未だ清せられざればなり。消渇し、小便利せざるは、是れ裏に熱有ればなり。故に桂枝を以て表を主り、白朮、苓、瀉は裏を主り、而して多く熱水を以て其の外出下達の勢いを助く。此れ、消渇の浅くして近きを治するなり。按ずるに、上条と同じく是れ消渇なるも、上条は小便多ければ陰虚し熱結ぶを知る。此の条、小便利せずして微熱す。即ち、客邪内に入ると為す。故に治法は迥かに異なる。然して客邪内に入るは、真の

－ 688 －

消渇に非ざるなり。合して論じ、以て辨を示すのみ。

【語釈】　○陰虚し熱結ぶ：第3条の腎気丸の条文では、徐忠可は「陰が陽を制することができず、腎が開闔の権限を失う。そこで、小便は多くなり、制限がなくなる。しかし、真陽が有余であり、真に邪気が亢ぶり甚だしくなる、いわゆる「気が盛んになる場合は、尿が数になる」のではない。そこで、既に六味丸料をもって水の主を壮んにして陽光を制し、なお桂枝、附子を借りてその真陽を回復させると、小火は息み、陰陽は平らかになる」と注釈し、腎陰が虚して熱が結ぶことが小便が多くなる理由であるとする。

【通釈】　〔徐〕　脈が浮になり、微熱が出現するのは、表がいまだ清せられていないからである。消渇し、小便が不利になるのは、裏に熱があるからである。そこで、桂枝を用いて表を主り、白朮、茯苓、沢瀉は裏を主り、そして多く熱い水を用いてそれが外に出て下に達する勢いを助ける。これは、消渇が浅くて近い場合を治療する。按じるに、上条と同じく消渇であるが、上条は小便が多いので、陰が虚して熱が結ぶことが解る。この条は、小便が不利になり、微熱が出現する。即ち、客邪が内に入る。そこで、治療法は遙かに異なる。そして客邪が内に入るのは、真の消渇ではない。合わせて論述し、これによって区別を示すだけである。

【解説】　本条文は、邪熱と水が互結し、膀胱の気化機能が失調した小便不利の証候と治療法について論述している。

客邪が表に侵入して清せられなくなると、脈は浮になり、微熱が出現する。裏に熱があると、消渇し、小便は不利になる。本証は、真の消渇ではない。そこで、五苓散を与えてこれを治療する。方中の桂枝は表を解し、白朮、茯苓、沢瀉は裏に停滞した水を通利する。

【原文】　渇欲飲水、水入則吐者、名曰水逆。五苓散主之。(5)

【本文】　渇して水を飲まんと欲し、水入れば則ち吐する者は、名づけて水逆と曰う。五苓散之を主る（方は上に見わる）。

【語釈】　○渇して水を飲まんと欲し云々：王廷富の説「この条は、水逆の証治である。本証もまた太陽の膀胱の気化が不利になり、内に停水があり、津を上に輸布できなくなる。そこで、口が渇いて水を飲みたくなる。水邪が盛んであるが胃には熱がなく、飲んで入った水は拒まれて受納されず消えなくなるので、水が入ると嘔吐する。これは、口が渇き飲むと直ちに嘔吐する水逆証であ

る。そこで、なお化気利水の方法を採用して主治する」《金匱要略指難》

【通釈】　口渇が出現して水を飲みたくなるが、水を飲むと直ちに嘔吐する場合は、水逆と名づける。この場合は、五苓散がこれを主治する（処方は、《痰飲咳嗽病篇》の第31条に記載されている）。

【本文】　［尤］　熱渇して水を飲み、熱已に消えて水行らざれば、則ち逆して嘔を成す。乃ち、消渇の変証なり。水逆と曰う者は、明らかに消渇に非ずして水逆を為すなり。故に亦宜しく五苓散もて其の停水を去るべし。

　　［沈］　此れも亦真の消渇に非ざるなり。

【通釈】　［尤］　熱渇して水を飲み、熱が既に消えて水が行らない場合は、上逆して嘔吐を形成する。即ち、消渇の変証である。水逆と言う場合は、明らかに消渇ではなくて水逆を生じている。そこで、また五苓散を用いてその停水を除くべきである。

　　［沈］　これもまた真の消渇ではない。

【解説】　本条文は、水逆証の症状と治療法について論述している。

　外邪が太陽に侵入し、発熱し、口が渇いて水を飲み、発熱は既に消退したが、水が行らなくなると、上逆して嘔吐を形成する。本証は、真の消渇ではない。そこで、五苓散を与えて停水を除く。

【原文】　渇欲飲水不止者、文蛤散主之。(6)

【本文】　渇して水を飲まんと欲し止まざる者は、文蛤散之を主る。

【語釈】　○渇して水を飲まんと欲し止まざる者云々：李克光の説「「渇して水を飲まんと欲し止まざる者」とは、熱邪が深く下焦に入り、腎陰が劫かされ、盛んになった火が上炎することである。そこで、口が渇いて水を飲む。ただ、水を飲むが、暫く胃の燥きを潤すだけであり、その腎の熱を止ますことはできない。そこで、水を飲むが、なお口が乾いて止まらない。本証は水を吐出し、小便が不利になるなどはない。そこで、停水が引き起こす所ではない。即ち、腎が熱して熏灼し、熱が盛んになって津が傷られる消渇証である。文蛤は質が重くて下焦に入り、性は寒でよく清熱し、味は鹹でよく下を潤して生津する。これを用いてこれを治療するのは、《内経》の「熱内に淫るれば、治するに鹹寒を以てす」の旨に符合する」《金匱要略譯釋》

【通釈】　口渇が出現して水を飲みたくなり、水を飲むが口渇が止まらなくなる場合は、文蛤散がこれを主治する。

- 690 -

消渇小便利淋病脈証并治第十三

【本文】　[鑑]　渇して水を飲まんと欲し、水入れば則ち吐し、小便利せざる者は、五苓散証なり。渇して水を飲まんと欲し、水入れば則ち消え、口乾き舌燥く者は、白虎加人参湯証なり。渇して水を飲まんと欲して水を吐さざるは、水邪盛んなるに非ざるなり。口乾き舌燥くにあらざるは、熱邪盛んなるに非ざるなり。惟だ飲を引きて止まず。故に文蛤一味を以て、寒ならず温ならず、清ならず利せず、専ら生津止渇を意（おも）うなり。

【通釈】　[鑑]　口が渇いて水を飲みたくなり、水が入ると嘔吐し、小便が不利になる場合は、五苓散証である。口が渇いて水を飲みたくなり、水が入ると水が消え、口が乾き舌が燥く場合は、白虎加人参湯証である。口が渇いて水を飲みたくなり、水を嘔吐しない場合は、水邪が盛んであるのではない。口が乾き舌が燥くのでない場合は、熱邪が盛んであるのではない。ただ、飲を引いて止まらなくなる。そこで、文蛤一味を用い、寒やすのではなく、温めるのではなく、清するのではなく、通利するのではなく、専ら生津止渇を期待する。

【本文】　案ずるに、《金鑑》に云う、「五倍子は、亦文蛤と名づく。法を按じて之を製し、百薬煎と名づけ、大いに生津止渇す。故に当に之を用うべし。屢々試みて屢々験（しるし）あるなり」と。此の説、《三因方》に本づく。百薬煎は、生津止渇に於いて固より効く。然れども其の薬は後世に出づ。本条に用うる所は、即ち所謂「花蛤」なり。○以上の三条、詳らかに《傷寒論輯義》に見わる。

【通釈】　案じるに、《医宗金鑑》では、「五倍子は、また文蛤と名づける。法を按じてこれを精製し、百薬煎と名づけ、大いに生津止渇する。そこで、これを用いるべきである。屢々試みて屢々有効である」と言う。この説は、《三因方》に基づいている。百薬煎は、生津止渇においては固より有効である。しかし、その薬は、後世に出ている。本条に用いる所は、いわゆる「花蛤」である。○以上の三条は、詳らかに《傷寒論輯義》に見われている。

【本文】　文蛤散方

文蛤（五両。○兪本は、「四両」に作る）

右一味、杵きて散と為し、沸湯五合を以て、和して方寸匕を服す。

【語釈】　○文蛤散：聶恵民の説「文蛤散もまた《傷寒論》で太陽病に罹患し、冷水を注いだり吹きつけたりし、その熱が劫かされて出ることができず、反って口は渇かず、鳥肌が立ち、水と寒が打ち合う証に見われている。これは、口が渇き、水を飲みたくなるが、口渇が止まらなくなるのであり、熱が裏にあって水を消すので、口が渇いて水を飲むが止まらなくなる。これは、上消の証で

ある。そこで、鹹寒の文蛤を用い、退火清熱、生津止渇する。ただ、その薬味は単一であり、その治療効果はなお満足させることはできない。固より症状に基づいて斟酌して生津止渇の品を加えるのがよい」《経方方論薈要》

【通釈】　　文蛤散方

　　文蛤（五両。〇兪本では、「四両」に作る）

　　右の一味を杵いて散剤とし、お湯五合を用いて散剤を混和し、一寸四方の用量を服用する。

【解説】　　本条文は、陰虚の燥熱によって引き起こされる消渇証の症状と治療法について論述している。

　　《金匱要略輯義》が引用する《医宗金鑑》の説では、本証は五苓散証ではなく、白虎加人参湯証ではなく、水邪と熱邪が関与していないので、文蛤一味で専ら生津止渇するとする。ただ、本証の消渇がどのような機序で引き起こされているのかについては全く解説がない。そこで、ここでは解説しない。なお、詳細は《金匱要略大成》を参照のこと。

【原文】　　淋之為病、小便如粟状、小腹弦急、痛引臍中。（7）

【本文】　　淋の病為る、小便粟状の如く、小腹弦急し、痛み臍中に引く。

【語釈】　　〇淋の病為る、小便粟状の如く云々：陳紀藩の説「本条は、石淋の症状を論述している。淋病は、小便が滴って爽快ではなく、尿道が痛むのが主証である。後世の医家は、違った発病の機序に基づいて五淋に分ける。即ち、小便が灼熱して刺痛が出現するのは、熱淋である。もし熱が盛んになって絡を傷り、迫血妄行し、血が尿に随って出るのは、血淋である。尿中の夾雑物が結んで砂石を生じるのは、石淋である。脂液が下泄し、尿液が混濁し、凝塊を挟むのは、膏淋である。小便が滴って止まず、労働に遇うと直ちに発生するのは、労淋である。本条に言う「小便粟状の如し」は、ただ小便が滴って爽快でないだけではなく、かつ尿中に粟状のような凝固物質を帯びている。これによって多くの注釈家は、均しくこの条は石淋を論述していると言う」陳紀藩主編《金匱要略》

【通釈】　　淋病の病と言うものは、小便が粟米のような小さな砂石を排出し、小腹が拘急して痛み、痛みが臍の中に放散する。

【本文】　　［徐］　　淋の病為る、全ては下焦に在り。故に前の《十一篇》の内に「下焦に熱有るは、亦淋閉して通ぜず」と言う。此れ、「小便粟状の如し」

と言う。粟なる者は、色白にして滴瀝甚だしければ、則ち米屑の如きなり。然れども気血同じならず。故に後人、五淋の名有り。小腹の気和せず、其の渾厚の元を失すれば、則ち弦急す。熱邪上に乗ずれば、則ち痛み臍中に引く。

　［尤］　按ずるに、巣氏云う、「淋の病為る、腎虚して膀胱熱するに由るなり。腎気は、陰に通ず。陰は、水液下流するの道なり。膀胱は、津液の腑と為す。腎虚すれば、則ち小便数なり。膀胱熱すれば、則ち水の下ること渋数にして且つ渋り淋瀝して宣びず。故に之を淋と謂う。其の状、小便出づること少なく起多く、小腹弦急し、痛み臍に引く」と。又石淋、労淋、血淋、気淋、膏淋の異有り、詳らかに本論に見わる。其の言、頗る明晰と為せば、仲景の未だ備わらざるを補う可し。

【語釈】　〇下焦に熱有るは、亦淋閉して通ぜず：《金匱要略・五臓風寒積聚病脈証并治第十一》の第19条では、「熱下焦に在る者は、則ち尿血し、亦淋秘して通ぜざらしむ」に作る。　〇滴瀝：瀝滴に同じ。したたる。　〇渾厚：大きくて深みがある。大きくてどっしりしている。　〇淋瀝：水の滴るさま。〇起多：頻尿。

【通釈】　［徐］　淋の病と言うものは、全ては下焦にある。そこで、前の《十一篇》の中では、「下焦に熱がある場合は、また淋で閉ざされ通じなくなる」と言う。これは、「小便が粟の性状のようである」と言う。粟は、色が白で滴りが甚だしい場合は、米の屑のようになることである。しかし、気血は同じでない。そこで、後人には、五淋の名がある。小腹の気が調和せず、大きくどっしりとした大本を失う場合は、拘急する。熱邪が上に乗じる場合は、痛みは臍の中に放散する。

　［尤］　按じるに、巣氏は、「淋の病と言うものは、腎が虚して膀胱が熱することによる。腎気は、陰に通じる。陰は、水液が下に流れる道である。膀胱は、津液の腑である。腎が虚す場合は、小便は数になる。膀胱が熱する場合は、水の下るのが渋って数になり、かつ渋って滴り宣びなくなる。そこで、これを淋と言う。その性状は、小便の出は少なく頻尿になり、小腹が拘急し、痛みは臍に放散する」と言う。また、石淋、労淋、血淋、気淋、膏淋の異同があり、詳らかに本論に見われている。その言葉は頗る明晰であり、仲景のいまだ備わっていない点を補うことができる。

【本文】　案ずるに、「粟状の如し」は、《巣源》の「出づること少なく起多し」の語に依るも、唯だ「淋瀝短少、米屑の如し」と言うのみ。「色白」と云

うは、殆ど鑿つ。沈、程は、以下の諸証は皆以て石淋と為す。然れども理を以て之を推せば、小便より砂石を下すは、「栗状の如し」と言うに宜しからず。故に今徐註に従う。

《三因方》に云う、「古之を癃と謂い、名称同じならざるなり。癃なる者は、罷むなり。淋なる者は、滴るなり。今の名は俗と雖も、義に於いては得と為す」と。

【通釈】　案じるに、「栗の性状のようである」は、《諸病源候論》の「出るのが少なく頻尿になる」の言葉によるが、これはただ「淋瀝し短かく少なく、米の屑のようである」と言うだけである。「色が白」と言うのは、殆ど鑿った見方である。沈氏や程氏は、以下の諸証を皆石淋とする。しかし、道理をもってこれを推測するに、小便より砂石を下すのは、「栗の性状のようである」と言うのは好ましくない。そこで、今徐氏の注釈に従う。

《三因方》では、「古はこれを癃と言い、名称は同じでない。癃は、罷むことである。淋は、滴ることである。今の名は俗であるが、義においては優れている」と言う。

【解説】　本条文は、石淋の症状について論述している。

現代の中医学の参考書や清代の注釈家の多くは、本条文は石淋の証候を述べた条文であるとするが、多紀元簡は徐忠可の説に従い、石淋ではないとする。

淋病に罹患し、熱が下焦にあると、小便は栗のようになり、色は白で渋って通じなくなる。小腹の気が調和せず、大本を失うと、小腹は拘急する。熱邪が上に乗じると、痛みは臍の中に放散する。

【原文】　趺陽脈数、胃中有熱。即消穀引食、大便必堅、小便即数。(8)

【本文】　趺陽の脈数なるは、胃中に熱有り。即ち、消穀して食を引き、大便必ず堅く、小便即ち数なり（程本に、此の条を以て前の「趺陽の脈浮にして数云々、即ち消渇を為す（2）」の後に列するは、是なり。魏本は、此の条を上格に細書し、云々の義は前と同じ。故に未だ另けて註せず）。

【語釈】　〇趺陽の脈数なるは、胃中に熱有り云々：王廷富の説「この条は、再び中消の脈証を論じている。中消が形成される病理は、胃熱が著しく盛んになり、脾気もまた燥くことにある。そこで、大便は堅くなる。飲水は多くなるが、脾は転輸を失調し、腎は制約を失調し、水液が直ちに下に趣く。そこで、小便は頻数になる。小便が愈々数になると、陰精は愈々耗り、陰精が愈々耗る

－ 694 －

消渇小便利淋病脈証并治第十三

と、虚熱が愈々盛んになり、熱が愈々盛んになると、消穀し飲を引くのが益々甚だしくなる。これが消渇病の悪性の病理変化である」《金匱要略指難》。

〇格：木の枝。ここでは、「木簡」の意。

【通釈】　趺陽の脈が数になるのは、胃中に熱があるからである。そこで、消穀善飢して絶えず食事を摂取し、大便は必ず堅くなり、小便は頻尿になる（程本に、この条をもって前の「趺陽の脈が浮で数云々、即ち消渇となる（2）」の後に配列するのは、正しい。魏本では、この条を上の条文の中で細書きし、言っている義は前と同じである。そこで、いまだ分けて注釈しない）。

【本文】　［尤］　胃中に熱有れば、即ち穀を消して飲を引く。即ち、後世の所謂「消穀善飢して中消を為す者」是れなり。胃熱すれば、則ち液乾く。故に大便堅し。便堅ければ、則ち水液独り前陰に走る。故に小便数なるも亦前条（2）の消渇し胃堅しの証なり。而して淋病の下に列するは、疑うらくは錯簡なり。

【通釈】　［尤］　胃中に熱があると、消穀して飲を引く。即ち、後世のいわゆる「消穀善飢して中消を生じる場合」がこれである。胃が熱する場合は、液が乾く。そこで、大便は堅くなる。大便が堅くなる場合は、水液は独り前陰に走る。そこで、小便が数になるのもまた前条（2）の消渇で胃中の大便が堅くなる証である。そして淋病の下に配列するのは、恐らくは錯簡である。

【解説】　本条文は、中消の消渇病が形成される病機と証候について論述している。

　中消に罹患し、胃中に熱があると、消穀善飢する。胃が熱すると、液が乾くので、飲を引き、大便は堅くなる。大便が堅くなると、水液は前陰に走るので、小便は数になる。

【原文】　淋家不可発汗。発汗則必便血。(9)

【本文】　淋家は、汗を発す可からず。汗を発すれば、則ち必ず便血す。

【語釈】　〇淋家は汗を発す可からず云々：呂志杰の説「本条は、淋家は発汗法を用いることが禁忌であることを指摘している。久しく淋病を患っている人は、多くは下焦の陰が虚し、膀胱が熱を蓄積している。もし更に辛温で発汗する場合は、必ず血を動かして陰を傷り、迫血妄行するので、血尿が引き起こされる」《金匱雑病論治全書》

【通釈】　平素より淋病に罹患している人は、発汗すべきでない。もし誤って

- 695 -

発汗する場合は、必ず血尿が出現する。

【本文】　［程］　膀胱、熱を蓄すれば、則ち淋を為す。汗を発して以て其の血を追えば、血は経を循らず、下焦に結び、又便血を為す（詳らかに《傷寒論輯義》に見わる）。

【通釈】　［程］　膀胱が熱を蓄積する場合は、淋病を発生する。発汗してその血を追うと、血は経を循らずに下焦に結び、また血尿となる（詳らかに《傷寒論輯義》に見われている）。

【解説】　本条文は、淋家と発汗禁忌、および誤汗後の変証について論述している。

　膀胱に熱が蓄積すると、淋病が発生する。もし淋病を発汗して血を追う場合は、血は経を循らずに下焦に結ぶので、血尿が発生する。

【原文】　小便不利者、有水気。其人若渇、栝樓瞿麦圓主之。(10)

【本文】　小便不利の者は、水気有り。其の人若し渇するは、栝樓瞿麦圓之を主る（「苦」は、趙本は「者」に作る）。

【語釈】　○小便不利の者は、水気有り云々：呂志杰の説「本条は、小便が不利になり、下が寒え上が燥く証治を論述している。腎は水を主り、気化を司る。もし腎の気化が失調する場合は、小便は不利になり、水気は内に停まる。気が津を化さない場合は、津は上承せず、その人は口渇に苦しむ。治療は、化気利水し、潤燥を兼顧すべきであり、栝樓瞿麦丸を用いるべきである。方中の栝樓、薯蕷は生津潤燥し、これによってその口渇を治療する。瞿麦、茯苓は、滲湿行水し、これによって小便を通利する。炮附子一味は、温陽化気し、津液を上に薫蒸し、水気を下行させる」《金匱雑病論治全書》

【通釈】　小便が通利しない病人は、体内に水気が停留している。もし病人が激しい口渇に苦しむ場合は、栝樓瞿麦丸がこれを主治する（「苦」の字は、趙本では「者」の字に作る）。

【本文】　［尤］　此れ、下焦の陽弱く気冷えて水気行らざるの証なり。故に附子を以て陽気を益し、茯苓、瞿麦は水気を行らす。方後を観るに、「腹中温まるを知ると為す」と云えば、以て推す可し。其の人、若し渇すれば、則ち是れ水寒偏に下に結びて燥火独り上に聚まる。故に更に薯蕷、栝樓根を以て熱を除き津液を生ずるなり。夫れ上に浮きし焔は、滋すに非ざれば熄まず、下に積みし陰は、煖むるに非ざれば消えず。而して寒潤辛温並びに行らすは、此の方

－ 696 －

消渇小便利淋病脈証并治第十三

良法為るに倍かず。変通なる者を求めんと欲すれば、須く此に於いて三復すべし。

[鑑]　其の人必ず脈沈、熱無くんば、始めて法に合するなり。

[沈]　蓋し、本経の腫論に「腰已下腫るる者は、当に其の小便を利すべし」と。而して其の方を見ず。此の方後を観るに、「小便利し、腹中温まるを知ると為す」と云うは、水腫、腹冷え、小便不利に在るの方に似たり。想うに、書を編む者誤りて入る。高明細かに詳らかに之を用うるを俟つ。

【語釈】　○腰已下腫るる者は、当に其の小便を利すべし：《金匱要略・水気病脈証并治第十四》の第18条を参照。　○高明：人の品性や学識のすぐれていること。

【通釈】　[尤]　これは、下焦の陽が弱く、気が冷えて水気が行らない証である。そこで、附子を用いて陽気を益し、茯苓、瞿麦は水気を行らせる。方後を観ると、「腹中が温まるのを治癒するとする」と言えば、これによって推測すべきである。その人がもし口が渇く場合は、水寒が偏に下に結び、燥火だけが上に集まっている。そこで、更に薯蕷、栝蔞根を用いて熱を除き津液を生じる。そもそも上に浮いた焔は、滋養するのでなければ熄まず、下に積んだ陰は、暖めるのでなければ消えない。そして寒潤辛温の品を並びに行らせるのは、この処方が優れた方法であることに背かない。変通を求めようとすれば、ここにおいて何度も思いを馳せるべきである。

[鑑]　その人は必ず脈が沈で熱がない場合に、始めて法に合致する。

[沈]　思うに、本経の腫論では、「腰より下が腫れる場合は、その小便を通利すべきである」とある。そしてその処方は見られない。この処方の方後を観ると、「小便が通利し、腹中が温まるのを治癒するとする」と言うのは、水腫で腹が冷え、小便が不利になる場合の処方であるようである。思うに、書を編んだ者が誤ってここに入れたのである。有識者が詳細にこれを使用することを期待する。

【本文】　栝蔞瞿麦丸方

栝蔞根（二両）　茯苓　薯蕷（各三両）　附子（一枚、炮ず）　瞿麦（一両）

右五味、之を末とし、煉蜜もて梧子大に丸じ、三丸を飲服し、日に三服す。知らざれば、増して七八丸に至り、小便利し、腹中温まるを以て知ると為す。

【語釈】　○栝蔞瞿麦丸：聶恵民の説「本方は、生津利水、益気温陽の方剤で

－ 697 －

ある。下焦の陽気が虚し、水気が除かれなくなると、小便は不利になり、津液が上に蒸騰しなくなると、口渇に苦しむので、栝蔞をもって生津止渇する。瞿麦は、利水通淋する。薯蕷は、脾胃を補い、肺腎を益し、津液を生じる。茯苓は、滲湿利水する。更に附子をもって温陽化気し、下元を暖め、津液を蒸し、水飲を行らせると、小便は通じるようになり、気化して水が行り、津液がまた生じると、水飲は散じ、口渇は止む。そこで、腎気丸の変制である」《経方方論薈要》

【通釈】　栝蔞瞿麦丸方

栝蔞根（二両）　茯苓　山薬（各々三両）　附子（一枚、炮じる）　瞿麦（一両）

　右の五味を粉末とし、煉蜜であおぎりの実の大きさの丸剤にし、一回に三丸を水で服用し、日に三回服用する。治癒しない場合は、七八丸にまで増量し、小便が通利し、腹中が温まると、病は治癒する。

【本文】　〔程〕　薯蕷、栝蔞は、潤剤なり。用いて以て止渇生津す。茯苓、瞿麦は、利剤なり。用いて以て水気を滲泄す。膀胱なる者は、州都の官、津液藏さる。気化すれば、則ち能く出づ。附子の純陽を佐とすれば、則ち水気は宣行して小便自利す。亦腎気丸の変制なり。

【通釈】　〔程〕　山薬、栝蔞根は、潤剤である。用いて止渇生津する。茯苓、瞿麦は、利剤である。用いて水気を滲泄する。膀胱は、州都の官であり、津液がここに藏される。気化する場合は、小便はよく出る。附子の純陽を佐とすると、水気は宣行し、小便は自利する。また、腎気丸の変制である。

【本文】　案ずるに、渇して小便利せず。故に消渇に非ず。小便は不利すと雖も、未だ溺栗状の如きに至らず。且つ小腹急痛無し。故に淋に非ざるなり。此れ、水病、渇して小便不利なるを治するの方なり。沈氏の説は、是に似たり。

【通釈】　案じるに、口が渇いて小便が不利になる。そこで、消渇ではない。小便は不利になるが、いまだ尿は栗状のようにはならない。かつ小腹が急痛することはない。そこで、淋病ではない。これは、水病で口が渇いて小便が不利になる場合を治療する処方である。沈氏の説は、正しいようである。

【解説】　本条文は、上が燥き下が寒えた小便不利の症状と治療法について論述している。

　下焦の陽気が弱まり、水気が行らなくなると、小便は不利になる。水寒が下に結び、燥火が上に集まると、口が乾く。本証は、下焦の陽気が虚すために口

- 698 -

消渇小便利淋病脈証并治第十三

渇と小便不利が出現した状態にある。そこで、栝蔞瞿麦丸を与えてこれを治療
する。

　栝蔞瞿麦丸は、栝蔞根、茯苓、山薬、附子、瞿麦からなる処方である。方中
の附子は陽気を益し、茯苓、瞿麦は水気を行らせ、山薬、栝蔞根は熱を除いて
津液を生じる。

【原文】　　小便不利、蒲灰散主之。滑石白魚散、茯苓戎塩湯並主之。（11）
【本文】　　小便不利は、蒲灰散之を主る。滑石白魚散、茯苓戎塩湯並びに之を
主る。
【語釈】　　○小便不利は、蒲灰散之を主る云々：呂志杰の説「本条は、小便不
利の三種類の処方と治療法を論述している。小便不利の成因は非常に多く、見
証は各々で異なる。上述した三方では、主証は相同するが、ただ兼証は同じで
ない。古代の本草学の分析によれば、処方した三方の中の蒲灰散の効能は、化
瘀利竅泄熱であり、小便不利、陰茎の疼痛、小腹が急痛する場合を主治する。
滑石白魚散は上方と法が同じであり、口渇、小便不利、小腹脹痛、あるいは血
尿がある場合を主治する。茯苓戎塩湯は益腎健脾滲湿し、腹部の脹満、小便不
利、排尿後の余瀝が尽きない場合を主治する。三方は、弁証を結合して選んで
用いるべきである」《金匱雑病論治全書》。李克光の説「蒲灰散と滑石白魚散
は、いずれもよく涼血消瘀して湿熱を清利する。前者は清熱利湿作用が強く、
後者は止血消瘀に優れ、ともに実証を治療する。茯苓戎塩湯は、健脾滲湿、軟
堅散結し、熱が軽く湿が重く、虚実が錯雑する証を治療し、攻補兼施の方剤に
属している」《金匱要略譯釋》
【通釈】　　小便が不利になる場合は、病状に応じて蒲灰散がこれを主治し、滑
石白魚散あるいは茯苓戎塩湯が並びにこれを主治する。
【本文】　　［鑑］　表裏の他の証無く、小便不利の者は、小便癃閉の病なり。
　　　　［尤］　仲景、見証を詳らかにせずして並びに三方を出だし、以て人の証に
随いて審らかに用うるを聴す。殆ど所謂「引きて発せざる者」か。
【語釈】　　○引きて発せざる者：弓を引きしぼるが、放たない。人に教えるの
に、自分でさとるように教え、むやみにすべてを教えない。
【通釈】　　［鑑］　表裏の他の証がなく、小便が不利になる場合は、小便が貯
留して尿閉になる病である。
　　　　［尤］　仲景は見証を詳らかにしないが、並びに三方を提出し、これによっ

－ 699 －

て人が証に随って審らかに用いることを許可する。殆どいわゆる「自分で悟るようにしてむやみに教えない場合」であろうか。

【本文】　蒲灰散方

蒲灰（七分）　滑石（三分）

右二味、杵きて散と為し、方寸匕を飲服し、日に三服す。

【語釈】　○蒲灰散：聶恵民の説「本方に用いる所の蒲灰は、蒲黄が好ましい。《神農本草経》では、「心腹、膀胱の寒熱を主り、小便を利し、止血し、瘀血を消す」と言う。《薬性本草》では、また「水道を利し、経絡を通じ、女子の崩中を止める」と言う。そこで、蒲黄は化瘀、利小便の効能を備える。滑石は、利竅通淋、清熱して水道を通利する。そこで、本方は化瘀利竅泄熱の方剤であり、湿熱が膀胱を瘀阻して小便が不利になる証に使用するのがよい」《経方方論薈要》

【通釈】　蒲灰散方

蒲灰（七分）　滑石（三分）

右の二味を杵いて散剤とし、一寸四方の用量を水で服用し、日に三回服用する。

【本文】　［徐］　蒲灰は、即ち蒲の席の焼きし灰なり。能く湿熱を去り、小便を利す。滑石は、能く九竅を通じ、湿熱を去る。故に之を主る。

【通釈】　［徐］　蒲灰は、蒲の席を焼いた灰である。よく湿熱を除き、小便を通利する。滑石は、よく九竅を通じ、湿熱を除く。そこで、これを主治する。

【本文】　案ずるに、蒲灰は、《証類本草》に甄権云う、「悪血を破る。敗れし蒲の席の灰なり」と。魏氏の《家蔵方》は䔲の灰を用う。《樓氏綱目》に云う、「蒲灰は、恐らくは即ち蒲黄粉ならん」と。樓の説は、従い難し。然れども《千金》に一方有り。左に附して玫に備う。

《千金》に小便利せず、茎中疼痛し、小腹急痛す。

蒲黄　滑石（各等分）

右二味、治むるに篩いを下し、酒もて方寸匕を服し、日に三たびす（《医壘元戎》に産後の小便通ぜざるを治す。金鑰匙散是れなり）。

【通釈】　案じるに、蒲灰は、《証類本草》では、甄権は「悪血を破る。破れた蒲の席の灰である」と言う。魏氏の《家蔵方》では、䔲の灰を用いる。《樓氏綱目》では、「蒲灰は、恐らくは蒲黄粉であろう」と言う。樓の説は、

消渇小便利淋病脈証并治第十三

従い難い。しかし、《千金》には一つの処方がある。左に附して考察に備える。

　《千金》に、小便が不利になり、陰茎に疼痛が出現し、小腹が急痛するのを治療する処方である。

　蒲黄　滑石（各々等分）

　右の二味を篩いに通し、酒で方寸匕を服用し、日に三回服用する（《医塁元戎》では、産後に小便が通じなくなるのを治療する。金鑰匙散がこれである）。

【本文】　滑石白魚散方

　滑石（二分）　乱髪（二分、焼く）　白魚（二分）

　右三味、杵きて散と為し、半銭匕を飲服し、日三服す（「半銭匕」は、兪本は「方寸匕」に作る）。

【語釈】　○滑石白魚散：聶恵民の説「白魚はまた蠹魚（衣魚）が正しく、湿気を化し小便を通利する。乱髪は血の余であり、血分に入る。滑石は、利竅して湿熱を除き、小便を通利する。そこで、本方は祛瘀活血、利湿通淋の方剤であり、湿熱が血分に欝滞し、小便不利、小腹脹痛、あるいは血尿の証に用いるのがよい」《経方方論薈要》

【通釈】　滑石白魚散方

　滑石（二分）　血余炭（乱髪）（二分、焼く）　白魚（二分）

　右の三味を杵いて散剤とし、半銭匕を水で服用し、日に三回服用する（「半銭匕」は、兪本では「方寸匕」に作る）。

【本文】　［尤］　《別録》に云う、「白魚は、胃を開き、気を下し、水気を去る」と。血余は、転胞にて小便通ぜざるを療す。滑石と合すれば、滋陰益気して以て其の小便を利すと為す者なり。

【通釈】　［尤］　《別録》では、「白魚は、胃を開き、気を下し、水気を除く」と言う。血余は、転胞に罹患して小便が通じなくなる場合を治療する。滑石と合用すると、滋陰益気してその小便を通利する品となる。

【本文】　案ずるに、乱髪は《本経》に五淋を主る。白魚は、恐らくは魚中の白魚に非ず。《爾雅》に「蟫は、白魚なり」と。《本経》に云う、「衣魚は、一に白魚と名づけ、婦人の疝瘕、小便不利を主る」と。又《南齊書》に「明帝疾に寝ねて甚だ久し。臺省府署文簿に勅して白魚を求め、以て治を為す」是れなり。沈云う、「白魚は、鱟なり」と。諸註は並びに之に仍る。従う可からず。

【語釈】　○勅：命令。天子の言葉。

- 701 -

【通釈】　案じるに、乱髪は、《本経》では、五淋を主治する。白魚は、恐らくは魚の中の白魚ではない。《爾雅》では、「蟫は、白魚である」とある。《本経》では、「衣魚は、一つには白魚と名づけ、婦人の疝瘕や小便不利を主治する」と言う。また、《南齊書》に「明帝が病で床に臥せて甚だ久しくなった。臺省府署文簿に　詔（みことのり）して白魚を求め、これを治療した」とあるのがこれである。沈氏は、「白魚は、䘌（ふか）である」と言う。諸註は並びにこれに習う。従うべきでない。

【本文】　茯苓戎塩湯方

　　茯苓（半斤）　白朮（二両）　戎塩（弾丸大、一枚）

　右三味、先ず茯苓、白朮を将てし、煎成りて戎塩を入れ、再煎し、分かち温め三服す（「先ず…を将て」より以下の十七字は、原本は闕く。今宋本、及び徐、沈、尤本に據りて之を補う。程本、《金鑑》は、「水五升を以て、煮て三升を取り、分かち温め三服す」に作る。盧本は、「五升」を「六升」に作る）。

【語釈】　○茯苓戎塩湯：聶恵民の説「戎塩は、青塩である。尤怡は、「《綱目》の戎塩は、青塩である。鹹寒で腎に入り、潤下の性質をもって滲利の職につき、それが腎水を滋し小便を通利する効能を取る」と言う。茯苓、白朮は、健脾利湿、補中益気する。脾が虚して運化が失調し、腎が虚して気化が不利になり、小便不利、排尿後に余瀝が尽きない場合に用いるのがよい。以上の三方は、同じく小便不利を治療するが、ただその症状は同じでないので、方治もまた異なる」《経方方論薈要》

【通釈】　茯苓戎塩湯方

　　茯苓（半斤）　白朮（二両）　戎塩（弾丸大のもの、一枚）

　右の三味の中で先ず茯苓、白朮を用い、煎じてから戎塩を入れて再び煎じ、三回に分けて温めて服用する（「先ず…を用いて」より以下の十七字は、原本では欠けている。今宋本、および徐氏、沈氏、尤氏の本によってこれを補う。程本と《医宗金鑑》では、「水五升を用い、煮て三升を取り、三回に分けて温めて服用する」に作る。盧本では、「五升」を「六升」に作る）。

【本文】　［尤］　《綱目》に「戎塩は、即ち青塩なり。鹹寒にて腎に入り、潤下の性を以てして滲利の職に就き、陰分の水湿を駆除する法と為すなり」と。

【通釈】　［尤］　《綱目》では、「戎塩は、青塩のことである。鹹寒で腎に入り、潤下の性質によって滲利の職を発揮し、陰分の水湿を駆除する方法となる」とある。

- 702 -

消渇小便利淋病脈証并治第十三

【解説】　本条文は、小便不利に対する三種類の治療法について論述している。

小便が不利になる場合は、病人の証に随ってこれを治療すべきである。

蒲灰散は、蒲灰と滑石からなる処方である。方中の蒲灰は蒲のむしろを焼いた灰であり、湿熱を除き、小便を通利し、滑石は九竅を通じ、湿熱を除く。

滑石白魚散は、滑石、乱髪、白魚からなる処方である。方中の白魚は、胃を開き、気を下し、水気を除き、血余炭は小便不通を治療し、滑石に合して滋陰益気して小便を通利する。

茯苓戎塩湯は、茯苓、白朮、戎塩からなる処方である。方中の戎塩は青塩であり、鹹寒で腎に入って滲利し、茯苓と白朮に合して陰分の水湿を駆除する。

【原文】　渇欲飲水、口乾舌燥者、白虎加人参湯主之。(12)

【本文】　渇して水を飲まんと欲し、口乾き舌燥く者は、白虎加人参湯之を主る（方は中暍中に見わる）。

【語釈】　○渇して水を飲まんと欲し云々：王廷富の説「この条は、肺と胃の熱が盛んな消渇の証治である。口が渇いて水を飲みたくなり、口や舌が乾燥する病理は、胃熱が著しく盛んになり、心が熱を肺に移すことにある。そこで、口が渇いて水を飲みたくなり、飲んで入った水は肺が水液を敷布する職を失調すると、尽く下に走る。ここにおいて臓腑を潤して口や舌を潤すには不足する。そこで、なお口や舌が乾燥する。これは、熱が盛んになり津が傷られる上消の病である。そこで、清熱生津の法を用いて主治する」《金匱要略指難》

【通釈】　口渇が出現して水を飲みたくなり、口や舌が乾燥する場合は、白虎加人参湯がこれを主治する（処方は、《痙湿暍病篇》の第26条に記載されている）。

【本文】　[尤]　此れ、肺胃の熱盛んにして津を傷る。故に白虎を以て清熱し、人参は生津止渇す。蓋し、即ち所謂「上消、膈消の証」なり。疑うらくは、亦此に錯簡するなり。

【通釈】　[尤]　これは、肺と胃の熱が盛んになり津を傷る。そこで、白虎湯を用いて清熱し、人参は生津止渇する。思うに、いわゆる「上消、膈消の証」である。恐らくは、またここに錯簡している。

【本文】　喩氏の《法律》に云う、「按ずるに、此れ火熱其の肺胃を傷り、清熱して渇を救うの良剤なり。故に消渇病の上焦に在る者は、必ず取りて之を用う。東垣は以て膈消を治し、潔古は以て能く食して渇する者を治す」と。

- 703 -

【通釈】　喩氏の《医門法律》では、「按じるに、これは火熱がその肺と胃を傷る場合に清熱して口渇を救う良剤である。そこで、消渇病が上焦にある場合は、必ず取ってこれを用いる。東垣はこれを用いて膈消を治療し、潔古はこれを用いて食欲があり口が渇く場合を治療する」と言う。

【解説】　本条文は、上消の消渇病の症状と治療法について論述している。

　上消に罹患し、肺と胃の熱が盛んになると、津液が損傷され、口や舌が乾燥する。そこで、白虎加人参湯を与えてこれを治療する。方中の白虎湯は清熱し、人参は生津止渇する。

【原文】　脈浮発熱、渇欲飲水、小便不利者、猪苓湯主之。(13)

【本文】　脈浮、発熱し、渇して水を飲まんと欲し、小便不利の者は、猪苓湯之を主る。

【語釈】　〇脈浮、発熱し、渇して水を飲まんと欲し云々：陳紀藩の説「本条は、水熱が互結し、欝熱が傷陰する小便不利証を論述している。脈が浮で発熱するのは、並びに病邪が表にあるのではない。これは、客熱が肺にあって引き起こされる。肺熱が皮毛に欝蒸するので、脈浮の中に兼ねて数の象があるはずである。肺熱が外に達するので、また発熱する。外邪と関係がないので、発熱は悪寒を兼ねない。熱が盛んになって陰を傷り、津が濡潤されなくなると、口が渇いて水を飲みたくなる。水と熱が結び、水が停まる場合は、膀胱の気化が行らず、これによって小便は不利になる。これは、水と熱が互結し、欝熱が傷陰する証候である。そこで、猪苓湯を用いて滋陰潤燥、利水清熱する」陳紀藩主編《金匱要略》。王廷富の説「この条は、小便不利の証治である。脈が浮になり、発熱するのは、並びに病邪が表にあるのではない。これは、病邪が表より裏に入り、脈は熱を被って乱されるからである。正しく唐容川が言う所の「この証は、肺経に発生する。肺は皮毛を主るので、先ず発熱が見われる。これは、肺に熱がある」のようなものである。その病理は、肺が熱の損傷を被り、水道を通調できなくなり、また水津を敷布できず、進んでは腎陰が傷られることにある。既に自身の液が口に上潮できず、また膀胱を助けて化気行水できなくなる。これは、熱が盛んになって陰を傷り、水熱が互結して渇飲し小便が不利になる証である。そこで、育陰利水の方法を用いて主治する」《金匱要略指難》。　〇猪苓湯之を主る：聶恵民の説「本方は、滋陰利水の方剤である。欝熱で津が傷られ、津液が上承できなくなる。そこで、口が渇く。水と熱が下焦

消渇小便利淋病脈証并治第十三

に結び、気化が不利になる。そこで、小便は不利になる。茯苓、猪苓の甘淡をもって利水し、沢瀉は鹹寒で滲泄し、滑石は通竅して水道を利し、清熱通淋し、更に阿膠は滋陰清熱する。そこで、陰虚で水熱が互結し、気化が不利になって引き起こされる小便不利証に用いるのがよい。五苓散が治療する所の気化が不利になった小便不利とは同じでない」《経方方論薈要》

【通釈】　脈が浮になって発熱し、口渇が出現して水を飲みたくなり、小便が不利になる場合は、猪苓湯がこれを主治する。

【本文】　〔沈〕　此れも亦真の消渇に非ざるなり。傷寒、太陽の陽明、熱邪未だ清せられず。故に脈浮、発熱し、渇して水を飲まんと欲す。胃熱下流すれば、則ち小便利せず。故に猪苓湯を以て熱を導き乾きを滋して胃邪を駆りて下に出だすなり。文蛤散、猪苓散、五苓散の凡そ四条は、書を編む者誤入す。

　〔尤〕　按ずるに、渇して水を飲まんと欲すは、本文に共に五条有り。而して脈浮、発熱し、小便利せざる者、一に五苓を用うるは、其の水、熱と結ぶと為すが故なり。一に猪苓を用うるは、其の水、熱と結びて陰気復た傷らると為せばなり。其の水入りて吐する者に亦五苓を用うるは、其の熱消えて水停まると為せばなり。渇して止まざる者に則ち文蛤を用うるは、其の水消えて熱在りと為せばなり。其の口乾燥する者に則ち白虎加人参を用うるは、其の熱甚だしくして津傷らると為せばなり。此れ、源を同じくするも流れを異にする者なり。治法も亦之に因りて各々異なること此くの如し。学ぶ者は、当に細かに審らかにすべき所なり。

【通釈】　〔沈〕　これもまた真の消渇ではない。傷寒に罹患し、太陽の邪が陽明に伝わり、熱邪がいまだ清せられていない。そこで、脈は浮になり、発熱し、口が渇いて水を飲みたくなる。胃熱が下流する場合は、小便は不利になる。そこで、猪苓湯を用いて熱を導き乾きを滋し、胃邪を駆って下に出す。文蛤散、猪苓散、五苓散のおよそ四条は、編者が誤って編入した条文である。

　〔尤〕　按じるに、口が渇いて水を飲みたくなるのは、本文では全部で五条がある。そして脈が浮で発熱し、小便が不利になる場合に、一つに五苓散を用いるのは、その水が熱と結ぶからである。また、一つに猪苓湯を用いるのは、その水が熱と結び、陰気がまた傷られるからである。その水が入って嘔吐する場合にまた五苓散を用いるのは、その熱が消えて水が停まるからである。口が渇いて停止しない場合に文蛤散を用いるのは、その水が消えても熱があるからである。その口が乾燥する場合に白虎加人参湯を用いるのは、その熱が甚だし

く、津が傷られるからである。これらは、源は同じであるが、流れが異なる場合である。治法もまたこれによって各々異なるのは、このようなものである。学ぶ者は、細かに審らかにすべき所である。

【解説】　本条文は、邪熱と水が互結し欝熱が傷陰した小便不利の証候と治療法について論述している。

　陽明熱証を誤下した後、熱邪が外に溢れると、脈は浮になり、発熱が出現し、口が渇いて水を飲みたくなる。胃熱が下流し、邪熱が下焦で水と互結すると、小便は不利になる。そこで、猪苓湯を与えて熱を導き、乾きを滋養し、胃邪を駆って下に出す。

水気病脈証并治第十四

論七首　脈証五条　方八首

【原文】　師曰、病有風水、有皮水、有正水、有石水、有黄汗。風水其脈自浮、外証骨節疼痛、悪風。皮水其脈亦浮、外証胕腫、按之没指、不悪風、其腹如鼓、不渇。当発其汗。正水其脈沈遅、外証自喘。石水其脈自沈、外証腹満不喘。黄汗其脈沈遅、身発熱、胸満、四肢頭面腫、久不愈、必致癰膿。(1)

【本文】　師曰く、病に風水有り、皮水有り、正水有り、石水有り、黄汗有り。風水は、其の脈自ら浮、外証は骨節疼痛し、悪風す。皮水は、其の脈も亦浮、外証は胕腫し、之を按ずれば指を没し、悪風せず、其の腹鼓の如く、渇せず。当に其の汗を発すべし。正水は、其の脈沈遅、外証は自ら喘す。石水は、其の脈自ら沈、外証は腹満して喘せず。黄汗は、其の脈沈遅、身発熱し、胸満し、四肢頭面腫れ、久しく愈えざれば、必ず癰膿を致すと（「胕」は、《千金》は「浮」に作る。「鼓の如く、渇せず」は、《巣源》に「故の如くにして満せず、又渇せず」に作る。「身」の下に《脈経》、《千金》は「体」の字有り）。

【語釈】　〇師曰く、病に風水有り、皮水有り云々：王廷富の説「この条は、水気の脈証と風水、皮水の治則、および黄汗の病理変化を総論する。その中の風水は、風と水気が経絡に汎濫して溢れる。そこで、脈は自ら浮になる。その病理は、風が皮毛を傷り、水湿が関節に流れ、風邪と水気が表で打ち合う。そこで、悪風がして骨節に疼痛が出現する。その中の皮水は、水が皮の間にあり、外は湿邪を受け、水湿の気が皮膚に留まり、その病は外にある。そこで、脈もまた浮になる。水湿の邪が肌表にあるので、皮膚に浮腫が出現し、これを按じると指を没する。湿気を外感するが、いまだ風邪を外感していないので、悪風はない。水湿の邪は皮膚にあり、病邪は外にある。そこで、腹部は腫れず脹満せず、同時に気機はなお阻滞されず、裏に熱邪がない。そこで、口渇はない。正しく程雲来が言う所の「風水と皮水は相互に類似し、均しく表に属している」のようなものである。二つの病位は均しく外にあり、肺と皮毛は相互に合する。そこで、その治法は、発汗して表にある風邪と水湿の邪を均しく汗に従って解して散じるべきである。正水は、病変が脾肺腎にあり、陽が虚して化気行水することができない。そこで、脈は沈遅になる。足少陰の脈は、肺に絡う。水気が裏にあり、経脈に随って上に溢れ肺を射るので、気喘が出現する。徐忠可は、「それは風によらず、三陰（脾と肺）が結んで水を形成する場合は、これを区別して正水と言う。正しくその水を治療すべきである」と認識する。そ

- 707 -

の実、正水は肺脾腎の三臓がともに病む病証に属している。石水は、陰寒が凝結して下にある。そこで、その脈は自ら沈である。病変は下にあり、いまだ上焦に波及していないので、腹満は出現するが、気喘はない。例えば《素問・大奇論》では、「肝と腎并びに沈なるは、石水と為す」と言う。病理より言えば、腎陽が大いに虚し、化気行水できず、肝気は欝結し、その下焦の気機を疏泄できなくなることが石水の主要な機序である。正水と石水の弁証論治は、正水は自ら気喘が出現し、石水は気喘が出現せず、その水気は均しく裏にある。そこで、脈は均しく沈遅であり、皆下より温化すべきである。黄汗の成因は、汗が出ている時に水中に入って沐浴することにある。水湿が肌腠に滞り、これによって営気が阻まれる。そこで、脈は沈遅になる。その機序は、水湿が長期に欝滞し、衛気と相互に薫蒸することにある。そこで、発熱する。水湿が肌腠にあり、胸陽の敷布を阻碍する。そこで、胸満が出現する。この時は脾陽が困しめられ、肺と三焦の決瀆が障害され、外にある水湿を運化するには不足する。そこで、四肢、頭、顔面は皆腫れる。もし病が久しく治癒しない場合は、水湿が欝滞して化熱し、熱毒が蓄積して結び、局部の営衛が通じなくなり、熱毒が瘀滞して分肉の間に結ぶので、癰腫を形成して化膿するはずである。これは、《素問・生気通天論》に言う「営気従わず、肉理に逆えば、乃ち癰腫を生ず」のようなものである」《金匱要略指難》。呂志杰の説「本条に述べる所の風水と皮水は、急性腎炎、あるいは慢性腎炎の急性発作に類似する。正水は、慢性腎炎、甚だしい場合は慢性に腎の機能が衰竭する病証に類似する。石水は、肝硬変に類似する」《金匱雑病論治全書》

【通釈】　師が言われた。水気病は、風水、皮水、正水、石水、黄汗の五種類がある。風水は、脈は自然に浮になり、外に表われる症状は骨節の疼痛と悪風である。皮水は、脈もまた浮になり、外に表われる症状は皮膚の浮腫であり、これを按じると陥凹して起きず、悪風はなく、腹部は太鼓のように腫脹し、口渇はない。風水と皮水の治療は、発汗法を用いるべきである。正水は、脈は沈遅になり、外に表われる症状は気喘である。石水は、脈は自然に沈になり、外に表われる症状は腹満であり、気喘は出現しない。黄汗は、脈は沈遅になり、身体は発熱し、胸満し、四肢、頭部、顔面はいずれも浮腫が出現し、慢性に経過して治癒しない場合は、必ず癰膿を発生する（「胕」の字は、《千金》では「浮」の字に作る。「鼓のようになり、口は渇かない」は、《諸病源候論》では「元のようで腹満はなく、また口は渇かない」に作る。「身」の字の下に

- 708 -

水気病脈証并治第十四

《脈経》、《千金》では「体」の字がある）。

【本文】　［程］　風水と皮水は相い類して表に属し、正水と石水は相い類して裏に属す。但だ風水は悪風し、皮水は悪風せず、正水は自ら喘し、石水は喘せざるを異なると為すのみ。唐自り以来、復た五水十水の説有り、皆腎は五液を主らず、脾は水を行らすこと能わず、津液郭に充つるを致し、上下して皮膚に溢るるに由れば、則ち水病生ず。

　　［鑑］　風水は、之を内に水気有り、外に風邪を感ずるに得、風なれば則ち上従り腫る。故に面浮腫す。骨節疼痛し悪風するは、経表に在ればなり。皮水は、之を内に水気有り、皮は湿邪を受くるに得、湿なれば則ち下従り腫る。故に胕腫す。其の腹鼓の如く、之を按ずれば指を没するは、水皮裏に在ればなり。風邪に非ず。故に悪風せず。水湿に因らず。故に渇せざるなり。其の邪、俱に外に在り。故に均しく脈浮なり。皆当に汗に従い散ずるに従いて解すべきなり。正水は、水の上に在るの病なり。石水は、水の下に在るの病なり。故に上に在れば、則ち胸満し自ら喘し、下に在れば、則ち腹満し喘せざるなり。其の邪、俱に内に在り。故に均しく脈沈遅なり。皆当に下に従い温に従いて解すべきなり。

　　［尤］　正水は、腎藏の水自ら盛んなり。石水は、水の聚まりて行らざる者なり。正水は、陽の虚に乗じて侵して上焦に及ぶ。故に脈沈遅にして喘す。石水は、陰の盛んなるに因りて少腹に結ぶ。故に脈沈、腹満して喘せざるなり。

　　［魏］　黄汗なる者は、其の脈も亦沈遅、正水、石水の水邪内に在ると異なること無きなり。然れども感ずる所の湿、皮毛に客する者は、独り他の証より盛んなり。故に身発熱す。熱必ず上炎す。故に胸満し頭面腫る。湿熱 肆（はいまま）に行る。故に四肢も亦腫る。久久にして愈えず、瘀 癃 蘊 醸（りゅううんじょう）し、瘡癰を成し潰爛して膿を成すを致すは、必至の勢いなり。熱内に逼（せま）れば、汗外に出で、湿は熱に瘀せば、汗出づるは必ず黄なり。此れも亦汗出づるの色に就きて以て湿熱の理を明かし、之を名づけて黄汗と曰う。

【語釈】　〇郭：物の外まわり。　　〇癃：隆の俗字。さかんな。　　〇蘊醸：蘊は、積む。醸は、かもす。　　〇潰爛：潰は、ついえる。爛は、ただれる。

【通釈】　［程］　風水と皮水は相互に類似して表に属し、正水と石水は相互に類似して裏に属している。ただ、風水は悪風がし、皮水は悪風がなく、正水は自然に気喘が出現し、石水は気喘が出現しないのが異なるだけである。唐代より以来、また五水十水の説があるが、いずれも腎が五液を主らず、脾が水を

－　709　－

行らすことができず、津液が身体に充満し、上下して皮膚に溢れることにより、直ちに水病が発生する。

　　［鑑］　　風水は、内に水気があり、外に風邪を感じて発症し、風邪を感受するので、上より腫れる。そこで、顔面に浮腫が出現する。骨節に疼痛が出現し、悪風がするのは、水気が経の表にあるからである。皮水は、内に水気があり、皮は湿邪を受けて発症し、湿邪を感受するので、下より腫れる。そこで、浮腫が出現する。その腹が太鼓のようになり、これを按じると指を没するのは、水気が皮の裏にあるからである。風邪ではない。そこで、悪風はしない。水湿が原因ではない。そこで、口渇はない。その邪は、風水と皮水ではともに外にある。そこで、均しく脈は浮になる。いずれも汗法に従って発散して解すべきである。正水は、水気が上にある病である。石水は、水気が下にある病である。そこで、水気が上にある場合は、胸満し自然に気喘が出現し、下にある場合は、腹満し気喘は出現しない。その邪は、正水と石水ではともに内にある。そこで、均しく脈は沈遅になる。いずれも温法に従って下より解すべきである。

　　［尤］　　正水は、腎臓の水が自ら盛んである。石水は、水が集って行らなくなる場合である。正水は、陽の虚に乗じて水気が侵して上焦に及ぶ。そこで、脈は沈遅であり、気喘が出現する。石水は、陰が盛んであることによって少腹に結ぶ。そこで、脈は沈であり、腹満し、気喘は出現しない。

　　［魏］　　黄汗は、その脈もまた沈遅であり、正水や石水で水邪が内にある場合と異なることがない。しかし、感受する所の湿が皮毛に客するのは、独り他の証より盛んである。そこで、身体は発熱する。熱は、必ず上炎する。そこで、胸満し、頭や顔面は腫れる。湿熱は、恣に行る。そこで、四肢もまた腫れる。長期に渡って治癒せず、瘀滞し盛んに蓄積して醸成され、瘡癰を形成し潰え爛れて膿を形成するようになるのは、必ずそのようになる勢いがある。熱が内に迫ると汗が外に出るようになり、湿が熱の中に瘀滞すると汗の色は必ず黄になる。これもまた汗の出る色によって本証が湿熱である道理を明らかにし、これを名づけて黄汗と言う。

【本文】　案ずるに、「胕」を程は読みて「跗」と為すは、喩氏に本づく。蓋し、誤りなり。胕なる者は、浮くなり。是に近し。《素・水熱穴論》に云う、「上下して皮膚に溢る。故に胕腫を為す。胕腫なる者は、水を聚めて病を生ずるなり」と。是れ胕腫なるは、即ち水病の称なるを知るのみ。

　　《巣源・石水候》に云う、「腎は、水を主る。腎虚すれば、則ち水気妄行し、

経絡に依らず、停まり聚まり結びて臍の間に在り、小腹腫大し、鞕きこと石の如し。故に石水と云う。其の候、脇下に引きて䏚痛して喘せず是れなり。脈沈の者は、名づけて石水と曰う。尺脈微大も亦石水と為す。腫は臍下より起こり、少腹に至りて垂垂然たり。上は胃脘に至れば、則ち死して治せず」と。

　《張氏医通》に云う、「風水なる者は、腎の本は水に属し、風に因りて水積むなり。《経》に云う、「并びに浮は、風水と為す」、「伝えて胕腫を為す」と。又曰く、「腎風なる者は、面胕龐然として壅がりて言を害す」、「正偃すること能わず、正偃すれば則ち咳す。病名づけて風水と曰う」、「其の本は腎に在り、其の末は肺に在り、皆水を積むなり。上下して皮膚に溢る。故に胕腫を為す」と。今止外証骨節疼痛し、悪風すと言いて胕腫を言わざるは、脱文なり。皮水なる者は、皮膚胕腫す是れなり。蓋し、肺は気を主り、以て営衛を行らせ、外は皮毛に合す。皮毛の病甚だしければ、則ち肺気䐜䐜す。当に其の汗を発して皮毛の邪を散ずべきなり。外気通ずれば、而ち䐜解す。正水なる者は、腎経の水自ら病むなり。《経》に曰く、「腎なる者は、胃の関なり。関門利せず。故に水を聚めて病を成す。上下して皮膚に溢る」と。胕腫し腹大、上は喘呼して臥すを得ずと為すは、標本俱に病むなり。石水なる者は、乃ち水小腹の胞内に積み、堅く満つること石の如し。《経》に曰く、「陰陽斜を結め、陰多く陽少なきは、石水と曰い、少腹腫る」と。又曰く、「腎と肝と并びに沈なるは、石水と為す」と。水、胞内に積み、下は足少陰に従う。故に喘を発せず」と。

【語釈】　○胕：足の甲。かかと。くびす。　○鞕：硬に同じ。　○垂垂：たれさがるさま。　○并びに浮は、風水と為す：出典は、《素問・大奇論》。○伝えて胕腫を為す：出典は、《素問・水熱穴論》。　○腎風なる者云々：出典は、《素問・評熱病論》。胕は、浮に通じ、浮腫を指す。龐：高くて大きい。龐然は、腫れて起こるさま。壅は、下眼瞼の浮腫を形容する。王冰は、「壅は、目の下が塞がって蚕を臥せたような形を言う」とする。　○正偃：仰臥。仰向けに寝る。　○其の本は腎に在り云々：出典は、《素問・水熱穴論》。　○䐜：いきどおる。《素問・至真要大論》では、「諸気䐜䐜は、皆肺に属す」とある。䐜䐜は、張介賓は「䐜は、喘急である。䐜は、痞悶である」と言う。○腎なる者は胃の関なり云々：出典は、《素問・水熱穴論》。　○陰陽斜を結め云々：出典は、《素問・陰陽別論》。斜は、邪に同じ。　○腎と肝と并びに沈なるは云々：出典は、《素問・大奇論》。

【通釈】　案じるに、「胕」の字を程氏が読んで「跗（かかと）」の字とするのは、喩氏に基づいている。思うに、誤りである。胕とは、浮くことである。これが正しいようである。《素問・水熱穴論》では、「上下して皮膚に溢れる。そこで、胕腫を生じる。胕腫は、水を集めて病を生じることである」と言う。このように胕腫は水病の名称であることが解る。

　《諸病源候論・石水候》では、「腎は、水を主る。腎が虚す場合は、水気が妄行し、経絡に依存せず、停まり集まり結んで臍の間にあり、小腹は腫大し、石のように硬くなる。そこで、石水と言う。その証候は、脇下に引いて脹痛が出現し、気喘のないのがこれである。脈が沈である場合は、名づけて石水と言う。尺脈が微大であるのもまた石水である。浮腫は臍の下より起こり、少腹に至って垂れ下がる。上は胃脘部に至る場合は、死亡して治療できない」と言う。

　《張氏医通》では、「風水は、腎の本は水に属し、風によって水を積む。《経》では、「並びに浮になるのは、風水である」、「伝えて浮腫を生じる」と言う。また、「腎風は、顔面に浮腫が出現して下眼瞼が蚕を臥せたようになり、水気が塞がると言語を障害する」、「仰向けに寝ることができず、仰向けに寝る場合は、咳が出現する。病は、名づけて風水と言う」、「その本は腎にあり、その末は肺にあり、いずれも水を積む。上下して皮膚に溢れる。そこで、浮腫を生じる」と言う。今ただ外証は骨節に疼痛が出現し、悪風がすると言うが、浮腫を言わないのは、脱文である。皮水は、皮膚に浮腫の出現するのがこれである。思うに、肺は気を主り、これによって営衛を行らせ、外は皮毛に合する。皮毛の病が甚だしくなる場合は、肺気は気喘が出現して急迫し、痞えて悶える。その汗を発して皮毛の邪を散じるべきである。外気が通じると、欝は解される。正水は、腎経の水が自然に病む。《経》では、「腎は、胃の関門である。関門が通利しなくなる。そこで、水を集めて病を生じる。水が上下して皮膚に溢れる」と言う。浮腫が出現し、腹部が大きくなり、上は気喘が出現して安臥できなくなる場合は、標本がともに病んでいる。石水は、水が小腹の膀胱に積もり、石のように堅くなって脹満する。《経》では、「陰経と陽経にともに邪を集め、陰が多く陽が少ない場合は石水と言い、少腹が腫れる」と言う。また、「腎と肝の脈が並びに沈であるのは、石水である」と言う。水が膀胱に積もり、下は足少陰腎経に従う。そこで、気喘を発生しない」と言う。

【解説】　本条文は、水気病の分類、証候、風水と皮水の治療原則、および黄汗の転機について論述している。

- 712 -

水気病脈証并治第十四

　水気病は、風水、皮水、正水、石水、黄汗の五種類に分類される。風水と皮水は表に属し、正水と石水は裏に属している。臨床症状の異同に関しては、風水は悪風がし、皮水は悪風がなく、正水は自然に気喘が出現し、石水は気喘が出現しない。

　風水は、外は風邪を感受し、内に水気がある。そこで、脈は浮になる。水気が表にあると、顔面に浮腫が出現し、骨節に疼痛が出現し、悪風がする。

　皮水は、皮が湿邪を感受し、内に水気がある。湿邪が侵入すると、下より腫れるので、皮膚に浮腫が出現する。水気が皮の裏にあると、腹は太鼓のようになり、按じると指を没する。本証の邪は風邪ではないので、悪風はない。また、水湿が原因ではないので、口渇はない。水気が外にあると、脈は浮になる。

　風水と皮水は、ともに水気が外にあるので、汗法を用いて水気を発散すべきである。

　正水と石水は、水気が内にあるので、脈はいずれも沈になる。正水は、腎の水気が盛んである。即ち、水気が上焦の陽虚に乗じて胸部に乗じると、胸満し、自然に気喘が出現し、脈は沈遅になる。

　石水は、水が腎に集って行らなくなる。即ち、陰寒が盛んになり、水気が下焦に結ぶと、腹満し、気喘は出現せず、脈は沈になる。

　黄汗は、皮毛に湿邪を感受するので、脈は沈遅になる。湿邪が化熱して湿熱となると、身体は発熱する。湿熱が上炎すると、胸満し、頭や顔面が腫れる。湿熱の邪が恣に溢れると、四肢が腫れる。湿熱が長期に渡って持続すると、瘀滞して蓄積するので、必ず癰膿が形成される。湿邪が熱の中に瘀滞すると、汗の色は黄色になる。

【原文】　脈浮而洪、浮則為風、洪則為気。風気相搏、風強則為隠疹、身体為癢。癢為泄風、久為痂癩。気強則為水、難以俛仰。風気相撃、身体洪腫。汗出乃愈。悪風則虚。此為風水。不悪風者、小便通利。上焦有寒、其口多涎。此為黄汗。（2）

【本文】　脈浮にして洪、浮は則ち風と為し、洪は則ち気と為す。風気相い搏ち、風強ければ則ち隠疹と為り、身体癢を為す。癢は泄風と為し、久しくして痂癩と為る。気強ければ則ち水と為り、以て俛仰し難し。風気相い撃ち、身体洪腫す。汗出づれば乃ち愈ゆ。悪風すれば則ち虚す。此れを風水と為す。悪風せざる者は、小便通利す。上焦に寒有り、其の口涎多し。此れを黄汗と為す。

- 713 -

【語釈】　○脈浮にして洪、浮は則ち風と為し云々：陳紀藩の説「本条は、主に風水の成因を論述している。本条文の始めに「脈浮にして洪、浮は則ち風と為し、洪は則ち気と為す」と言う。浮は外感風邪を主り、洪は気を主り、ここでは水気を指す。「風気相い搏つ」は「脈浮にして洪」の互詞であり、風と水邪が互結して病を生じることを指す。風は、陽邪である。もしそれが偏盛し、容易に化熱して損傷が営血に及ぶ場合は、隠疹を発生する。即ち、身体に紅い疹を布散し、かつ痒い。この時にもし汗が出る場合は、風に外泄する勢いがある。そこで、「痒は泄風と為す」と言う。これは、王冰が《素問・風論》に注釈して言う所の「風が腠理にいる場合は、玄府は開通する。風が薄り汗が泄れるのは風泄と言う」の意である。もし隠疹が治癒せず、痒くて掻いて破り、日が久しくなり邪を感じ損傷が血脈に及び、血が敗れ肉が腐ると、痂癩を生じる。もし「風気相い撃つ」（「風気相い搏つ」と意が同じ）であり、水気が偏盛する場合は、水病が形成され、主証は腹満が見われ、俯仰し難くなり、浮腫と気喘が見われるはずである。「此れを風水と為す」は、「身体洪腫す」の後に移すべきであり、そうすれば文章の義が符合する。風邪が表を犯し、肺気が塞がり実して宣びず、水道の通調が失職すると、水湿が肌膚に汎濫し、全身に厳重な浮腫が引き起こされる。風気が打ち合って形成される。そこで、風水と言う。「洪腫」は、盛んに腫れるの意である。風水は、邪が表にある。そこで、汗が出ると治癒する。「悪風すれば則ち虚す」は、風水は悪風があるはずである。「虚」は腠理が疏になることを指す」陳紀藩主編《金匱要略》。　○泄風：李克光の説「隠疹で身体が痒くなる病機を指す。これは、衛気が風邪を排泄して外に出す徴候である。そこで、「泄風（風を泄らす）」と呼ぶ」《金匱要略譯釋》。　○悪風せざる者は、小便通利す…此れを黄汗と為す：ここでの論述は、黄汗の初期の症状を指す。王廷富の説「黄汗は、湿邪による。いまだ風邪を感受していない。そこで、悪風はしない。水湿が肌膚にあり、寒湿が上焦にあり、胸陽が布散されず、中陽が運らず、津液を敷布し約束することができなくなる。そこで、その口は涎が多い。これは、黄汗の初期の証である」《金匱要略指難》

【通釈】　脈が浮で洪である。脈が浮であるのは風邪を感受したことを表わし、脈が洪であるのは水気が旺盛であることを表わしている。風邪は水気と合わさって打ち合い、もし風邪が水気より旺盛になる場合は隠疹を発生し、隠疹は身体に痒みを発生する。痒みは正気が風邪を外に排泄しようとする症状であり、

- 714 -

隠疹が慢性に経過すると痂癩病になる。もし水気が風邪より旺盛になる場合は水気病を発生し、病人は俯いたり仰向いたりすることが困難になる。風邪と水気が合わさって打ち合うと、全身に浮腫が出現する。この場合は、発汗法を用いると病は治癒する。浮腫があり、悪風がする場合は、表の陽気が虚している。これは、風水である。浮腫があり悪風がない場合は、小便は通利する。これは、上焦に寒湿が欝滞しているからであり、病人は口から涎沫を多く吐出する。これは、黄汗である。

【本文】　［鑑］　「此れを黄汗と為す」の四字は、当に是れ衍文なるべし。六脈倶に浮にして洪、浮は則ち風と為し、洪は則ち気と為すは、風気相い搏つの病なり。若し風は気より強く、相い搏ちて病を為せば、則ち営に偏る。故に隠疹を為し、身体痒きを為す。痒き者は、肌虚し、風邪外に薄ると為すが故なり。名づけて泄風と曰うは、即ち今の風燥瘡是れなり。故に日久しくして愈えざれば、則ち痂癩を成す。痂癩は、疥癬癘癩の類是れなり。若し気は風より強く、相い搏ちて病を為せば、則ち衛に偏る。故に水気を為し、以て俯仰し難きは、即ち今の支飲、喘満、臥すことを得ざるなり。若し風気相い強くして撃ちて病を為せば、則ち風水と為す。故に通身浮腫するなり。以上の諸証は、皆肌表に属す。故に当に汗を発すべく、汗出づれば乃ち愈ゆるなり。風水、汗無くんば、当に越婢湯を以て汗を発すべし。若し汗出でて悪風すれば、則ち表陽虚すと為す。故に附子を加うるなり。若し悪風せず、小便通利するは、表陽に寒有るに非ず。乃ち、上焦に寒有るなり。上焦に寒有り、惟だ兼ねて水を病む者は、津液を約束すること能わず。故に其の口涎多きなり。

【語釈】　○疥癬癘癩：疥癬は、疥癬虫の寄生によって生じる伝染性の皮膚病。ひぜん、しつ。癘は、ある種の強烈な伝染病。あるいは癘は、癩に同じ。

【通釈】　［鑑］　「これが黄汗である」の四字は、衍文であるはずである。六脈がともに浮で洪であり、浮が風邪であり、洪が水気であるのは、風邪と水気が打ち合う病である。もし風邪が水気より強く、打ち合って病を生じる場合は、病は営に偏る。そこで、隠疹を生じ、身体は痒くなる。痒くなる場合は、肌が虚し、風邪が外に薄るからである。名づけて泄風と言うのは、今の風燥瘡がこれである。そこで、日が久しくなって治癒しない場合は、痂癩を形成する。痂癩は、疥癬や癘癩の類がこである。もし水気が風邪より強く、打ち合って病を生じる場合は、病は衛に偏る。そこで、水気を生じて俯仰し難くなるのは、今の支飲で喘満し平臥できなくなる病証である。もし風邪と水気が相互に強く、

打ち合って病を生じる場合は、風水を発生する。そこで、全身に浮腫が出現する。以上の諸証は、皆肌表に属している。そこで、発汗すべきであり、汗が出ると病は治癒する。風水で汗がない場合は、越婢湯を用いて発汗すべきである。もし汗が出て悪風がする場合は、表の陽気が虚している。そこで、附子を加える。もし悪風がなく、小便が通利する場合は、表陽に寒があるのではない。即ち、上焦に寒がある。上焦に寒があり、ただ兼ねて水気を病む場合は、津液を約束することができなくなる。そこで、その口は涎が多い。

【本文】　何氏の《医碥》に云う、「「悪風すれば則ち虚す」の一句と「悪風せざる者は、小便通利し、上焦に寒有り、其の口涎多し。此れを黄汗と為す」の五句は、当に是れ錯簡なるべし。之を刪れ」と。案ずるに、此の説未だ是なるか否かを知らず。《金鑑》に「洪腫」を改めて「浮腫」に作る。《巣源》に「身面卒洪腫候」有り、腫の盛大を謂う。《金鑑》誤るのみ。

【通釈】　何氏の《医碥》では、「「悪風がする場合は、虚している」の一句と「悪風がしない場合は、小便は通利し、上焦に寒があり、その口は涎が多い。これが黄汗である」の五句は、錯簡であるはずである。これを削るべきである」と言う。案じるに、この説はいまだ正しいかどうかが解らない。《医宗金鑑》に「洪腫」を改めて「浮腫」に作る。《諸病源候論》では「身面卒洪腫候」があり、浮腫が盛大であることを言う。《医宗金鑑》が誤るだけである。

【解説】　本条文は、風邪と水気の病変、風水が形成される病機と治法、および風水と黄汗の鑑別点について論述している。

　《金匱要略輯義》が引用する《医宗金鑑》では、風邪が水気より強い場合は隠疹を生じ、水気が風邪より強い場合は支飲を生じ、水気と風邪がともに強い場合は風水を生じるとする。また、「悪風せざる者」以下を黄汗の初期の症状と認識していない。そこで、ここでは、解説しない。なお、詳細は《金匱臓腑弁証解説》、《金匱要略大成》を参照のこと。

【原文】　寸口脈沈滑者、中有水気。面目腫大、有熱、名日風水。視人之目裏上微擁、如蚕新臥起状、其頸脈動、時時咳、按其手足上陥而不起者、風水。
(3)
【本文】　寸口の脈沈滑の者は、中に水気有り。面目腫大し、熱有るは、名づけて風水と曰う。人の目窠（裏）の上を視るに微しく擁し、（蚕の）新たに臥起する状の如く、其の頸脈動じ、時時咳し、其の手足の上を按ずるに陥んで起

きざる者は、風水なり（《脈経》、《千金》、《外台》は、並びに「蚕」の字無し。《霊枢・論疾診尺及水脹篇》に「蚕」の字無きを是と為す。蓋し、下文の「目下に臥蚕有り（11）」の語に據りて錯誤するなり。「裹」は、《霊枢》に「窠」に作る。《潘氏続焔》に云う、「窠なる者は、窩なり。精を聚めて窩を成し、搏ち結ぶの義なり」と）。

【語釈】　〇寸口の脈沈滑の者は、中に水気有り云々：呂志杰の説「本条は、上条を承けて「四診」を結合し、更に一歩風水の脈症を説明している。風水の脈は浮になるはずである。もし寸口の脈が沈滑を見わす場合は、水と気が互結した徴候であり、風水の病が既に激しさを増した趨勢にあることを説明する。望診する時、病人の眼瞼に微かな浮腫が出現し、たった今睡眠から起き上がった状態のようであるのは、風水の初期の症である。もし顔面や目が腫大し、その頸の脈が動き、その手足の上を按じると、陥って起きない場合は、風水が加重して上は顔面や目を犯し、外は四肢に溢れている表現である。これを聞く時に常に咳をするのは、邪気が肺を犯し、肺が宣発と粛降を失調するからである。これに問う時、発熱する場合は、外邪が束表し、衛陽が欝遏されている。四診を合参すると、本条の述べている所は、風水の初期と加重の後の二種類の段落の違った表現であることが解る」《金匱雑病論治全書》

【通釈】　寸口の脈が沈滑である場合は、身体の裹に水気がある。顔面や目に浮腫が発生し、発熱する場合は、風水と名づける。病人の眼瞼を視ると微かな浮腫があり、睡眠から醒めた人の眼瞼のように微かに眼瞼が腫れ、頸部の両側の人迎脈が激しく拍動し、常に咳嗽が出現し、手足を按じると皮膚が陥凹して起き上がらなくなる場合は、風水である（《脈経》、《千金》、《外台》では、並びに「蚕」の字がない。《霊枢・論疾診尺及水脹篇》に「蚕」の字がないのが正しい。思うに、下文の「目の下に臥蚕がある（11）」の言葉によって誤ったのである。「裹」の字は、《霊枢》では「窠」の字に作る。《潘氏続焔》では、「窠は、窩のことである。精を集めて窩を形成し、搏って結ぶ義である」と言う）。

【本文】　［尤］　風水は、其の脈自ら浮なり（1）。此れ「沈滑」と云う者は、乃ち水脈にして風脈に非ざるなり。面目腫大し、熱有るに至れば、則ち水は風を得て外に浮き、其の脈も亦変じて浮と為す。仲景、言わざる者は、風水を以て之を該ぬればなり。目窠の上微腫し、蚕の新たに臥起する状の如きは、《内経》の所謂「水は陰と為して目下も亦陰なり。水を聚むる者は、必ず微腫

先ず目下に見わる」是れなり。頸脈動く者は、頸の間の人迎の脈動ずること甚だしく、風水上に湊まるが故なり。時時咳する者は、水漬肺に入ればなり。其の手足の上を按ずるに、陥こんで起きざるは、《内経》の「手を以て其の腹を按ずるに、手に随いて起き、水を裹むの状の如き者」とは同じならず。然れども腹中の気大にして肢の間の気細し。気大なれば則ち之を按ずるに手に随いて起き、気細ければ則ち之を按ずるに窅（よう）として起きざるも、其の浮腫は則ち一なり。

【語釈】　○水は陰と為して目下も亦陰云々：出典は、《素問・評熱病論》。　○手を以て其の腹を按ずるに、手に随いて起き云々：出典は、《霊枢・水脹》。　○窅：窪んだ目。奥深い。

【通釈】　［尤］　風水は、その脈は自ら浮である（1）。これが「沈滑」と言うのは、水脈であり、風脈ではない。顔面や目が腫大し、熱があるようになると、水は風を得て外に浮き、その脈もまた変化して浮となる。仲景が言わないのは、風水をもってこれを兼ねるからである。眼瞼の上が微かに腫大し、蚕が新たに起き上がった性状のようになるのは、《内経》のいわゆる「水は陰であり、目下もまた陰である。水を集める場合は、必ず微かな浮腫が先ず目下に見われる」がこれである。頸部の脈が動くのは、頸部の間の人迎の脈が甚だしく動くことであり、風水が上に集まるからである。常に咳をするのは、水漬が肺に入るからである。その手足の上を按じると、陥凹して起きなくなるのは、《内経》の「手をもってその腹部を按じると、手に随って起き上がり、水を包んだ性状のようになる場合」とは同じでない。しかし、腹中の気は大であり、四肢の間の気は細い。気が大である場合は、これを按じると手に随って起き上がり、気が細い場合は、これを按じると窪んで起きなくなるが、それが浮腫であるのは同じである。

【本文】　案ずるに、《水脹篇》に「手を以て其の腹を按ずるに、手に随いて起き、水を裹むの状の如き者は、水なり。其の身尽く腫れ、皮厚く、其の腹を按ずるに、窅として起きざる者は、膚脹なり。膚脹なる者は、寒気皮膚の間に客して致す所なり。寒気皮膚の間に在り、按じて之を散ずれば、則ち窅として起きざるは、気有り水有りと為すなり」と。《巣源》に「燥水は、謂うに水気皮膚に溢れ、因りて腫満せしめ、指を以て肉上に画（えが）けば、則ち隠隠として文字を成す者は、名づけて燥水と曰う。指を以て肉上に画き、画くに随い散ずるに随い、文字を成さざる者は、名づけて湿水と曰う」と。蓋し、湿水は即ち《霊

枢》の所謂「水」なり。燥水は、即ち所謂「膚脹」なり。上条に云う、「皮水は、其の脈も亦浮、外証は胕腫し、之を按ずるに指を没す（1）」と。而して此の条に「陥んで起きざる者は、風水」と云えば、則ち知る、皮水、風水は即ち《巣源》の所謂「燥水」にして亦膚脹の属なるを。尤註は疎に似たり。故に詳らかに之に及べり。

【語釈】　○隠隠：かすかではっきりしないさま。

【通釈】　案じるに、《霊枢・水脹篇》では「手をもってその腹を按じると、手に随って起き上がり、水を包む性状のようになる場合は、水である。その身体が尽く腫れ、皮が厚く、その腹を按じると、窪んで起きなくなる場合は、膚脹である。膚脹は、寒気が皮膚の間に客して引き起こす所である。寒気が皮膚の間にあり、按じてこれを散じる場合に、窪んで起きなくなるのは、気があり水がある」とある。《諸病源候論》では「燥水は、思うに水気が皮膚に溢れ、これによって腫満させ、指をもって肉の上に文字を画くと、かすかに文字を形成する場合は、名づけて燥水と言う。指をもって肉の上に画き、画くに随って文字が散じ、文字を形成しない場合は、名づけて湿水と言う」とある。思うに、湿水は《霊枢》のいわゆる「水」である。燥水は、いわゆる「膚脹」である。上条では、「皮水は、その脈もまた浮であり、外証は浮腫が出現し、これを按じると指を没する（1）」と言う。そしてこの条で「陥んで起きなくなるのは、風水である」と言えば、皮水や風水は《諸病源候論》のいわゆる「燥水」であり、また膚脹の類であることが解る。尤氏の注釈は、粗雑であるようである。そこで、詳らかにこれに及んで述べた。

【解説】　本条文は、風水の重症型の証候について論述している。

　風水に罹患し、水気が旺盛になると、脈は沈滑になる。水気が風邪を挟んで目下に集ると、顔面や目が腫大し、新たに眠りから醒めた時の眼瞼のようになり、発熱する。風水が上に湊まると、人迎の脈は甚だしく拍動する。水漬が肺に入ると、常に咳をする。水気が四肢に盛んになると、手で按じると窪んで起き上がらなくなる。これが風水病である。

【原文】　太陽病、脈浮而緊、法当骨節疼痛。反不疼、身体反重而酸、其人不渇、汗出即愈。此為風水。悪寒者、此為極虚。発汗得之。渇而不悪寒者、此為皮水。身腫而冷、状如周痺、胸中窒、不能食、反聚痛、暮躁不得眠、此為黄汗。痛在骨節。咳而喘、不渇者、此為脾脹。其状如腫、発汗即愈。然諸病此者、渇

而下利、小便数者、皆不可発汗。（4）

【本文】　太陽病、脈浮にして緊なるは、法当に骨節疼痛すべし。反って疼まず、身体反って重くして酸（だる）く、其の人渇せず、汗出づれば即ち愈ゆ。此れを風水と為す。悪寒する者は、此れを極虚と為す。汗を発して之を得。

　渇して悪寒せざる者は、此れを皮水と為す。

　身腫れて冷え、状周痺の如く、胸中窒がり、食すること能わず、反って聚まりて痛み、暮に躁して眠ることを得ざるは、此れを黄汗と為す。痛み骨節に在り。

　咳して喘し、渇せざる者は、此れを肺（脾）脹と為す。其の状腫の如く、汗を発すれば即ち愈ゆ。

　然れども諸々の此れを病む者、渇して下利し、小便数の者は、皆汗を発す可からず（「酸」は、徐、沈、尤本は、「痠」に作る。「脾脹」は諸註に「肺脹」に作りて解を為すは、是に似たり。唯だ程、魏は、旧文に仍る。本条は凡そ五節、徐註に依りて之を分かつ）。

【語釈】　〇太陽病、脈浮にして緊なる云々：王廷富の説「この条は、再び風水、皮水、黄汗と肺脹の弁証と治則を論じている。太陽病で脈が浮緊になるのは、風寒がともに営衛を傷り、営衛が調和しないからであり、骨節に疼痛が出現するはずである。今脈は浮緊であるが、骨節は疼まず、身体は反って重だるくなるのは、当然のこととして太陽傷寒証ではなく、風と水湿が外に盛んな証候である。病邪は表にあり、裏に熱邪がないので、口は渇かない。風邪が表にあれば発汗すべきであり、水気が表にあれば発汗するのがよい。そこで、「汗が出ると治癒する」と言う。これは、風水で表が実し、正気が虚していない正治の方法である。汗は心の液であり、また気より生じ、気は精より生じる。もし精気が不足し、発汗が適切でなく、あるいは太過になると、風水はいまだ散じていないが、営衛の精気は虚して極まり、腠理を温めることができなくなる。そこで、悪寒がする。皮水は、水湿の気が皮膚にあり、病因は湿邪を外感することにある。そこで、既に悪風はなく、悪寒もない。皮水は、第一条では口は渇かないが、この所では口が渇くと言い、二種類があってもよい。一つは、辛温の薬を使用し過ぎて発汗し、津液を消耗し、化燥して口が渇く。もう一つは、元々欝熱があり、邪を感じた後に湿と熱が合わさって口渇が引き起こされる。そこで、皮水を主治するには、口が渇く場合は清熱利水の方法に従い、口が渇かない場合は発汗散邪の方法に従って論治する。水湿が肌腠にあると、衛陽を

水気病脈証并治第十四

欝過して外に達することができなくなる。そこで、身体は腫れ、膚は冷え、両側の脛は更に甚だしく、その外証は周痺のようであるが、ただ本証は水湿が盛んであり、寒は盛んでない。そこで、また周痺で頸脈に随って上下に遊走して疼痛が出現し休止することがないようにはならない。周痺の病因と病位は、《霊枢・周痺篇》に言う「風寒湿の気、分肉の間に客し、…内は藏に在らず、外は未だ皮に発せず、独り分肉の間に居し、真気周ること能わず。故に命名して周痺と曰う」のようなものである。湿が胸中に滞り、胸陽が振るわなくなるので、胸中は窒塞して爽快ではなく、胃陽が振るわず、消穀ができず、更に上焦の気機が不暢になり、湿気が反って集って胸中が痛み、陽気が運行せず、寒湿が関節に流注し、陰邪が暮に甚だしくなる。そこで、暮になると関節の痛みは甚だしく、躁がしく乱れて不安になり、睡眠に影響する。以上の証は黄汗の初期に属している。日が久しくなり湿が営衛を滞らせ、欝滞して熱を生じ、湿熱が肌腠に欝蒸すると、醸成して黄汗となる。風水は、一般には咳や気喘はない。既に咳をし、かつ気喘がするのは、多くは寒邪が肺を襲い、内に飲邪があり、肺気が上逆して引き起こす所である。裏は飲、外は寒があり、津液はいまだ傷られていないので、口は渇かない。これは、外寒が内飲を引動する肺脹である。正しく肺気が宣びず、寒気が外に浮くので、外形は腫れるようであるが腫れるのではなく、これと風水とは類似し、その病邪は表にある。そこで、汗法を用いるべきであり、外寒と内飲を汗に従って解する。この段落と《肺痿肺癰咳嗽上気篇》の「上気、喘して躁する者は、肺脹に属す。風水を作さんと欲す。汗を発すれば、則ち愈ゆ」とは基本的に相同する。最後は、諸病で発汗を禁止する戒めを指摘する。無論、風水、皮水、肺脹、黄汗等の病で、もし口渇が現われる場合は、その病変は裏にあり、内が熱し、あるいは津液が既に傷られている。下痢は多くは脾気が既に虚し、水津を転輸して津液を泌別できず、あるいは湿熱が腸にあって引き起こす所である。小便が頻数であるのは、多くは腎気が既に衰え、精血が虚して少なくなり、水津を摂納し制約することができないからである。そこで、いずれも発汗して更にその正気と営血を傷るべきでなく、これによって気の脱出、あるいは気陰がともに竭きる危険な証を造成することから免れる」《金匱要略指難》。　○本条は凡そ五節、徐註に依りて之を分かつ：陳紀藩の説「第一段は、開始より「此れを極虚と為す。汗を発して之を得」までであり、風水の脈証、および太陽病との鑑別と風水の治則を論述する。第二段は、「渇して悪寒せざる者」より「此れを皮水と為す」までで

- 721 -

あり、風水と皮水の区別を説明する。第三段は、「身腫れて冷え」より「痛み骨節に在り」までであり、更に黄汗の症状を説明する。第四段は、「咳して喘し」より「汗を発すれば即ち愈ゆ」までであり、主に風水と肺脹の区別を説明する。第五段は、「然れども諸々の此れを病む者」より「皆汗を発す可からず」までであり、風水、皮水、肺脹などの病で汗法の禁忌の証を説明する」陳紀藩主編《金匱要略》。徐忠可は、第二節の皮水を「渇して悪寒せざる者」より「状周痺の如し」までとし、第三節の黄汗を「胸中窒がり」より「此れを黄汗と為す」までとし、第四節の肺脹を「痛み骨節に在り」より「汗を発すれば即ち愈ゆ」までとする。

【通釈】　太陽病に罹患し、脈が浮で緊になる場合は、道理からすると骨節に疼痛が出現するはずである。ところが、反って骨節に疼痛がなく、身体が反って重だるくなり、病人に口渇がない場合は、汗が出ると病は治癒する。これは、風水である。汗が出た後に悪寒が出現するのは、陽気が虚弱になるからである。これは、発汗したために悪寒が引き起こされたのである。

　口渇があり、悪寒がない場合は、皮水である。

　身体に浮腫が出現して脛が冷え、症状は周痺のようになり、胸中は悶えて塞がり、食事を摂取することができず、疼痛は反って関節に集まり、夕方になると煩躁して不安になり、安眠できなくなるのは、黄汗である。疼痛は、骨と関節にある。

　咳嗽と気喘が出現し、口渇がないのは、肺脹である。その病状は水気病のように浮腫が出現し、発汗すると病は治癒する。

　しかし、各種の水気病に罹患した病人で、もし口渇があって下痢が出現し頻尿になる場合は、いずれも汗法を使用してはならない（「酸」の字は、徐本、沈本、尤本では、「痠」の字に作る。「脾脹」は諸註に「肺脹」に作って解釈するのは、正しいようである。ただ、程氏と魏氏は、旧文による。本条はおよそ五節があり、徐氏の注釈によってこれを分ける）。

【本文】　［尤］　太陽に寒有れば則ち脈緊、骨疼み、湿有れば則ち骨節疼まずして身体反って重くして痠し。即ち、傷寒に非ず、乃ち風水外に勝つなり。風水は表に在りて裏に在らず。故に渇せず。風水は、固より当に汗すべし。水表に在る者は、亦汗するに宜し。故に曰く、「汗出づれば即ち愈ゆ」と。然れども必ず気盛んにして実する者は、之を汗すれば乃ち愈ゆ。然らずんば、則ち其の表益々虚し、風水解すと雖も、悪寒増に転ず。故に曰く、「悪寒する者は、

水気病脈証并治第十四

此れを極虚と為す。汗を発して之を得」と。若し其れ渇して悪寒せざる者は、則ち風を病むに非ずして独り水を病む。皮の外に在らずして皮の中に在り。風水を視れば、較深しと為す。其の証、身腫れて冷え、状周痺の如し。周痺は、寒湿其の陽を痺すと為す。皮水は、水気膚に淫ると為すなり。胸中窒がり食すること能わざる者は、寒外を襲いて気中に窒がればなり。反って聚まりて痛み、暮に躁して眠るを得ざる者は、熱は寒の為に欝して寒は暮に甚だしければなり。寒湿外に淫るれば、必ず関節に流る。故に曰く、「此れを黄汗と為す。痛み骨節に在るなり」と。其れ咳して喘し、渇せざる者は、水寒肺を傷り、気は表を攻め、腫病の如きこと有りて実は皮水と同じなり。故に曰く、「汗を発すれば、則ち愈ゆ」と。然れども此の諸病、若し其の人渇して下利し、小便数の者は、水気は当に汗すべしを以て概ね之を発す可からざるなり。仲景の丁寧の意は、豈人の津気先ず亡わるることを慮るに非ずや。或るひと問う、「前の二条は云う、「風水は、外証骨節疼む」と。此れ云う、「骨節反って疼まず、身体反って重くして痩し」と。前条は云う、「皮水は渇せず」と。此れ云う、「渇す」とは、何ぞや」と。曰く、「風と水は合して病を成す。其れ関節に流注する者は則ち骨節疼痛すと為し、其れ肌体に侵淫する者は則ち骨節疼まずして身体痩重す。傷らるる処の同じならざるに由るが故なり。前に云う所の皮水、渇せざる者は、皮水は本渇せずと言うに非ざるなり。「腹鼓の如くして渇せず」と謂う者は、病方に外盛んにして未だ裏に入らざれば、猶其の汗を発す可きなり。此の所謂「渇して悪寒せざる者」は、風水の渇せずして悪風するを別かつなり。程氏の「水気外は皮に留まり、内は肺に薄る。故に人をして渇せしむ」と曰う是れなり」と。

【通釈】　［尤］　太陽に寒がある場合は脈は緊になり、骨が疼み、湿がある場合は骨節は疼まず、身体は反って重だるくなる。即ち、傷寒ではなく、風水が外に勝っている。風水は表にあり、裏にない。そこで、口は渇かない。風水は、固より発汗すべきである。水が表にある場合は、また発汗するのがよい。そこで、「汗が出ると、病は治癒する」と言う。しかし、必ず気が盛んで実している場合に、これを発汗すると、病は治癒する。そうでなければ、その表は益々虚し、風水は解されるが、悪寒は増強する。そこで、「悪寒がする場合は、陽気が極めて虚している。発汗したためにそのようになる」と言う。もし口が渇いて悪寒がない場合は、風を病むのではなく、独り水を病む。水気は皮の外になく、皮の中にある。風水と比較して視ると、幾らか深い。その証は、身体

- 723 -

が腫れて冷え、性状は周痺のようである。周痺は、寒湿がその陽を痺れさせる。皮水は、水気が膚に淫れている。胸中が塞がり、食事を摂取できなくなるのは、寒が外を襲い、気が中に塞がるからである。反って関節に集って痛み、夕方になると煩躁して眠れなくなるのは、熱が寒のために欝滞し、寒が夕方に甚だしくなるからである。寒湿が外に淫れると、必ず関節に流れる。そこで、「これが黄汗である。痛みは、骨節にある」と言う。そもそも咳をして気喘が出現し、口が渇かない場合は、水寒が肺を傷り、気が表を攻め、水腫病のようになり、実際は皮水と同じである。そこで、「発汗する場合は、治癒する」と言う。しかし、この諸々の病に罹患し、もし病人は口が渇いて下痢し、小便が数になる場合は、「水気は、発汗すべきである」をもって一概にこれを発汗すべきでない。仲景の丁寧の意は、どうして人の津気が先に亡われることを苦慮しないのであろうかにある。ある人が、「前の二条では、「風水は、外証は骨節が疼む」と言う。これは、「骨節は反って疼まず、身体は反って重だるくなる」と言う。前条は、「皮水は、口は渇かない」と言う。これは「口が渇く」と言うのは、どうしてであろうか」と質問した。これに答え、「風と水が合わさって病を形成する。一体、水が関節に流注する場合は骨節に疼痛が出現し、肌体に侵淫する場合は骨節は疼まず、身体は重だるくなる。傷られる所が同じでないからである。前に言う所の「皮水は、口が渇かない」は、皮水は元々口が渇かないと言うのではない。「腹部が太鼓のようになって口が渇かない」と言う場合は、病はまさに外に盛んであり、いまだ裏に入っていないので、なおその汗を発汗すべきである。ここのいわゆる「口が渇いて悪寒がしない」は、風水で口が渇かずに悪風がすることを区別する。程氏が「水気は外は皮に留まり、内は肺に薄る。そこで、人に口渇を出現させる」と言うのがこれである」と言った。

【本文】　《霊・周痺篇》に云う、「風寒湿の気、外は分肉の間に客し、迫切すれば而ち沫を為し、沫寒を得れば則ち聚まり、聚まれば則ち分肉を排して分裂するなり。分裂すれば則ち痛み、痛めば則ち神之に帰し、神之に帰すれば則ち熱し、熱すれば則ち痛み解し、痛み解すれば則ち厥し、厥すれば則ち他の痺発す。此れ、内は蔵に在らずして外は未だ皮に発せず、独り分肉の間に居し、真気周るすること能わず。故に命づけて周痺と曰う」と。案ずるに、此れ即ち歴節痛風の謂いなり。今「状周痺の如し」と云う者は、豈其れ走痛を為すを謂うや。抑も《霊枢》の周痺と義を異にして唯だ其れ頑痺を為すを謂うや。諸註

水気病脈証并治第十四

に明解無き者は、何ぞや。又案ずるに、《金鑑》は下条の「越婢加朮湯之を主る」の六字を以て本条の「汗を発すれば即ち愈ゆ」の下に移して云う、「已上の四証、皆初め皮毛を病み、状傷寒に類す。故に均しく越婢加朮湯を以て之を主る。汗を発すれば、即ち愈ゆるなり」と。此の説、従う可からず。下条に詳らかにす。

【語釈】　○神之に帰す：神は、ここでは衛気を指す。

【通釈】　《霊枢・周痺篇》では、「風寒湿の気が外は分肉の間に客し、切迫すると泡沫を生じ、泡沫が寒を得る場合は集まり、集まる場合は分肉を押しのけて分裂する。分裂する場合は痛み、痛む場合は衛気がこれに注ぎ、衛気がこれに注ぐ場合は熱し、熱する場合は痛みが解され、痛みが解される場合は四肢が厥冷し、厥冷する場合は痺証が発生する。これは、内は臓になく、外はいまだ皮に発生せず、独り分肉の間に居し、真気はめぐることができなくなる。そこで、名づけて周痺と言う」と言う。案じるに、これは歴節、痛風のことを言う。今「性状は周痺のようである」と言うのは、実際それは走痛を生じると言うのであろうか。抑も《霊枢》の周痺とは義が異なり、ただそれは頑固な痺証を生じると言うのであろうか。諸註に明解がないのは、どうしてであろうか。また、案じるに、《医宗金鑑》は下条の「越婢加朮湯がこれを主治する」の六字をもって本条の「発汗すると病は治癒する」の句の下に移動し、「以上の四証は、皆初めに皮毛を病み、性状は傷寒に類似する。そこで、均しく越婢加朮湯を用いてこれを主治する。発汗すると、病は治癒する」と言う。この説は、従うべきでない。下条に詳らかにする。

【解説】　本条文は、水気病の弁証と治療原則について論述している。

　《金匱要略輯義》が引用する尤在涇の説では、第二節の皮水を「渇して悪寒せず」から「身腫れて冷え、状周痺の如くす」までとする。今、「身腫れて冷え、状周痺の如くす」を第三節の黄汗に移して以下のごとく解釈する。

　太陽傷寒証に罹患し、脈が浮緊になる場合は、道理からすると骨節が痛むはずである。今反って骨節が痛まず、身体が重だるくなるのは、傷寒ではなく、風水である。風水では、病が表にあり、裏にないので、口は乾かない。水が表にある場合は、発汗すべきである。風水は固より発汗すべきであり、発汗すると病は治癒する。ただ、陽気が盛んでない場合に発汗すると、表は益々虚し、悪寒が増強する。誤汗した後は、陽気が極めて虚した状態にあるが、これは発汗したことが原因である。

皮水に罹患し、水気が外は皮に留まり、内は肺に迫ると、口渇が出現する。皮水は、風邪がないので、悪寒がしない。

黄汗に罹患し、寒湿の邪が侵入すると、身体に浮腫が出現して冷え、性状は周痺のようになる。周痺は、寒湿の邪が陽気を痺れさせる病証を言う。寒邪が外を襲い、気が中に塞がると、胸中に窒塞感が出現し、食事を摂取できなくなる。寒によって熱が欝滞し、寒が夕方に甚だしくなると、疼痛は反って関節に集り、夕方に煩躁して眠れなくなる。寒湿が外に溢れると、必ず関節に流れるので、疼痛は関節に出現する。

肺脹に罹患し、水寒が肺を傷り、気が表を攻めると、咳をして気喘が出現し、口は渇かず、水腫病のように浮腫が出現する。本証の病態は、実際は皮水と同じであるので、発汗すると病は治癒する。

以上の疾患に罹患するが、津虚が出現すると口が渇き、脾が虚すと下痢が出現し、腎が虚して陽気が不足すると小便は数になる。もし本証を誤汗する場合は、津気が先に亡われるので、いずれも発汗は禁忌である。

【原文】　裏水者、一身面目黄腫、其脈沈。小便不利、故令病水。仮如小便自利、此亡津液。故令渇也。越婢加朮湯主之。(5)

【本文】　皮（裏）水なる者は、一身面目洪（黄）腫し、其の脈沈なり。小便不利するが故に水を病ましむ。仮如えば小便自利すれば、此れ津液を亡う。故に渇せしむるなり。越婢加朮湯之を主る（原註は、「方は中風に見わる」と。〇案ずるに、「黄」を《脈経》に「洪」に作るは是なり。《脈経》の註に、「一に皮水、其の脈沈、頭面浮腫し、小便不利す。故に水を病ましむ。仮令えば小便自利すれば、津液を亡う。故に渇せしむるなり」と云う）。

【語釈】　〇皮（裏）水なる者は、一身面目洪（黄）腫し云々：陳紀藩の説「黄腫：《脈経・巻八》の注によれば、これは洪腫を指し、腫の勢いが非常に盛んなことである」陳紀藩主編《金匱要略》。呂志杰の説「本条は、皮水の証治を論述している。皮水は、一身、顔面、目が激しく腫れるので、全身に高度の浮腫があることを知るべきである。水腫が厳重になると、その脈は沈になる。小便不利は、水腫の根本である。肺が病んで水道を通調できず、脾が病んで水湿を運化できず、これによって水湿が下は膀胱に輸布できず、反って全身に溢れる。そこで、水を病む。治療は越婢湯を用いて発汗行水し、兼ねて裏熱を清し、白朮を加えて培土制水する。もし小便が自利して口が渇く場合は、津液が

傷られていることを提示するので、更にこの処方を用いて治療するのは好ましくない」《金匱雑病論治全書》

【通釈】　皮水を患う病人では、全身、顔面、および目に甚だしい浮腫が出現し、その脈は沈になる。小便が不利になるので、病人は皮水を患う。この場合は、越婢加朮湯がこれを主治する。例えば小便が自利する場合は、津液が損傷されるので、口渇が出現する（原註では、「処方は、《中風歴節病篇》の《千金方》越婢加朮湯として記載されている」とある。○案じるに、「黄」の字は《脈経》に「洪」の字に作るのが正しい。《脈経》のでは、「一つには皮水に罹患し、その脈は沈になり、頭や顔面に浮腫が出現し、小便は不利になる。そこで、水を病む。例えば小便が自利する場合は、津液を亡う。そこで、口が渇く」と言う）。

【本文】　［程］　裏に水有れば、則ち脈沈なり。小便利せず、表に溢るれば、則ち一身面目黄腫す。故に越婢加朮湯を与えて以て其の水を散ず。若し小便自利するは、此れ津液を亡いて渇す。裏水の証に非ざれば、越婢湯を用いざるなり。越婢加朮湯は、当に「故に水を病ましむ」の下に在るべし。

【通釈】　［程］　裏に水がある場合は、脈は沈になる。小便が不利になり、表に溢れる場合は、全身、顔面、目に激しい浮腫が出現する。そこで、越婢加朮湯を与えてその水を散じる。もし小便が自利する場合は、津液を亡って口が渇く。裏水の証でなければ、越婢湯を用いない。越婢加朮湯は、「そこで、水腫を病む」の下にあるはずである。

【本文】　案ずるに、此の条、諸家は並びに「一身面目黄腫」自り「故に渇せしむるなり」に至るを以て、悉く越婢湯証に属す。殊に知らず、此れ腸癰、大黄牡丹湯の条と同じく倒装法なり。程註の義は、独り長ず。第《脈経》に据れば、黄腫は乃ち洪腫の訛りなり。又《外台》は《古今録験》の「皮水は、越婢加朮湯之を主る」を引き、及び《脈経》の註文に据れば、裏水も亦皮水の訛りなり。義は、尤も明顕なり。《金鑑》は、則ち之を古書に攷えず、輒ち「越婢加朮湯之を主る」の七字を以て前条に移すは、抑も亦　肆にす。或るひと、脈沈に麻黄を用うるの義を疑う。《本草》を攷うるに、麻黄は肺家の尚薬と為す。李氏詳らかに之を辨ぜり。皮水は、水気皮膚の間に壅遏す。麻黄を用いて之を発すれば、則ち気行り水利して脈道開き、沈は乃ち浮と為る。此れ等の義は身ら試み親しく験す。然る後、経文の我を欺かざるを知るなり。

【語釈】　○尚：専に同じ。

【通釈】　案じるに、この条は、諸家は並びに「全身、顔面、目の黄腫」より「そこで、口を渇かせる」に至るまでをもって悉く越婢湯証に属している。殊に一体、これは腸癰に罹患し、大黄牡丹湯がこれを主治する条文と同じく倒装法である。程氏の注釈する義は、独り長じている。ただ、《脈経》によれば、黄腫は洪腫の誤りである。また、《外台》では《古今録験》の「皮水は、越婢加朮湯がこれを主治する」を引用し、および《脈経》の注釈する文によれば、裏水もまた皮水の誤りである。義は、最も明らかである。《医宗金鑑》は、これを古書に考えず、「越婢加朮湯がこれを主る」の七字をもって前の条文に移動するのは、抑もまた恣にしている。ある人は、脈が沈である場合に麻黄を用いる義を疑う。《本草》を考えると、麻黄は肺家の専薬である。李氏はこれを詳らかに述べている。皮水は、水気が皮膚の間に塞がって留まる。麻黄を用いてこれを発する場合は、気が行り、水が通利し、脈道が開き、沈脈は浮になる。これらの義は身（みずか）ら試みて親しく体験した。その後、経文が自分を欺かないことを知った。

【解説】　本条文は、皮水で熱を挟む証候と治療法について論述している。

　皮水に罹患すると、裏に水があるので、脈は沈になる。小便が不利になり、水気が表に溢れると、全身、顔面、目に激しい浮腫が出現する。「越婢加朮湯之を主る」は、「水を病ましむ」の下にあるはずである。そこで、越婢加朮湯を与えて水を散じる。もし小便が自利する場合は、津液を亡っているので、口渇が出現する。

【原文】　趺陽脈当伏。今反緊、本自有寒。疝瘕、腹中痛。医反下之。下之即胸満短気。(6)

　趺陽脈当伏。今反数、本自有熱。消穀、小便数。今反不利、此欲作水。(7)

【本文】　趺陽の脈は、当に伏すべし。今反って緊なるは、本自ら寒有り。疝瘕にて、腹中痛む。医反って之を下す。之を下せば、即ち胸満、短気す。

　趺陽の脈は、当に伏すべし。今反って数なるは、本自ら熱有り。穀を消し、小便数なり。今反って不利なるは、此れ水を作さんと欲す。

【語釈】　〇趺陽の脈は、当に伏すべし。今反って緊なるは云々：呂志杰の説「この二条は、元々宿疾があって水腫を発生しようとする場合の弁証を論述している。趺陽の脈は胃脈であり、脈道は足の背部の二つの骨の間にあるので、伏になるはずである。今趺陽の脈が反って緊になるのは、緊脈は寒を主る。こ

れは腹中に元々疝瘕、腹中の痛みなどの寒疾がある。寒の病では、道理を按じ
ると温法を用いて治療すべきである。もし苦寒の攻下の方剤を用いる場合は、
重ねて陽気を傷り、肺気は寒によって不暢になる。即ち、腹満、短気などの症
状を発生するはずである。趺陽の脈が反って数になるのは、数脈は熱を主る。
これは、脾胃に欝熱があるからであり、熱がある場合は消穀し小便が数になる
症状があるはずである。今小便が反って不利になる場合は、水と熱が互結して
行らず、水腫を発生するはずであることを知るべきである。《論註》では、
「この二条は、水病の人は別に宿疾があり、人は各々同じでないので、趺陽の
脈とその旧疾の見証に従ってこれを弁別すべきであることを言う」と言う」
《金匱雑病論治全書》

【通釈】　趺陽の脈は、通常は沈伏になるはずである。ところが、現在反って
緊になるのは、病人の身体に元々寒えがあるからである。そこで、病人は疝瘕
を病んで腹部が痛む。この場合は温薬を用いて治療すべきであるが、もし医者
が誤って苦寒薬を用いて攻下する場合は、胸部は脹満し、息切れがする。

　趺陽の脈は、通常は沈伏になるはずである。ところが、現在反って数になる
のは、病人の身体に元々熱があるからである。熱がある場合は、消穀善飢し、
小便は頻尿になる。ところが、現在小便が反って不利になるのは、水気病を発
生しようとする状態にある。

【本文】　〔鑑〕　趙良曰く、「趺陽、当に伏すべき者は、趺陽は胃気の本脈
に非ざればなり。水下に畜すれば、其の気伏す。故に脈も亦伏なり。脈法に曰
く、「伏なる者は、水と為す」と」と。

　〔魏〕　趺陽に水邪有れば、則ち当に伏すべし。胃陽は水湿、陰寒の為に固
め閉ざす所を以ての故に陽明の脈出でざるなり。今反って緊なるは、惟だ水裏
に盛んなるのみならずして且つ寒中に盛んなればなり。蓋し、其の人止（ただ）水気の
邪有るのみならずして更に平日積寒、疝瘕を兼ね、腹中常常痛みを作し、水邪
の中に又寒邪を兼ぬるなり。医者、其れ陰寒と為すを識らず、乃ち以て水邪は
下す可しと為す。水は下り沈むと雖も、寒邪は上逆す。故に胸満短気。此の
病、趺陽の脈は当に伏すべし。今反って数なるは、本自ら熱有りと為す。然れ
ども本自ら熱有れば、則ち当に穀を消し、小便数、大便堅く、傷寒の胃実の証
の如くなるべきなり。今小便反って利せざれば、則ち水は湿熱の邪と作さんと
為すは疑い無きを知る。

【語釈】　○畜：貯える。

【通釈】　　〔鑑〕　　趙良は、「「趺陽の脈は、伏になるはずである」とは、趺陽の脈は胃気の本脈ではないからである。水が下に蓄積する場合は、その気は潜伏する。そこで、脈もまた伏になる。脈法では、「伏は、水である」と言う」と言う。

　　〔魏〕　　趺陽の脈に水邪がある場合は、伏になるはずである。胃陽が水湿や陰寒のために固められ閉ざされるので、陽明の脈は出なくなる。今反って脈が緊になるのは、ただ水が裏に盛んになるだけではなく、かつ寒が中に盛んになるからである。思うに、その人はただ水気の邪があるだけではなく、更に平日に積寒や疝瘕を兼ね、腹中は常々痛みを生じ、水邪の中にまた寒邪を兼ねている。医者はそれが陰寒であることを知らず、水邪は下すべきであるとする。水は下って沈むが、寒邪は上逆する。そこで、胸満し、息切れがする。この病では、趺陽の脈は伏になるはずである。今反って脈が数になるのは、元々自ら熱があるからである。しかし、元々自ら熱がある場合は、消穀し、小便は数になり、大便は堅くなり、傷寒の胃実証のようになるはずである。今小便が反って不利になる場合は、水が湿熱の邪となるのは疑いがないことが解る。

【解説】　　本条文は、趺陽の脈の変化と水気病が発生しようとする状況の予測について論述している。

　　水が下に蓄積すると、趺陽の脈は伏になる。即ち、水湿や陰寒が胃の陽気を閉ざすと、趺陽の脈は伏になる。今水が裏に盛んになり、かつ寒が中に盛んになると、趺陽の脈は伏になる。病人が平素より積寒や疝瘕を兼ねると、腹中は常に痛む。本証は、水邪の中に寒邪を兼ねた状態にある。医者は陰寒の邪であることを知らず、反って水邪を下すと、寒邪は上逆するので、胸満し、息切れがする。

　　病人の胃中に元々熱があると、趺陽の脈は数になる。もし胃中に熱がある場合は、消穀善飢し、小便は数になり、大便は堅くなるはずである。今小便が反って不利になる場合は、水邪が熱邪と互結し、水湿の邪となっているはずである。

【原文】　　寸口脈浮而遅、浮脈則熱、遅脈則潜、熱潜相搏、名曰沈。趺陽脈浮而数、浮脈即熱、数脈即止、熱止相搏、名曰伏。沈伏相搏、名曰水。沈則絡脈虚、伏則小便難。虚難相搏、水走皮膚、即為水矣。(8)

【本文】　　寸口の脈浮にして遅、浮脈は則ち熱、遅脈は則ち潜、熱潜相い搏つ

を、名づけて沈と曰う。趺陽の脈浮にして数、浮脈は即ち熱、数脈は即ち止、熱止相い搏つを、名づけて伏と曰う。沈伏相い搏つを、名づけて水と曰う。沈なれば則ち絡脈虚し、伏なれば則ち小便難し。虚難相い搏ち、水皮膚に走り、即ち水と為る。

【語釈】　〇寸口の脈浮にして遅云々：陳紀藩の説「本条は、脈象に従って水腫病の形成と肺と脾との関係を論述している。寸口の脈は、上焦（心、肺）を主る。浮は表を主り陽脈に属し、陽熱の邪のために引き起こされるはずである。そこで、「浮脈は則ち熱」と言う。遅脈は裏を主り陰脈に属し、陰は潜藏を主る。寸口の脈が遅であるのは、衛表の気が裏に潜藏し、運行が不暢になるからである。浮と遅の脈が兼ねる場合は、「熱潜相い搏つ」であり、邪熱が欝を受けて外に達することができないからである。そこで、名づけて「沈」と言う。趺陽の脈は中焦（脾胃）を主り、浮は表を主り、陽脈に属している。これは、胃熱が盛んであることを主る。そこで、「浮脈は則ち熱」と言う。数脈もまた熱を主り、裏にある。浮と数の脈が兼ねる場合は、「熱止相い搏つ」であり、胃熱が裏に欝滞して去らなくなる。そこで、「名づけて伏と曰う」である。「沈伏相い搏つ」は、肺と胃に熱があると均しく水気病を引き起こすことができることを指す。これは、胃熱が津を傷ると、多飲になり、肺に欝熱があり気機が不利になると、水道を通調できなくなり、これによって水気が停滞して水腫を形成する。そこで、「沈伏相い搏つを、名づけて水と曰う」と言う。「沈なれば則ち絡脈虚す」の「絡脈虚す」は虚損と理解することはできず、脈絡の効能が不足すると理解すべきである。「沈」は、原文に基づくと上焦にあると理解すべきである。これは、心肺の心は血脈を主り、肺は気を主り、心肺に病があれば、気血の運行が不暢になることを指す。「伏なれば則ち小便難し」の「伏」は趺陽の脈が脾（胃）を主り、脾（胃）の運化が失調し、津を散じる効能が異常になることを指す。そこで、「小便難し」と言う。「虚難相い搏つ」は、気血の運行が不暢になり、脾は運化を失調し、肺は通調を失職し、津液の運行は障害され、水気は内に停滞し、皮膚に汎濫して水腫を引き起こすことを指す。そこで、「水皮膚に走り、即ち水と為す」と言う」陳紀藩主編《金匱要略》

【通釈】　寸口の脈が浮で遅である。浮脈は客熱があることを表わし、遅脈は熱邪が営血の中に潜伏することを表わしている。熱邪と営血が合わさると、熱邪は内に潜伏して外に到達しなくなる。そこで、これを沈と称する。趺陽の脈

－ 731 －

が浮で数である。浮脈は胃熱が旺盛であることを表わし、数脈は裏熱が潜伏して停止し行らなくなることを表わしている。熱邪が腎を灼傷し、膀胱の気化機能が失調し、水熱が互結し、小便が排泄されなくなると、邪熱は裏に停滞して潜伏する。そこで、これを伏と称する。上焦の客熱が裏に潜伏し、中焦の邪熱が潜伏して停滞すると、水邪が停留して排泄されなくなるので、水気病が発症する。そこで、これを水と称する。上焦に客熱が潜伏して持続すると、営陰が損傷されるので、絡脈は空虚になる。中焦に邪熱が潜伏すると、下焦が邪熱を受け、膀胱の気化機能が失調し、水熱が互結するので、小便は困難になる。営陰が虚弱になり、小便が困難になり、水熱が互結すると、水熱の邪は小便より排泄されず、反って皮膚に汎濫するので、水気病が発症する。

【本文】　［鑑］　按ずるに、此の条、文義属せざれば、釈せず。

【通釈】　［鑑］　按じるに、この条は文義が所属しないので、解釈しない。

【解説】　本条文は、水熱が互結して水気病が形成される病機について論述している。

　　《金匱要略輯義》が引用する《医宗金鑑》の説では、文義が所属しないとする。《医宗金鑑》の説は、上述した陳紀藩の説におよばない。そこで、ここでは、解説しない。なお、詳細は《金匱臓腑弁証解説》、《金匱要略大成》を参照のこと。

【原文】　寸口脈弦而緊、弦則衛気不行、即悪寒、水不沾流、走於腸間。　（9-1）

【本文】　寸口の脈弦にして緊、弦は則ち衛気行らず、即ち悪寒し、水沾流せず、腸間に走る（《脈経》は、「衛気行らず」の下に更に「衛気行らず」の四字有り）。

【語釈】　○寸口の脈弦にして緊云々：王廷富の説「寸口は、肺を候う。肺気は、一つは衛外を主り、一つは水道の通調を主る。弦は陰、緊は寒で寸口に見われる場合は、衛陽が虚して分肉を温め、腠理を肥やすのに無力である。そこで、悪寒がする。肺気が虚して寒え、既に水精を敷布して形骸を濡養できず、また水道を通調し気化して尿を生じることができなくなる。「水が腸間に走る」の「腸」は、大腸である。大腸は、肺と合する。肺が失調し、治節が行らなくなると、輸布の職が廃れる。皮膚は、また肺が主る所に属している。ここにおいて水が皮膚に溢れると、腫れる。即ち、肺の属するところが病むだけで

ある。ただ、脾と肺は母子の関係にあり、子の病が母に及ぶ。そこで、脾が虚すと水腫になり、往々にして大便が稀薄で溏になるのは、ここに原因がある」
《金匱要略指難》

【通釈】　寸口の脈が弦で緊である。脈が弦であるのは、衛気が行らなくなることを表わしている。そこで、悪寒がし、水液は通常の通路を流れなくなり、反って腸中に流注して水気病を形成する（《脈経》では、「衛気が行らない」の下に更に「衛気が行らない」の四字がある）。

【本文】　〔程〕　寸口は、以て表を候う。弦緊は寒と為す。寒なれば則ち表気行らず、以て肌膚を衛ること能わず。故に悪寒す。気既に行らざれば、則ち水飲も亦宣びず、但だ走りて腸間に入りて水と為る。

【通釈】　〔程〕　寸口は、表を候う。弦緊の脈は、寒である。寒である場合は表気が行らず、これによって肌膚を衛ることができなくなる。そこで、悪寒がする。気が既に行らなくなる場合は、水飲もまた宣びず、ただ走って腸間に入り水となる。

【本文】　案ずるに、《金鑑》に云う、「此の条、必ず脱簡有り、釈せず。攷うるに、《脈経・寒疝篇》に云う、「寸口の脈弦にして緊、弦は則ち衛気行らず、衛気行らざれば、則ち悪寒す。緊は則ち食を欲せず。弦緊相い搏てば、則ち寒疝と為る」と。此の条も亦宜しく「緊は則ち云々」の語有るべし」と。《金鑑》は是と為す。

【通釈】　案じるに、《医宗金鑑》では、「この条は、必ず脱簡があり、解釈しない。考えるに、《脈経・寒疝篇》では、「寸口の脈が弦で緊であり、弦である場合は衛気が行らず、衛気が行らない場合は悪寒がする。緊である場合は、食欲がない。弦と緊が打ち合う場合は、寒疝を生じる」と言う。この条もまた「緊は則ち云々」の言葉があるはずである」と言う。《医宗金鑑》は、正しい。

【解説】　本条文は、水気病の形成と肺との関係について論述している。
　寸口の脈は、表を候う。弦緊の脈は、寒を主る。即ち、寒があると、表気が行らず、肌膚を衛ることができなくなるので、悪寒がする。表気が行らなくなると、水飲も宣びなくなるので、ただ腸間に走って水となる。

【原文】　少陰脈緊而沈、緊則為痛、沈則為水、小便即難。(9-2)

【本文】　少陰の脈緊にして沈、緊は則ち痛と為し、沈は則ち水と為し、小便即ち難し。

【語釈】　○少陰の脈緊にして沈云々：王廷富の説「少陰は腎を候い、沈緊は皆陰脈に属している。緊脈は寒を主り痛を主り、沈脈は裏を主り水を主る。沈緊の脈が少陰に見われるのは、腎陽が不足するからであり、陰寒が凝滞する場合は腹痛が出現する。腎陽が既に振るわなくなる場合は、気化が不利になる。そこで、小便は困難になり、水気病を生じる」《金匱要略指難》

【通釈】　少陰の脈が緊で沈である。脈が緊であるのは痛みがあることを表わし、脈が沈であるのは水気があることを表わしている。寒えが体内より生じ、膀胱の気化機能が失調すると、小便は困難になり水気病を形成する。

【本文】　［沈］　少陰の腎脈緊なれば、則ち寒邪正気を内に凝滞し、「緊なれば則ち痛と為す」と曰う。沈なれば、則ち衛気蓄して宣びず、三焦壅閉し、水即ち汎濫し、「沈は則ち水と為す」と曰う。決瀆権無くんば、小便即ち難し。
　　［鑑］　四句の文義属せず、并びに脱簡有り、釈せず。

【通釈】　［沈］　少陰の腎脈が緊である場合は、寒邪が正気を内に凝滞させるので、「緊である場合は、痛みを生じる」と言う。沈である場合は、衛気が蓄滞して宣びなくなり、三焦が塞がって閉ざされ、水が汎濫するので、「沈である場合は、水を生じる」と言う。三焦の決瀆を主る機能に権限がなくなると、小便は困難になる。
　　［鑑］　四句の文義は所属せず、並びに脱簡があるので、解釈しない。

【解説】　本条文は、水気病の形成と腎との関係について論述している。
　少陰の脈は、腎脈である。少陰の脈が緊である場合は、寒気が正気を内に凝滞させるので、疼痛が発生する。少陰の脈が沈である場合は、衛気が蓄滞し、三焦が塞がり、水が汎濫するので、水気が生じる。三焦の決瀆を主る機能が失調すると、小便は困難になる。

【原文】　脈得諸沈、当責有水。身体腫重。水病脈出者、死。(10)

【本文】　脈諸を沈に得るは、当に水有るを責むべし。身体腫重す。水病脈出づる者は、死す（《脈経》に「脈得」の上に「師曰く」の二字有り）。

【語釈】　○脈諸を沈に得るは、当に水有るを責むべし云々：呂志杰の説「本条は、水気病の典型的な脈証とその予後の判断を論述している。水気病の主脈は沈脈であり、主症は身体の腫重である。そこで、「脈諸を沈に得るは、当に水有るを責むべし。身体腫重す」と言う。これは、水気病を診断する場合は脈と症を合参すべきであることを説明する。臨床で水気病を診断するには、「身

－ 734 －

水気病脈証并治第十四

体腫重」を弁証の要点とする。そして脈沈は尽くは水を主らず、水病もまた尽くは沈脈を見わさない。ただ、浮腫の勢いが比較的盛んになり、水気が肌膚に汎濫し、脈絡が圧迫される時は、脈象は必ず沈になる。更に明確にすべきであるのは、水腫病は固より脈象は必ず沈であるが、ただ適当な治療を経て浮腫の勢いが次第に消えると、脈象は沈から浮に変化する。これは、病状が好転する標示である。もし浮腫の勢いが軽減せず、甚だしい場合は増悪し、反って突然脈が浮で無根になるのは、水邪が内に盛んになり、陽気が外に脱する象であり、予後は不良である。そこで、「水病脈出づる者は、死す」と言う」《金匱雑病論治全書》

【通釈】　病人の脈を切診すると沈であり、身体に浮腫が出現して重だるくなる場合は、水気が停留している。水気病に罹患し、沈脈が突然浮で無根になる場合は、死証である（《脈経》では、「脈得」の字の上に「師が言われた」の二字がある）。

【本文】　［尤］　水は陰と為す。陰盛んなるが故に脈をして沈ならしむ。又水皮膚を行り、営衛遏を被るも亦脈をして沈ならしむ。若し水病にして脈出づれば、則ち真気反って出でて邪水の上に出で、根本脱離して病気独り勝つ。故に死す。出と浮とは、迥かに異なる。浮なる者は、上に盛んにして下に弱し。出は則ち上有りて下絶無なり。

　　［魏］　《傷寒論》の一条を附録して以て之を証するに、《少陰篇》に云う、「少陰病、下利し、脈微の者は、白通湯を与う。利止まず、厥逆し脈無く、乾嘔し煩する者は、白通加猪胆汁湯之を主る。湯を服し脈暴かに出づる者は死し、微しく続く者は生く（315）」と。

【通釈】　［尤］　水は、陰である。陰が盛んであるので、脈を沈にする。また、水が皮膚を行り、営衛が齚遏されるので、また脈を沈にする。もし水病で脈が出る場合は、真気が反って水邪の上に出て、根本が脱離し、病気が独り勝つ。そこで、死亡する。出と浮とは、遙かに異なる。浮は、上に盛んであり、下に弱い。出は、上があり、下は絶無である。

　　［魏］　《傷寒論》の一条を附してこれを明らかにするに、《少陰篇》では、「少陰病に罹患し、下痢が出現し、脈が微である場合は、白通湯を与える。下痢が停止せず、四肢は厥逆し、脈は触れず、乾嘔し、心煩する場合は、白通加猪胆汁湯がこれを主治する。湯液を服用し、脈が暴かに出る場合は死亡し、微かに続く場合は生きる（315）」と言う。

【解説】　本条文は、水気病に出現する通常の脈証と予後について論述している。

　水は、陰邪である。陰が盛んになると、脈は沈になる。水が皮膚を行り、営衛が蒙遏されると、脈は沈になる。即ち、水気病に罹患する場合は、脈は沈になり、身体は腫れて重だるくなる。もし水気病に罹患し、脈が反って浮になる場合は、真気が水邪の上に出て、根本が離脱するので、死亡する。

【原文】　夫水病人、目下有臥蚕、面目鮮沢、脈伏、其人消渇。（11-1）

【本文】　夫れ水病の人、目下に臥蚕有り、面目鮮沢し、脈伏なるは、其の人消渇す。

【語釈】　〇夫れ水病の人、目下に臥蚕有り云々：王廷富の説「目下は、胃脈の至る所であり、脾気の主る所である。およそ水を病む人では、水は反って土を侮り、脾気が健やかではなくなる。そこで、目の下は微かに腫れ、臥せた蚕の性状のようになる。顔面や目に鮮やかな光沢があり、脈が伏になるのは、水気が太だ盛んになって皮膚に汎濫し、営衛の気機が阻まれ、脈道が不利になって引き起こされる。水気の病と言うものは、気機が失調し、気化がなく、津が布散されなくなる。津が布散されなくなる場合は、口が渇いて水を飲む」《金匱要略指難》

【通釈】　そもそも水気病に罹患した人では、下眼瞼に蚕が臥せているような浮腫が出現し、顔面と眼瞼に浮腫があって鮮やかな光沢があり、脈は伏になると、病人は口渇が出現して水を飲む。

【本文】　［鑑］　趙良曰く、「《内経》に「色沢わしき者は、溢飲を病む。溢飲なる者は、渇して飲多く、腸胃の外に溢るるなり」と。又曰く、「水は、陰なり。目下も亦陰なり。腹なる者は、至陰の居る所なり。故に水腹に在れば、便ち目の下腫るるなり」と。《霊枢》に曰く、「水の始めて起こるや、目下微腫すること蚕の如く、新たに臥起する状の如し」と。其の人、初めは水穀津液に化せざるに由りて以て消渇を為す。必ず飲多し。飲多ければ、則ち水積み、水積もれば則ち気道宣びず。故に脈伏なり」と。

　　［沈］　胃中の津液水飲、外は皮膚肌肉に溢れ、喉舌を漑がず。故に消渇を作すも、誠に真の消渇に非ざるなり。

【語釈】　〇色沢わしき者は、溢飲を病む云々：出典は、《素問・脈要精微論》。　〇水は陰なり云々：出典は、《素問・評熱病論》。　〇水の始めて起

水気病脈証并治第十四

こるや云々：出典は、《霊枢・水脹》。

【通釈】　［鑑］　趙良は、「《内経》では、「色が沢わしくなる場合は、溢飲を病んでいる。溢飲は、口が渇いて水を飲むことが多くなり、腸胃の外に溢れることである」と言い、また「水は、陰である。目の下もまた陰である。腹は、至陰の脾がいる所である。そこで、水が腹部にある場合は、目の下が腫れる」と言う。《霊枢》では、「水が始めて起こる場合は、目の下が微かに腫れ、蚕のようであり、新たに睡眠から起き上がったようである」と言う。その人は、初めは水穀が津液に変化しないので、消渇を生じる。必ず水を飲むのが多くなる。水を多く飲む場合は水が積もり、水が積もる場合は脈道が宣びなくなる。そこで、脈は伏になる」と言う。

　　　　［沈］　胃中の津液や水飲が外は皮膚や肌肉に溢れ、喉や舌に注がなくなる。そこで、消渇を生じるが、誠に真の消渇ではない。

【本文】　《千金》に云う、「凡そ水病の初めは、先ず両目の下に腫起こり、老蚕の色の如く、頸を侠む脈動じ、股の裏冷え、脛中満ち、之を按ずれば指を没し、腹内転側すれば声有り、此れ其の候なり」と。

【通釈】　《千金》では、「およそ水病の初めは、先ず両目の下に浮腫が起こり、老いた蚕の色のようになり、頸部を侠む脈が跳動し、股の裏が冷え、脛の中が脹満し、これを按じると指を没し、腹の中は転側すると音がするが、これがその証候である」と言う。

【解説】　本条文は、水気病の証候について論述している。

　水気病に罹患し、脾の運化を主る機能が失調すると、水は脾の主る眼瞼に溢れるので、病人の眼瞼に蚕が臥せたような浮腫が出現し、顔面や目が鮮やかに沢わしくなる。水が積もると、脈道が宣びなくなるので、脈は伏になる。胃中の津液が外は皮膚や肌肉に溢れ、喉や舌に注がれなくなると、病人は口が渇く。

【原文】　病水腹大、小便不利、其脈沈絶者、有水。可下之。（11-2）

【本文】　水を病みて腹大に、小便不利し、其の脈沈絶の者は、水有り。之を下す可し（案ずるに、此の条、原本は上条に接す。今程本、《金鑑》に拠りて分かちて一条と為す）。

【語釈】　○水を病みて腹大云々：呂志杰の説「水腫の病人で、小便が不利になり、尿が少なくなるのは、水湿が内に停留するからである。水気が上は目に溢れる場合は、眼瞼に浮腫が出現し、臥せた蚕のようになり、顔面は光り輝く。

- 737 -

水が腹中に停滞する場合は、腹部は脹満して大きくなる。その人に消渇が出現するのは、水湿が内に停滞し、気化して津を生ぜず、津が上に送られなくなるからである。その脈が沈絶であるのと脈が伏であるのとは、いずれも水腫が厳重である病態に属し、陽気が行らなくなる象であり、真の脈絶ではない。そこで、自ら注釈して「水有り」と言う。水腫の病人で上述した脈証が見われ、もし正気の虚が甚だしくない場合は、逐水攻下の方法を採用して先ず標を治療すべきである。これは、《素問・湯液醪醴論》のいわゆる「宛せし陳莝を去る（著者注：欝滞して久しくなった水液の老廃物を除くことを指す）」の方法である。処方は、十棗湯、己椒藶黄丸などである。この他に、《霊枢・小針篇》では、「宛陳なる者は、悪血なり（著者注：宛陳は、久しく蓄積し欝滞した血を指す）」とある。そこで、斟酌して活血化瘀の方法を配合すべきである」

《金匱雑病論治全書》

【通釈】　水病に罹患して腹部が腫大し、小便が不利になり、病人の脈が沈で触れ難くなる場合は、裏に水気がある。この場合は、攻下法を用いて治療すべきである（案じるに、この条は、原本では上の条に接続している。今程本と《医宗金鑑》によって分けて一条とする）。

【本文】　［鑑］　腹なる者は、至陰の脾なり。故に水を病めば、必ず腹大なり。水は内に畜す。故に小便利せざるなり。其の脈沈絶なるは、即ち伏脈なり。脈伏し、腹大に、小便利せざるは、裏水已に成る。故に之を下す可し。十棗、神祐の類、酌みて之を用うれば、可なり。

　　［尤］　其の脈沈絶なるは、水気瘀壅して行らず、脈道遏められて出でず、其の勢いも亦太だ甚だしきなり。故に必ず其の水を下して以て其の脈を通ず。

　　［徐］　水病は、下す可し。惟だ此の一条、「沈絶」の二字は妙なり。

【通釈】　［鑑］　腹は、至陰の脾である。そこで、水を病む場合は、必ず腹が大になる。水は内に蓄積する。そこで、小便は不利になる。その脈が沈で途絶えるのは、伏脈である。脈が伏になり、腹は大になり、小便が不利になる場合は、裏水は既に完成している。そこで、これを下すべきである。十棗湯、神祐丸の類を斟酌して用いれば、それでよい。

　　［尤］　その脈が沈で途絶える場合は、水気が瘀滞し塞いで行らなくなり、脈道は遏められて出ることがなく、その勢いもまた甚だしい。そこで、必ずその水を下してその脈を通じる。

　　［徐］　水病は、下すべきである。ただ、この一条は、「沈絶」の二字が巧

- 738 -

妙である。

【本文】　何氏の《医碥》に云う、「内水、腹大、小便不利し、脈沈甚だしきは、之を下す可し。十棗湯、濬川散、神祐丸、禹攻散、舟車丸の類なり。蓋し、水は小便従り利す可く、亦大便従り泄す可きなり」と。

【通釈】　何氏の《医碥》では、「内水で腹が大きくなり、小便が不利になり、脈が沈で甚だしい場合は、これを下すべきである。十棗湯、濬川散、神祐丸、禹攻散、舟車丸の類である。思うに、水は小便より通利すべきであり、また大便従より下泄すべきである」と言う。

【解説】　本条文は、水気病で攻下すべき証候について論述している。

　腹は、脾の位置する部位である。水気病に罹患し、脾の運化を主る機能が失調すると、必ず腹部は大きくなる。水が内に蓄積すると、小便は不利になる。「脈沈絶」は、伏脈を言う。裏水が旺盛になり、脈道が水気で遏められると、脈は伏になる。本証の治療は、十棗湯、神祐丸の類を斟酌して用い、水気を下すべきである。

【原文】　問曰、病下利後、渇飲水、小便不利、腹満因腫者、何也。答曰、此法当病水。若小便自利及汗出者、自当愈。(12)

【本文】　問いて曰く、下利を病みて後、渇して水を飲み、小便不利し、腹満ち、陰（因）腫るる者は、何ぞやと。答えて曰く、此れ法当に水を病むべし。若し小便自利し、及び汗出づる者は、自ら当に愈ゆべしと（「因」は、《脈経》、程本、《金鑑》は「陰」に作る。「自ら当に愈ゆべし」は、《千金》の註に云う、「一に、満月に当に愈ゆべしに作る」と。案ずるに、「因腫」は「答えて曰く、当に水を病むべしと云う」に據れば、「陰腫」に作るを是と為す）。

【語釈】　〇問いて曰く、下利を病みて後、渇して水を飲み云々：王廷富の説「この条は、下痢した後に水腫が引き起こされる病理と自然に治癒する転機である。下痢を病んだ後は、脾胃が損傷され、津液が消耗される。そこで、口は渇いて水を飲む。同時に下痢した後、ただ脾気が虚して水津を転輸できなくなるだけではなく、腎は二便を司り、相応して腎気もまた弱まり、化気行水できなくなる。そこで、小便は不利になる。飲む所の水は、輸出がなくなるので、水気が日毎に増す。そこで、腹満して水を病む。もし脾腎の効能が回復し、腎気がまたよく化気行水し、脾気が回復して営衛が調和して達し、汗が出る場合

は、水は散じ、気化は正常であり、水に出路があるので、薬を投与しないが、水腫は自然に消え、腹満もまた治癒する」《金匱要略指難》

【通釈】　ある人が質問し、「病人は泄瀉が出現した後に口が渇いて水を飲みたくなるが、小便は通利せず、腹部は脹満し、前陰に水腫が出現するのは、どのような理由からであろうか」と言った。師はこれに答え、「これは、道理からすると水腫病を発生するはずである。もし小便が自然に通利し、更に汗が出る場合は、病は自然に治癒するはずである」と言った（「因」の字は、《脈経》、程本、《医宗金鑑》では「陰」の字に作る。「自然に治癒するはずである」は、《千金》の注釈では「ある本では、「満月に治癒するはずである」に作る」と言う。案じるに、「因腫」は、「これに答えて言った。水を病むはずであると言う」によれば、「陰腫」に作るのが正しい）。

【本文】　［鑑］　下利を病めば、則ち其の土を虚し、其の津を傷るなり。土虚せば、則ち水は妄行し易く、津傷るれば、則ち必ず水を飲まんと欲す。若し小便自利し、及び汗出づる者は、則ち水精輸布すれば、何の水病か之有らんや。惟だ小便利せざれば、則ち水は従りて出づる所無し。故に必ず水を病む。水を病む者は、脾は必ず虚して水を制すること能わず。故に腹満するなり。腎は、必ず虚して水を主ること能わず。故に陰腫るるなり。此に於いて之を推せば、凡そ病後に津傷れ、渇して水を飲まんと欲し、小便利せざる者は、皆当に水を病むを防ぐべきなり。

【通釈】　［鑑］　下痢を病む場合は、その土を虚し、その津を傷る。土が虚す場合は水は妄行し易く、津が傷られる場合は必ず水を飲みたくなる。もし小便が自利し、および汗が出る場合は、水精が輸布されるので、どのような水病があるだろうか。ただ、小便が通利しない場合は、水はこれによって出る所がない。そこで、必ず水を病む。水を病む場合は、脾は必ず虚して水を制することができなくなる。そこで、腹部は脹満する。腎は必ず虚して水を主ることができなくなる。そこで、前陰は腫れる。ここにおいてこれを推すと、およそ病後に津液が傷られ、口が渇いて水を飲みたくなり、小便が通利しなくなる場合は、いずれも水を病むのを防ぐべきである。

【解説】　本条文は、下痢した後に水腫を形成する病機と自然に治癒する転機について論述している。

　下痢が出現する場合は、土が虚して津液が傷られるので、必ず口が渇いて水を飲みたくなる。もし小便が自利し、および汗が出る場合は、津液が輸布され

るので、水気病を病むことがない。一方、小便が不利になり、脾が虚して水を制することができない場合は、腹部は必ず脹満する。あるいは小便が不利になり、腎が虚して水を主ることができない場合は、水気の出る所がなくなるので、前陰は腫れる。

【原文】　心水者、其身重而少気、不得臥、煩而躁、其人陰腫。（13）

【本文】　心水なる者は、其の身重くして少気し、臥すことを得ず、煩して躁し、其の人陰腫る（「身重し」は、《千金》は註して云う、「一に身腫るに作る」と。「陰」の下に《脈経》は「大」の字有り）。

【語釈】　○心水なる者云々：王廷富の説「この条は、心に病があって水腫を産生する証候である。心は陽臓であり、気血を化生する。心気が虚す場合は、水が心に客し、水気が盛んになる場合は、身体が腫れて少気がする。少気は、気が短くなって言う程でもないことを言う。心は君主であり、神明を主る。心臓に病があり、心神が不安になる。そこで、平臥ができなくなる。神明が乱される。そこで、煩躁が出現する。前陰は肝と腎の経脈が通過する所であり、腎脈は上は膈を貫き肺に入り、心を絡う。そこで、心腎が相互に交わる説がある。心に病がある場合は、心火が下は腎に交わって水を制することができず、あるいは心気が虚して腎と相互に交わって化気行水できなくなる。そこで、水が前陰に溢れて腫を生じる」《金匱要略指難》

【通釈】　心が病んで水気の侵襲を受ける場合は、病人の身体は重だるくなって息切れがし、平臥ができず、煩躁が出現し、病人の前陰は腫れる（「身が重だるい」は、《千金》では注釈し、「ある本では、「身体が腫れる」に作る」と言う。「陰」の字の下に《脈経》では「大」の字がある）。

【本文】　［魏］　又水気五藏に附すを明らかにすと為す。而して另に一つの五水の証を成す。蓋し、水邪も亦積聚の類なり。切に其の処に近づけば、則ち是の藏に伏留す。即ち、藏を以てして証を名づく可し。

　　［程］　《内経》に曰く、「心は、身の血脈を主る」と。《上経》に曰く、「心に水在れば、心下堅築し短気す」と。是を以て身重く少気するなり。《内経》に曰く、「諸々の水病なる者は、臥すを得ず」と。夫れ心は火に属す。水心に在れば、則ち蒸蘙<ruby>燔<rt>はんしゃく</rt></ruby>燥す。是を以て臥すを得ずして煩躁するなり。心水は、陰腫に応ぜず。腎脈は肺に出でて心を絡い、五液を主りて閉藏を司るを以て、水の行らざるは、皆之を腎に本づく。是を以て其の陰も亦腫るるなり。

【語釈】　○心は、身の血脈を主る：出典は、《素問・痿論》。　○《上経》：《金匱要略》の誤り。　○心に水在れば、心下堅築し短気す：《金匱要略・痰飲咳嗽病脈証并治第十二》の第3条を参照。　○諸々の水病なる者は、臥すを得ず：出典は、《素問・評熱病論》。　○燔爍：燔は、焼く。爍は、溶かす。

【通釈】　［魏］　また、水気が五臓に付着するのを明らかにする。そして別に一つの五水の証を形成する。思うに、水邪もまた積聚の類である。密接にその所に近づく場合は、この臓に潜伏して貯留する。即ち、臓をもって証を名づけることができる。

　　［程］　《内経》では、「心は、全身の血脈を主る」と言う。《金匱要略（上経）》では、「心に水があると、心下部が堅くて動悸がし、息切れがする」と言う。ここをもって身体は重だるくなり、息切れがする。《内経》では、「諸々の水病は、平臥ができなくなる」と言う。そもそも心は、火に属している。水が心にある場合は、熏蒸し、斠滞し、灼傷する。ここをもって平臥ができず煩躁する。心水は、陰嚢の腫大に対応しない。腎脈は肺に出て心を絡い、五液を主り、閉蔵を司るので、水が行らなくなるのは、いずれも腎が原因である。ここをもって陰もまた腫れる。

【本文】　案ずるに、《金鑑》に云う、「「其の人陰腫る」の四字は、当に腎水の条の内に在るべし。錯簡此に在り」と。此の説、理有り。然れども程の註義も亦通ず。姑く之に従う。

【通釈】　案じるに、《医宗金鑑》では、「「その人は、陰が腫れる」の四字は、腎水の条の中にあるはずである。錯簡がここにある」と言う。この説は、道理がある。しかし、程氏の注釈する義もまた通じる。暫くこれに従う。

【解説】　本条文は、心水の証候について論述している。
　心が病み、水気が心に貯留して全身、および肺に溢れると、身体は重だるくなり、息切れがする。水が心に貯留し、心火が熏蒸し斠滞し灼傷すると、平臥ができず、煩躁が出現する。腎は、五液を主り、閉蔵を司る。心に水が貯留するのは、腎が原因である。そこで、心に水が貯留する場合は、前陰もまた腫れる。

【原文】　肝水者、其腹大不能自転側、脇下腹痛、時時津液微生、小便続通。
（14）

水気病脈証并治第十四

【本文】　肝水なる者は、其の腹大にして自ら転側すること能わず、脇下腹痛み、時時津液微しく生じ、小便続いて通ず。

【語釈】　○肝水なる者云々：陳紀藩の説「本条は、肝水の昇降を論述している。「肝水なる者」は、肝が虚してその疏泄を失い、水がこれを犯して引き起こす水腫病である。肝が病んで脾に乗じ、脾が運化を失調し、水湿の気が偏盛し、腹に蓄積する。そこで、「其の腹大にして自ら転側すること能わず」になる。水が肝を犯す。厥陰の脈は、少腹より上行して脇肋を循る。肝気が阻まれ、乗じて脾土に及び、経脈が調和しなくなる。そこで、脇下と腹が皆痛む。肝が疏泄を失調し、木が土の位に乗じ、脾気が舒びず、その転輸を失調し、三焦の気が不暢になる場合は、津液は正常に輸布できなくなり、気化が失調する場合は、「時時津液微しく生ず」になる。そこで、「小便続いて通ず」になる。「時時津液微しく生じ、小便続いて通ず」は、尿の形成が多くなく、小便の量は少ないと理解すべきである。この所の「津液」は、尿と理解すべきである。「膀胱なる者は、州都の官、津液藏さる」の「津液」と義が同じである」陳紀藩主編《金匱要略》

【通釈】　肝が病んで水気の侵襲を受ける場合は、病人の腹部は膨大して自ら転側できなくなり、脇下から腹部にかけて疼痛が出現し、口の中に時に微かな津液が生じ、小便は時に通利する。

【本文】　［魏］　肝経に水有れば、必ず両脇に存す。故に腹大にして脇下痛む。少陽は、陰陽往来するの路なり。邪有りて窒礙す。故に自ら転側すること能わず。肝に水邪有れば、必ず上は胸咽を衝く。故に時時津液微しく生ず（口中に淡水有るの症なり）。及び上升して下降すれば、小便利せざる者も又続いて通ず。此れ、水邪肝木の往来升降の気に随いて上下して患いを為すなり。

　　［尤］　時時津液微しく生じ、小便続いて通ずる者は、肝は衝逆を喜みて疏泄を主り、水液之に随いて上下すればなり。

【語釈】　○窒礙：ふさぎ妨げる。障害。

【通釈】　［魏］　肝経に水があると、必ず両脇にある。そこで、腹は大きくなり、脇下は痛む。少陽は、陰陽が往来する路である。邪があって障害する。そこで、自ら転側できなくなる。肝に水邪があれば、必ず上は胸部や咽部を衝く。そこで、時々津液が微かに生じる（口の中に淡水がある症である）。および津液が上昇して下降すれば、小便が通利しない場合もまた続いて通じる。これは、水邪が肝木の往来し昇降する気に随って上下して患いを生じている。

- 743 -

［尤］　時々津液が微かに生じ、小便が続いて通じるのは、肝はよく衝逆し、疏泄を主り、水液がこれに随って上下するからである。

【解説】　本条文は、肝水の証候について論述している。

　水が肝経にあると、水は必ず両脇にあるので、腹部は大きくなり、脇下に痛みが出現する。少陽は、陰陽が往来する通路である。水邪が少陽にあると、自ら転側できなくなる。肝は疏泄を主り、よく衝逆する。水液が肝気に従って上下すると、時に津液が微かに生じ、また小便は続いて通利する。

【原文】　肺水者、其身腫、小便難、時時鴨溏。（15）

【本文】　肺水なる者は、其の身腫れ、小便難く、時時鴨溏す（「身」の下に《千金》は「体」の字有り）。

【語釈】　○肺水なる者云々：王廷富の説「この条は、肺が病んで水腫を生じる証候である。肺は気を主り、治節を司り、また水の上源である。肺が水を病み、水道を通調する効能が乱れ、気化が塞がると、小便は困難になる。水道が不利になる場合は、営が渋り衛が滞る。そこで、水気は肌表に汎濫し、身体に浮腫が出現する。時時鴨溏に至っては、一つは肺は大腸と表裏の関係にあり、肺の病が合である腑に波及し、伝導が失調して引き起こされる。もう一つは、肺気が病む場合は、脾気の上への輸布を受けず、肺と脾が交々困しむ。そこで、水と精粕が鴨の糞のように雑ざって下る」《金匱要略指難》

【通釈】　肺が病んで水邪の侵襲を受ける場合は、病人の全身に浮腫が出現し、小便は困難になり、大便は屡々鴨の糞便のように水液が混じって下痢状になる（「身」の字の下に《千金》では「体」の字がある）。

【本文】　［鑑］　趙良曰く、「肺は、皮毛を主り、営衛を行らせ、大腸と合す。今水病有れば、則ち水皮膚に充満す。肺は、本水道を通調し、下は膀胱に輸り、尿溺と為す。今既に通ぜず、水小便自り出づるを得ず、反って其の合に従い、精粕と混ざりて鴨溏を成すなり」と。

　［尤］　鴨溏は、鴨の後の如く、水と糞と雑ざり下るなり。

【語釈】　○溺：尿に同じ。

【通釈】　［鑑］　趙良は、「肺は、皮毛を主り、営衛を行らせ、大腸と合する。今水病がある場合は、水は皮膚に充満する。肺は、元々水道を通調し、下は膀胱に輸布して尿となる。今既に通調しなくなると、水は小便より出ることができず、反ってその合に従い、精粕と混ざって鴨溏を形成する」と言う。

- 744 -

［尤］　　鴨溏は、鴨の後ろのように、水と糞が雑ざって下ることである。
【解説】　本条文は、肺水の証候について論述している。
　　肺は皮毛を主り、大腸と合する。肺が病んで水が貯留すると、水は肺の主る皮膚に充満するので、身体は腫れる。肺は、水道を通調し、水を膀胱に輸布して尿を形成する。肺が病み、水道を通調できなくなると、水が小便より出ることができなくなるので、小便は困難になる。鴨溏は、鴨の糞便のように、水と糞が雑ざって下ることを言う。水が小便より出なくなると、反って肺の合に従うので、大便は鴨溏のようになる。

【原文】　脾水者、其腹大、四肢苦重、津液不生、但苦少気小便難。(16)
【本文】　脾水なる者は、其の腹大、四肢重きを苦しみ、津液生ぜず、但だ少気を苦しみ小便難し。
【語釈】　〇脾水なる者云々：陳紀藩の説「本条は、脾水の証候を論述している。「脾水」は、脾陽が虚弱になり、水湿が肌膚に汎濫して引き起こされる水腫病である。腹は、脾の位置である。脾が虚して運化を失調し、その津液を転輸できず、水湿が内に生じて自ら盛んになり、脾が水を被って困しむ場合は、「腹大」になる。水が四肢に溢れる場合は、「四肢重きを苦しむ」になる。脾胃は、「倉廩の本、営の居なり」（《素問・六節藏象論》）である。脾気が虚弱になる場合は、営衛や気血生化は源が乏しくなるので、少気が引き起こされる。脾が虚して津を散じて肺に帰す効能が失調する。そこで、「小便難し」になる」陳紀藩主編《金匱要略》
【通釈】　脾が病んで水邪の侵襲を受ける場合は、病人の腹部は腫大し、四肢は重だるくなり、津液は産生されず、ただ息切れがして小便は困難になる。
【本文】　　［尤］　脾は腹を主り、気は四肢を行る。脾水気を受くれば、則ち腹大、四肢重し。津気は穀に生じ、穀気は脾に運る。脾湿運らざれば、則ち津液生ぜずして少気す。小便難き者は、湿行らざればなり。
【通釈】　　［尤］　脾は腹を主り、気は四肢を行る。脾が水気を受ける場合は、腹は大になり、四肢は重だるくなる。津気は水穀より生じ、穀気は脾に運らされる。脾湿が運らない場合は、津液は生じなくなり、息切れがする。小便が困難になるのは、湿が行らないからである。
【解説】　本条文は、脾水の証候について論述している。
　　脾が水気を受けると、脾の主る腹部は大きくなり、四肢は重だるくなる。脾

の運化を主る機能が失調し、脾湿が行らなくなると、津液は生ぜず、息切れがする。湿が行らなくなると、小便は困難になる。

【原文】　腎水者、其腹大、臍腫、腰痛、不得尿、陰下湿如牛鼻上汗、其足逆冷、面反痩。(17)

【本文】　腎水なる者は、其の腹大にして、臍腫れ、腰痛み、尿するを得ず、陰下湿りて牛鼻の上の汗の如く、其の足逆冷し、面反って痩す（「反って」は、《脈経》に「皮」に作り、註に云う、「一に云う、大便反って堅しと」と）。

【語釈】　〇腎水なる者云々：王廷富の説「この条は、腎が病んで水腫を生じる証候である。足少陰の脈は足心より起こり、内踝を循り、背骨を貫き、腎に属し膀胱を絡い、胃の関門である。今水が腎にある場合は、関門が不利になる。そこで、水を集め、腹は大きくなり、臍は腫れる。腰は身体の半分以下であり、腎気がこれを主る。腎気が虚して関門が不利になると、水が集って病を生じ、腎陽は更に温煦化気できなくなる。そこで、腰は痛み、尿をすることができなくなる。同時に陰が下に盛んになり、水気が浸淫する。そこで、陰の下が湿る。陽気は、下に達することができなくなる。そこで、足は逆冷する。顔面が反って痩せるのは、風水や皮水で顔面に浮腫が出現するのと同じでない。もし腎の効能に病変があって水を病む場合は、上焦の気血は水の性に随って下に趣く。そこで、顔面は反って痩せる。もし腎臓の本体が損害されて水を病む場合は、また経脈に随って上行するので、反って腫れる」《金匱要略指難》

【通釈】　腎が病んで水邪の侵襲を受ける場合は、病人の腹部は腫大し、臍部は腫れて突出し、腰は痛み、小便は不利になり、前陰は牛の鼻の上の汗のように湿潤し、両足は逆冷し、顔面は反って痩せ衰える（「反って」の字は、《脈経》では「皮」の字に作り、注釈では「ある本では、「大便は反って堅い」と言う」と言う）。

【本文】　［程］　腎なる者は、胃の関なり。関門利せず。故に水を聚めて病を生ぜしむ。是れ腹大、臍腫るるの証有るなり。腰なる者は、腎の外候なり。故に腰をして痛ましむ。膀胱なる者は、腎の府なり。故に溺を得ざらしむるなり。其れ溺を得ざらしむを以て、則ち水気は泄するを得ず、睾嚢に浸漬して陰汗と為し、下焦に流注して足冷と為す。夫れ腎は水藏と為す。又水邪を被れば、則ち上焦の気血は水の性に随いて下に趣く。故に其の人の面反って痩す。風水、裏水の面目洪腫の若きに非ざるなり。

水気病脈証并治第十四

　　［魏］　是れ五水は、又以て五藏に分かれて附して名を得。但だ臓は各々附すと雖も、其の実其の地を異にする者なり。其の邪を異にせず。之を治する者は、亦其の処を異にする者も、当に其の法を易えざるべきなり。

【語釈】　○浸漬：ひたす。　○五水：五臓水を指す。五臓水は、五臓の気化機能が失調した後、水腫と五臓の気化が障害された証侯を発生する病証である。陳紀藩の説「「五臓水」と「水五臓に在り」は既に異同があり、また関連がある。これらはいずれも肺、脾、腎の通調、転輸、蒸化の効能の異常によって引き起こされる津液の運行障害の集結で水腫、あるいは飲邪を形成して得られる。前者の分別は、心、肺、脾、肝、腎などの臓が損傷され、効能が異常になることによって引き起こされる五種類の水腫病である。後者は、飲邪が心、肺、脾、肝、腎に波及して形成される五種類の飲病である。正しく徐忠可が「臓の中は真によく有形の水を蓄積できるものではなく、飲気がこれを浸すに過ぎない」と言うようなものである。前者は水腫、尿の減少が主証である。後者は一般に水腫がなく、小便の量が少ない場合は、飲がいずれの臓を犯しているのかによって症に区別があることを見るべきである。ただ、二者は相互に転化することができ、時にまた完全に分離できないこともある。臨床では、先ず痰飲を病んだ後に水腫を変生することがあり、また先ず水腫を病んだ後に次第に飲病を生じることもある」陳紀藩主編《金匱要略》

【通釈】　［程］　腎は、胃の関門である。関門が通利しなくなる。そこで、水を集めて病を生じる。それで、腹が大になり、臍が腫れる証がある。腰は、腎の外候である。そこで、腰が痛むようになる。膀胱は、腎の府である。そこで、尿が出なくなる。尿が出なくなる場合は、水気は泄れることができず、陰嚢を浸すと陰汗となり、下焦に流注すると足が逆冷する。そもそも腎は、水臓である。また、水邪を被る場合は、上焦の気血は水の性に随って下に趣く。そこで、その人の顔面は反って痩せる。風水や裏水で顔面や目に甚だしい浮腫が出現するようなものではない。

　　［魏］　ここでの五水は、また五臓に分かれて附して名称を得る。ただ、臓は各々に附すが、その実、その部位を異にする場合である。その邪を異にするのではない。これを治療する場合は、またそれがある所を異にしていても、その方法を易えるべきでない。

【解説】　本条文は、腎水の証候について論述している。

　腎は、胃の関門である。腎が病んで水を集めると、関門が通利しなくなるの

で、腹部は大きくなり、臍部は腫れる。腰は、腎の外候である。腎に水気が溢れると、腰が痛む。膀胱は、腎の府である。腎が水気を病むと、尿は出なくなる。尿が出なくなると、水気が下に趣くので、陰嚢から汗が出て、両足は逆冷する。腎が水邪を被ると、上焦の気血が水の性に従って下に流れるので、顔面は反って痩せる。

【原文】　師曰、諸有水者、腰以下腫、当利小便。腰以上腫、当発汗乃愈。（18）

【本文】　師曰く、諸々の水有る者、腰以下腫るるは、当に小便を利すべし。腰以上腫るるは、当に汗を発すれば乃ち愈ゆべし。

【語釈】　〇師曰く、諸々の水有る者云々：呂志杰の説「本条は、水腫病の一般の治療原則を提示している。諸々の水があるとは、一切の水腫病を指す。およそ水腫病を治療するには、腰以下が腫れる場合は、利小便の方法を用いるべきであり、下部に貯留した水を小便より排出する。腰以上が腫れる場合は、発汗の方法を用いるべきであり、上部に貯留した水を汗液より排泄する。これは、《素問・湯液醪醴論》に提出される所の「鬼門を開き浄府を潔む」の治法であり、「各々その勢いによってこれを利導する」（《金匱要略心典》）である」《金匱雑病論治全書》

【通釈】　師が言われた。種々の水気病を治療する原則は、腰より下が腫れる場合は、小便を通利する方法を用いるべきである。腰より上が腫れる場合は、発汗する方法を用いると病は治癒するはずである。

【本文】　〔鑑〕　諸々の水有る者は、諸々の水病を謂うなり。諸水の病を治するは、当に表裏、上下の分消の法を知るべし。腰以上腫るる者は、水外に在り、当に其の汗を発すれば、乃ち愈ゆべし。越婢、青龍等の湯証なり。腰以下腫るる者は、水下に在り、当に小便を利せば、乃ち愈ゆべし。五苓、猪苓等の湯証なり。趙良曰く、「身の半ば以上は、天の分の陽なり。身の半ば以下は、地の分の陰なり。而して身の腠理は天分の陽を行り、小便は地分の陰に通ず。故に水天に停まる者は、腠理を開き、水汗に従いて散ず。水地に停まる者は、其の出関を決して水自ら出づ。即ち、《内経》の「鬼門を開き、浄府を潔む」の法なり」と。

【語釈】　〇鬼門を開き、浄府を潔む：出典は、《素問・湯液醪醴論》。「鬼門を開く」は、発汗によって汗孔を開くこと。「浄府を潔む」は、利小便をし

て膀胱をきよめること。

【通釈】　［鑑］　「諸々の水がある」とは、諸々の水病を言う。諸々の水の病を治療する場合は、表裏や上下に分消する方法を知るべきである。腰より以上が腫れる場合は、水は外にあるので、その汗を発すると、病は治癒するはずである。越婢湯、青龍湯などの湯証である。腰より以下が腫れる場合は、水は下にあるので、小便を通利すると、病は治癒するはずである。五苓散、猪苓湯などの湯証である。趙良は、「身体の半ば以上は、天の区分の陽である。身体の半ば以下は地の区分の陰である。そして身体の腠理は天の区分の陽を行り、小便は地の区分の陰に通じる。そこで、水が天に停まる場合は、腠理を開くと、水は汗に従って散じる。水が地に停まる場合は、その出口を決壊すると水は自然に出る。即ち、《内経》の「鬼門を開き、浄府を潔（きよ）める」の方法である」と言う。

【本文】　陳氏の《証治大還》に云う、「凡そ大人、小児、通身浮腫喘急し、小便利せず、下自りして上る者は、陰水と名づく。上自りして下る者は、陽水と名づく。俗に河白と名づけ、河白草を用い、濃煎せし湯もて洗い浴す。此の草、三尖底平、葉底及び梗（こう）に芒刺有り。陽水は刺無き者を用い、陰水は刺有る者を用う。一二浴の後にして小便便ち利し、浮腫自ら消ゆ。神効あり神効あり」と。

【語釈】　○梗：枝。　○芒刺：とげ。　○神効：はかりしれない優れた功績。

【通釈】　陳氏の《証治大還》では、「およそ大人や小児で全身に浮腫が出現して気喘で呼吸が急迫し、小便は不利になり、下より上る場合は、陰水と名づける。上より下る場合は、陽水と名づける。世俗では河白と名づけ、河白草を用い、濃く煎じた湯液を用いて沐浴する。この草は三方が尖り、底は平らであり、葉の底と枝に刺がある。陽水は刺がないものを用い、陰水は刺があるものを用いる。一二回沐浴した後に小便は通利し、浮腫は自然に消える。極めて有効である」と言う。

【解説】　本条文は、水気病の治療原則について論述している。

　種々の水病に罹患し、腰より上が腫れる場合は、水が外にあるので、発汗すると病は治癒するはずである。あるいは水病に罹患し、腰より下が腫れる場合は、水が下にあるので、小便を通利すると病は治癒するはずである。

【原文】　師曰、寸口脈沈而遅、沈則為水、遅則為寒。寒水相搏。趺陽脈伏、

－ 749 －

水穀不化、脾気衰則鶩溏、胃気衰則身腫。少陽脈卑、少陰脈細、男子則小便不利、婦人則経水不通。経為血。血不利則為水。名曰血分。(19)

【本文】　師曰く、寸口の脈沈にして遅、沈は則ち水と為し、遅は則ち寒と為す。寒水相い搏つ。趺陽の脈伏、水穀化せず、脾気衰うれば則ち鶩溏し、胃気衰うれば則ち身腫る。少陽の脈卑、少陰の脈細、男子は則ち小便不利し、婦人は則ち経水通ぜず。経を血と為す。血利せざれば則ち水と為す。名づけて血分と曰う（沈際飛校本の《脈経》は、「卑」は「革」に作る。《脈経》の註に「一に云う、水分」と）。

【語釈】　○師曰く、寸口の脈沈にして遅云々：王廷富の説「この条は、肺脾腎三焦の病変が引き起こす水腫病で気分と血分を区分する。寸口の脈が沈で遅であるのは、肺気が虚して滞り、水腫を引き起こす脈理と病理を説明する。寸口は陽に属して肺気を主り、その脈は浮になるはずであるが、沈でかつ遅であるのは、水寒の気が肺気を激しく打ち、肺気が宣びず、衛外の陽気が化せず、肺の治節が行らなくなると、水気が汎濫して腫れる。趺陽の脈が伏であるのは、中焦の陽虚の脈理と、これによって水腫を引き起こす病理を説明する。趺陽は、胃を候う。脾胃は、相互に合わさる。脾胃の陽が虚すので、脈は伏になる。胃は受納を主り、脾は運化を主る。脾気が衰え、運化して清濁を泌別できなくなると、水穀は胃腸に随って下り、鶩溏の便になる。胃の陽気が衰え、水穀を腐熟して精微に変化させるのが無力になると、既に変化して営血になることができず、また水穀の精悍で熱する気を捕らえて分肉を暖め、腠理を実することができず、津液を捕らえて変化して気を生じることができず、反って水を生じ、肌膚に浸淫して身体が腫れる。その次ぎは、少陽と少陰の脈理と水腫を引き起こす病理を説明する。少陽は三焦の気を候い、少陰は腎気を候い、三焦は腎に根ざして決瀆を司る。少陽の脈が卑であり、少陰の脈が細であるのは、ただ腎陽が虚すだけではなく、精血もまた不足し、化気行水できず、かつ三焦の気機が失調する。そこで、男子では小便が不利になって水を病む。血海に余りがなければ、女子では経水が通じなくなる。経水が通じなくなる理由は、虚、積冷、結気によって引き起こす所にある。経は、精血が変化する所である。陽が虚して既に精血を化生できなくなるので、血が少なくなる。また、化気行水ができず、これによって経血の不通が引き起こされて水腫を生じる。そこで、名づけて血分と言う」《金匱要略指難》。　○少陽の脈卑：陳紀藩の説「これは、和髎^わの部位の脈を指し、上の耳角根の前、鬢髪^{びんはつ}の後ろにある。即ち、耳門の僅

－ 750 －

かに前上方である。卑は、脈を按じると沈で弱であることを指す」陳紀藩主編
《金匱要略》。　　○名づけて血分と曰う：先ず経血が閉じ、継いで気滞が発生
し、最後に水気病が発生する場合は、これを「血分」の水気病と言う。李克光
の説「「名づけて血分と曰う」のは、この種の水気病の産生は、血分の病変を
源とすることを言う。症は水腫が見われるが、実は経血が閉じて阻まれ行らな
くなることによって引き起こされる。そこで、「血分」と言う」《金匱要略譯
釋》

【通釈】　　師が言われた。寸口の脈が沈で遅である。脈が沈であるのは水を表
わし、脈が遅であるのは寒を表わしている。寒と水が打ち合うと、水気病が形
成される。趺陽の脈が伏である場合は、脾気が衰えて水穀を運化できなくなる。
脾気が衰える場合は、あひるの糞便のような水分の多い便になり、胃気が衰え
る場合は身体に浮腫が出現する。少陽の脈が沈で弱であり、少陰の脈が細であ
るのは、腎気の不足を表わしている。この種の脈が出現する場合は、男子は小
便が不利になり、女子は月経が不通になる。月経の源は血である。血行が不利
になる場合は、水気病が形成される。これを血分の水気病と称する（沈際飛校
本の《脈経》では、「卑」の字を「革」の字に作る。《脈経》の注釈では、
「ある本では、水分と言う」とある）。

【本文】　　[程]　　沈は水と為し、遅は寒と為す。水寒相い搏てば、則ち土敗
る。是を以て胃の趺陽の脈は、則ち伏す。脾の水穀は、則ち磨せず。脾衰うれ
ば、則ち寒内に著きて驚溏を為す。胃衰うれば、則ち水外に溢れて身腫を為す
なり。少陽なる者は、三焦なり。《内経》に曰く、「三焦なる者は、決瀆の官、
水道出づ」と。今少陽の脈卑なれば、則ち決瀆すること能わず。男子に在れば、
則ち小便不利す。少陰なる者は、腎なり。《中藏経》に曰く、「腎なる者、女
子以て血を包むは、其れと衝脈と并びに行るを以てすればなり」と。今少陰の
脈細なれば、則ち寒気胞門を宕ぐ。婦人に在りては、則ち経水通ぜず。経は血
と為すと雖も、其の体は則ち水なり。況や水病みて血行らざれば、其の血も亦
化して水と為るをや。故に名づけて血分と曰く。

【語釈】　　○三焦なる者云々：出典は、《素問・霊蘭秘典論》。全句は、「三
焦は水道を疏通する作用があり、全身の水道がこれによって主持される」の意。

　　○決瀆：決は、通じる。瀆は、水道。

【通釈】　　[程]　　沈は水であり、遅は寒である。水と寒が打ち合う場合は、
土が敗られる。ここをもって胃の趺陽の脈は、伏になる。脾の水穀は、運化さ

れなくなる。脾が衰える場合は、寒が内に着き、鴛の糞便のように下痢状にな
る。胃が衰える場合は、水が外に溢れて身体が腫れる。少陽は、三焦である。
《内経》では、「三焦は、決瀆の官であり、水道がこれより出る」と言う。今
少陽の脈が卑である場合は、水道を通じることができなくなる。男子では、小
便は不利になる。少陰は、腎である。《中藏経》では、「腎は、女子で血を包
むのは、腎と衝脈が並びに行るからである」と言う。今少陰の脈が細である場
合は、寒気が胞門を過ぎる。婦人では、経水が通じなくなる。経は血であるが、
その体は水である。ましてや水病で血が行らなくなる場合は、その血もまた変
化して水となるのはなおさらである。そこで、名づけて血分と言う。

【本文】　案ずるに、沈云う、「卑なる者は、即ち沈にして弱なり」と。徐云
う、「卑は、則ち低くして弱し」と。《平脈法》に「営気弱なるを名づけて卑
と曰う（56）」と。王宇泰云う、「営は血を主り、陰と為す。如し之を按ずれ
ば、沈にして力無し。故に之を痺と謂うなり」と。但だ少陽は未だ何れの部な
るかを詳らかにせず。徐云う、「左の関の胆脈なり」と。沈云う、「右尺」と。
《金鑑》に云う、「左尺」と。然れども左右の配位の説は、仲景の未だ曾て言
わざる所なり。必ず別の指す所有り。《史記・倉公伝》の「時は少陽の初代」
も亦同じ。血分は、諸家明解無し。蓋し、分は散なり。血は水と為して分散し、
肢体に流布するなり。又水分有り、左に附す。

　《脈経》に云う、「問いて曰く、病に血分有りとは、何の謂いぞやと。師曰
く、経水前に断ち後に水を病む。名づけて血分と曰う。此の病治し難しと。問
いて曰く、病に水分有りとは、何ぞやと。師曰く、先ず水を病み、後経水断ず
るは、名づけて水分と曰う。此の病治し易しと」と。

　《本事続方》に云う、「婦人の経脈通ぜず、即ち黄水と化し、水四肢に流
るれば、則ち遍身皆腫る。名づけて血分と曰うを治す。其の候、水腫と相い類す
ること一等。庸医は源流を問わず、便ち水疾と作して之を治するは、唯だ効無
きのみに非ず、又恐らくは命を喪う。此れ、乃ち医之を殺すなり。宜しく此
の方を用うべし。

　人参　当帰　瞿麦穂　桂枝　茯苓（各半両）　　苦葶藶（炒る、二分）

　右細末と為し、煉蜜もて圓ずること梧桐子大の如くし、毎服十五圓、空心に
米飲もて下し、漸く加えて二十圓に至り、三十圓に止む。毎に効かざる者無
し」と。案ずるに、此の方、経水通ぜずして血分に発する者の為に設く。若し
胃気衰うる者は、宜しく另に方を議りて可なるべきなり。

- 752 -

水気病脈証并治第十四

【通釈】　案じるに、沈氏は、「卑は、沈で弱のことである」と言う。徐氏は、「卑は、低くて弱いことである」と言う。《傷寒論・平脈法》では、「営気が弱くなる場合は、これを名づけて卑と言う（56）」とある。王宇泰は、「営は血を主り、陰である。もしこれを按じる場合は、沈で無力である。そこで、これを痺と言う」と。ただ、少陽はいまだいずれの部位であるのかを詳らかにしていない。徐氏は、「左の関の胆脈である」と言う。沈氏は、「右尺である」と言う。《医宗金鑑》では、「左尺である」と言う。しかし、左右に位を配する説は、仲景がいまだかつて言わない所である。必ず別に指す所がある。《史記・倉公伝》の「時は少陽の初代である」もまた同じである。血分は、諸家には明解がない。思うに、分は散じることである。血は水なって分散し、四肢や身体に流布することである。また、水分があり、左に記載して附す。

　《脈経》では、「ある人が質問し、「病に血分があると言うのは、どのようなことであろうか」と言った。師はこれに答え、「経水が前に断絶し、後に水を病む。これを名づけて血分と言う。この病は、治療し難い」と言った。また、ある人が質問し、「病に水分があると言うのは、どのようなことであろうか」と言った。師はこれに答え、「先ず水を病み、その後に経水が途絶える場合は、名づけて水分と言う。この病は、治療し易い」と言った」と言う。

　《本事続方》では、「婦人の経脈が通じなくなり、黄水に変化し、水が四肢に流れる場合は、全身が皆腫れる。これを名づけて血分と言う場合を治療する。その証候は、水腫と相互によく類似する。凡庸な医者は源流を質問せず、直ちに水気の疾患としてこれを治療する場合は、ただ効果がないだけではなく、また恐らくは命を喪うことになる。これは、医者がこれを殺すのである。この処方を用いるべきである。

　人参　当帰　瞿麦穂　桂枝　茯苓（各々半両）　　苦葶藶（炒る、二分）

　右を細かな粉末にし、煉蜜であおぎりの実の大きさの丸剤にし、毎回十五丸を服用し、空腹時に重湯で飲み込み、次第に増量して二十丸に至り、三十丸になった時点で増量を停止する。常に効果がない場合がない」と言う。案じるに、この処方は、経水が通じなくなり、病が血分に発生するもののために設けられた。もし胃気が衰えている場合は、別に処方を図ってそれを使用すべきである。

【解説】　本条文は、水気病が形成される機序と血分の水気病の概念について論述している。

　寸口の脈が沈で遅である。水気を病むと脈は沈になり、寒えがあると脈は遅

－ 753 －

になる。水気と寒えが打ち合うと、土が傷られるので、趺陽の脈は伏になる。脾気が衰え、運化を主る機能が失調し、寒気が内に着くと、鴨の糞便のように、下痢状になる。胃気が衰えると、水が外に溢れるので、身体に浮腫が出現する。少陽は、三焦である。少陽の脈が卑、即ち沈で弱になると、三焦は水道を通じなくなるので、男子では小便が不利になる。少陰の脈が細になり、寒気が胞門を過ぎると、婦人では、経水が行らなくなる。月経は血であるが、その体は水である。即ち、水病で血が行らなくなると、血はまた水に変化する。そこで、これを「血分」と言う。

【原文】　問曰、病有血分水分、何也。師曰、経水前断、後病水、名曰血分。此病難治。先病水、後経水断、名曰水分。此病易治。何以故。去水、其経自下。(20)

【解説】　本条文は、李克光主編の《金匱要略譯釈》では、第20条として解説されているが、《金匱要略輯義》では記載がない。ただ、第19条の注釈にほぼ同文の《脈経》の条文が引用されている。詳細は、《金匱要略大成》を参照のこと。

【原文】　問曰、病者苦水、面目身体四肢皆腫、小便不利。脈之不言水、反言胸中痛、気上衝咽、状如炙肉、当微咳喘。審如師言。其脈何類。師曰、寸口脈沈而緊、沈為水、緊為寒。沈緊相搏、結在関元。始時当微、年盛不覚。陽衰之後、営衛相干、陽損陰盛、結寒微動。腎気上衝、喉咽塞噎、脇下急痛。医以為留飲而大下之、気撃不去、其病不除。後重吐之、胃家虚煩、咽燥欲飲水、小便不利、水穀不化、面目手足浮腫。又与葶藶圓下水。当時如小差、食飲過度、腫復如前、胸脇苦痛、象若奔豚。其水揚溢、則浮咳喘逆。当先攻撃衝気令止、乃治咳。咳止、其喘自差。先治新病、病当在後。(21)

【本文】　問いて曰く、病者水を苦しみ、面目、身体、四肢皆腫れ、小便不利す。之を脈するに水を言わず、反って胸中痛み、気咽に上衝し、状炙肉の如く、当に微しく咳喘すべしと言う。審らかにするに師の言の如し。其の脈、何の類ぞやと。師曰く、寸口の脈沈にして緊、沈は水と為し、緊は寒と為す。沈緊相い搏ち、結んで関元に在り。始めの時は当に微なるべきも、年盛んなれば覚えず。陽衰うるの後、営衛相い干し、陽損じ陰盛んにして、結寒微動す。腎気上衝し、喉咽塞噎し、脇下急痛す。医以て留飲と為して大いに之を下し、気撃去

水気病脈証并治第十四

らず、其の病除かず。後重ねて之を吐すれば、胃家虚煩し、咽燥きて水を飲まんと欲し、小便不利し、水穀化せず、面目手足浮腫す。又葶藶圓を与えて水を下す。当時小しく差ゆるが如きも、食飲度を過ぐれば、腫復た前の如く、胸脇苦痛し、象奔豚の若し。其の水揚溢すれば、則ち浮咳喘逆す。当に先ず衝気を攻撃して止ましめ、乃ち咳を治すべし。咳止めば、其の喘自ら差ゆ。先ず新病を治し、病当に後に在るべしと（徐本は、「気撃」は「気繋」に作り、「浮咳」の「浮」の字無く、「当微」は「尚微」に作る。沈、尤は、並びに同じ。魏本は、「気撃」は「気急」に作る）。

【語釈】　○問いて曰く、病者水を苦しみ云々：「之を脈するに水を言わず、…当に微しく咳喘すべしと言う」は、沈明宗の説では病人の発言とするが、現在の中医学の参考書では老師の発言とする。李克光の説「本条は、四つの段落に分けて討論する。第一の段落は、条文の始めから「其の脈何の類ぞや」までであり、問答形式で水気と衝気が併発する時はどうして始めに衝気を重んじるのかを述べ、本条の論述の序言としている。「病者水を苦しむ」は、水気病（正水、石水の類の陰寒の水気病）を患う重篤な病人を言う。証は、「面目身体四肢皆腫れ、小便不利す」が見られる。ただ、老師は診察後に水気病を言わず、反って胸中が痛み、病人は気が少腹より上って胸部と咽部に衝き、咽中は塞がり、炙った肉塊が内に塞がったようであると述べる。これは、水気が衝気を併発する証候である。この時は、水気は既に旺盛であり、また衝気の上逆を加え、肺気が粛降を失調する。そこで、更に「微しく喘咳す」が見られるはずである。詳らかに病状を視ると、老師の言うようであったが、その機序はどこにあるのであろうか」《金匱要略譯釋》。王廷富の説「本条の重点は、二つがある。第一は、病位である。本病の病位は関元にあり、陽が虚して水寒が結ぶ。重点はまた腎陽が虚し、腎気が気化しない点にある。そこで、沈緊の脈の道理は、元陽が日毎に衰えて水気病を形成する病理を明らかにする。第二は、病変と治則である。この条は、水が病み寒を積むのが根であり、また誤治の変証を兼ねている。《痰飲篇》の支飲で小青龍湯を服用した後に衝気に変化するのと咳喘に変化するのとが相同する。ただ、病証と病理は、同じでない。彼は外感が内飲を引動し、小青龍湯の使用が適切でなく、変化して衝気を生じ、支飲は生じるが腫れない。そこで、彼は茯苓桂枝五味甘草湯を用いてその衝気を治療する。これは、水気と衝気が併発する証であり、また衝気が急である。そして前方の中の五味子の酸収は、適切でない。徐忠可は苓桂朮甘湯を用いてその衝

－ 755 －

気を治療すると主張するが、参考にすべきである。衝気が平らげられると、《痰飲篇》の苓甘五味姜辛湯を用いてその咳喘を治療する。方中の五味子は水腫に対してまた不利である。これによってただその法を施すべきであり、方に執着して変化させないでいてはならない。新病の衝気が平らげられ、喘咳が止めば、水気の本病は、いまだ処方を提出していないが、また寒が関元に結び、腎気が気化せず、水気の根となっているのに基づき、温陽化気に従って着手し、その本を治療すべきである」《金匱要略指難》

【通釈】　ある人が質問し、「病人が水気病に罹患し、顔面、目、全身、四肢にいずれも浮腫が出現し、小便は不利になった。老師がこの病人を診察すると、水気病については話をされず、反って病人の胸中には疼痛が出現し、気が咽に上衝し、咽中は炙った肉が詰まっているような感じがしているので、微かな咳嗽と気喘が出現するはずであると言った。病状は確かに老師の言われた通りになった。病人の証候は、どのような機序で出現したのであろうか」と言った。師が言われた。寸口の脈が沈で緊である。脈が沈であるのは水であり、脈が緊であるのは寒えである。沈と寒えが打ち合うと、下焦の関元に凝結する。寒えと水が凝結し始める頃は比較的軽微であり、年令が壮年期になり陽気が旺盛になると感じることはない。年令が更に進んで陽気が衰弱すると、営衛は調和せず、陽気は日毎に衰え、陰気は漸く盛んになるので、この時期になると下焦に凝結していた寒水の気が微かに動き始める。下焦の寒水の気が衝脈を介して上衝すると、咽喉は塞がった感じがし、脇下に疼痛が出現する。医者は留飲があるために脇下に疼痛が出現すると考えて攻下薬を用いて大いに下したが、気の上衝は消退することがなく、その病はなお除かれなくなった。その後、咽喉の閉塞感を見て重ねて吐法を用いて治療すると、胃気は虚して煩悶し、咽中は乾燥して水を飲みたくなり、小便は不利になり、飲食物は消化されず、顔面、目、手足などに浮腫が出現した。医者はその浮腫を見てまた葶藶丸を与え、その水を下した。その後、一時期浮腫は幾らか軽減したが、飲食が多くなると浮腫は以前のように増大し、胸脇に激しい疼痛が出現し、病状は奔豚病のようになった。陰寒の水気が上に向かって汎濫すると、浮腫、咳嗽、気喘、衝気の上逆が出現する。この場合の治療法は、先ず最初に衝気の上逆を鎮めて停止させ、その後に咳嗽を治療すべきである。咳嗽が停止すると、気喘は自然に治癒する。総じて言えば、先ず衝気や咳嗽などの新たに発生した病を治療し、水気病の根治療法は新たな病が治癒した後に進めるべきである（徐本では、「気撃」を

－ 756 －

水気病脈証并治第十四

「気繋」に作り、「浮咳」の「浮」の字がなく、「当微」を「尚微」に作る。沈本と尤本では、並びに同じである。魏本では、「気撃」を「気急」に作る）。

【本文】　　［沈］　　此れ、水病は積寒を根と為し、兼ねて誤治の変を示すなり。病者面目身体四肢皆腫れ、小便不利するは、乃ち水腫に本之有りの証なり。但だ病者は遂に此れを言わず、反って言うに胸中痛み、気上りて胸を衝き、状炙肉の如く、当に微しく咳喘すべしと。水病、当に此れ有るべからずして之を見わす。故に其の脈何の類ぞやと問う。

　　［程］　　寸口の脈沈にして緊、沈は水と為し、緊は寒と為す。水寒の気は関元に結ぶ。其の少壮の時に当たりては、陽気正しく旺んなれば、結寒有りと雖も、亦覚えずと為す。陽衰うるの後に至るに及びては、営衛も亦虚し、其の陽則ち損じ、其の陰則ち盛んに、関元の結寒、其の陽虚に乗じて動き、腎中の陽気は、以て陰寒に勝つこと能わず、寒気上衝し、咽喉閉塞し、脇下も亦相い引きて急痛するなり。医者は、其の本は寒水結びて関元に在るに因るを求めず、其の標の証の面目身体四肢皆腫れ、小便不利なるを見て、以て水飲と為して大いに之を下す。其の衝気は、下の為に止まず。後重ねて之を吐せば、惟だ衝気止まざるのみならずして大吐大下も復た其の胃を損じて其の津液を亡う。是を以て咽燥きて飲を引くなり。吐下して後、其の陽愈々虚すれば、則ち便溺を施行すること能わず、其の寒愈々勝れば、則ち水穀を消化すること能わず。是を以て小便利せずして水穀化せず、面目手足猶然として浮腫す。復た葶藶丸を与えて水を下せば、而ち浮腫小しく差ゆ。食飲度を過ぐれば、則ち脾胃も復た傷れ、腫も復た前の如し。其の実、水寒関元に結びて未だ散ぜず、寒上衝すれば、則ち胸脇苦痛し、象奔豚の若し。水揚溢すれば、則ち浮腫喘咳を為すなり。

　　［魏］　　営衛は、即ち陰陽の気なり。陰気の旺ずるは、陽気の衰うるに干いて必ず相い干して凌ぎ、陽の日益々損じ、陰の日益々盛んなり。

　　［沈］　　葶藶丸は、但だ水腫の標を下し、水の本を除くこと能わず。故に但だ小しく差えて悉く徹せず、稍食飲度を過ぐること有れば、腫は復た前の如し。

　　［徐］　　当に衝気を攻撃して止ましむべし。《痰飲門》の苓桂味甘湯の如き是れなり。咳止めば、喘は治さずと雖も、自ら愈ゆ。此れ、乃ち病根甚だ深く、驟かに除くこと能わず。故に須く先ず異病を去るべく、則ち原病治す可し。故に曰く、「先ず新病を治し、病当に後に在るべし」と。衝気、咳喘等は皆新病なるを知るを要するなり。「病当に後に在るべし」の「病」の字は、水気を指して言う。然して関元に寒を結べば、則ち又水病の本と為る。

- 757 -

【語釈】　○少壮：三十歳くらいまでの若くて元気のよい時。　○猶然：ゆったりしているさま。　○揚溢：揚は、あげる。溢は、あふれる。

【通釈】　［沈］　これは、水病は積った寒えを根とし、兼ねて誤治の変証を提示する。病人の顔面、目、身体、四肢が皆腫れ、小便が不利になるのは、水腫では元々この証がある。ただ、病人は遂にこれを言わず、反って「胸中が痛み、気が上って胸部を衝き、その性状は炙った肉のようであり、微かに咳が出て気喘が出現するはずである」と言う。水病では、これはあるはずがないが、これが見われている。そこで、「その脈はどのような類であろうか」と質問する。

　［程］　寸口の脈が沈で緊である。沈であるのは水であり、緊であるのは寒である。水寒の気が関元に結ぶ。病人が少壮の時に当たっては、陽気は正しく旺盛であるので、結んだ寒があっても、また自覚しない。陽気が衰えた後に至っては、営衛もまた虚し、その陽気は損傷され、その陰気は旺盛になり、関元に結んだ寒は、その陽虚に乗じて動き、腎中の陽気は、これによって陰寒に勝つことができず、寒気が上を衝き、咽喉が閉塞し、脇下もまた相互に牽引して急痛する。医者は、その本は寒水が結んで関元にあることが原因であることを求めず、その標の証である顔面、目、身体、四肢が皆腫れ、小便が不利になる症状を見て、水飲として大いにこれを下した。その衝気は、下法によっても止まらない。その後、重ねてこれを涌吐すると、ただ衝気が止まないだけではなく、大いに涌吐し、大いに攻下する方法もまたその胃を損傷し、その津液を亡う。ここをもって咽が乾燥して飲を引く。吐下した後、その陽気が愈々虚す場合は、尿を行らせることができず、その寒が愈々勝る場合は、水穀を消化することができなくなる。ここをもって小便が不利になり、水穀は運化されず、顔面、目、手足はゆったりと浮腫が出現する。また、葶藶丸を与えて水を下す場合は、浮腫は僅かに治癒する。飲食が度を過ぎる場合は、脾胃もまた傷られ、浮腫もまた前のようになる。その実、水寒が関元に結んでいまだ散じることがなく、寒が上を衝く場合は、胸脇は痛みを苦しみ、象は奔豚のようになる。水が上に向かって汎濫する場合は、浮腫、気喘、咳嗽が出現する。

　［魏］　営衛は、陰陽の気である。陰気が旺盛になると、陽気が衰える場合に必ず相互に犯して凌ぎ、陽の日が益々損傷され、陰の日が益々盛んになる。

　［沈］　葶藶丸は、ただ水腫の標を下すが、水腫の本を除くことができない。そこで、ただ僅かに治癒し、悉く除くことができず、幾らか飲食が度を過ぎる

- 758 -

と、水腫はまた前のようになる。

　　［徐］　　衝気を攻撃して停止させるべきである。《痰飲門》の苓桂味甘湯のようなものがこれである。咳嗽が停止すれば、気喘は治療しないが、自然に治癒する。これは、病根が甚だ深く、遽かに除くことができない。そこで、先ず異なった病を除くべきであり、そうすれば元々の病は治療することができる。そこで、「先ず新病を治療し、元々の病の治療はその後にあるはずである」と言う。衝気、咳嗽、気喘等は皆新たな病であることを知る必要がある。「病は後にあるはずである」の「病」の字は、水気を指して言う。そして関元に寒を結ぶ場合は、また水病の本となる。

　【本文】　　案ずるに、《金鑑》に云う、「此の条の文義属せざれば、釈せず」と。今数家の説を合して之を読めば、則ち義は略通ず。且つ世に水を病むの人、此の条の証に類する者多し。安くんぞ措きて講ぜざる可きや。「浮咳」の二字は、程註は未だ允ならざるに似たり。攷を俟つ。末の二句は、首篇の「先ず卒病を治し、後乃ち其の痼病を治す」の意なり。《脈経》の註に云う、「気撃去らずは、邪気去らずして元気反って薬の為に撃たるるを言うなり」と。

　【語釈】　　〇允：允当（正しく道理にかなう）。　〇首篇：《臓腑経絡先後病脈証第一》の第15条を参照。

　【通釈】　　案じるに、《医宗金鑑》では、「この条の文章と意義は相互に属さないので、解釈しない」と言う。今数家の説を合わせてこれを読むと、義はほぼ通じる。かつ世の中では水腫を病む人で、この条文の証に類似する者は多い。どうしてこの条文を措いて講義しないでおられようか。「浮咳」の二字は、程氏の注釈はいまだ允当ではないようである。考察を待つ。末の二句は、首篇にいう「先ず卒病を治療し、その後にその痼疾を治療する」の意である。《脈経》の注釈では、「「気撃が去らない」とは、邪気が去らず、元気が反って薬のために撃たれることを言う」と言う。

　【解説】　　本条文は、陽虚による水気病の形成過程と誤治後の変証、および衝気と水気が併発する場合の治療原則について論述している。

　　《金匱要略輯義》が引用する沈明宗の説では、冒頭の「水を言わず、…当に微しく咳喘すべしと言う」を病人の言葉とするが、現在では老師の言葉として解釈されている。ここでは、沈明宗の説を以下に要約する。多紀元堅は、二つの「言う」を医師に属するのが穏当であるとする。詳細は、《金匱要略大成》を参照のこと。

水気病に罹患すると、病人は水気病に苦しみ、顔面、目、身体、四肢は皆腫れ、小便は不利になる。医者が病人を診察すると、病人は水気病の症状を訴えず、反って「胸中が痛み、気が上って咽喉を衝き、性状は炙った肉のように塞がり、終には微かに咳が出て、気喘が出現するはずである」と言う。水気病では、このような証候は出現しない。そこで、「本証を発生させる病証は、どのようなものであろうか」と質問する。

　寸口の脈は、沈で緊である。水気病に罹患すると、脈は沈になる。寒えがあると、脈は緊になる。即ち、本証は、水寒の気が関元穴に結んだ状態にある。病人が少壮の時は、陽気が旺盛であるので、水寒の気が関元に結んでいるが、自覚されない。一方、加齢が進んで陽気が衰えると、営衛の二気が虚し、陽気が損傷され、陰気が旺盛になるので、関元に結んだ寒は陽虚に乗じて微かに動く。腎中の陽気が陰寒に勝つことができず、寒気が上を衝くと、咽喉は閉塞し、脇下は牽引して急痛する。

　医者は顔面、目、身体、四肢の浮腫、小便不利の症状を見て水飲と診断し、大いにこれを攻下したが、衝気は下法によって停止せず、病は除かれなくなった。その後、重ねて吐法を用いると、胃が損傷され、津液が亡われるので、咽が乾燥して水を飲みたくなる。吐下によって陽気が愈々虚すと、尿を行らせることができなくなるので、小便は不利になる。陽気が虚し、寒が愈々旺盛になると、水穀を運化できなくなるので、顔面、目、手足に次第に浮腫が増強する。また、葶藶丸を与えて水気病の標を治療すると、浮腫は僅かに軽減するが、水気病の本を除くことができない。飲食が度を過ぎると、脾胃が傷られ、運化を主る機能が失調するので、浮腫はまた前のようになる。衝気が上を衝くと、胸脇は痛みに苦しみ、象は奔豚のようになる。水気が上に汎濫すると、浮腫、咳嗽、気喘が出現する。

　本証は衝気と水気が併発しているので、治療は先ず桂苓五味甘草湯のような処方を用いて衝気を攻撃して停止させるべきである。衝気、咳嗽、気喘は、いずれも新病である。そこで、衝気が停止した後は、次いで咳嗽を治療し、咳嗽が停止すると、気喘は自然に停止するはずである。新病が停止した後は、次いで旧病である水気病を治療する。

【原文】　風水脈浮、身重汗出悪風者、防己黄耆湯主之。腹痛加芍薬。（22）
【本文】　風水、脈浮、身重く、汗出で、悪風する者は、防己黄耆湯之を主る。

腹痛は、芍薬を加う。

【語釈】　○風水、脈浮云々：陳紀藩の説「本条は、風水で表虚証の証治を論述している。「風水」は、第1条で言う所の「風水」である。先に頭や顔面の浮腫が見われ、四肢に及び、常に咳嗽、咽が痒い、あるいは痛いなどの症状を伴うはずである。風水が打ち合って引き起こされ、水湿が表にあるので脈は浮になり、肌膚に溢れる場合は身体が重だるくなり、衛表の気が虚して固まらなくなる場合は汗が出、汗が出て肌腠が疏鬆になる場合は悪風がする。本証は、衛表の気が虚し、風水が相互に打ち合い結んで形成される。益気固表、祛風利水の防己黄耆湯を用いてこれを治療すべきである。程門雪は《金匱篇解・水腫病解》の中で、耆芍桂酒湯の一方もまたこれに借用できると認識する。この説は、参考にすべきである。もし水湿が気血の運行を阻滞し、腹痛を引き起こす場合は、芍薬を加入して活血通絡、緩急止痛すべきである」陳紀藩主編《金匱要略》

【通釈】　風水に罹患し、脈が浮になり、身体は重だるくなり、汗が出て、悪風がする場合は、防己黄耆湯がこれを主治する。腹痛が出現する場合は、芍薬を加える。

【本文】　［尤］　此の条の義は、《痙湿暍篇》に詳らかなり。風水、風湿の異なり有りと雖も、然れども水と湿は二に非ざるなり。

【通釈】　［尤］　この条文の意義は、《痙湿暍篇》に詳らかにしている。風水と風湿の異なりがあるが、しかし水と湿は二つではない。

【本文】　案ずるに、此の条、之を《痙湿暍篇》に校すれば、唯だ湿を水に作るを異なりと為すのみ。蓋し、此れ後人の誤入する者なり。附方に載す所の《外台》の証治は、的らかに是れ本経の旧文ならん。《脈経》と《外台》と同じなるは、以て証す可し。

【通釈】　案じるに、この条は、これを《痙湿暍篇》に校正すると、ただ湿を水に作るのが異なるだけである。思うに、これは後人が誤入したものである。附方に記載する所の《外台》の証候と治療法は、明らかに本経の旧文であろう。《脈経》と《外台》で同じであるのは、証拠とすべきである。

【本文】　防己黄耆湯方（方は《湿病》中に見わる）

【通釈】　防己黄耆湯方（処方は、《痙湿暍病篇》の第22条に見われている）

【解説】　本条文は、風水表虚証の証候と治療法について論述している。

《金匱要略輯義》が引用する尤在涇の説では、本条は《痙湿暍病篇》の第22

- 761 -

条の風湿と同じであるので、解釈しないとする。また、多紀元簡は、後人が誤入した条文であるとする。そこで、ここでは、解説しない。なお、詳細は、《金匱要略大成》を参照のこと。

【原文】　風水、悪風、一身悉腫、脈浮、不渇、続自汗出、無大熱、越婢湯主之。(23)

【本文】　風水、悪風し、一身悉く腫れ、脈浮にして渇せず、続いて自汗出で、大熱無きは、越婢湯之を主る。

【語釈】　○風水、悪風し、一身悉く腫れ云々：呂志杰の説「本条は、風水が化熱する証治を論述している。本条の述べる所は、風水の初期と化熱した後の二種類の段階の違った表現である。風水の初期で外邪が束表する場合は、悪風、脈浮、口は渇かない、および発熱、無汗、眼瞼の微かな腫大などの症状が見われる。病状が発展し、風水が汎濫し、兼ねて欝熱を挟む場合は、一身が悉く腫れる、口が渇く、続いて自汗が出る、表に大熱がない、および小便の量が少ない、脈は浮より沈滑に変化するなどが見われる。越婢湯は、麻黄と石膏を重用して発汗散水し、兼ねて裏熱を清する。生姜、大棗は、営衛を調和する。甘草は和中し、それが湿を留恋させる弊害があるので、多く使用すべきでない。方をもって証を推測すると、本方は風水で化熱したものに設けられていることを知るべきである。麻黄は発汗散水するが、ただこれを使用して太過になると容易に衛陽を傷って悪風がするので、附子を加えて衛陽を固めて護るべきである。風水が汎濫し、水湿が甚だ盛んになる場合は、白朮あるいは蒼朮を加え、麻黄に配して表裏を同時に治療し、水腫を消退させる作用を増強すべきである。これにより、越婢加朮湯はただ前の第5条の述べる所の皮水を治療するだけではなく、並びにかつ風水をも治療することを知るべきである」《金匱雑病論治全書》

【通釈】　風水に罹患し、悪風がし、全身に浮腫が出現し、脈が浮になり、口渇はなく、絶えず自汗が出て、体表に高熱がない場合は、越婢湯がこれを主治する。

【本文】　［沈］　此れ風多く水少なきの証なり。風多ければ表を傷り、外は肌肉に応じ、内は連なりて胃に及ぶ。故に悪風し、一身悉く腫る。胃気熱蒸し、其の機外に向かえば、渇せずして続いて自汗出づ。大熱無き者は、表に微熱有りて実を為すを知るなり。故に麻黄を以て陽気を通じて表を散じ、石膏は胃に

- 762 -

入り、能く気強く壅逆し風化するの熱を治し、甘草、姜、棗は以て営衛を和す。若し悪風する者は、陽弱くして衛虚すと為す。故に附子を加う。《録験》に朮を加うるは、並びに湿を駆る。

　　［尤］　「脈浮、渇せず」の句は、或は「脈浮にして渇す（脈浮而渇）」に作る。渇する者は、熱の内熾なり。汗は熱の為に逼られ、表虚し汗出づと同じならず。故に石膏を以て清熱するを得。麻黄は腫を散ずるも、而れども兼ねて其の表を固むるに事無きや。

【通釈】　［沈］　これは、風が多く、水が少ない証である。風が多くなると表を傷り、外は肌肉に応じ、内は連なって胃に及ぶ。そこで、悪風がし、全身が悉く腫れる。胃気が熱して熏蒸し、その機転が外に向かうと、口は渇かず、続いて自汗が出る。大熱がない場合は、表に微熱があって実していることが解る。そこで、麻黄をもって陽気を通じて表を散じ、石膏は胃に入り、よく気が強くて塞がり逆上し風に変化する熱を治療し、甘草、生姜、大棗は営衛を調和する。もし悪風がする場合は、陽が弱くて衛が虚している。そこで、附子を加える。《古今録験》に白朮を加えるのは、並びに湿を駆る。

　　［尤］　「脈が浮で、口が渇かない」の句は、あるいは「脈が浮で口が渇く（脈浮而渇）」に作る。口が渇くのは、熱が内に旺盛になるからである。汗は熱のために迫られ、表が虚して汗が出るのとは同じでない。そこで、石膏をもって清熱することができる。麻黄は水腫を散じるが、兼ねてその表を固めることはしない。

【本文】　案ずるに、大青龍湯は傷寒、煩躁を治し、麻黄杏仁甘草石膏湯は汗して後、汗出でて喘し、大熱無きを治す。倶に麻黄、石膏並びに用うるの剤にして渇有りと言わず。今之を験するに、渇すと渇せずとを論ぜず、皆用う可し。然れども此れ断じて渇せずと云う者は、疑う可きなり。理を以て之を推せば、「而渇」に作るを是と為す。下文の黄汗の条に「汗出でて渇す（汗出而渇）」は、《脈経》の註に云う、「一に「渇せず（不渇）」に作る」と。渇すと渇せずとは《経》に誤錯有り、是れ其の明徴なり。

【語釈】　○誤錯：錯誤（あやまり）に同じ。

【通釈】　案じるに、大青龍湯は傷寒に罹患して煩躁する場合を治療し、麻黄杏仁甘草石膏湯は発汗した後、汗が出て気喘が出現し、大熱がない場合を治療する。ともに麻黄と石膏を併用する方剤であるが、口渇があるとは言わない。今これを試すと、口が渇く場合と口が渇かない場合とを論じることなく、皆用

いることができる。しかし、これが断定して「口は渇かない」と言うのは、疑うべきである。道理によってこれを推測すると、「而渇」に作るのが正しい。下文の黄汗の条の「汗が出て口が渇く（汗出而渇）」は、《脈経》の注釈では、「一つには、「口は渇かない（不渇）」に作る」と言う。口が渇くのと口が渇かないのとは《経》に誤りがあるが、これがその明らかな例である。

【本文】　越婢湯方（《外台・風水門》は《古今録験》を引き、「此れ本仲景の《傷寒論》方なり」と云い、「裏水は、越婢加朮湯之を主る」と云う。案ずるに、越婢の名義は、《傷寒論輯義》に詳らかにす）

　　麻黄（六両）　　石膏（半斤）　　生姜（三両）　　甘草（二両）　　大棗（十五枚）

　　右五味、水六升を以て、先ず麻黄を煮て、上沫を去り、諸薬を内れ、煮て三升を取り、分かち温め三服す。悪風する者は、附子一枚（炮ず）を加う。風水は、朮四両を加う（《古今録験》）。

　　《外台・風水門》は、煮法の後に云う、「咳し肺脹するは、半夏五合を加え、洗い、一たびに五合を服す」と。又《皮水門》に云う、「《古今録験》は、皮水、越婢湯加朮之を主る」と。煮法の後に云う、「范汪に同じ。本仲景《傷寒論》に出づ」と。案ずるに、《外台》に據れば、風水に朮四両を加うは、当に皮水に作るべし。

【語釈】　〇越婢湯：聶恵民の説「本方は、発表散水清熱の方剤である。風邪が表にあり、水湿が肌表に停留すると、一身が悉く腫れる。そこで、麻黄をもって解表通陽して表の水湿を宣散し、石膏は肺胃の熱を清し、甘寒で兼ねて脾濁を清し、生姜は麻黄を佐け、水湿を宣散して益胃し、甘草、大棗は補中益気し、これによって脾土を扶け、ともに脾胃の気を発越し、清熱解表、宣散水湿する。そこで、越婢湯と称される」《経方方論薈要》。　〇越婢加朮湯：聶恵民の説「越婢は、脾気を発越し、津液を通行させるの意である。越婢加朮湯は、発汗行水、清熱除湿の方剤である。越婢湯に白朮を加えて形成される。本方は、一つには風が極まって熱に変化し、熱が勝り津が傷られ、陰が虚して脚が弱まる証を治療する。もう一つには、脾が虚し運化が失調し、肺が虚し治節が失調し、水液が下って膀胱に輸布できなくなる皮水病を治療する。一つは津液の虧虚に属し、もう一つは津液の貯留に属している。ただ、全ては脾の運化と関係がある。そこで、この処方を用いて脾気を発越し、津が虧けるものを回復させ、液が貯留するものを除く。そこで、皆この処方を用いることができる。ただ、

- 764 -

水気病脈証并治第十四

臨床では皮水の病に多用する」《経方方論薈要》

【通釈】　越婢湯方（《外台・風水門》では《古今録験》を引用し、「これは、元々仲景の《傷寒論》の処方である」と言い、「裏水では、越婢加朮湯がこれを主治する」と言う。案じるに、越婢の名義は、《傷寒論輯義》に詳らかにしている）

　麻黄（六両）　石膏（半斤）　生姜（三両）　甘草（二両）　大棗（十五枚）

　右の五味に水六升を用い、先ず麻黄を煮て、上に浮かんだ泡沫を除き、諸薬を入れ、煮て三升を取り、三回に分けて温めて服用する。悪風がする場合は、附子一枚（炮じる）を加える。風水では、白朮四両を加える（《古今録験》）。

　《外台・風水門》では、煮法の後に「咳嗽が出現し、肺脹になる場合は、半夏五合を加え、洗い、一回に五合を服用する」と言う。また、《皮水門》では、「《古今録験》では、皮水に罹患する場合は、越婢湯に朮を加えた処方がこれを主治する」と言う。煮法の後に、「范汪に同じである。元々は仲景の《傷寒論》に出ている」と言う。案じるに、《外台》によれば、「風水に朮四両を加える」の「風水」は、「皮水」に作るべきである。

【本文】　［魏］　悪風甚だしき者に附子一枚を加えて陽を壮んにするは、正しく湿を除く所以なり。且つ其の流れ走るの烈性を用い、以て周身の腫を治す。凡そ正陽の行く所の地は、豈に水湿の邪留まる可きの区ならんや。此れも亦崇ら水を治せずして水治するの法なり。朮を加えて風水を治す者は、必ず風邪軽くして水気重し。但だ其の表を治すは、以て水を行らすに足らず。朮を加えて以て水の堤防を助く。水は地中由り行りて績を奏す（案ずるに、《外台》に據れば、原方は只五味なり。蓋し、加味法は、書を編む者の《古今録験》より採録す。故に此の四字を註す）。

【語釈】　〇績を奏す：績は、いさお。てがら。功績。奏は、奏効する。あつまる。

【通釈】　［魏］　悪風が甚だしい場合に附子一枚を加えて陽を壮んにするのは、正しく湿を除く理由である。かつそれが流れて走る激しい性質を用い、これによって全身の水腫を治療する。およそ正陽が行く所の部位は、どうして水湿の邪が留まることのできる部位であろうか。これもまた専ら水を治療しないが水を治療する方法である。朮を加えて風水を治療する場合は、必ず風邪が軽く水気が重い。ただ、その表を治療する場合は、水を行らすには不足する。朮

－ 765 －

を加えて水の堤防を助ける。水は地中より行って治療は奏効する（案じるに、《外台》によれば、原方ではただ五味である。思うに、加味法は、書を編集した者が《古今録験》より採録したものである。そこで、この四字を注釈する）。

【本文】　陳氏の《証治大還》に云う、「越婢湯は、脈浮、表に在り、及び腰以上腫るを治す。此れ汗を発するに宜し。兼ねて勇みて労甚だしく、腎汗出で、汗出でて風に遇い、内は蔵府に入るを得ず、外は皮膚を越ゆるを得ず、玄府に客し、皮裏に行り、伝わりて胕腫を為し、之を腎に本づく。名づけて風水と曰うを治す。其の症、悪風し、一身悉く腫れ、脈浮、渇せず、続いて自汗出づ。風水の症は、少気し、時に熱し、肩背の上従り頭に至りて汗出で、渇き小便黄ばみ、目の下腫れ、腹中鳴り、身重く、行き難く、正臥すれば則ち咳し、煩して食すること能わざるを苦しむ」と。

《巣源・婦人脚気候》に云う、「若し風盛んなる者は、宜しく起婢湯を作りて朮四両を加うべし」と。

《千金》の起婢湯は、風痺脚弱なるを治するの方。

本方の中に於いて白朮四両、大附子一枚を加う。註に云う、「胡洽方は、只五味なり。若し悪風する者は、附子一枚を加う。淡水多き者は、白朮四両を加う」と。

《聖恵方》の麻黄散は、風水、偏身腫満し、骨節痰疼し、悪風し脚弱く、皮膚不仁するを治す。

越婢加朮附湯内に於いて甘草を去り、漢防己、桑根白皮を加う。

《聖済総録》の麻黄湯は、水気、通身腫るを治す。

本方中に於いて茯苓を加う。

【語釈】　○胕腫：胕は、腫れる。ここでは、浮腫に同じ。　○偏：遍に同じ。

【通釈】　陳氏の《証治大還》では、「越婢湯は、脈が浮で、病が表にあり、および腰以上が腫れる場合を治療する。これは、発汗するのがよい。兼ねて勇んで房労が甚だしくなり、腎汗が出るようになり、汗が出て風に遇い、内は臓腑に入ることができず、外は皮膚を越えることができず、玄府に客し、皮の裏に行り、伝わって浮腫を生じるのは、腎が原因である。名づけて風水と言うのを治療する。その症状は、悪風がし、全身が悉く腫れ、脈が浮になり、口は渇かず、続いて自汗が出る。風水の症は、息切れがし、時に発熱し、肩や背の上より頭に至って汗が出て、口が渇き、小便が黄ばみ、目の下が腫れ、腹中が鳴り、身体が重だるくなって歩行し難く、床に臥せると咳が出現し、心煩して食

- 766 -

事を摂取できなくなるなどを苦しむ」と言う。

《諸病源候論・婦人脚気候》では、「もし風が盛んになる場合は、起婢湯を作って朮四両を加えるべきである」と言う。

《千金》の起婢湯は、風痺で脚が弱まる場合を治療する処方。

本方の中に白朮四両、大附子一枚を加える。注釈では、「胡洽方は、ただ五味である。もし悪風がする場合は、附子一枚を加える。淡水が多い場合は、白朮四両を加える」と言う。

《聖恵方》の麻黄散は、風水で遍身が腫れて脹満し、骨節がだるく痛み、悪風がし、脚が弱まり、皮膚の知覚が麻痺する場合を治療する。

越婢加朮附湯の中から甘草を除き、漢防己、桑根白皮を加える。

《聖済総録》の麻黄湯は、水気病で全身が腫れる場合を治療する。

本方の中に茯苓を加える。

【解説】　本条文は、欝熱を挟んだ風水の証候と治療法について論述している。

風水に罹患し、風邪が表を傷ると、悪風がする。水邪が外は肌肉に応じると、一身が悉く腫れる。風邪が表に侵入すると、脈は浮になる。胃気が熱して薫蒸するが、まだ甚だしくないと、口は渇かない。あるいは熱が内に旺盛になると、口が渇く。欝熱が津液に迫って外泄すると、継いで汗が出る。本証は、表に大熱はないが、裏に欝熱があって実した状態にある。そこで、越婢湯を与えてこれを治療する。

越婢湯は、麻黄、石膏、生姜、大棗、甘草からなる。方中の麻黄は陽気を通じて表の水腫を散じ、石膏は欝熱を清し、生姜、大棗、甘草は営衛を調和する。もし陽が弱まり、衛気が虚す場合は、悪風が出現する。そこで、越婢湯に附子を加えて陽を壮んにする。

【原文】　皮水為病、四肢腫、水気在皮膚中、四肢聶聶動者、防己茯苓湯主之。（24）

【本文】　皮水の病為る、四肢腫れ、水気皮膚の中に在り、四肢聶聶（しょう）として動く者は、防己茯苓湯之を主る（《外台》は《深師》を引き、「聶聶」を「集集」に作る。案ずるに、聶聶は木の葉の動く貌なり。《十五難》に「厭厭聶聶として楡の莢（えん）を循るが如し」と。

【語釈】　○皮水の病為る云々：王廷富の説「この条は、皮水の証治である。皮水は、水湿の邪が皮膚の中に浸淫して水を病み、脾陽が運らず、水気が四肢

に帰ることを指す。そこで、四肢が腫れる。腫れる場合は、衛陽は遏められ、衛気と水気と相争する。そこで、四肢が腫れる所は微かに動く。その病理は、脾肺気虚にあり、衛陽が虚して滞り、水湿の運化と敷布ができなくなって引き起こされる。これは、気が虚し水が滞る皮水証である。そこで、補気健脾、通陽利水の方法を用いて主治する」《金匱要略指難》。　　〇厭厭：盛んにしげるさま。

【通釈】　　皮水の病と言うものは、四肢が腫れ、水気が皮膚の中に汎濫し、四肢の肌肉が微かにぴくぴくと跳びはねる場合は、防己茯苓湯がこれを主治する（《外台》では《深師》を引用し、「聶聶」を「集集」に作る。案じるに、聶聶は木の葉が動く貌である。《難経・十五難》では、「盛んに繁り木の葉が動くように楡の莢に触れるようである」とある。

【本文】　　［沈］　　此れ、邪は皮膚に在りて腫るるなり。風は衛に入り、陽気虚して滞れば、則ち四肢腫る。皮毛の気虚し、風を受くれば而ち腫る。所謂「水気皮膚の中に在り」にして、邪正相い搏ち、風虚し内鼓す。故に四肢聶聶として瞤動す。是れ表虚に因るなり。蓋し、肺と三焦の気は、同じく膀胱に入りて決瀆を行らす。今水行らざれば、則ち当に小便をして利せしめて病除くを得るべし。故に防己、茯苓は、除湿して利水す。黄耆を以て衛を補いて表を実す。表実すれば、而ち邪容ること能わず。甘草は、土を安んじて水邪を制す。桂枝は、以て営衛を和し、又陽を行らせ気を化して四末を実し、風をして外従り出だし、水をして内従り渫らしむ。

【通釈】　　［沈］　　これは、邪が皮膚にあって腫れる。風が衛に入り、陽気が虚して滞る場合は、四肢は腫れる。皮毛の気が虚し、風を受ける場合は、腫れる。いわゆる「水気が皮膚の中にある」であり、邪気と正気が打ち合い、風で虚し内に鼓動する。そこで、四肢は揺れ動いてぴくぴくと跳動する。これは、表が虚すことが原因である。思うに、肺と三焦の気は、同じく膀胱に入り、決瀆を行らせる。今水が行らない場合は、小便を通利して病を除くべきである。そこで、防己、茯苓は、除湿して利水する。黄耆をもって衛を補い表を実する。表が実する場合は、邪を入れることはできない。甘草は、土を安らかにして水邪を制する。桂枝は、営衛を調和し、また陽を行らせ気化して四肢の末端を実し、風を外より出し、水を内より渫らす。

【本文】　　《巣源・水分候》に云う、「水分なる者は、腎気虚弱に、水を制すること能わず、水気をして分散し、四支に流布せしむるを言う。故に水分と云

う。但だ四支の皮膚は虚腫し、聶聶として動く者は、水分と名づくなり」と。案ずるに、此の条の証は、《巣源》に据れば、即ち水分なり。

【通釈】　《諸病源候論・水分候》では、「水分は、腎気が虚弱になって水を制することができず、水気を分散して四肢に流布させることを言う。そこで、水分と言う。ただ、四肢の皮膚は虚して腫れ、木の葉が揺れるように動く場合は、水分と名づける」と言う。案じるに、この条の証は、《諸病源候論》によれば、水分である。

【本文】　防已茯苓湯方（《外台》は《深師》を引き、木防已湯と名づけて云う「本仲景《傷寒論》に出づ」と）

　防已（三両）　黄耆（三両）　桂枝（三両）　茯苓（六両）　甘草（二両。○《外台》は、「炙」の字有り）

　右五味、水六升を以て、煮て二升を取り、分かち温め三服す（《聖恵》に皮水を治す一方に桑根白皮有り）。

【語釈】　○防已茯苓湯：聶惠民の説「本方は、利水退腫、益気固表の方剤である。脾が病み水湿の運化が失調することにより、皮膚に溢れると、四肢は浮腫が出現する。表が虚し湿が阻むと、四肢の肌肉は微かに跳動する。そこで、防已をもって除湿利水して浮腫を退かせる。茯苓は、淡滲利水、健脾補中し、桂枝と配して更に通陽利水の効果を増強する。黄耆は、補中益気して固表し、防已と配して健脾利水の効果を増強する。甘草は、和中補土勝湿する。防已茯苓湯は、防已黄耆湯より白朮を除き、桂枝、茯苓を加えて形成される。防已黄耆湯の中の防已は一両、黄耆は一両一分であり、防已茯苓湯の中の防已、黄耆はいずれも三両である。そこで、本方は専ら肌表に水気があるのを主り、防已黄耆湯は表裏にいずれも水気があるのを主る」《経方方論薈要》

【通釈】　防已茯苓湯方（《外台》では《深師》を引用し、木防已湯と名づけ、「元々は仲景の《傷寒論》に出ている」と言う）

　防已（三両）　黄耆（三両）　桂枝（三両）　茯苓（六両）　甘草（二両。○《外台》では、「炙」の字がある）

　右の五味に水六升を用い、煮て二升を取り、三回に分けて温めて服用する（《聖恵》では、皮水を治療する一方に桑根白皮がある）。

【本文】　《外台》の范汪の木防已湯は、腫の患い、水気を下し、四肢腫れ、聶聶として動くを療す。

　本方の中に於いて生姜、芍薬各二両、白朮三両を加う。

【通釈】　《外台》の范汪の木防已湯は、水腫に罹患し、水気を下し、四肢が腫れ、木の葉が揺れるように動く場合を治療する。

本方の中に生姜、芍薬各二両、白朮三両を加える。

【解説】　本条文は、脾陽が虚し、水湿が皮膚の中に溢れ、衛気が欝遏されて引き起こされる皮水の症状と治療法について論述している。

皮毛の気が虚し、風邪が衛に侵入し、陽気が虚すと、皮水を発生し、四肢は腫れる。本証は、水気が皮膚の中にある。邪気と正気が打ち合い、陽気が内に虚して鼓動すると、風が木の葉を吹くように、四肢はぴくぴくと引き攣る。本証は水邪が皮膚に停滞して行らない状態にあるので、防已茯苓湯を与えて小便を通利し病を除去する。

防已茯苓湯は、防已、黄耆、桂枝、茯苓、甘草からなる。方中の防已、茯苓は、除湿利湿する。黄耆は、衛気を補い、表を実する。甘草は、土を安らかにして水邪を制する。桂枝は、営衛を調和し、陽気を行らせ気化して四肢の末端を実する。

【原文】　裏水、越婢加朮湯主之。甘草麻黄湯亦主之。(25)

【本文】　裏水は、越婢加朮湯之を主る。甘草麻黄湯も亦之を主る（《外台》は范汪を引き、「裏水」を「皮水」に作り、又云う、「皮水、一身面目悉く腫るるは、甘草麻黄湯之を主る」と。二方は、各々一条と為す。案ずるに、《外台》を是と為す）。

【語釈】　○裏水は、越婢加朮湯之を主る：王廷富の説「皮水の一証に二方があるので、道理からすると弁証して選んで使用すべきである。例えば第23条の越婢加朮湯証では、全身の浮腫、小便不利、舌質はやや紅、苔は薄白、脈沈滑、悪風寒、無汗、口が乾く、あるいは微かに渇くなどの表が実して熱を挟む皮水の証があるはずであり、そうして始めて越婢加朮湯を用いて脾気を発越し、除湿清熱し、腠理を発越する。甘草麻黄湯証は、全身の浮腫、無汗、悪風寒、口は乾かない、あるいは口は渇かない、舌質は淡、苔は淡白、脈は浮などの証であり、その病理は水寒の気が肺衛に滞り、肺気が欝せられ、進んで水が皮膚に滞り、外泄されずに腫を生じる。これは、表が実した皮水証であり、本方を用いて宣肺散水すべきである。これを総合すると、以上の二つの処方は同じく新病で正気が虚していない場合に使用するのがよい」《金匱要略指難》

【通釈】　皮水は、越婢加朮湯がこれを主治する。甘草麻黄湯もまたこれを主

治する（《外台》では范汪を引用し、「裏水」を「皮水」に作り、また「皮水に罹患し、全身、顔面、目が悉く腫れる場合は、甘草麻黄湯がこれを主治する」と言う。二方は、各々が一条である。案じるに、《外台》が正しい）。

【本文】　［鑑］　「裏」の字は、当に是れ「皮」の字なるべし。豈裏水にして麻黄を用うるの理有らんや。閱する者は、自ら是れ伝写の訛りなるを知る。皮水、表虚して汗有る者は、防己茯苓湯は固より宜しき所なり。若し表実し汗無く熱有る者は、則ち当に越婢加朮湯を用うべし。熱無き者は、則ち当に甘草麻黄湯を用いて其の汗を発し、水をして外は皮従り去らしむるなり。

【語釈】　○閱す：調べる。読む。

【通釈】　［鑑］　「裏」の字は、「皮」の字であるはずである。どうして裏水で麻黄を用いる道理があろうか。読む者は、自らこれは伝写の誤りであることが解る。皮水に罹患し、表が虚して汗がある場合は、防己茯苓湯は固より好ましい所である。もし表が実し、汗がなく、熱がある場合は、越婢加朮湯を用いるべきである。もし熱がない場合は、甘草麻黄湯を用いてその汗を発し、水を外は皮より去るようにする。

【本文】　越婢加朮湯方（原註は、「上に見わる。内に於いて白朮四両を加う。又脚気中に見わる」と）

【通釈】　越婢加朮湯方（原註では、「処方は、上の第23条に見われている。内に白朮四両を加える。また、《中風歴節病篇》の《千金方》越婢加朮湯に記載されている」とある）

【本文】　甘草麻黄湯方（《外台》は范汪を引きて云う、「本仲景の《傷寒論》に出づ」と）

　甘草（二両）　麻黄（四両）

　右二味、水五升を以て、先ず麻黄を煮て、上沫を去り、甘草を内れ、煮て三升を取り、一升を温服す。重覆すれば汗出づ。汗せざれば再服す。風寒を慎む。

【語釈】　○甘草麻黄湯：聶恵民の説「麻黄は発汗宣肺して利水し、甘草は和中補脾、健脾する場合は、水を制することができる。そこで、本方は、表が実して汗がなく、裏に熱がない水腫証に適応する」《経方方論薈要》

【通釈】　甘草麻黄湯方（《外台》では范汪を引用し、「元々は仲景の《傷寒論》に出ている」と言う）

　甘草（二両）　麻黄（四両）

　右の二味に水五升を用い、先ず麻黄を煮て、上に浮かんだ泡沫を除き、甘草

を入れ、煮て三升を取り、一升を温めて服用する。更に布団を掛けると、汗が出る。汗が出ない場合は、更に服用する。風寒を慎む。

【本文】　《千金》に云う、「人気急を患い、積久しく癒えず、水腫を成すこと有り、此くの如き者衆し。諸々の皮中の浮水、面目身体を攻め、腰従り以上腫るるは、皆此の湯を以て汗を発すれば、悉く愈ゆるの方」と（即ち、本方）。

　《済生》に云う、「人気促きを患い、積久しく癒えず、水腫を成すこと有り。之を服すれば効有り。但だ此の薬は、表を発す。老人、虚人は、軽々しく用う可からず。更に宜しく詳審すべし」と。

【語釈】　○詳審：つまびらか。

【通釈】　《千金》では、「人は気が急迫するのを患い、積が久しく治癒せず、水腫を形成することがあり、このような場合は多い。諸々の皮中の浮いた水が顔面、目、身体を攻め、腰より以上で腫れる場合は、皆この湯をもって発汗すると、悉く治癒する処方である」と言う（即ち、本方である）。

　《済生》では、「人は気が急迫するのを患い、積が久しく治癒せず、水腫を形成することがある。これを服用すると、効果がある。ただ、この薬は、表を発する。老人や虚した人では、軽々しく用いるべきでない。更に詳らかにすべきである」と言う。

【解説】　本条文は、皮水の二種類の治療法について論述している。

　冒頭の「裏水」は、「皮水」の誤りである。皮水に罹患し、表が実し、汗がなく、熱がある場合は、越婢加朮湯を使用する。もし熱がない場合は、甘草麻黄湯を使用する。

　甘草麻黄湯は麻黄と甘草からなり、発汗して水を外は皮より除去する。

【原文】　水之為病、其脈沈小、属少陰。浮者為風、無水虚脹者為気。水、発其汗即已。脈沈者、宜麻黄附子湯。浮者、宜杏子湯。(26)

【本文】　水の病為る、其の脈沈小なるは、少陰に属す。浮の者は風と為し、水無く虚脹する者は気水と為す。其の汗を発すれば、即ち已む。脈沈の者は、麻黄附子湯に宜し。浮の者は、杏子湯に宜し（「気水」の下に魏は一の「病」の字を添う）。

【語釈】　○浮者為風無水虚脹者為気水発其汗即已：現在の中医学の参考書では、「浮の者は、風と為し、水無く虚脹する者は気と為す。水は、其の汗を発すれば即ち已む」と読む。《金匱要略輯義》の句読点によれば、「浮の者は風

水気病脈証并治第十四

と為し、水無く虚脹する者は気水と為す。其の汗を発すれば、即ち已む」と訓読するが、この読みは正しくない。詳細は、《金匱要略大成》を参照。陳紀藩の説「本条は、正水と風水の違った治法、水気病と虚脹の鑑別を論述している。水気病は脈象の浮沈に基づいてそれが正水に属しているのか、あるいは風水に属しているのかを判断すべきである。もし脈が沈小である場合は、病は少陰の腎陽の不足に属し、その蒸化の効能が異常であり、生じる所の水腫は正水に属している。もし脈が浮を見わす場合は、風邪の外感であり、肺気を不利にし、通調を失調させて水腫を生じる。これは、風水に属している。「水は其の汗を発すれば已む」は、風水は汗法を用いてこれを治療すべきであり、杏子湯を用いて宣肺利水すべきであることを指摘する。そこで、「浮の者は、杏子湯に宜し」と言う。正水でもし水気が表にある場合は、因勢利導の原則によるべきであり、また汗法を用いてこれを治療することができる。当然のこととして発汗する時は、その腎陽を兼顧する必要がある。即ち、発汗して温陽するには麻黄附子湯を用いてこれを治療する。そこで、「脈沈の者は、麻黄附子湯に宜し」と言う。「無水虚脹者為気」の描写は、水と虚脹との鑑別を説明する。「虚」は水がないの意を指し、正気の虚を指すのではない。「脹」は周身あるいは腹の脹満を指し、引き起こす原因は水ではなく気である。そこで、これを按じても陥凹はなく、甚だしい場合は気の逃げる感覚があり、あるいは失気の後は幾らか舒び、尿が出ると症状が解されるのは推し量ることができる。これと水によって引き起こされる脹満で、これを按じると陥凹があり、尿が少なくなるなどの症とは区別がある。そこで、「虚脹」は汗法を用いてこれを治療することはできない。臨床を結合すると、病が久しくなり気が脹ると転じて水脹を生じるはずであり、水脹も兼ねて気脹を見わすはずである」陳紀藩主編《金匱要略》。李克光の説「いわゆる「虚脹」は、即ち《腹満寒疝宿食篇》の虚寒性の腹満であり、陽が虚し寒が凝り気が滞るので、腹部は脹満し、必ず喜温喜按があり、時に軽減し、これを按じると指を没することがなく、水を包む感じがなく、小便は多くが通利するなどの特徴がある」《金匱要略譯釋》

【通釈】　水の病為る、其の脈沈小なるは、少陰に属す。浮の者は風と為し、水無く虚脹する者は気水と為す。其の汗を発すれば、即ち已む。脈沈の者は、麻黄附子湯に宜し。浮の者は、杏子湯に宜し（「気水」の下に魏は一の「病」の字を添う）。

【本文】　　［鑑］　「気水と為す」の「気」の字は、当に是れ「風」の字なる

べし。若し是れ「気」の字ならば、則ち汗を発するの理無し。且つ篇を通じて並びに気水の病無し。水の病為る、其の脈沈小なるは、少陰の水に属するなり。今脈は沈小ならずして浮なり。浮の者は、風と為し、少陰の水に非ざるなり。若し水無く、虚脹する者は、風水と為すなり。風水は、其の汗を発すれば、即ち已む。風水、脈沈の者は、宜しく麻黄附子湯もて之を汗すべし。脈浮の者は、宜しく杏子湯もて之を汗すべし。

【語釈】　〇虚脹する者は、風水と為すなり：《医宗金鑑》では、虚脹がある場合は、その原因は風水であるとするが、これは正しくない。

【通釈】　［鑑］　「気水である」の「気」の字は、「風」の字であるはずである。もしこれが「気」の字である場合は、発汗する道理がない。かつ篇を通じて並びに気水の病はない。水の病と言うものは、その脈が沈小である場合は、少陰の水に属している。今脈は沈小ではなく、浮である。浮である場合は、風であり、少陰の水ではない。もし水がなく、虚脹になる場合は、風水である。風水は、その汗を発すると、病は直ちに停止する。風水で、脈が沈になる場合は、麻黄附子湯を用いて発汗すべきである。脈が浮になる場合は、杏子湯を用いて発汗すべきである。

【本文】　案ずるに、魏は「気水」の下に一の「病」の字を添えて云う、「水無く虚脹する者は、病む所は水に在らず、乃ち気虚し散漫す。更に汗を発す可からず」と。尤は亦「気と為す」を句に作り、「水」の字を以て下の句に接して云う、「水無くして虚脹する者は、気の病と為す。汗を発す可からず。水病は、其の汗を発すれば則ち已む」と。今文義を攷うるに、殊に相い協(かな)わず。又《聖恵論》に気水腫有り、本条の言う所と自ら異なる。故に姑く《金鑑》に仍る。

【語釈】　〇協う：かなう。あう。

【本文】　案じるに、魏氏は「気水」の字の下に一つの「病」の字を添え、「水がなく、虚脹になる場合は、病む所は水ではなく、即ち気が虚して散漫する。更に発汗すべきでない」と言う。尤氏はまた「気とする」を句に作り、「水」の字をもって下の句に接続させ、「水がなく、虚脹になる場合は、気の病である。発汗すべきでない。水病は、その汗を発する場合は、治癒する」と言う。今文義を考えると、殊にともに合致しない。また、《聖恵論》に気水腫の言葉があるが、本条の言う所とは自ら異なる。そこで、暫くは《医宗金鑑》による。

- 774 -

水気病脈証并治第十四

【本文】　麻黄附子湯方（《少陰篇》は、「麻黄附子甘草湯」に作る）

麻黄（三両）　甘草（二両）　附子（一枚、炮ず）

右三味、水七升を以て、先ず麻黄を煮て、上沫を去り、諸薬を内れ、煮て二升半を取り、八分を温服し、日に三服す（「八分」は、《傷寒論》は「八合」に作る）

【語釈】　○麻黄附子湯：聶恵民の説「腎陽虚によって温陽化水することができず、水腫の証が引き起こされる。そこで、附子をもって補陽益火、散寒燥湿する。腎陽の気が壮んになる場合は、化気行水し、水の本を治療する。麻黄は、発表通陽して利水する。附子と麻黄と相互に配して表裏を兼顧し、温経助陽、発表利水する。更に甘草をもって補脾和中し、並びに麻黄の発汗の力を緩め、生附子の毒を解する。これは、麻黄附子甘草湯と薬味は同じであるが、ただ用量は別であり、発汗の力を増強し、水を汗に従って泄らす。そこで、麻黄は三両を用いる」《経方方論薈要》

【通釈】　麻黄附子湯方（《少陰篇》では、「麻黄附子甘草湯」に作る）

麻黄（三両）　甘草（二両）　附子（一枚、炮じる）

右の三味に水七升を用い、先ず麻黄を煮て、上に浮かんだ泡沫を除き、諸薬を入れ、煮て二升半を取り、八分を温めて服用し、日に三回服用する（「八分」は、《傷寒論》では「八合」に作る）

【本文】　［沈］　水病、始めて得るの源は、未だ腎虚に従らずして風寒を受くること有らず。衛気を欝住し、胃関利せず、水邪汎濫し、以て通身の腫満を致す。故に当に補陽の中に兼ねて軽浮にて通陽、解欝利竅の剤を用うれば、則ち真陽宣びて邪自ら去る。正しく水を治さずして水自ら愈ゆと謂う。今人、通陽開竅を知らず、惟だ腎気丸の陰重く陽軽きの剤を用い、其の内を壅ぎ補い、陽気愈々益々宣びず、補に転じて壅に転じ、邪は出路無く、水腫日に増し、薬に因りて事を誤るは、凡そ幾ばくかを知らず。

【語釈】　○欝住：欝は、欝滞。住は、留まる。留める。

【通釈】　［沈］　水病で始めて得られる源は、いまだ腎虚によらずに風寒の邪を受けることがない。衛気を欝滞して留め、胃の関門が通利せず、水邪が汎濫し、これによって全身の浮腫による脹満を生じる。そこで、陽気を補う中に兼ねて軽く浮いて陽気を通じ、欝滞を解し竅を通利する方剤を用いる場合は、真陽は宣び、邪は自然に去る。正しく水を治療しないが、水は自然に治癒することを言う。今の人は、陽気を通じて竅を開く方法を知らず、ただ腎気丸の陰

－ 775 －

が重く陽が軽い方剤を用い、その内を塞いで補い、陽気は愈々宣びなくなり、補に転じると益々塞がり、邪は出路がなく、水腫は日毎に増し、薬によって事を誤るのは、およそどれほど多くあるのかが解らない。

【本文】　《外台》の《古今録験》の麻黄湯は、風水、身体面目尽く浮腫し、腰背は髀股に牽引し、食すること能わざるを療す。

　　本方に於いて桂心、生姜を加う。

【語釈】　○髀：もも。　○股：もも。

【通釈】　《外台》の《古今録験》の麻黄湯は、風水に罹患し、身体、顔面、目に尽く浮腫が出現し、腰や背が髀股に牽引し、食事を摂取できない場合を治療する。

　　本方に桂心と生姜を加える。

【本文】　杏子湯方（原註は、「未だ見ず。恐らくは是れ麻黄杏仁甘草石膏湯ならん」と）

【通釈】　杏子湯方（原註では、「処方を欠いている。恐らくは、麻黄杏仁甘草石膏湯であろう」とある）

【本文】　［沈］　脈浮の者は、邪気分に居りて肺に属す。杏子湯を詳らかにするに、必ず杏子を以て君と為す。而して杏は乃ち耑ら肺気を瀉し、肺気をして通調せしむれば、邪去りて腫自ら退き、方は遺失すと雖も、意想知る可きなり。

　　［魏］　余謂うに、浮の者は、風と為す。仲景自ら其の証を言えり。杏子湯の方は、内は水湿にして外は風寒なり。其の熱を挟む者は、以て麻杏甘石を用う可きなり。如し熱を挟まざる者は、前に言う甘草麻黄湯に杏子を加うるより妙は莫し。今之を三拗湯と謂う。

【語釈】　○遺失：なくする。

【通釈】　［沈］　脈が浮である場合は、邪は気分にいて肺に属している。杏子湯を詳らかにすると、必ず杏子をもって君とする。そして杏子は専ら肺気を瀉し、肺気を通調させると、邪は去り、腫は自然に退き、処方は亡くなっているが、その考えは知ることができる。

　　［魏］　私が思うには、浮である場合は、風である。仲景は、自らその証を言っている。杏子湯の処方は、内は水湿、外は風寒がある。それが熱を挟む場合は、麻杏甘石湯を用いるべきである。もし熱を挟まない場合は、前に言う甘草麻黄湯に杏子を加えるより妙味はない。今これを三拗湯と言う。

水気病脈証并治第十四

【本文】　案ずるに、《金鑑》に杏子湯を載し、即ち麻黄、甘草、杏仁の三味なるは、蓋し魏の註に依るなり。

【通釈】　案じるに、《医宗金鑑》に杏子湯を記載し、即ち麻黄、甘草、杏仁の三味であるのは、思うに魏氏の注釈による。

【解説】　本条文は、正水と風水の脈象と治療法、および水腫と虚脹の鑑別点について論述している。

　「浮者為風無水虚脹者為気水発其汗即已」に対する《金匱要略輯義》の読みは、正しくない。また、《医宗金鑑》の「若し水無く、虚脹する者は、風水と為すなり」の解釈も正しくない。そこで、ここでは、解説しない。本条文の解釈は、例えば上述した陳紀藩の説に従うべきである。なお、詳細は、《金匱要略大成》を参照のこと。

【原文】　厥而皮水者、蒲灰散主之。(27)

【本文】　厥して皮水の者は、蒲灰散之を主る（原註は、「方は消渇中に見わる」と）。

【語釈】　〇厥して皮水の者云々：呂志杰の説「本条は、皮水で陽が欝滞して手足が厥冷する治療を論述している。皮水の病人は、内に欝熱があり、外に水腫があり、陽気が阻まれて四肢に達することができない。そこで、手足は厥冷する。治療は、蒲灰散を用いるのがよい。方中は蒲灰（黄）七分、滑石（三分）であり、二味を搗いて散剤にし、方寸匕を飲服し、一日に三回服用する。本方は、湿熱を清し、小便を利し、水腫を消失させ、陽気を伸ばすと、厥冷は自然に治癒するはずである。葉天士に「通陽は温むるに在らずして小便を利すに在り」の説があるのは、思うにこの条より悟って提出されたものである」《金匱雑病論治全書》

【通釈】　皮水に罹患し、手足が厥冷する場合は、蒲灰散がこれを主治する（原註では、「処方は、《消渇小便利淋病篇》の第11条に記載されている」とある）。

【本文】　［尤］　厥して皮水の者は、水邪外に盛んに、其の身中の陽を隔てて四肢を行らざればなり。此れ、厥の水に成る者なり。其の水を去れば、則ち厥自ら愈ゆ。必ずしも附子、桂枝の属を以て其の内伏の陽を助けざるなり。蒲灰散の義は、前に見わる。

【語釈】　〇蒲灰散の義は、前に見わる：《金匱要略心典》では、「蒲は、香

－ 777 －

蒲である。寧原は、「香蒲は、湿熱を除き、小便を利し、滑石に合すると、小便を清して通利する正法である」と言う」とある。

【通釈】　［尤］　四肢が厥冷し、皮水に罹患するのは、水邪が外に盛んになり、その身中の陽気を隔てて四肢を行らなくなるからである。これは、厥冷が水が原因で生じる場合である。その水を除く場合は、厥冷は自然に治癒する。必ずしも附子や桂枝の属を用いてその内に潜伏した陽気を助けない。蒲灰散の義は、前に見われている。

【解説】　本条文は、皮水で四肢が厥冷する場合の治療法について論述している。

　皮水に罹患し、水邪が旺盛になると、身中の陽気が隔てられて四肢を行らなくなるので、四肢は厥冷する。本証は、四肢の厥冷が水邪によって発生する場合である。そこで、蒲灰散を用い、清熱利湿して水邪を除く。

【原文】　問曰、黄汗之為病、身体腫、発熱汗出而渇、状如風水、汗沾衣、色正黄如柏汁、脈自沈、何従得之。師曰、以汗出入水中浴、水従汗孔入得之。宜耆芍桂酒湯主之。(28)

【本文】　問いて曰く、黄汗の病為る、身体腫れ（一に重に作る）、発熱し、汗出でて渇し、状風水の如く、汗衣を沾し、色正黄にして柏汁の如く、脈自ら沈なるは、何に従りて之を得るやと。師曰く、汗出でて水中に入りて浴するを以て、水汗孔従り入りて之を得。宜しく耆芍桂酒湯もて之を主るべしと（「身体腫る」は、《脈経》、《千金》は「身体洪腫して渇す」に作る。《脈経》は、註して云う、「一に「渇せず」に作る」と。「沈」の下に《外台》は「也」の字有り。《脈経》は、「黄耆芍薬桂枝苦酒湯」に作る。趙本に「檗」を「薬」に作るは、非なり）。

【語釈】　○問いて曰く、黄汗の病為る云々：呂志杰の説「本条は、黄汗の成因と証治を論述している。黄汗病の症状は風水と類似する所があるが、汗が衣を潤し、色は黄柏の汁のように真っ黄になるのが黄汗病の特徴である。この条は、黄汗病の成因と、汗が出ている時に沐浴することと汗液の排泄の障害が関係することを提出する。水湿が経脈を侵犯することにより、営衛の運行を阻碍し、衛が欝滞して水を行らすことができず、肌膚に滞留する。そこで、全身に水腫が生じる。営が欝滞して熱を生じる。そこで、発熱して汗が出る。気が津を生じなくなる。そこで、口が渇く。耆芍桂酒湯を用いて治療する。方中の桂

枝、芍薬は営衛を調和して鬱遏を解し、苦酒に配して営の中の鬱熱を排泄する作用を増強する。黄耆は実衛止汗し、営衛を調和し、気血を通暢させると、全身の発熱、黄汗などの症は治癒するはずである」《金匱雑病論治全書》。王廷富の説「臨床では、常に多くが湿熱の患いに属して見われる。元々鬱熱があり、冷水の中で沐浴しないが、汗が出て風に当たり、あるいは労働で汗が出て衣の裏が冷えて湿り、内の鬱熱と合わさり、久しく営衛を鬱滞させると、黄汗を生じる。主証は、汗が黄色で衣を潤し、心中は煩悶し、小便は黄ばみ、あるいは微かに発熱し、舌質は紅、舌苔は黄膩、脈は沈滑などの脈証を生じる場合は、湿熱が鬱滞する黄汗証であり、茯苓滲湿湯（茯苓、猪苓、沢瀉、茵陳蒿、蒼朮、白朮、黄連、山梔子、陳皮、秦艽、防己、葛根）の加減を用いて主治すべきである」《金匱要略指難》

【通釈】　ある人が質問し、「黄汗の病と言うものは、身体に浮腫（ある本では、「重だるくなる」に作る）が出現し、発熱し、汗が出て口が渇き、病状は風水に類似し、汗が衣を染め、色調は黄柏のような黄色になり、脈は自然に沈になるが、これはどのような原因で引き起こされるのであろうか」と言った。師はこれに答え、「汗が出ている時に水中に入って沐浴すると、水が汗孔から皮膚に浸入するので、黄汗病が発症する。この場合は、耆芍桂酒湯がこれを主治する」と言った（「身体が腫れる」は、《脈経》、《千金》では「身体が著しく腫れて口が渇く」に作る。《脈経》では、注釈して「ある本では、「口は渇かない」に作る」と言う。「沈」の字の下に《外台》では「也」の字がある。《脈経》では、「黄耆芍薬桂枝苦酒湯」に作る。趙本に「糵」の字を「薬」の字に作るのは、誤りである）。

【本文】　［尤］　黄汗の病は、風水と相似す。但だ風水は脈浮にして黄汗は脈沈、風水は悪風して黄汗は悪風せざるを異と為す。其の汗衣を沾し、色正黄なること柏汁の如きは、則ち黄汗の独りする所なり。風水は風気外は水気と合すと為し、黄汗は水気内は熱気を遏むと為す。熱は水の遏を被り、水と熱と得て交々蒸し互いに鬱すれば、汗液は則ち黄ばむ。按ずるに、前の第二条に云う、「小便通利し、上焦に寒有り、其の口涎多し。此れを黄汗と為す」と。第四条に云う、「身腫れて冷え、状周痺の如し」と。此れ云う、「黄汗の病、身体腫れ、発熱し、汗出でて渇す」と。後に又云う、「劇しき者は、食すること能わず、身疼重し、小便不利す」と。何ぞ前後の俟しからざるなり。豈新久微甚の辨ならんか。夫れ病邪初めて受け、其の未だ鬱して熱を為さざる者は、則ち身

冷ゆるも亦自然の道なり。

［鑑］　黄耆、桂枝は肌邪を解して以て衛気を固め、芍薬、苦酒は汗液を止めて以て営気を摂め、営衛調和すれば、其の病已む。李升璽曰く、「按ずるに、汗出でて水に浴するは、亦是れ偶々一端を挙げて之を言うのみ。大約黄汗は、脾胃の湿久しくして熱を生ずるに由り、熱を積み、黄を成す。湿熱交々蒸せば、而ち汗出づ」と。

【通釈】　［尤］　黄汗の病は、風水と類似する。ただ、風水は脈が浮であり、黄汗は脈が沈であり、風水は悪風がし、黄汗は悪風がしないのが異なる。その汗が衣を潤し、色が黄柏の汁のように真っ黄であるのは、黄汗だけにある所である。風水は風気が外は水気と合し、黄汗は水気が内は熱気を遏（とど）める。熱が水で遏められ、水と熱が交々熏蒸し互いに欝滞すると、汗液は黄ばむ。按じるに、前の第2条では「小便が通利し、上焦に寒えがあり、その口は涎が多い。これが黄汗である」と言い、第4条では「身体が腫れて冷え、性状は周痺のようである」と言い、これ（第28条）は「黄汗の病では、身体が腫れ、発熱し、汗が出て口が渇く」と言い、後（第29条）ではまた「病が激しい場合は、食事を摂取することができず、身体は疼んで重だるくなり、小便は不利になる」と言う。何ぞ前後が等しくないことであろうか。実際は病の新旧、微甚の弁別であろうか。そもそも病邪を初めて受け、それがいまだ欝滞して熱を生じていない場合は、身体が冷えるのもまた自然の道である。

［鑑］　黄耆、桂枝は肌邪を解して衛気を固め、芍薬、苦酒は汗液を止めて営気を摂め、営衛が調和すると、その病は止む。李升璽は、「按じるに、汗が出て水浴するのは、また偶々一端を挙げてこれを言うだけである。およそ黄汗は、脾胃の湿が久しくなって熱を生じることにより、熱を積んで黄汗を形成する。湿熱が交々熏蒸すると、汗が出る」と言う。

【本文】　潘氏の《医燈続焔》に云う、「黄汗の一証、仲景の《金匱要略》は水気病の中に収め入る。其の主治は疸を治すと亦自ら懸絶なり。後人、其の汗黄なるを以て遂に列して五疸の一と為すも、実は疸に非ざるなり」と。

【語釈】　〇懸絶：はるかにへだたる。

【通釈】　潘氏の《医燈続焔》では、「黄汗の一証は、仲景の《金匱要略》では水気病の中に収められている。その主治は、黄疸を治療する方法とまた自ら大いに懸け離れている。後人は、その汗の色が黄であるのをもって遂に配列して五疸の一つとするが、実は黄疸ではない」と言う。

水気病脈証并治第十四

【本文】　黄耆芍薬桂枝苦酒湯方（《外台》は、仲景《傷寒論》を引きて云う、「《備急》、《張文仲》、《千金》、《古今録験》、《深師》、《范汪》、《経心録》に同じ」と）

　黄耆（五両）　芍薬（三両）　桂枝（三両）

　右三味、苦酒一升、水七升を以て、相い和して煮て三升を取り、一升を温服す。当に心煩すべし。服すること六七日に至りて乃ち解す。若し心煩止まざる者は、苦酒阻むを以ての故なり（原註は、「一方に美酒醯を用いて苦酒に代う」と。○《外台》は云う、「「阻」は、一に「一方に美酒醯を用いて酒に代う」に作る」と）。

【語釈】　○黄耆芍薬桂枝苦酒湯：聶恵民の説「本方は、黄汗の治法である。汗が出て沐浴することにより、水湿が経脈を侵犯し、衛気が欝滞し、水湿が行らなくなる場合は、浮腫を生じる。営が欝して熱し、水と熱が交々熏蒸する場合は、発熱し、汗液は黄色になる。そこで、桂枝、芍薬は営衛を調和し、解欝宣発して表にある水湿を除く。黄耆は、固表実衛して止汗する。更に苦酒をもって桂枝、芍薬を引いて営に入り、これによって営の中の熱欝を泄らし、営衛を調和すると、気血は通じ、欝熱は除かれ、水腫は消え、黄汗は治癒する」《経方方論薈要》

【本文】　黄耆芍薬桂枝苦酒湯方（《外台》では、仲景の《傷寒論》を引用し、「《備急》、《張文仲》、《千金》、《古今録験》、《深師》、《范汪》、《経心録》に同じである」と言う）

　黄耆（五両）　芍薬（三両）　桂枝（三両）

　右の三味に苦酒一升、水七升を用い、混和して煮て三升を取り、一升を温めて服用する。服用すると、心煩が出現するはずである。服用後、六七日目に病は解される。もし心煩が止まらない場合は、米酢が湿邪を阻むからである（原註では、「ある処方では、美酒で作成した酢を用いて米酢に代える」とある。○《外台》では、「「阻」の字は、ある本では「一方では、美酒で作成した酢を用いて酒に代える」に作る」と言う）。

【本文】　［尤］　苦酒阻む者は、行らんと欲して未だ遽かに行ることを得ず、久しく薬力を積み、乃ち自ら行るのみ。故に曰く、「服すること七八日に至りて乃ち解す」と。

　［魏］　古人、醋と称するは、苦酒と為す。別に所謂「苦酒」有るに非ざるなり。美酒醯は、即ち家に製する所の社醋なり。即ち、鎮江紅醋是れなり。又

－ 781 －

醋の劣る者は、即ち白酒なり。醋の各処は皆是なり。総じて社醋を以て薬に入る。

【通釈】　［尤］　苦酒が阻むとは、行ろうとして、いまだ遽かに行うことができず、久しく薬力を積み、その後自ら行うことである。そこで、「服用して七八日になると、病は解される」と言う。

　　［魏］　古人が醋と称するのは、苦酒のことである。別にいわゆる「苦酒」があるのではない。美酒醴は、家で製する所の社醋である。即ち、鎮江の紅醋がこれである。また、醋で劣るものが白酒である。醋の各々の名称は皆正しい。総じて社醋をもって薬に入れる。

【本文】　何氏の《医碥》に云う、「水寒汗液を肌内に遏欝し、熱を為して蒸す所にして黄汗を成す。然して汗出でて水に浴するも亦隅を挙ぐるの論のみ。当に推して之を広むべし。愚按ずるに、黄耆芍薬桂枝苦酒湯は、清熱去湿の品無し。徒に固め斂むるを取るは、壅ぐこと無きを得んや。此の方、恐らくは是れ錯簡にして終に用う可からず」と。

【通釈】　何氏の《医碥》では、「水寒が汗液を肌の中に欝遏し、熱を生じて熏蒸して黄汗を形成する。そして汗が出て水に浴するのもまた一隅を挙げる論述にすぎない。推してこれを広めるべきである。私が按じるに、黄耆芍薬桂枝苦酒湯は、清熱去湿の品がない。徒に固めて斂める品を取るのは、塞ぐことがないだろうか。この処方は恐らくは錯簡であり、遂に使用すべきでない」と言う。

【解説】　本条文は、黄汗病の病因病機、証候、および治療法について論述している。

　汗が出ている時に沐浴すると、水気が汗孔より侵入するので、黄汗病が発生する。即ち、黄汗病に罹患し、水気が内は熱気を遏めると、水と熱が交々熏蒸して欝滞するので、身体は腫れ、発熱し、黄柏の汁のような黄色の汗が出て、口は渇き、脈は沈になる。あるいは脾胃の湿が久しくなると、熱を生じ、湿熱となって熏蒸するので、黄汗病が発生する。黄汗病は、風水と類似する。ただ、風水では脈は浮になり、悪風がするが、黄汗病では脈は沈であり、悪風はしない。そこで、「状風水の如し」と言う。

　耆芍桂酒湯は、黄耆、芍薬、桂枝、苦酒からなる。方中の黄耆、桂枝は、肌邪を解して衛気を固める。芍薬、苦酒は、汗を止めて営気を摂める。諸薬を合用し、営衛が調和すると、黄汗病は治癒する。

水気病脈証并治第十四

【原文】　黄汗之病、両脛自冷。仮令発熱、此属歴節。食已汗出、又身常暮盗汗出者、此労気也。若汗出已、反発熱者、久久其身必甲錯。発熱不止者、必生悪瘡。若身重汗出已、輒軽者、久久必身瞤。瞤即胸中痛。又従腰以上必汗出、下無汗、腰髖弛痛、如有物在皮中状。劇者不能食、身疼重、煩躁、小便不利。此為黄汗。桂枝加黄耆湯主之。(29)

【本文】　黄汗の病は、両脛自ら冷ゆ。仮令えば発熱するは、此れ歴節に属す。食已りて汗出で、又身常に暮に盗汗出づる者は、此れ労気なり。若し汗出で已り、反って発熱する者は、久久にして其の身必ず甲錯す。発熱止まざる者は、必ず悪瘡を生ず。若し身重く、汗出で已り、輒ち軽き者は、久久にして必ず身瞤す。瞤すれば即ち胸中痛む。又腰従り以上必ず汗出で、下に汗無く、腰髖弛痛し、物有りて皮中に在るが状の如し。劇しき者は食すること能わず、身疼み重く、煩躁し、小便不利す。此れを黄汗と為す。桂枝加黄耆湯之を主る（「労気」は、原本は「営気」に作る。今諸本に依りて之を改む。《外台》は仲景の《傷寒論》を引き、「物」を「蟲」に作る）。

【語釈】　〇黄汗の病は、両脛自ら冷ゆ云々：王廷富の説「この条は、黄汗、歴節、虚労の悪瘡の鑑別と黄汗の証治である。黄汗は水湿の邪であり、分肉の間に欝滞し、営衛が失調し、湿が喜んで下に赴き、陽気が下に達することができなくなる。そこで、両側の脛は自然に冷える。歴節は肝腎が先ず虚し、風湿が瘀滞して関節に結び、欝滞して熱を生じる。そこで、関節は変形し、両側の脛は発熱する。これが黄汗と歴節の鑑別である。食事が終わって汗が出るのは自汗であり、多くは陽熱が旺盛であり、あるいは中気が虚しているが、二種類の証候では胃気が外泄する機序は同じである。暮に臥せて汗が出るのは盗汗であり、多くは営陰の耗傷に属し、陽気が斂められずに引き起こす所である。労が真陰を傷り、陰気が固密にならないことによる。そこで、「此れ労気なり」と言う。もし外感の発熱で汗が出る場合は、脈は静かになり、身体は涼しくなり、熱邪は汗に随って解される。もし熱が汗のために衰えず、なお発熱する場合は、これを称して「反って」と言う。多くは熱毒が壅滞し、津液は注ぐことができなくなる。そこで、その身体の局部は必ず甲錯する。もし発熱が久しくなって解されない場合は、多くは熱毒が局部の気血に瘀結して悪瘡を生じる。このように、自汗し、盗汗し、発熱し、汗が出て、熱が軽減しないことによって、虚労と悪瘡を鑑別する。黄汗の転化に至っては、初期は湿が蒸し、湿が盛

－ 783 －

んになる場合は、身体は重だるくなり、汗が出て湿が軽減する場合は、身体は快くなる。ただ、湿は汗に従って去るが、正気は必ず損傷を受ける。このようになって久しくなり、汗が出て過多になると、必ず諸陽と精血を消耗する。そこで、身体は引き攣る。上焦の陽が虚し、胸陽が振るわなくなると、胸痛が出現し、かつ腰以上は汗が出る。湿の性は、下に趣く。陽気は、蘙滞して下に達することができなくなる。そこで、下は汗がなく、腰や大腿上部が弛緩して痛む。もし物があって皮中にあるような場合は、湿が肌腠に滞り、蘙熱がこれに乗じて流れて走る。もしその病が激しくなり、いまだ汗解を経ず、湿が中焦に滞る場合は食事を摂取できず、肉理に塞がる場合は身体に疼痛が出現し、心に蘙滞する場合は煩躁し、下に閉ざされる場合は小便は不利になる。その主要な病理は、湿が肉理に滞り、営衛の運行を阻碍し、脾胃に影響し、膀胱を犯して気化が不利になることにある。これは、営衛が不和になり、衛気が虚して滞る黄汗証である。そこで、営衛を調和し補気実衛する方法を用いて主治する」

《金匱要略指難》

【通釈】　黄汗病は、両側の下腿が自然に冷える。例えば両側の下腿が発熱する場合は、歴節病である。食事を摂取すると汗が流れ、また夜になって床に臥せると身体から常に寝汗が出る場合は、虚労病である。もし汗が出た後に反って発熱が出現する場合は、病が長期に持続すると病人の皮膚は必ず乾燥して魚鱗状になる。全身の発熱が止まらなくなる場合は、必ず悪瘡を生じる。もし身体が重だるくなり、汗が出た後に症状の軽快する感じがある場合は、病が長期に持続すると必ず肌肉が引き攣る。肌肉が引き攣る場合は、胸中に疼痛が出現する。また、腰より上は必ず汗が出るが、腰より下は汗がなく、腰と大腿上部の筋肉が弛緩し無力になって痛み、虫が皮膚の中を這うような感じがする。病状が激しくなる場合は、食事を摂取できなくなり、身体に疼痛が出現して重だるくなり、身中は煩躁し、小便は不利になる。これが黄汗病である。この場合は、桂枝加黄耆湯がこれを主治する（「労気」は、原で本は「営気」に作る。今諸本によってこれを改める。《外台》では仲景の《傷寒論》を引用し、「物」の字を「蟲」の字に作る）。

【本文】　［程］　湿下に就けば、而ち関節に流る。故に黄汗病は、両脛冷ゆ。若し両脛熱すれば、則ち歴節の病に属す。其れ食し已りて汗出づるは、胃気外泄すと為す。暮にして盗汗するは、営気内に虚すと為す。又虚労の証に属す。二者は倶に汗出で、皆黄汗に非ざるなり。黄汗の証を作さんと欲し、汗出で已

わりて熱は汗の為に衰えず、反って発熱して熱止まず、外に薄れば、則ち皮膚を銷鑠す。故に身体をして枯燥せしむ。裏に薄れば、則ち脈を潰え、筋を爛す。故に悪瘡を生ぜしむるなり。夫れ湿勝てば、則ち身重く汗出で、湿去り身軽しと雖も、正気未だ必ずしも損ぜざるにあらず。此くの如く久久とすれば、必ず諸陽を耗散す。故に身瞤じて胸痛む。是を以て上焦の陽虚すれば、則ち腰以上は汗出づ。下焦の湿勝てば、而ち腰髖弛痛し、物有り皮中に在るの状の如きを為すなり。劇しければ、則ち内は脾を傷りて食すること能わず、外は肌肉を傷りて身体疼重す。若し煩躁し、小便不利なれば、則ち水気従りて出づること無く、肌中に蘊蓄し、必ず黄汗を為す。

【語釈】　〇銷鑠：金属を溶かす。　〇枯燥：枯れる。

【通釈】　〔程〕　湿が下に向かうと、関節に流れる。そこで、黄汗病は、両側の脛が冷える。もし両側の脛が熱する場合は、歴節の病に属している。食事を摂取した後に汗が出るのは、胃気が外に泄れる。暮に盗汗が出現するのは、営気が内に虚している。また、虚労の証に属している。二つはともに汗が出て、いずれも黄汗ではない。黄汗の証を発生しようとし、汗が出た後に熱は汗のために衰えず、反って発熱して熱が停止せず、外に迫る場合は、皮膚を灼傷する。そこで、身体を乾燥させる。熱が裏に迫る場合は、脈や筋を破壊して爛らせる。そこで、悪瘡を生じる。そもそも湿が勝つ場合は、身体は重だるくなり、汗が出るが、湿が去って身体は軽くなっても、正気はいまだ必ずしも損傷されないのではない。このような状態が長期に持続すると、必ず諸々の陽気を消耗して散じる。そこで、肌肉は引き攣り、胸が痛む。ここをもって上焦の陽気が虚す場合は、腰以上で汗が出る。下焦の湿が勝つ場合は、腰や大腿上部が弛緩して痛み、物が皮膚の中にあるような感じがする。病が激しくなる場合はち内は脾を傷るので、食欲はなくなり、外は肌肉を傷るので、身体は疼んで重だるくなる。もし煩躁し、小便が不利になる場合は、水気はこれによって出ることがなく、肌の中に蓄積するので、必ず黄汗を発生する。

【本文】　案ずるに、此の条の義、通じ難し。今姑く程註に仍る。《金鑑》に云う、「此れ、黄汗を承けて詳らかに其の証を申すなり。但だ文義未だ属せず、必ず是れ錯簡なり、釈せず」と。此の説、是に似たり。

【通釈】　案じるに、この条の義は通じ難い。今暫くは程氏の注釈による。《医宗金鑑》では、「これは、黄汗を承け、詳らかにその証を述べる。ただ、文章の義はいまだ相互に所属せず、必ずこれは錯簡であるので、解釈しない」

と言う。この説は、正しいようである。

【本文】　桂枝加黄耆湯方

　桂枝　芍薬（各三両）　甘草（二両）　生姜（三両）　大棗（十二枚）　黄耆（二両。○《千金・黄疸門》は五両）

　右六味、水八升を以て、煮て三升を取り、一升を温服す。須臾に、熱稀粥一升余りを飲み、以て薬力を助け、温覆して微汗を取る。若し汗せざれば、更に服す。

【語釈】　○桂枝加黄耆湯：聶恵民の説「本方は、営衛を調和し、行陽散邪、去湿固表の方剤である。湿邪が肌表を侵し、湿の性は重濁であるので、身体が重だるくなる。湿が欝滞して化熱し、汗が出て粘り濁る。そこで、黄汗になる。桂枝湯をもって解肌調和営衛、通陽散邪し、粥を啜って薬力を助け、黄耆は補中益気、固表、扶正して邪を除き、補土して湿に勝つ。黄耆芍薬桂枝苦酒湯と桂枝加黄耆湯は、いずれも陽気を宣達し、水湿を排泄する効能があり、皆黄汗の治療に用いられる。しかし、前方は、周身に汗が出て、表気が既に虚している場合に適応される。そこで、処方は黄耆をもって君とし、益気固表する。後方は、汗は出るが透らず、腰以上に汗があり、腰以下に汗がない場合に適応される。そこで、処方は桂枝湯をもって君とし、解肌して営衛を調和する」《経方方論薈要》

【通釈】　桂枝加黄耆湯方

　桂枝　芍薬（各々三両）　甘草（二両）　生姜（三両）　大棗（十二枚）黄耆（二両。○《千金・黄疸門》では、五両にする）

　右の六味に水八升を用い、煮て三升を取り、一升を温めて服用する。しばらくして熱くしたおも湯一升余りを飲み、これによって薬力を助け、布団を掛けて微かに発汗させる。もし汗がでない場合は、更に服用する。

【本文】　［尤］　桂枝黄耆は、亦陽を行らせ邪を散ずるの法なり。而して尤も熱稀粥を飲みて汗を取るに頼り、以て交々欝するの邪を発す。

【通釈】　［尤］　桂枝加黄耆湯は、また陽を行らせて邪を散じる方法である。そして最も熱くした稀薄な粥を飲んで汗を取る方法に頼り、これによって交々欝滞した邪を発する。

【解説】　本条文は、黄汗、歴節、労気との鑑別点、および黄汗病の別の証候と治療法について論述している。

　黄汗病では、湿が下に向かうので、両側の脛が冷える。一方、両側の脛が熱

水気病脈証并治第十四

する場合は、歴節病である。

　食事を摂取した後に汗が出る場合は、胃気は外に泄れている。あるいは暮に盗汗が出現する場合は、営気が内に虚している。これらはいずれも虚労の証であり、黄汗病ではない。

　黄汗病を発生しようとし、汗が出た後に熱が汗のために衰えず、熱が停止せずに外に迫ると、皮膚を灼傷するので、身体は乾燥する。また、熱が停止せずに裏に迫ると、脈や筋肉を破壊するので、悪瘡を生じる。

　黄汗病に罹患し、湿が勝つと、身体は重だるくなり、汗が出る。汗が出て湿が去り、身体は軽くなるが、正気は損傷される。病が久しく持続すると、必ず陽気を消耗して散じるので、身体の肌肉は引き攣り、胸が痛む。また、上焦の陽気が虚すと、腰以上で汗が出るが、腰以下では汗は出ない。下焦の湿が勝つと、腰や大腿の上部は弛緩して痛み、物が皮膚の中にあるような感じがする。病状が激しくなり、内は脾が傷られると、食欲はなくなる。外は肌肉が傷られると、身体は疼んで重だるくなる。水気が外に出ることがなく、肌の中に蓄積すると、煩躁し、小便は不利になり、黄汗を発生する。本証の治療は、桂枝加黄耆湯を与えて陽気を行らせて邪を散じる。

【原文】　師曰、寸口脈遅而濇、遅則為寒、濇為血不足。趺陽脈微而遅、微則為気、遅則為寒。寒気不足、則手足逆冷、手足逆冷則営衛不利、営衛不利、則腹満脇鳴相逐、気転膀胱、営衛倶労。陽気不通即身冷、陰気不通即骨疼。陽前通則悪寒、陰前通則痺不仁。陰陽相得、其気乃行、大気一転、其気乃散。実則失気、虚則遺尿。名曰気分。(30)

【本文】　師曰く、寸口の脈遅にして濇、遅は則ち寒と為し、濇は血不足と為す。趺陽の脈微にして遅、微は則ち気と為し、遅は則ち寒と為す。寒気不足すれば、則ち手足逆冷し、手足逆冷すれば則ち営衛利せず、営衛利せざれば則ち腹満、腸（脇）鳴相い逐い、気膀胱に転じ、営衛倶に労す。陽気通ぜざれば即ち身冷え、陰気通ぜざれば即ち骨疼む。陽通を前ずれば則ち悪寒し、陰通を前ずれば則ち痺して不仁す。陰陽相い得て、其の気乃ち行り、大気一転して、其の気乃ち散ず。実すれば則ち失気し、虚すれば則ち遺尿す。名づけて気分と曰うと（「実すれば則ち」は、徐、沈は「寒ゆれば則ち」に作り、註に「寒は恐らくは是れ実の字ならん」と。「脇鳴」は程、魏に「腸鳴」に作るは是なり）。

【語釈】　〇師曰く、寸口の脈遅にして濇云々：李克光の説「本条は、三つの

－ 787 －

段落に分けて討論する。開始より「痺れて不仁す」までは第一の段落であり、「陰陽相い得て」より「其の気乃ち散ず」までは第二の段落であり、その余は第三の段落である。第一の段落は、脾と肺に寒えが結んで営衛が調和しなくなる三種類の証候を論述している。「寸口の脈遅にして渋」は、寸口は心肺の主る所であり、肺は気を主り、肺気が不足する場合は、気は寒に抑えられ、心血の運行が不暢になる場合は、脈の到来は非常に渋る。そこで、「寸口の脈遅にして渋」の脈理は、実は気血が不足し、また兼ねて寒邪があって引き起こす所である。そこで、「遅は則ち寒と為し、渋は血不足と為す」と言う。ここでの血の不足は、主に肺気の虚寒によって引き起こされる。趺陽の脈は脾胃が主る所であり、「趺陽の脈微にして遅」は、脾気が虚弱であり、寒が内より生じる。そこで、「遅は則ち寒と為す」とある。以上を総合すると、寸口と趺陽の脈を合参すれば、水気病の気分の主要な機序は中と上の二焦の陽気の不足であり、気血がともに虚すことであり、寒邪が虚に乗じて内に迫って患いとなることである。脾（胃）は営衛の源であり、肺（心）は営衛の敷布を主るので、気分病の陽気の不足は、主に営衛の気の不足を指す。「寒えて気不足す」は、上文の辞を結論する。即ち、営衛気血の不足でまた兼ねて寒邪がある。陽気は、四肢を温煦できなくなる。そこで、「手足逆冷す」になる。「手足逆冷すれば、則ち営衛利せず」は、手足の逆冷の原因は、営衛気血の不足の他に、これを営衛の運行の不利に攻めるべきであることを強調する。そして営衛の不利は、手足の逆冷を表現する他に、内ではなお腹部の脹満、腸鳴が響く、甚だしい場合は寒気が攻めて衝き、小腹と膀胱の部位に転じて動くなどが引き起こされるはずである。これによって営衛の気は、既に「分肉を温め、皮膚を充たす」ことができ、またよく「盲膜を熏じ、胸腹に散ず」ることができる。「営衛俱に労す」は、営衛の気の耗傷が太過になり、気が虚して運らず、血の運行が不暢になることを指す。そこで、「身冷え」、「骨疼む」になる。営衛が失調し、並びに行ることができなくなると、「悪寒」、「痺れて不仁す」などの症がある。ここでの「陽気不通」と「陰気不通」、および「陽前通」、「陰前通」の四句は、いずれも文を互いにして義を見わす記述法であり、前後を互いに参照して理解すべきである。第二の段落は、気分病の治療原則である。「陰陽相い得て、其の気乃ち行る」は、上述した営衛が不利になり、営衛が俱に労し、営衛が失調するなどに対して言う。即ち、営衛の気が充実し、通暢し、協調していれば、よく運行して息むことがなく、正常の生理機能を発揮する。「大気一転」すれ

ば、「其の気乃ち散ず」である。《霊枢・五味篇》では、「其の大気の搏ちて行らざる者は、胸中に積もり、命づけて気海と曰う」と言う。大気は膻中の宗気であることを見るべきである。営衛は、宗気の主要な組成の部分である。そこで、営衛が通暢して行ると、宗気は転じることができる。「其の気乃ち散ず」は、水湿の邪気が宗気の運転によって消散されることを指し、正気が勝つ場合は邪は退く。これを総合すると、気分病の治則は、営衛（陰陽）を調暢し、陽気を温運すべきであることである。第三の段落は、気分病の虚実の違いによる二種類の病状を説明している。「実すれば則ち失気し、虚すれば則ち遺尿す」では、陽気が衰微することにより、大気が転じなくなり、寒気が欝結して行らなくなると、常に腹部の脹満の症がある。欝結の気が後陰より泄れる場合は、証は失気が頻繁に見われる。これは、気分病の実証である。もし陽が虚し気が弱まり、固摂が失調する場合は、小便は頻数で失禁する。これは、気分病の虚証である。虚実を論じることなく、皆脾と肺に寒が結び、営衛の気が病んで引き起こされる。そこで、「名づけて気分と曰う」である」《金匱要略譯釋》。　〇陽通を前ずれば則ち悪寒し、陰通を前ずれば則ち痺して不仁す：「前」は、「流通を断絶する」の意。陳紀藩の説「前：これは、「剪」に通じる。《説文解字注》では、「前は…古は仮借して剪に作る。「減」の字として解釈すべきである」とある」陳紀藩主編《金匱要略》。　〇大気一転して、其の気乃ち散ず：呂志杰の説「「大気一転すれば、其の気乃ち散ず」の治則は、水病の証治に対しては非常に指導的な意義がある。《景岳全書》では、腫脹の弁証に対し、「これを病状に調べると、ただ水と気の二字にあり、これを尽くすには充分である」、「しかし、水と気とは元々同類である。そこで、水を治療する場合は、先ず理気を兼ねるべきであり、気化を益すと水は自然に除かれる」と指摘する。大気を運転する方法はただ水気病の治則とするだけではなく、並びに各種の雑病の証治に対して普遍的な指導的意義がある。仲景全書を縦覧すると、直ちに解る。例えば肺胃の虚寒証を治療する場合は、甘草乾姜湯を用いて温肺して肺気を転じる。胸痺の「陽微陰弦」を治療する場合は、益気通陽の方薬を用いて心気を運らす。虚労の中の気虚を治療する場合は、建中湯を用いて脾気を運らす。虚労の腎虚を治療する場合は、腎気丸を用いて腎気を補う。肝着病を治療する場合は、旋覆花湯を用いて行気活血して肝気を舒ばす。婦人の雑病の崩漏を治療する場合は、温経湯を用いて衝任を調補して経気を通利するなどは、本身の正気（大気）を運転して邪気に勝ち、「陰陽相い得て、其の

気乃ち行る」を到達しないことがない。この他に本条の「大気一転すれば、其の気乃ち散ず」の「大気」の認識に関しては、注釈家は多くが「宗気」あるいは「元気」と解釈する。喩嘉言の《医門法律》では、《大気論》という専門の篇がある。最近では、張錫純は臨床と大気の認識とを結合し、昇陥湯を制して大気下陥を治療する。上述した認識と実践は、張仲景の学術思想を豊富に発展させている」《金匱雑病論治全書》

【通釈】　師が言われた。寸口の脈が遅で濇である。脈が遅であるのは寒えがあることを表わし、脈が濇であるのは血の不足を表わしている。趺陽の脈が微で遅である。脈が微であるのは気が虚していることを表わし、脈が遅であるのは裏に寒えがあることを表わしている。裏に寒えがあり、気血が不足すると手足は逆冷し、手足が逆冷すると営衛の運行は不利になり、営衛の運行が不利になると腹部は脹満し、腸鳴が止まらなくなり、寒気は膀胱に転入し、営衛はともに虚す。陽気が虚して通じなくなると身体は冷え、陰気が虚して通じなくなると骨節に疼痛が出現する。もし陽気が流れなくなる場合は悪寒がし、陰気が流れなくなる場合は肌膚は麻痺してしびれる。ただ、陰陽の二気が相互に結合し、膻中の宗気が正常に運行し、胸中の宗気が一たび流転すると、水湿の邪気は消散する。もし病状が実証に属している場合は失気が出現し、病状が虚証に属している場合は尿失禁が出現する。この種の病は、気分病と称される（「実すると即ち」は、徐本と沈本では「寒えると即ち」に作り、注釈して「「寒」の字は恐らくは「実」の字であろう」とある。「脇鳴」を程本と魏本で「腸鳴」に作るのは、正しい）。

【本文】　［尤］　微は則ち気と為す者は、気不足と為すなり。寒気不足するは、寸口、趺陽を該ねて言を為す。寒えて気血復た不足するなり。寒えて気不足すれば、則ち手足は気無くして逆冷す。営衛は源無くして不利す。是れに由りて藏府の中は真気充たずして客寒独り勝てば、則ち腹満し、脇鳴相い逐い、気膀胱に転ず。即ち、後の所謂「失気、遺溺」の端なり。営衛俱に労する者は、営衛俱に欠きて竭くるなり。陽気は、表に温かなり。故に通ぜざれば、則ち身冷ゆ。陰気は、裏に栄ず。故に通ぜざれば、即ち骨疼む。通ぜざる者は虚極まりて行ること能わず、有余にして壅がる者と同じならず。陽前に通ずれば則ち悪寒し、陰前に通ずれば則ち痺して不仁する者は、与_{とも}倶に行らざれば、則ち陽独り滞りて痺して不仁するなり。蓋し、陰と陽は常に相い須むや、失_{たが}う可からず。失えば、則ち気機続かずして邪乃ち著く。失えざれば、則ち上下交通して

－ 790 －

邪容れず。故に曰く、「陰陽相い得て、其の気乃ち行り、大気一転して其の気乃ち散ず」と。失気、遺溺は、皆相い失うの徴なり。気分と曰う者は、寒気は陽の虚に乗じて気に病むを謂うなり。

　[沈]　営衛相い和し、膻中の宗気一たび転ずれば、大気は乃ち行り、痺れ著くの邪は相い随いて去る。謂うに、大気一転すれば、其の気乃ち散じ、而して実する者失気するは、邪は大便に従いて喧(かまびす)しく吹きて泄れ、虚する者遺溺するは、邪小便に従いて去る。此れ、陽虚し気滞りて水に化し、而して精血痺を為す。故に気分と曰う（案ずるに、此れ尤の註と異なる。然れども義は亦通ず。故に之を両つながら存す）。

　[程]　此の章、以て水気分に在りの大義を明かす。気行れば則ち水寒の気も亦行るを以てすれば、下章の心下に結び盤を為し杯を為すに非ざるなり。

　[鑑]　「名づけて気分と曰う」の下に、当に下条の「桂枝去芍薬加麻黄附子細辛湯之を主る」の十五字有るべし。

【語釈】　○須む：求める。

【通釈】　[尤]　「微であるのは、即ち気である」とは、気が不足することである。寒えて気が不足するのは、寸口と趺陽の脈を兼ねて言う。寒えて気血もまた不足することである。寒えて気が不足する場合は、手足は気がなく、逆冷する。営衛は源がなく、不利になる。これによって臓腑の中は真気が充盈せず、客寒が独り勝つ場合は、腹満し、腸鳴が相互に逐い、寒気が膀胱に転入する。即ち、後のいわゆる「失気し、遺尿する」の端緒である。「営衛がともに労する」とは、営衛がともに欠けて竭きることである。陽気は、表に温かくなる。そこで、通じない場合は、身体は冷える。陰気は、裏に栄養する。そこで、通じない場合は、骨が疼む。「通じない」とは、虚が極まって行くことができないことであり、有余で塞がる場合とは同じでない。「陽が前に通じる場合に悪寒がし、陰が前に通じる場合に痺れて麻痺する」とは、陰陽がともに行らなくなると、陽が独り滞り、痺れて麻痺することである。思うに、陰と陽は常に相互に求めて失うべきでない。失う場合は、気機は続かず、邪は付着する。失わない場合は、上下は交通し、邪は容れられない。そこで、「陰陽が相互に得られると、その気は直ちに行り、大気が一転すると、その気は直ちに散じる」と言う。失気や遺尿は、皆陰陽を相互に失う徴候である。「気分」と言うのは、寒気が陽の虚に乗じて侵入し、気に病むことを言う。

　[沈]　営衛が相互に調和し、膻中の宗気が一たび転じる場合は、大気は直

ちに行り、痺れ着いた邪は大気に随って去る。思うに、大気が一たび転じると、その気は直ちに散じ、しかも実証で失気がする場合は、邪が大便に従って 喧^{か・まびす}しく吹いて泄れ、虚証で遺尿がする場合は、邪が小便に従って去る。これは、陽が虚し、気が滞って水に変化し、精血が痺れる。そこで、「気分」と言う（案じるに、これは、尤氏の注釈とは異なる。しかし、義はまた通じる。そこで、これをともに保存する）。

　　［程］　　この章は、水が気分にある大義を明らかにしている。気が行る場合は水寒の気もまた行るのであり、そうであれば下の章の心下に結び盤を生じ杯を生じない。

　　［鑑］　　「名づけて「気分」と言う」の下に、下条の「桂枝去芍薬加麻黄附子細辛湯がこれを主治する」の十五字があるはずである。

【解説】　　本条文は、気分病が発症する病機、証候、および治療原則について論述している。

　　寸口の脈は、遅で濇である。寒えがあると、脈は遅になる。血が不足すると、脈は濇になる。趺陽の脈は、微で遅である。陽気が不足すると、脈は微になる。寒えがあると、寸口と趺陽の脈はともに遅になる。寒えて気血が不足すると、手足は逆冷する。手足が逆冷する場合は、営衛は源がなく、営衛の運行は不利になる。営衛が通利せず、臓腑の真気が充盈せず、客寒が独り勝ると、腹満し、腸鳴が持続し、寒気が膀胱に転入する。「営衛倶に労す」とは、営衛がともに欠けて尽きることを言う。陽気は、表を温める。そこで、陽気が通じなくなると、身体は冷える。陰気は、裏を栄養する。そこで、陰気が通じなくなると、骨節は疼む。「通ぜず」とは、陰陽の二気の虚が極まって行くことができないことを言う。陰陽がともに行らなくなると、陽が独り滞るので、悪寒がし、痺れて麻痺する。陰陽が相互に協調すると、陰陽の二気は直ちに行り、大気が一転すると、水寒の気は直ちに散じる。陰陽の協調が失われると、実証では、邪が大便に従って泄れるので、失気が出現する。また、虚証では、邪が小便に従って去るので、遺尿が出現する。本証は、寒気が陽虚に乗じて侵入し、気が病んだ状態にある。あるいは本証は、陽気が虚し、気が滞り、精血が痺れた状態にある。そこで、これを「気分」と言う。

【原文】　　気分、心下堅、大如盤、辺如旋杯。水飲所作。桂枝去芍薬加麻辛附子湯主之。（31）

水気病脈証并治第十四

【本文】　気分、心下堅く、大なること盤の如く、辺旋杯の如し。水飲の作す所なり。桂枝去芍薬加麻辛附子湯之を主る（《脈経》は、或は枳朮湯之を主ると）。

【語釈】　○気分、心下堅く、大なること盤の如く云々：呂志杰の説「本条は、上条を承けて、気分病の一種の治療方法を提示している。心下は膈下の部分に相当し、陽が虚し陰が凝るので、水飲が消えず、積もって心下に留まる。そこで、痞結して堅くなり、盤のように杯のようになる。桂枝去芍薬加麻辛附子湯を用いて治療すべきである。本方の諸薬は、よく温経通陽して水気を宣散する。芍薬は、味苦微寒であるので、本証に好ましい所でない。そこで、除いて使用しない」《金匱雑病論治全書》。王廷富の説「本条の重点は、二つがある。第一は、病証である。本条は、上条の気分病に従って方を立てる。兼ねて手足の逆冷、悪寒、骨節疼痛、舌淡、苔細白で滑、脈沈細などの表裏がともに寒える証があるはずである。第二は、方義と適応症である。本方は簡略化して「桂甘姜棗麻辛附子湯（日本では桂姜草棗黄辛附湯）」と称される。方中の桂枝、甘草は辛甘で心陽を通じて化気し、附子は腎陽を壮んにして陰寒を除き、生姜、大棗は中を調えて営衛を和し、麻黄、細辛の辛温は外寒を散じて陳寒を除き、陽を回復させ陰を消し、陰陽が相互に得られ、営衛が協調し、大気が一転すると、水飲は自然に散じる。そこで、方後に「当に汗出づべく、虫の皮中を行くが如ければ即ち愈ゆ」と言うのは、正しく陽気が通達し、寒飲が宣散し、営衛の運行が暢通し、陰陽が相互に得られる趨勢である。この方は、ただ陽虚で飲が結ぶ心下痞を治療できるだけではなく、更に陽が虚し水が泛れる正水、あるいは石水の証も主治できる」《金匱要略指難》

【通釈】　気分病に罹患し、心下は堅く、盤のような大きさになり、杯を伏せたように中央は高く辺縁は低く硬くなる。これは、水飲が凝集するからである。この場合は、桂枝去芍薬加麻辛附子湯がこれを主治する（《脈経》では、ある場合は枳朮湯がこれを主治するとある）。

【本文】　［鑑］　「気分、心下堅く、大なること盤の如く、辺旋杯の如く、水飲の作す所」の十六字は、当に是れ衍文なるべし。「心下堅し」の本条を観れば、自ら「桂枝去芍薬加麻黄附子細辛湯之を主る」の十五字は、当に上条の気分の下に在るべきを知る。義は、始めて相属す。正しく是れ気分の治法にして必ず錯簡此に在り。

【通釈】　［鑑］　「気分に罹患し、心下が堅くなり、盤のような大きさにな

- 793 -

り、辺縁が杯を伏せたようになるのは、水飲が生じる所である」の十六字は、衍文のはずである。「心下が堅くなる」の本条を観ると、自ら「桂枝去芍薬加麻黄附子細辛湯がこれを主治する」の十五字は、上条の「気分」の字の下にあるはずであることが解る。そうすれば、義は始めて相互に接続する。正しくこれは気分の治法であり、必ず錯簡がここにある。

【本文】　桂枝去芍薬加麻黄細辛附子湯方（《三因》は、桂附湯と名づく）

　桂枝（三両）　生姜（三両）　甘草（二両）　大棗（十二枚）　麻黄　細辛（各二両）　附子（一枚、炮ず）

　右七味、水七升を以て、麻黄を煮て上沫を去り、諸薬を内れ、煮て二升を取り、分かち温め三服す。当に汗出づべし。虫の皮中を行くが如ければ即ち愈ゆ。

【語釈】　〇桂枝去芍薬加麻黄細辛附子湯：聶恵民の説「本方は、通陽開結して水飲を温散する方剤である。寒と水飲が心下に結ぶので、心火は堅くなり、上は心陽が舒びず、下は腎陽が達し難くなる。そこで、桂枝、甘草、生姜、大棗をもってその上を和して心陽を通じ、麻黄、附子、細辛は下ってその腎を温め、腎気を鼓舞すると上下は交通し、大気が一転すると病は治癒する。これは、桂枝去芍薬湯と麻黄附子細辛湯の合方の方剤である」《経方方論薈要》

【通釈】　桂枝去芍薬加麻黄細辛附子湯方（《三因》では、桂附湯と名づける）

　桂枝（三両）　生姜（三両）　甘草（二両）　大棗（十二枚）　麻黄　細辛（各々二両）　附子（一枚、炮じる）

　右の七味に水七升を用い、麻黄を煮て上に浮かんだ泡沫を除き、諸薬を入れ、煮て二升を取り、三回に分けて温めて服用する。服用すると、汗が出るはずである。虫が皮膚の中を這うような感じが出現すると、病は治癒する。

【本文】　［鑑］　桂枝を用い、芍薬を去り、麻黄附子細辛湯を加うる者は、営衛陰陽を温養し、寒邪の気を発散すればなり。

　［尤］　当に汗出づべく、虫の皮中を行くが如き者は、蓋し既に結びし陽をして、復た周身を行りて愈えしめんと欲すればなり。

【通釈】　［鑑］　桂枝湯を用い、芍薬を除き、麻黄附子細辛湯を加えるのは、営衛陰陽を温養し、寒邪の気を発散するからである。

　［尤］　汗が出るはずであり、虫が皮膚の中を行くようになるのは、思うに既に結んだ陽気をまた周身に行らせて治癒させようとするからである。

【解説】　本条文は、表裏が同時に病んだ気分病の証候と治療法について論述

- 794 -

している。

　《金匱要略輯義》が引用する《医宗金鑑》の説によれば、本条文は「気分」より「水飲の作す所」までが錯簡であり、「桂枝去芍薬加麻辛附子湯之を主る」は上文に接続するとする。ただ、気分病は、本条（第31条）を用いて陽が虚して陰が凝滞した病証を治療するだけではなく、第31条の枳朮湯を用いて脾が虚して気が滞る病証をも治療する。以上より、《医宗金鑑》の説は正しくないので、ここでは解説しない。なお、詳細は《金匱要略大成》を参照のこと。

【原文】　心下堅、大如盤、辺如旋盤。水飲所作。枳朮湯主之。(32)

【本文】　心下堅く、大なること盤の如く、辺旋盤の如し。水飲の作す所なり。枳朮湯之を主る（《肘後・卒心痛門》は、「心下堅く痛み、大なること椀の如く、辺旋桙の如し。名づけて気分と為す。水飲の結ぶ所なり」に作る。「桙」は、即ち「盤」の字なり。《外台・心痛門》は文仲を引きて亦同じ。下の「盤」の字は、徐、沈は「盃」に作る。案ずるに、《証類本草》に「枳実朮湯」に作るは是に近し）。

【語釈】　○心下堅く、大なること盤の如く、辺旋盤の如し云々：王廷富の説「この条は、水飲が気分に滞る証治である。心下は、胃の上脘である。脾が虚し湿が滞る場合は、運化と転輸が不利になり、水穀は変化して精微となることができず、反って水飲となり、水飲は心下に集る。そこで、心下の痞堅を自覚し、大きさは盤のようであり、辺縁は盤を覆ったようになる。その病理は、多くは一時的な停水であり、脾が虚し胃が強くなく、運化が及ばず、水飲が停滞して集り、気機が不暢になって引き起こされる。これは、脾が虚し気が滞り飲が結ぶ痞証である。そこで、健脾燥湿、行気消痞の方法を用いて主治する」《金匱要略指難》

【通釈】　心下は堅く、盤のような大きさになり、円盤を伏せたように中央は平たく辺縁は弛緩する。これは、水飲が凝集するからである。この場合は、枳朮湯がこれを主治する（《肘後・卒心痛門》では、「心下が堅く痛み、椀のような大きさになり、盤を伏せたような辺縁になる。これは、気分と名づける。水飲が結ぶ所である」に作る。「桙」の字は、「盤」の字である。《外台・心痛門》では文仲を引用し、また同じである。下の「盤」の字は、徐本や沈本では「盃」の字に作る。案じるに、《証類本草》に「枳実朮湯」に作るのは、正しいようである）。

－ 795 －

【本文】　〔鑑〕　心下堅く、大なること盤の如く、旋盤の如きは、此れ裏水の作す所なり。趙良曰く、「心下は、胃の上脘なり。胃気弱ければ、則ち飲む所の水入りて消えず、痞結して堅し。必ず其の胃を強くすれば、乃ち痞を消す可し。白朮は健脾強胃し、枳実は善く心下痞を消し、停水を逐い、滞気を散ず」と。

【通釈】　〔鑑〕　心下が堅くなり、大きさは盤のように、旋盤のようになる場合は、裏水が引き起こす所である。趙良は、「心下は、胃の上脘部である。胃気が弱い場合は、飲む所の水が入って消えず、痞結して堅くなる。必ずその胃を強くすると、痞を消すことができる。白朮は健脾強胃し、枳実はよく心下痞を消し、停滞した水を逐い、停滞した気を散じる」と言う。

【本文】　徐云う、「「盤」の字の若きは、乃即ち「盃」の字なり。偶々誤れり。泥むこと勿かれ。蓋し、堅く、大なること盤の如しは、上の義を取るは大に在り。辺旋盤の如しは、下の義を取るは圓に在り。又「大」の字の義を取るに応ぜざるのみ。合して之を言えば、総じて是れ堅く大にして圓なり」と。案ずるに、此の註未だ允ならず。《潘氏続焔》に云う、「旋は、圓なり。上の「盤」の字は、当に《肘後》に據りて「椀」に作るべし。蓋し、椀は盤より高く、盤は椀より大なり。「其の堅く大なること椀の如く、其の辺円盤の如し」と謂えば、文意始めて通ず。若し旧文に仍れば、或は徐の下の「盤」の字を盃と為せば、則ち其の義遂に解し難し」と。

【語釈】　○允：允当（正しく道理にかなう）の意。

【通釈】　徐氏は、「「盤」の字のようなものは、即ち「盃」の字である。偶々誤ったのであり、拘泥してはならない。思うに、堅く、盤のような大きさであるのは、上の義を取るのは「大」の字にある。旋盤のような辺縁であるのは、下の義を取るのは円にある。また、「大」の字の義を取るのに応じない。合わせてこれを言えば、総じてこれは堅く、大きくて円やかである」と言う。案じるに、この注釈は穏当ではない。《潘氏続焔》では、「旋は、圓である。上の「盤」の字は、《肘後》によって「椀」に作るべきである。思うに、椀は盤よりも高く、盤は椀よりも大きい。「それが堅くて椀のような大きさであり、その辺縁が円盤のようである」と言えば、文章の意味は始めて通じる。もし旧文により、あるいは徐氏の言うように、下の「盤」の字を盃とする場合は、その意義は遂に解し難い」と言う。

【本文】　枳朮湯方（《外台》は《張文仲》を引きて云う、「此れ仲景《傷寒

論》方なり。《備急》、《肘後》に同じ」と）

枳実（七枚）　白朮（二両）

右二味、水五升を以て、煮て三升を取り、分かち温め三服す。腹中 㽲 かなれば、即ち当に散ずべきなり（《外台》は、「五升」を「一斗」に作る）。

【語釈】　○枳朮湯：聶恵民の説「本方は、破気開結、健脾利水の方剤である。水飲が心下に結ぶことにより、心下は堅くなり、盤のような大きさになり、有形の結を生じる。そこで、枳実をもって破気散満、導滞消痞し、白朮が健脾利湿、豁痰利水する場合は、脾気は健やかになり、水の結は行り、堅満は去る」《経方方論薈要》

【通釈】　枳朮湯方（《外台》では、《張文仲》を引用し、「これは、仲景の《傷寒論》の処方である。《備急》や《肘後》では同じである」と言う）

枳実（七枚）　白朮（二両）

右の二味に水五升を用い、煮て三升を取り、三回に分けて温めて服用する。腹部が柔らかくなると、水飲は消散するはずである（《外台》では、「五升」を「一斗」に作る）。

【本文】　　［鑑］李彣曰く、「枳実は脹を消し、苦以て之を泄するなり。白朮は湿を去り、苦以て之を燥するなり。後の張元素の痞を治するに枳朮丸を用うるも亦此の湯従い化出す。但だ此れ乃ち水飲の作す所なれば、則ち湯を用いて以て之を蕩滌す。彼は食積の傷る所に属すれば、則ち丸を用いて以て之を消磨す。一は湯、一は丸、各々深意有り、漫りに主張すること無きに非ざるなり」と。

【通釈】　　［鑑］　李彣は、「枳実は脹満を消し、苦でこれを泄らす。白朮は湿を除き、苦でこれを燥かす。後世の張元素が痞を治療する場合に枳朮丸を用いるのもまたこの湯より変化させている。ただ、これは水飲が生じる所であるので、湯を用いてこれを除く。彼は食積が傷る所に属しているので、丸を用いてこれを消磨する。一つは湯、一つは丸であり、各々に深い意味があり、妄りに主張することがない訳ではない」と言う。

【本文】　《厳氏済世》の枳朮湯は、飲癖、気分、心下堅硬、杯の如く、水飲下らざるを治す。

即ち、本方に肉桂、附子、細辛、桔梗、檳榔、甘草、生姜を加う。

李氏の《辨或論》に、易水の張先生の枳朮丸は、痞を治し、食を消し、胃を強くすと。

- 797 -

枳実（麩もて炒りて黄色ならしめ、穣（さねわた）を去る、一両）　　白朮（二両）

　　右同じく極細末に為し、荷葉もて裹みて焼き、飯もて丸と為すこと梧子大の如く、毎服五十丸、多くは白湯を用い、時無し。

【語釈】　〇飲癖：癖は、痞塊が両脇に生じ、時に痛み、時に止む。飲癖は、癖が飲に属するもの。多くは大病が癒えた後、涎沫、清水を吐出し、あるいは平素より痰飲が多いために発生する。

【通釈】　《厳氏済世》の枳朮湯は、飲癖で、病は気分に生じ、心下は盃のように堅くなり、水飲が下らない場合を治療する。

　　即ち、本方に肉桂、附子、細辛、桔梗、檳榔、甘草、生姜を加える。

　　李氏の《辨惑論》では、易水の張先生の枳朮丸は、痞を治療し、食物を消し、胃を強くするとある。

　　　枳実（麩を用いて炒って黄色にし、穣（さねわた）を除く、一両）　　白朮（二両）

　　右の品を同じく極細かな粉末にし、荷葉で包んで焼き、飯であおぎりの大きさの丸剤に作り、毎回五十丸を服用し、多くはお湯を用い、服用は一定の時がない。

【解説】　本条文は、水飲が心下に痞結した気分病の証候と治療法について論述している。

　　胃の上脘部に水飲が停滞すると、心下は痞結して堅くなり、盤のような大きさで、辺縁は旋盤のようになる。本証は、胃気が虚し、水飲が心下に停滞した状態にある。そこで、枳朮湯を与えてこれを治療する。

　　枳朮湯は、枳実と白朮からなる。方中の白朮は脾を健やかにして胃を強くし、枳実は心下の痞を消し、停滞した水気を逐って散じる。

　　附方：

【原文】　外台防己黄耆湯：治風水、脈浮為在表。其人或頭汗出、表無他病。病者但下重、従腰以上為和、腰以下当腫及陰、難以屈伸。

【訓読】　《外台》防己黄耆湯：風水、脈浮は表に在りと為す。其の人或は頭汗出で、表に他病無し。病者但だ下重し、腰従り以上は和すると為し、腰以下は当に腫れて陰に及び、以て屈伸し難きを治す（方は風湿中に見わる。〇《脈経》は、「其の人」の下に「能く食し」の二字有り、「或は」の字無く、「但だ」の下に「言う」の字有り。《外台》は深師を引き、木防己湯に作りて云う、「此れ本仲景の《傷寒論》の方」と）。

水気病脈証并治第十四

【語釈】　○《外台》防己黄耆湯云々：陳紀藩の説「本条は、風水で表が虚し、水湿が偏盛した証治を論述している。風水は風邪が肺を犯し、それが通調を失い、これによって津液の運行が障害され、水湿が停滞して集り、肌表に汎濫して引き起こされる。その脈が浮であるのは、水が肌表に溢れて引き起こされる。そこで、「脈浮は、表に在りと為す」と言う。風は陽邪であり、その性は軽く揚がり、上に浮くので、その人は頭汗が出て、表に他の病がない。また、水は陰邪であり、その性は下に趣くので、「腰以下は腫れるはずであり、甚だしい場合は外陰部に及び、下肢の腫れが旺盛になるので、屈伸し難くなる」と言う」陳紀藩主編《金匱要略》。李克光の説「《痙湿暍病篇》の防己黄耆湯の薬物の総量は四両に近く、本方の薬物の総量は約二十両であるので、その効力の違いを見るべきである」《金匱要略譯釋》

【通釈】　《外台》防己黄耆湯：風水に罹患し、脈が浮になるのは病が表にあることを表わしている。病人はあるいは頭汗が出るが、肌表にはその他の病はない。病人はただ下半身が重だるくなり、腰より上は明らかな浮腫がなく、腰より下は浮腫が出現して陰部に波及し、下肢が屈伸し難くなる場合を治療する（処方は、《痙湿暍病篇》の第22条に記載されている。○《脈経》では、「その人」の下に「食欲があり」の二字があり、「あるいは」の字がなく、「ただ」の下に「言う」の字がある。《外台》では深師を引用し、木防己湯に作り、「これは、元々は仲景の《傷寒論》の処方である」と言う）。

【本文】　［沈］　此れ、乃ち湿下従り受け、湿多く風少なし。故に黄耆を用いて表を実し、水をして上に溢るるを得ざらしめ、防己を以て風湿を駆除し、朮、草は健脾し、姜、棗は以て営衛をして和せしむれば、而ち湿自ら除かる。

【通釈】　［沈］　これは、湿を下より受け、湿が多く風が少ない。そこで、黄耆を用いて表を実し、水を上に溢れないようにし、防己を用いて風湿を駆除し、白朮、甘草は健脾し、生姜、大棗が営衛を調和すると、湿は自然に除かれる。

【解説】　本条文は、水湿の偏盛した風水表虚証の証候と治療法について論述している。

風水に罹患すると、病が表にあるので、脈は浮になる。邪が表に侵入し、表が虚すと、頭汗が出る。湿邪が下に侵入すると、下半身は重だるくなり、腰より下が腫れ、腫脹は陰部に波及し、下肢は屈伸し難くなる。本証は、湿邪が多く、風邪が少ない状態にある。そこで、《外台》防己黄耆湯を与えて湿邪を除

－ 799 －

く。

　《外台》防己黄耆湯は、防己、黄耆、白朮、甘草、生姜、大棗からなる。方
中の黄耆は表を実して水が上に溢れないようにし、防己は風湿を駆除する。白
朮、甘草は、健脾する。生姜、大棗は、営衛を調和する。

【著者略歴】
金子幸夫（医学博士）

昭和22年12月28日生

昭和47年　　　　三重県立大学(現三重大学)医学部卒業

昭和50年〜55年　金沢大学がん研究所分子免疫部

昭和55年〜58年　米国ニューヨーク市スローン・ケタリング
　　　　　　　　　記念がん研究所研究員

昭和58年　三重大学医学部第三内科助手

昭和59年　講師

昭和60年　助教授

平成４年　開業・専攻は内科学、免疫学。

現在
（社）日本東洋医学会指導医、専門医

（社）日本東洋医学会東海支部顧問

著書
『傷寒論解説』『金匱要略解説』『傷寒六経弁証解説』『金匱臓腑弁証解説』
『傷寒論大成（上・下）』『金匱要略大成（上・下）』『温病条弁解説（上・下）』
『温熱経緯解説』『傷寒論輯義解説（上・下）』（いずれも たにぐち書店）

金匱要略輯義解説〔上〕

2017 年 9 月30日　第 1 刷発行

原著者　多紀 元簡

著　者　金子 幸夫

発行者　谷口 直良

発行所　㈱たにぐち書店

　　　　〒 171-0014 東京都豊島区池袋 2-69-10

　　　　TEL.03-3980-5536　FAX.03-3590-3630

落丁・乱丁本はお取り替えいたします。　ⒸYukio Kaneko